알기쉬운 **보는해부학**

Easy & Visual Anatomy

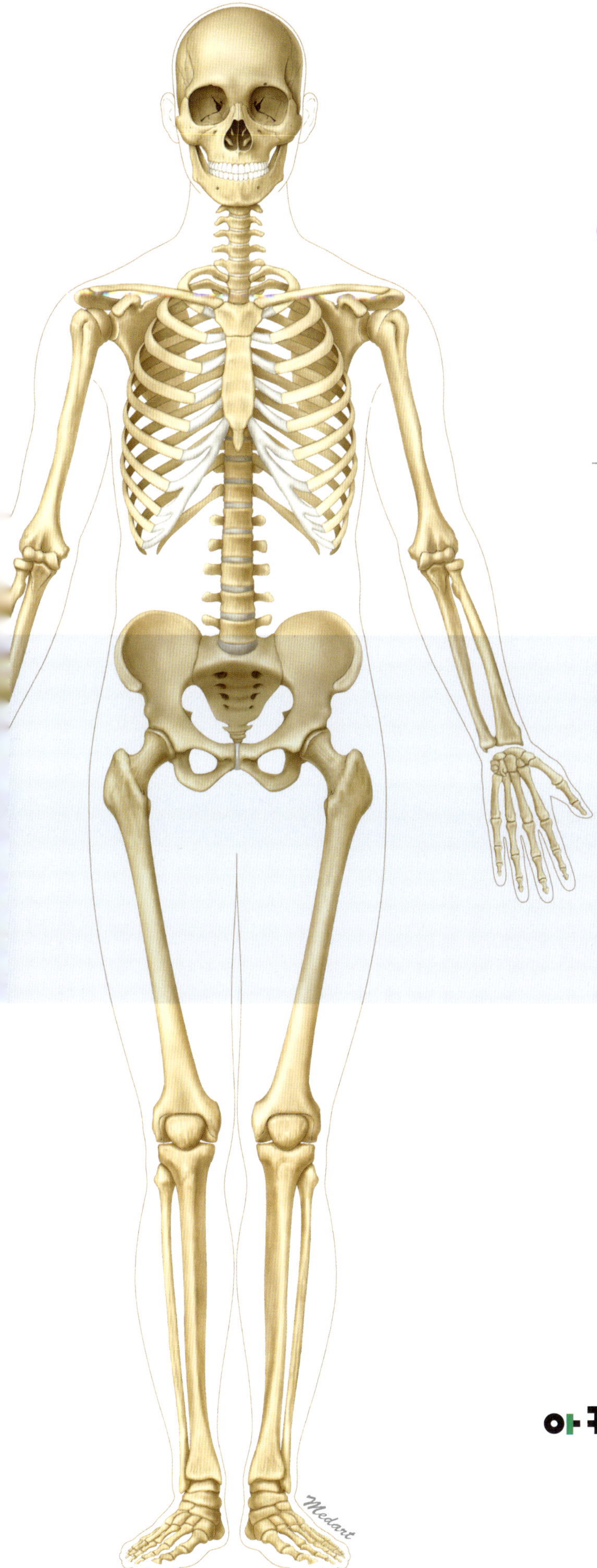

알기쉬운 **보는해부학**

| Easy & Visual Anatomy

의학용어 책임감수 | 지 제 근   그림 | Medart

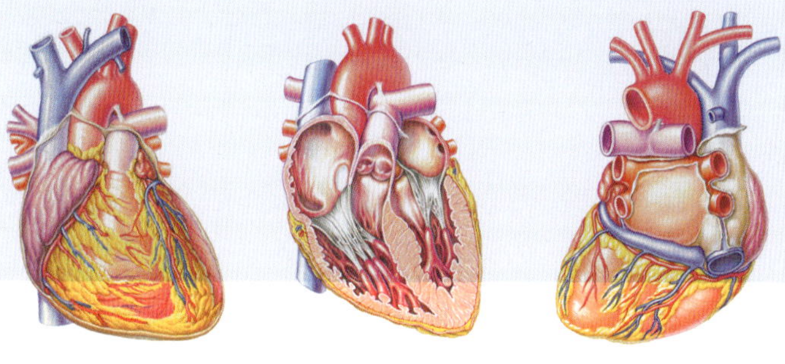

아카데미아

지 제 근

서울대학교 의과대학 졸업
미국 하버드 의과대학 전임강사
서울대학교 의과대학 교수
대한의사협회 의학용어제정 실무위원회 위원장
대한의학회장
한국과학기술한림원 용어위원회 위원장
대한의사협회 의료정책연구소장
대한민국 의학한림원 초대회장
서울대학교 의과대학 명예교수

알기쉬운 **보는해부학**
Easy & Visual Anatomy

1판 1쇄 발행 | 2014년 3월 3일
1판 8쇄 발행 | 2024년 3월 4일

편저자 | 지제근 외

펴낸이 | 주용진
펴낸곳 | 도서출판 아카데미아
주　소 | 경기도 안양시 동안구 시민대로 401 대륭테크노타운15차 2003호
전　화 | 031-389-8811
팩　스 | 031-389-8817
E-mail | books@academya.co.kr
http://www.academya.co.kr

ISBN 978-89-5938-305-4
값 37,000원

편저자

의학용어 책임감수 | 지 제 근

편저자

/ 가나다순 /

강 지 혁 | 경운대학교 임상병리학과
강 현 승 | 순천제일대학교 의료재활과
고 재 문 | 제주한라대학교 응급구조과
고 제 석 | 광주대학교 보건행정학부
구 현 모 | 경성대학교 물리치료학과
김 경 완 | 청암대학교 응급구조학과
김 광 석 | 충북보건과학대학교 응급구조과
김 기 송 | 호서대학교 물리치료학과
김 덕 원 | 전주비전대학교 응급구조학과
김 미 숙 | 춘해보건대학교 응급구조과
김 병 우 | 한국교통대학교 응급구조학과
김 선 미 | 혜전대학교 보건의료행정과
김 성 길 | 선문대학교 물리치료학과
김 수 정 | 순천제일대학교 작업치료과
김 수 한 | 가야대학교 물리치료학과
김 승 희 | 전주비전대학교 보건행정학과
김 신 미 | 창원대학교 간호학과
김 연 래 | 춘해보건대학교 방사선과
김 영 희 | 동명대학교 간호학과
김 영 희 | 위덕대학교 간호학과
김 용 연 | 신구대학교 스포츠재활과
김 윤 정 | 배재대학교 간호학과
김 은 하 | 동원과학기술대학교 간호학과
김 정 삼 | 목포과학대학교 방사선과
김 정 자 | 호원대학교 물리치료학과
김 주 홍 | 호원대학교 작업치료과
김 지 성 | 수원여자대학교 물리치료과
김 지 혁 | 경남정보대학교 물리치료과
김 진 우 | 대전보건대학교 의무부사관과
김 진 욱 | 경동대학교 응급구조학과
김 철 용 | 울산과학대학교 물리치료과
김 철 태 | 건양대학교 응급구조학과
김 현 경 | 경민대학교 간호학과
김 현 수 | 신구대학교 방사선학과
김 현 이 | 신성대학교 보건의료행정과
김 희 완 | 경복대학교 작업치료과
김 희 탁 | 포항대학교 물리치료과
노 상 균 | 선문대학교 응급구조학과
노 은 경 | 동강대학교 보건의료관리과
노 종 수 | 대전보건대학교 작업치료학과

박 경 숙 | 제주관광대학교 간호학과
박 대 성 | 광주보건대학교 응급구조학과
박 종 항 | 광양보건대학교 물리치료과
박 진 홍 | 충청대학교 응급구조과
박 철 수 | 한림성심대학교 방사선과
박 현 숙 | 대전대학교 보건의료경영학과
배 문 혜 | 두원공과대학교 간호학과
배 주 한 | 구미대학교 물리치료과
배 형 준 | 대전과학기술대학교 임상병리과
손 진 아 | 건양대학교 작업치료학과
송 창 호 | 전북대학교 의과대학 해부학교실
신 정 섭 | 선린대학교 방사선과
심 재 환 | 서영대학교 물리치료(학)과
안 혜 경 | 영산대학교 간호학과
양 승 훈 | 전주비전대학교 물리치료학과
여 진 동 | 서라벌대학교 방사선과
원 영 덕 | 전주기전대학교 응급구조과
유 경 태 | 남서울대학교 물리치료학과
이 동 섭 | 혜전대학교 임상병리과
이 동 엽 | 선문대학교 물리치료학과
이 병 기 | 원광보건대학교 의무행정과
이 삼 열 | 동서대학교 방사선학과
이 수 현 | 공주대학교 의료정보학과
이 숙 경 | 순천제일대학교 간호학과
이 영 미 | 선린대학교 간호학과
이 준 행 | 남부대학교 방사선학과
이 준 호 | 대전대학교 응급구조학과
이 진 종 | 전남과학대학교 작업치료과
이 태 훈 | 남서울대학교 응급구조학과
이 행 기 | 수성대학교 방사선과
이 혜 란 | 계명문화대학교 간호학과
임 인 철 | 동의대학교 방사선학과
장 근 실 | 광양보건대학교 응급구조과
장 영 진 | 창원문성대학교 보건행정과
장 종 식 | 강원대학교 작업치료과
장 지 홍 | 중원대학교 작업치료학과
장 현 철 | 수성대학교 방사선과
정 봉 재 | 한국국제대학교 방사선학과
정 석 률 | 남서울대학교 임상병리학과
정 향 진 | 세경대학교 간호학과

조 광 호 | 백석문화대학교 방사선과
조 규 봉 | 신한대학교 임상병리학과
주 경 숙 | 인천재능대학교 간호학과
채 현 주 | 중부대학교 간호학과
천 송 희 | 영산대학교 물리치료학과
최 고 야 | 경북전문대학교 간호학과
최 광 수 | 우석대학교 보건의료경영학과
최 명 숙 | 서일대학교 간호학과
최 완 식 | 한국국제대학교 물리치료학과
최 은 녀 | 강동대학교 간호학과
최 정 실 | 충북보건과학대학교 작업치료과
최 준 구 | 극동대학교 방사선학과
최 진 일 | 경동대학교 임상병리학과
한 상 우 | 광주여자대학교 작업치료학과
홍 성 일 | 광양보건대학교 방사선과
홍 연 란 | 순천대학교 간호학과
홍 영 표 | 한국국제대학교 보건행정학과
홍 재 란 | 광양보건대학교 작업치료과
황 구 연 | 서영대학교 임상병리(학)과
황 기 철 | 백석대학교 작업치료학과

머리말

인체해부학은 방대한 의학 분야 중에서 가장 기초적인 분야로서 인체의 구조를 익히는 데에 그 목적이 있다. 또한 해부학은 사람의 몸을 다루는 의학 외 여러 전문 직종에서도 필요로 하는 학문 분야인 만큼 지금까지 세상에 나온 해부학 관련 책은 헤아릴 수 없이 많다.

그럼에도 이 책을 만들게 된 이유는 보건 및 간호 분야에 특화된, 적합한 수준의 교재를 찾아보기 어려워 이 분야에서 가르치거나 배우는 분들에게 알기 쉽고 흥미를 느낄 수 있는 최적화된 교재를 제공하기 위해서이다.

우리나라에서 의학용어는 분야에 따라 한자용어(구용어)와 토박이 우리말용어(신용어)가 함께 쓰이고 있다. 이 책의 표제어는 대한의사협회 의학용어 제5판과 대한해부학회 해부학용어 다섯째 판을 기준으로 하였으며, 구용어와 원어용어를 병기하여 어떤 용어로 공부하여도 불편함이 없도록 하였다.

본문과 그림의 용어는 신용어를 위주로 기술하였으며, 본문의 의학용어는 글자에 색을 넣어 구분하였고, 사람 몸의 입체적인 구조와 설명을 쉽게 이해할 수 있도록 그에 해당하는 그림을 충분히 실었다. 또한 각 장 첫 쪽에 그 장에서 배울 내용을 한눈에 알아볼 수 있는 그림도 보여 준다.

해부학용어는 매우 어렵다. 하지만 이 책의 제1장과 제2장에 나오는 기본적인 용어 및 세포, 조직 용어, 특히 "해부학자세와 설명에 쓰이는 해부학용어"를 숙지한다면 해부학용어를 공부하는 데 큰 어려움은 없을 것이다. 아울러 이해를 도와주는 해당 그림들을 필요한 곳에 적절하게 배치하였다.

이 책의 편찬과정은 기본 내용을 정리하여 각 대학에서 해부학을 가르치는 편저자들이 현장에서 학생들을 가르칠 때 무엇이 필요하고 어떻게 만들어져야 하는지에 대한 조언과 미비한 점, 고쳐야 할 점 등을 취합하여 이것들을 토대로 다시 한 번 정리하고 보완하여 완성하였다.

이 책에는 학생과 교수 모두를 위한 좋은 교재를 만들고자 하는 여러 편저자들의 정성과 땀이 배어 있다. 하지만 초판본이 왕왕 그렇듯 우리가 미처 알지 못한 오류나 부족한 부분이 있을 것이다. 이는 새로운 판에서 보완해 갈 것을 약속하며 잘못된 내용에 대한 독자들의 아낌없는 조언도 부탁드린다. 아무쪼록 이 책이 해부학을 공부하는 분들에게 좋은 길잡이가 되기를 기원한다.

2014년 2월 저자 일동

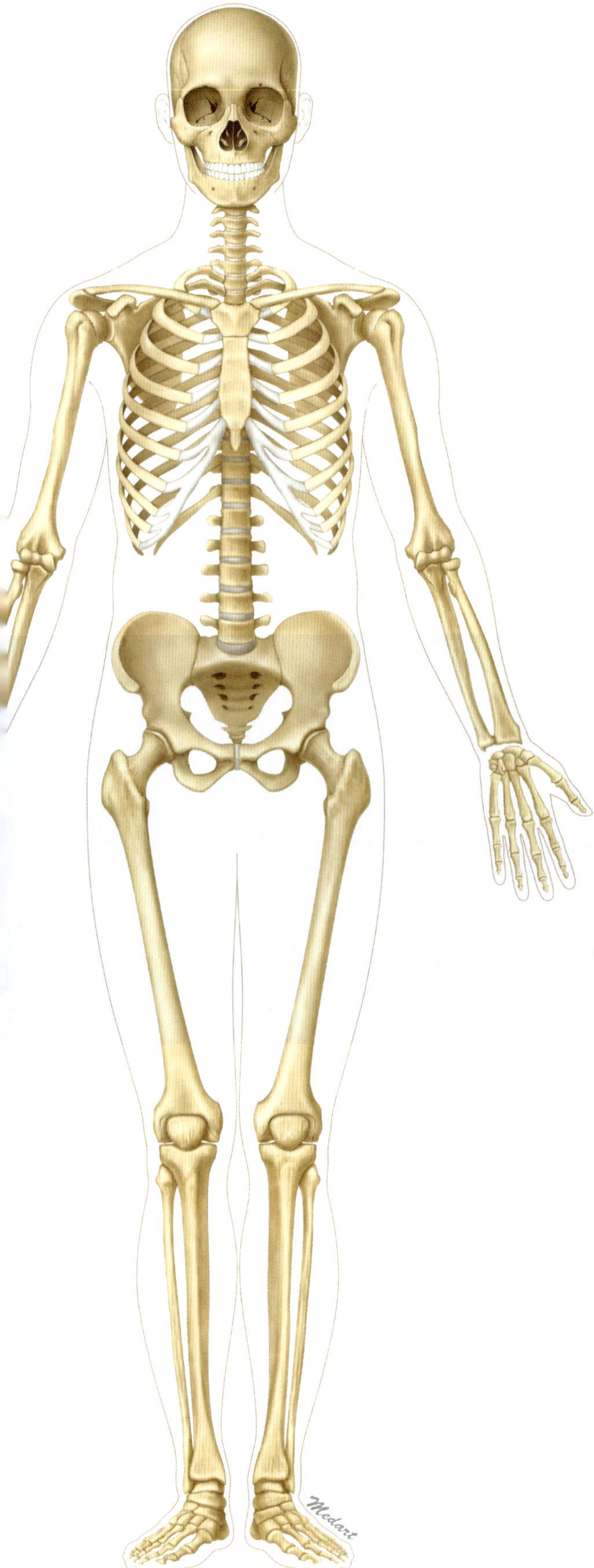

알기쉬운 **보는해부학**

Easy & Visual Anatomy

목 차

UNIT 1

인체(사람몸)의 기본

chapter 1. 서론 Introduction

chapter 2. 세포 및 조직 Cell & Tissue

UNIT 2

인체를 지지하고 움직이게 하는 기관

chapter 3. 뼈대계통 Skeletal System

chapter 4. 관절계통 Joint System

chapter 5. 근육계통 Muscle System

UNIT 3

인체를 유지하게 하는 기관

chapter 6. 순환계통 Circulatory System

chapter 7. 소화계통 Digestive System

chapter 8. 호흡계통 Respiratory System

chapter 9. 비뇨계통 Urinary System

chapter 10. 생식계통 Genital System

UNIT 4

인체를 조율하고 제어하는 기관

chapter 11. 내분비계통 Endocrine System

chapter 12. 신경계통 Nervous System

chapter 13. 감각계통 Sensory System

Chapter

01 서론

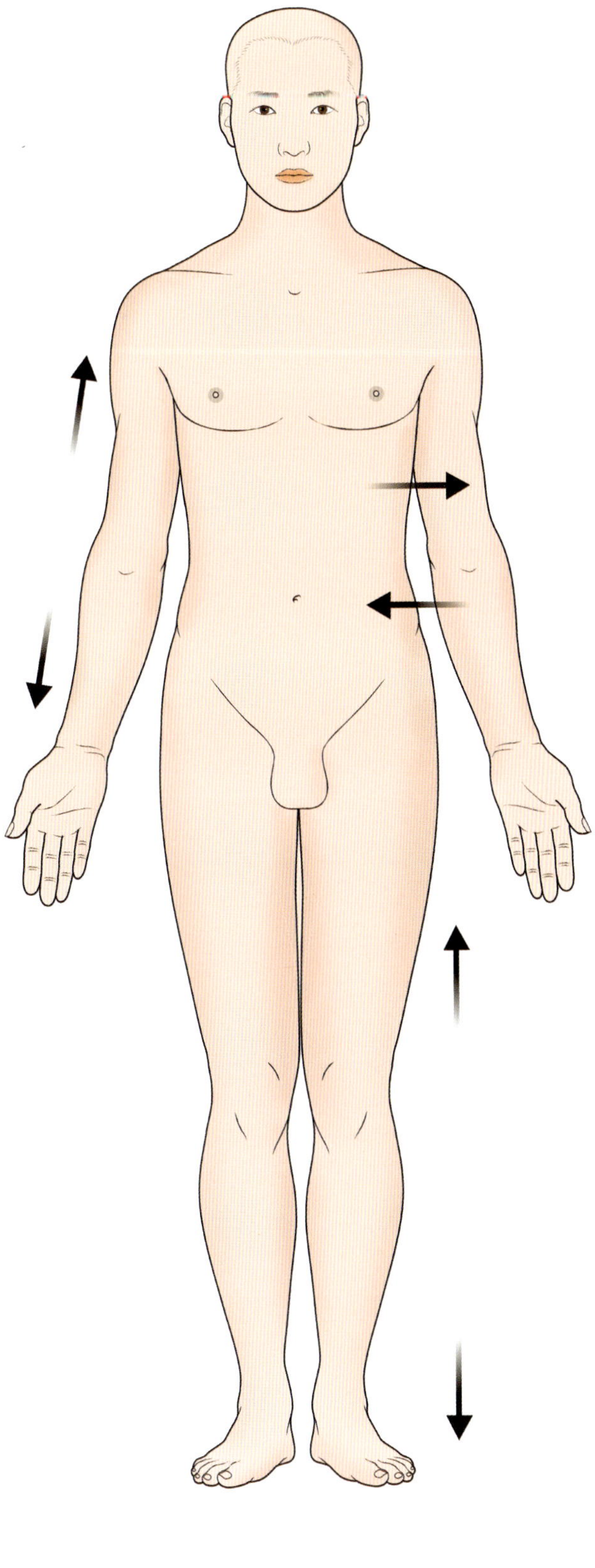

계통해부학 | systemic anatomy
국소해부학 | regional or topographic anatomy
기관발생 | organogenesis
기관조직학 | organ or special histology
발생학 | embryology
세포학 | cytology
육안해부학 | gross or macroscopic anatomy
응용해부학 | applied anatomy
인류학 | anthropology
일반조직학 | general histology
조직발생 | histogenesis
조직학 | microscopic anatomy or histology
태생학 | developmental anatomy or embryology
해부학 | anatomy

해부학이란 무엇인가

정상적인 인체의 형태와 구조를 연구하는 학문을 해부학이라 한다. 해부학은 의학에 있어서 가장 기초적인 영역이다. 인체의 기능을 연구하는 생리학, 질병에 의한 몸의 변화를 조사하는 병리학, 질병의 진단 · 치료 · 간호 · 회복을 위한 의학의 모든 영역이 정상적인 인체의 구조에 대한 지식 없이는 출발할 수 없다.

해부학은 육안으로 구조를 관찰하는 육안해부학과 현미경을 이용하는 조직학, 생식세포의 결합으로부터 개체가 완성될 때까지 발생과정을 연구하는 발생학 또는 태생학으로 구분된다.

육안해부학은 인체의 구조와 기능상 관련성이 있는 계통을 따라 연구하는 계통해부학과 인체의 부위별로 구조를 밝혀가는 국소해부학, 그리고 해부학의 지식을 특정 목적에 이용하는 응용해부학 등으로 나눈다.

조직학은 현미경을 이용하여 인체를 구성하는 조직 또는 기관의 구조를 밝히는 학문으로 기본조직을 대상으로 하는 일반조직학(조직학총론)과 각 기관의 구조를 밝히는 기관조직학(조직학각론)으로 구분하며, 특히 세포의 구조를 연구하는 것을 세포학이라 한다.

또한 발생학은 난자나 태아가 성숙해가는 과정을 연구하는 학문으로 수정란에서 각 조직이 발생되기까지의 조직발생과 모든 기관의 형태와 구조가 형성되는 기관발생을 포함한다. 인류의 진화나 인종의 차이를 연구하는 학문인 인류학도 각각의 해부학의 한 분야로서 발전하고 있다.

인체의 구성

인체 조직의 구조적 단계는 최소 단위에서부터 최대 단위까지 화학, 세포, 조직, 기관, 계통, 유기체의 6단계로 이어진다.

- 화학 단계는 화학반응에 관여하는 물질의 최소 단위인 원자가 두 개 이상 결합한 분자를 일컫는다. 탄소(C), 수소(H), 산소(O), 질소(N), 인(P), 칼슘(Ca)과 같은 원자들은 생존에 없어서는 안 되는 것들이다.
- 세포 단계에서는 분자가 결합해 세포를 형성하고 이 세포들이 유기체의 구조적, 기능적 기본 단위가 된다. 세포는 살아 있는 인체의 최소 단위이다. 우리 몸속에는 근육세포, 신경세포, 혈액세포 등 많은 종류의 세포가 있다.
- 인체 구조의 다음 수준은 조직 단계이다. 조직은 특정 기능을 수행하기 위해 함께 작용하는 세포군과 그것을 둘러싸고 있는 물질들을 말한다. 인체의 기본 조직은 상피조직, 결합조직, 근(육)조직, 신경조직의 네 가지이다.

- 기관 단계에서는 다른 유형의 조직들이 결합된다. 기관은 두 종류 이상의 조직으로 이루어져 있다. 기관은 특정 기능을 수행하며 대체로 모양으로 구분된다. 예를 들면 위, 심장, 간, 폐, 뇌 등을 말한다.
- 인체 구성 조직은 계통으로 기관계라고도 한다. 계통은 공통 기능을 하는 관련 기관들로 구성된다. 소화계를 보면 소화계에 속하는 기관으로는 입, 침샘, 인두(목구멍), 식도, 위, 작은창자, 큰창자, 간, 쓸개, 이자가 있다. 한 기관이 한 가지 이상의 계통에 속할 때도 종종 있는데, 이자는 소화관의 일부이기도 하고 호르몬을 생성하는 내분비계통의 일부이기도 하다.
- 가장 큰 인체 조직 단계는 유기체 수준이다. 생명체인 유기체는 인체의 모든 구성 요소가 함께 기능을 해 줌으로써 완전한 생체가 된다.

간 | liver
뇌 | 골 / brain
민무늬근육조직 | 평활근조직 / smooth muscle tissue
상피조직 | epithelial tissue
소화관 | alimentary [digestive] tract
식도 | esophagus
심장 | heart
쓸개; 담낭 | gallbladder
위 | 위장 / stomach
이자 | 췌장 / pancreas
인두 | pharynx
입 | mouths
작은창자; 소장 | small intestine
장막 | 외막 / tunica serosa
침샘 | 구강선; 타액선 / glands of mouth; salivary glands
큰창자; 대장 | large intestine
허파; 폐 | lung

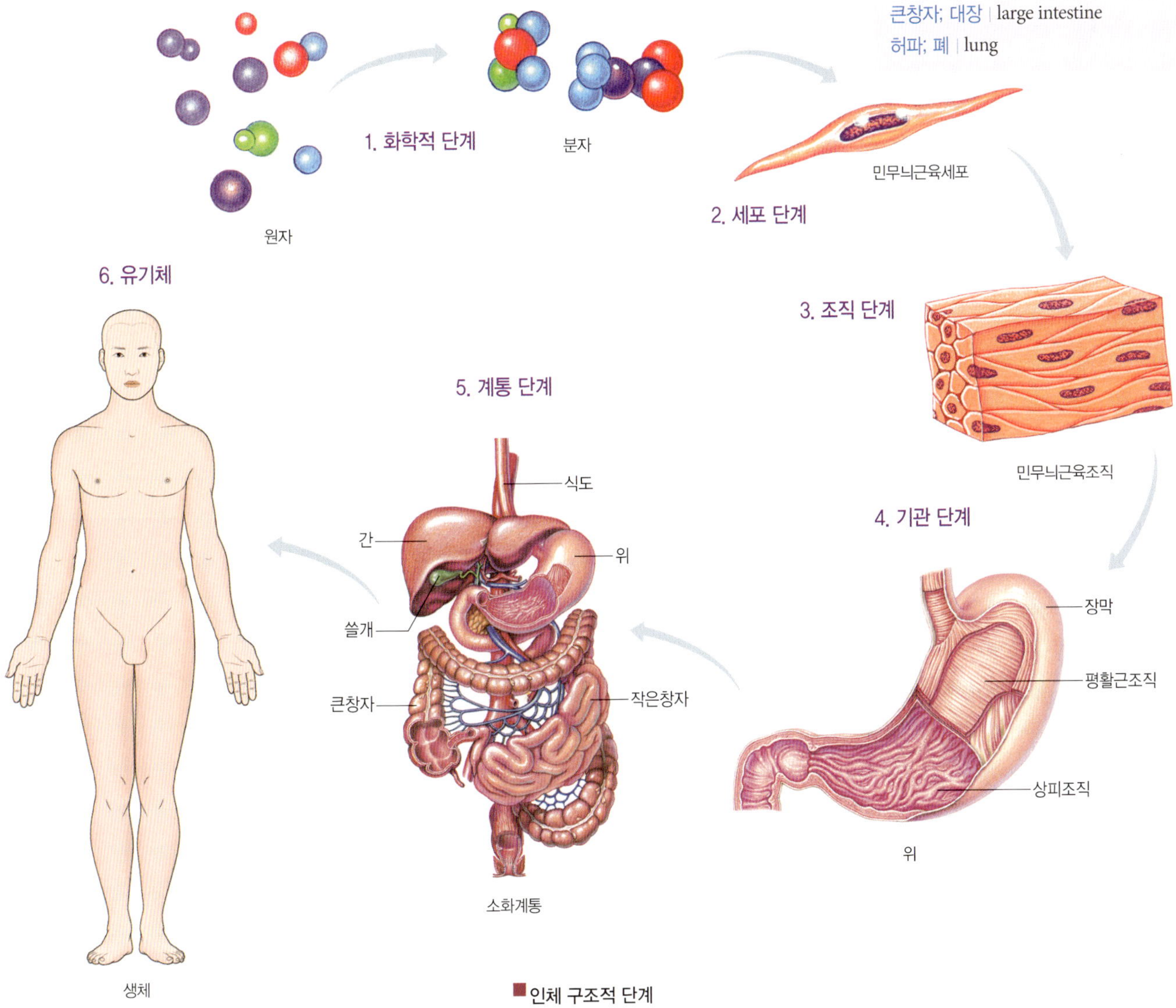

■ 인체 구조적 단계

기본 해부학용어 basic anatomical terminology

인체 구조와 기능을 지칭할 때 공통적으로 사용하는 전문용어들이 있다. 정확히 정의가 내려진 해부학용어의 사용은 불필요하거나 모호한 단어를 쓰지 않고 소통할 수 있게 해준다. 혼란을 피하기 위해 신체 기관을 다른 기관과 관련지어 기술할 때 표준 해부학자세와 특정 용어를 사용한다.

해부학자세 anatomical position

해부학을 공부할 때는 기준점을 두고 기술하는 것이 중요하다. 해부학적 구조를 설명할 때 기준점으로 삼는 것이 해부학자세이다. 이는 **관찰자를 향해 똑바로 선 자세로 얼굴과 눈은 정면을 향하고, 팔은 늘어뜨려 손바닥이 앞을 향하며, 두 발은 앞쪽을 향하게 하여 좌우의 엄지발가락과 뒤꿈치를 서로 맞닿게 한 상태를 말한다.** 해부학자세를 가정하면 신체 부위들이 어떻게 구성되어 있는지 떠올려서 이해하기가 쉽다. 해부학자세는 몸을 곧게 세운 자세의 설명이지만, 눕힌 자세를 일컫는 용어에는 다음의 두 가지가 있다. 고개를 아래로 하고 누워 있을 때는 엎드린자세라고 하고 얼굴을 위로 향하고 누워 있을 때는 바로누운자세라고 한다.

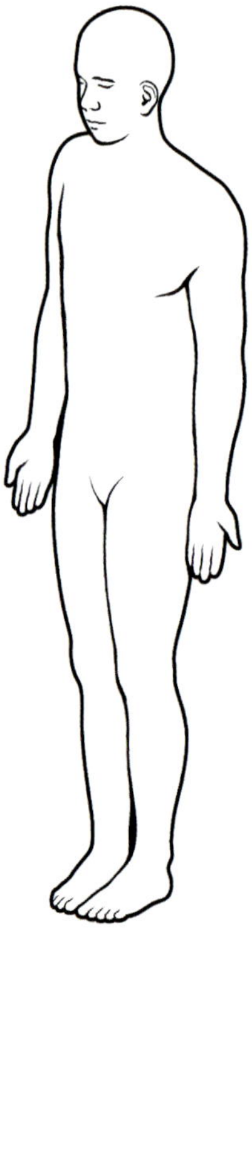

■해부학자세

신체 부위 이름

인체는 외관상 구별되는 몇 개의 부위로 나눌 수 있다. 크게 머리, 목, 몸통, 팔, 다리로 나눈다. 머리는 머리뼈와 얼굴로 구성되어 있다. 머리뼈는 뇌를 둘러싸고 보호해 주며 얼굴은 눈, 코, 입, 이마, 뺨, 턱을 포함하는 머리의 전면을 말한다. 목은 머리를 지지해 주며 몸통에 달려 있다. 몸통은 가슴, 배, 골반으로 구성되어 있다. 몸통에 달려 있는 양쪽 팔은 어깨, 겨드랑, 위팔(어깨에서 팔꿈치까지), 아래팔(팔꿈치에서 손목까지), 손목, 손으로 이루어져 있다. 양 다리도 몸통에 달려 있으며 볼기, 넓적다리(볼기에서 무릎까지), 종아리(무릎에서 발목까지), 발목, 발로 구성되어 있다. 샅굴부위는 몸의 전면 중 몸통과 넓적다리가 연결되면서 양쪽으로 주름이 잡히는 부분을 가리킨다.

평면과 단면 planes and sections

인체를 해부학자세로 놓고 여러 신체 부위들을 참고해 가면서 외부에서 살펴볼 수도 있다. 또한 인체 내부 구조를 파악하기 위해 몸을 여러 방식으로 절단하고 단면을 검토해 볼 수도 있다. 그런 평면과 단면을 지칭하는 용어들이 해부학 연구 및 의료 처치에 사용된다.

몸을 관통하는 가상의 면을 평면이라고 한다. 시상면은 몸이나 기관을 좌우로 나누는 수직 평면을 말한다. 그중에서 몸이나 기관의 좌우가 똑같이 나뉘게 중간선을 통과하는 평면을 정중면이라고 한다. 몸의 좌우가 똑같도록 대칭이 되게 나누는 가상의 수직선을 중간선이라고 한다. 시상면이 중간선을 지나지 않아 몸이나 기관의 좌우가 동일하지 않게 나뉠 때는 시상옆면이라고 한다. 관상면은 몸이나 기관을 앞뒤로 나누어주는 면을 말하며, 가로면은 몸이나 기관을 위아래로 갈라주는 면이다. 가로면은 횡단면 또는 수평면이라고 불리기도 한다. 시상면, 관상면, 가로면은 서로 직각을 이룬다. 반면에 빗면은 가로면과 시상면 사이 또는 가로면과 관상면 사이로 비스듬하게 몸과 기관을 나누는 평면을 일컫는다.

이상에서 기술한 평면을 따라 신체를 절단하여 생긴 면을 단면이라고 한다. 단면은 원래 3차원인 인체 구조를 2차원의 평면으로 보여 준다. 신체 부분 간의 해부학적 관계를 이해하려면 해당 단면이 어떤 평면에서 나온 것인지 잘 알아야 한다.

신체 면	신체의 나뉨	신체면에서의 운동
관상면	앞, 뒤	벌림, 모음, 가쪽 굽힘
시상면	오른쪽, 왼쪽	굽힘, 폄, 발바닥 굽힘, 발등 굽힘
가로면	위, 아래	돌림, 엎침, 뒤침, 척추뼈 돌림

가로면 | transverse planes
가슴 | 흉부 / thorax
겨드랑 | 액와 / axilla
골반 | pelvis
이마면; 관상면 | 전두면 / frontal planes; coronal planes
넓적다리 | 대퇴 / thigh
뇌 | 골 / brain
눈 | 안 / eye
다리 | 하지 / lower limb
머리 | 두 / head
머리뼈 | 두개골 / cranium
목 | 경부 / neck
몸, 몸통 | 체 / soma
발 | 족 / foot
발목 | 족근 / ankle
배 | 복부 / abdomen
볼기 | 둔부 / buttocks
뺨 | 협 / cheek
샅굴부위 | 서혜부 / inguinal region
손 | 수 / hand
손목 | 수근 / wrist
수평면 | horizontal planes
시상면 | sagittal plane
아래팔 | 전완 / forearm
어깨 | 견갑 / shoulder
얼굴 | 안부 / face
위팔 | 상완 / arm
이마 | brow
입 | mouths
정중면 | median plane
종아리 | 하퇴 / leg
코 | nosal
턱 | mental
팔 | 상지 / upper limb
평면 | plane

신체 부위 이름(앞면)

가슴 | 흉부 / thorax
겨드랑 | 액와 / axilla
귀 | 이 / ear
넓적다리 | 대퇴 / thigh
눈 | 안 / eye
두덩부위 | 치골부 / pubic region
머리 | 두 / head
명치부위 | 상위부 / epigastric region
목 | 경부 / neck
무릎 | 슬부 / geniculum
발 | 족 / foot
발목 | 족근 / ankle
배 | 복부 / abdomen
배꼽 | 제 / umbilicus
복장뼈 | 흉골 / sternum
볼 | buccal
빗장뼈 | 쇄골 / clavicle
샅굴부위 | 서혜부 / inguinal region
손 | 수 / hand
손목 | 수근 / wrist
아래팔 | 전완 / forearm
어깨 | 견갑 / shoulder
옆구리 | flank
위팔 | 상완 / arm
젖; 유방 | breast
이마 | brow
입 | mouths
정강이 | shin
코 | nosal
턱 | mental
팔오금 | 주와 / cubital fossa

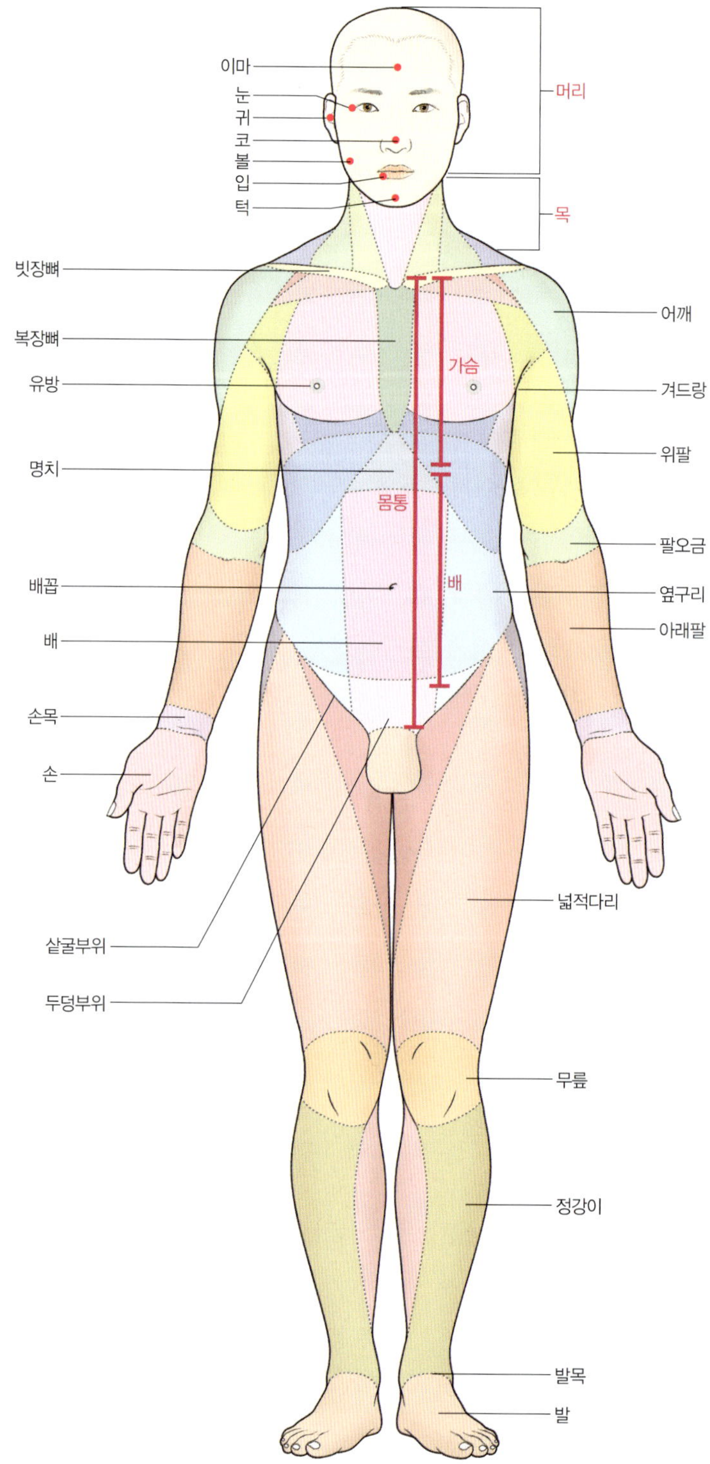

신체 부위 이름(뒷면)

겨드랑 | 액와 / axilla
넓적다리 | 대퇴 / thigh
다리 | 하지 / lower limb
다리오금 | 슬와 / popliteal fossa
뒤통수 | 후두 / occiput
등 | 배부 / back
목덜미 | poll
몸, 몸통 | 체 / soma, body
발꿈치 | 종부 / heel
볼기 | 둔부 / buttocks
손 | 수 / hand
어깨 | 견갑 / shoulder
종아리 | 하퇴 / leg
팔 | 상지 / upper limb
팔꿉, 팔꿈치 | 주 / elbow
허리 | 요부 / lumbus, waist

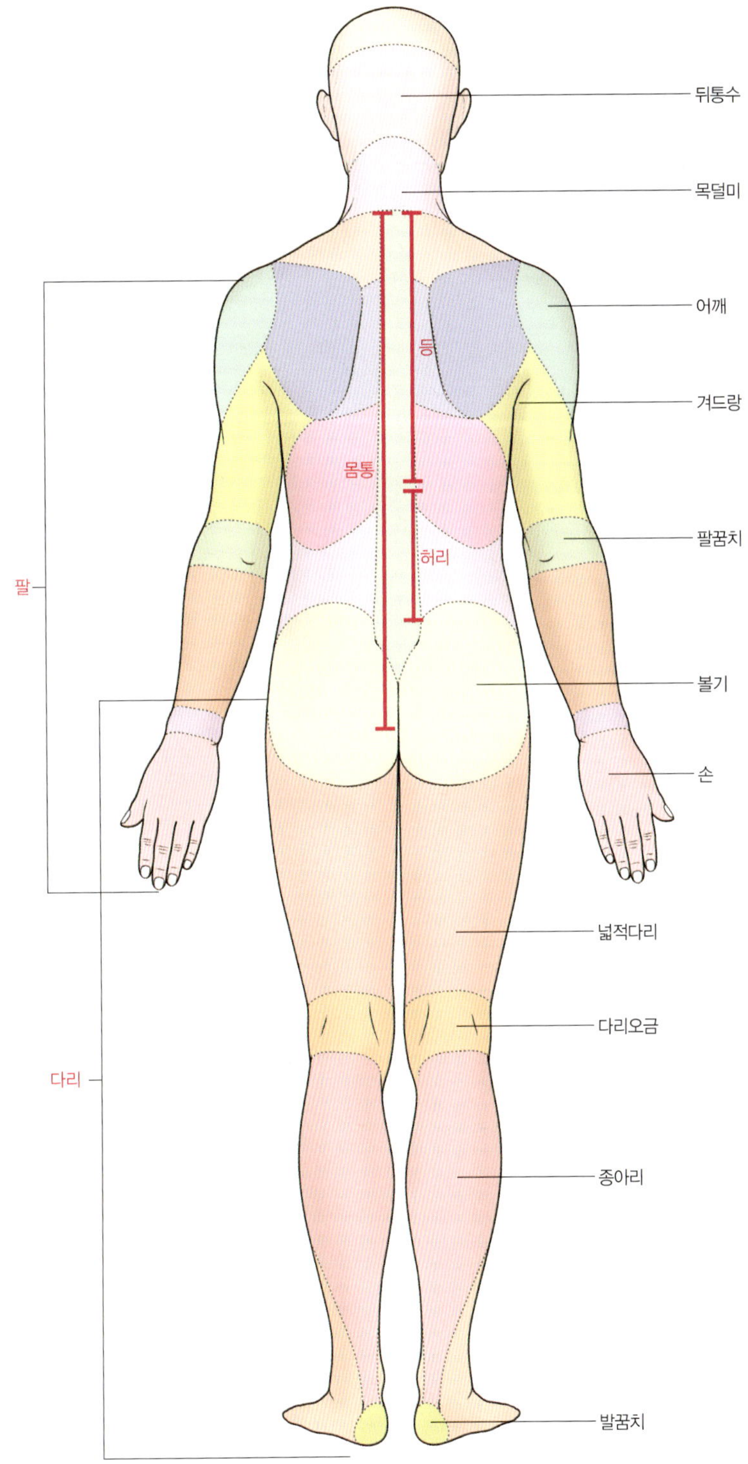

가로면 | transverse planes
가쪽 | 외측 / lateral
관상봉합 | coronal suture
기관 | trachea
깊은 | 심 / deep
뒤 | 후 / posterior
등쪽; 뒤쪽 | 배측 / dorsal
먼쪽 | 원위 / distal
몸, 몸통 | 체 / soma
몸쪽 | 근위 / proximal
배쪽; 앞 | 복측 / ventral
수평면 | horizontal planes
시상면 | sagittal plane
아래 | 하 / inferior
안쪽 | 내측 / medial
앞 | 전 / anterior
얕은 | 천 / superficial
위 | 상 / superior
이마면; 관상면 | 전두면 / frontal planes; coronal planes
정중면 | median plane

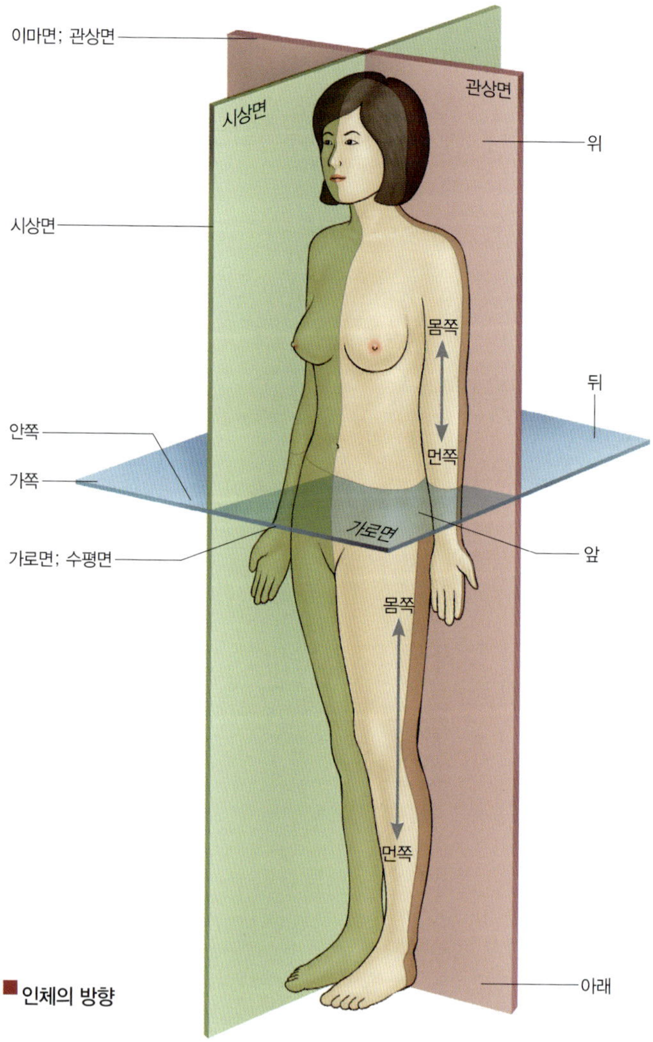

■ 인체의 방향

몸의 방향용어

해부학에서는 정확한 표현을 위해 방향을 나타내는 용어가 정해져 있다. 그 중 주요 용어들은 다음과 같다.

몸쪽과 먼쪽 | **정중면**에 가까운 방향을 **몸쪽**, 그곳에서 멀리 떨어진 방향을 **먼쪽**이라고 한다.

안쪽과 가쪽 | **몸**이나 **기관**에서 중심에 가까운 방향을 **안쪽**이라고 하고, 중심에서 먼 방향을 **가쪽**이라고 한다. 상황에 따라 **깊은쪽** 및 **얕은쪽**이라고 하는 경우도 있다.

앞과 뒤 | 곧게 선 자세에서 앞면에 가까운 쪽을 **앞**, 뒷면에 가까운 쪽을 **뒤**라고 한다. 이 용어는 네발짐승에는 적합하지 않으며 병상에 누워 있는 환자인 경우에도 착각을 불러일으키기 쉽다. 그래서 동물의 해부학이나 인간을 비교해부학적으로 취급할 때에는, **앞** 대신에 **배쪽**을, **뒤** 대신에 **등쪽**을 사용하는 경우도 있다.

위와 아래 | 이것 역시 곧게 선 자세에서의 위와 아래이다. 때문에 앞과 뒤의 경우와 마찬가지 이유로, **위** 대신에 머리쪽을, **아래** 대신에 꼬리쪽을 사용하는 경우도 있다.

속과 바깥 | 몸이나 장기의 중심에 가까운 곳을 속, 먼 곳을 바깥이라고 하며, 경우에 따라서는 깊은 또는 얕은과 동의어로도 사용된다.

벽쪽과 내장쪽 | 몸 공간을 둘러싸고 있는 벽에 가까운 쪽을 벽쪽이라 하고, 내장에 가까운 쪽을 내장쪽이라고 한다.

팔과 다리에서의 방향용어

팔과 다리, 특히 팔은 몸줄기와 다른 위치와 방향을 가지고 있으므로 독자적인 방향용어가 정해져 있다.

팔의 방향용어

몸쪽과 먼쪽 | 팔의 어깨에서 가까운 방향을 몸쪽, 손가락 끝에서 가까운 방향을 먼쪽이라고 한다.

자쪽과 노쪽 | 팔에서 특히 아래팔에서는 위 기준의 자세에서 안쪽을 (안쪽에 자뼈가 있으므로) 자쪽이라고 하고, 가쪽을 (가쪽에 노뼈가 있으므로)노쪽이라고 한다.

모음과 벌림 | 가쪽으로 올린 팔을 몸통쪽으로 붙이는 운동을 모음이라고 하고, 반대로 팔을 가쪽으로 올려서 몸통으로부터 멀어지게 하는 운동을 벌림이라고 한다.

돌림 | 위팔이나 아래팔을 긴축을 중심으로 돌리는 운동을 돌림이라고 한다. 손바닥을 앞으로 향하는 정식 위치에서 엄지손가락이나 또는 더욱 돌려서 손등이 앞을 향하도록 돌리는 것을 안쪽돌림이라고 하고, 그 반대쪽으로 돌리는 것을 가쪽돌림이라고 한다.

굽힘과 폄 | 팔꿉관절을 굽히는 운동을 굽힘이라고 하고, 뻗는 운동을 폄이라고 한다. 손관절은 손바닥 방향으로 구부리는 것을 굽힘이라고 하고, 손등 방향으로 되돌리는 것을 폄이라고 한다.

휘돌림 | 굽힘, 벌림, 폄, 모음 및 돌림운동이 연속적으로 일어나는 운동으로 이때 긴축이 원뿔을 그리게 된다. 이것을 휘돌림이라 한다.

뒤침과 엎침 | 아래팔에서 일어나는 운동으로 바깥쪽돌림운동을 뒤침이라고 하고 안쪽돌림운동을 엎침이라고 한다.

다리의 방향용어

- 다리는 팔처럼 돌림(비틂)이 되지 않으므로 자연스럽게 선 그대로를 해부학자세로 볼 수 있다.
- 정몸쪽과 먼쪽은 팔에서의 쓰임과 동일하다.

정강이쪽과 종아리쪽 | 다리 특히 종아리는 안쪽을 (안쪽에 정강뼈가 있으므로)정강이쪽이라고 하며, 가쪽을 (종아리뼈가 있으므로)종아리쪽이라고 한다.

가쪽돌림 | 외측회전 / lateral rotation; external rotation
굽힘 | 굴곡 / flexion
깊은 | 심 / deep
꼬리쪽, 뒤쪽 | 미측 / caudal
내장쪽 | visceral
노쪽; 가쪽 | 요측 / radial
돌림 | 회전 / rotation
뒤침 | 회외 / supination
머리쪽; 위쪽 | 두측 / cranial
먼쪽 | 원위 / distal
모음 | 내전 / adduction
몸쪽 | 근위 / proximal
바깥 | 외 / external
벌림 | 외전 / abduction
벽쪽 | 벽측 / parietal
속 | 내 / internal
손관절 | joints of hand
아래 | 하 / inferior
아래팔 | 전완 / forearm
안쪽돌림 | 내측회전 / medial rotation; internal rotation
얕은 | 천 / superficial
엎침 | 회내 / pronation
위 | 상 / superior
자쪽; 안쪽 | 척측 / ulnar
종아리 | 하퇴 / leg
종아리쪽; 가쪽 | 비골측 / fibular; peroneal
팔꿉관절 | 주관절 / elbow joint
폄 | 신전 / extension
해부학적자세 | anatomic position
휘돌림 | 회선 / circumduction

팔과 다리의 움직임에 따른 용어

가쪽돌림 | 외측회전 / lateral rotation; external rotation
가쪽번짐 | 외번 / eversion
굽힘 | 굴곡 / flexion
넓적다리 | 대퇴 / thigh
돌림 | 회전 / rotation
뒤침 | 회외 / supination
모음 | 내전 / adduction
무릎관절 | 슬관절 / knee joint
발관절 | 족관절 / joints of foot
벌림 | 외전 / abduction
안쪽돌림 | 내측회전 / medial rotation; internal rotation
안쪽번짐 | 내번 / inversion
엎침 | 회내 / pronation
폄 | 신전 / extension
휘돌림 | 회선 / circumduction

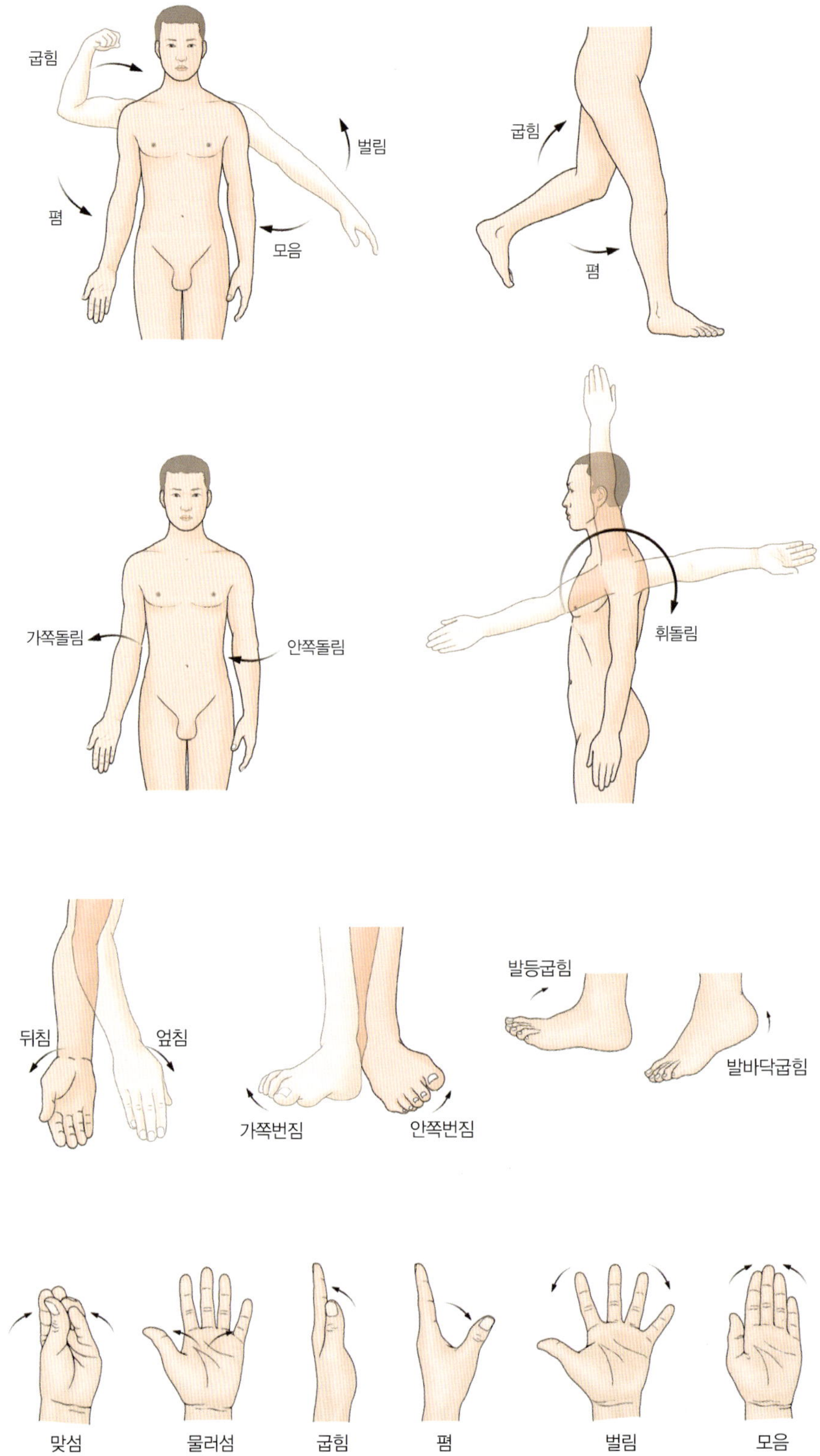

모음과 벌림 | 다리에서도 넓적다리를 정중면 가까이 가져가는 운동을 모음이라고 하고, 정중면에서 멀리 가져가는 것을 벌림이라고 한다.

돌림 | 넓적다리를 그 긴축 주위로 회전시키는 운동을 안쪽돌림과 바깥돌림이라고 한다. 넓적다리의 돌림은 무릎관절이 거의 비틀어지지 않으므로 별로 문제가 되지 않는다. 발관절은 비트는 것이 가능하지만 발의 돌림이라고 하는 표현의 거의 사용되지 않는다.

굽힘과 폄 | 무릎관절을 굽히고 펴는 운동이 다리의 굽힘과 폄이다. 발관절은 발등 방향으로 젖히는 것이 폄이고, 발바닥 방향으로 (발레리나처럼)굽히는 것이 굽힘이다.

안쪽번짐과 가쪽번짐 | 발바닥을 안쪽으로 향하게 하는 것을 안쪽번짐, 가쪽으로 향하게 하는 것을 가쪽번짐이라 한다.

몸 부위의 형태와 관계있는 명칭

몸통 | 뼈나 다른 기관의 중앙부위를 차지하며 하나의 덩어리에서도 큰 부분. 위턱몸통, 위몸통, 자궁몸통 등.

머리 | 뼈나 다른 기관의 말단에 동그랗게 비대해진(굵어진) 부분. 위팔뼈머리, 이자머리 등.

목 | 목과 같이 다른 부위에 비해 잘록하게 좁아진 부분. 턱뼈목, 넙다리뼈목, 치아목 등.

꼭대기 | 기관의 맨 꼭대기 부위. 심장꼭대기, 허파꼭대기 등.

바닥 | 기관의 윗면, 아랫면을 가리지 않고 평평하고 넓은 부분. 머리뼈바닥, 자궁바닥 등.

돌기 | 뼈나 내부장기의 뾰족하게 나와 있는 부분. 꼭지돌기, 갈고리돌기 등.

관절융기 | 뼈의 관절하는 부분에 둥글고 원형으로 튀어나온 부분. 후두관절융기, 넙다리뼈와 정강뼈의 안쪽관절융기와 가쪽관절융기, 정강뼈와 종아리뼈의 안쪽관절융기와 가쪽관절융기.

융기 | 솟아오른 뼈. 바깥뒤통수뼈융기 등.

결절 | 주위와 확연히 구별되는 비대 부위. 위팔뼈의 큰결절, 작은결절 등.

거친면 | 뼈에서 약간 융기한 요철면으로 근육이 부착되는 부위. 정강뼈거친면, 노뼈거친면 등.

면 | 편평하거나 얕은 관절면. 아래관절면 등.

복사 | 뼈 끝부분의 둥근 돌기. 가쪽복사 등.

가시돌기 | 가시 모양의 융기. 척추가시돌기 등.

가시 | 뼈에 있는 가시 모양의 돌출 부위. 어깨뼈가시, 궁둥뼈가시 등.

능선 | 길게 이어진 융기. 엉덩뼈능선, 팽대능선 등.

선 | 긴 선 모양의 융기. 가자미근선 등.

주름 | 막 형태의 구조가 접혀져서 융기한 것. 위주름, 돌림주름, 자궁넓은주름 등.

유두 | 젖꼭지 형태의 돌출 부위. 혀유두, 샘창자유두, 콩팥유두 등.

오목 | 표면에서 오목 들어간 부위. 겨드랑, 아래턱오목, 타원오목 등.

패임 | 뼈나 기관의 가장자리가 칼로 베인 것처럼 파인 부위. 턱뼈패임, 큰궁둥패임 등.

가시 | 극 / spine
가시돌기 | 극돌기 / spinous process
가쪽번짐 | 외번 / eversion
가쪽복사 | 외과 / lateral malleolus
갈고리돌기 | 구상돌기 / uncinate process
거친면 | 조면 / tuberosity
결절 | 소절 / tubercle
관절융기 | 과 / condyle
굽힘 | 굴곡 / flexion
꼭지, 끝, 꼭대기 | apex
꼭지돌기 | 유양돌기; 유돌기 / mammillary process
넙다리뼈목 | 대퇴골경 / neck of femur
노뼈거친면 | 요골조면 / radial tuberosity
능선 | 능 / crest; ridge
돌기 | process
돌림 | 회전 / rotation
돌림주름 | 윤상주름 / circular folds
머리뼈바닥 | 두개저 / cranial base; basicranium
모음 | 내전 / adduction
무릎관절 | 슬관절 / knee joint
바깥뒤통수뼈융기 | 외후두융기 / external occipital protuberance
바닥, 기저 | fundus
벌림 | 외전 / abduction
심장꼭대기 | 심장끝; 심첨 / apex of heart
안쪽돌림 | 내측회전 / medial rotation; internal rotation
안쪽번짐 | 내번 / inversion
엉덩뼈능선 | 장골릉 / iliac crest
오목 | 와 / fossa
위몸통 | 위체 / body of stomach
위주름 | 위점막주름 / gastric folds; gastric rugae
위팔뼈머리 | 상완골두 / head of humerus
융기 | eminence
이자머리 | 췌두 / head of pancreas
자궁몸통 | 자궁체부 / body of uterus
자궁바닥 | 자궁저 / fundus of uterus
작은결절 | 소결절 / lesser tubercle
정강뼈거친면 | 경골조면 / tibial tuberosity
종아리쪽; 가쪽 | 비골측 / fibular; peroneal
치아목 | 치경 / neck; cervix
콩팥유두 | 신유두 / renal papilla
큰결절 | 대결절 / greater tubercle
타원오목 | 난원와 / elliptical recess; utricular recess
턱뼈목 | 하악경 / neck of mandible
팽대능선 | ampullary crest
폄 | 신전 / extension
허파꼭대기 | 폐첨 / apex of lung
혀유두 | 설유두 / lingual papillae

경질막정맥굴 | 경막정맥동 / dural venous sinus
공간 | 소강 / spaces
관 | canal
구멍 | 공 / foramen
굴 | 동 / sinus
길 | canal
나비굴 | 접형골동 / sphenoidal sinus
달팽이관 | 와우관 / cochlear duct
머리뼈안 | 두개강 / cranial cavity
바깥귀길 | 외이도 / external acoustic meatus
배막안; 복막안 | 복막강 / peritoneal cavity
속귀길 | 내이도 / internal acoustic meatus
안뜰 | 전정 / vestibule
위턱굴 | 상악동 / maxillary sinus
입안; 구강 | oral cavity
젖꼭지 | 유두 / nipple
질어귀 | 질전정 / vestibule
코곁굴 | 부비동 / paranasal sinuses
콧길 | 비도 / nasal meatus
큰궁둥패임 | 대좌골절흔 / greater sciatic notch
타원구멍 | 난원공 / foramen ovale
턱뼈관 | 하악관 / mandibular canal
턱뼈구멍 | 하악공 / mandibular foramen
턱뼈패임 | 하악절흔 / mandibular notch
패임 | 절흔 / notch

틈새 | 좁고 틈새 같은 구멍. 눈위확틈새 등.

구멍 | 뼈나 기관의 어떤 부분을 관통하는 구멍. 턱뼈구멍, 타원구멍 등.

관 | 길게 난 구멍으로 뼈나 연골 부위에도 이용된다. 턱뼈관, 달팽이관, 척수중심관 등.

길 | 굵은 관(속귀길, 바깥귀길 등), 또는 주위로부터 경계 지어진 통로. 콧길 등.

굴(동굴) | 넓은 공동이라는 의미로 안으로 공기를 들이는 코곁굴(위턱굴, 나비굴 등)과 정맥혈액을 나르는 경질막정맥굴 등이 있다.

고랑 | 혈관, 신경, 힘줄을 수용하는 도랑. 결절사이고랑 등.

공간(안) | 몸 안에 있는 공간이나 방. 머리뼈안, 입안, 복막안 등.

안뜰(어귀) | 현관 사이라는 의미로 어떤 방의 직전에 있는 공간. 입안안뜰, 질어귀 등.

체강 body cavity

체강은 내장 기관을 보호해 주고, 구분지어 주고 지지해 주는 몸속 공간이다. 뼈, 근육, 인대들에 의해 체강들이 서로 구분된다. 머리뼈에 의해 형성되는 머리뼈안에는 뇌가 들어 있다. 척주뼈들에 의해 만들어지는 척주관은 척수를 담고 있다. 머리뼈안과 척주관 안쪽으로는 세 겹으로 된 보호 조직인 뇌척수막이 있다.

몸통의 주요 체강에는 가슴안과 배골반안이 있다. 가슴안은 갈비뼈, 가슴근육, 복장뼈와 척주의 가슴 부분에 의해 만들어지는 공간이다. 가슴안 내부에는 심장을 둘러싸고 있는 소량의 윤활액이 들어 있는 공간인 심장막안과 두 개의 가슴막안이 있다. 각각의 가슴막안이 폐 한 쪽씩을 감싸고 있는데 그 안에도 소량의 윤활액이 들어 있다. 가슴안 중앙에는 가슴세로칸이라고 불리는 해부학부위가 있다. 가슴세로칸은 두 가슴안 내벽 사이의 공간으로 복장뼈에서부터 척주까지, 첫번째갈비뼈부터 가로막까지의 공간이다. 가슴세로칸에는 폐를 제외한 가슴 장기가 들어 있다. 가슴세로칸에 들어 있는 조직으로는 심장, 식도, 기관, 가슴샘과 다수의 큰 혈관이 있다. 가로막은 가슴안과 배골반안을 분리시켜 주는 반구형의 근육이다.

배골반안은 가로막에서부터 샅굴부위까지의 공간으로 배벽 근육과 골반의 뼈와 근육으로 둘러싸여 있다. 배안에는 위, 지라, 간, 쓸개, 작은창자 및 큰창자 대부분이 담겨 있다. 골반안은 방광, 큰창자의 일부, 생식계통의 내부 기관들을 담고 있다. 가슴안과 배골반안에 들어 있는 기관들을 내장이라고 한다.

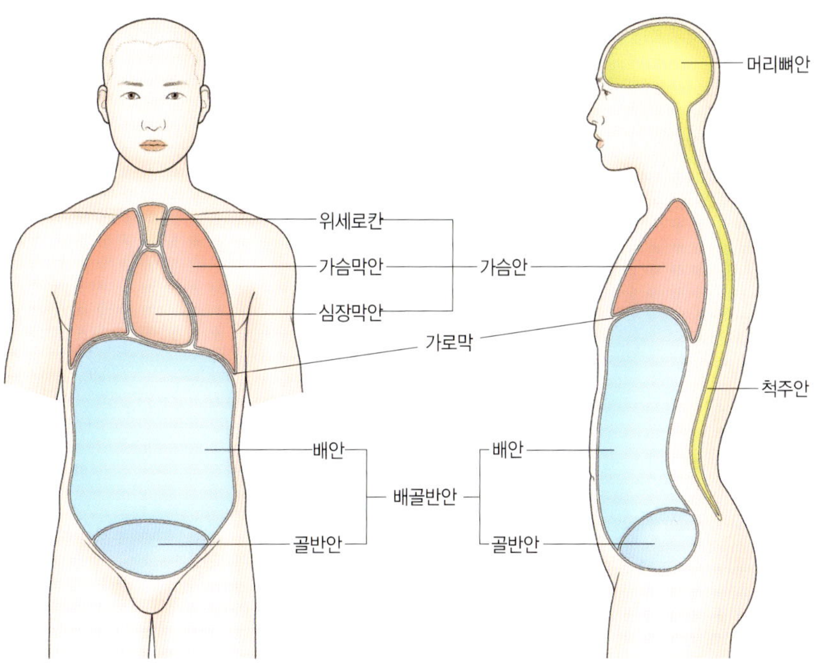

■ 몸안의 구분

가로막 | 횡격막 / diaphragm
가슴근육 | 흉근 / muscles of thorax
가슴막안; 흉막강 | 가슴막공간 / pleural cavity
가슴샘 | 흉선 / thymus
가슴안 | 흉강 / thoracic cavity
간 | liver
갈비뼈 | 늑골 / rib
골반안 | 골반강 / pelvic cavity
근육 | muscles
기관 | trachea
뇌척수막, 수막 | 뇌막 / meninges
머리뼈 | 두개골 / cranium
머리뼈안 | 두개강 / cranial cavity
몸, 몸통 | 체 / soma
방광 | urinary bladder
배골반안 | 복(부)골반강 / abdominopelvic cavity
배안 | 복강 / abdominal cavity
복장뼈 | 흉골 / breast bone
뼈 | 골 / bone
샅굴부위 | 서혜부 / inguinal region
생식계통 | 생식기계 / genital systems
식도 | esophagus
심장 | heart
심장막안 | 심장막공간; 심막강 / pericardial cavity
쓸개; 담낭 | gallbladder
위 | 상 / superior
위세로칸 | 종격상부 / superior mediastinum
인대 | ligaments
작은창자; 소장 | small intestine
지라 | 비장 / spleen
척수 | spinal cord
척주 | vertebral column
척주관 | vertebral canal
척주안 | 척추강 / vertebral cavity
체강 | body cavity
큰창자; 대장 | large intestine

가로막 | 횡격막 / diaphragm
가슴막안; 흉막강 | 가슴막공간 / pleural cavity
가슴안 | 흉강 / thoracic cavity
가운데귀; 중이 | middle ear
내림(잘록)창자 | 하행결장 / descending colon
내장가슴막; 허파가슴막 | 내장흉막; 폐흉막 / visceral pleura; pulmonary pleura
내장배막; 내장복막 | 내장측복막 / visceral peritoneum
눈확공간 | orbital cavity
배대동맥 | 복대동맥 / abdominal aorta
배막; 복막 | peritoneum
배막안; 복막안 | 복강 / peritoneal cavity
배벽 | 복벽 / abdominal wall
배안 | 복강 / abdominal cavity
벽가슴막 | 벽측흉막 / parietal pleura
벽배막; 벽복막 | 벽측복막 / parietal peritoneum
벽심장막 | 벽측심막 / parietal pericardium
벽층 | 벽쪽층; 벽측판 / parietal layer
부신; 콩팥위샘 | suprarenal gland; adrenal gland
샘창자 | 십이지장 / duodenum
심장막안 | 심장막공간; 심막강 / pericardial cavity
심장막 | 심막 / pericardium
심장쪽심장막 | visceral pericardium
아래대정맥 | 하대정맥 / inferior vena cava
안구 | 눈알 / eyeball
오름(잘록)창자 | 상행결장 / ascending colon
이자 | 췌장 / pancreas
입안; 구강 | oral cavity
작은창자; 소장 | small intestine
장막 | 외막 / tunica serosa
체강 | body cavity
코안; 비강 | nasal cavity
콩팥; 신장 | kidney
큰창자; 대장 | large intestine

가슴막과 복막 thoracic and abdominal cavity membranes

얇고 미끄러운 장막이 가슴안과 배안에 들어 있는 내장들을 싸고 있으며 가슴벽과 배벽 안을 덮고 있다. 장막은 (1) 체강 벽을 덮고 있는 벽쪽층과 (2) 체강 내 내장에 딱 달라붙어 있는 내장쪽층으로 나눠진다. 두 층 사이에는 소량의 윤활액이 들어 있어서 호흡하는 동안 폐가 팽창했다 수축하는 것과 같은 내장 운동이 일어날 때 마찰을 줄여 준다.

폐 주위의 장막을 가슴막이라고 한다. 폐 표면에 붙어 있는 것이 내장가슴막, 가슴벽과 가로막 내부를 덮고 있는 것이 벽가슴막이다. 그 사이에 있는 공간을 가슴막안이라고 하는데 가슴막안은 윤활액으로 차 있다. 심장을 싸고 있는 장막을 심장막이라고 한다. 심장쪽심장막이 심장 표면을 덮고 있으며 벽심장막이 심장을 둘러싸고 있는 섬유질의 심장막 안에 붙어 있다. 그 사이에 심장막공간이 있고 거기에는 소량의 윤활액이 들어 있다. 배막은 배안을 싸고 있는 장막이다.

내장복막이 복부 장기를 덮고 있으며 벽복막이 복벽 내부와 가로막 안쪽 표면을 덮고 있다. 그 사이에 있는 공간이 배막안으로 소량의 윤활액이 들어 있다. 대부분의 복부 장기들은 배막안에 둘러싸여 있다. 그러나 일부는 벽쪽복막과 뒤복벽 사이에 있다. 이런 장기들을 복막뒤장기라고 한다. 신장, 부신, 이자, 작은창자 중 샘창자, 큰창자 중 오름(잘록)창자와 내림(잘록)창자, 배대동맥, 아래대정맥이 복막뒤장기이다.

지금까지 기술한 것들 외에 다음과 같은 체강도 있다. 혀와 이가 들어있는 입안, 코 속의 코안, 안구를 담고 있는 눈확공간, 가운데귀 안의 작은 뼈들이 들어 있는 가운데귀공간, 자유롭게 움직이는 관절과 윤활액을 담고 있는 윤활강이 있다.

가슴과 배의 가로단면

가로막 | 횡격막 / diaphragm
가슴대동맥 | 흉대동맥 / thoracic aorta
가슴막안; 흉막강 | 가슴막공간 / pleural cavity
간 | liver
갈비뼈 | 늑골 / rib
내장가슴막; 허파가슴막 | 내장흉막; 폐흉막 / visceral pleura; pulmonary pleura
내장배막; 내장복막 | 내장측복막 / visceral peritoneum
배대동맥 | 복대동맥 / abdominal aorta
배막안; 복막안 | 복강 / peritoneal cavity
벽가슴막 | 벽측흉막 / parietal pleura
벽배막; 벽복막 | 벽측복막 / parietal peritoneum
벽심장막 | 벽측심막 / parietal pericardium
식도 | esophagus
심장막안 | 심장막공간; 심막강 / pericardial cavity
심장 | heart
심장쪽심장막 | visceral pericardium
아래대정맥 | 하대정맥 / inferior vena cava
오른콩팥 | 우신 / right kidney
오른허파 | 우폐 / right lung
왼콩팥 | 좌신 / left kidney
왼허파 | 좌폐 / left lung
위 | 위장 / stomach
이자 | 췌장 / pancreas
지라 | 비장 / spleen
척수 | spinal cord
척추뼈; 척추 | vertebra
허파; 폐 | lung

| 가슴막 |

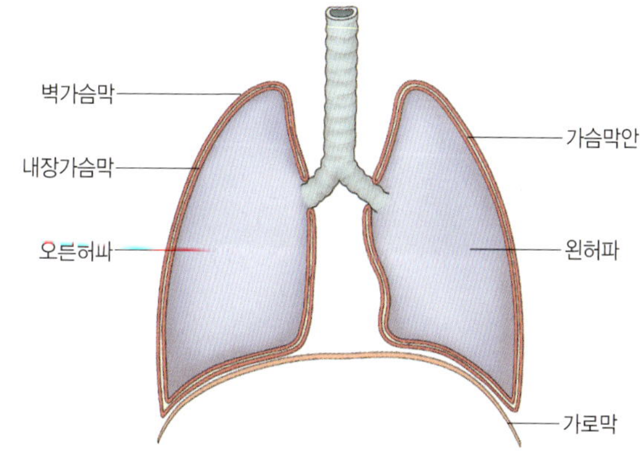

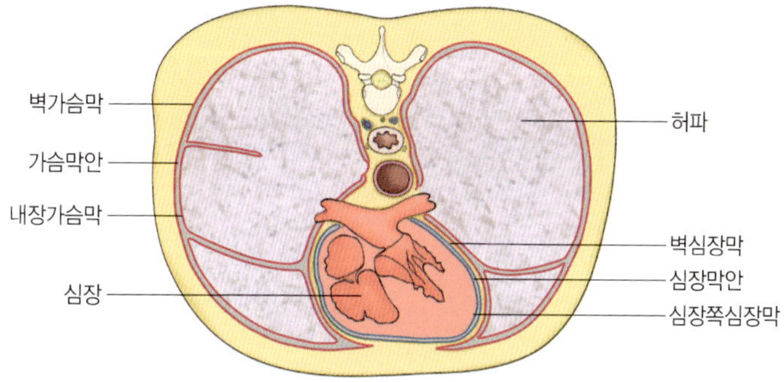

| 가슴부위의 가로단면 |

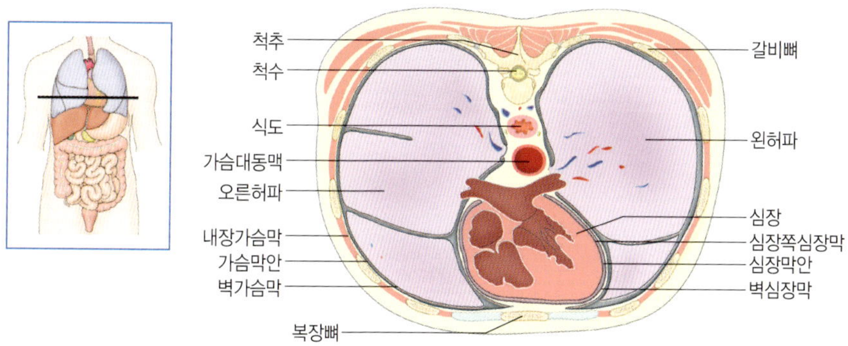

| 배부위의 가로단면 |

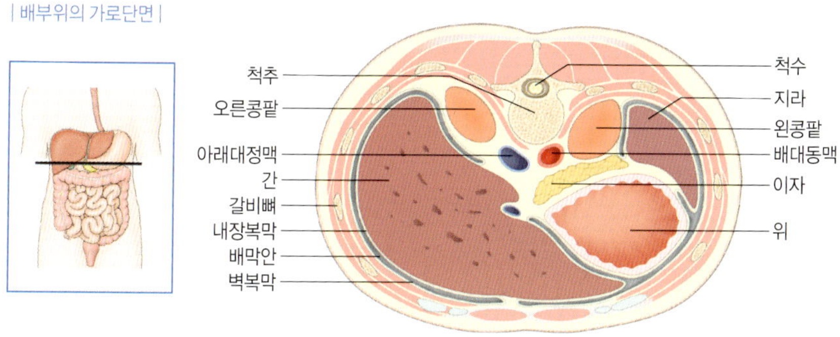

가로막 | 횡격막 / diaphragm
가슴우리 | 흉곽우리 / thoracic cage
갈비밑부위 | 늑하부 / hypochondrium; regio hypochondriaca
결절사이면 | 장골결절면 / intertubercular plane
골반 | pelvis
날문가로면 | 유문횡단면 / transpyloric plane
두덩부위 | 치골부 / pubic region
명치부위 | 상위부 / epigastric region
배 | 복부 / abdomen
배골반안 | 복(부)골반강 / abdominopelvic cavity
배꼽부위 | 제부 / umbilical region
볼기뼈 | 관골 / hip bone; coxal bone
빗장뼈 | 쇄골 / clavicle
빗장중간선 | 쇄골중간선 / midclavicular line
샅굴부위 | 서혜부 / inguinal region
아랫배 | 하복부 / lower abdomen
윗배 | 상복부 / upper abdomen
젖꼭지 | 유두 / nipple
중간배 | 중복부 / midabdomen
허리부위 | 측복부 / lumbar region

배골반 부위와 4분역 abdominopelvic regions and quadrants

배와 골반에 든 장기의 위치를 더 쉽게 설명할 수 있도록 배골반안을 더 작은 구역으로 나누는데, 해부학자와 임상의들이 구역을 나누는 방법에는 두 가지가 있다. 먼저 가로줄 2줄, 세로줄 2줄을 나란히 그어 배골반을 9개 부위로 나누는 방법이 있다. 위의 가로선인 가슴밑선은 가슴우리 바로 아래, 위장의 아래쪽을 가로질러 긋는다. 아래쪽 가로줄인 결절사이선은 볼기뼈 윗부분 바로 아래로 그어진 선이다. 좌우의 두 수직선인 빗장중간선은 빗장뼈 중간, 젖꼭지 바로 안쪽을 통과하도록 긋는다. 이 네 선을 따라 배골반안이 가운데의 큰 단면과 그보다 작은 왼쪽, 오른쪽 단면들로 나눠진다. 배골반안의 9단면의 명칭은 오른갈비밑부위, 명치부위, 왼갈비밑부위, 오른허리부위, 배꼽부위, 왼허리부위, 오른샅굴부위, 두덩부위, 왼샅굴부위이다.

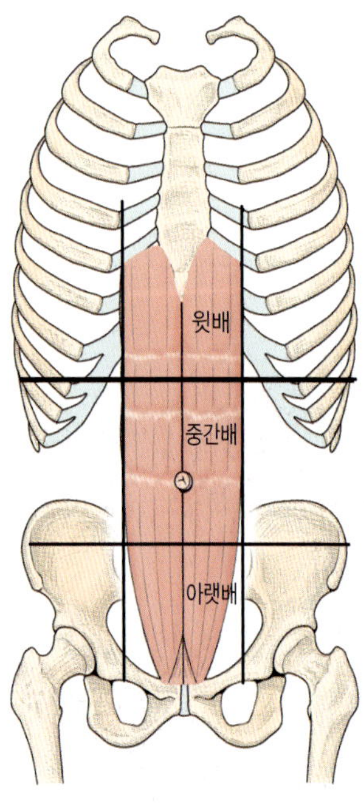

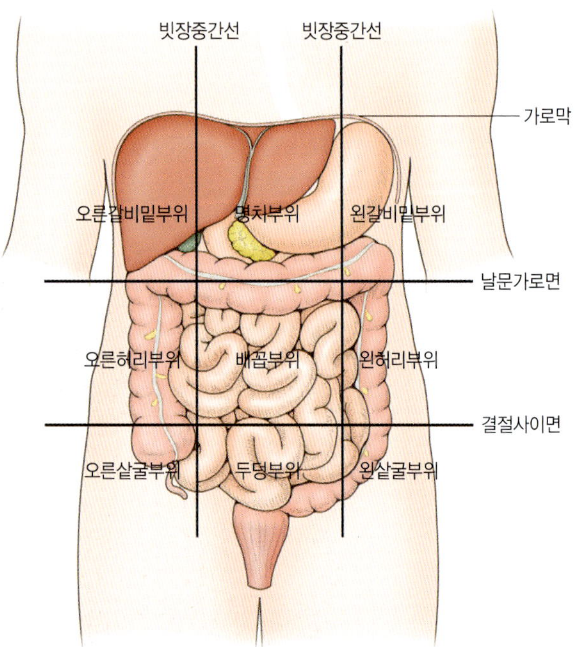

배의 9분할

배골반안 | 복(부)골반강 / abdominopelvic cavity
배꼽 | 제 / umbilicus
아랫배 | 하복부 / lower abdomen
오른아래사분면 | 우하사분면 / right lower quadrant
오른위사분면 | 우상사분면 / right upper quadrant
왼아래부위 | 좌하사분면 / left lower quadrant
왼위부위 | 좌상사분면 / left upper quadrant
윗배 | 상복부 / upper abdomen

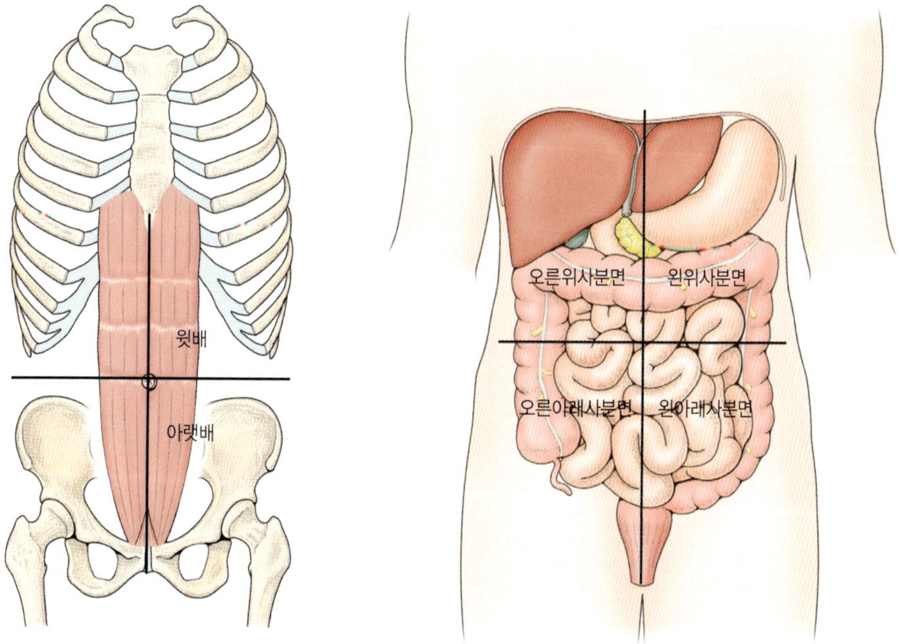

■배의 4분할

두 번째 방법에서는 **배골반안**을 보다 간단히 네 부분으로 나누는데, 이 방법은 **배꼽**을 통과하는 가로줄 하나와 정중앙선 하나로 구획을 나눈다. 4등분된 배골반안의 명칭은 **오른위사분면**, **왼위사분면**, **오른아래사분면**, **왼아래사분면**이다. 해부학에서 장기 위치를 밝히는 데 더 널리 사용되는 것은 9구역으로 나누는 방법이며, 임상의들이 배골반의 통증, 종양, 부상 및 이상을 기술할 때는 주로 4구역으로 나누는 방법이 사용된다.

각막; 맑은막 | cornea
간 | liver
고환 | 정소 / testis
관절 | joints
근육 | muscles
기관 | trachea
기관지 | bronchi
기도; 숨길 | respiratory tract
난소 | ovary
난자 | ovum
뇌 | 골 / brain
망막; 그물막 | retina
방광 | urinary bladder
뼈 | 골 / bone
소변 | 요 / urine
소화계통 | alimentary system
소화관 | alimentary [digestive] tract
수정체 | lens
식도 | esophagus
안구 | 눈알 / eyeball
요관 | ureter
요도 | urethra
요로 | urinary tract
위 | 상 / superior
음경 | penis
이자 | 췌장 / pancreas
인두 | pharynx
입안; 구강 | oral cavity
자궁 | uterus
작은창자; 소장 | small intestine
정관 | ductus deferens; vas deferens
정액 | semen
정자 | sperm
질 | vagina
침샘 | 구강선; 타액선 / glands of mouth; salivary glands
코안; 비강 | nasal cavity
콩팥; 신장 | kidney
큰창자; 대장 | large intestine
털 | 모 / hairs
허파; 폐 | lung
혈관 | blood vessel
홍채; 조리개 | iris
후두 | larynx

기관과 계통 organ and system

기계는 수많은 부품들로 이루어져 있다. 각각의 부품에는 일정한 모양(형태)과 쓰임새(기능)가 있으며, 기계의 전체적인 모습과 기능은 부품들의 통합으로 이루어진 것이다. 이와 비슷하게, 우리의 몸 역시 일정한 형태와 기능을 갖춘 수많은 구조물의 집합체이며 이들 각각을 **기관**이라고 부른다. 즉 기관은 몸의 부품이다.

위, **폐**, **뇌**, **콩팥** 등은 물론 **뼈**, **근육**, **혈관**에서 **털** 한 올에 이르기까지 부품이다. **안구**는 하나의 기관이지만 더욱 자세하게 들어가 보면 **망막**, **수정체**, **홍채**, **각막** 역시 각각 일정한 형태와 기능을 가진 기관이다. 기계의 각 부품이 더 작은 부품들로 이루어져 있는 것처럼 기관 안에 또 다른 기관들이 있다.

몇 개의 기관이 모여 일련의 기능을 수행할 때 그 계통을 **기관계통**이라고 부른다. 예를 들어 입 안의 모든 기관, **침샘**, **식도**, **위**, **창자**, **이자**, **간** 등은 음식을 삼키고 소화해서 영양을 흡수하는 일을 담당하기 때문에 **소화계통**이라고 하는 기관계통으로 볼 수 있다. 인체기관은 다음의 각 계통들로 분류된다.

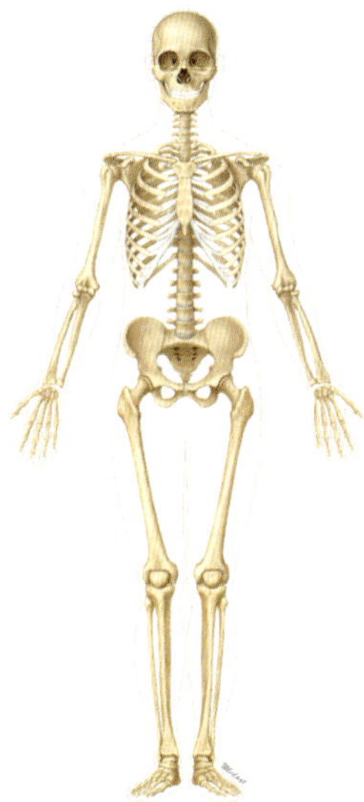

골격계통

골격계통 | 뼈와 연골로 이루어진 몸의 지지대이다. 관절에 의해 각각의 부분이 가동성을 가지고 연결되어 있다.

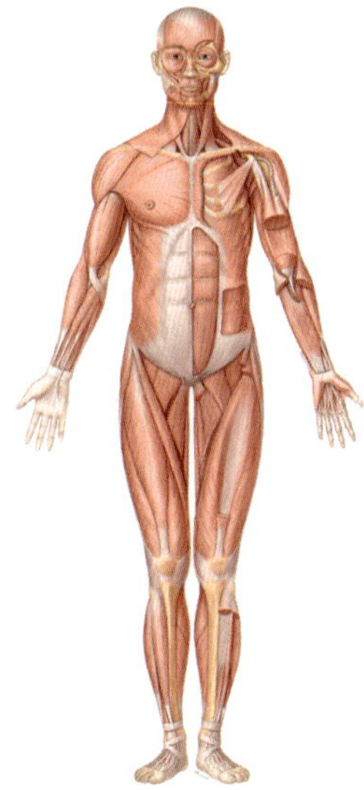

근육계통

근육계통 | 몸 전체에 크고 작은 여러 가지 근육들로 이루어진 계통이다. 근육은 뼈에 결합되어서 신체의 운동을 담당하므로 양쪽을 함께 아울러 운동계통이라고 한다.

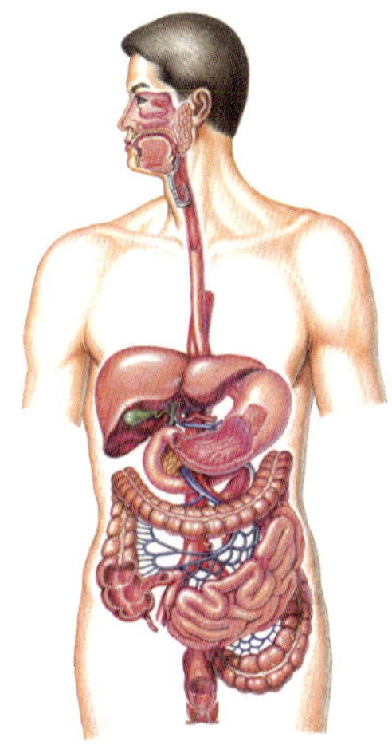

소화계통

소화계통 | 입안, 인두, 식도, 위, 작은창자, 큰창자가 만드는 소화관과 이에 부속되어 있는 소화샘(침샘, 이자, 간 등)으로 이루어져 있다. 치아와 혀 역시 소화계통의 중요한 요소이다.

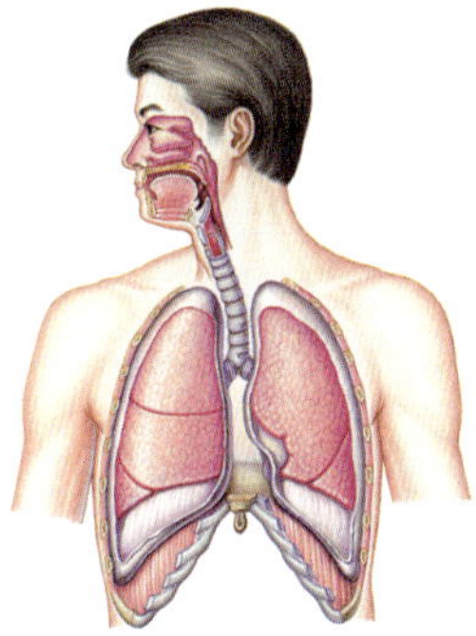

호흡계통

호흡계통 | 폐와 폐에 공기가 통과할 수 있도록 해 주는 기도(코안, 인두, 후두, 기관, 기관지)로 이루어져 있다. 폐로 들어오는 공기 중의 산소를 혈액 안으로 공급하고 혈액 안에 쌓인 이산화탄소를 숨을 내쉴 때 방출한다. 즉 호흡작용이 이루어지는 것이다.

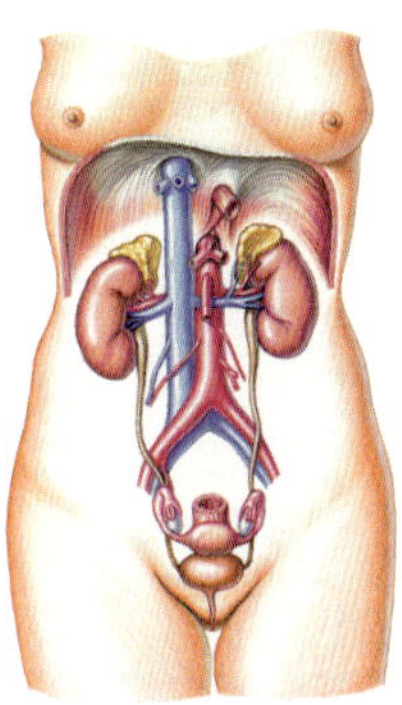

비뇨계통

비뇨계통 | 몸 안에 발생한 유해하거나 너무 많아서 쓸모없어진 물질은 수분과 함께 소변으로 배설된다. 이 일을 담당하는 것이 비뇨계통으로 소변을 만드는 콩팥과 이를 운반하고 저장하고 몸 바깥으로 내보내는 요로(요관, 방광, 요도)로 이루어져 있다.

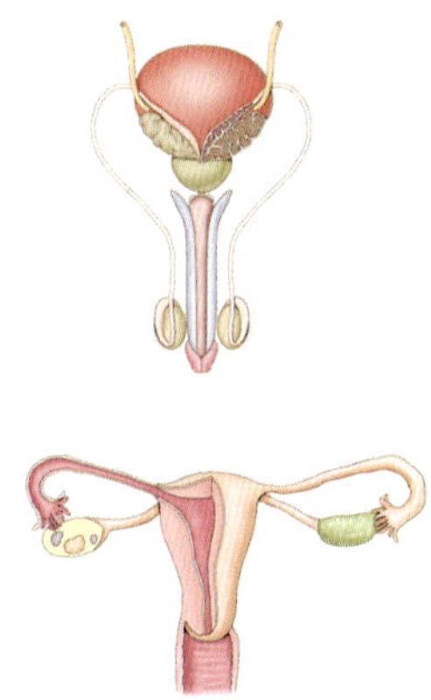

생식계통

생식계통 | 태아를 만드는 일에 관여하는 기관계통이다. 남성의 생식기관은 정자를 만드는 고환과 정액을 운반하는 정로(정관과 요도), 정액을 여성의 생식기에 주입하는 음경으로 이루어져 있다. 여성은 난자를 만드는 난소와 수정된 난자를 받아들여 태아를 육성하는 자궁이 주요 생식기관이며, 여기에 교접기관인 질과 외음부가 부속되어 있다.

거미막밑공간 | 지주막하강 / subarachnoid space
귀 | 이 / ear
근육 | muscles
기관 | trachea
내분비계통 | endocrine system
내분비샘 | 내분비선 / endocrine glands
뇌 | 골 / brain
뇌실 | ventricle
뇌척수막, 수막 | 뇌막 / meninges
뇌척수액 | cerebrospinal fluid
눈 | 안 / eye
림프 | lymph
림프계통 | lymphoid system
말초신경 | peripheral nerve
말초신경계통 | peripheral nervous system
맛봉오리 | 미뢰 / taste bud
미각기관 | 미각기 / gustatory organ
샘 | 선 / gland
순환계통 | cardiovascular system
신경계통 | 신경계 / nervous system
신경종말 | nerve terminals
심장 | heart
중심; 중추 | central
중추신경계통 | central nervous system
척수 | spinal cord
코점막 | 비점막 / nasal mucosa
평형청각기관, 안뜰달팽이기관, 전정와우기관 | vestibulocochlear organ
피부 | skin
혀 | 설 / tongue
혈관계통 | 맥관계 / vasculature
혈액; 피 | blood
후각기관 | 후각기 / olfactory organ

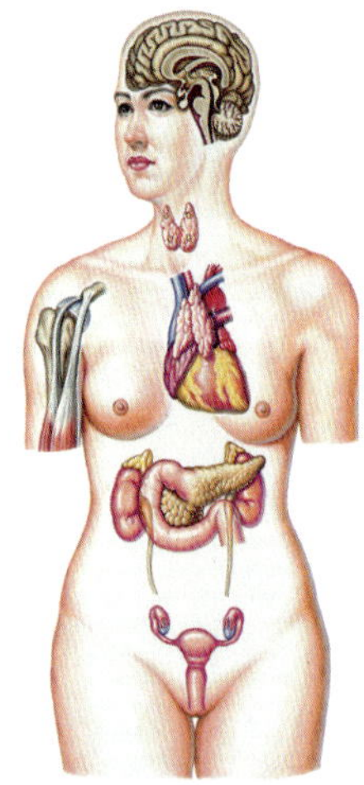
내분비계통

내분비계통 | **호르몬**을 생산해서 주로 **혈액** 안으로 방출하는 기관(**내분비샘**)의 계통으로, **신경계통**과 함께 외부환경에 반응하고 몸 안의 기관들이 서로 상호작용하는 것을 돕는다.

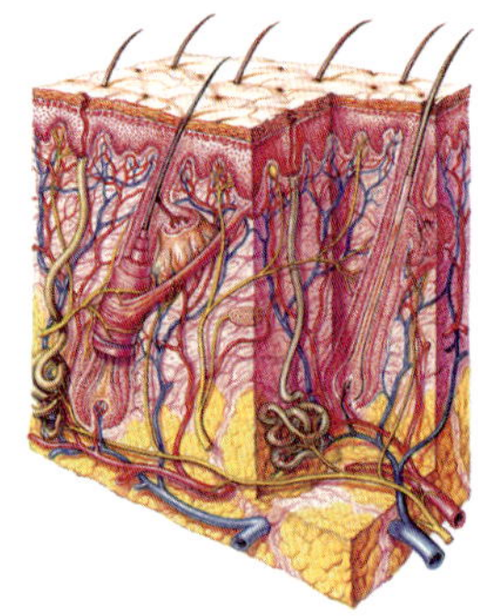
감각계통

감각계통 | 외부에서 자극을 받아서 **신경계통**으로 전달하기 위해 특별히 발달한 기관의 계통이다. **피부**(에 분포하는 **신경의 종말** 등), **미각기관**(**혀**에 있는 **맛봉오리**라고 하는 기관), **후각기관**(**코점막**의 특수한 영역), **시각기관**(**눈**), **평형청각기관**(**귀**) 등이 이에 해당한다.

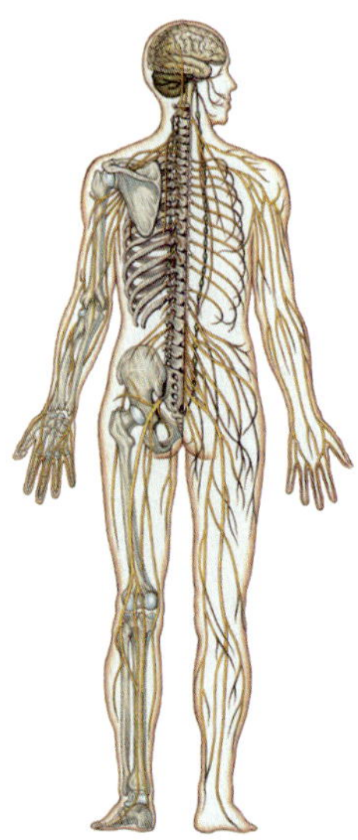
신경계통

신경계통 | **뇌**와 **척수**로 이루어진 **중추신경계통**과, 그 외부에 있는 섬유 모양의 신경인 **말초신경계통**으로 구별된다. **말초신경**은 여러 기관으로부터 신호를 받아서 **중추**로 보낸다. 한편 중추에서는 **근육**이나 **샘** 또는 다양한 기관으로 명령을 전달한다.

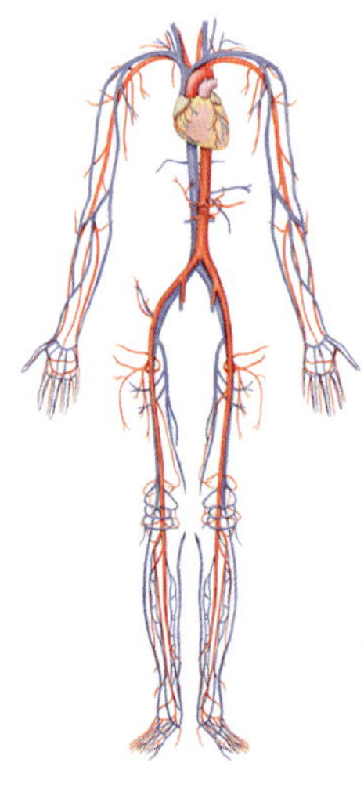
심혈관계통

순환계통 | 온몸의 **세포**에 **혈액**을 운반하는 **혈관**과 혈액을 내보내는 **펌프**(**심장**)가 (**심장**)**혈관계통**을 구성하고 있다. 또한 조직 안에 쌓인 액체(**림프**)를 운반해서 혈관계통 안으로 회수하기 위한 **림프계통**이 있다. **혈관계통**과 **림프계통**이 서로 협동해서 체액의 순환이 이루어지므로 이를 함께 묶어 **순환계통**이라고도 한다.

Chapter

02 세포 및 조직

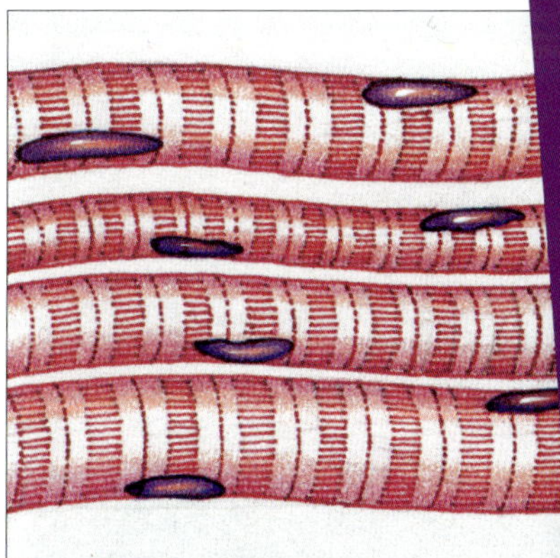
뼈대근육 조직

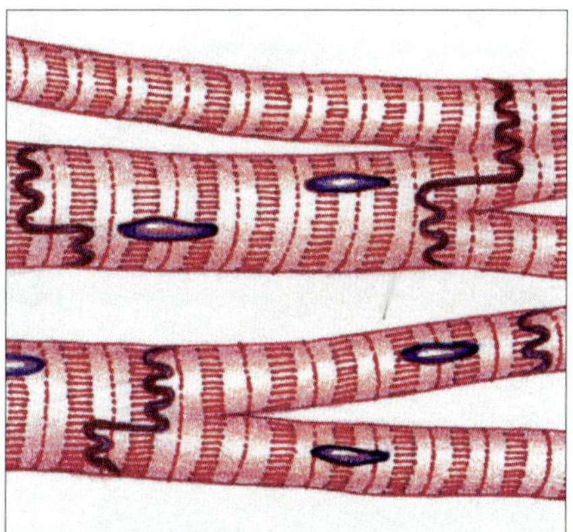
심장근육조직

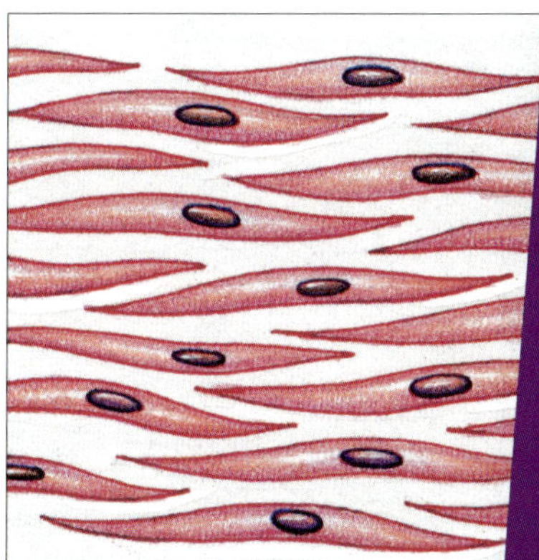
내장근육조직

간 | liver
갑상샘 | 갑상선 / thyroid gland
결합조직 | connective tissue
곧창자; 직장 | rectum
골수; 뼈속질 | bone marrow
관, 도관 | duct
근육조직 | 근조직 / muscular tissue
기관 | trachea
기름샘 | 피지선; 지선 / sebaceous gland
내분비샘 | 내분비선 / endocrine glands
내피 | endothelium
뇌 | 골 / brain
뇌척수막, 수막 | 뇌막 / meninges
뇌하수체 | 하수체 / pituitary gland; hypophysis
단층편평상피 | simple squamous epithelium
땀샘 | 한선 / sweat gland
림프관 | lymphatic vessel
뼈(바깥)막 | 골막 / periosteum
뼈 | 골 / bone
상피 | epithelium
상피조직 | epithelial tissue
샘 | 선 /gland
세포사이물질, 세포간물질 | intercellular substance
세포 | cell
식도 | esophagus
신경조직 | nervous tissue
외분비샘 | 외분비선 / exocrine gland
위 | 위장 / stomach
이자 | 췌장 / pancreas
입 | mouth
입안; 구강 | oral cavity
점막 | mucosa
조직 | tissue
중층편평상피 | stratified squamous epithelium
지지조직 | supporting tissue
질 | vagina
창자 | 장 / bowel
체강 | body cavity
침샘 | 구강선; 타액선 / glands of mouth; salivary glands
편평상피 | squamous epithelium
피부 | skin
혈관 | blood vessel
혈액; 피 | blood
호르몬 | hormone

일정한 구조와 기능을 가진 체내의 구조물을 기관이라고 부른다. 그 기관을 육안과 현미경으로 조사해 보면 균일한 재질로 이루어져 있지 않음을 알 수 있다.

기관의 다양한 부분을 이루고 있는 재질을 조직이라고 부른다. 기관은 몇 개의 서로 다른 조직이 함께 모인 상태로 혼재해 있다. 뼈와 같은 단순한 기관을 보아도 단단한 뼈 조직 이외에 골수라고 하는 부드러운 조직과 뼈막이라고 하는 섬유가 풍부한 조직이 있다. 뇌라고 불리는 기관 역시 신경조직 이외에 수막이라고 하는 결합조직과 혈관 등을 포함하고 있다.

조직을 이루고 있는 것은 세포이다. 또한 세포와 세포 사이에는 빈틈이 있고 여기에 세포사이물질이라고 하는 물질이 채워져 있기 때문에 조직은 세포와 세포사이물질로 이루어져 있다고 말하는 것이 정확하다. 또한 세포사이물질의 양과 성질이 조직의 특징과 기능을 결정하는 경우가 많다. 조직은 크게 상피조직, 지지조직, 근육조직, 신경조직으로 구별할 수 있다.

상피조직 epithelial tissue

몸의 표면을 시작으로 입의 안, 위와 창자의 안쪽 면, 샘의 도관, 체강과 혈관의 안쪽 면 등, 자유표면을 덮고 있는 모든 막 형태의 세포층을 상피라고 하며 이 세포집단을 상피조직이라고 부른다. 상피조직의 특징은 그것을 만드는 세포(상피세포라고 한다)가 1층, 또는 몇 개의 층으로 마치 잉카의 벽에 있는 돌처럼 맞붙어 있으며 그 사이에 세포사이물질이 거의 없다는 것이다.

상피의 일부가 자유표면에서 심부로 들어가서 분비(특정 물질을 생산, 방출하는 것) 기능을 하는 세포무리를 만드는 경우가 있는데 이러한 분비기관을 샘이라고 한다. 커다란 샘으로는 침샘, 간, 이자가 있고 작은 샘으로는 피부의 땀샘이나 기름샘이 있다. 이러한 샘은 상피와 도관으로 연결되어 있으며 분비물을 체외(소화관 등을 포함한다)로 방출하므로 외분비샘이라고 불린다. 그러나 갑상샘이나 뇌하수체(앞엽) 등은 상피와 연결되어 있지 않으며 도관도 가지고 있지 않으므로, 분비물인 호르몬을 혈액 안으로 방출한다. 이것이 내분비샘이다.

상피조직은 세포의 형태와 배열에 따라 다음과 같이 분류된다.

편평상피 | 얇고 편평한 세포로 이루어진 상피로 1층만 있는 경우는 단층편평상피라고 불리며, 가슴부위와 배부위의 내부장기 표면 등에서 볼 수 있다. 혈관과 림프관의 안쪽 면 역시 단층편평상피로 덮여 있으며 이것들은 특별하게 취급되어 내피라고 불린다. 편평한 세포가 몇 개의 층으로 겹쳐서 두꺼운 판을 이루면 중층편평상피라고 불린다. 이 경우에는 편평한 것은 표면 가까운 곳에 있는 세포뿐이고, 심부로 내려갈수록 점점 높이가 긴 세포로 구성된다. 중층편평상피는 물리적인 자극(마찰과 온도)이나 화학적 자극에 강해서 몸의 표면을 덮고 있는 피부나 입안, 식도, 직장의 아래 끝부분, 질의 점막이 이러한 형태의 상피로 덮여 있다.

상피조직

갑상샘 | 갑상선 / thyroid gland
단층원주상피 | simple columnar epithelium
단층입방상피 | simple cuboidal epithelium
단층편평상피 | simple squamous epithelium
땀샘 | 한선 / sweat gland
방광 | urinary bladder
샘상피 | 선상피 / glandular epithelium
이행상피 | transitional epithelium
입안; 구강 | oral cavity
점막, 점막층 | mucosa
중층원주상피 |
stratified columnar epithelium
중층편평상피 |
stratified squamous epithelium

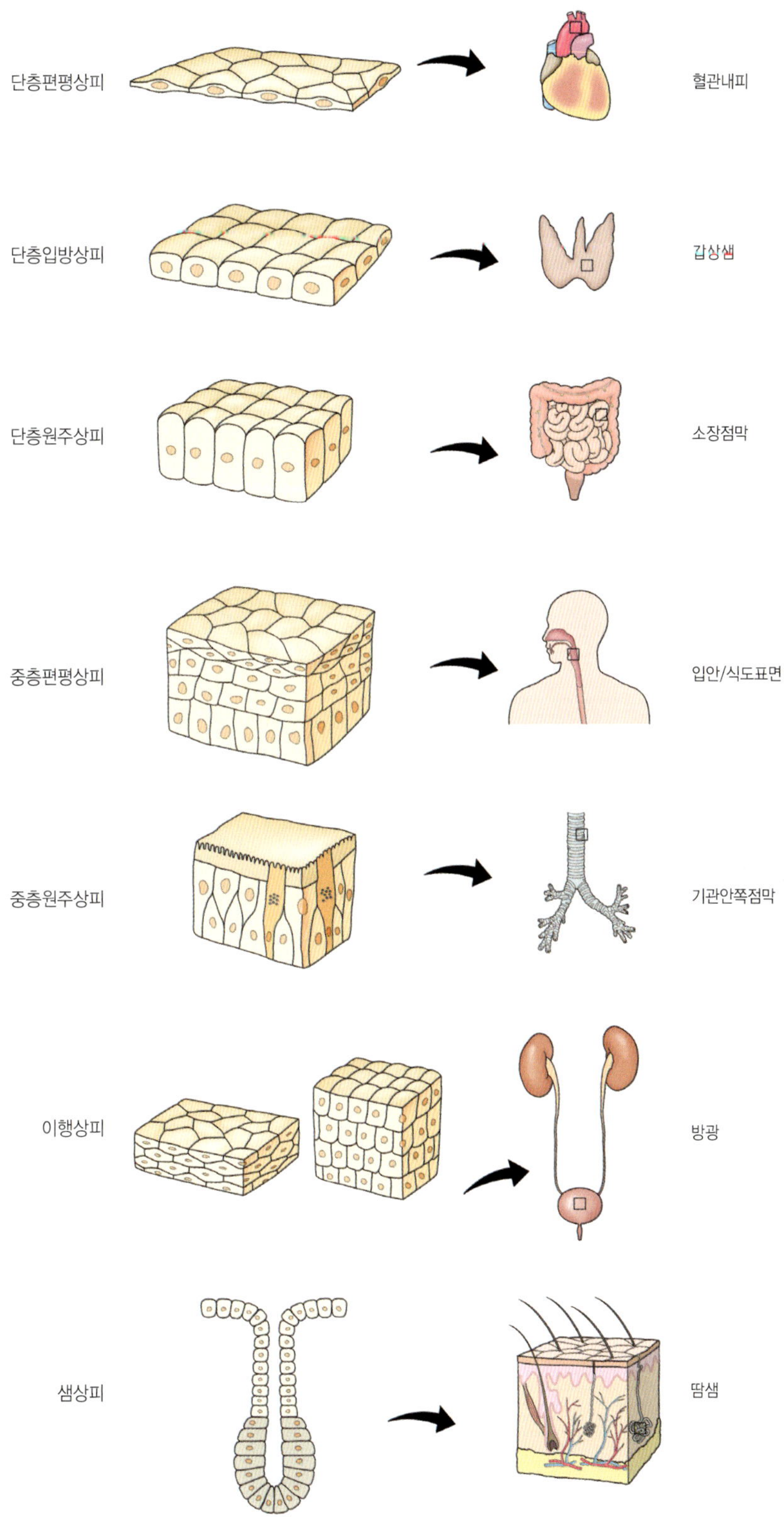

결합조직 | connective tissue
관, 도관 | duct
기관 | trachea
기관지 | bronchi
바닥막 | 기저막 / basement membrane
바탕질 | 기질 / matrix
방광 | urinary bladder
뼈조직 | 골조직 / osseous tissue
샘 | 선 /gland
섬모 | cilium
섬모상피 | ciliated epithelium
섬유모세포 | fibroblast, fibrocyte
성긴결합조직 | 소성결합조직 / loose connective tissue
세포사이물질, 세포간물질 | intercellular substance
아교섬유, 콜라겐섬유 | collagenous fiber
연골조직 | cartilage tissue
요관 | ureter
원주상피 | columnar epithelium
이행상피 | transitional epithelium
입방상피 | cuboidal epithelium
자궁관; 난관 | fallopian tube
지지조직 | supporting tissue
치밀결합조직 | dense connective tissue
큰포식세포 | 대식세포 / macrophage
탄력섬유 | elastic fiber

원주상피 | 기다란 원기둥 형태(사실은 육각기둥 형태)의 세포가 1층으로 늘어서 있다. 원주상피는 기계적인 자극에는 약하며 특정 물질을 흡수하거나 분비하는 세포들로 이루어져 있는 경우가 많다. 위나 창자의 점막 표면에는 이러한 종류의 상피가 덮여 있다. 많은 수의 샘과 도관 역시 원주상피로 이루어져 있다. 원주상피 중에서 길이가 짧은 것은 입방상피라고 부르기도 한다. 원주상피의 윗면에 섬모라고 불리는 다수의 미세한 털이 나 있는 경우에는 이를 섬모상피라고 부른다. 섬모는 일정한 방향으로 채찍을 때리는 것과 같은 운동을 해서 상피 표면에 있는 분비물이나 이물질을 그 방향으로 운반할 수 있다. 기관과 기관지, 자궁관 등의 안쪽 면은 섬모상피로 덮여 있다.

이행상피 | 요관과 방광은 신축 능력이 큰 상피로 덮여 있으며, 이를 이행상피라고 한다. 작은 원주 형태의 세포가 몇 개의 단으로 겹쳐 있고 그 위를 큰 돔 형태의 세포가 덮고 있으며, 모든 세포가 돌기를 바닥막에 붙이고 있다. 소변이 차면 세포가 세포 사이에서 크게 어긋나며 편평하게 됨으로써 면적을 확대할 수가 있다.

상피조직의 밑면에는 결합조직과의 경계에 바닥막이라고 하는 얇은 층이 있다. 이는 매우 작은 아교섬유의 그물에 다당류가 채워진 것으로 상피를 유지하고 결합조직과 접착되는 동시에 물질의 이동(삼투)을 도와준다.

지지조직 supporting tissue

몸을 지지해 주고, 각각의 부위를 결합해 주는 다양한 조직을 통틀어 지지조직이라고 부른다. 이 조직은 세포사이물질이 풍부하고 그곳에 다량의 섬유가 존재하고 있다는 특징을 가지고 있다. 지지조직은 세포사이물질의 특성에 의해 결합조직, 연골조직, 뼈조직의 3종류로 크게 구별된다. 결합조직은 성긴결합조직과 치밀결합조직이 있다.

성긴결합조직 | 조직과 조직을 결합하거나 틈을 매우거나 하는 유연하고 변형이 잘 되는 조직이다. 예를 들어 피부가 밑에 있는 뼈나 근육에 붙어 있으면서도 어느 정도 밀리거나 꼬집어 올릴 수 있는 것은 피부 밑에 느슨한 결합조직이 있기 때문이다. 이 조직의 주요 성분은 아교섬유(콜라겐섬유)라고 하는 섬유이며, 이것과 혼합된 형태로 미세하게 탄력을 지닌 탄력섬유가 있다. 아교섬유는 잡아당겨도 늘어나거나 끊어지지 않으며, 장력에 대해 강한 저항력을 갖는다. 한편 탄력섬유는 장력이 발생하면 늘어나고 장력이 없어지면 다시 줄어드는 고무줄 같은 탄력성을 가지고 있다. 이 2종류의 섬유 사이에는 섬유모세포가 산재해 있다. 사실 이 세포는 세포사이물질에 아교섬유나 탄력섬유 그리고 그 사이를 채우는 형체 없는 물질(바탕질이라고 불린다)을 분비하지만, 다량의 섬모들에 가려져서 눈에 띄는 경우가 드물다.

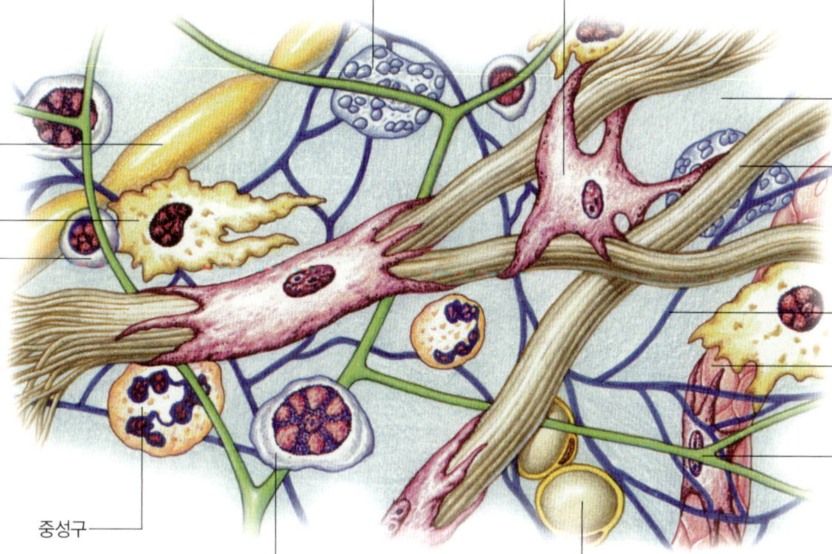

결합조직의 구성섬유와 세포

성긴결합조직 안에는 때때로 다량의 지방이 포함되기도 한다. 세포가 크고 동그랗게 부풀어 올라서 그 안에 지방을 한가득 지니고 있는 것을 지방세포라고 부른다. 지방세포가 특히 많이 포함되어 있는 조직은 지방조직이라고 한다.

성긴결합조직에는 림프구나 형질세포(항체를 만드는 세포), 비만세포(히스타민을 분비하며 알레르기반응에 관여하는 세포) 등이 산재해 있다. 또한 세균이나 노화, 변성된 세포를 먹어치우는(포식작용) 큰포식세포가 민달팽이처럼 여기저기 돌아다니고 있다. 또한 최근 주목을 받는 가지세포가 있는데 이는 이물질을 먹는 일은 거의 없지만 가늘고 긴 돌기를 다른 세포의 틈새에 찔러 넣어 몸 안에 침입한 항원을 뽑아서 분해한 후 그 정보를 림프구에 전달해서 림프구가 항체를 생산하도록 만든다.

치밀결합조직 | 성긴결합조직과는 대조적으로 아교섬유의 배열이 밀집되어 있으며, 섬유의 방향도 그 부분에 가해지는 장력의 방향으로 모여 있다. 이 때문에 단단하며 일정한 형태가 무너지지 않는 결합조직을 이루고 있다. 피부의 진피처럼 가로와 세로 방향으로 뻗어 있는 섬유로 짜여 있는 조직이나 힘줄(근육과 뼈, 때로는 근육과 근육을 결합하는 띠), 인대(뼈와 뼈를 결합하는 띠)처럼 평행하는 섬유의 다발도 있다. 아교섬유 외에도 탄력섬유가 다소 섞여 있는 것도 있다. 그리고 섬유 사이에는 그것을 만든 섬유모세포가 있다.

연골조직 | 상어나 가오리와 같이 연골어류의 골격이 연골로 이루어져 있는 것은 잘 알려져

가지돌기세포 | 수지상세포 / dendritic cell
결합조직 | connective tissue
그물섬유, 망상섬유 | 세망섬유 / reticular fiber
림프구 | lymphocyte
모세혈관 | capillary
바탕질 | 기질 / matrix
비만세포 | mast cell
섬유모세포 | fibroblast, fibrocyte
성긴결합조직 | 소성결합조직 / loose connective tissue
신경섬유 | nerve fiber
아교섬유, 콜라겐섬유 | collagenous fiber
아교세포, 교세포 | glia
연골 | cartilage
연골조직 | cartilage tissue
인대 | ligaments
중성구, 호중구 | neutrophil
지방세포 | lipocyte
지방조직 | adipose tissue
치밀결합조직 | dense connective tissue
큰포식세포 | 대식세포 / macrophage
탄력섬유 | elastic fiber
항원 | antigen
항체 | antibody
형질세포 | plasma cell
히스타민 | histamine
힘줄 | 건 / tendon

갈비뼈 | 늑골 / rib
갈비연골 | 늑연골 / costal cartilage
관절연골 | articular cartilage
기관연골 | tracheal cartilages
비만세포 | mast cell
뼈되기; 뼈형성 | 골화 / ossification
뼈조직 | 골조직 / osseous tissue
섬유성결합조직 | fibrillar connective tissue
성긴결합조직 | 소성결합조직 / loose connective tissue
세포사이물질, 세포간물질 | intercellular substance
세포 | cell
아교섬유, 콜라겐섬유 | collagenous fiber
연골 | cartilage
연골바탕질, 연골기질 | cartilage matrix
연골세포 | chondrocyte
연골조직 | cartilage tissue
유리연골 | hyaline cartilage
지방세포 | lipocyte
지방조직 | adipose tissue
층판, 판 | lamella
코연골 | 비연골 / nasal cartilages
하버스관 | 중심관 / haversian canal

있는 사실이다. 우리 몸의 뼈 역시 태아 때에는 **연골**로 이루어져 있다. 임신 후기에 연골의 **뼈되기**가 시작되고 출생 후에는 대부분이 뼈로 자라지만 성인이 되어서도 **갈비뼈**의 앞 방향 부위(**갈비연골**)나, 뼈의 관절에 닿아 있는 부분(**관절연골**) 등에는 연골이 남아 있다. 연골은 뼈보다 부드럽고 칼로 자를 수 있으며, 압력에 대해 놀라울 정도의 저항력을 가진 조직이다.

연골조직을 현미경으로 보면 치밀한 **세포사이물질** 안에 그것을 만든 **연골세포**가 갇혀 있다. **세포사이물질**에는 미세한 **아교섬유**가 다량 포함되어 있으며 유리와 같이 균질적인 물질(**연골바탕질**) 안에 파묻혀 있으므로 보통의 염색으로는 섬유가 보이지 않는다. 그래서 이 형태의 연골을 **유리연골**이라고 부른다. **관절연골**, **갈비연골**, **코연골**, **후두융기(후두)의 연골**, **기관의 연골** 등이 이에 해당된다. **유리연골**은 큰 압력을 받아도 찌그러지지 않고 구부리는 힘을 받아도 잘 부러지지 않는다.

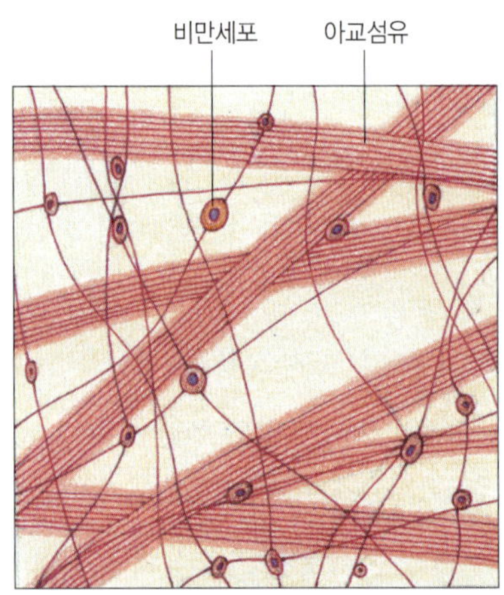

| 성긴결합조직 |

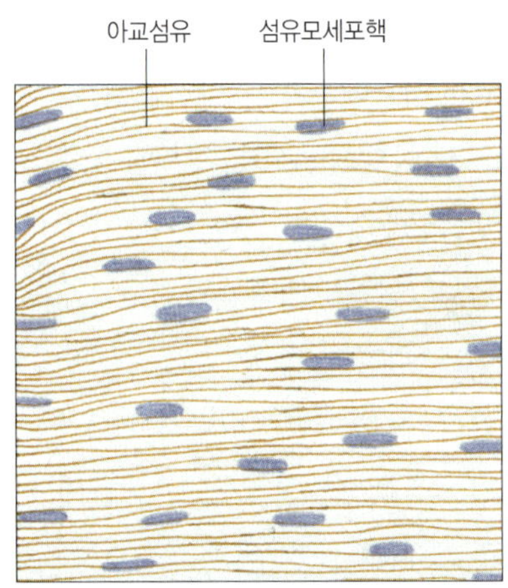

| 섬유성결합조직(힘줄조직) |

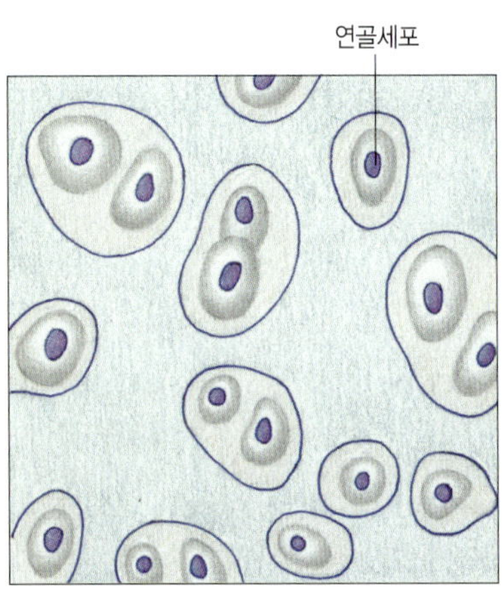

| 연골조직 |

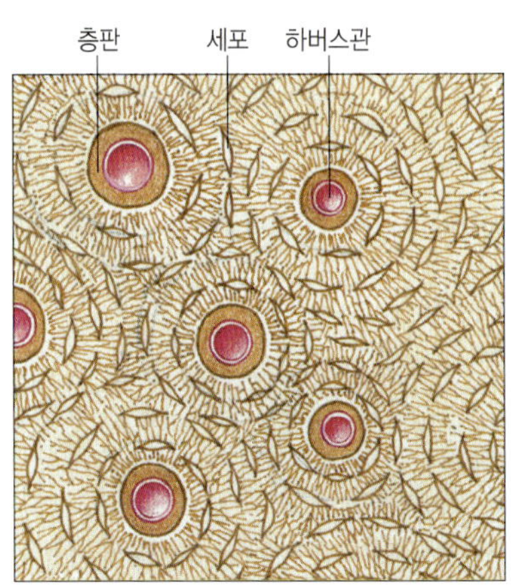

| 뼈조직 |

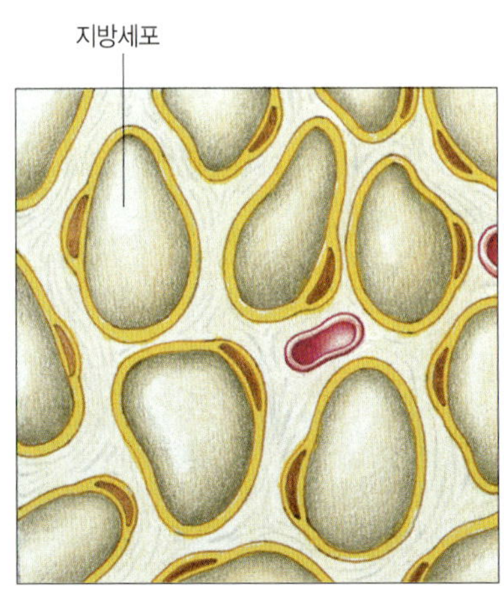

| 지방조직 |

■ 결합조직

연골 안에는 아교섬유 이외에도 다량의 탄력섬유를 포함하고 있는 것이 있는데 이 형태를 탄력연골이라고 한다. 귀(귓바퀴)의 연골이 대표적인 예이다. 귓바퀴를 만져 보면 유연하게 구부러지고 바로 제자리에 되돌아오는 것을 알 수 있다.
세포 사이의 연골바탕질이 별로 없는 연골에는 아교섬유가 대부분을 차지하며 육안으로는 힘줄이 서 있는 것처럼 보이고 현미경으로는 다량의 섬유가 확인된다. 이것이 섬유연골로 유리연골과 치밀결합조직(인대)의 중간 형태로 볼 수 있다.

뼈조직 | 뼈의 기본을 이루는 단단한 조직이다. 세포사이물질은 연골과 같이 풍부한 아교섬유를 포함하며 섬유 사이의 바탕질에 다량의 칼슘이 침착해 있다. 그리고 이 조직은 베니어판과 같이 층을 이루며 겹쳐서 층판이라고 하는 구조를 이루고 있다. 층판의 대부분은 혈관이 통하는 구멍(하버스관)을 중심으로 동심원 형태로 늘어서 있으며, 이를 하버스층판이라고 한다. 또한 뼈의 표층 부위에는 층판에 있는 몇 개의 층이 뼈 표면과 평행으로 배열되어 있으며 이를 바탕질층판이라고 부른다. 층판의 각 층에 포함되어 있는 아교섬유는 서로 다른 방향으로 뻗어 있어서 역학적으로 매우 튼튼한 구조를 만들고 있다. 층판 사이에는 뼈세포가 산재해 있다. 뼈모세포는 자신이 만든 뼈아교질 안에 갇혀 있어서 많은 수의 돌기를 뻗어서 서로 연락하고 있다. 뼈를 만드는 세포는 뼈모세포이며 분해하고 흡수하는 것은 뼈파괴세포이다.
뼈는 단단한 구조물이므로 일단 만들어지면 그 상태로 오래 사용할 수 있을 것으로 생각되지만, 사실은 끊임없이 파괴되고 다시 만들어진다. 완성된 하버스층판이 뼈파괴세포에 의해 중심(하버스관) 방향에서부터 침식당해 큰 동굴이 되면 다시 그 안쪽 벽에 뼈모세포가 새로운 층판을 쌓아서 동굴을 메워 나간다. 이러한 뼈의 리모델링은 그 부분의 역학적 요구에 대응하는 공사인 동시에 뼈를 파괴하는 과정에서는 뼈로부터 혈액 안으로 칼슘을 뽑아내고, 뼈를 만드는 과정에서는 혈액의 칼슘을 뼈에 저장해서 혈중 칼슘 농도를 거의 일정 수준으로 유지시키는 매우 중요한 작업이기도 하다.

구멍 | aditus
바탕질 | 기질 / matrix
바탕질층판 | ground lamella
뼈모세포 | 골모세포 / osteoblast
뼈세포 | 골세포 / osteocyte
뼈아교질 | 골질 / ossein
뼈파괴세포 | 파골세포 / osteoclast
섬유연골 | fibrocartilage
세포사이물질, 세포간물질 | intercellular substance
아교섬유, 콜라겐섬유 | collagenous fiber
연골 | cartilage
연골바탕질, 연골기질 | cartilage matrix
유리연골 | hyaline cartilage
인대 | ligaments
층판, 판 | lamella
치밀결합조직 | dense connective tissue
칼슘 | calcium
탄력연골 | elastic cartilage
하버스관 | 중심관 / haversian canal
하버스층판 | 뼈단위층판 / haversian lamella
혈액; 피 | blood

임상사례

골다공증은 뼈가 만들어지는 것보다 더 빨리 녹기 때문에, 육안이나 현미경으로 보았을 때, 뼈아교질이 약해져서 투명하게 비치고, 골절되기 쉬운 상태가 된다. 여성호르몬인 에스트로겐은, 뼈아교질의 양을 유지하는 작용을 하므로, 폐경 후의 여성은 이 호르몬이 저하되기 때문에 골다공증이 일어날 확률이 높아진다.

가로무늬근육 | 횡문근 / striated muscle
결합조직 | connective tissue
근육원섬유 | 근원섬유 / myofibril
동공 | pupil
민무늬근육섬유 | 평활근섬유 / smooth muscle fiber
민무늬근육 | 평활근 / smooth muscle
민무늬근육조직 | 평활근조직 / smooth muscle tissue
방광 | urinary bladder
백색근(육)섬유, 백색근(육)세포 | white muscle fiber
뼈대근육 | 골격근 / skeletal muscle
뼈대근육조직 | 골격근조직 / skeletal muscle tissue
세포질 | cytoplasm
심장근육 | 심근 / myocardium
위 | 위장 / stomach
적색근(육)섬유, 적색근(육)세포 | red muscle fiber
털세움근 | 입모근 / arrector muscle of hair

근육조직 muscular tissue

근육을 만드는 조직은 민무늬근과 가로무늬근육으로 나눌 수 있다. 후자에는 심장근육과 뼈대근육이 포함된다.

민무늬근육조직 | 민무늬근섬유라고 불리는 가늘고 긴 방추 모양의 세포집합으로 그 사이에 약간의 결합조직이 존재한다. 민무늬근섬유의 세포 중앙에는 가늘고 긴 핵이 하나씩 있고 세포질 안에는 근원섬유라고 불리는 가는 섬유가 세로 방향으로 뻗어 있다. 민무늬근육조직은 위, 방광 등 내부장기의 벽 안에서 층을 이루고 있으며, 그 수축운동에 의해 음식을 소화하거나 운반하거나 소변으로 배출한다. 혈관의 벽에도 민무늬근 조직층이 있어서 경우에 따라 긴장하거나 수축하기도 한다. 동공이 열리거나 닫히는 것은 민무늬근의 역할이며 피부에 닭살이 돋는 것은 털세움근이라고 하는 민무늬근의 수축에 의한 것이다.

뼈대근육조직 | 뼈대근육을 만드는 조직으로 가로무늬근육이라고 불리는 긴 끈 형태를 가진 세포들의 집합체이다. 이 세포의 핵은 그 수가 많으며(수백 개), 모두 세포의 표면 주위에 존재한다. 세포질에는 많은 수의 근원섬유가 수직으로 평행하게 뻗어 있으며 근원섬유에는 빛의 굴절성이 다른 명암 부분이 주기적인 띠를 이루고 있다. 하나의 근육섬유 안에서는 근원섬유의 띠 높이가 모두 같기 때문에 근육섬유의 아름다운 가로줄무늬를 볼 수 있다. 줄무늬는 특정 색소로 염색할 수 있다.

근육섬유에는 백색근(육)섬유와 적색근(육)섬유의 2가지 종류가 있다. 전자를 많이 포함한 근육은 하얗게 보이고(백색근육), 후자를 많이 포함한 근육은 붉은 정도가 강하다(적색근육). 백색근(육)섬유는 짧은 시간의 민첩한 운동에 적합하며 팔다리 근육과 눈을 움직이는 근육 등에 많이 포함되어 있다. 적색근(육)섬유는 긴시간에 걸친 운동에 적합하며 자세의 유지를 담당하는 몸줄기 근육에 많이 포함되어 있다. 이처럼 분포되는 장소가 서로 다르기는 하지만 인체의 뼈대근육은 일반적으로 백색근(육)섬유와 적색근(육)섬유가 모자이크 형태의 조합으로 이루어져 있다.

특수한 염색법을 사용하면 적색근(육)섬유와 백색근(육)섬유를 분리해서 염색할 수 있다. 적색근(육)섬유는 1형 섬유, 백색근(육)섬유는 2형 섬유라고 부르며, 어느 한쪽의 근육섬유에 선택적으로 장애가 올 수도 있다.

임상사례

뼈대골격을 구성하는 백색근(육)섬유와 적색근(육)섬유의 양적 비율은, 인종과 민족, 또는 개인에 따라 다르다(유전적 원인이 크다). 단거리 달리기나 도약이 뛰어난 운동선수의 근육은 백색근(육)섬유를 많이 가지고 있고, 장거리 달리기나 장거리수영이 뛰어난 선수의 근육은 적색근(육)섬유를 많이 가지고 있다.

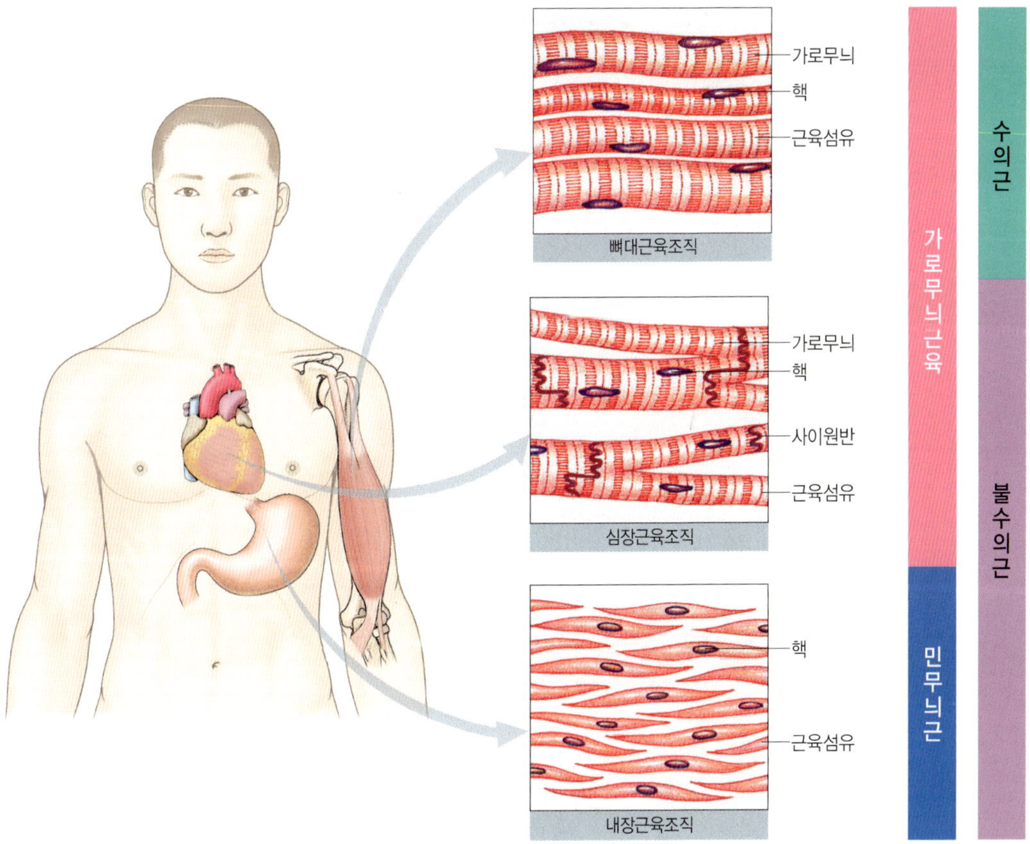

■ 근육조직

전자현미경으로 보면 근원섬유는 액틴과 미오신이라고 하는 2종류의 막대기 모양 단백질분자가 세로로 뻗어 있는 다발로 이루어져 있다. 이것이 정연하게 같은 높이로 배열되어 있어서, 광학현미경으로도 그 줄무늬를 확인할 수 있다. 전자현미경에 의한 연구로 인해 근육의 수축은 빗의 빗살처럼 늘어선 액틴 분자 사이에 미오신 분자가 미끄러져 들어가서 발생한다는 것이 확인되었다.

민무늬근육은 액틴과 미오신이 불규칙적으로 섞여 있을 뿐이어서 가로무늬근육처럼 신속하고 강력한 수축은 불가능하다.

가로무늬근육 | 횡문근 / striated muscle
미오신 | 굵은근육미세섬유 / myosin
민무늬근육 | 평활근 / smooth muscle
민무늬근육조직 | 평활근조직 / smooth muscle tissue
불수의근육; 제대로근 | involuntary muscle
뼈대근육조직 | 골격근조직 / skeletal muscle tissue
수의근육; 맘대로근 | voluntary muscle
심장근육조직 | 심근조직 / cardiac muscle tissue
액틴, 가는근육미세섬유 | actin

임상사례

뼈대근육은 다양한 원인으로 손상되며, 근육위축, 근력저하, 근육긴장의 저하 등이 발생한다. 신경근육질환 중에는 증상은 같아 보여도 완전히 다른 질환인 경우도 있어서, 근육생검을 통해 정확한 진단을 내리는 경우도 있다. 신경근육질환은 전신질환이기 때문에 몸의 어느 부위에서 조직을 떼어내도 상관없지만, 임상에서는 근육이 많이 붙어 있는 위팔두갈래근이나 넙다리네갈래근을 선호한다.

가로무늬 | 횡문 / cross striation
가로무늬근육 | 횡문근 / striated muscle
가지돌기 | 수상돌기 / dendrite
근육섬유 | 근섬유 / myofiber
근육원섬유 | 근원섬유 / myofibril
뇌 | 골 / brain
뉴런, 신경세포 | 신경원 / neuron
돌기 | process
말초신경 | peripheral nerve
민무늬근육 | 평활근 / smooth muscle
백색질 | 백질 / white matter; white substance
불수의근육; 제대로근 | involuntary muscle
뼈대근육 | 골격근 / skeletal muscle
사이원반 | intercalated disc
세포체 | cyton
수의근육; 맘대로근 | voluntary muscle
시냅스, 연접, 신경세포접합부 | synapse
신경돌기 | 축삭 / neurite
신경섬유 | nerve fiber
신경세포 | nerve cell
신경조직 | nervous tissue
심장근육조직 | 심근조직 / cardiac muscle tissue
심장근육 | 심근 / myocardium
아교세포, 교세포 | glia
중추신경 | central nerve
척수 | spinal cord
축삭 | 축삭돌기 / axon
핵 | nucleus
핵소체 | nucleolus
회색질 | 회백질 / gray matter; gray substance

심장근육조직 | 심장의 벽을 만드는 근육에도 뼈대근육과 비슷한 가로무늬가 있다. 그러나 세포 그 자체의 형태와 기능은 뼈대근육과 다른 점이 많아서 심장근육조직으로 분류된다. 심장근육조직은 그물형태로 서로 연결되어 있는 근육섬유들로 이루어져 있다. 섬유는 뼈대근육처럼 길쭉한 하나의 세포가 아닌 다수의 세포가 대나무 마디처럼 연결되어 있다. 세포가 연결되는 자리(대나무의 마디)가 있는 곳은 사이원반이라고 불린다. 심장근육세포의 중앙에는 핵이 하나 있으며, 이 핵을 피해 근원섬유가 뻗어 있다. 근원섬유에 가로무늬가 있는 점이나 근육수축의 분자적 구조 역시 뼈대근육과 비슷하다.

민무늬근과 심장근육은 마음먹은 대로 움직이거나 멈출 수 없어서 의지에 따르지 않는 근육이라는 뜻으로 불수의근이라고 부른다. 뼈대근육은 일반적으로 의지에 따라 움직일 수 있으므로 수의근이라고 부르며 수의와 불수의의 구별이 명확하지 않은 경우도 있다.

가로무늬근육은 민첩하게 운동하지만 민무늬근은 지렁이가 움츠리는 것과 비슷한 굼뜬 수축만 할 수 있다. 심장근육은 그 중간에 해당하며 형태적으로나 기능적으로 양쪽의 중간적 성격을 띠고 있다.

신경조직 nervous tissue

뇌와 척수(중추신경) 그리고 온몸으로 퍼지는 말초신경을 만드는 것이 신경조직이다. 신경조직은 신경세포와 아교세포로 이루어져 있고, 그 외에 혈관과 결합조직이 포함된다. 중추신경조직은 회색의 균질적이고 부드러운 부분(회색질)과 희고 단단한 부분(백색질)이 구별된다. 회색질은 신경세포의 세포체(세포의 본체 부분) 집합이고, 백색질은 신경세포의 돌기로 구성된 다발이다.

신경세포 | 신경세포는 흥분의 전달이라고 하는 특별한 기능을 담당하기 위해 분화된 세포로, 일반적으로 세포체나 핵이 매우 크며(세포체의 길이 10~150 μm), 핵소체가 잘 발달해 있다. 신경세포는 다양한 형태의 돌기를 갖추고 있다. 돌기는 섬유 형태를 띠고 있어서 신경섬유로 불리며 그 길이가 1 m를 넘는 것도 있다. 전형적인 신경세포는 2종류의 돌기를 갖는다. 일반적으로 흥분을 말초에서 세포체 방향으로 전달하는 것을 가지돌기라고 하고, 흥분을 세포체에서 먼 곳으로 보내는 것을 신경돌기(축삭돌기 또는 간단히 축삭이라고 한다)라고 부르는데, 이는 편의적으로 그렇게 부르는 것이다. 세포체와 그 돌기, 즉 하나의 신경세포 전체를 뉴런이라고 부른다. 신경세포의 돌기나 세포체는 다른 신경세포의 그것들과 접촉하며, 복잡한 뉴런의 연쇄와 그물망을 만든다. 뉴런과 뉴런이 접촉하는 부분은 특수한 구조와 흥분전달 능력을 갖추고 있으며 시냅스라고 부른다.

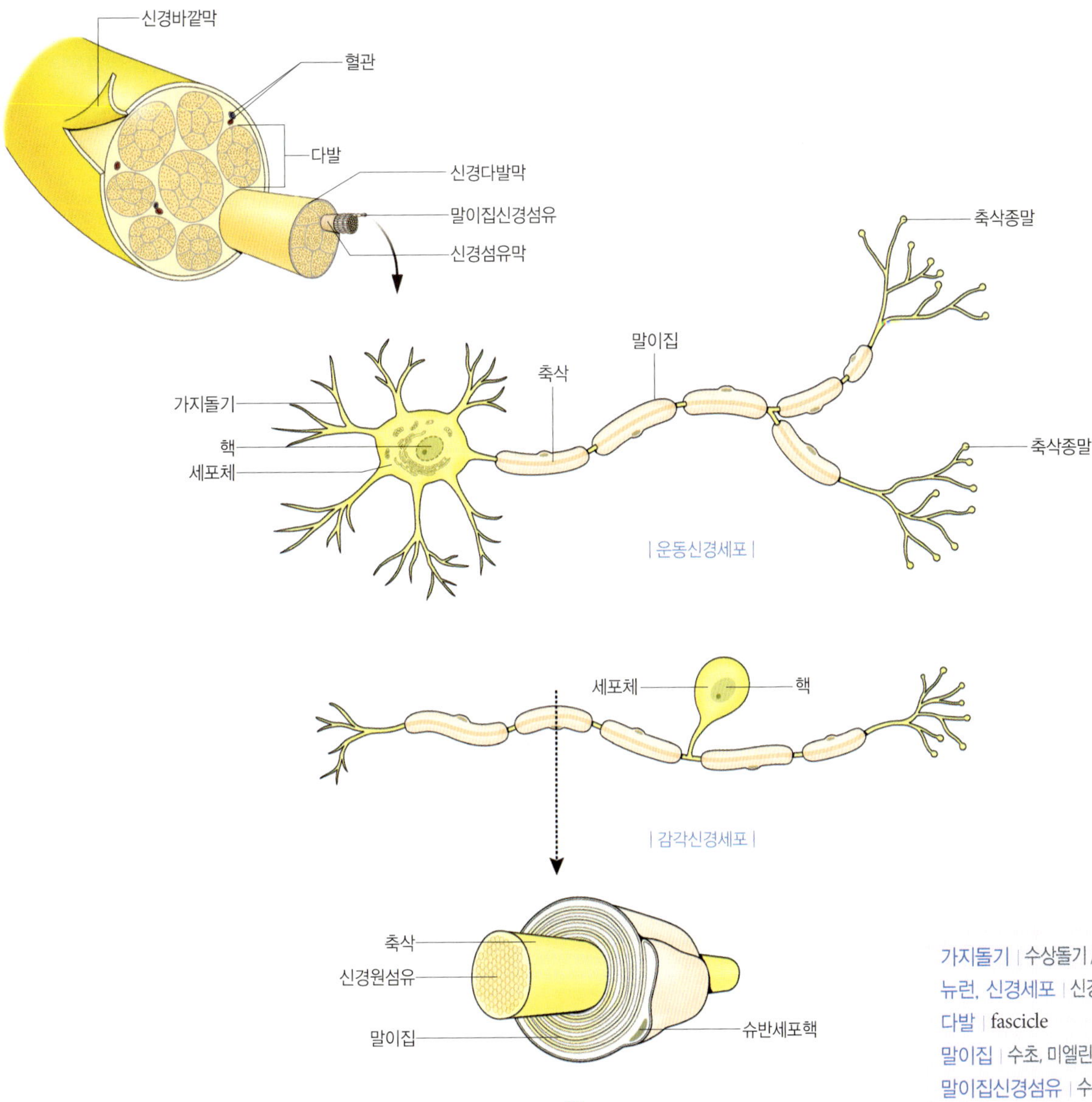

■ 신경세포

시냅스는 일반적으로 뉴런A의 돌기(축삭)의 앞쪽 끝(종말)이 연접단추로 불리는 부푼 부분을 만들고, 그것을 전달받는 뉴런B(의 가지돌기, 또는 세포체)에 접촉해 있다. 전자현미경으로 보면, A와 B 모두 명료한 빈틈(시냅스간격)을 두고 서로 마주 보고 있다. 연접단추 안에는 특정한 크기와 형태의 소포와 소과립이 모여 있다. 이것이 시냅스소포로 신경전달물질을 포함하고 있다.

임상사례

신경세포가 그물 형태로 융합해서 연속해 있는 것으로 생각한 이탈리아의 Camillo Golgi (골지, 1844~1926)의 신경 그물설에 대해서, 스페인의 Ramón y Cajal (라몬 카할)은 각각의 신경세포가 접촉에 의해 연쇄를 만든다고 하는 뉴런설을 제창했다. 양쪽 이론은 19세기 말까지 길게 대립하였지만, 뉴런설이 맞다는 것이 1950년대에 전자현미경에 의한 관찰로 입증되었다.

가지돌기 | 수상돌기 / dendrite
뉴런, 신경세포 | 신경원 / neuron
다발 | fascicle
말이집 | 수초, 미엘린초 / myelin sheath
말이집신경섬유 | 수초신경섬유 / myelinated nerve fiber
세포체 | cyton
슈반세포핵 | Schwann cell nucleus
시냅스, 연접, 신경세포접합부 | synapse
시냅스소포 | synaptic vesicles
신경다발막 | 신경외막 / perineurium
신경바깥막 | 신경상막 / epineurium
신경섬유막 | 신경내막 / endoneurium
신경원섬유 | neurofibril
신경전달물질 | neurotransmitter
연접단추, 종말단추, 시냅스마디 | synaptic knob
종말 | terminal
축삭 | 축삭돌기 / axon
축삭종말 | axon terminal
핵 | nucleus
혈관 | blood vessel

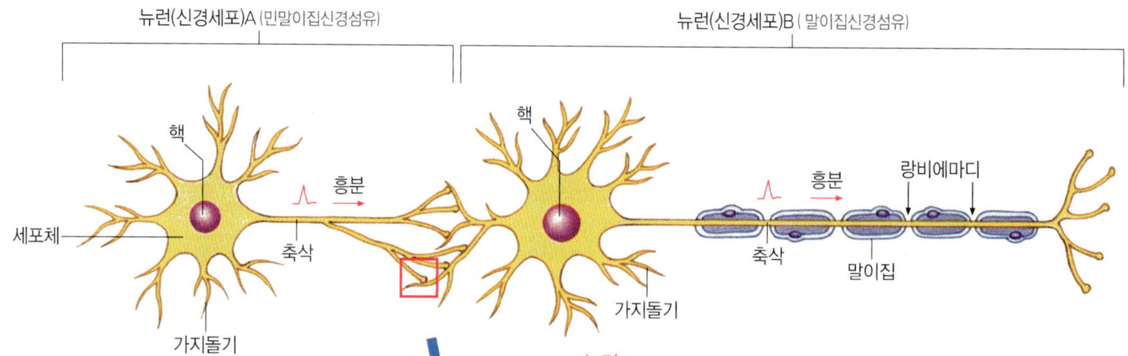

뉴런

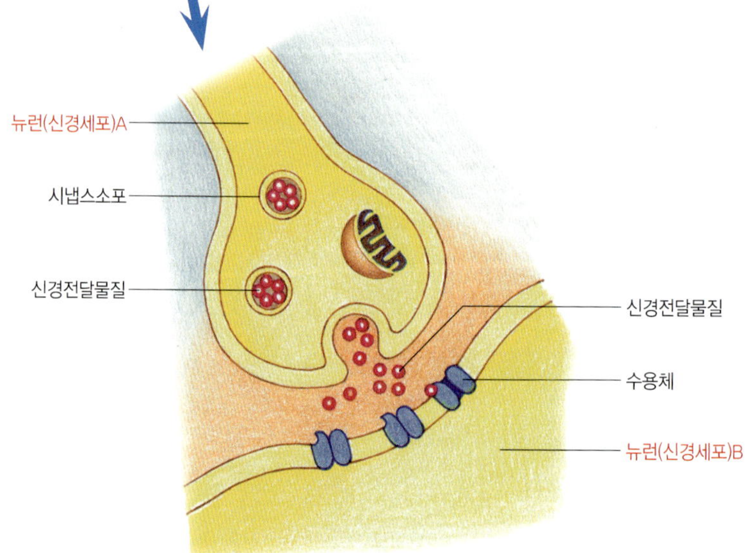

■ 시냅스

가지돌기 | 수상돌기 / dendrite
감마아미노부티르산 | gamma-aminobutyric acid, GABA
과립 | granule
근육세포 | 근세포 / myocyte
글루타민산 | glutamic acid
노르아드레날린 | noradrenaline
뉴런, 신경세포 | 신경원 / neuron
도파민 | dopamine
랑비에마디 | 신경섬유절 / node of Ranvier
말이집 | 수초, 미엘린초 / myelin sheath
말이집신경섬유 | 수초신경섬유 / myelinated nerve fiber
민말이집신경섬유 | 무수신경섬유 / nonmyelinated fiber
샘세포 | 선세포 / glandular cell
서브스탠스P | substance P
세포체 | cyton
수용체, 수용기 | receptor
시냅스, 연접, 신경세포접합부 | synapse
시냅스소포 | synaptic vesicles
신경 | nerve
신경세포 | nerve cell
신경전달물질 | neurotransmitter
아미노산 | amino acid
아민 | amine
아세틸콜린 | acetylcholine
오메가(Ω) | omega
축삭 | 축삭돌기 / axon
펩티드 | peptide
핵 | nucleus
혈관작용성장관폴리펩티드 | vasoactive intestinal (poly) peptide, VIP

뉴런A의 흥분이 축삭의 종말에 도달하면 시냅스소포가 간극의 바로 앞 세포막(시냅스이전막)에 접착해서 오메가(Ω) 형태로 열려서 이곳으로 전달물질을 방출한다(개구방출). 한편 이것과 마주한 뉴런B 세포막(시냅스이후막)에는 전달물질에 대한 수용체 분자가 배치되어 있어 전달물질이 이것에 결합하면 뉴런B가 흥분하게 된다. 이처럼 뉴런 사이의 시냅스 전달은 화학물질을 매개로 해서 이루어진다. 이 현상을 화학전달이라고 한다.

신경이 근육의 수축이나 샘의 분비를 담당할 때에도 뉴런의 종말이 근육세포와 샘세포에 접촉해서 소포와 과립을 매개로 화학전달이 이루어진다. 이 접합부분 역시 시냅스라고 불린다.

시냅스에서 화학전달을 맡고 있는 신경전달물질 중에서 가장 중요한 것은 아세틸콜린이며, 그 밖에 아민(노르아드레날린, 도파민 등), 펩티드(서브스탠스P, 혈관작용성장관폴리펩티드 등), 아미노산의 한 부류(글루타민산, 감마아미노부티르산 등)가 있다. 신경섬유는 신경세포의 돌기인 축삭과 말이집이라고 불리는 지질이 풍부하고 두꺼운 껍질로 이루어져 있다. 말이집은 말초신경에서는 슈반세포가, 그리고 중추신경에서는 희소돌기아교세포가 각각 세포막을 뻗어서 축삭을 겹겹이 둘러싸서 이루어진 것으로 독특한 층구조를 이루고 있다.

말이집은 매 간격마다 잘록해져서 단절되어 있으며 이 잘록한 부분을 랑비에마디라고 한다. 말이집은 축삭이 전기적으로 흥분을 전달할 때에 절연체 역할을 하며 도약전도(흥분이 결절에서 결절로 건너뛰며, 따라서 신속하게 전달되는 구조)를 가능하게 한다.

말이집의 바깥쪽은 편평한 세포에 의해 감싸여 있다. 슈반세포로 불리는 이 세포는 말이집의 지질성 물질을 분비하고 이것이 층판 형태로 겹쳐져서 축삭을 둘러싸는 일을 하는 세포이다.

신경섬유 안에는 말이집을 가지지 않은 것도 있는데, 이 경우는 슈반세포가 축삭을 직접 둘러싸고 있다. 말이집을 가진 신경섬유는 말이집신경섬유라고 하고, 가지지 않은 섬유는 민말이집신경섬유라고 한다. 민말이집신경섬유는 말이집신경섬유에 비해서 흥분전도 속도가 매우 늦고, 주로 자율신경에 포함되어 있다.

아교세포 | 중추신경의 신경조직을 만드는 것은 신경세포와 그 돌기뿐만이 아니다. 아교세포는 중추신경을 지지하고 또한 영양을 공급해 주며 주위의 유해물질을 제거해 주는 역할을 한다. 중추신경에는 별아교세포, 미세아교세포, 희소돌기아교세포가 있으며, 말초신경에는 슈반세포가 있다.

별아교세포는 여러 가지 기능을 가지고 있으며 그중에서 가장 중요한 것은 모세혈관 벽에 돌기를 뻗어서 여러 가지 물질을 신경세포와 혈액 사이로 운반하는 것과, 모세혈관을 둘러싸서 혈액 안의 독소와 항원물질 등이 중추신경조직에 도달하지 못하도록 엄격한 관문 역할을 하는 것이다. 이 장벽을 혈액뇌장벽이라고 한다.

미세아교세포는 신경조직 안의 포식세포이며 손상된 신경세포를 제거하거나 대사산물을 청소하는 역할을 한다. 희소돌기아교세포와 슈반세포는 말이집의 형성에 기여한다.

도약전도 | saltatory conduction
돌기 | process
랑비에마디 | 신경섬유절 / node of Ranvier
말이집 | 수초, 미엘린초 / myelin sheath
말이집신경섬유 | 수초신경섬유 / myelinated nerve fiber
말초신경 | peripheral nerve
미세아교세포 | 소교세포 / microglia
민말이집신경섬유 | 무수신경섬유 / nonmyelinated fiber
별아교세포 | 성상교세포 / astrocyte
세포막 | cell membrane
슈반세포 | Schwann cell
신경세포 | nerve cell
신경아교세포 | 신경교 / neuroglia
신경조직 | nervous tissue
아교세포, 교세포 | glia
중추신경 | central nerve
축삭 | 축삭돌기 / axon
포식세포 | phagocyte
혈액뇌장벽 | blood-brain barrier
희소돌기아교세포 | 핍지교 / oligodendroglia

Chapter

03

뼈대계통

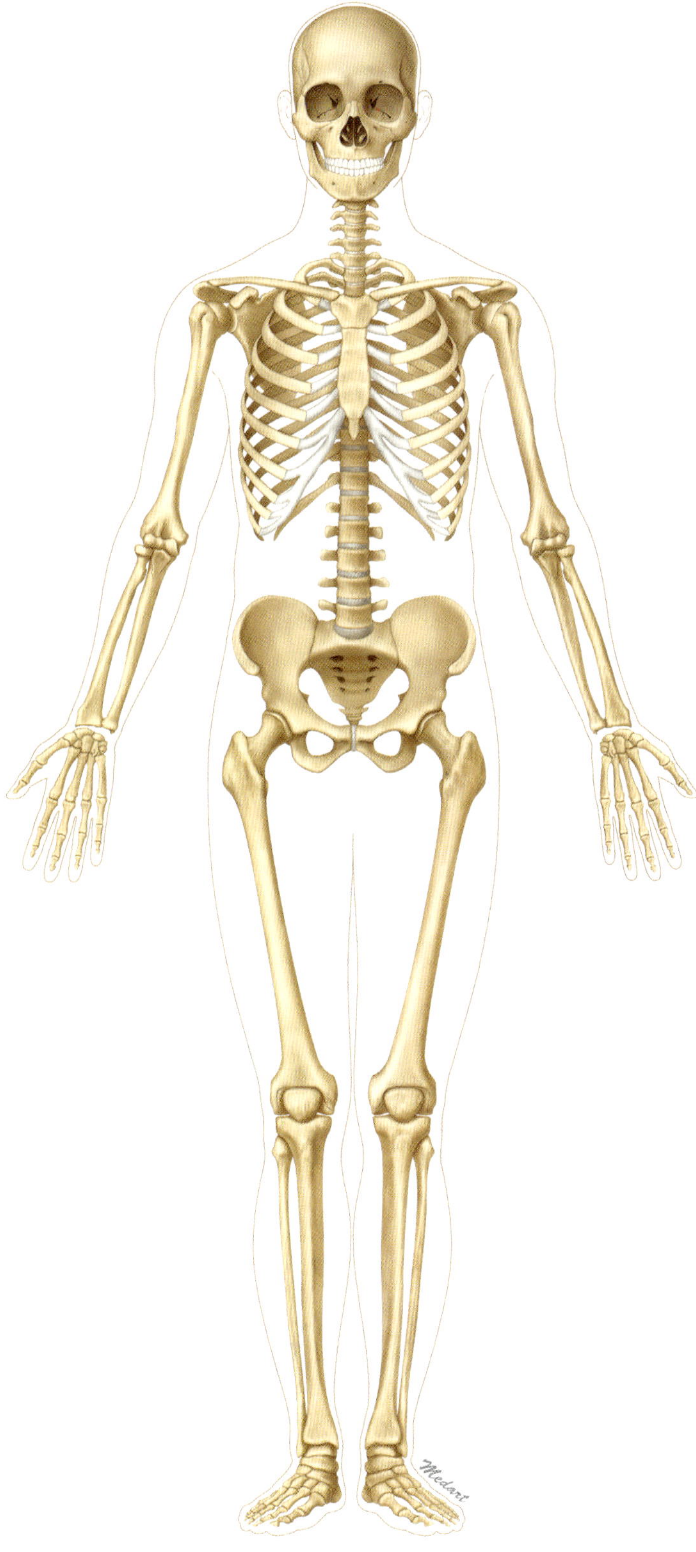

갈비뼈 | 늑골 / rib
넙다리뼈 | 대퇴골 / femur; thigh bone
뇌 | 골 / brain
머리뼈 | 두개골 / cranium
무기질저장 | mineral reservior
보호 | protection
복장뼈 | 흉골 / sternum
볼기뼈 | 관골 / hip bone; coxal bone
심장 | heart
운동 보조 | movement
위팔뼈 | 상완골 / humerus
적색골수 | 적수 / red bone marrow; red marrow
지지 | support
척수 | spinal cord
허파; 폐 | lung
조혈; 혈구형성 | hemopoiesis
황색골수 | 황수 / yellow bone marrow

뼈대계통의 기능 functions of skeletal system

뼈는 사람 몸무게의 약 18%를 차지하며 다음과 같은 기본적인 기능을 한다.

지지 | 물렁조직을 지지하고 뼈대근육의 부착점을 제공한다.
보호 | 내부 장기를 상처로부터 보호한다.

머리뼈는 뇌를 보호하며, 척추뼈는 척수를 보호하며, 갈비뼈는 심장과 허파를 보호한다.

운동 보조 | 대부분의 뼈대근육은 뼈에 부착되어 있으며 수축 시 뼈를 당겨 운동이 가능하게 한다.
조혈 | 일부 뼈에서 적색골수라는 결합 조직이 적혈구, 백혈구 및 혈소판을 생산하며, 이 과정을 조혈작용이라 한다. 태아의 발달 중인 뼈와 어른의 볼기뼈, 갈비뼈, 복장뼈, 척추뼈, 머리뼈, 위팔뼈 및 넙다리뼈에 존재한다. 신생아의 모든 골수는 적색골수이고 조혈작용을 수반하며, 나이가 들수록 황색골수로 바뀐다.
무기질저장 | 칼슘 및 인을 저장하며, 황색골수화 된 중성지방도 저장한다.

뼈의 유형 types of bones

뼈는 그 모양에 따라 다음과 같이 분류한다.

긴뼈 | 긴뼈는 주로 팔과 다리에 있으며 너비보다 길이가 길다. 전형적인 긴뼈는 머리, 목, 몸통, 바닥의 구조로 이루어져 있으며 양쪽 끝 부분에는 매끈한 표면의 관절면을 가지고 있다. 긴뼈에는 **위팔뼈**, **자뼈**, **노뼈**, **넙다리뼈**, **정강뼈**, **종아리뼈**, **손가락뼈**, **발가락뼈**가 여기에 속한다.

짧은뼈 | 길이와 너비가 비슷하며 정육면체에 가까운 모양이다. **손목뼈**(종자뼈인 콩알뼈는 제외), **발목뼈**(불규칙뼈인 발꿈치뼈는 제외)가 여기에 속한다.

납작뼈 | 납작한 모양으로 안과 밖에는 **치밀뼈**가 있고 그 사이에 **해면뼈**가 층을 이루고 있다. **이마뼈**, **마루뼈**, **뒤통수뼈**, **복장뼈**, **갈비뼈**, **어깨뼈**가 여기에 속한다.

불규칙뼈 | 위의 세 유형 중 어디도 포함되지 않으며 일정한 모양이 아닌 복합적인 모양이다. **척추뼈**, **볼기뼈**, **광대뼈** 등이 여기에 속한다.

종자뼈 | 힘줄 속에 있는 작은 참깨씨앗 같은 모양으로 마찰이나 압박이 있는 부위에서 발달한다. **무릎뼈**, **손허리손가락관절** 부위, **발허리발가락관절** 부위가 여기에 속한다.

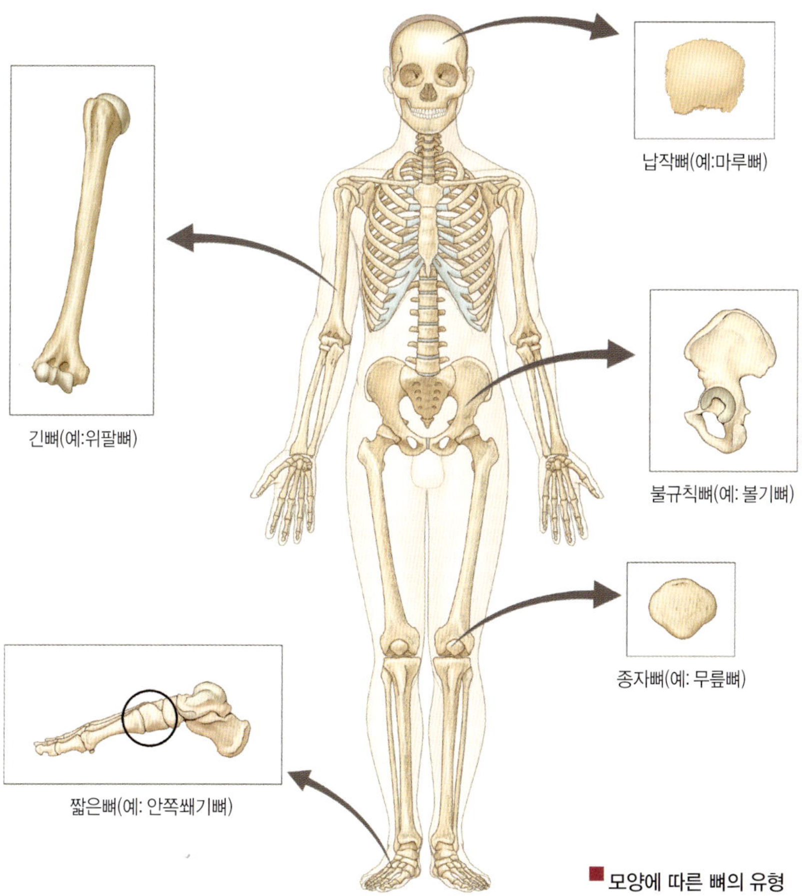

■ 모양에 따른 뼈의 유형

갈비뼈 | 늑골 / rib
광대뼈 | 관골; 권골 / zygomatic bone
긴뼈 | 장골 / long bone
납작뼈 | 편평골 / flat bone
넙다리뼈 | 대퇴골 / femur; thigh bone
노뼈 | 요골 / radius
뒤통수뼈 | 후두골 / occipital bone
마루뼈 | 두정골 / parietal bone
무릎뼈 | 슬개골 / patella
발가락뼈 | 지골 / phalanges
발꿈치뼈 | 종골 / calcaneus
발목뼈 | 족근골 / tarsal bone
발허리발가락관절 | 중족지절관절 / metatarsophalangeal joints
복장뼈 | 흉골 / sternum
불규칙뼈 | 불규칙골 / irregular bone
손가락뼈 | 지골 / phalanges
손목뼈 | 수근골 / carpal bone
손허리손가락관절 | 중수지절관절 / metacarpophalangeal joints
어깨뼈 | 견갑골 / scapula
위팔뼈 | 상완골 / humerus
이마뼈 | 전두골 / frontal bone
자뼈 | 척골 / ulna
정강뼈 | 경골 / tibia
종아리뼈 | 비골 / fibula
종자뼈 | 종자골 / sesamoid bone
짧은뼈 | 단골 / short bone
치밀뼈 | 치밀골 / compact bone
해면뼈 | 해면골 / spongy bone

전신의 뼈(앞)

가슴우리 | 흉곽우리 / thoracic cage
갈비뼈 | 늑골 / rib
궁둥뼈 | 좌골 / ischium
꼬리뼈 | 미골 / coccyx
넓적다리 | 대퇴 / thigh
넙다리뼈 | 대퇴골 / femur; thigh bone
노뼈 | 요골 / radius
다리 | 하지 / lower limb
다리이음뼈 | 하지대; 하지연결대 / pelvic girdle
두덩뼈 | 치골 / pubis
등(척추)뼈 | 흉추 / thoracic vertebrae
머리뼈 | 두개골 / cranium
목(척추)뼈 | 경추 / cervical vertebrae
몸통 | 체 / body
무릎뼈 | 슬개골 / patella
발 | 족 / foot
발가락뼈 | 지골 / phalanges
발목뼈 | 족근골 / tarsal bone
발허리뼈 | 중족골 / metatarsals
복장뼈 | 흉골 / sternum
볼기뼈 | 관골 / hip bone; coxal bone
빗장뼈 | 쇄골 / clavicle
손 | 수 / hand
손가락뼈 | 지골 / phalanges
손목뼈 | 수근골 / carpal bone
손허리뼈 | 중수골 / metacarpals
아래팔 | 전완 / forearm
어깨뼈 | 견갑골 / scapula
엉덩뼈 | 장골 / ilium
엉치뼈 | 천골 / sacrum
위팔 | 상완 / arm
위팔뼈 | 상완골 / humerus
자뼈 | 척골 / ulna
정강뼈 | 경골 / tibia
종아리 | 하퇴 / leg
종아리뼈 | 비골 / fibula
척주 | vertebral column
팔 | 상지 / upper limb
팔이음뼈 | 상지대 / shouder girdle
허리(척추)뼈 | 요추 / lumbar vertebrae

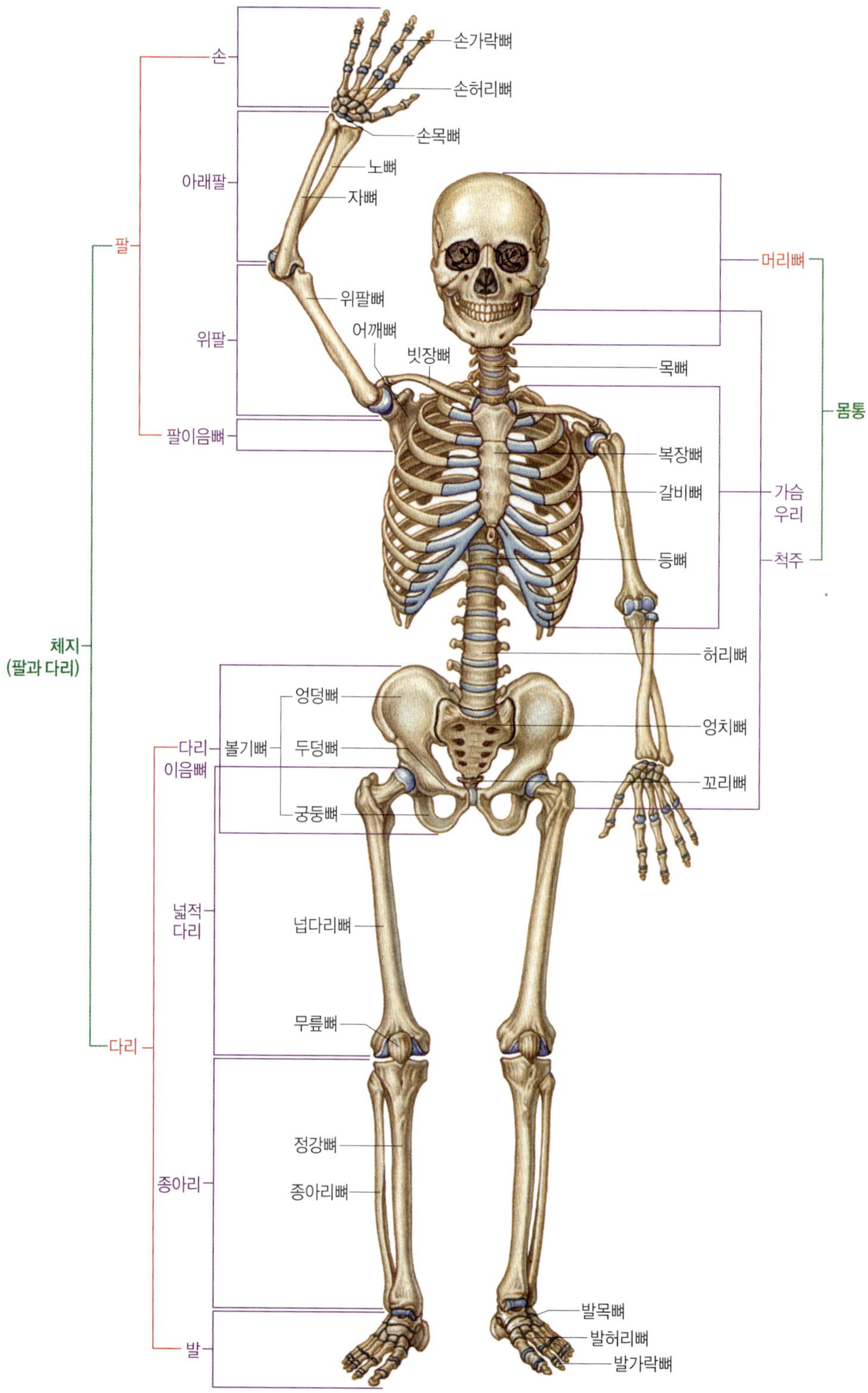

전신의 뼈(뒤)

가슴우리 | 흉곽우리 / thoracic cage
갈비뼈 | 늑골 / rib
궁둥뼈 | 좌골 / ischium
꼬리뼈 | 미골 / coccyx
넓적다리 | 대퇴 / thigh
넙다리뼈 | 대퇴골 / femur; thigh bone
노뼈 | 요골 / radius
다리 | 하지 / lower limb
다리이음뼈 | 하지대; 하지연결대 / pelvic girdle
두덩뼈 | 치골 / pubis
등(척추)뼈 | 흉추 / thoracic vertebrae
머리뼈 | 두개골 / cranium
목(척추)뼈 | 경추 / cervical vertebrae
몸통 | 체 / body
발 | 족 / foot
발가락뼈 | 지골 / phalanges
발목뼈 | 족근골 / tarsal bone
발허리뼈 | 중족골 / metatarsals
볼기뼈 | 관골 / hip bone; coxal bone
빗장뼈 | 쇄골 / clavicle
손 | 수 / hand
손가락뼈 | 지골 / phalanges
손목뼈 | 수근골 / carpal bone
손허리뼈 | 중수골 / metacarpals
아래팔 | 전완 / forearm
어깨뼈 | 견갑골 / scapula
엉덩뼈 | 장골 / ilium
엉치뼈 | 천골 / sacrum
위팔 | 상완 / arm
위팔뼈 | 상완골 / humerus
자뼈 | 척골 / ulna
정강뼈 | 경골 / tibia
종아리 | 하퇴 / leg
종아리뼈 | 비골 / fibula
척주 | vertebral column
팔 | 상지 / upper limb
팔이음뼈 | 상지대 / shouder girdle
허리(척추)뼈 | 요추 / lumbar vertebrae

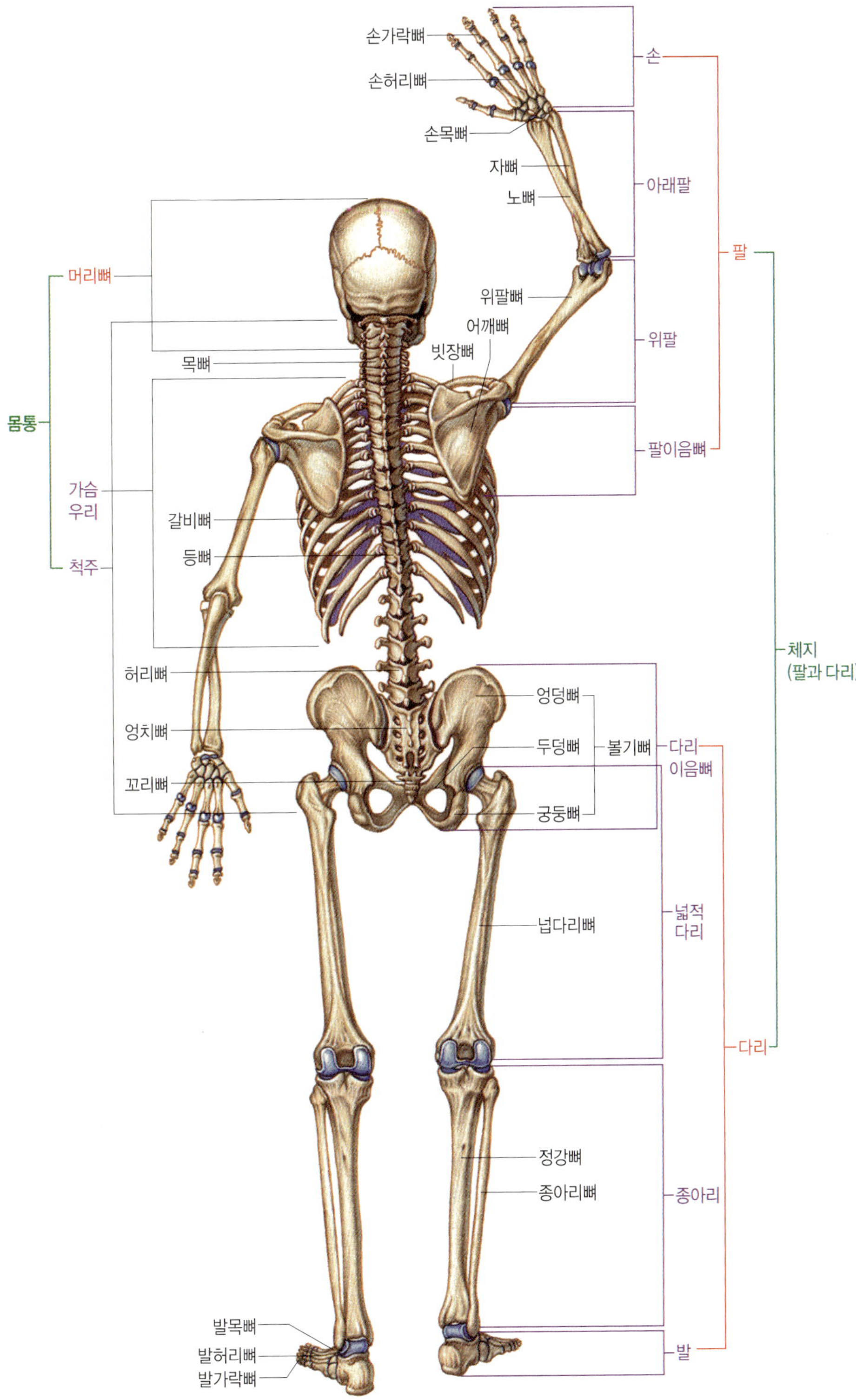

뼈대계통의 구분

몸통뼈대 (구간골, 중축성골격)	머리 (두부)	머리뼈(두개골)	뇌머리뼈(뇌두개골)	이마뼈(전두골)	1개
				뒤통수뼈(후두골)	1개
				마루뼈(두정골)	2개
				관자뼈(측두골)	2개
				나비뼈(접형골)	1개
				벌집뼈(사골)	1개
			얼굴머리뼈 (안면두개골)	광대뼈(관골)	2개
				눈물뼈(누골)	2개
				코뼈(비골)	2개
				보습뼈(서골)	1개
				코선반뼈(비갑개)	2개
				입천장뼈(구개골)	2개
				위턱뼈(상악골)	2개
				아래턱뼈(하악골)	1개
		목구멍(인후)		목뿔뼈(설골)	1개
	몸통 (체간부)	척주	기둥(주부)	목뼈(경추)	7개
				등뼈(흉추)	12개
				허리뼈(요추)	5개
			바닥(기저부)	엉치뼈(천골)	1개
				꼬리뼈(미골)	1개
		가슴(흉곽)		갈비뼈(늑골)	12쌍
				복장뼈(흉골)	1개
팔다리뼈대 (사지골, 체지골격)	팔 (상지)	어깨(견)		어깨뼈(견갑골)	1쌍
				빗장뼈(쇄골)	1쌍
		위팔(상완)		위팔뼈(상완골)	1쌍
		아래팔(전완)		자뼈(척골)	1쌍
				노뼈(요골)	1쌍
		손(수)	손목(수근)	손배뼈(주상골)	1쌍
				반달뼈(월상골)	1쌍
				세모뼈(삼각골)	1쌍
				콩알뼈(두상골)	1쌍
				큰마름뼈(대능형골)	1쌍
				작은마름뼈(소능형골)	1쌍
				알머리뼈(유두골)	1쌍
				갈고리뼈(유구골)	1쌍
			손허리(중수)	손허리뼈(중수골)	5쌍
			손가락(지)	손가락뼈(지절골)	14쌍
	다리 (하지)	엉덩이(전)		볼기뼈(관골)	1쌍
		넓적다리(대퇴)		넙다리뼈(대퇴골)	1쌍
		무릎(슬)		무릎뼈(슬개골)	1쌍
		종아리(하퇴)		정강뼈(경골)	1쌍
				종아리뼈(비골)	1쌍
		발(족)	발목(족근)	목말뼈(거골)	1쌍
				발꿈치뼈(종골)	1쌍
				발배뼈(주상골)	1쌍
				쐐기뼈(설상골)	3쌍
				입방뼈(입방골)	1쌍
			발허리(중족)	발허리뼈(중족골)	5쌍
			발가락(지)	발가락뼈(지절골)	14쌍

뼈의 구조 anatomy of a bone

골수공간; 뼈속질공간 | marrow cavity
관절연골 | articular cartilage
뼈끝 | 골단 / epiphysis
뼈끝선 | 골단선 / epiphyseal line
뼈끝판 | 골단판 / epiphyseal plate
뼈단위 | 골원; 골단위 / osteon
뼈(바깥)막 | 골막 / periosteum
뼈몸통 | 골간 / diaphysis
뼈몸통끝 | 골간단 / metaphysis
뼈세관 | 골소관 / bone canaliculus
뼈세포방 | 골세포방 / osteocyte lacuna
연골막 | perichondrium
잔기둥 | 소주 / trabeculae
치밀뼈 | 치밀골 / compact bone
폴크만관 | Volkmann's canal
하버스관 | 중심관 / haversian canal
해면뼈 | 해면골 / spongy bone
혈관 | blood vessel
황색골수 | 황수 / yellow bone marrow

뼈는 일반적으로 중심에 해면뼈가 있고 외부를 치밀뼈가 덮고 있으며 전형적인 긴뼈는 다음과 같이 구성된다.

뼈몸통 | 몸통부분으로 뼈의 주요 부분이다.
뼈끝 | 뼈의 인접 및 말단 끝 부분이다.
뼈몸통끝 | 뼈몸통과 뼈끝 사이의 부분이다. 자라고 있는 뼈에서, 각 뼈몸통끝은 뼈의 뼈몸통의 길이가 자랄 수 있도록 하는 유리질 연골층인 뼈끝판을 포함한다. 약 18세에서 21세 사이의 연령에서 뼈의 성장이 멈출 때, 뼈끝판의 연골부는 뼈로 대체되며 그 뼈의 구조는 뼈끝선으로
관절연골은 다른 뼈와 함께 뼈가 관절을 형성하는 부위의 뼈끝을 덮고 있는 얇은 유리질 연골층이다. 관절연골은 자유롭게 움직일 수 있는 관절에서 골절을 줄이고 충격을 흡수한다. 관절연골은 연골막과 혈관이 부족하기 때문에 손상 시 회복이 제한적이다.

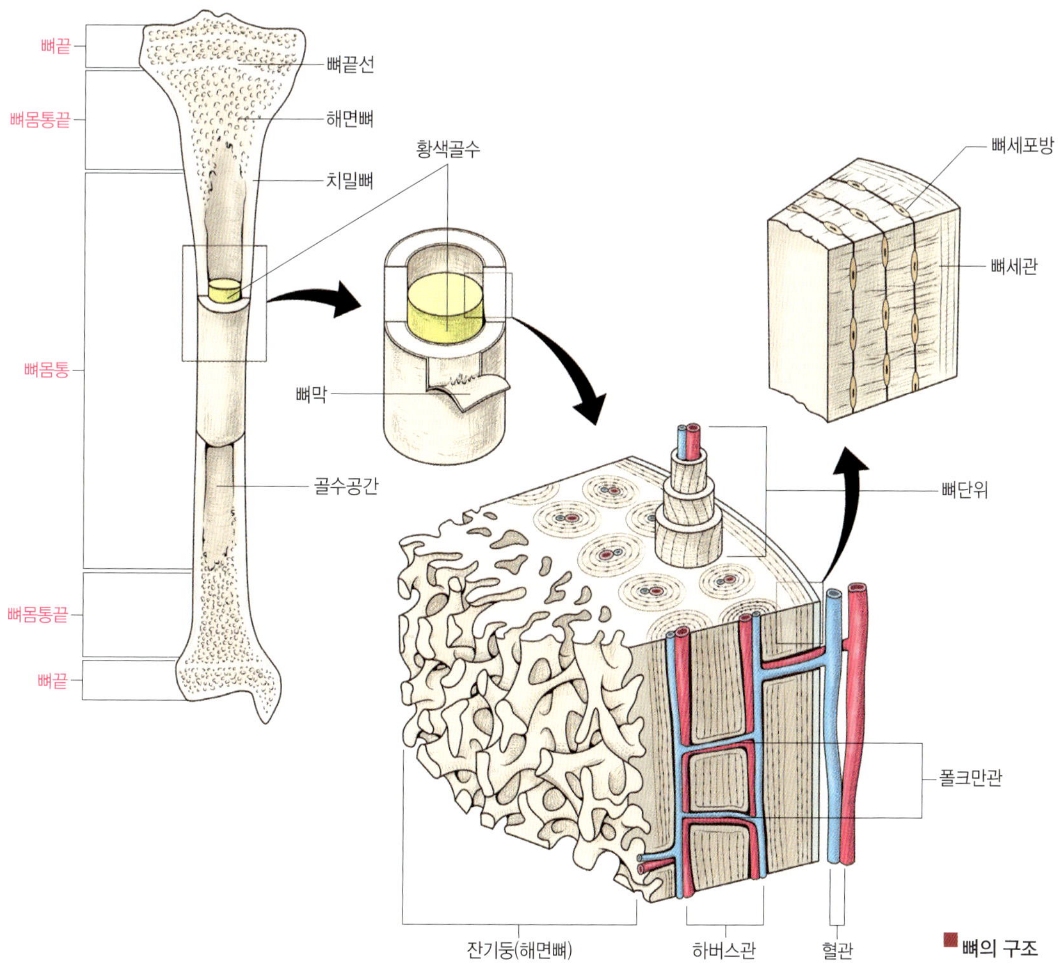

■ 뼈의 구조

가시 | 극 / spine
거친면 | 조면 / tuberosity
거친선 | 조선 / linea aspera
결절 | 소절 / tubercle
골수공간; 뼈속질공간 | marrow cavity
근육 | muscles
능선 | 능 / crest; ridge
돌기 | process
뼈(바깥)막 | 골막 / periosteum
뼈속막 | 골내막 / endosteum
선 | line
신경 | nerve
위관절융기 | 상과 / epicondyle
융기 | 과 / condyle
인대 | ligaments
혈관 | blood vessel
황색골수 | 황수 / yellow bone marrow

뼈막 | 관절연골에 의해 덮이지 않은 뼈표면을 덮은 딱딱한 덮개이다. 뼈막은 치밀한 불규칙적 결합조직의 **바깥섬유층**과 세포로 구성되는 **속뼈형성층**으로 이루어진다. 세포의 일부는 뼈의 두께가 자라게 할 수 있지만 길이가 자라게 할 수는 없다. **뼈막**은 뼈를 보호하고, **골절** 시 재생을 돕고, 뼈 조직에 영양분을 제공하는 것을 도우며, **인대** 및 **힘줄**의 부착점의 역할을 한다.

골수공간 | **뼈속질공간**이라고도 하며 어른에서 지방의 **황색골수**와 다수의 혈관을 포함하는 뼈몸통 내부의 속이 빈 원통형의 공간이다. 이 공간은 뼈 물질의 밀도를 최소화함으로써 뼈의 무게를 감소시킨다. 긴뼈의 관 모양의 생김새는 최소의 무게로 최대의 강도를 제공한다.

뼈속막 | 뼈속의 공간을 지지하는 얇은 층으로 단일층의 **뼈생성세포**와 적은 양의 결합조직으로 구성된다.

뼈의 표면 지표 bone surface markings

뼈는 기능에 맞는 다양한 형태를 갖고 있으며 **근육**과 **인대**가 붙고 **신경**이나 **혈관**이 접하며 지나거나 뼈 사이로 지나기도 한다. 때문에 뼈 표면의 지표는 관절을 형성하고 혈관이나 신경과 같은 물렁조직이 지나는 함몰된 구조와 관절 형성을 돕거나 근육, 인대 등의 부착점으로써 역할을 하는 돌출된 구조로 나눌 수 있다. 특히 근육이 부착되는 곳은 튀어나오는 경향이 있기 때문에 여자보다 근육의 힘이 더 강한 남자의 뼈가 전체적으로 더 거친 특징을 가지고 있다. 뼈에 각각의 근육이 부착되는 정확한 위치를 확인하려면 아래와 같은 용어가 붙은 구조의 이름을 찾아서 확인하여야 한다.

돌출부위 용어

융기 | 관절부위에서 둥글게 튀어나온 모양
위관절융기 | 융기 위쪽
돌기 | 크고 무디게 튀어나온 모양
결절 | 작게 튀어나온 모양
가시 | 가늘고 뾰족하게 튀어나온 모양
거친면 | 작게 튀어나와 면을 이루는 모양
거친선 | 작게 튀어나와 선을 이루는 모양
능선 | 무디게 튀어나와 길게 늘어진 모양
면 | 매끈한 표면
선 | 가늘게 튀어나와 선을 이루는 모양

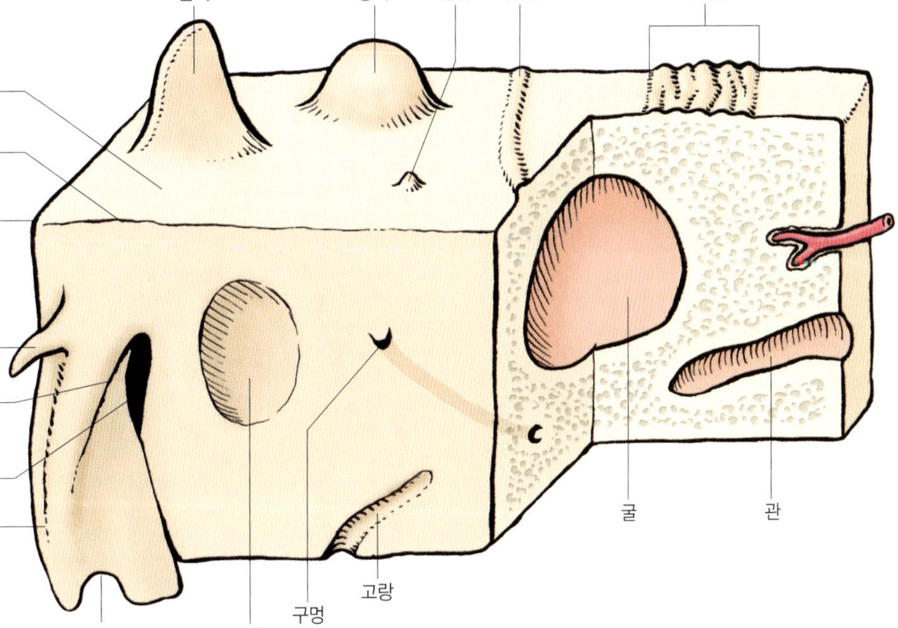

뼈의 특징을 보여주는 가상의 뼈그림

함몰부위 용어

오목 | 움푹 꺼진 모양

고랑 | 길게 움푹 파인 모양

굴 | 뼈 속이 파인 모양

구멍 | 뼈를 관통하는 구멍

관 | 구멍이 길어져 생긴 긴 공간

틈새 | 갈라진 것처럼 생긴 틈새

패임 | 뼈의 모서리가 움푹 들어간 모양

가시 | 극 / spine
각 | angle
거친면 | 조면 / tuberosity
거친선 | 조선 / linea aspera
결절 | 소절 / tubercle
고랑 | 구 / groove
관 | canal
구멍 | 공 / foramen
굴 | 동 / sinus
능선 | 능 / crest; ridge
돌기 | process
모서리 | 연 / border
선 | line
오목 | 와 / fossa
융기 | 과 / condyle
틈새 | 열 / fissure
패임 | 절흔 / notch

뼈의 지표

가시돌기 | 극돌기 / spinous process
가시아래오목 | 극하와 / infraspinous fossa
가쪽위관절융기 | 외측상과; 외측상관절융기 / lateral epicondyle
가쪽복사 | 외과 / lateral malleolus
궁둥뼈결절 | 좌골결절 / ischial tuberosity
바깥뒤통수뼈융기 | 외후두융기 / external occipital protuberance
발꿈치뼈 | 종골 / calcaneus
봉우리 | 견봉 / acromion
안쪽위관절융기 | 내측상과 / medial epicondyle
안쪽복사 | 내과 / medial malleolus
어깨뼈가시 | 견갑극 / spine of scapula
엉덩뼈능선 | 장골릉 / iliac crest
위뒤엉덩뼈가시 | 위뒤장골가시 / posterior superior iliac spine
위목덜미선 | 상항선 / superior nuchal line
위앞엉덩뼈가시 | 위앞장골가시 / anterior superior iliac spine
위팔뼈가쪽위관절융기 | 상완골외측상과 / humerus lateral epicondyle
위팔뼈안쪽위관절융기 | 상완골내측상과 / humerus medial epicondyle
위팔뼈작은결절 | 상완골소결절 / humerus lesser tubercle
위팔뼈큰결절 | 상완골대결절 / humerus greater tubercle
작은돌기 | 소전자 / lesser trochanter
정강뼈거친면 | 경골조면 / tibial tuberosity
종아리뼈머리 | 비골두 / head of fibula
큰돌기 | 대전자 / greater trochanter
팔꿈치머리 | 주두 / olecranon
폐쇄구멍 | 폐쇄공 / obturator foramen

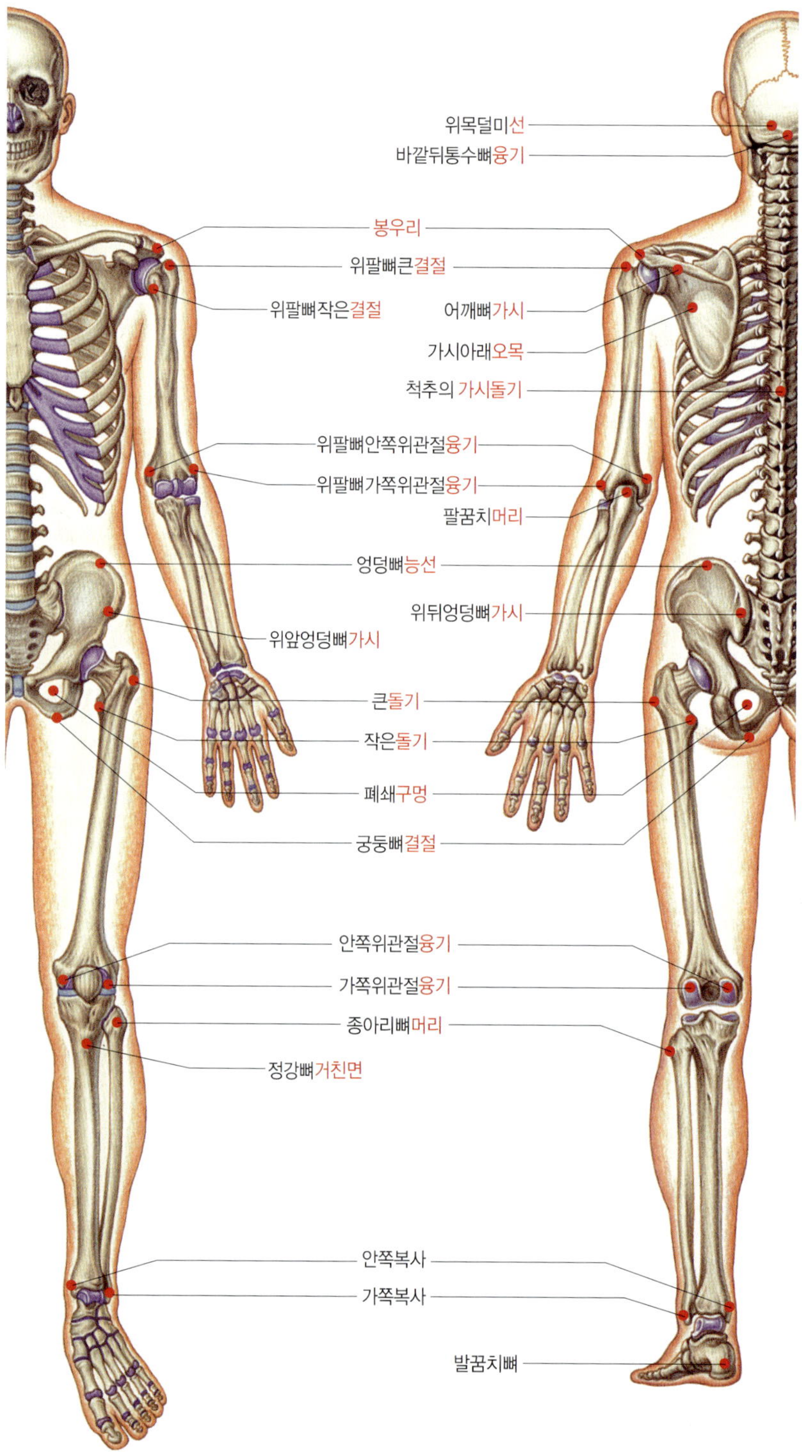

뼈의 성분 ingredient of bone

뼈모세포 | 골모세포 / osteoblast
뼈바탕질 | 골기질 / bone matrix
뼈발생세포 | 골원세포 / osteogenic cell
뼈세포 | 골세포 / osteocytes
뼈세포방 | 골소강 / lacunae
뼈속막 | 골내막 / endosteum
뼈파괴세포 | 파골세포 / osteoclast
줄기세포 | stem cell
중간엽조직 | 간엽 / mesenchyme
치밀뼈 | 치밀골 / compact bone
해면뼈 | 해면골 / spongy bone

뼈의 조직은 약 25%의 물, 25%의 콜라겐섬유, 50%의 결정화된 무기염으로 구성된다. 가장 풍부한 무기염은 인산칼슘이다. 이 무기염이 세포외기질의 콜라겐섬유에 의해 형성된 뼈대에 쌓이며 결정화되고 조직은 단단해지는데 이 과정을 석회화라고 한다. 뼈의 단단함이 결정화된 무기물의 무기염으로 결정되지만 뼈의 유연성은 콜라겐섬유에 의해 결정된다. 식초와 같은 산성을 뼈가 흡수하면 무기염을 용해하여 뼈가 탄력이 있고 유연하게 된다. 뼈조직에는 다음과 같은 4가지 유형의 세포가 존재한다.

뼈발생세포 | 대부분 결합 조직이 형성된 중간엽조직으로부터 유래한 세분화되지 않은 줄기세포이다. 이들은 세포분화를 겪는 유일한 뼈 세포로 그 결과 뼈모세포로 발달한다.

뼈모세포 | 뼈세포의 세포외기질을 형성하기 위해 요구되는 콜라겐섬유 및 다른 유기요소를 합성, 분배하고 석회화를 시작한다. 뼈모세포는 세포외기질로 그 자체를 둘러싸기 때문에 이것의 분비로 갇히고 뼈세포가 된다.

뼈세포 | 성숙 뼈세포는 뼈조직에서 주된 세포이고 영양을 교환하고 혈액의 소모와 같은 대사를 유지한다.

뼈파괴세포 | 50개의 단핵구의 융합으로 이루어진 거대한 세포이며 뼈속막에서 모인다. 뼈의 표면과 닿은 세포부분에서 뼈파괴세포의 혈장막이 깊이 접히게 된다. 여기에서 세포는 뼈의 세포외기질을 이루는 단백질 및 무기요소를 분해하는 강력한 리소좀효소 및 산을 방출한다. 재흡수라는 이러한 뼈의 세포외기질의 분해는 뼈의 정상적인 발달, 성장, 유지, 및 회복의 일부이다.

대부분의 뼈는 대략 80%가 치밀뼈이고 20%가 해면뼈로 이루어져 있다.

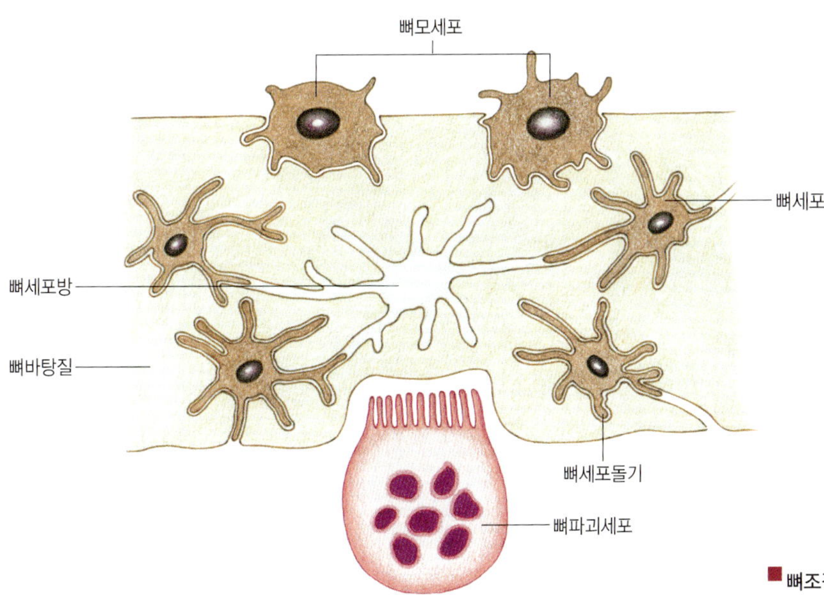

■ 뼈조직 세포

갈비뼈 | 늑골 / rib
관통관 | perforating; Volkmann's canal
긴뼈 | 장골 / long bone
납작뼈 | 편평골 / flat bone
넙다리뼈 | 대퇴골 / femur; thigh bone
림프관 | lymphatic vessel
복장뼈 | 흉골 / sternum
볼기뼈 | 관골 / hip bone; coxal bone
불규칙뼈 | 불규칙골 / irregular bone
뼈단위 | 골원; 골단위 / osteon
뼈모세관 | 골모세관 / canaliculi
뼈모세포 | 골모세포 / osteoblast
뼈세포 | 골세포 / osteocytes
뼈세포방 | 골소강 / lacunae
사이질층판 | interstitial lamellae
신경 | nerve
원통형층판 | concentric lamellae
위팔뼈 | 상완골 / humerus
잔기둥 | 소주 / trabeculae
적색골수 | 적수 / red bone marrow; red marrow
조혈; 혈구형성 | hemopoiesis
종자뼈 | 종자골 / sesamoid bone
주위층판 | circumferential lamellae
짧은뼈 | 단골 / short bone
척추뼈 | 추골 / vertebral bone
치밀뼈 | 치밀골 / compact bone
치밀뼈조직 | 치밀골조직 / compact bone tissue
하버스계 | haversian system
해면뼈조직 | 해면골조직 / spongy bone tissue
혈관 | blood vessel
황색골수 | 황수 / yellow bone marrow

치밀뼈조직 compact bone tissue

치밀뼈는 뼈의 표면에서 관찰되는 뼈조직의 유형이지만, 또한 뼈조직으로 깊이 연장될 수 있고 긴뼈의 몸통 대부분을 구성한다. 사실 육안으로는 치밀뼈조직은 촘촘하고 단단한 구성요소로 보이지만 현미경으로 관찰하면 작은 구멍이 꽤 많다. 이것은 보호 및 지지의 기능을 하고 운동이나 하중으로 인한 압력을 견딘다. 치밀뼈의 표면층은 주위층판이라는 뼈의 얇은 원통형 층으로 구성한다. 이 뼈 겉면의 얇은 층은 뼈막에 존재하는 뼈모세포에 의해 이루어진다. 주위층판의 구조적 배열은 뼈가 비틀리는 것을 방지하는 데 도움이 된다.

주위층판보다 깊은 곳에서는 뼈단위 또는 하버스계라는 기본 단위로 이루어져 있다. 뼈단위는 나무의 나이테같이 속이 빈 중심관에 차 있는 혈관, 림프관, 신경을 둘러싼 직경이 증가하는 광물화된 원통형층판의 연속이다. 원통형층판 사이에 뼈세포를 포함하는 뼈세포방이라고 하는 작은 공간이 있다. 세포외액으로 채워진 작은 뼈모세관은 뼈세포방으로부터 사방으로 뻗어 있다. 치밀뼈조직 내에 뼈단위는 압력의 방향에 따라 같은 방향으로 배열된다. 예를 들어 뼈몸통에서 뼈의 긴축에 평행하므로 힘이 어느 한쪽 끝에서 주어질지라도 긴뼈의 몸통은 구부러짐이나 골절을 견디게 된다. 뼈단위에 인접한 공간은 뼈세포와 소관의 공백을 가진 사이질층판을 포함한다. 사이질층판은 뼈의 재형성 또는 성장 동안 부분적으로 파괴된 노화된 뼈단위의 조각이다. 뼈막으로부터 혈관, 림프관 및 신경은 관통관을 가로질러 치밀뼈를 관통한다.

해면뼈조직 spongy bone tissue

해면뼈조직을 치밀뼈조직과 비교해 보면 해면뼈조직은 뼈단위를 포함하지 않는다. 항상 뼈의 내부에 위치하고 치밀뼈로 덮여 보호받는다. 잔기둥이라는 얇은 뼈기둥의 불규칙한 격자형태의 기둥들로 이루어져 있다. 이러한 작은 기둥들 사이에는 혈액을 생산하는 적색골수나 황색골수로 채워진 공간이 있다. 각각의 잔기둥 내에는 뼈세포방에 놓인 뼈세포가 있다. 뼈세포관으로부터 퍼져 나오는 것은 뼈모세관이다. 뼈세포는 잔기둥 사이의 공간에서 혈관을 통해 순환하는 혈액으로부터 직접적으로 영양분을 공급받는다. 해면뼈조직은 짧은뼈, 납작뼈, 종자뼈, 불규칙뼈의 내부 대부분을 구성한다. 언뜻 보기에 해면뼈조직의 잔기둥은 치밀뼈보다 덜 조직화된 것으로 보이지만 압력의 방향에 따라 정확히 맞춰져 있어서 압력과 장력을 견디게 한다.

해면뼈조직은 두 가지 면에서 치밀뼈조직과 다르다.

첫째로 해면뼈 조직은 가볍고 이는 뼈의 전체 무게를 줄인다. 이 무게의 감소는 뼈가 뼈대근육에 의해 당겨질 때 더 쉽게 움직일 수 있게 한다. 둘째는 해면뼈조직의 잔기둥은 적색골수를 지지하고 보호한다. 볼기뼈, 갈비뼈, 복장뼈, 척추뼈, 위팔뼈 및 넙다리뼈의 몸쪽 끝의 해면뼈는 적색골수가 저장되는 유일한 부위이므로 어른에서 조혈이 일어나는 부위이다.

뼈형성 bone formation

뼈가 형성되는 과정을 **뼈형성**이라 하며 다음 4가지 상황에서 일어난다.

- 배아 및 태아의 최초 뼈발생
- 성인의 크기에 도달할 때까지 신생아, 유아, 청소년기 동안 뼈의 성장
- 뼈의 재형성(일생에 걸쳐 새로운 뼈조직이 오래된 뼈를 내체)
- 일생에 걸쳐 골절의 회복 시

최초의 뼈형성 initial bone formation

최초의 뼈형성에는 **막뼈되기**와 **연골뼈되기**로 나뉜다. 이는 뼈의 구조에 차이를 가져오는 것이 아니라 단순히 뼈가 발달하는 방법의 차이이다.

골수공간; 뼈속질공간 | medullary cavity
막뼈되기 | 막내골화 / intramembranous ossification
뼈끝 | 골단 / epiphysis
뼈끝동맥 | 골단동맥 / epiphyseal artery
뼈끝연골 | 골단연골 / epiphyseal cartilage
뼈끝판 | 골단판 / epiphyseal plate
뼈되기; 뼈형성 | 골화 / ossification
뼈(바깥)막 | 골막 / periosteum
뼈몸통 | 골간 / diaphysis
뼈몸통끝 | 골간단 / metaphysis
연골뼈되기 | 연골내골화 / endochondral ossification
연골막 | perichondrium
영양동맥 | nutrient artery
유리연골 | hyaline cartilage
이차뼈되기중심 | 이차골화중심 / secondary ossification center
일차뼈되기중심 | 일차골화중심 / primary ossification center
치밀뼈 | 치밀골 / compact bone
혈관 | blood vessel

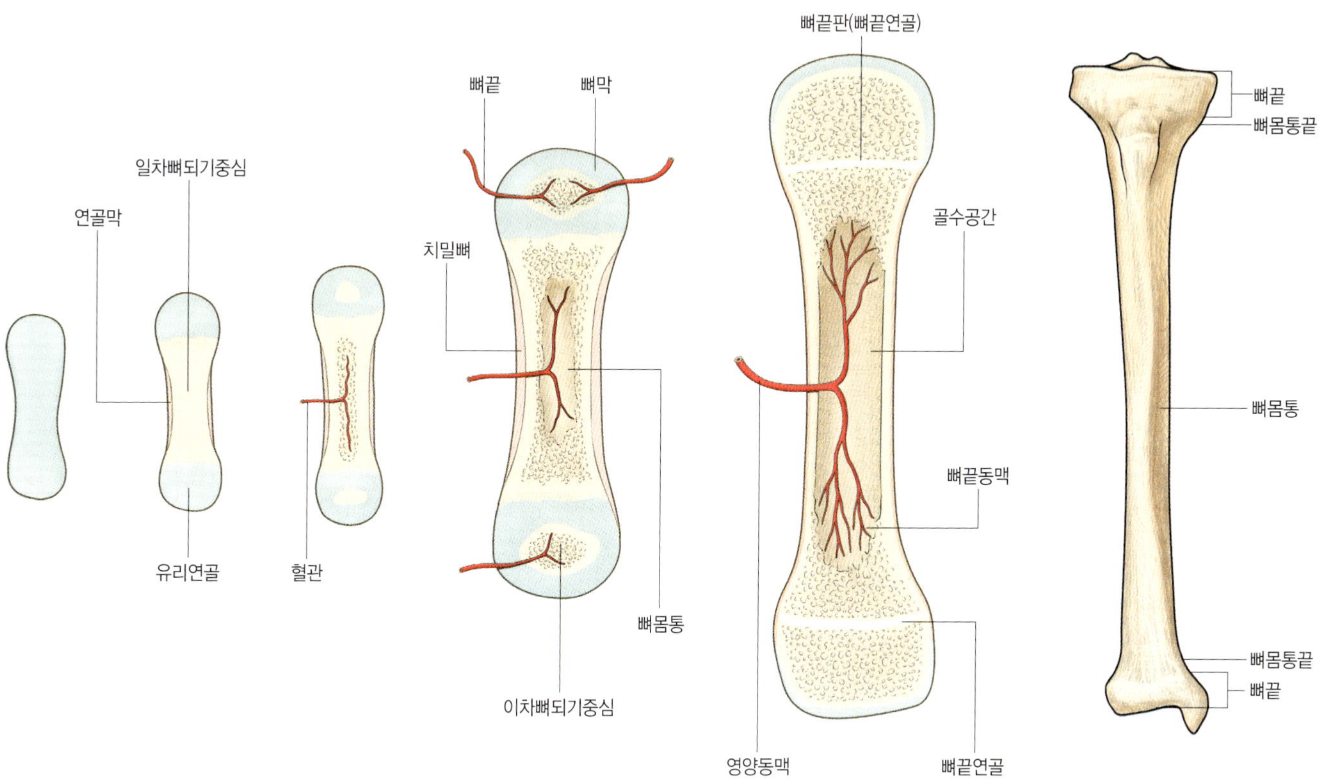

■ 긴뼈의 발생과정

납작뼈 | 편평골 / flat bone
덧붙이성장 | 첨가성장 / app ositional growth
막뼈되기 | 막내골화 / intramembranous ossification
머리뼈 | 두개골 / cranium
뼈(바깥)막 | 골막 / periosteum
뼈막모세관 | 골막모세관 / periosteal capillary
뼈모세포 | 골모세포 / osteoblast
사이질성장 | 간질성장 / interstitial growth
연골뼈되기 | 연골내골화 / endochondral ossification
연골막 | perichondrium
연골모세포 | chondroblast
연골세포 | chondrocyte
연골세포바깥기질 | 연골세포외기질 / cartilage extracellular matrix
유리연골 | hyaline cartilage
일차뼈되기중심 | 일차골화중심 / primary ossification center
잔기둥 | 소주 / trabeculae
적색골수 | 적수 / red bone marrow; red marrow
중간엽세포 | 간엽세포 / mesenchymal cell
중간엽조직 | 간엽 / mesenchyme
해면뼈 | 해면골 / spongy bone

막뼈되기 intramembranous ossification

막뼈발생은 연골뼈되기보다 더 단순한 방법으로 머리뼈나 턱뼈 등의 납작뼈에서 진행된다. 태아의 머리뼈가 산도를 지날 때 부드러워서 나오기 쉽고 후에 딱딱해지는 방식이다.

뼈되기중심의 발달 | 뼈가 발달하는 지점에서 특정 화학적 물질은 중간엽세포를 집적하고 최초로 뼈형성세포에서 뼈모세포로 분화를 시작한다. 이러한 집적부분을 뼈발생중심이라 한다.
석회화 | 세포바깥기질이 분비를 중단하면 뼈모세포가 뼈세포방에 놓이고 칼슘 및 다른 미네랄염이 쌓이면서 세포바깥기질은 석회화된다.
잔기둥의 형성 | 뼈세포바깥기질을 형성함에 따라 이것은 해면뼈를 형성하기 위해 서로 융합하는 잔기둥으로 발달한다. 혈관은 잔기둥 사이의 틈으로 뻗어간다. 잔기둥에서 혈관과 관련된 결합조직은 적색골수로 분화한다.
뼈막의 발달 | 뼈의 표면에서 중간엽조직은 농축되고 뼈막으로 발달한다.

연골뼈되기 endochondral ossification

몸의 대부분의 뼈가 이 방법으로 형성되지만 특히 긴뼈에서 가장 많이 관찰된다.

연골모형의 발달 | 뼈가 형성될 지점에 특정 화학적 물질이 중간엽세포를 집적하고 이후 연골모세포로 발달한다. 연골모세포는 유리연골을 구성하는 연골모형을 생산하는 연골세포바깥기질을 분비한다. 연골막은 연골모델 주위에 발달한다.
연골모형의 성장 | 연골모세포가 연골세포바깥기질에 깊게 묻히게 되는데 이것을 연골세포라 한다. 연골모형은 연골세포바깥기질의 더 많은 분비와 함께 연골세포의 지속적인 세포분화로 길이가 성장한다. 이 성장 유형은 사이질성장이라 하고 길이의 성장을 가져온다. 반면 연골 두께의 성장은 주로 연골막으로부터 발달한 새로운 연골모세포에 의한 모형 표면의 더 많은 세포바깥기질 물질의 추가로 이루어진다. 연골 표면에 쌓인 세포바깥기질에서 이 성장 유형은 외부 표면의 성장을 의미하는 덧붙이성장이라 한다. 연골모형이 성장을 지속함에 따라 연골세포의 중심부 비대 및 표면연골세포바깥기질에서 연골세포는 석회화를 시작한다. 석회화하는 연골 내의 다른 연골세포는 영양분이 더 이상 세포바깥기질을 통해 충분히 빠르게 확산될 수 없기 때문에 사멸하며 결국 빈 공간이 형성된다.
일차뼈되기중심의 발달 | 일차뼈발생은 뼈의 외부 표면으로부터 내부로 진행한다. 영양동맥은 연골막 및 연골모형의 중심에서 영양구멍을 통한 석회화된 연골모형을 관통하고 이는 연골막에서 뼈형성세포를 뼈모세포로 분화를 자극한다. 모형의 중심 근처 뼈막모세관은 뼈조직이 있는 부분에서 연골의 대부분을 대체할 일차뼈되기중심의 성장을 유도하는 석회화된 연골로 자란다. 그 이후 뼈모세포는 해면뼈잔기둥을 형성하는 석회화된 연골의 뼈세포바깥기질에 쌓이기 시작한다.

골수공간의 발달 | 일차뼈되기중심이 뼈끝을 향해 성장함에 따라 뼈파괴세포는 새롭게 형성된 해면뼈잔기둥 중 일부를 파괴한다. 이 작용은 뼈몸통에서 골수공간이라는 공간을 만든다.

이차뼈되기중심의 발달 | 뼈끝동맥의 가지가 뼈끝에 들어갈 때 이차뼈되기중심이 발달하며 뼈형성은 일차뼈되기중심과 유사하다. 그러나 한 가지 차이점은 해면뼈가 뼈끝의 내부에 남는다는 것이다. 일차뼈되기와 대조적으로 이차뼈형성은 뼈끝의 중심에서 뼈의 외부 표면의 방향으로 바깥으로 진행한다.

관절연골 및 뼈끝판의 형성 | 뼈끝을 덮는 유리연골은 관절연골이 된다. 성인기 이전 유리연골은 긴뼈의 길이 성장의 역할을 하고 몸통과 뼈끝 사이에 뼈끝판으로 존재한다.

골수공간; 뼈속질공간 | marrow cavity
관절연골 | articular cartilage
긴뼈 | 장골 / long bone
뼈끝동맥 | 골단동맥 / epiphyseal artery
뼈끝판 | 골단판 / epiphyseal plate
뼈파괴세포 | 파골세포 / osteoclast
유리연골 | hyaline cartilage
이차뼈되기중심 | 이차골화중심 / secondary ossification center
일차뼈되기중심 | 일차골화중심 / primary ossification center
해면뼈 | 해면골 / spongy bone

갈비뼈 | 늑골 / rib
갈비연골 | 늑연골 / costal cartilage
꼬리뼈 | 미골 / coccyx
넙다리뼈 | 대퇴골 / femur; thigh bone
노뼈 | 요골 / radius
다리뼈 | 하지골 / bone of lower limb
등(척추)뼈 | 흉추 / thoracic vertebrae
머리뼈 | 두개골 / cranium
목(척추)뼈 | 경추 / cervical vertebrae
몸통뼈대 | 축골격 / axial skeleton
무릎뼈 | 슬개골 / patella
발가락뼈 | 지골 / phalanges
발목뼈 | 족근골 / tarsal bone
발허리뼈 | 중족골 / metatarsals
복장뼈 | 흉골 / sternum
볼기뼈 | 관골 / hip bone; coxal bone
빗장뼈 | 쇄골 / clavicle
손가락뼈 | 지골 / phalanges
손목뼈 | 수근골 / carpal bone
손허리뼈 | 중수골 / metacarpals
어깨뼈 | 견갑골 / scapula
엉치뼈 | 천골 / sacrum
위팔뼈 | 상완골 / humerus
이음뼈 | girdle
자뼈 | 척골 / ulna
정강뼈 | 경골 / tibia
종아리뼈 | 비골 / fibula
팔다리뼈대 | 사지골격 / appendicular skeleton
팔뼈 | 상지골 / bones of upper limb
허리(척추)뼈 | 요추 / lumbar vertebrae

몸통뼈대 axial skeleton

뼈대계통의 분류 divisions of the skeletal system

어른의 뼈는 206개 정도이지만 어린이의 뼈는 아직 결합이 되지 않아서 그보다 많다. 어른의 뼈는 크게 몸통뼈대와 팔다리뼈대로 분류한다.

몸통뼈대는 주로 세로축 방향으로 뻗어 있으며 머리부터 양쪽 다리 사이까지에 걸쳐 있다. 팔다리뼈대는 팔뼈와 다리뼈가 있으며 몸통에 연결해 주는 이음뼈와 몸통에서 뻗어나간 자유뼈로 각각 이루어져 있다.

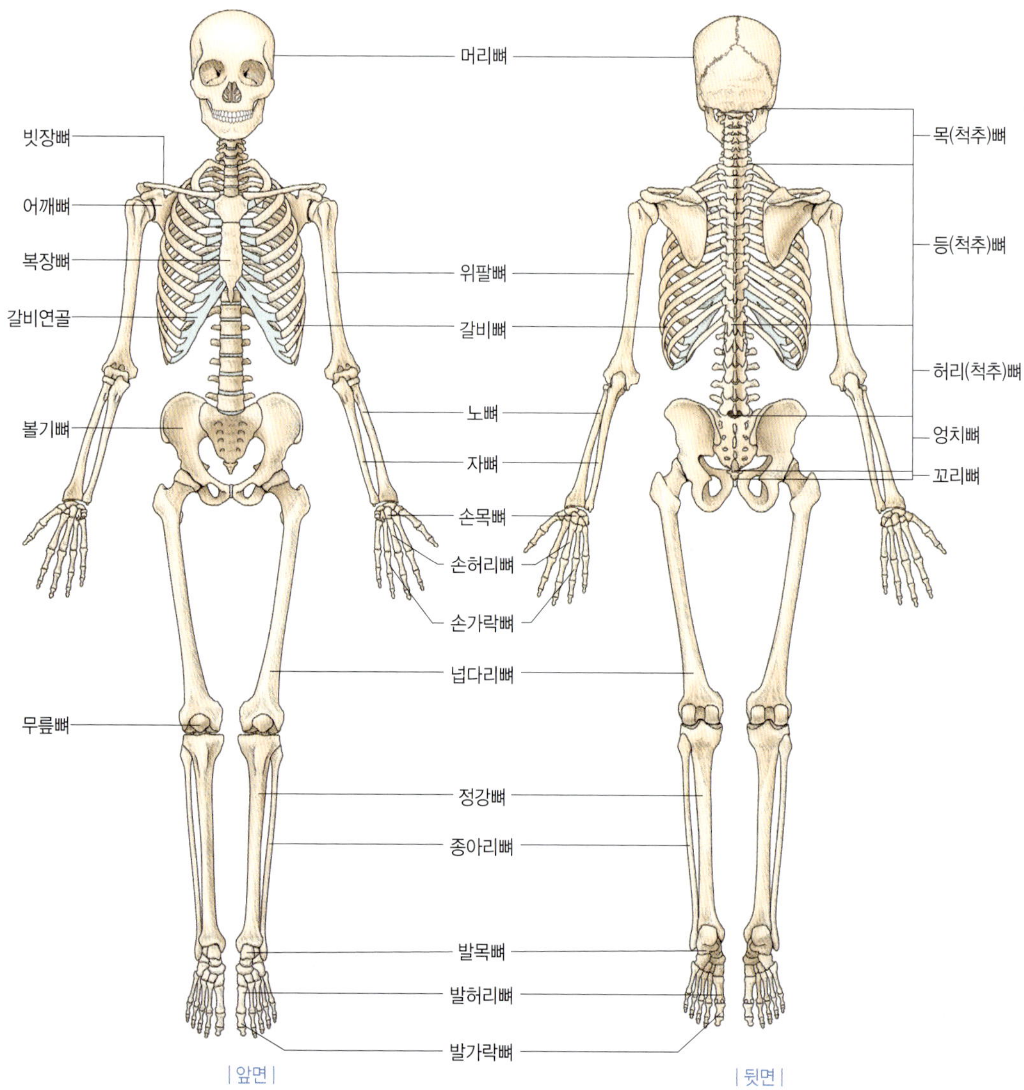

■ 사람의 뼈대

머리뼈 cranium

머리뼈는 15종류 23개의 뼈로 구성되었으며 이 중 홀으로 된 뼈 7개, 쌍으로 된 뼈 8쌍이다. 뇌를 감싸는 뇌머리뼈와 얼굴부분을 형성하는 얼굴머리뼈로 나눈다. 뇌머리뼈는 돔모양의 머리덮개뼈와 바닥부분의 머리뼈바닥으로 이루어져 있으며 납작뼈이다. 얼굴머리뼈는 입주위와 눈확 그리고 코와 코안을 이루는 뼈들로 이루어져 있으며 불규칙뼈이다.

머리뼈 안에는 뇌가 차 있는 큰 공간과 청각과 평형감각과 연관된 구조물이 차 있는 작은 공간이 있다. 바깥쪽에는 뼈콧구멍과 눈확부분이 있다. 일부 머리뼈(이마뼈, 관자뼈, 벌집뼈, 나비뼈)는 안에 공기가 차 있어서 뼈의 무게를 가볍게 해 주며 코곁굴을 형성한다. 아래턱뼈와 관자뼈사이의 턱관절은 움직일 수 있지만 나머지 머리뼈 대부분은 봉합으로 이루어져 움직임이 없다.

뇌머리뼈 neurocranium

이마뼈

이마뼈는 크게 수직부분, 수평부분, 그리고 코부분으로 나눈다. 수직부분은 위얼굴에서 이마의 뼈대를 넓게 형성하며 비늘부분이라고도 한다. 수평부분은 눈확의 천장이며, 코부분은 코뼈와 위턱뼈의 이마돌기와 관절을 이룬다.

이마뼈융기 | 이마뼈의 위가쪽에 돌출된 부분으로 남자보다 여자와 어린아이에서 더 발달되어 있다.

눈확위모서리 | 이마뼈 수직부분과 수평부분이 만나서 꺾어진 모서리로 신경과 혈관이 지나는 눈확위구멍(또는 눈확위패임)이 있다.

눈썹활 | 눈확위모서리 바로 위쪽에 융기된 부분으로 눈썹이 나는 곳의 속에 활처럼 약간 휘어 양쪽으로 뻗어 있다. 눈썹활 사이에 함몰된 부분을 미간이라 한다. 눈썹활 속에는 공기가 차 있는 이마굴이 있으며 코안으로 연결된다.

코뿌리점 | 양쪽의 코뼈와 이마뼈가 만나는 점으로 뼈를 계측할 때 지표가 된다. 코뿌리점 위쪽으로 종종 이마봉합이 남아 있는 경우도 있는데 이는 이마뼈가 양쪽 2개의 뼈로 성장해서 정중선에서 융합된 흔적이다.

관자뼈 | 측두골 / temporal bone
나비뼈 | 접형골 / sphenoid bone
납작뼈 | 편평골 / flat bone
뇌머리뼈 | 뇌두개골 / neurocranium
눈썹활 | 미궁 / superciliary arch
눈확 | 안와 / orbit
눈확위구멍 | 안와상공 / supraorbital foramen
눈확위모서리 | 안와상연 / supraorbital margin
머리뼈 | 두개골 / cranium
미간 | glabella
벌집뼈 | 사골 / ethmoid bone
봉합 | suture
불규칙뼈 | 불규칙골 / irregular bone
비늘부분 | 인부 / squamous part
뼈콧구멍 | 이상구 / piriform aperture
아래턱뼈 | 하악골 / mandible
얼굴머리뼈 | viscerocranium
위턱뼈 | 상악골 / maxilla
이마굴 | 전두동 / frontal sinus
이마돌기 | 전두돌기 / frontal process
이마봉합 | 전두봉합 / frontal suture
이마뼈 | 전두골 / frontal bone
이마뼈융기 | 전두융기 / frontal prominence
코곁굴 | 부비동 / paranasal sinuses
코뼈 | 비골 / nasal bone
코뿌리점 | 비근점 / nasion
코안; 비강 | nasal cavity

머리뼈

관상봉합 | coronal suture
관자놀이점 | 프테리온 / pterion
관자뼈 | 측두골 / temporal bone
관절돌기 | condylar process
광대뼈이마돌기 | 관골전두돌기 / frontal process of zygomatic bone
광대뼈 | 관골; 권골 / zygomatic bone
근육돌기 | 근돌기 / coronoid process
꼭지돌기 | 유양돌기; 유돌기 / mastoid process
나비뼈 | 접형골 / sphenoid bone
눈물뼈 | 누골 / lacrimal bone
눈확 | 안와 / orbit
뒤통수뼈 | 후두골 / occipital bone
마루뼈 | 두정골 / parietal bone
바깥귓구멍 | 외이공 / external acoustic opening
보습뼈 | 서골 / vomer
뼈콧구멍 | 이상구 / piriform aperture
아래관자선 | 하측두선 / inferior temporal line
아래코선반 | 하비갑개 / inferior nasal concha
아래턱뼈 | 하악골 / mandible
앞코가시 | 전비극 / anterior nasal spine
위관자선 | 상측두선 / superior temporal line
위턱뼈 | 상악골 / maxilla
이마뼈광대돌기 | 전두골관골돌기 / zygomatic process of frontal bone
이마뼈 | 전두골 / frontal bone
코뼈 | 비골 / nasal bone
턱끝구멍 | 이공 / mental foramen
턱끝융기 | 이융기 / mental protuberance
턱뼈가지 | 하악지 / ramus of mandible
턱뼈각 | 하악각 / angle of mandible

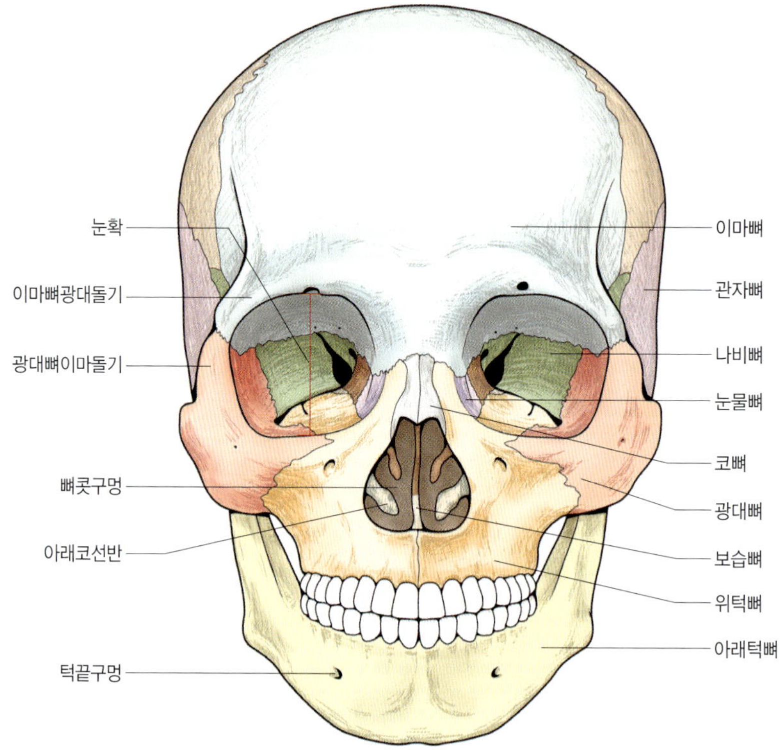

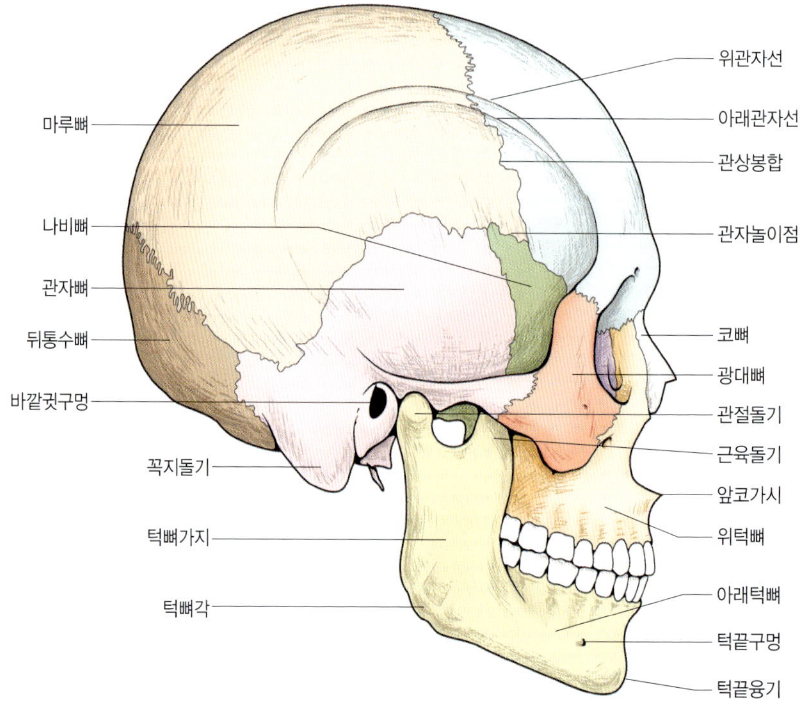

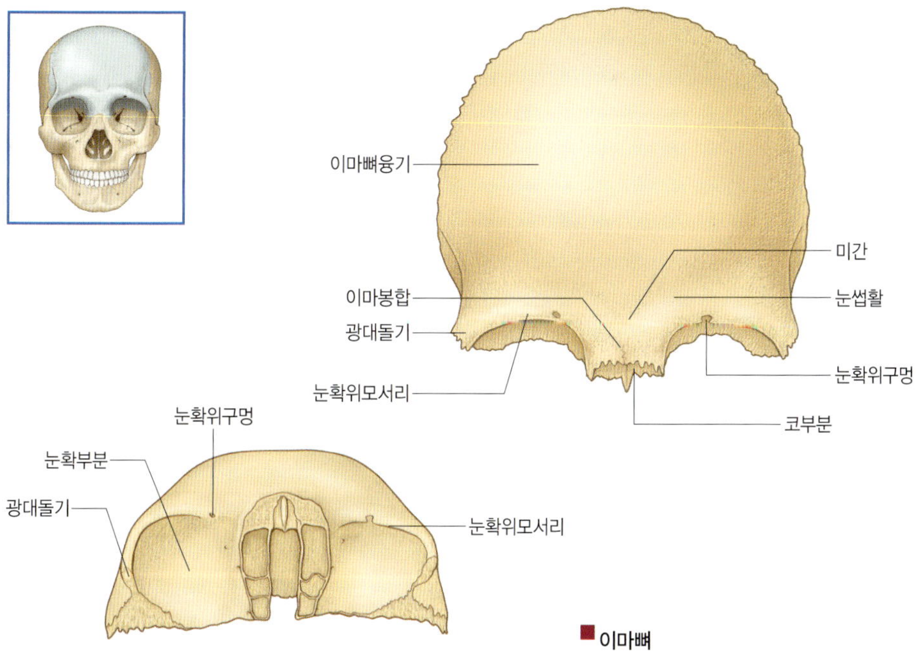

■ 이마뼈

과립오목 | granular foveolae
관상봉합 | coronal suture
관자놀이점 | 프테리온 / pterion
관자뼈 | 측두골 / temporal bone
광대돌기 | 관골돌기 / zygomatic process
광대뼈 | 관골, 권골 / zygomatic bone
광대활 | 관골궁 / zygomatic arch
나비뼈 | 접형골 / sphenoid bone
눈썹활 | 미궁 / superciliary arch
눈확부분 | pars orbitalis
눈확위구멍 | 안와상공 / supraorbital foramen
눈확위모서리 | 안와상연 / supraorbital margin
뒤통수모서리 | occipital border
뒤통수뼈 | 후두골 / occipital bone
마루뼈 | 두정골 / parietal bone
마루뼈구멍 | 두정공 / parietal foramen
마루뼈융기 | 두정돌기 / parietal eminence
미간 | glabella
비늘봉합 | 인상봉합 / squamous suture
비늘부분 | 인부 / squamous part
시상면 | sagittal planes
시상봉합 | sagittal suture
아래관자선 | 하측두선 / inferior temporal line
아래턱뼈 | 하악골 / mandible
위관자선 | 상측두선 / superior temporal line
위시상정맥동굴고랑 | groove for superior sagittal sinus
이마모서리 | frontal border
이마봉합 | 전두봉합 / frontal suture
이마뼈 | 전두골 / frontal bone
이마뼈융기 | 전두융기 / frontal prominence
코부분 | nasal part
턱관절오목 | 하악와 / mandibular fossa

마루뼈

네 개의 모서리를 가진 한 쌍의 뼈로 바깥으로 볼록한 형태이다. 안쪽면에는 뇌를 감싸는 **경질막**에 분포하는 혈관들에 의해 고랑이 파여 있다.

마루뼈융기 | 마루뼈 뒤가쪽에 돌출된 부분이다.
관상봉합 | 이마뼈와 관절하는 부분으로 이 방향의 절단면을 관상면이라 한다.
시상봉합 | 양쪽의 마루뼈가 관절하는 부분으로 이 방향의 절단면을 **시상면**이라 한다.
관자놀이점 | **마루뼈**, **이마뼈**, **관자뼈**, **나비뼈**가 관절하는 H모양의 봉합이다.

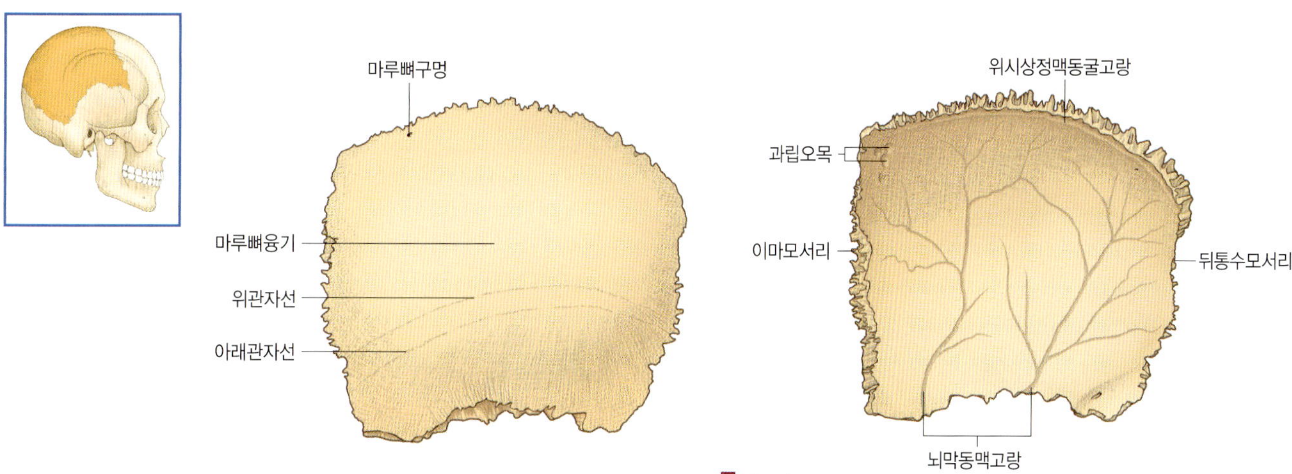

■ 마루뼈

가운데귀; 중이 | middle ear
고막 | tympanic membrane
고막틀부분 | 고실부 / tympanic part
관자뼈 | 측두골 / temporal bone
광대돌기 | 관골돌기 / zygomatic process
광대뼈 | 관골; 권골 / zygomatic bone
광대활 | 관골궁 / zygomatic arch
구불정맥굴고랑 | groove for sigmoid sinus
꼭지돌기 | 유양돌기; 유돌기 / mastoid process
꼭지부분 | 유양부 / mastoid part
나비뼈 | 접형골 / sphenoid bone
뇌막동맥고랑 | meningeal grooves
뇌신경 | cranial nerve
뒤통수뼈 | 후두골 / occipital bone
마루뼈 | 두정골 / parietal bone
머리뼈 | 두개골 / cranium
목동맥관 | 경동맥관 / carotid canal
목정맥구멍 | 경정맥공 / jugular foramen
바깥귀길 | 외이도 / external acoustic meatus
바깥귓구멍 | 외이공 / external acoustic opening
바위부분 | 추체부 / petrous part
붓꼭지구멍 | 경유돌공 / stylomastoid foramen
붓돌기 | 경상돌기 / styloid process
비늘 | squama
비늘봉합 | 인상봉합 / squamous suture
비늘부분 | 인부 / squamous part
삼차신경절 | trigeminal ganglion
속귀; 내이 | internal ear
속귓구멍 | 내이공 / internal acoustic opening
속귀길 | internal acoustic meatus
속목동(정)맥 | 내경동(정)맥 / internal carotid artery (vein)
아래턱뼈 | 하악골 / mandible
중간머리뼈우묵 | 중두개와 / middle cranial fossa
턱관절오목 | 하악와 / mandibular fossa
활꼴융기 | arcuate eminence

관자뼈

한 쌍의 관자뼈는 앞쪽으로 나비뼈와 뒤쪽으로 뒤통수뼈, 그리고 위쪽으로는 비늘봉합에 의해 마루뼈와 관절한다. 머리뼈 아래쪽의 옆면과 바닥면을 형성하며 다음과 같이 네 개의 부위로 구분한다.

비늘부분 | 관자뼈 옆면의 편평한 판부분으로 앞쪽으로 광대돌기가 뻗어 광대뼈의 관자돌기와 광대활을 형성한다. 아래쪽으로는 턱관절오목이 아래턱뼈의 관절돌기와 턱관절을 이루며, 속면은 중간머리뼈우묵의 가쪽벽을 이룬다.

고막틀부분 | 고막으로 연결되는 바깥귓구멍이 있으며 아래쪽으로 가늘게 붓돌기가 돌출되어 있다.

꼭지부분 | 바깥귓구멍의 뒤아래쪽으로 크게 돌출된 구조로 많은 근육들이 부착되며 꼭지돌기와 붓돌기 사이에 붓꼭지구멍이 있다. 꼭지돌기 속에는 공기가 차 있는데 이를 꼭지벌집이라 한다.

바위부분 | 머리뼈 바닥면에 있는 피라미드 모양으로 가운데귀와 속귀의 구조물들이 차 있으며 표면에 활꼴융기가 도드라져 있고 뇌신경(VII, VIII)이 들어가는 속귓구멍이 있다. 바위부분 앞쪽에 삼차신경절이 놓인 자국이 있으며, 안쪽에 속목동맥이 지나는 목동맥관이 있고, 뒤쪽으로는 속목정맥과 뇌신경(IX, X, XI)이 지나는 목정맥구멍이 있다.

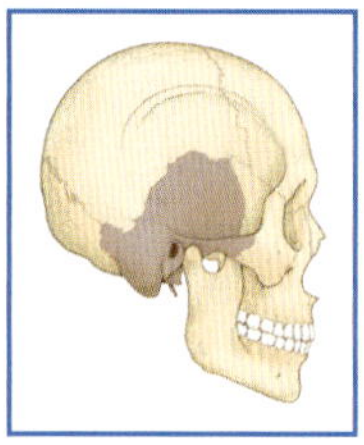

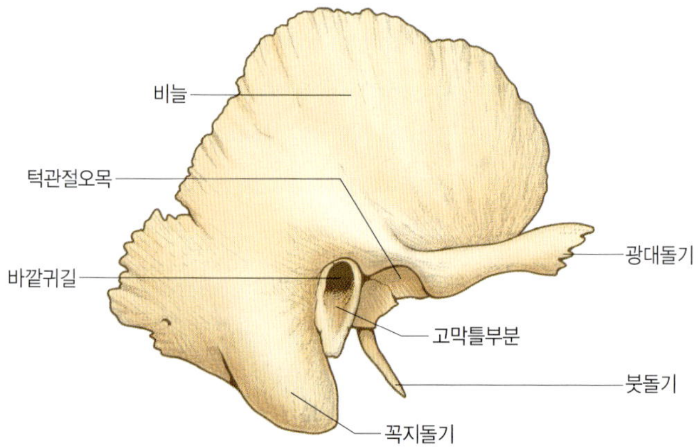

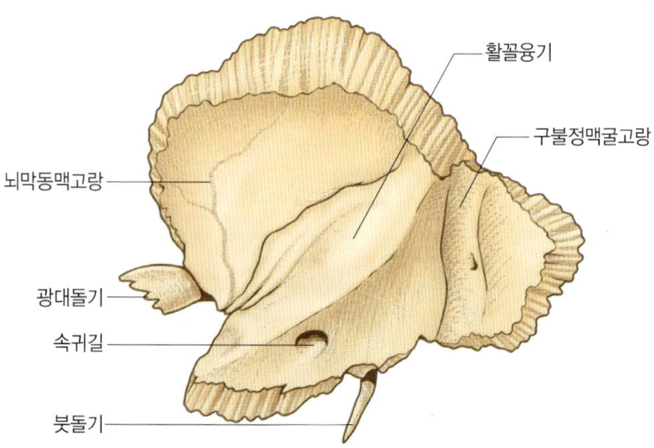

■관자뼈

뒤통수뼈

머리뼈의 뒤쪽과 아래부분의 대부분을 형성하며 **마루뼈**와 **시옷봉합**으로 연결된다. 뒤쪽에서 보면 삼각형으로 **뒤머리뼈우묵**을 형성하며 **소뇌**를 감싸고 있다. 아래쪽은 두껍고 뇌와 **척수**의 연결부위를 에워싸고 있다.

큰구멍 | **뒤통수뼈**의 바닥부분 중앙에 있으며 **머리뼈안**과 **척추뼈관**을 연결하는 통로로 **척수**와 **숨뇌**가 연결되어 있다.

뒤통수뼈관절융기 | 큰구멍 양쪽으로 첫째목뼈인 **고리뼈**와 관절을 이루는 타원형의 융기로 앞쪽으로 **혀밑신경관**이 그보다 뒤쪽에는 관절융기관이 있다.

바깥뒤통수뼈융기 | 뒤쪽 바깥면 중앙에 가장 돌출된 부분으로 양옆으로 **위목덜미선**이 꼭지돌기까지 계속되며 그보다 아래쪽에 **아래목덜미선**이 있다.

속뒤통수뼈융기 | **바깥뒤통수뼈융기**의 속면 중앙에 돌출된 부위로 **정맥굴고랑**이 십자형태로 만난다.

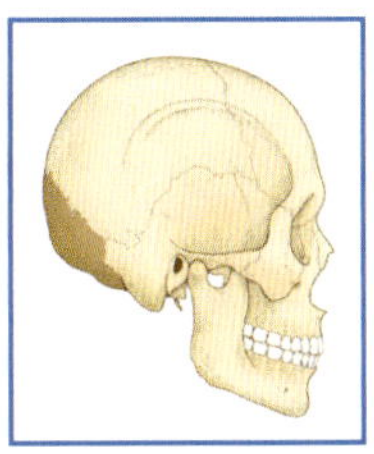

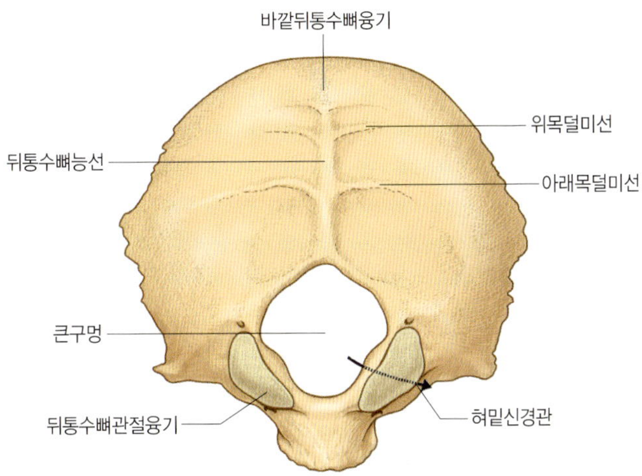

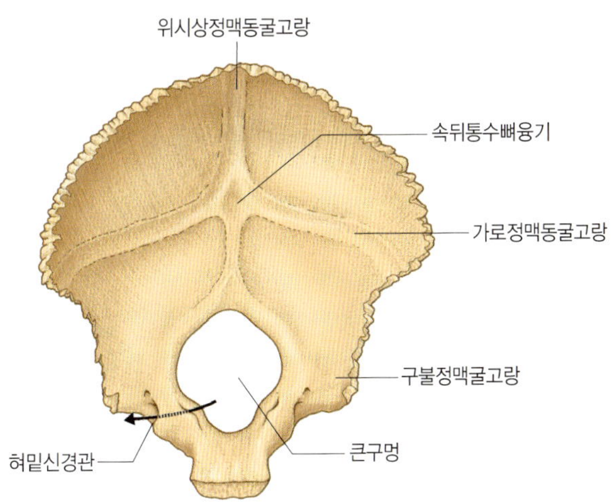

■ 뒤통수뼈

가로정맥동굴고랑 | groove for transverse sinus
고리뼈, 첫째목뼈 | 환추; 환추골; 제1경추 / atlas [CI]
구불정맥굴고랑 | groove for sigmoid sinus
나비굴 | 접형골동 / sephenoidal sinus
뇌하수체오목 | 하수체와 / hypophysial fossa
뒤머리뼈우묵 | 후두개와 / posterior cranial fossa
뒤통수뼈 | 후두골 / occipital bone
뒤통수뼈관절융기 | 후두과 / occipital condyle
뒤통수뼈능선 | occipital crest
마루뼈 | 두정골 / parietal bone
머리뼈안 | 두개강 / cranial cavity
바깥뒤통수뼈융기 | 외후두융기 / external occipital protuberance
소뇌 | cerebellum
속뒤통수뼈융기 | 내후두융기 / internal occipital protuberance
숨뇌; 연수 | myelencephalon; medulla oblongata; bulb
시옷봉합 | 람다상봉합 / lambdoid suture
아래목덜미선 | 하항선 / inferior nuchal line
안장 | 터어키안 / sella turcica
위목덜미선 | 상항선 / superior nuchal line
위시상정맥동굴고랑 | groove for superior sagittal sinus
척수 | spinal cord
큰구멍 | 대후두공 / foramen magnum
혀밑신경관 | 설하신경관 / hypoglossal canal

관자면 | 측두면 / temporal surface
나비굴 | 접형골동 / sephenoidal sinus
나비굴구멍 | 접형골동구 / aperture of sphenoidal sinus
나비뼈 | 접형골 / sphenoid bone
날개갈고리 | 익돌구 / pterygoid hamulus
날개관 | pterygoid canal
날개돌기 | 익상돌기 / pterygoid process
날개판 | pterygoid plate
뇌막동맥구멍 | 극공 / foramen spinosum
뇌하수체오목 | 하수체와 / hypophysial fossa
눈확면 | 안와면 / orbital surface
뒤침대돌기 | posterior clinoid process
머리뼈바닥 | 두개저 / cranial base
시각교차고랑 | chiasmatic groove
시각신경관 | 시신경관 / optic canal
시신경관 | optic foramen
안장 | 터어키안 / sella turcica
앞머리뼈우묵 | 전두개와 / anterior cranial fossa
앞침대돌기 | anterior clinoid process
원형구멍 | 정원공 / foramen rotundum
위눈확틈새 | 상안와열 / superior orbital fissure
작은날개 | 소익 / lesser wing
중간머리뼈우묵 | 중두개와 / middle cranial fossa
큰날개 | 대익 / great wing
타원구멍 | 난원공 / foramen ovale
파열구멍 | 파열공 / foramen lacerum

나비뼈

나비뼈는 머리뼈바닥의 중간부분에 위치하며 가쪽 일부를 형성한다. 날개를 편 나비 모양으로 크게 몸통, 큰날개, 작은날개, 날개돌기로 구분된다.

나비뼈몸통 | 나비뼈몸통의 속이 빈 정육면체모양의 빈 공간인 나비굴이 코안으로 열린다. 나비뼈몸통의 위쪽 표면에는 말안장 모양의 안장이 있으며 안장의 가운데에는 뇌하수체오목이 있다.

큰날개 | 나비뼈몸통 양쪽으로 뻗어 있으며 중간머리뼈우묵과 눈확의 뒤쪽을 형성한다. 큰날개 뒤쪽은 관자우묵에서 관자뼈 앞쪽과 관절한다. 머리뼈바닥 앞쪽부터 원형구멍, 타원구멍, 뇌막동맥구멍이 차례로 있고 관자뼈와 사이에 파열구멍이 있다.

작은날개 | 나비뼈몸통 앞쪽으로 뻗어 있으며 앞머리뼈우묵의 뒤쪽을 형성한다. 몸통과 작은날개 사이에 시각신경관(II)이 있으며 큰날개와 작은날개 사이에는 위눈확틈새가 있다.

날개돌기 | 나비뼈몸통과 큰날개가 합쳐진 부위에서 아래쪽으로 뻗어 코안의 뒤가쪽을 이룬다. 날개돌기는 날개판과 날개갈고리로 이루어져 있다.

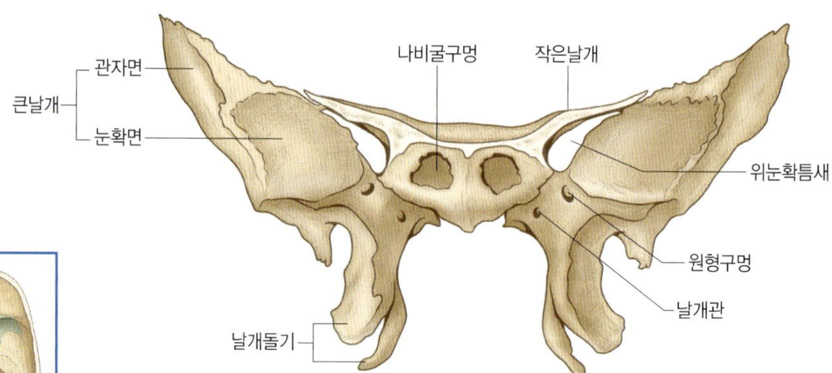

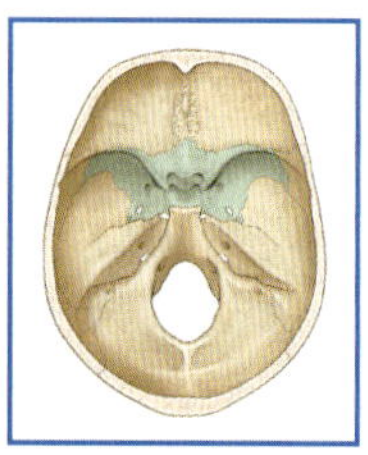

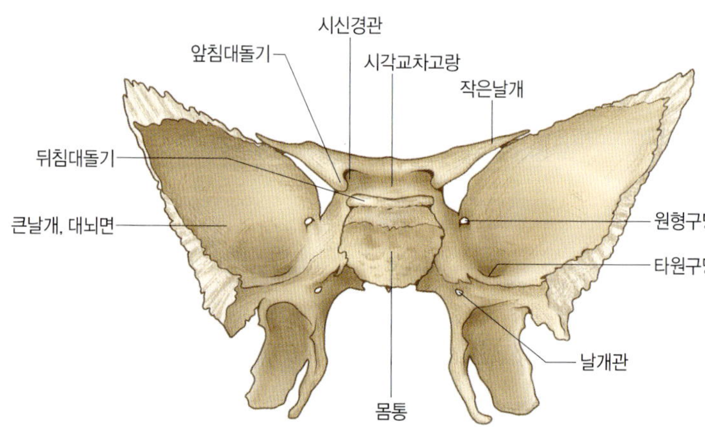

■ 나비뼈

벌집뼈

양쪽 눈확 사이의 중간에 위치해 있는 홑으로 된 뼈로 코안의 지붕을 이루는 주요한 구조물이다. 크게 벌집체판, 수직판, 벌집미로로 나눈다.

벌집체판 | 머리뼈바닥의 앞쪽을 이루는 수평부분으로 후각신경이 지나는 구멍이 여러 개 뚫려 있는 체판이 있다. 정중선 위쪽으로 뇌경질막의 대뇌낫이 부착되는 볏돌기가 솟아 있다.

수직판 | 체판의 아래쪽으로 돌출되어 코중격의 윗부분을 형성하고 코안을 양쪽으로 나눈다.

벌집뼈미로 | 매우 복잡한 형태로 공기가 찬 여러 개의 작은 공간인 벌집뼈벌집들이 미로처럼 벌집굴을 이루고 있으며, 가쪽덩이, 위코선반, 중간코선반이 코안과 눈확 사이의 벽을 이룬다.

가쪽덩이 | 외측괴 / lateral mass
눈확 | 안와 / orbit
눈확판 | 안와판 / orbital plate
대뇌낫 | 대뇌겸 / falx cerebri; cerebral falx
머리뼈바닥 | 두개저 / cranial base
벌집뼈 | 사골 / ethmoid bone
벌집뼈미로 | 사골미로 / ethmoidal labyrinth
벌집뼈벌집 | 사골봉소 / ethmoidal cells
벌집체판 | 사골판 / cribriform plate
볏돌기 | 계관 / crista galli
수직판 | perpendicular plate
위코선반 | 상비갑개 / superior nasal concha
중간코선반 | 중비갑개 / middle nasal concha
체판 | 벌집체판, 사골판 / cribriform plate
코안; 비강 | nasal cavity
코중격 | 비중격 / nasal septum

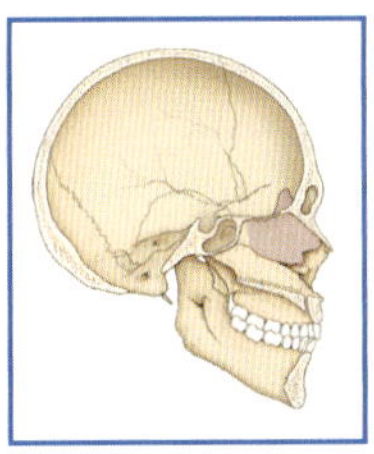

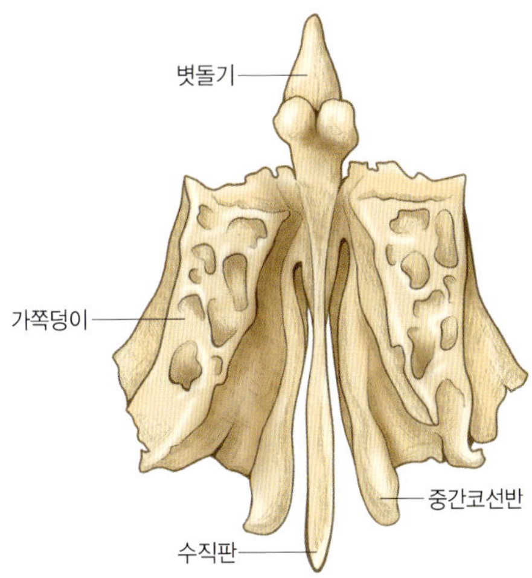

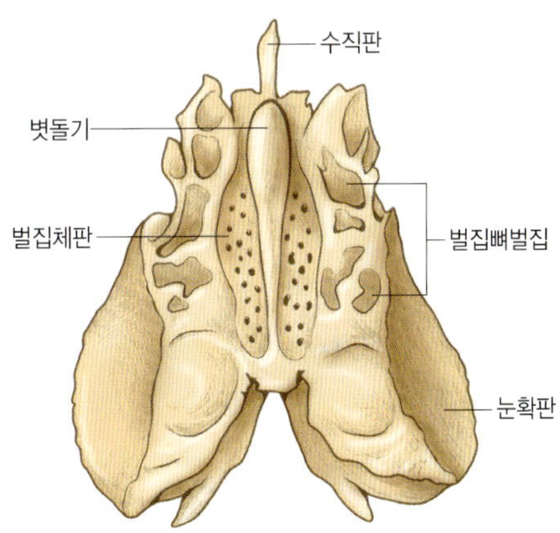

■ 벌집뼈

관자뼈 | 측두골 / temporal bone
광대뼈 | 관골, 권골 / zygomatic bone
나비뼈 | 접형골 / sphenoid bone
눈물뼈 | 누골 / lacrimal bone
눈물주머니 | 누낭 / lacrimal sac
눈확 | 안와 / orbit
뒤눈물능선 | 후누낭릉 / posterior lacrimal crest
뒤통수뼈 | 후두골 / occipital bone
마루뼈 | 두정골 / parietal bone
보습뼈 | 서골 / vomer
아래코선반 | 하비갑개 / inferior nasal concha
아래턱뼈 | 하악골 / mandible
얼굴머리뼈 | viscerocranium
위턱뼈 | 상악골 / maxilla
이마뼈 | 전두골 / frontal bone
입천장뼈 | 구개골 / palatine bone
코뼈 | 비골 / nasal bone
코선반뼈 | 하비갑개 / inferior nasal conchae

얼굴머리뼈 viscerocranium

얼굴뼈는 코뼈, 눈물뼈, 입천장뼈, 코선반뼈, 보습뼈, 위턱뼈, 아래턱뼈, 광대뼈로 이루어져 있다.

코뼈

코뼈는 한 쌍의 작고 평평한 직사각형 모양의 뼈로서 정중선에서 만나 콧대를 형성한다. 코안으로 가는 위쪽 입구를 보호하고 아래쪽으로는 연골이 부착되어 콧구멍을 만든다.

눈물뼈

한 쌍의 눈물뼈는 손톱 모양으로 얼굴머리뼈 중에서 가장 작으며 뒤눈물능선에 의해 2개의 부분으로 나뉜다. 능선의 앞쪽은 위턱뼈와 함께 눈물을 모아 코안으로 전달하는 기관인 눈물주머니를 보관하며, 능선의 뒤쪽은 눈확 안쪽벽의 앞부분을 형성한다.

입천장뼈

한 쌍의 L자 모양의 뼈로 위턱뼈와 나비뼈 사이에 있으며 주위의 6개의 뼈(반대쪽 입천장뼈, 나비뼈, 벌집뼈, 위턱뼈, 아래코선반뼈, 보습뼈)와 관절한다.

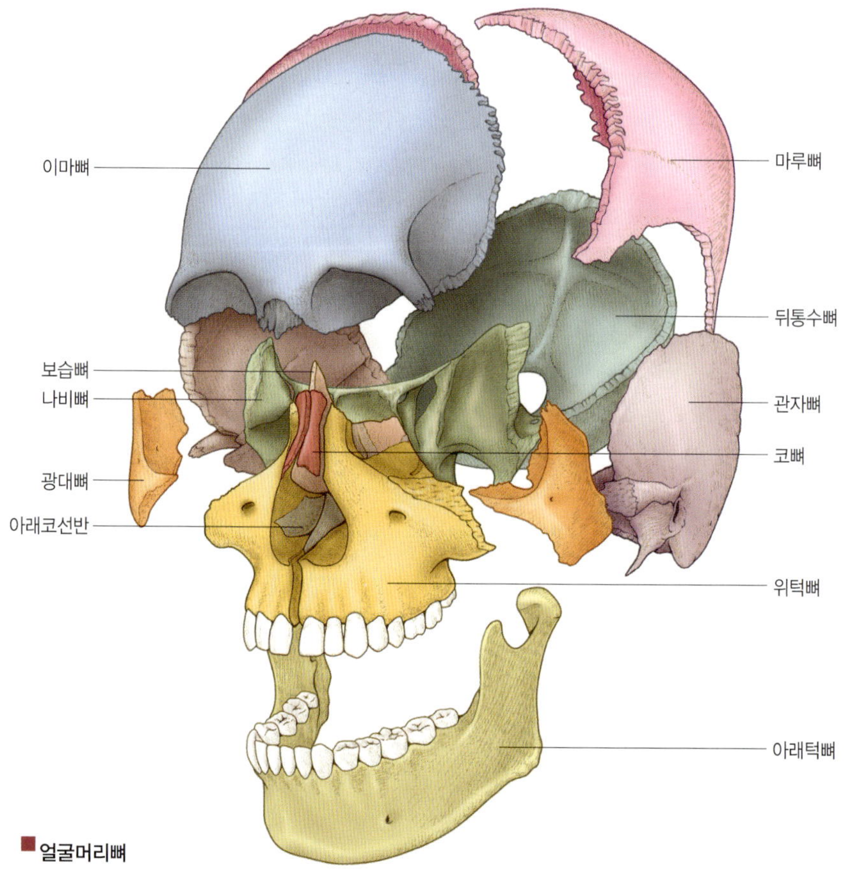

■ 얼굴머리뼈

임상사례

모든 코선반의 표면은 점액성 막으로 덮여 있으며 두루마리처럼 말린 형태는 표면을 보다 넓게 만들어 숨을 들이쉴 때 공기의 습도, 온도, 청결에 관여한다. 또한 선반부위는 소리를 더 크고 길게 연장하는 공명역할도 한다. 위코선반 부위는 후각 감각수용기인 체판구멍 가까이에 있어 후각을 담당하는 표면적을 증가시킨다.

수평판 | 단단입천장의 뒤쪽을 이루고 입안과 코안을 분리시킨다.

수직판 | 코안의 뒤가쪽과 눈확에서 시각신경관에 접해 있는 바닥의 일부를 형성한다. 큰입천장구멍과 작은입천장구멍이 있으며 수직판부분의 나비입천장패임은 나비뼈와 관절하여 나비입천장구멍을 만든다.

코선반뼈

한 쌍의 코선반뼈는 아래가 두루마리처럼 약간 말린 모양으로 코안의 가쪽벽을 이룬다. 위코선반과 중간코선반은 벌집뼈의 일부이지만 코선반뼈는 벌집뼈에 속하지 않고 분리된 독립된 뼈다. 코선반뼈는 벌집뼈 중간코선반 아래에서 아래코선반을 형성하며 코선반 중에서 가장 크다.

보습뼈

보습뼈는 얇은 판 모양으로 벌집뼈 수직판, 코중격연골과 함께 코중격을 형성하여 코안을 오른쪽과 왼쪽으로 나누는 칸막이역할을 한다.

위턱뼈

한 쌍의 위턱뼈는 정중선에서 관절하여 위턱을 형성하며 얼굴의 중앙에 위치한다. 위턱뼈는 아래턱뼈를 제외하고는 얼굴의 모든 뼈와 연결되어 있으며 눈확의 바닥부분, 코안의 가쪽벽과 바닥부분, 그리고 단단입천장의 대부분을 이루고 있다. 위턱뼈는 몸통과 4개의 돌기로 구성되어 있다.

나비입천장구멍 | 접구개공 / sphenopalatine foramen
나비뼈 | 접형골 / sphenoid bone
나비입천장패임 | 접구개절흔; 접형구개절흔 / sphenopalatine notch
단단입천장 | 경구개 / hard palate
벌집뼈수직판 | 사골수직판 / perpendicular plate of ethmoid bone
벌집뼈 | 사골 / ethmoid bone
보습뼈 | 서골 / vomer
수직판 | perpendicular plate
수평판 | horizontal plate
아래코선반 | 하비갑개 / inferior nasal concha
아래턱뼈 | 하악골 / mandible
위코선반 | 상비갑개 / superior nasal concha
위턱뼈 | 상악골 / maxilla
입안; 구강 | oral cavity
작은입천장구멍 | 소구개공 / lesser palatine foramen
중간코선반 | 중비갑개 / middle nasal concha
코선반뼈 | 하비갑개 / inferior nasal conchae
코안; 비강 | nasal cavity
코중격 | 비중격 / nasal septum
코중격연골 | 비중격연골 / septal nasal cartilage
큰입천장구멍 | 대구개공 / greater palatine foramen

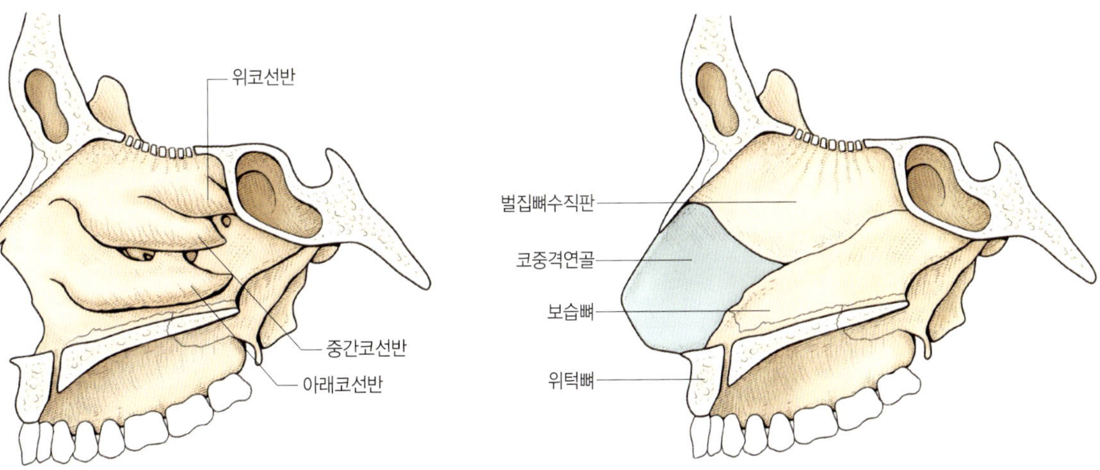

| 코안의 가쪽 |　| 코중격 |

■ 코의 뼈대

관자면 | 측두면 / temporal surface
관자뼈 | 측두골 / temporal bone
광대관자구멍 | 관골측두공 / zygomaticotemporal foramen
광대눈확구멍 | 관골안와공 / zygomatico-orbital foramen
광대얼굴구멍 | 관골안면공 / zygomaticofacial foramen
광대돌기 | 관골돌기 / zygomatic process
광대면 | 관골면 / malar surface
광대뼈 | 관골; 권골 / zygomatic bone
광대활 | 관골궁 / zygomatic arch
나비뼈큰날개 | 접형골대익 / greater wing of sphenoid
나비입천장구멍 | 접구개공 / sphenopalatine foramen
날개돌기가쪽판 | 익상돌기외측판 / lateral plate of pterygoid process
날개갈고리 | 익돌구 / pterygoid hamulus
눈확 | 안와 / orbit
눈확면 | 안와면 / orbital surface
눈확아래구멍 | 안와하공 / infraorbital foramen
단단입천장 | 경구개 / hard palate
아래눈확틈새 | 안와하열 / inferior orbital fissure
아래턱뼈 | 하악골 / mandible
앞니구멍 | 절치공 / incisive foramen
앞코가시 | 전비극 / anterior nasal spine
위턱뼈광대돌기 | 상악골관골돌기 / zygomatic process of maxilla
위턱뼈이마돌기 | 상악골전두돌기 / frontal process of maxilla
위턱굴 | 상악동 / maxillary sinus
위턱뼈 | 상악골 / maxilla
이마돌기 | 전두돌기 / frontal process
이마뼈 | 전두골 / frontal bone
이틀돌기 | 치조돌기 / alveolar process
이틀활 | 치조궁 / alveolar arch
입천장돌기 | 구개돌기 / palatine process
코곁굴 | 부비동 / paranasal sinuses

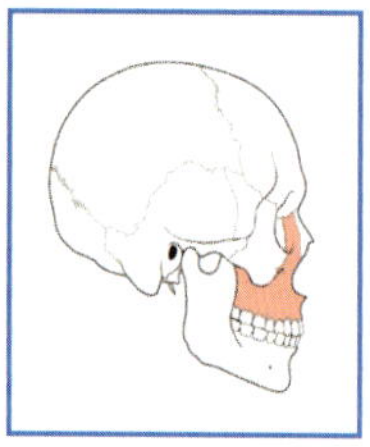

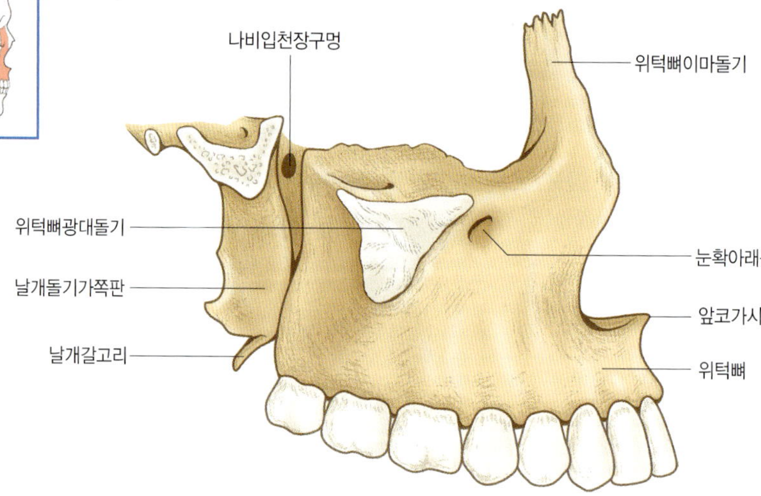

■ 위턱뼈

위턱뼈몸통 | 위턱뼈의 대부분을 차지하며 코곁굴 중 가장 큰 위턱굴이 있다. 몸통 앞쪽에 눈확아래구멍이 있고 위턱뼈눈확판과 나비뼈큰날개 사이에 아래눈확틈새가 있다.
광대돌기 | 가쪽으로 돌출되어 광대뼈와 관절하며 광대활의 앞쪽을 이룬다.
이마돌기 | 코뼈 양쪽에서 위쪽으로 뻗어 이마뼈와 관절한다.
이틀돌기 | 아래쪽으로 돌출되어 이틀활을 이루며 이곳에 윗니가 박혀 있다.
입천장돌기 | 단단입천장의 앞쪽 3/4를 차지한다. 양쪽의 입천장돌기가 정중선에서 만나 입천장봉합을 이루며 이 봉합선의 앞쪽에 앞니구멍이 있다.

광대뼈

한 쌍의 광대뼈는 3개의 면과 4개의 돌기가 얼굴가쪽에서 이마뼈, 위턱뼈, 나비뼈, 관자뼈와 관절한다. 위로는 이마돌기, 뒤쪽으로는 관자돌기, 안쪽으로 눈확돌기, 아래로 위턱돌기가 돌출되어 있다. 관자돌기는 관자뼈의 광대돌기와 연결되어 광대활을 형성한다.

광대면 | 광대뼈의 앞가쪽 표면을 이루며 앞으로 볼록하며 광대얼굴구멍이 있다.
관자면 | 광대뼈의 뒤쪽면과 안쪽면을 이루며 앞으로 오목하다. 안쪽은 위턱뼈와 관절하는 삼각형 모양의 거친면이 있고 가쪽은 매끈하며 광대관자구멍이 있다.
눈확면 | 눈확의 가쪽벽과 아래벽의 일부를 형성하며 광대눈확구멍이 있다.

아래턱뼈

아래턱뼈는 얼굴에서 가장 크고 단단하며 관자뼈와 관절하여 머리에서 유일하게 움직인다. 얼굴의 맨 아래쪽에 있으며 앞쪽에서 볼 때 U자 모양으로 크게 몸통과 가지로 구분한다.

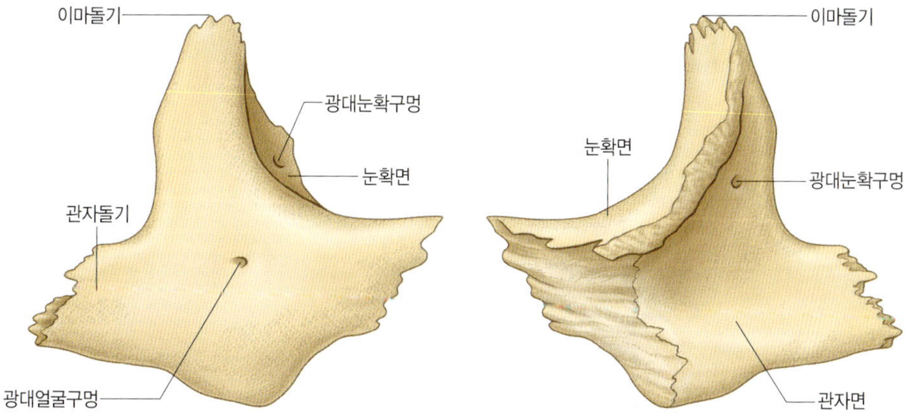

■ 광대뼈

텍뼈몸통 | 앞쪽으로 수평하게 돌출된 부위로 말발굽 모양으로 **이틀모서리**가 도드라져 **아랫니**가 박혀 있다. 턱끝에서 앞쪽으로 돌출된 **턱끝융기**가 있고 그 양쪽에 **턱끝구멍**이 있다.

턱뼈가지 | 몸통 양쪽에서 수직으로 돌출된 부분으로 **관자뼈**와 턱관절을 형성하는 **관절돌기**와 그보다 앞쪽에 관자근육이 부착되는 뾰족한 **근육돌기**가 있다. 이 두 돌기 사이에 파인 부분을 **턱뼈패임**이라 하며 턱뼈가지 안쪽면 중앙에 **턱뼈구멍**이 있다.

턱뼈각 | 턱뼈몸통과 턱뼈가지가 만나서 꺾이는 부분을 말하며 여자는 남자보다 더 부드럽고 완만한 각을 이룬다.

관자돌기 | 측두돌기 / temporal process
관자면 | 측두면 / temporal surface
관자뼈 | 측두골 / temporal bone
관절돌기 | condylar process
광대눈확구멍 | 관골안와공 / zygomatico-orbital foramen
광대얼굴구멍 | 관골안면공 / zygomaticofacial foramen
근육돌기 | 근돌기 / coronoid process
눈확면 | 안와면 / orbital surface
아랫니 | lower teeth
이마돌기 | 전두돌기 / frontal process
이틀모서리 | 치조연 / alveolar margin
턱끝가시 | 이극 / mental spine
턱끝구멍 | 이공 / mental foramen
턱끝융기 | 이융기 / mental protuberance
턱목뿔근신경고랑 | 악설골근신경구 / mylohyoid groove
턱뼈가지 | 하악지 / ramus of mandible
턱뼈각 | 하악각 / angle of mandible
턱뼈구멍 | 하악공 / mandibular foramen
턱뼈머리 | 하악두 / head of mandible
턱뼈패임 | 하악절흔 / mandibular notch
턱뼈혀돌기 | 소뇌소설 / lingula

임상사례

턱끝구멍은 일반적으로 둘째작은어금니 아래쪽에 있으며 턱뼈구멍과 함께 치과의사들이 마취제를 주입할 때 바늘을 찌르는 곳이다. 턱뼈구멍은 턱뼈가지와 몸통 속을 비스듬하게 지나는 턱뼈관의 시작점으로 턱끝구멍으로 열린다. 아래이틀신경과 혈관이 턱뼈관을 지난다.

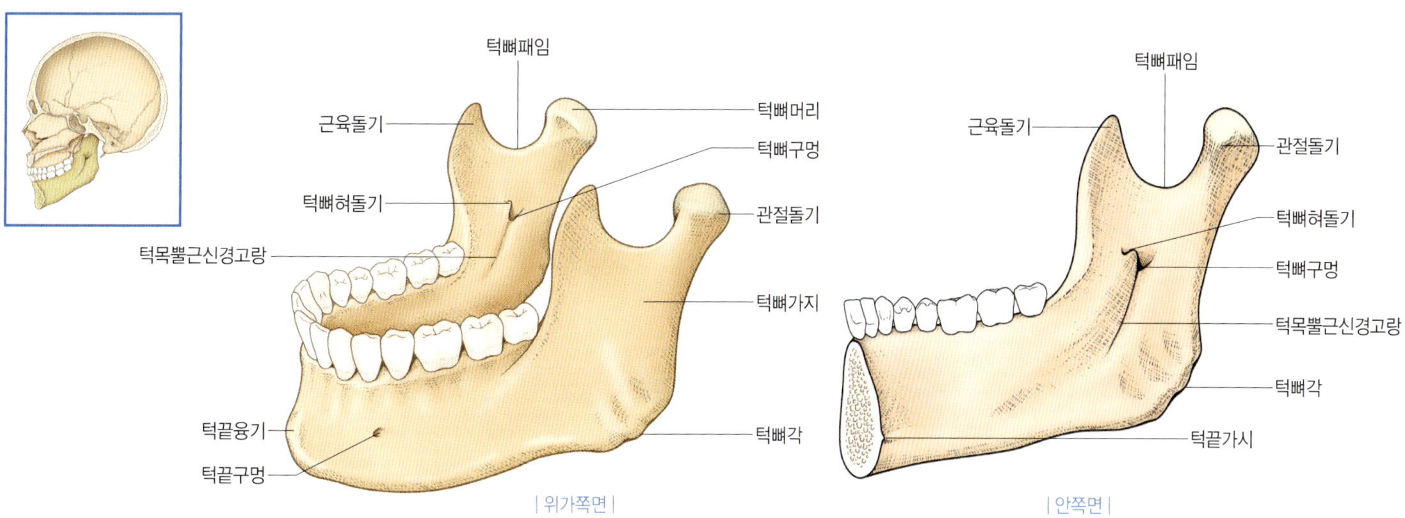

■ 아래턱뼈

임상사례

흔히 코가 부러졌다고 할 때에는 실제로 코뼈가 아닌 코중격연골이 손상된 경우가 많다.

가쪽벽 | 측벽 / lateral wall
광대뼈 | 관골; 권골 / zygomatic bone
나비뼈작은날개 | 접형골소익 / lesser wing of sphenoid
나비뼈큰날개 | 접형골대익 / greater wing of sphenoid
나비뼈 | 접형골 / sphenoid bone
눈물뼈 | 누골 / lacrimal bone
눈확 | 안와 / orbit
눈확꼭지 | 안와첨부 / orbital apex
눈확아래구멍 | 안와하공 / infraorbital foramen
눈확위구멍 | 안와상공 / supraorbital foramen
벌집뼈 | 사골 / ethmoid bone
벌집뼈수직판 | 사골수직판 / perpendicular plate of ethmoid bone
보습뼈 | 서골 / vomer
시각신경관 | 시신경관 / optic canal
아래눈확틈새 | 안와하열 / inferior orbital fissure
아래벽 | 하벽 / inferior wall
안쪽벽 | 내벽 / medial wall
위눈확틈새 | 상안와열 / superior orbital fissure
위벽 | 상벽 / superior wall
위턱뼈 | 상악골 / maxilla
이마뼈 | 전두골 / frontal bone
입천장뼈 | 구개골 / palatine bone
코기둥 | 비주 / columella
코중격 | 비중격 / nasal septum
코중격연골 | 비중격연골 / septal nasal cartilage

머리뼈의 복합적 구조들

코중격

코중격은 공기가 지나는 콧길을 왼쪽과 오른쪽의 콧구멍으로 나누며, 코중격이 뭉툭하게 끝나는 부분을 코기둥이라 한다. 보습뼈, 벌집뼈수직판은 단단한 뼈부분으로 뒤쪽에 위치하고 부드럽고 약간의 움직임이 있는 연골부분인 코중격연골은 앞쪽에 있다. 벌집뼈수직판 뒤모서리에는 보습뼈의 위앞모서리가 연결되어 코중격의 맨 뒷부분을 형성한다.

눈확

눈확은 안구와 부속구조물(안구근육, 눈물기관, 신경, 혈관 등)을 보호하며 7개의 뼈들(이마뼈, 나비뼈, 벌집뼈, 입천장뼈, 광대뼈, 눈물뼈, 위턱뼈)이 서로 연결되어 있다. 사각뿔 모양의 공간으로 꼭지부분은 뒤안쪽을 향하고 바닥부분은 앞가쪽을 향해 열려 있다.

눈확꼭지 | 위눈확틈새 바로 안쪽에 있는 나비뼈작은날개로 시각신경관에 해당된다.

위벽 | 눈확의 천장부분으로 이마뼈의 눈확부분과 그보다 안쪽에 나비뼈작은날개로 이루어져있다.

안쪽벽 | 벌집뼈, 이마뼈, 눈물뼈, 나비뼈로 이루어져 있으며 두께가 몹시 얇다.

가쪽벽 | 광대뼈와 나비뼈큰날개로 이루어져 있다. 벽 중에서 가장 단단하며 위벽과 경계부위에 위눈확틈새가 있다.

아래벽 | 주로 위턱뼈로 이루어져 있으며 광대뼈와 입천장뼈의 일부도 포함된다. 가쪽벽과 경계부위에 아래눈확틈새가 있다.

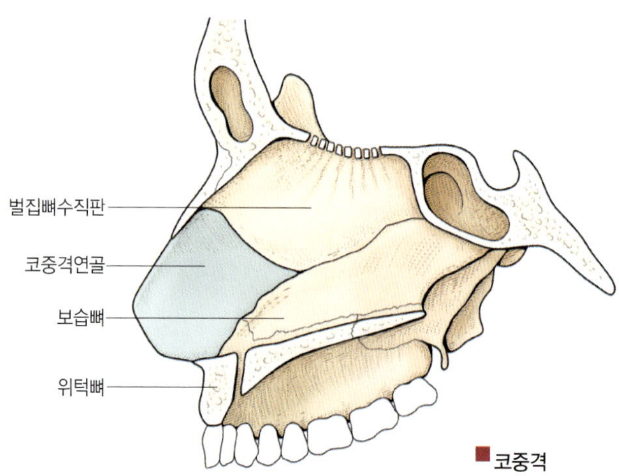

■ 코중격

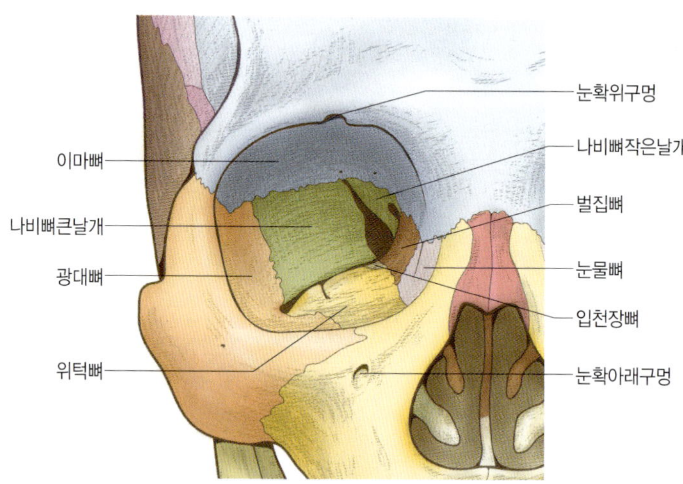

■ 눈확

봉합

봉합은 대부분의 머리뼈가 결합된 것으로 어른의 경우 거의 움직임이 없지만 유아나 소아의 경우 종종 움직이기도 한다. 많은 종류의 봉합 중 대표적 봉합은 다음과 같다.

관상봉합 | 이마뼈와 한 쌍의 마루뼈 사이의 봉합이다.

시상봉합 | 양쪽 마루뼈 사이의 봉합으로 정중선을 따라 앞뒤로 결합한다.

시옷봉합 | 한 쌍의 마루뼈와 뒤통수뼈가 'ㅅ'자 모양으로 결합한다.

비늘봉합 | 마루뼈와 관자뼈의 결합으로 생선비늘처럼 서로 겹쳐진 모양이다.

숫구멍

숫구멍은 출생 시 뼈되기중심으로부터 먼 쪽은 뼈되기 진행이 느리게 진행되어 부드러운 조직으로 되어 있는 부위를 말한다. 이런 유연성은 태아가 산도를 지날 때 머리뼈에 유연성을 제공하며 유아기동안 뇌 급속한 성장을 가능하게 한다. 태어날 때는 많은 숫구멍이 있으나 오랫동안 남아 있는 것은 6개이며 숫구멍이 닫히는 정도는 뇌의 발달 정도를 잴 수 있는 척도가 된다. 앞숫구멍과 뒤숫구멍은 정중시상부위에 각각 한 개씩 있고, 앞가쪽숫구멍과 뒤가쪽숫구멍은 양쪽에 쌍으로 있다.

앞숫구멍 | 한 쌍의 마루뼈와 이마뼈 사이의 중앙선에 위치하며 대강 다이아몬드 형태로 가장 큰 숫구멍이다.

뒤숫구멍 | 한 쌍의 마루뼈와 뒤통수뼈 사이의 중앙선에 위치한다. 뒤숫구멍은 앞숫구멍에 비해 훨씬 작기 때문에 일반적으로 태어난 후 2달 후 구멍이 닫힌다.

임상사례

시옷봉합의 이름은 그리스어 글자인 λ(람다 lambda)를 닮은 데서 유래되었다.

관상봉합 | coronal suture
관자뼈 | 측두골 / temporal bone
꼭지돌기 | 유양돌기; 유돌기 / mastoid process
뒤가쪽숫구멍 | 후측두천문 / mastoid fontanelle
뒤숫구멍 | 소천문 / posterior fontanelle
뒤통수뼈 | 후두골 / occipital bone
마루뼈 | 두정골 / parietal bone
마루뼈구멍 | 두정공 / parietal foramen
바깥뒤통수뼈융기 | 외후두융기 / external occipital protuberance
별모양점 | 성상점 / asterion
봉합 | suture
비늘봉합 | 인상봉합 / squamous suture
뼈되기중심 | 골화중심 / ossification center
숫구멍 | 천문 / fontanels
시상봉합 | sagittal suture
시옷봉합 | 람다상봉합 / lambdoid suture
시옷점 | 람다 / lambda
앞가쪽숫구멍 | 전측두천문 / sphenoidal fontanelle
앞숫구멍 | 대천문 / anterior fontanelle
위목덜미선 | 상항선 / superior nuchal line
이마뼈 | 전두골 / frontal bone
정수리점 | 브레그마; 전정 / bregma
코뼈 | 비골 / nasal bone

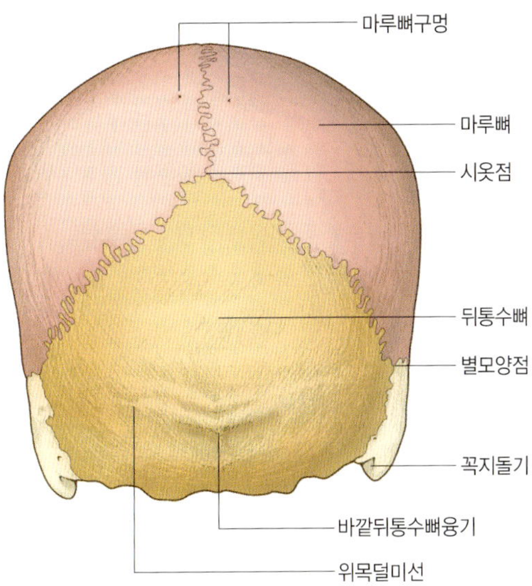

| 뒷면 |

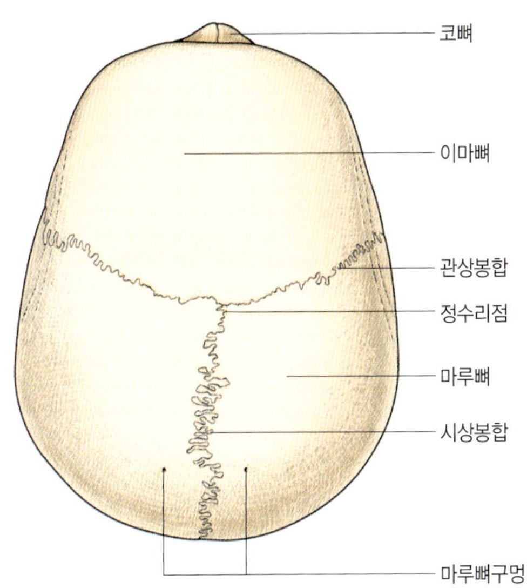

| 윗면 |

■ 머리뼈

관상봉합 | coronal suture
관자뼈 바위부분 | 측두골암양부 / temporal bone, petrous part
관자뼈 비늘부분 | 측두린 / temporal bone, squamous part
관자뼈 | 측두골 / temporal bone
광대뼈 | 관골; 권골 / zygomatic bone
나비뼈 | 접형골 / sphenoid bone
뒤가쪽숫구멍 | 후측두천문 / mastoid fontanelle
뒤숫구멍 | 소천문 / posterior fontanelle
뒤통수뼈 | 후두골 / occipital bone
마루뼈 | 두정골 / parietal bone
벌집뼈 | 사골 / ethmoid bone
비늘봉합 | 인상봉합 / squamous suture
시상봉합 | sagittal suture
시옷봉합 | 람다상봉합 / lambdoid suture
아래턱뼈 | 하악골 / mandible
앞가쪽숫구멍 | 전측두천문 / sphenoidal fontanelle
앞숫구멍 | 대천문 / anterior fontanelle
위턱뼈 | 상악골 / maxilla
이마봉합 | 전두봉합 / frontal suture
이마뼈 | 전두골 / frontal bone
코곁굴 | 부비동 / paranasal sinuses
코안; 비강 | nasal cavity

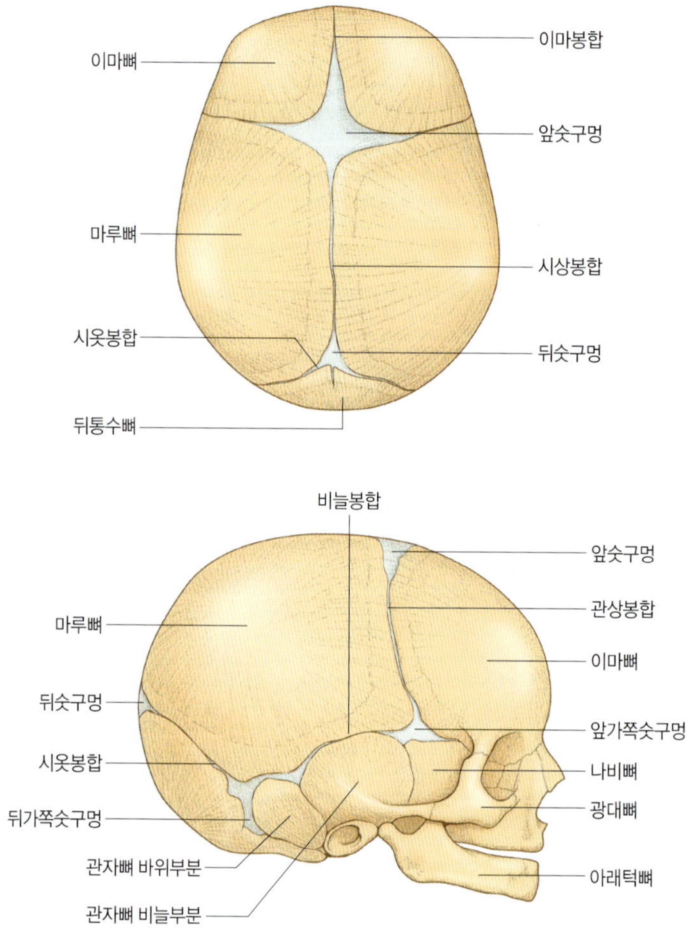

■ 머리뼈의 숫구멍

앞가쪽숫구멍 | **이마뼈**, **마루뼈**, **관자뼈**, **나비뼈** 사이 측면에 위치하며 작고 불규칙한 형태를 가진다. 보통 태어나서 3달 후 닫힌다.

뒤가쪽숫구멍 | **마루뼈**, **뒤통수뼈**, **관자뼈** 측면에 위치하며 불규칙한 형태를 가진다. 태어나서 한두 달이 지난 후 닫히기 시작하나 일반적으로 생후 1년까지는 완전히 닫힌다.

코곁굴

코곁굴은 **코안** 근처 **머리뼈**에 공기가 차 있는 굴로 태어날 때는 보이지 않지만 사춘기 동안 후각점막이 자람에 따라 생기게 된다. 끈끈한 점막으로 덮여 있으며 여기서 나온 분비물은 코안으로 흘러들어 간다. **이마뼈**, **나비뼈**, **벌집뼈**, **위턱뼈** 속에 있으며 머리뼈의 시상면절단면에서 쉽게 관찰할 수 있다. **코곁굴**은 머리뼈의 무게를 최소화하고, 코점막의 표면적을 넓혀 공기를 더 촉촉하고 깨끗하게 하며, 소리를 더 크고 길게 늘이는 공명기관의 역할도 한다.

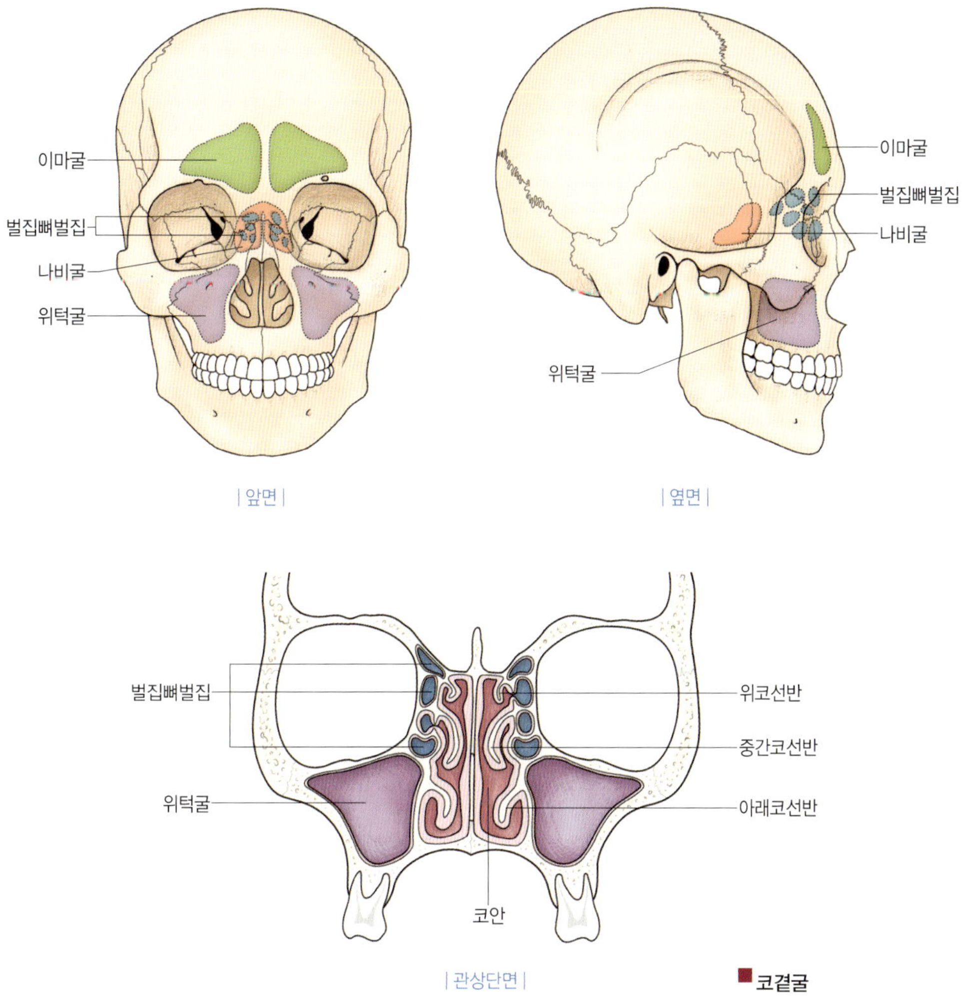

■ 코곁굴

관자뼈 | 측두골 / temporal bone
관자엽 | 측두엽 / temporal lobe
나비뼈작은날개 | 접형골소익 / lesser wing of sphenoid
나비뼈큰날개 | 접형골대익 / greater wing of sphenoid
나비굴 | 접형골동 / sphenoidal sinus
눈확 | 안와 / orbit
다리뇌 | 교뇌 / pons
뒤머리뼈우묵 | 후두개와 / posterior cranial fossa
뒤통수뼈 | 후두골 / occipital bone
마루뼈 | 두정골 / parietal bone
머리덮개뼈 | 두개관 / calvaria
머리뼈우묵 | 두개와 / cranial fossa
벌집뼈벌집 | 사골봉소 / ethmoidal cells
벌집뼈볏돌기 | 사골계관 / ethmoidal crista galli
소뇌 | cerebellum
숨뇌; 연수 | myelencephalon; medulla oblongata; bulb
아래코선반 | 하비갑개 / inferior nasal concha
앞머리뼈우묵 | 전두개와 / anterior cranial fossa
위코선반 | 상비갑개 / superior nasal concha
위턱굴 | 상악동 / maxillary sinus
이마굴 | 전두동 / frontal sinus
이마뼈 | 전두골 / frontal bone
이마엽 | 전두엽 / frontal lobe
중간머리뼈우묵 | 중두개와 / middle cranial fossa
중간코선반 | 중비갑개 / middle nasal concha
체판 | 벌집체판; 사골판 / cribriform plate
코안; 비강 | nasal cavity

머리뼈우묵

머리뼈 속의 생김새는 뇌의 표면 형태와 비슷하다. 머리덮개뼈를 제거하면 머리뼈의 바닥부위는 뇌의 아랫면과 비슷하게 앞쪽에서 뒤쪽으로 계단 형태의 세 단계로 뚜렷이 구분된다. 이를 각각 앞머리뼈우묵, 중간머리뼈우묵, 뒤머리뼈우묵이라 한다.

앞머리뼈우묵 | 크게 눈확과 코안의 지붕을 형성하는 이마뼈, 벌집뼈볏돌기와 체판, 그리고 나비뼈작은날개 부분이 형성한다. 이곳에는 대뇌의 이마엽이 놓인다.

중간머리뼈우묵 | 중간머리뼈우묵은 나비뼈작은날개의 뒤모서리에 의해 앞머리뼈우묵과 나뉘고 관자뼈 바위능선에 의해 뒤머리뼈우묵과 나뉜다. 나비뼈몸통을 중심으로 양쪽에 나비뼈큰날개, 관자뼈 그리고 마루뼈의 일부가 있으며 대뇌의 관자엽이 놓인다.

뒤머리뼈우묵 | 3개의 우묵 중 제일 크고 깊다. 대부분 뒤통수뼈로 이루어져 있으며 관자뼈의 바위부분이 앞쪽을 형성한다. 이곳에는 소뇌, 다리뇌, 숨뇌가 놓인다.

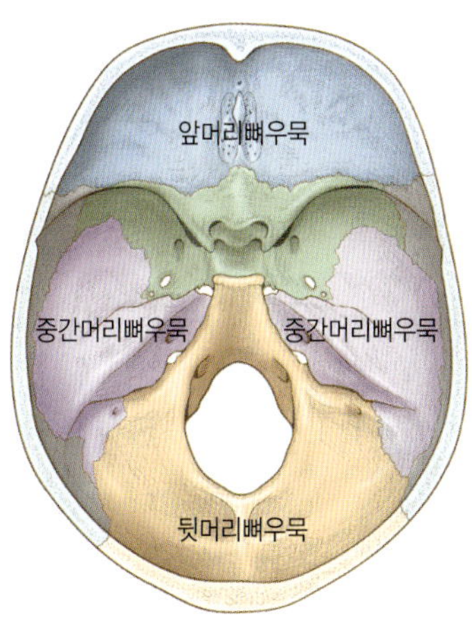

■ 머리뼈우묵

목뿔뼈 | 설골 / hyoid bone
목뿔뼈몸통 | 설골체 / body of hyoid bone
방패연골 | 갑상연골 / thyroid cartilage
붓돌기 | 경상돌기 / styloid process
작은뿔 | 소각 / lesser horn
큰뿔 | 대각 / greater horn

목뿔뼈

목뿔뼈는 **방패연골**의 위쪽 모서리에 위치하고 있으며, 위에서 보면 U자 모양의 단일한 뼈다. 앞면의 넓은 몸통과 양쪽 뒤로 길게 돌출된 큰뿔 그리고 몸통과 큰뿔 사이에 위로 돌출된 작은뿔로 이루어져 있다. 목뿔뼈는 주위의 다른 뼈와 직접 관절하지 않고 인대와 근육에 의해 관자뼈의 **붓돌기**에 매달려 있다. 여기에 부착되는 근육들은 혀를 지지하고 삼킴작용에 관여한다.

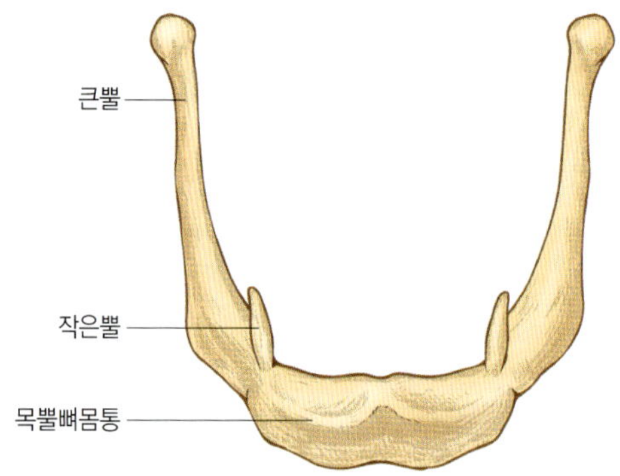

| 앞윗면 |

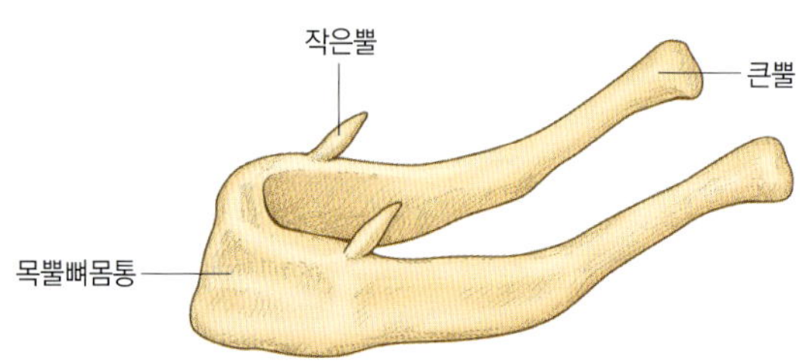

| 오른쪽 위가쪽면 |

■ 목뿔뼈

머리뼈의 주요 구멍들

이름	위치	구멍을 지나는 구조물
눈확위구멍(안와상공, supraorbital foramen)	이마뼈의 눈확위모서리	눈확위신경, 눈확위동맥
아래눈확틈새(하안와열, inferior orbital fissure)	위턱뼈와 나비뼈 사이	위턱신경[V2], 눈확아래혈관
코눈물뼈관(비루관, nasolacrimal canal)	눈물뼈	코눈물뼈관
눈확아래구멍(안와하공, infraorbital foramen)	위턱뼈	위턱신경[V2], 눈확아래혈관
광대얼굴구멍(관골안면공, zygomaticofacial foramen)	광대뼈	광대얼굴신경, 광대얼굴혈관
턱끝구멍(이공, mental foramen)	아래턱뼈	턱끝신경, 턱끝혈관
체판구멍(사상공, cribriform foramina)	벌집뼈	후각신경[I]
시각신경관(시신경관, optic canal)	나비뼈 작은날개	시각신경[II], 눈동맥
위눈확틈새(상안와열, superior orbital fissure)	나비뼈 큰날개와 작은날개 사이	눈돌림신경[III], 도르래신경[IV], 눈신경[V1], 갓돌림신경[VI], 얼굴정맥
원형구멍(정원공, foramen rotundum)	나비뼈 큰날개	위턱신경[V2]
타원구멍(난원공, foramen ovale)	나비뼈 큰날개	아래턱신경[V3]
파열구멍(파열공, foramen lacerum)	나비뼈와 관자뼈 사이	오름인두동맥 가지
뇌막동맥구멍(극공, foramen spinosum)	나비뼈 큰날개	중간뇌막혈관
속귓구멍(내이공, internal acoustic pore)	관자뼈	얼굴신경(VII), 속귀신경(VIII)
목정맥구멍(경정맥공, jugular foramen)	관자뼈와 뒤통수뼈 사이	속목정맥, 혀인두신경[IX], 미주신경[X], 더부신경[XI]
혀밑신경관(설하신경공, hypoglossal canal)	뒤통수뼈	혀밑신경[XII], 오름인두동맥 가지
큰구멍(대공, foramen magnum)	뒤통수뼈	숨뇌와 숨뇌막, 혀인두신경[IX], 척수, 척추동맥
앞니구멍(절치공, incisive foramen)	위턱뼈	큰입천장혈관 가지, 코입천장신경
큰입천장구멍(대구개공, greater palatine foramen)	입천장뼈	큰입천장신경, 내림입천장혈관
큰입천장구멍(소구개공, lesser palatine foramen)	입천장뼈	작은입천장신경
목동맥관(경동맥관, carotid canal)	관자뼈	속목동맥, 교감신경
붓꼭지구멍(경유돌공, stylomastoid foramen)	관자뼈	얼굴신경(VII), 붓꼭지동맥
꼭지구멍(유돌공, mastoid foramen)	관자뼈	뒤통수동맥, 이끌정맥
턱뼈구멍(하악공, mandibular foramen)	아래턱뼈가지	아래이틀신경, 아래이틀혈관

가슴우리 | 흉곽우리 / thoracic cage
고리뼈; 첫째목뼈 | 환추; 환추골; 제1경추 / atlas [CI]
꼬리뼈 | 미골 / coccyx
다리이음뼈 | 하지대; 하지연결대 / pelvic girdle
등(척추)뼈 | 흉추 / thoracic vertebrae
목(척추)뼈 | 경추 / cervical vertebrae
솟을뼈; 일곱째목뼈 | 융추; 융추골; 제7경추 / vertebra prominens [CVII]
엉치뼈 | 천골 / sacrum
중쇠뼈; 둘째목뼈 | 제2경추 / axis [CII]
척주 | vertebral column
척추뼈 | 추골 / vertebral bone
척추사이구멍 | 추간공 / intervertebral foramen
척추사이원반; 척추원반 | 추간원판 / intervertebral disc
허리(척추)뼈 | 요추 / lumbar vertebrae

목뼈	7개
등뼈	12개
허리뼈	5개
엉치뼈	1개(5개)
꼬리뼈	1개(3~5개)
전체	26개(32~34개)

척주 vertebral column

척주는 **척추뼈**와 **척추사이원반**이 연결된 기둥모양의 뼈대로 우리 몸의 중심축을 이룬다. 척주는 척수를 감싸서 보호하고, 머리뼈를 지지하며, 갈비뼈와 연결되어 **가슴우리**를 이루며, **다리이음뼈**와 연결되고, 몸통근육의 부착점을 제공한다. 척주는 앞뒤나 옆으로 움직일 때 또는 회전할 때 필요한 유연성을 제공하고 위로부터의 충격을 흡수한다.

척주는 발생 초기에는 33개의 척추뼈로 이루어져 있지만 이후 **엉치뼈**와 **꼬리뼈**가 융합되어 어른에서는 26개 정도의 척추뼈를 가지며 각 부위별로 다음과 같다.

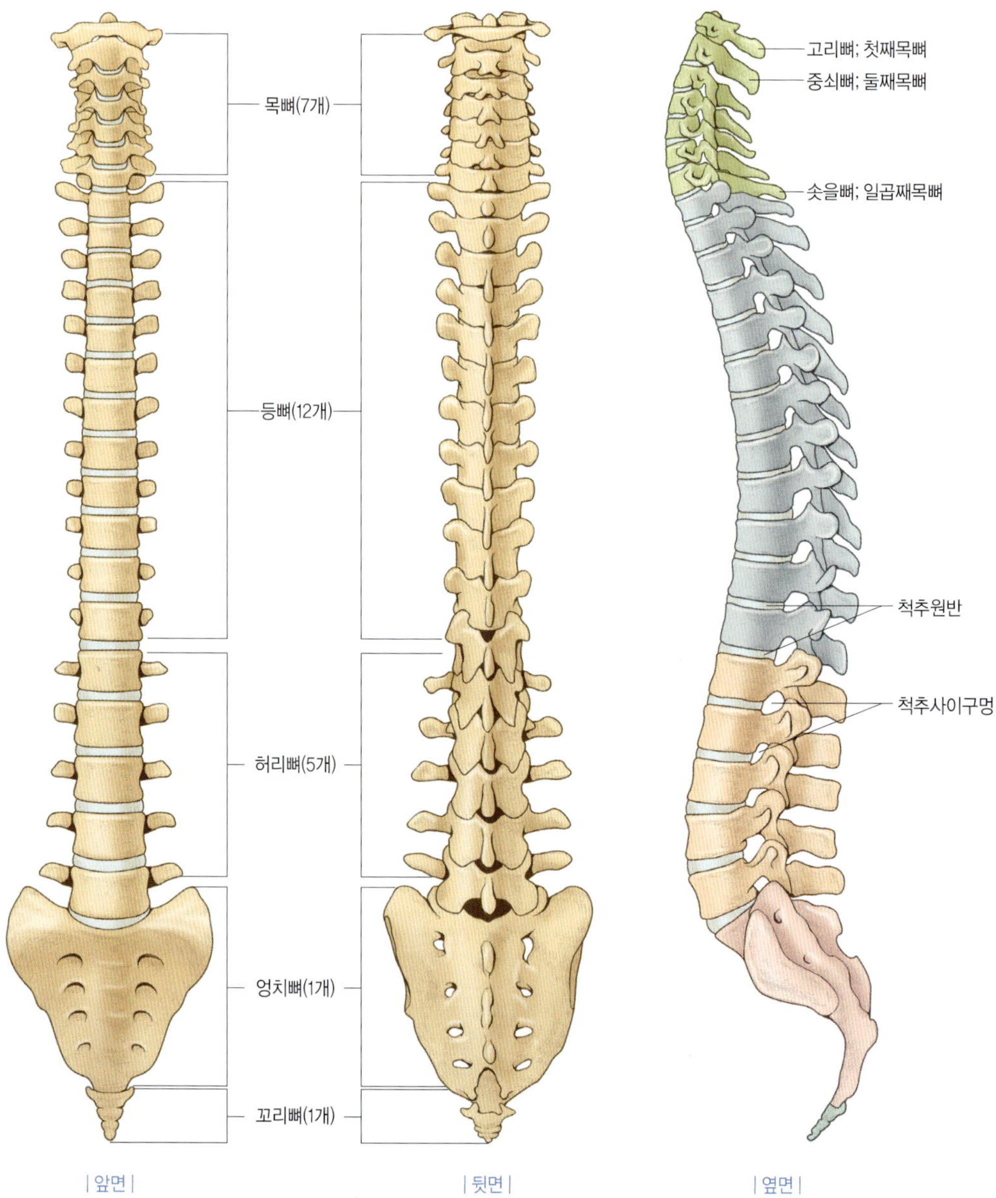

■ 척주

척주굽이 vertebral curvature

척주는 옆에서 앞쪽 또는 뒤쪽으로 네 번 휘어 있는데 이를 척주굽이라고 한다. **등굽이**와 **엉치굽이**는 뒤쪽으로 볼록하며 태아기에 나타나므로 **일차굽이**라 한다. **목굽이**와 **허리굽이**는 앞으로 볼록하며 태어난 후 뚜렷해지기 때문에 **이차굽이**라 한다. 하지만 이차곡선은 점차 나이가 들면서 없어질 수도 있다. 목굽이는 어린이가 목을 가누기 시작할 때, 허리굽이는 두발로 걷기 시작하며 뚜렷해지며 허리굽이는 일반적으로 여자에서 더 뚜렷하다. 이러한 척주의 곡선은 섰을 때의 자세를 균형 잡히게 해 주며 걷는 동안의 충격을 흡수하고 골절로부터 척주를 보호한다.

등굽이 | 흉추만곡 / thoracic curvature
목굽이 | 경추만곡 / cervical curvature
엉치굽이 | 천추만곡 / sacral curvature
이차굽이 | secondary curvature
일차굽이 | primary curvature
척주굽이 | 척주만곡 / vertebral curvature
허리굽이 | 요추만곡 / lumbar curvature

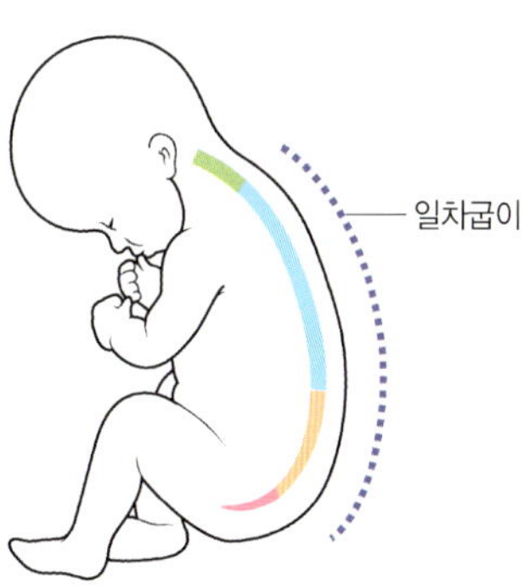

| 태아의 척주굽이 |

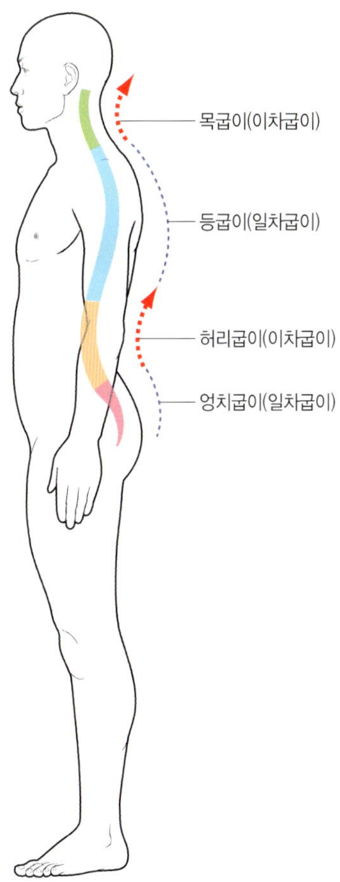

| 어른의 척주굽이 |

■ 척주굽이

가로돌기 | 횡돌기 / transverse process
가시돌기 | 극돌기 / spinous process
고리뿌리 | 추궁근 / pedicle of vertebral arch
고리판 | 추궁판 / lamina of vertebral arch
관절돌기 | condylar process
돌기 | processes
아래관절돌기 | 하관절돌기 / inferior articular process
위관절돌기 | 상관절돌기 / superior articular process
척주관 | vertebral canal
척추뼈고리 | 추궁 / vertebral arch
척추뼈구멍 | 추공 / vertebral foramen
척추뼈몸통 | 추체 / vertebral body
척추뼈패임 | 추골절흔 / vertebral notch
척추사이구멍 | 추간공 / intervertebral foramen
척추사이원반; 척추원반 | 추간원판 / intervertebral disc

전형적인 척추뼈 vertebral bone

척추뼈는 부위에 따라 크기, 형태, 구성 요소가 다르지만 대체적으로 구조와 기능이 비슷한 면이 있다. 전형적인 척추뼈는 몸통, 척추뼈고리와 몇 개의 돌기들로 구성되어 있다.

척추뼈몸통

몸통은 척추뼈에서 가장 크며 원통 모양으로 앞부분을 형성한다. 위에서 아래로 한 줄로 늘어선 몸통은 기둥모양의 뼈대를 형성한다. 척추뼈몸통은 척주에서 무게를 지탱하는 주요한 구성 요소이다. 섬유연골 성분의 척추사이원반이 몸통 사이에 위치하며 때문에 몸통의 위아래 표면은 원반이 붙을 수 있게 거칠다.

척추뼈고리

척추뼈고리는 척추뼈몸통의 뒤쪽에서 가시돌기쪽으로 아치형태로 뻗어 있으며 고리뿌리와 고리판으로 이루어져 있다. 몸통과 고리에 의해 생긴 척추뼈구멍이 서로 연결된 상태를 척주관이라 하며 척수를 감싸서 보호한다. 고리뿌리 위아래에는 척추뼈패임이 서로 연결되며 양쪽에 척추사이구멍이 생기며 척수신경이 지난다.

돌기

전형적인 척추뼈에는 3종류의 7개의 돌기가 있다. 가시돌기는 척추뼈고리에서 뒤로 뻗어 있다. 가로돌기는 고리뿌리와 고리판이 만나는 부분에서 양옆으로 각각 뻗어 있다. 가시돌기와 2개의 가로돌기는 근육의 부착점이 된다. 관절돌기는 4개로 위관절돌기와 아래관절돌기가 양쪽으로 있다. 두 개의 위관절돌기는 위쪽 척추뼈의 두 개의 아래관절돌기와 관절하여 척주가 비틀어지는 것을 방지한다.

임상사례

척추사이원반
(추간원판, intervertebral disc)

둘째목뼈에서 허리뼈 사이에는 척추사이원반이 있으며 척주높이의 약 1/4을 차지한다. 각각의 원반은 바깥에 섬유테(섬유륜, annulus fibrosus)라 불리는 섬유연골로 된 테두리를 가지고 있으며 내부에는 속질핵(수핵, nucleus pulposus)이라 불리는 매우 탄력적인 물질이 차 있다. 원반은 강한 접합을 형성하고 척주를 자유롭게 움직이게 하며 척주에 가해지는 충격을 흡수한다. 원반은 하루를 보내며 압박되기 때문에 아침보다 밤에 원반의 길이는 더 짧아진다. 나이가 들면서 키가 줄어들게 되는데 이는 속질핵은 탄력을 잃고 원반은 납작해지기 때문이다.

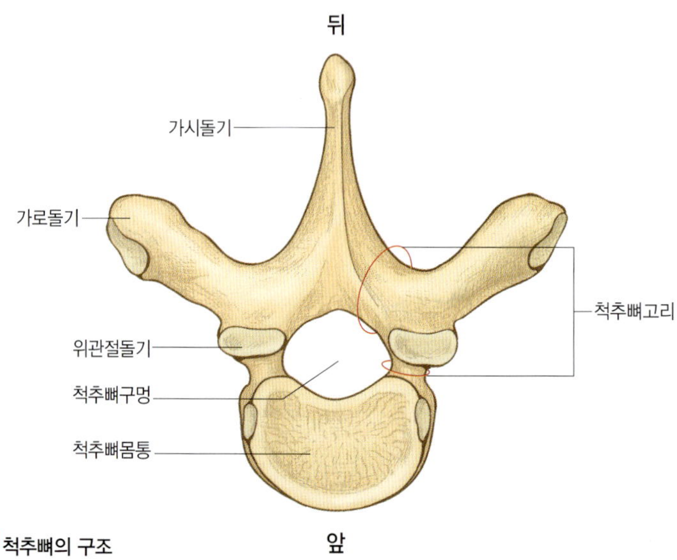

■ 척추뼈의 구조

목뼈 cervical vertebrae

목뼈는 7개로 이루어져 있으며 아래로 내려갈수록 점점 커진다. 첫째~둘째목뼈는 다른 목뼈와 크게 다르게 생겼고 일곱째목뼈는 등뼈와 비슷한 특징을 보인다. 목뼈몸통은 등뼈의 몸통보다 작고 앞뒤가 짧고 가로길이가 긴 타원형태이다. 목뼈의 고리부분은 큰 편으로 **척추뼈구멍**은 모든 척추뼈 중에서 가장 크다. 이는 척수의 **목팽대**가 위치하기 때문으로 그 모양은 끝이 무딘 삼각형을 하고 있다. 각각의 가로돌기에는 목뼈의 큰 특징적 요소인 **가로구멍**이 있어 **척추동맥**, **척추정맥**이 지난다. **가로구멍**을 중심으로 앞과 뒤로 나뉘는데 앞부분은 본래 갈비뼈의 성분이 융합된 것이다. 둘째~여섯째목뼈 가시돌기의 끝은 2개로 갈라진 경우가 많다.

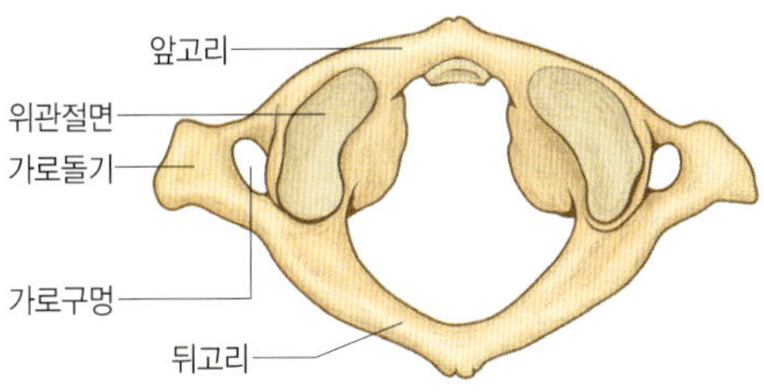

| 고리뼈 윗면 |

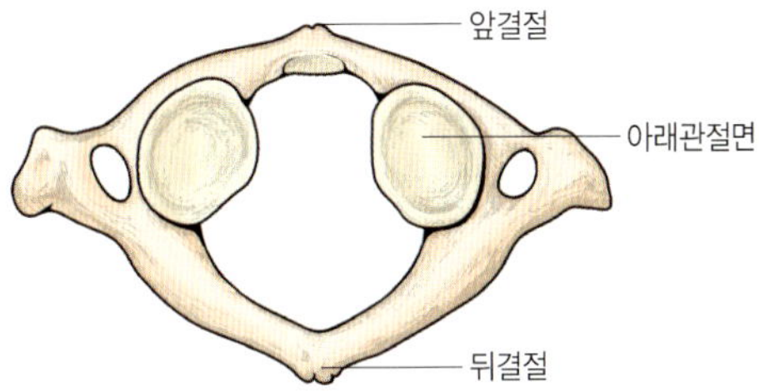

| 고리뼈 아랫면 |

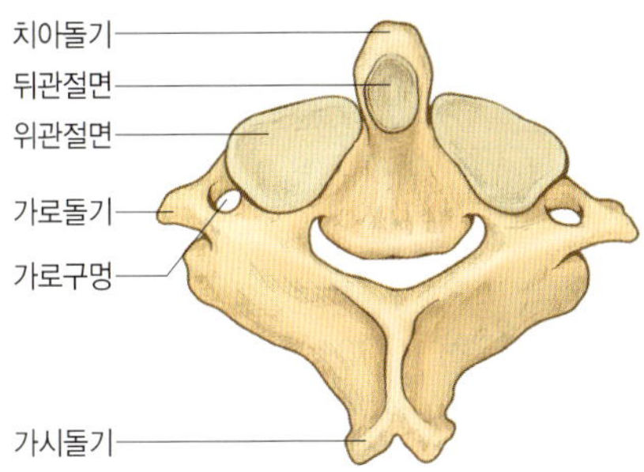

| 중쇠뼈 윗면 |

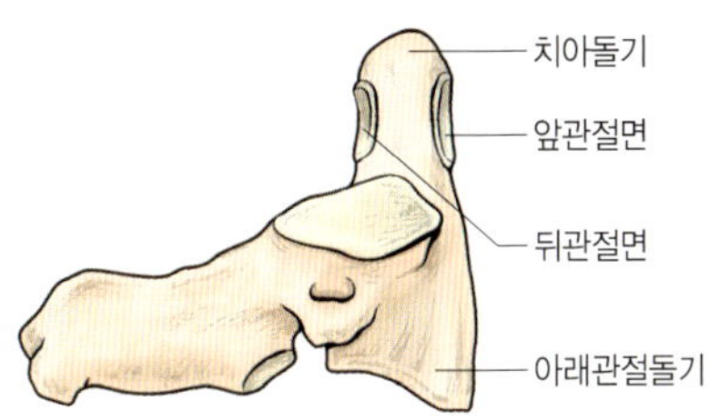

| 중쇠뼈 옆면 |

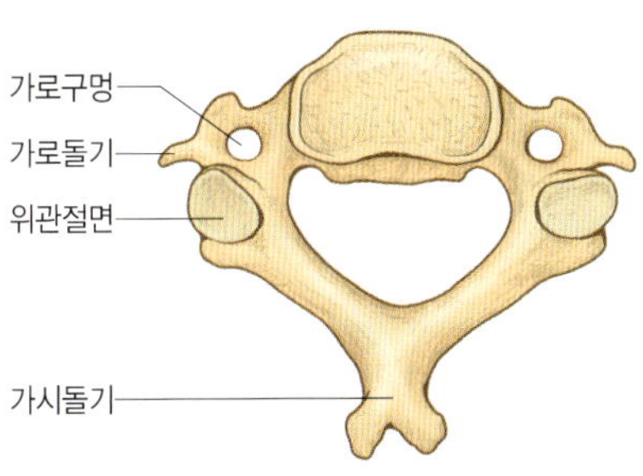

| 전형적인 목뼈 윗면 |

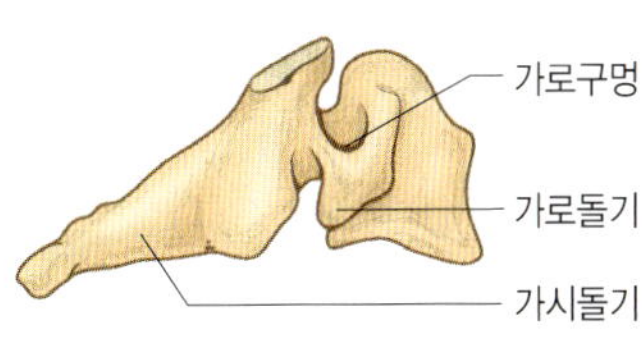

| 전형적인 목뼈 옆면 |

■ 목뼈

가로구멍 | 횡돌기공 / transverse foramen
가로돌기 | 횡돌기 / transverse process
가시돌기 | 극돌기 / spinous process
뒤결절 | 후결절 / posterior tubercle
뒤고리 | 후궁 / posterior arch
뒤관절면 | 후관절면 / posterior articular facet
목(척추)뼈 | 경추 / cervical vertebrae
목팽대 | 경팽대 / cervical enlargement
아래관절돌기 | 하관절돌기 / inferior articular process
아래관절면 | 하관절면 / inferior articular surface
앞결절 | 전결절 / anterior tubercle
앞고리 | 전궁 / anterior arch
위관절면 | 상관절면 / superior articular surface
척추동맥 | 추골동맥 / vertebral artery
척추뼈구멍 | 추공 / vertebral foramen
척추정맥 | 추골정맥 / vertebral vein
치아돌기 | 치돌기 / dens

임상사례

벌로 어깨에 천왕성을 지게 되었다는 신화에 등장하는 아틀라스(Atlas)의 이름에서 유래한 고리뼈는 머리를 떠받치고 있다. 고리뼈의 위아래를 구별할 때는 위관절면과 아래관절면의 모양으로 구분한다. 위관절면은 오목하며 긴 타원형으로 뒤통수뼈의 뒤통수뼈관절융기와 관절하며 굽힘, 폄운동을 한다. 아래관절면은 편평하며 둥글다. 가쪽덩이의 아래 표면의 아래관절면은 둘째목뼈와 관절한다.

가로돌기갈비오목 | 횡돌늑골와 / transverse costal fovea
가로돌기 | 횡돌기 / transverse process
가쪽덩이 | 외측괴 / lateral mass
갈비돌기 | 늑골돌기 / costal process
갈비뼈 | 늑골 / rib
갈비뼈결절 | 늑골결절 / tubercle
갈비오목 | 늑골와 / costal fovea
고리뼈, 첫째목뼈 | 환추; 환추골; 제1경추 / atlas [CI]
관절돌기 | condylar process
꼭지돌기 | 유양돌기; 유돌기 / mammillary process
덧돌기 | 부돌기 / accessory process
뒤결절 | 후결절 / posterior tubercle
뒤고리 | 후궁 / posterior arch
등(척추)뼈 | 흉추 / thoracic vertebrae
솟을뼈; 일곱째목뼈 | 융추; 융추골; 제7경추 / vertebra prominens [CVII]
아래관절면 | 하관절면 / inferior articular surface
앞고리 | 전궁 / anterior arch
위관절돌기 | 상관절돌기 / superior articular process
위관절면 | 상관절면 / superior articular surface
중쇠뼈; 둘째목뼈 | 제2경추 / axis [CII]
척추뼈 | 추골 / vertebral bone
척추뼈구멍 | 추공 / vertebral foramen
척추뼈몸통 | 추체 / vertebral body
치아돌기 | 치돌기 / dens
치아돌기오목 | 치돌기와 / facet for dens
허리(척추)뼈 | 요추 / lumbar vertebrae

첫째목뼈는 고리뼈라고도 하며 다른 목뼈와 매우 다르다. 고리뼈는 큰 가쪽덩이 사이를 잇는 앞고리와 뒤고리로 구성된 고리모양의 뼈다. 몸통과 가시돌기는 없고 앞고리 속면에 치아돌기관절면이 있고 뒤고리 바깥면에 뒤결절이 있다. 가쪽덩이의 위아래에는 각각 위관절면과 아래관절면이 있다.

둘째목뼈는 중쇠뼈라고도 하며 몸통의 위쪽에 치아돌기가 붙어 있는데 이것은 첫째목뼈의 몸통에 해당한다. 치아돌기는 고리뼈 치아돌기오목과 관절하며 머리가 회전하는 축을 만든다. 위관절돌기 대신 위관절면이 있고 가로돌기의 끝은 갈라져 있지 않고 하나로 되어 있다.

일곱째목뼈는 솟을뼈라고도 불리며 다른 목뼈의 가시돌기보다 더 길게 돌출되어 있어서 표면에서 잘 관찰된다. 때문에 척추뼈의 위치를 확인하는 주요한 지표로 쓰인다.

등뼈 thoracic vertebrae

등뼈는 전체 12개로 목뼈에 비해 크며 위에서 아래로 점점 넓어지며 몸통의 단면은 원형이나 하트 모양을 닮았다. 등뼈몸통의 두께는 앞모서리보다 뒤모서리가 더 높아서 전체적으로 뒤로 볼록한 굽이를 형성한다.

가시돌기는 길고 뒤아래를 향하고 있어 아래쪽 척추뼈의 가시돌기와 겹쳐진다. 반대로 열한째 등뼈와 열두째등뼈의 가시돌기는 그에 비해 짧고 넓으며 더 뒤쪽으로 향해 있다. 등뼈가 다른 척추뼈와 구별되는 가장 큰 특징은 갈비뼈와 만나는 관절면이 있다는 것이다. 척추뼈몸통의 가쪽면에는 갈비오목이 있는데 첫째등뼈의 위갈비오목은 원형모양으로 1개의 갈비뼈머리가 만난다. 열째등뼈는 반원 모양의 위관절면만 있고 아래관절면은 없다. 열한째~열두째등뼈에는 원형모양의 갈비오목이 1개씩 있다. 열한째~열두째등뼈를 제외한 나머지 등뼈의 가로돌기에는 갈비뼈결절과 만나는 가로돌기갈비오목이 있다.

관절돌기는 관상면과 비슷한 평평한 관절면을 형성한다. 위아래로 마주보는 관절면은 서로 맞닿아서 회전하거나 옆쪽으로는 상당히 꺾일 수 있게 하지만 앞뒤로 구부리는 것은 제한된다.

허리뼈 lumber vertebrae

허리뼈는 5개로 이루어져 있으며 척추뼈 중 가장 크고 강하다. 왜냐하면 척추몸통의 무게가 아래로 내려올수록 증가하기 때문이다. 몸통의 단면은 콩팥 모양이며 척추뼈구멍은 좁고 깊은 삼각형 모양이다. 허리뼈의 가로돌기는 발생과정 중 갈비뼈가 융합되어 이루어진 것으로 갈비돌기라고도 하며 변형된 가로돌기의 일부인 덧돌기와 꼭지돌기가 있어 근육이 부착된다. 가시돌기는 사각형으로 두껍고 넓으며 거의 일직선으로 뒤를 향해 돌출되어 있다.

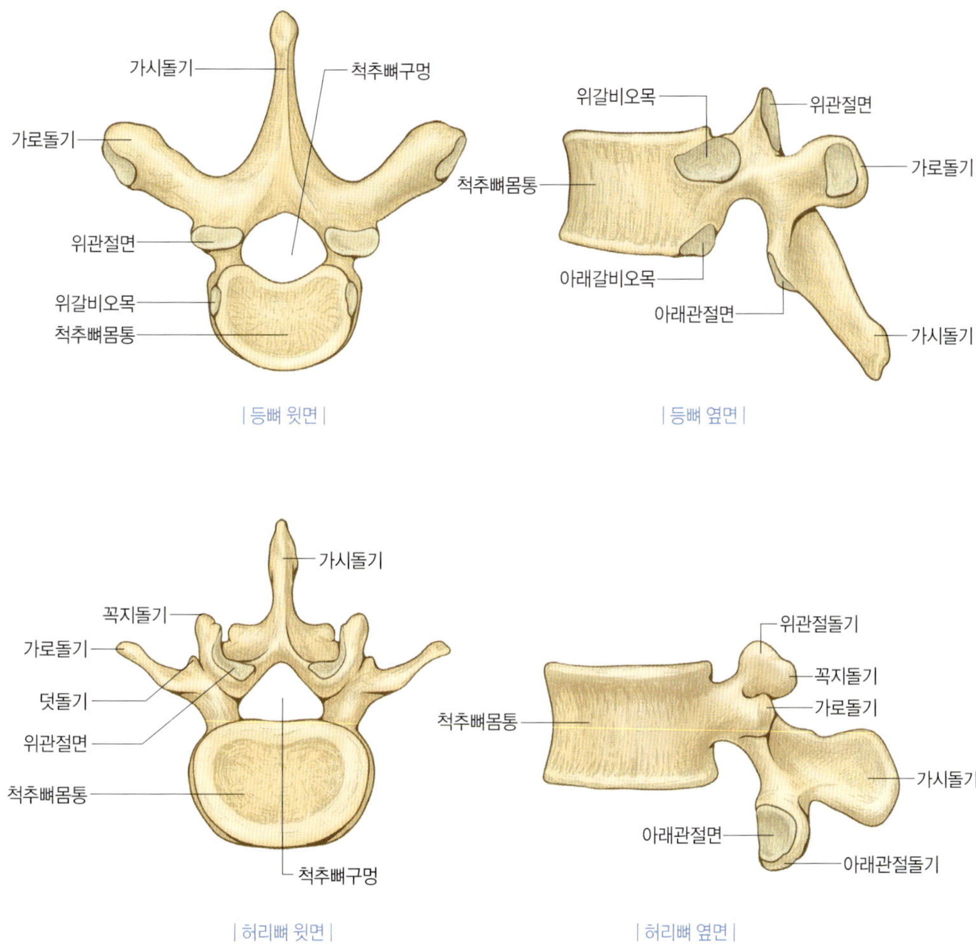

■ 등뼈와 허리뼈

엉치뼈 sacrum

엉치뼈는 첫째~다섯째엉치척추뼈가 융합되었으며 바닥(엉치뼈바닥)이 위쪽에 꼭짓점이 아래쪽에 있는 이등변삼각형의 모양이다. 앞면은 오목하고 골반을 이루고 있으며 뒤면은 뒤로 볼록하고 거칠다. 엉치뼈바닥 중앙에서 앞으로 돌출된 부위를 엉치뼈곶이라 하며 첫째엉치뼈몸통에 해당한다. 몸통의 뒤쪽에는 엉치뼈관이 시작되는데 이는 위쪽에서 척추뼈관이 계속된 것이다. 앞에서 보면 몸통 사이에 융합된 흔적인 가로선이 있으며 그 가쪽으로 4쌍의 앞엉치뼈구멍이 있다. 뒤면에서 보면 정중앙에 세로로 가시돌기가 융합된 정중엉치뼈능선이 있고 그 가쪽에 관절돌기가 융합된 중간엉치뼈능선이 있다. 중간엉치뼈능선 가쪽에는 앞엉치뼈구멍과 마찬가지로 4쌍의 뒤엉치뼈구멍이 있으며, 그 가쪽에 가로돌기가 융합된 가쪽엉치뼈능선이 있다. 아래쪽에는 엉치뼈관이 열리는 엉치뼈틈새가 있고 그 양쪽에 엉치뼈뿔이 있다. 가쪽에서 보면 볼기뼈와 관절하는 귓바퀴면이 있으며 엉치굽이가 뚜렷하게 보인다.

가로돌기 | 횡돌기 / transverse process
가로선 | 횡선 / transverse ridges
가시돌기 | 극돌기 / spinous process
가쪽엉치뼈능선 | 외측천골릉 / lateral sacral crest
관절돌기 | condylar process
귓바퀴면 | 귀모양면; 이상면 / auricular surface
꼭지돌기 | 유양돌기; 유돌기 / mammillary process
덧돌기 | 부돌기 / accessory process
뒤엉치뼈구멍 | 후천골공 / posterior sacral foramina
볼기뼈 | 관골 / hip bone; coxal bone
아래관절돌기 | 하관절돌기 / inferior articular process
아래관절면 | 하관절면 / inferior articular surface
아래갈비오목 | 하늑골와 / inferior costal facet
앞엉치뼈구멍 | 전천골공 / anterior sacral foramina
엉치굽이 | 천추만곡 / sacral curvature
엉치뼈 | 천골 / sacrum
엉치뼈곶 | 천골갑각 / promontory
엉치뼈관 | 천골관 / sacral canal
엉치뼈끝 | 천골첨 / apex of sacrum
엉치뼈바닥 | 천골저 / base of sacrum
엉치뼈뿔 | 천골각 / sacral cornu
엉치뼈틈새 | 천골열공 / sacral hiatus
위갈비오목 | 상늑골와 / superior costal facet
위관절돌기 | 상관절돌기 / superior articular process
위관절면 | 상관절면 / superior articular surface
정중엉치뼈능선 | 정중천골릉 / median sacral crest
중간엉치뼈능선 | 중간천골릉 / intermediate sacral crest
척추뼈구멍 | 추공 / vertebral foramen
척추뼈몸통 | 추체 / vertebral body

가로돌기 | 횡돌기 / transverse process
가로선 | 횡선 / transverse ridges
가쪽엉치뼈능선 | 외측천골릉 / lateral sacral crest
귓바퀴면 | 귀모양면; 이상면 / auricular surface
꼬리뼈 | 미골 / coccyx
꼬리뼈뿔 | 미골각 / coccygeal cornu
뒤엉치뼈구멍 | 후천골공 / posterior sacral foramina
앞엉치뼈구멍 | 전천골공 / anterior sacral foramina
엉치뼈곶 | 천골갑각 / promontory
엉치뼈관 | 천골관 / sacral canal
엉치뼈날개 | 천골익 / ala of sacrum
엉치뼈뿔 | 천골각 / sacral cornu
엉치뼈틈새 | 천골열공 / sacral hiatus
위관절돌기 | 상관절돌기 / superior articular process
정중엉치뼈능선 | 정중천골릉 / median sacral crest
척추뼈 | 추골 / vertebral bone

꼬리뼈 coccyx

꼬리뼈는 척추뼈의 끝 부분에 위치하며 3~5개의 꼬리척추뼈가 융합되어 형성되었으며 사람에서는 퇴화되어 있다. 연속적으로 이어진 뼈들은 아래로 급격하게 줄어드는 삼각형 모양이다. 첫째꼬리척추뼈는 가로돌기와 위관절돌기의 흔적인 꼬리뼈뿔 같은 일반적인 척추뼈의 특징이 있지만 나머지는 융합되어 특징이 잘 드러나지 않는다.

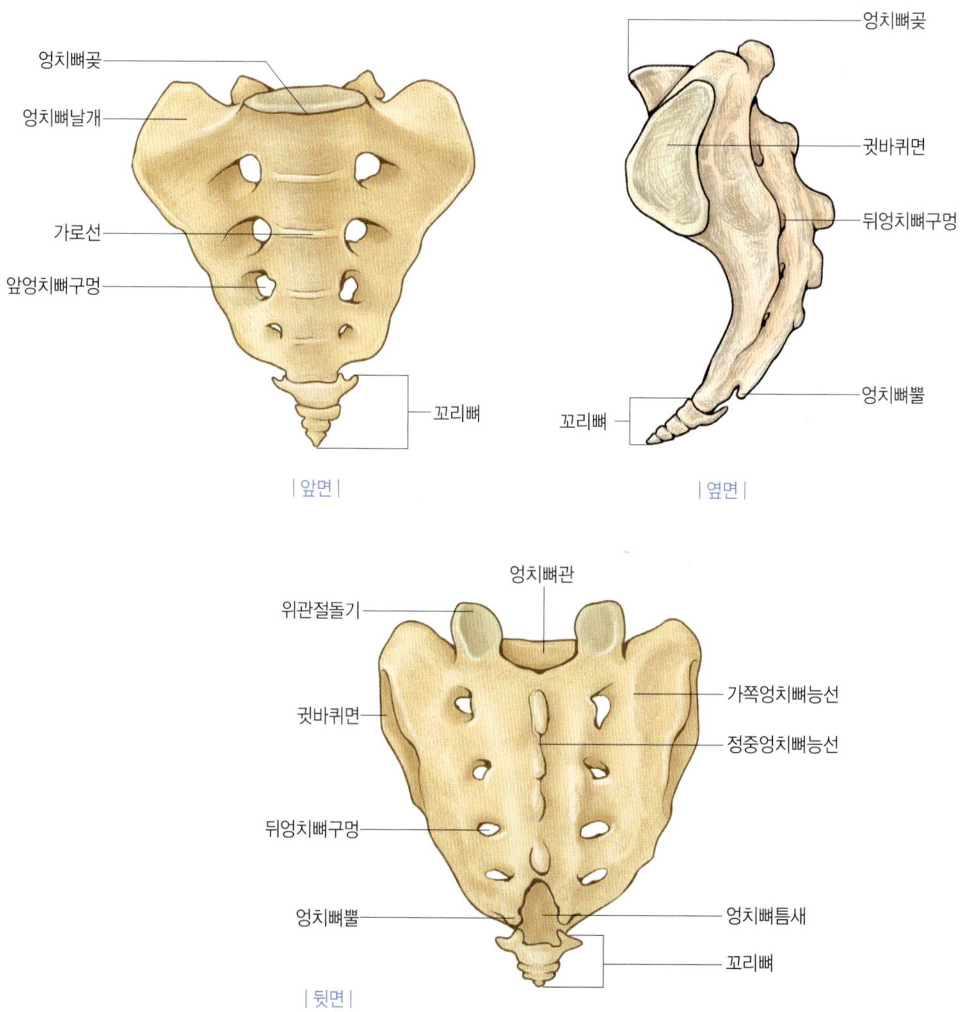

■ 엉치뼈와 꼬리뼈

가슴우리 thoracic cage

가슴우리는 등뼈, 갈비뼈, 복장뼈에 의해 이루어진 바구니 모양으로 위쪽은 좁고 아래쪽으로 점점 넓어지며 앞뒤로 납작하다. 가슴우리는 안쪽의 장기들을 보호하며 호흡운동에 관여한다.

가슴우리 | 흉곽우리 / thoracic cage
갈비뼈 | 늑골 / rib
갈비연골 | 늑연골 / costal cartilage
거짓갈비뼈 | 가륵 / false ribs [VIII-XII]
등(척추)뼈 | 흉추 / thoracic vertebrae
뜬갈비뼈 | 부유늑골 / floating rib
목아래패임 | 경정맥절흔 / jugular notch
몸통 | 체 / body
복장뼈 | 흉골 / sternum
빗장뼈 | 쇄골 / clavicle
빗장패임 | 쇄골절흔 / clavicular notch
어깨뼈 | 견갑골 / scapula
자루 | manubrium
참갈비뼈 | 진륵 / true ribs [I-VII]
칼돌기 | 검상돌기 / xiphoid process

등뼈	12개
갈비뼈	12쌍
복장뼈	1개

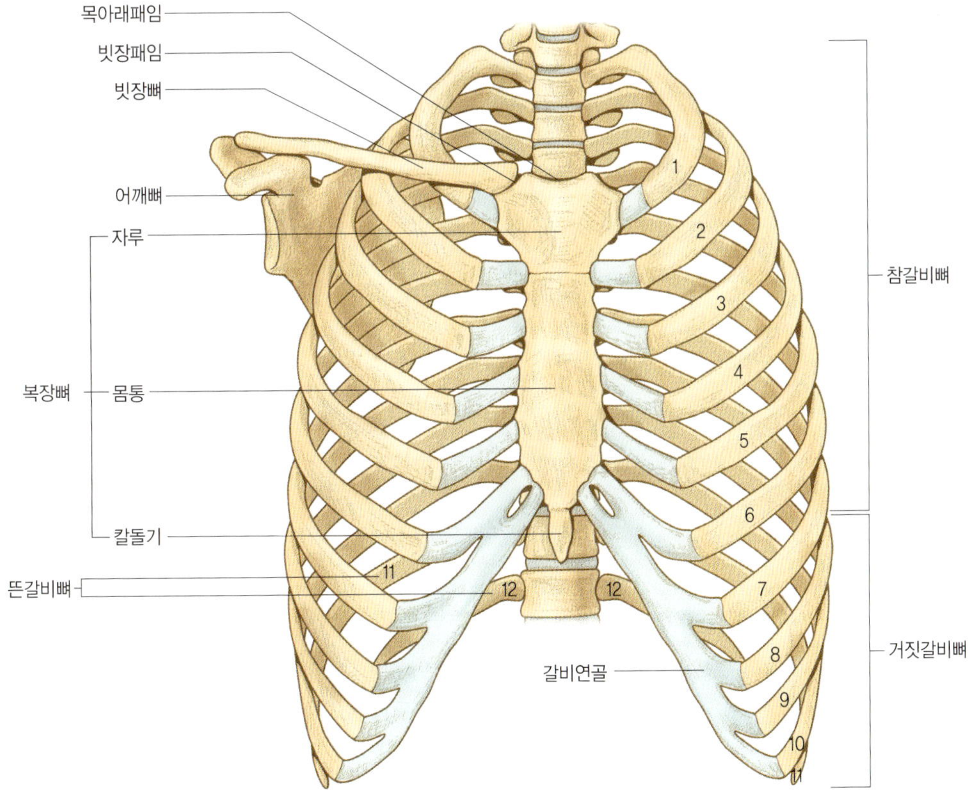

■ 가슴우리

갈비패임 | 늑골절흔 / costal notches
목아래패임 | 경정맥절흔 / jugular notch
복장뼈 | 흉골 / sternum
복장뼈각 | 흉골각 / sternal angle
복장뼈몸통 | 흉골체 / body of sternum
복장뼈자루 | 흉골병 / manubrium of sternum
빗장뼈 | 쇄골 / clavicle
빗장패임 | 쇄골절흔 / clavicular notch
뼈되기; 뼈형성 | 골화 / ossification
일곱째갈비패임 | 제7늑골절흔 / seventh costal notch
첫째갈비패임 | 제1늑골절흔 / first costal notch
칼돌기 | 검상돌기 / xiphoid process

복장뼈 sternum

복장뼈는 가슴 중앙에 위치한 길고 납작한 뼈로 복장뼈자루, 몸통, 칼돌기로 이루어져 있다.

복장뼈자루 | 복장뼈 위쪽 1/4 정도를 차지하며 윗모서리에 목아래패임이 있고 양쪽으로 빗장뼈와 관절하는 빗장패임이 있다. 빗장패임 바로 아래에는 첫째갈비연골과 관절하는 갈비패임이 있다.

복장뼈몸통 | 몸통은 길이가 짧은 넥타이처럼 아래로 갈수록 넓어지다 끝부분에서 다시 좁아진다. 앞쪽으로 약간 볼록하며 가쪽에 7쌍의 갈비패임이 있다. 복장뼈자루와 몸통이 만나는 부위는 앞으로 튀어나와 있는데 이를 복장뼈각이라 하며 이곳의 양쪽에는 둘째갈비연골이 관절하는 패임이 있다.

칼돌기 | 복장뼈몸통 아래에 있는 편평하고 뾰족한 돌기로 성인에서도 연골로 되어 있으며 40세 이후에야 비로서 뼈되기가 시작된다.

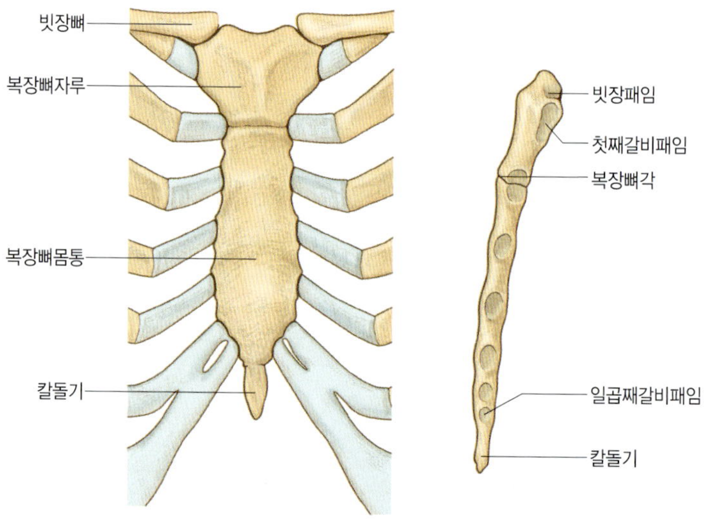

■ 복장뼈

갈비뼈 costal bone

갈비뼈는 위에서 아래로 12쌍이 있으며 가슴안을 지지한다. 첫째갈비뼈에서 일곱째갈비뼈까지는 점점 길어지다 이후 열두째갈비뼈까지는 점차 줄어든다. 뒤쪽으로는 등뼈와 관절하고 앞쪽은 대부분 복장뼈와 관절한다. 위쪽 7쌍의 갈비뼈는 갈비뼈에서 갈비연골로 연결되어 복장뼈와 관절하는데 이를 참갈비뼈라 한다. 나머지 아래쪽 5쌍은 복장뼈에 간접적으로 연결되거나 붙지 않기 때문에 거짓갈비뼈라 한다. 이 중 여덟째~열째갈비연골은 일곱째갈비연골에 붙어 있다. 열한째~열두째갈비뼈는 복장뼈에 붙지 않고 등뼈에만 관절하며 이를 뜬갈비뼈라 한다.

셋째~아홉째갈비뼈는 전형적인 갈비뼈로 머리, 목, 몸통으로 구분되며 목과 몸통 사이의 꺾어진 부분을 각이라 한다. 갈비뼈머리의 관절면은 등뼈의 갈비오목과 관절하고 갈비뼈목에 있는 결절관절면은 등뼈가로돌기의 가로돌기갈비오목과 관절한다. 갈비뼈안쪽 아랫면에는 갈비뼈고랑이 있어 혈관과 신경을 보호하며 각각의 갈비뼈 사이는 갈비사이공간이라 한다.

첫째갈비뼈는 가장 짧고 넓으며 가장 뾰족하며 중요한 지표가 된다. 위쪽면에는 앞목갈비근이 부착되는 결절이 있고 결절의 앞에는 빗장밑정맥이 뒤에는 빗장밑동맥이 지나는 고랑이 있다. 둘째갈비뼈는 첫째에 비해 더 가늘고 길며 굴곡이 덜하다.

첫째등뼈, 양쪽의 첫째갈비뼈와 연골, 복장뼈자루의 위쪽 경계를 지나는 선을 위가슴문이라 하며 열두째등뼈, 양쪽의 열한째~열두째갈비뼈, 일곱째~열째갈비연골, 복장뼈의 칼돌기를 연결한 선을 아래가슴문이라 한다.

가로돌기갈비오목 | 횡돌늑골와 / transverse costal fovea
가슴안 | 흉강 / thoracic cavity
각 | angle
갈비뼈 | 늑골 / rib
갈비뼈고랑 | 늑골구 / costal groove
갈비뼈머리 | 늑골두 / head of rib
갈비뼈목 | 늑골경 / ceck of rib
갈비사이공간 | 늑간극 / intercostal space
갈비연골 | 늑연골 / costal cartilage
갈비오목 | 늑골와 / costal fovea
거짓갈비뼈 | 가륵 / false ribs [VIII-XII]
고랑 | 구 / groove
둘째갈비뼈 | 제2늑골 / second rib [II]
등(척추)뼈 | 흉추 / thoracic vertebrae
뜬갈비뼈 | 부유늑골 / floating rib
복장뼈 | 흉골 / sternum
복장뼈자루 | 흉골병 / manubrium of sternum
빗장밑동맥 | 쇄골하동맥 / subclavian artery
빗장밑정맥 | 쇄골하정맥 / subclavian vein
아래가슴문 | 흉곽하구 / inferior thoracic aperture
앞목갈비근 | 전사각근 / scalenus anterior muscle
위가슴문 | 흉곽상구 / superior thoracic aperture
일곱째갈비뼈 | 제7늑골 / seventh rib [VII]
참갈비뼈 | 진륵 / true ribs [I-VII]
첫째갈비뼈 | 제1늑골 / first rib [I]

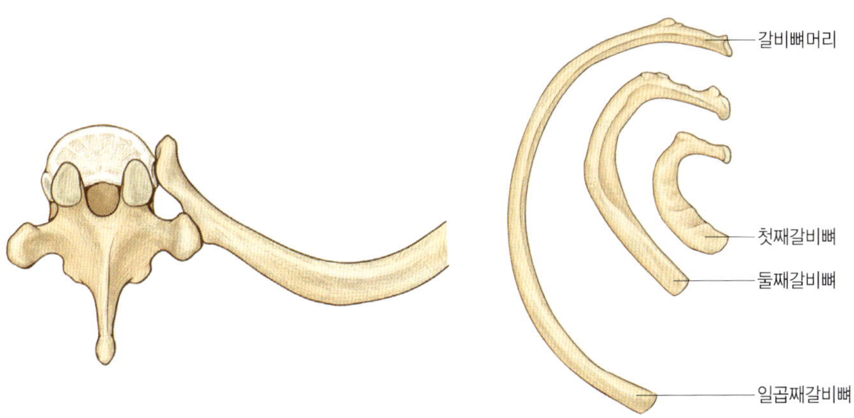

■ 갈비뼈

임상사례

갈비연골은 가슴우리를 탄력적이게 만들어 주고 가슴부위에 충격이 있었을 때 복장뼈나 갈비뼈가 골절되지 않도록 보호한다.

노뼈 | 요골 / radius
빗장뼈 | 쇄골 / clavicle
손가락뼈사이관절 | 수지절간관절 / interphalangeal joint of hand
손가락뼈 | 지골 / phalanges
손목관절 | 수근관절 / wrist joint
손목뼈 | 수근골 / carpal bone
손허리뼈 | 중수골 / metacarpals
손허리손가락관절 | 중수지절관절 / metacarpophalangeal joints
어깨관절 | 견관절 / shoulder joint; glenohumeral joint
어깨뼈 | 견갑골 / scapula
위팔노관절 | 상완요골관절 / humeroradial joint
위팔뼈 | 상완골 / humerus
위팔자관절 | 상완척골관절 / humero-ulnar joint
자뼈 | 척골 / ulna
자유팔뼈 | 자유상지골 / free bone of upper limb
팔꿉관절 | 주관절 / elbow joint
팔뼈 | 상지골 / bones of upper limb
팔이음뼈 | 상지대 / shouder girdle

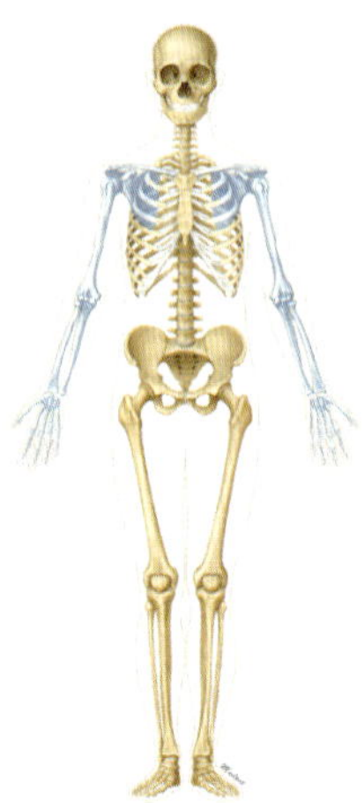

팔뼈 bones of upper limb

팔뼈는 한쪽에 32개씩 전체 64개로 팔이음뼈와 자유팔뼈로 구분한다.

팔이음뼈 | 자유팔뼈를 몸통뼈대와 이어 주며 빗장뼈와 어깨뼈로 이루어져 있다. 빗장뼈는 몸통의 앞쪽에 있으며 어깨뼈는 뒤쪽에 있다.

자유팔뼈 | 자유팔뼈는 위팔의 위팔뼈, 아래팔의 자뼈와 노뼈, 손의 손목뼈 8개, 손허리뼈 5개, 손가락뼈 14개로 되어 있다.

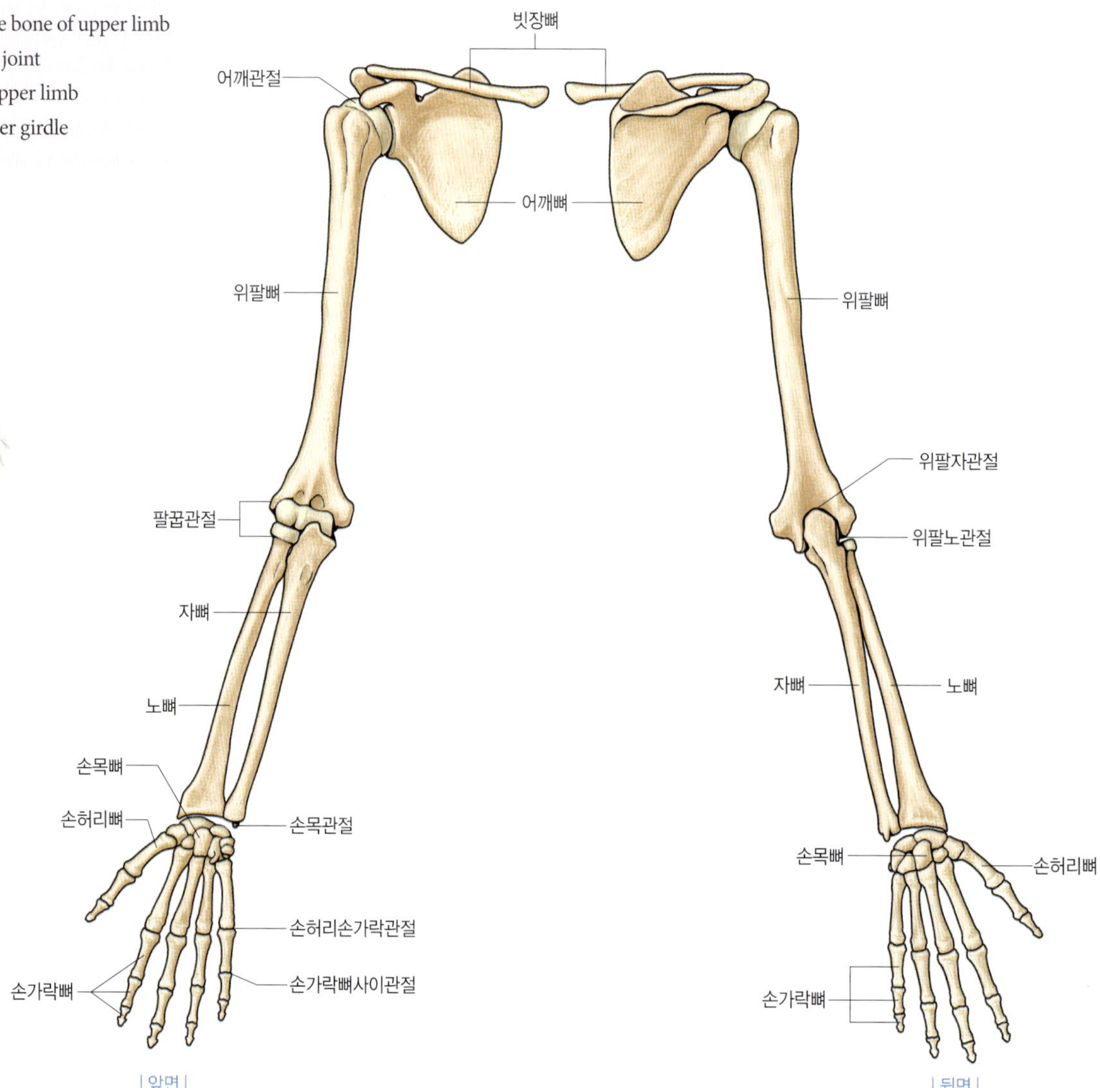

■ 팔의 뼈

빗장뼈 clavicle

빗장뼈는 첫째갈비뼈 위쪽에 수평으로 있으며, 어깨관절을 지탱하는 팔이음뼈의 앞쪽 지지대 역할을 한다.

복장끝 | 빗장뼈 안쪽 끝 부분으로 둥글고 뭉툭하며 복장뼈자루와 복장빗장관절을 이룬다.
봉우리끝 | 빗장뼈 가쪽 끝 부분으로 넓고 납작하며 어깨뼈 봉우리와 봉우리빗장관절을 이룬다.
빗장뼈몸통 | 위에서 보면 안쪽 절반은 앞으로, 가쪽 절반은 뒤로 볼록한 S자 모양이다. 윗면은 매끈하며 피부밑지방이 얇아서 표면에서도 잘 만져지는 반면 아랫면은 인대들이 부착되므로 비교적 거칠다.
갈비빗장인대자국 | 아랫면 안쪽에 있으며 갈비빗장인대가 붙는다.
빗장밑근고랑 | 아랫면 중간에 있으며 빗장밑근이 부착된다.
원뿔인대결절 | 아랫면 가쪽에 있으며 부리빗장인대의 안쪽부분인 원뿔인대가 붙는다.
마름인대선 | 부리빗장인대의 가쪽부분인 마름인대가 붙는다.

갈비빗장인대 | 늑쇄인대 / costoclavicular ligament
갈비빗장인대자국 | 늑쇄인대압흔 / impression for costoclavicular ligament
마름인대 | 능형인대 / trapezoid ligament
마름인대선 | 능형인대선 / trapezoid line
복장관절면 | 흉골관절면 / sternal facet
복장끝 | 흉골단 / sternal end
복장빗장관절 | 흉쇄관절 / sternoclavicular joint
복장뼈자루 | 흉골병 / manubrium of sternum
봉우리빗장관절 | 견봉쇄골관절 / acromioclavicular joint
봉우리 | 견봉 / acromion
봉우리관절면 | 견봉관절면 / acromial facet
봉우리끝 | 견봉단 / acromial end
부리빗장인대 | 오훼쇄골인대 / coracoclavicular ligament
빗장밑근고랑 | 쇄골아래근고랑 / groove for subclavius muscle
빗장밑근 | 쇄골하근 / subclavius muscle
빗장뼈 | 쇄골 / clavicle
빗장뼈몸통 | 쇄골체 / body of clavicle
어깨뼈 | 견갑골 / scapula
원뿔인대 | 원추인대 / conoid ligament
원뿔인대결절 | 원추인대결절 / conoid tubercle
팔이음뼈 | 상지대 / shouder girdle

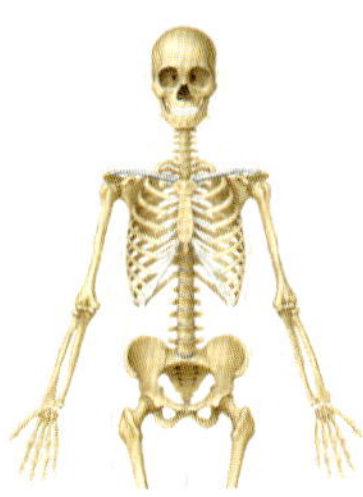

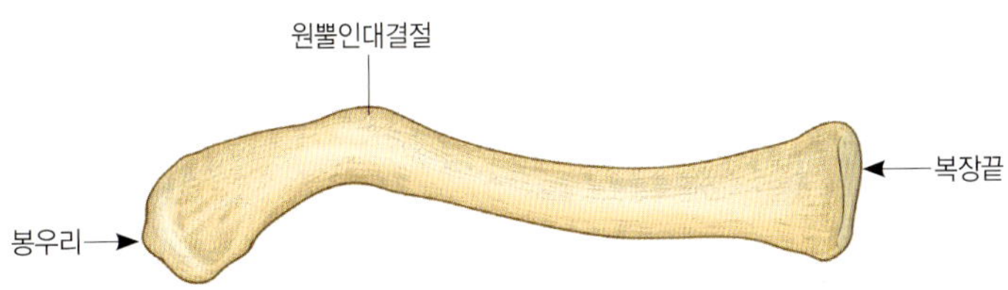

| 빗장뼈 윗면 |

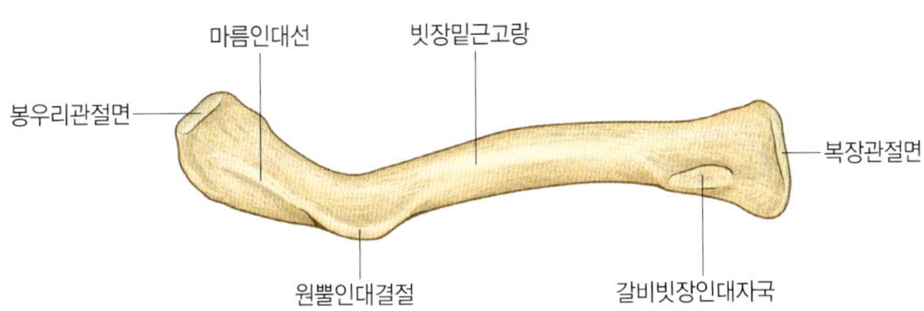

| 빗장뼈 아랫면 |

■ 빗장뼈

가시아래오목 | 극하와 / infraspinous fossa
가시위오목 | 극상와 / supraspinous fossa
가쪽각 | 외측각 / lateral angle
가쪽모서리 | 외측연 / lateral border
봉우리 | 견봉 / acromion
부리돌기 | 오훼돌기 / coracoid process
아래각 | 하각 / inferior angle
안쪽모서리 | 내측연 / medial border
어깨뼈 | 견갑골 / scapula
어깨뼈가시 | 견갑극 / spine of scapula
어깨뼈밑오목 | 견갑하와 / subscapular fossa
어깨뼈패임 | 견갑절흔 / scapular notch
오목위결절 | supraglenoid tubercle
위각 | 상각 / superior angle
위모서리 | 상연 / superior border
접시아래결절 | 관절하결절 / infraglenoid tubercle
접시오목 | 관절와 / glenoid cavity

어깨뼈 scapula

어깨뼈는 납작한 삼각형 모양으로 가슴우리 뒷면에 있다. 위쪽은 둘째갈비뼈 근처에 있으며 아래쪽은 일곱째~여덟째갈비뼈 사이에 위치한다.

위모서리 | 위각에서 **어깨뼈패임**까지의 모서리다.

안쪽모서리 | **등뼈가시돌기**에서 가쪽으로 5 cm 정도 떨어져 있으며 **척추모서리**라 불린다.

가쪽모서리 | **접시오목** 아래에서 아래각까지의 모서리로 **겨드랑모서리**라 불린다. 3개의 모서리가 만나면서 **위각**, **아래각**, **가쪽각**을 만들며 가쪽각은 잘린 모양이다.

어깨뼈패임 | **위모서리**에서 가쪽으로 비스듬히 내려가다 **부리돌기** 이전에 파여 있는 구조로 어깨위신경이 지난다.

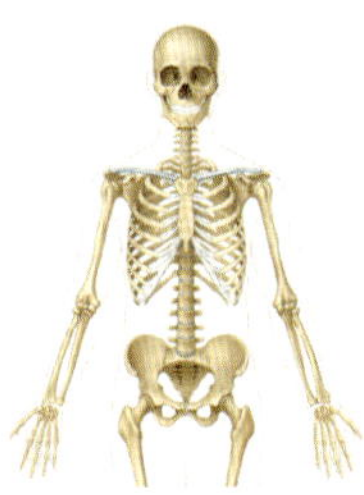

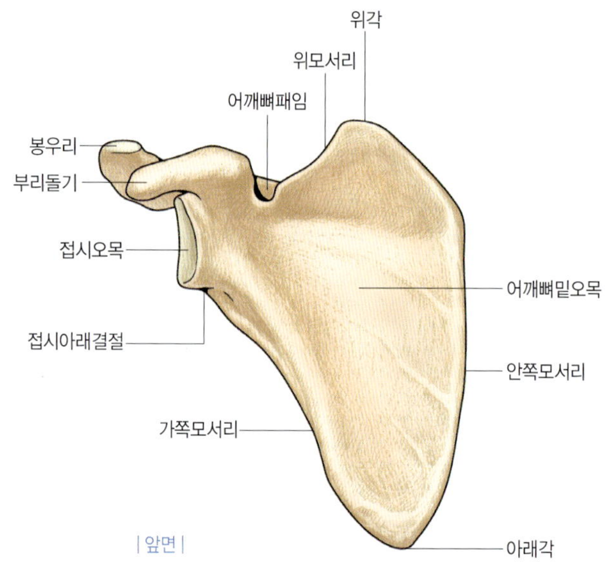

| 앞면 |

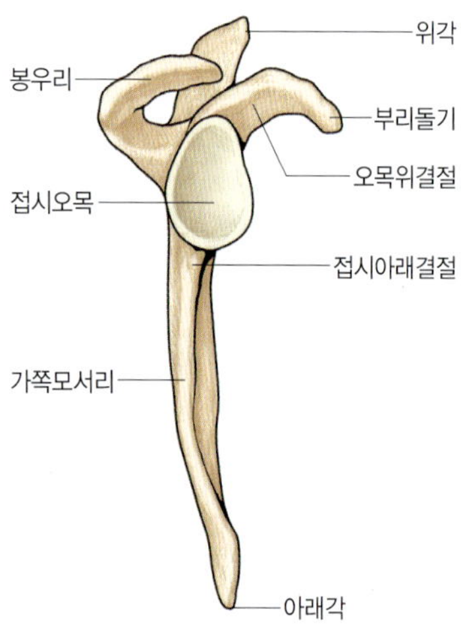

| 가쪽면 |

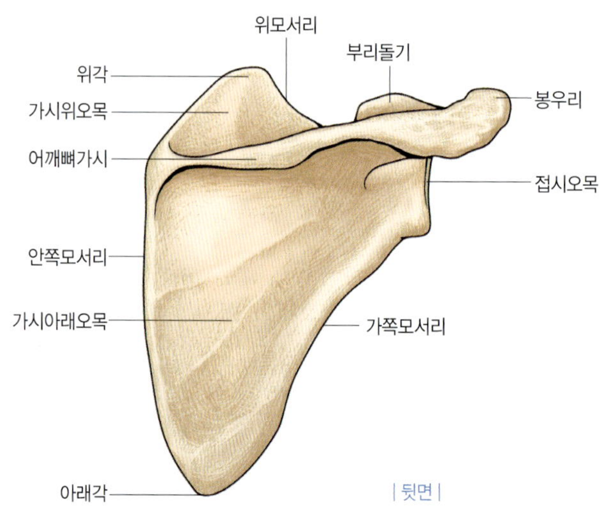

| 뒷면 |

■ 어깨뼈

부리돌기 | 어깨뼈의 위모서리 가쪽끝에서 앞가쪽으로 강하게 돌출된 구조로 부리위팔근과 위팔두갈래근의 짧은갈래가 이는 곳이며, 작은가슴근이 붙는다.

접시오목 | 봉우리 아래 가쪽각이 잘린 부위에 있는 타원형의 오목한 구조로 위팔뼈머리와 어깨관절을 이룬다.

오목위결절 | 접시오목 위쪽에 있는 작은 결절로 위팔두갈래근의 긴갈래힘줄이 붙는다.

오목아래결절 | 접시오목 아래쪽에 있는 작은 결절로 위팔세갈래근의 긴갈래힘줄이 붙는다.

어깨뼈밑오목 | 어깨뼈 앞면에 오목한 부위로 어깨밑근이 붙는다.

어깨뼈가시 | 어깨뼈 뒤쪽으로 튀어나와 위가쪽으로 가로지르는 구조이다.

봉우리 | 어깨뼈가시의 가쪽 끝에 있는 돌출된 구조로 납작하고 넓은 모양이다. 빗장뼈의 봉우리끝과 봉우리빗장관절을 이룬다.

가시위오목 | 어깨뼈가시 위쪽에 오목한 부위로 가시위근이 붙는다.

가시아래오목 | 어깨뼈가시 아래쪽에 오목한 부위로 가시아래근이 붙는다.

위팔뼈 humerus

위팔뼈는 자유팔뼈 중 가장 크고 길다. 위끝(몸쪽끝)과 아래끝(먼쪽끝)이 팽대된 형태이며 그 사이에 몸통이 있다.

위팔뼈머리 | 위팔뼈의 위 끝에 둥근 공모양의 구조로 어깨뼈의 접시오목과 어깨관절을 이룬다.

해부목 | 위팔뼈머리의 둥근표면이 끝나면서 살짝 들어간 부분으로 어깨관절주머니가 부착된다.

큰결절 | 해부목 아래가쪽으로 돌출된 구조로 가시위근, 가시아래근, 작은원근이 닿는다.

작은결절 | 해부목 아래앞쪽으로는 돌출된 구조로 큰원근, 어깨밑근이 닿는다.

큰결절과 작은결절은 어깨위팔근육이 붙는 부위로 지렛대 역할도 한다. 이 결절들은 아래쪽으로 늘어지며 각각 능선이 되어 몸통과 연결된다.

결절사이고랑 | 큰결절과 작은결절 사이에 있는 고랑으로 위팔두갈래근의 긴갈래힘줄이 지난다.

외과목 | 큰결절과 작은결절 바로 아래 잘록하게 들어간 부분으로 골절이 자주 일어난다.

세모근거친면 | 위팔뼈몸통 중간가쪽에 V자 형태의 거친면으로 어깨세모근이 붙는다.

노신경고랑 | 위팔뼈몸통 뒤쪽에 위안쪽에서 아래가쪽으로 비스듬히 지나는 고랑으로 노신경이 지난다.

안쪽위관절융기 | 아래부분 안쪽으로 튀어나와 있으며 아래팔굽힘근육이 공통으로 일어난다.

가쪽위관절융기 | 아래부분 가쪽으로 튀어나와 있으며 아래팔폄근육이 공통으로 일어난다.

자신경고랑 | 위팔뼈 뒤쪽에서 안쪽위관절융기와 도르래 사이에 자신경이 지나는 고랑으로 팔꿈치를 부딪쳤을 때 심한 통증을 느끼게 된다.

위팔뼈작은머리 | 가쪽으로 둥근 손잡이처럼 튀어나온 부분이며 노뼈머리와 관절을 이룬다.

가시아래근 | 극하근 / infraspinatus muscle
가시아래오목 | 극하와 / infraspinous fossa
가시위근 | 극상근 / supraspinatus muscle
가시위오목 | 극상와 / supraspinous fossa
가쪽위관절융기 | 외측상과; 외측상관절융기 / lateral epicondyle
결절사이고랑 | 결절간구 / intertubercular groove
노뼈머리 | 요골두 / head of radius
노신경 | 요골신경 / radial nerve
노신경고랑 | 요골신경구 / groore for radial nerve
도르래 | 활차 / trochlea
봉우리 | 견봉 / acromion
봉우리끝 | 견봉단 / acromial end
봉우리빗장관절 | 견봉쇄골관절 / acromioclavicular joint
부리돌기 | 오훼돌기 / coracoid process
부리위팔근 | 오훼완근 / coracobrachialis muscle
빗장뼈 | 쇄골 / clavicle
세모근거친면 | 삼각근조면 / deltoid tuberosity
안쪽위관절융기 | 내측상과 / medial epicondyle
어깨관절 | 견관절 / shoulder joint; glenohumeral joint
어깨밑근 | 견갑하근 / subscapularis muscle
어깨뼈 | 견갑골 / scapula
어깨뼈가시 | 견갑극 / spine of scapula
어깨뼈밑오목 | 견갑하와 / subscapular fossa
어깨세모근 | 삼각근 / deltoid muscle
오목위결절 | supraglenoid tubercle
외과목 | 외과경 / surgical neck
위팔두갈래근 | 상완이두근 / biceps brachii muscle
위팔뼈 | 상완골 / humerus
위팔뼈머리 | 상완골두 / head of humerus
위팔뼈몸통 | 상완골체 / body of humerus
위팔뼈작은머리 | 상완골소두 / capitulum
위팔세갈래근 | 상완삼두근 / triceps brachii muscle
자신경 | 척골신경 / ulnar nerve
자신경고랑 | 척골신경구 / groove for ulnar nerve
자유팔뼈 | 자유상지골 / free bone of upper limb
작은가슴근 | 소흉근 / pectoralis minor muscle
작은결절 | 소결절 / lesser tubercle
작은원근 | 소원근 / teres minor muscle
접시오목 | 관절와 / glenoid cavity
짧은갈래 | 단두 / short head
큰결절 | 대결절 / greater tubercle
큰원근 | 대원근 / teres major muscle
해부목 | 해부경 / anatomical neck

가쪽위관절융기 | 외측상과; 외측상관절융기 / lateral epicondyle
갈고리돌기 | 구상돌기 / uncinate process
갈고리오목 | 구상돌기와 / coronoid fossa
결절사이고랑 | 결절간구 / intertubercular groove
노뼈 | 요골 / radius
노뼈머리 | 요골두 / head of radius
노신경고랑 | 요골신경구 / groore for radial nerve
노오목 | 요골와 / radial fossa
노패임 | 요골절흔 / radial notch
도르래 | 활차 / trochlea
도르래패임 | 활차절흔 / trochlear notch
먼쪽노자관절 | 하요척관절 / distal radio-ulnar joint
몸쪽노자관절 | 근위요척관절 / proximal radio-ulnar joint
세모근거친면 | 삼각근조면 / deltoid tuberosity
안쪽위관절융기 | 내측상과 / medial epicondyle
외과목 | 외과경 / surgical neck
위팔근 | 상완근 / brachialis muscle
위팔뼈 | 상완골 / humerus
위팔뼈머리 | 상완골두 / head of humerus
위팔뼈몸통 | 상완골체 / body of humerus
위팔뼈작은머리 | 상완골소두 / capitulum
자뼈 | 척골 / ulna
자뼈거친면 | 척골조면 / tuberosity of ulna
자뼈머리 | 척골두 / head of ulna
자뼈붓돌기 | 척골경상돌기 / ulnar styloid process
자신경고랑 | 척골신경구 / groove for ulnar nerve
자패임 | 척골절흔 / ulnar notch
작은결절 | 소결절 / lesser tubercle
큰결절 | 대결절 / greater tubercle
팔꿈치머리 | 주두 / olecranon
팔꿈치오목 | 주두와 / olecranon fossa
해부목 | 해부경 / anatomical neck

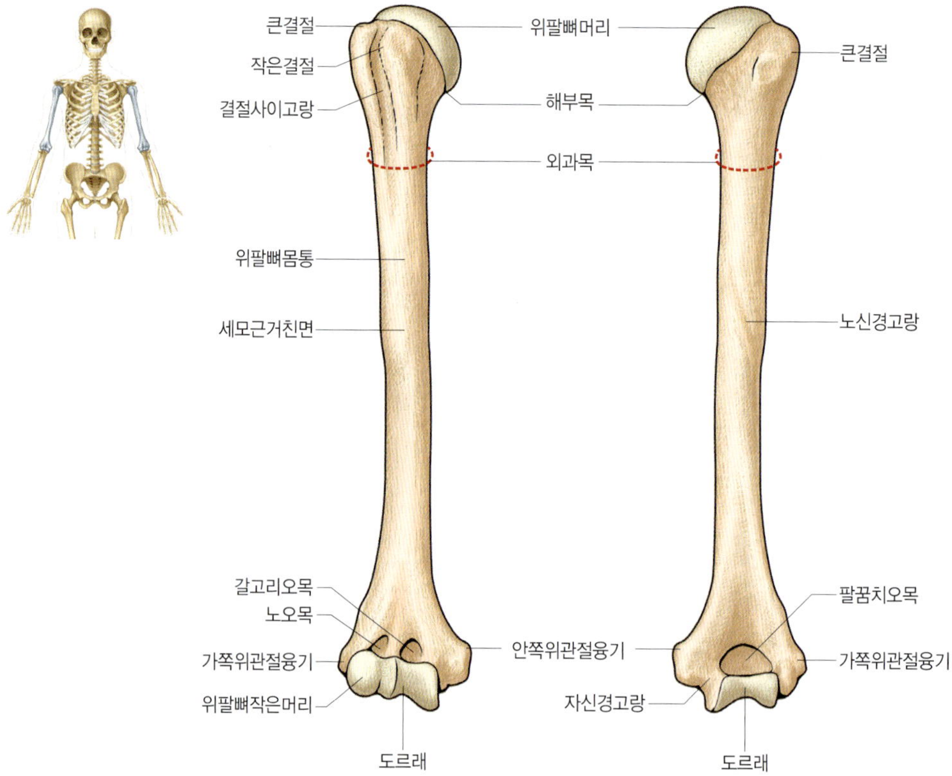

■ 위팔뼈

| 앞면 | | 뒷면 |

위팔뼈작은머리 위쪽에는 노오목이 있으며 아래팔을 굽힐 때 노뼈머리가 맞닿는다.
도르래 | 작은머리 안쪽에 있으며 자뼈와 관절을 이룬다.
갈고리오목 | 도르래 앞위쪽 오목한 곳으로 아래팔을 굽힐 때 자뼈의 갈고리돌기와 맞닿는다.
팔꿈치오목 |아래끝 뒤쪽 오목한 곳으로 아래팔을 펼 때 자뼈의 팔꿈치머리가 맞닿아 과도한 폄 운동을 제한한다.

자뼈 ulna

자뼈는 아래팔의 안쪽에 위치하며 노뼈보다 약간 길다. 위끝이 아래끝보다 훨씬 크다.

도르래패임 | 위끝에서 앞쪽에 파여 있는 부분으로 위팔뼈도르래와 관절을 이룬다.
팔꿈치머리 | 도르래패임 뒤쪽에 돌출된 부분으로 아래팔을 펼 때 위팔뼈의 팔꿈치오목과 맞닿는다.
갈고리돌기 | 도르래패임 앞쪽에 돌출된 부분으로 아래팔을 굽힐 때 자뼈의 갈고리오목과 맞닿는다.
자뼈거친면 | 갈고리돌기 아래에 있는 역삼각형의 거친면으로 위팔근이 붙는다.
노패임 | 도르래패임 가쪽아래에 있으며 노뼈머리와 몸쪽노자관절을 이룬다.
자뼈머리 | 자뼈 아래끝에 팽대된 모양으로 노뼈의 자패임과 먼쪽노자관절을 이룬다.
자뼈붓돌기 | 자뼈머리 뒤가쪽에 원뿔형으로 튀어나와 있다.

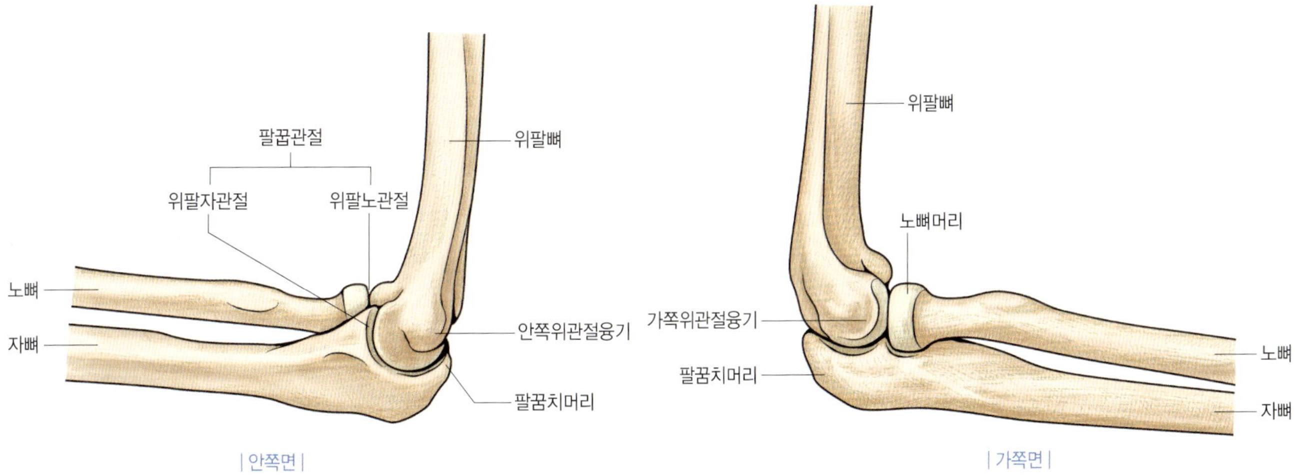

■ 자뼈와 노뼈의 안쪽면과 가쪽면

노뼈 radius

노뼈는 아래팔의 가쪽(엄지손가락쪽)에 위치하며 자뼈보다 약간 짧다. 자뼈와 달리 위쪽이 얇고 아래쪽으로 갈수록 두꺼워진다.

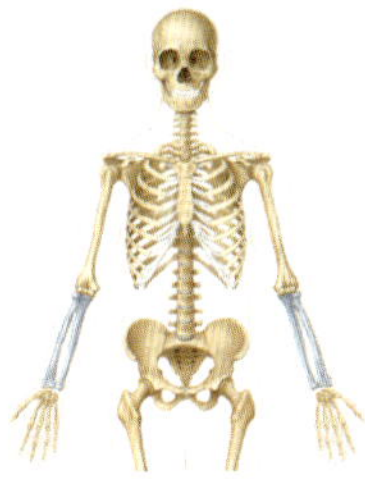

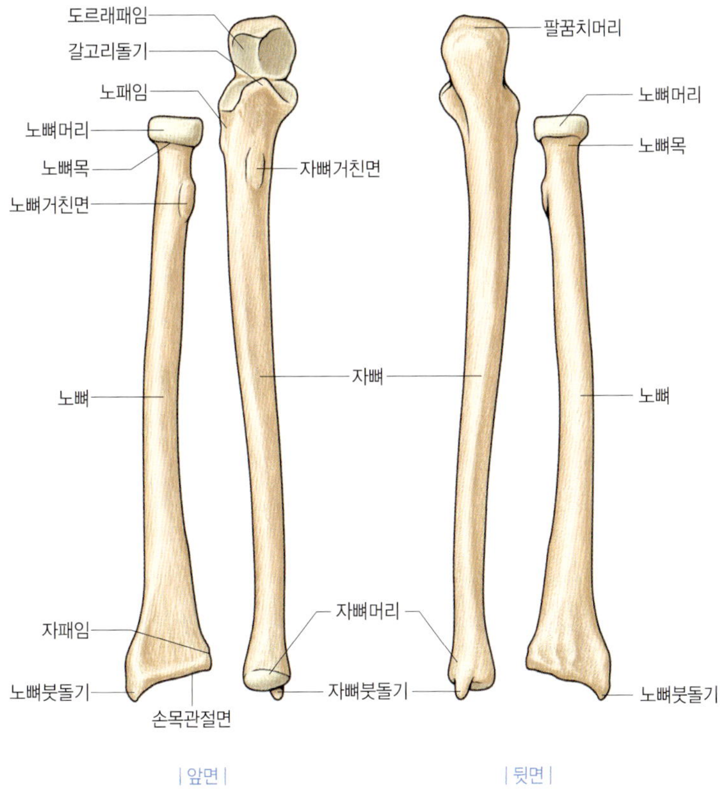

■ 아래팔 뼈

가쪽위관절융기 | 외측상과; 외측상관절융기 / lateral epicondyle
갈고리돌기 | 구상돌기 / coronoid process
노뼈 | 요골 / radius
노뼈거친면 | 요골조면 / radial tuberosity
노뼈머리 | 요골두 / head of radius
노뼈목 | 요골경 / neck of radius
노뼈붓돌기 | 요골경상돌기 / radial styloid process
노패임 | 요골절흔 / radial notch
도르래패임 | 활차절흔 / trochlear notch
손목관절면 | 수근관절면 / carpal articular surface
안쪽위관절융기 | 내측상과 / medial epicondyle
위팔노관절 | 상완요골관절 / humeroradial joint
위팔뼈 | 상완골 / humerus
위팔자관절 | 상완척골관절 / humero-ulnar joint
자뼈 | 척골 / ulna
자뼈거친면 | 척골조면 / tuberosity of ulna
자뼈머리 | 척골두 / head of ulna
자뼈붓돌기 | 척골경상돌기 / ulnar styloid process
자패임 | 척골절흔 / ulnar notch
팔꿈치머리 | 주두 / olecranon
팔꿉관절 | 주관절 / elbow joint

갈고리뼈 | 유구골 / hamate
갈고리뼈갈고리 | 유구골구 / hook of hamate
관절원반 | 관절원판 / articular disc
노뼈 | 요골 / radius
노뼈거친면 | 요골조면 / radial tuberosity
노뼈머리 | 요골두 / head of radius
노뼈목 | 요골경 / neck of radius
노뼈몸통 | 요골체 / body of radius
노뼈붓돌기 | 요골경상돌기 / radial styloid process
노패임 | 요골절흔 / radial notch
먼쪽노자관절 | 하요척관절 / distal radio-ulnar joint
반달뼈 | 월상골 / lunate
뼈사이막 | 전완골간막 / interosseous membrane
뼈사이모서리 | 골간연 / interosseous border
세모뼈 | 삼각골 / triquetrum
손가락뼈 | 지골 / phalanges
손목 | 수근 / wrist
손목관절 | 수근관절 / wrist joint
손목관절면 | 수근관절면 / carpal articular surface
손목뼈 | 수근골 / carpal bone
손목손허리관절 | 수근중수관절 / carpometacarpal joints
손배뼈 | 주상골 / scaphoid
손배뼈결절 | 주상골결절 / tubercle of scaphoid
손허리뼈 | 중수골 / metacarpals
알머리뼈 | 유두골 / capitate
위팔두갈래근힘줄 | 상완이두근건 / biceps brachii muscle tendon
위팔뼈 | 상완골 / humerus
자뼈 | 척골 / ulna
자뼈붓돌기 | 척골경상돌기 / ulnar styloid process
자패임 | 척골절흔 / ulnar notch
작은마름뼈 | 소능형골 / trapezoid
콩알뼈 | 두상골 / pisiform
큰마름뼈 | 대능형골 / trapezium

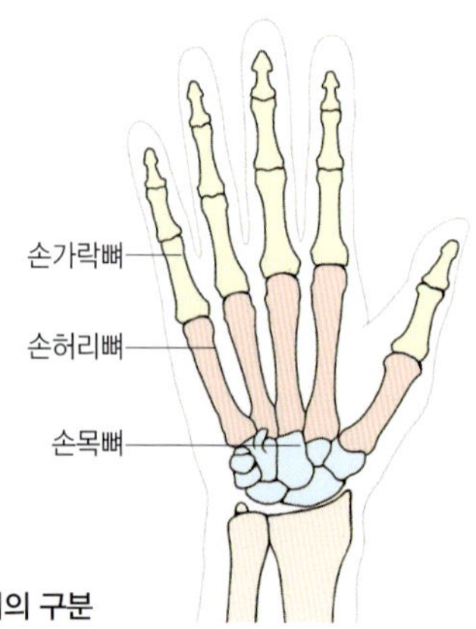

■ 손뼈의 구분

노뼈머리 | 노뼈 위 끝에 있는 팽대된 부위로 윗면은 약간 눌린 형태이다. 노뼈머리는 위팔뼈의 작은머리와 자뼈의 노패임과 관절을 이룬다.

노뼈목 | 노뼈머리 아래 잘록한 원통형으로 몸통으로 계속된다.

노뼈거친면 | 노뼈목 아래 앞안쪽에 타원형으로 솟아 있으며 위팔두갈래근힘줄이 닿는다.

노뼈몸통 | 아래쪽으로 가면서 점점 넓어지며 삼각기둥 모양이 된다. 몸통의 단면은 자뼈와 반대로 가쪽이 비교적 둥그스름하며 안쪽은 날카로운 편으로 뼈사이모서리가 있다. 자뼈의 뼈사이모서리와 마주 보고 있으며 그 사이에 뼈사이막이 붙는다.

노뼈붓돌기 | 아래끝에서 넓어지며 가쪽끝에 원뿔형으로 삐져나왔으며 자뼈붓돌기보다 더 먼쪽에 있다.

자패임 | 아래끝 안쪽면에 파인 곳으로 노뼈머리와 먼쪽노자관절을 이룬다.

손목관절면 | 아래끝 손목과 관절하는 부위로 안쪽에는 반달뼈와 가쪽에는 손배뼈가 관절하는 오목한 면이다.

아래팔에서 자뼈는 안쪽에 있고 노뼈는 가쪽에 있어서 안쪽을 자쪽으로 가쪽을 노쪽으로 부르기도 한다.

손목뼈 carpal bone

손목은 손의 맨 위쪽이며 작은 뼈 8개가 4개씩 2줄로 배열되어 있다. 손목뼈의 명칭은 그 생김새에서 유래되었다.

몸쪽줄 가쪽에서 안쪽으로

손배뼈 | 몸쪽에서 가장 큰 뼈로 노뼈와 관절한다. 배 모양의 뼈로 앞쪽에 손배뼈결절이 있으며 넘어질 때 손을 바닥에 짚을 때 골절이 빈번히 일어난다.

반달뼈 | 앞면이 좁고 뒷면이 넓은 달 모양의 뼈로 노뼈와 관절한다.

세모뼈 | 피라밋 모양의 뼈로 먼쪽노자관절의 관절원반과 관절한다.

콩알뼈 | 손목뼈 중 가장 작고 다른 뼈와 나란하지 않고 세모뼈 앞쪽에 도드라져 있다. 손목뼈의 몸쪽 뼈 중에서 콩알뼈는 손목관절에 관여하지 않는다.

먼쪽줄 노쪽에서 자쪽으로

큰마름뼈 | 4개의 면을 가진 뼈로 첫째 및 둘째손허리뼈와 손목손허리관절을 이룬다.

작은마름뼈 | 큰마름뼈보다 작은 쐐기 모양의 뼈이다.

알머리뼈 | 둥근 융기를 가졌으며 손목뼈 중 가장 크다.

갈고리뼈 | 앞쪽으로 돌출된 갈고리 모양의 갈고리뼈갈고리가 있으며 넷째 및 다섯째손허리뼈와 손목손허리관절을 이룬다.

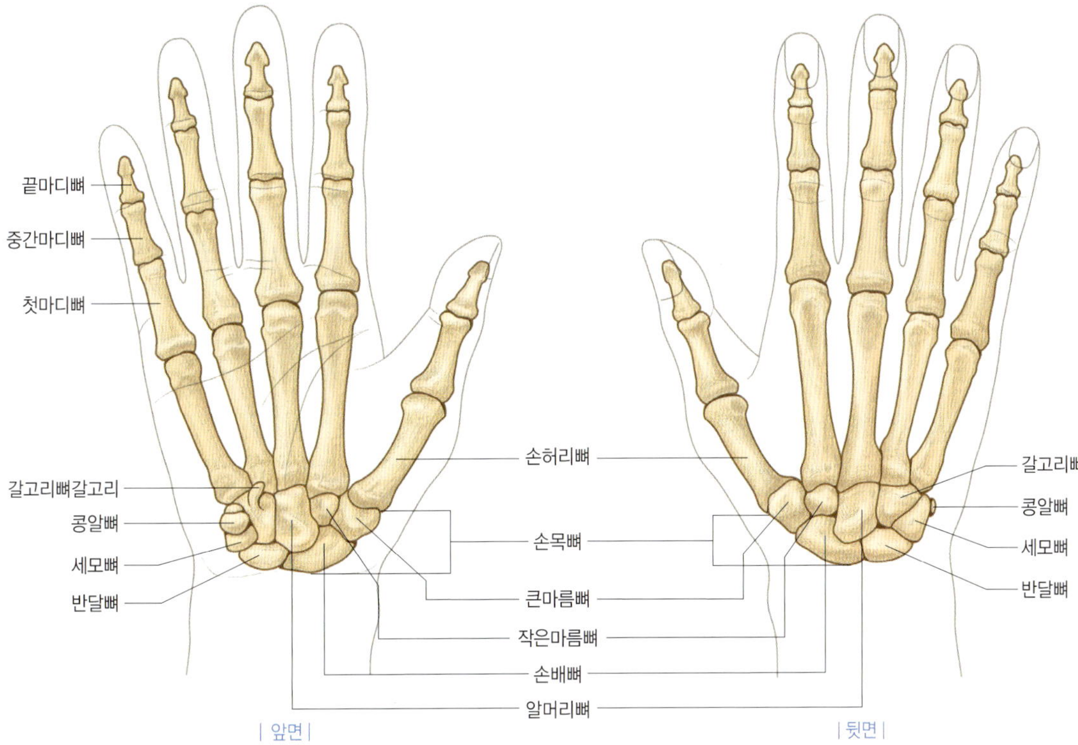

■ 손과 손목뼈

손목굴 | **콩알뼈**와 **갈고리뼈**(자쪽), **손배뼈**와 **큰마름뼈**(노쪽)가 움푹 파인 공간을 만들고 그 위를 **굽힘근지지띠**가 지붕처럼 덮고 있는 부위를 **손목굴**이라고 한다. 손목굴이 좁아지면 **손목굴증후군**(수근관증후군)이 일어날 가능성이 높다.

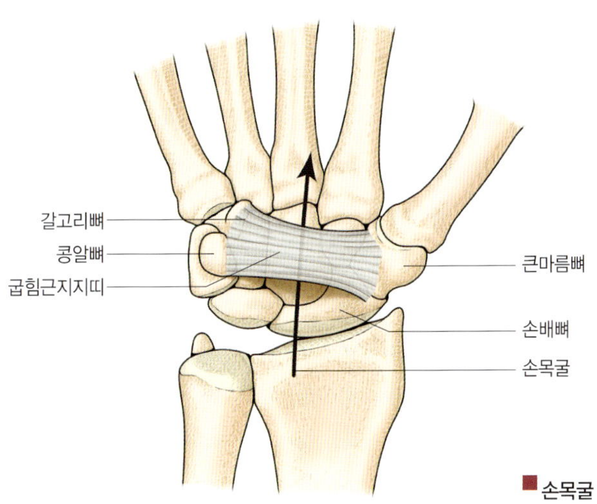

■ 손목굴

갈고리뼈 | 유구골 / hamate
갈고리뼈갈고리 | 유구골구 / hook of hamate
굽힘근지지띠 | 굴근지대 / flexor retinaculum
끝마디뼈 | 말절골 / distal phalanx
반달뼈 | 월상골 / lunate
세모뼈 | 삼각골 / triquetrum
손목굴 | 수근관 / carpal tunnel
손목굴증후군 | 수근관증후군 / carpal tunnel syndrome
손목뼈 | 수근골 / carpal bone
손배뼈 | 주상골 / scaphoid
손허리뼈 | 중수골 / metacarpals
알머리뼈 | 유두골 / capitate
작은마름뼈 | 소능형골 / trapezoid
중간마디뼈 | 중절골 / middle phalanx
첫마디뼈 | 기절골 / proximal phalanx
콩알뼈 | 두상골 / pisiform
큰마름뼈 | 대능형골 / trapezium

가운데손가락; 중간손가락 | 중지 / middle finger
긴뼈 | 장골 / long bone
끝마디뼈 | 말절골 / distal phalanx
머리 | 두 / head
몸통 | 체 / body
바닥 | 저 / base
반지손가락 | 무명지 / ring finger
붓돌기 | 경상돌기 / styloid process
새끼손가락 | 소지 / little finger
손가락뼈 | 지골 / phalanges
손목뼈 | 수근골 / carpal bone
손목손허리관절 | 수근중수관절 / carpometacarpal joints
손바닥 | 수장 / palm
손허리뼈 | 중수골 / metacarpals
손허리뼈머리 | 중수골두 / head of metacarpals
손허리뼈바닥 | 중수골저 / base of metacarpals
손허리손가락관절 | 중수지절관절 / metacarpophalangeal joints
엄지손가락 | 무지 / thumb
주먹결절 | 중수지절관절 / knuckles
중간마디뼈 | 중절골 / middle phalanx
집게손가락 | 시지 / index finger
첫마디뼈 | 기절골 / proximal phalanx

손허리뼈 metacarpals

손허리는 손 부위의 중간 부분으로 표면에서 보면 손바닥에 해당되며 손허리뼈는 5개로 이루어졌으며 크기는 작지만 긴뼈에 속한다. 각각 몸쪽의 바닥과 중간의 몸통, 먼쪽의 머리로 나뉜다.

손허리뼈바닥 | 손목뼈 먼쪽과 손목손허리관절을 이룬다. 셋째손허리뼈바닥의 가쪽에는 붓돌기가 있다.

손허리뼈머리 | 손가락 첫마디뼈와 손허리손가락관절을 이룬다. 주먹 쥐었을 때 손등에 툭 튀어나오는 주먹결절을 만든다.

손가락뼈 phalanges

손가락뼈는 손가락을 형성하는 뼈들로 한쪽 손에는 14개의 뼈가 있다. 엄지손가락부터 안쪽으로 집게손가락, 가운데손가락, 반지손가락, 새끼손가락이라고 한다. 둘째~다섯째손가락뼈는 몸쪽부터 먼쪽으로 첫마디뼈, 중간마디뼈, 끝마디뼈로 이루어져 있으며, 다만 엄지손가락은 중간마디뼈가 없이 첫마디뼈와 끝마디뼈로 이루어져 있다. 몸쪽에서 먼 쪽으로 점점 가늘고 작아지며, 끝마디뼈 먼 쪽은 납작하게 확장되며 끝난다.

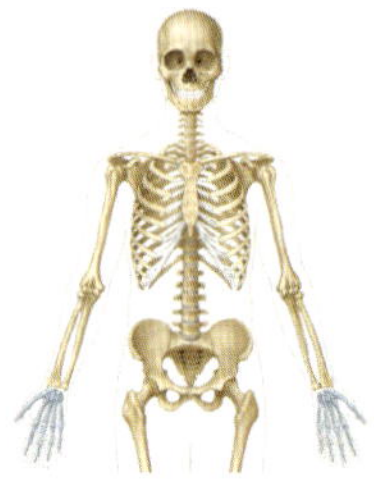

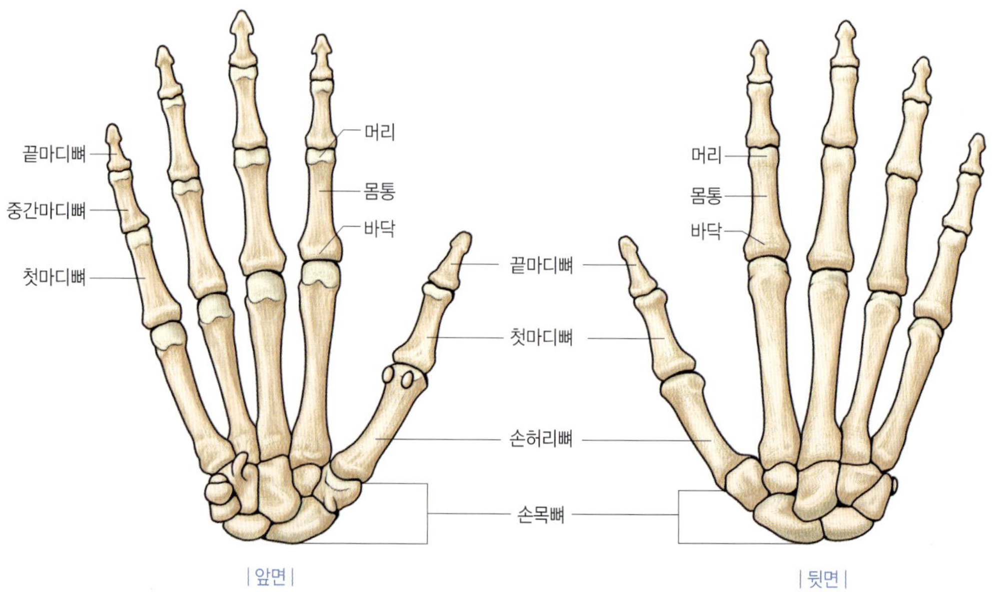

■ 손의 앞면과 뒷면

손가락뼈는 각각 몸쪽 끝의 바닥과 중간의 몸통, 먼쪽끝의 머리로 나뉜다. 몸통의 단면은 손등쪽은 둥굴고 손바닥쪽은 납작하며 전체적으로 손등쪽으로 볼록하다. 첫마디뼈바닥과 손허리뼈머리 사이는 손허리손가락관절을 이루고, 각각의 손가락뼈 사이는 손가락뼈사이관절을 이룬다. 첫째손허리손가락관절 앞면에는 2개의 종자뼈가 있다.

머리 | 두 / head
몸통 | 체 / body
바닥 | 저 / base
손가락뼈 | 지골 / phalanges
손가락뼈사이관절 | 수지절간관절 / interphalangeal joint of hand
손허리뼈머리 | 중수골두 / head of metacarpals
종자뼈 | 종자골 / sesamoid bone

궁둥뼈 | 좌골 / ischium
넓적다리 | 대퇴 / thigh
넙다리뼈 | 대퇴골 / femur; thigh bone
다리뼈 | 하지골 / bone of lower limb
다리이음뼈 | 하지대; 하지연결대 / pelvic girdle
두덩결합 | 치골결합 / pubic symphysis
두덩뼈 | 치골 / pubis
무릎뼈 | 슬개골 / patella
발가락뼈 | 지골 / phalanges
발목뼈 | 족근골 / tarsal bone
발허리뼈 | 중족골 / metatarsals
볼기뼈 | 관골 / hip bone; coxal bone
볼기뼈절구 | 관골구 / acetabulum
엉덩뼈 | 장골 / ilium
엉치뼈 | 천골 / sacrum
엉치엉덩관절 | 천장관절 / sacro-iliac joint
자유다리뼈 | 자유하지골 / free bone of lower limb
정강뼈 | 경골 / tibia
종아리 | 하퇴 / leg
종아리뼈 | 비골 / fibula

다리뼈 bone of lower limb

다리는 한쪽에 31개씩 전체 62개의 뼈로 이루어졌으며, 크게 다리이음뼈와 자유다리뼈로 나뉜다.

다리이음뼈 | 볼기뼈는 한 쌍으로 이루어져 있으며, 양쪽이 앞에서 만나 두덩결합을 이루고 뒤에서는 엉치뼈와 엉치엉덩관절을 이룬다. 출생 시 볼기뼈는 3개의 뼈가 연골로 붙어 있으며, 성인이 되면 한 개의 뼈로 완전히 융합된다. 하지만 해부학적으로는 볼기뼈절구를 기준으로 위쪽에 엉덩뼈, 아래앞쪽에 두덩뼈, 아래뒤쪽에 궁둥뼈로 구분하여 기술한다.

자유다리뼈 | 자유다리뼈는 넓적다리의 넙다리뼈, 무릎뼈, 종아리의 정강뼈와 종아리뼈, 발의 발목뼈 7개, 발허리뼈 5개, 발가락뼈 14개로 되어 있다.

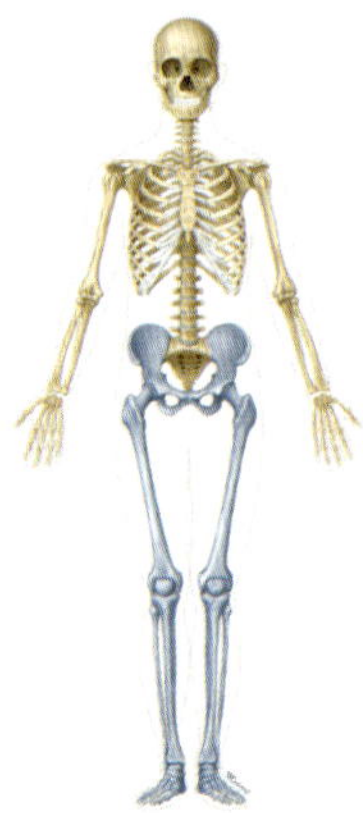

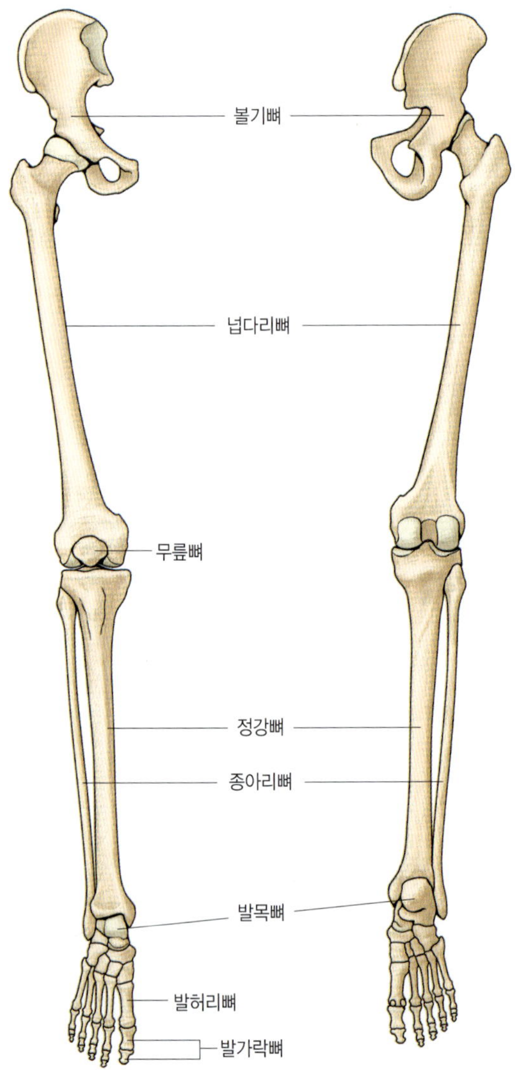

■ 다리뼈 | 앞면 | | 뒷면 |

엉덩뼈 ilium

엉덩뼈는 볼기뼈 중에서 가장 크고 위쪽의 날개와 아래쪽의 몸통으로 나뉘며, 체중 전달을 위해 안쪽이 두꺼워져 있다.

엉덩뼈몸통 | 엉덩뼈의 아래쪽으로 볼기뼈절구의 위쪽을 차지하며 매우 두껍다.
엉덩뼈날개 | 엉덩뼈의 위쪽으로 얇은 판 모양으로 되어 있다.
엉덩뼈능선 | 엉덩뼈날개의 위쪽 모서리는 도드라져 능선을 이루며 위에서 보면 S자로 약간 휘어 있다.
위앞엉덩뼈가시 | 엉덩뼈능선 앞끝에 뭉툭하게 돌출한 부분이며 아래쪽에 아래앞엉덩뼈가시가 있다.
위뒤엉덩뼈가시 | 엉덩뼈능선 뒤끝에 돌출한 부분이며 아래쪽에 아래뒤엉덩뼈가시가 있다.
큰궁둥패임 | 아래뒤엉덩뼈가시 아래쪽에 파인 부분으로 궁둥신경이 지난다.
엉덩뼈오목 | 엉덩뼈날개 안쪽면의 앞쪽에 엉덩근이 부착되는 오목한 면이다.
엉치골반면 | 엉덩뼈날개 안쪽면의 뒤쪽에 울퉁불퉁한 부위로 엉치엉덩인대가 붙는 엉덩뼈거친면과 엉치뼈와 관절을 이루는 귀모양면이 있다.
활꼴선 | 귓바퀴면 아래쪽에서 앞으로 돌출된 선으로 두덩뼈의 위모서리로 계속된다.
볼기근선 | 엉덩뼈날개 가쪽면에는 아치 모양의 앞볼기근선, 뒤볼기근선, 아래볼기근선이 있으며 이들 선 사이에 3개의 볼기근육이 붙는다.

운동을 하다 몸을 부딪치면서 위앞엉덩뼈가시와 주변의 부드러운 결합조직 부분에 타박상을 입으면 엉덩이쥐남 통증이 생긴다.

궁둥뼈 ischium

궁둥뼈는 볼기뼈의 아래뒤쪽에 있는 뼈로 위쪽의 몸통과 아래쪽의 가지로 이루어졌다. 궁둥뼈는 U가 앞으로 기울어진 모양으로 안쪽 2/3 정도는 파여 있으며 두덩뼈와 만나 폐쇄구멍을 이룬다.

궁둥뼈몸통 | 궁둥뼈의 위쪽으로 볼기뼈절구의 아래뒤쪽을 구성한다.
궁둥뼈가지 | 두덩뼈아래가지와 만나 폐쇄구멍의 아래모서리를 이룬다.
궁둥뼈가시 | 큰궁둥패임 아래에 있는 세모꼴로 인대가 붙는다.
작은궁둥패임 | 궁둥뼈가시 아래에 있는 패임이다.
궁둥뼈결절 | 궁둥뼈 아래끝에 거칠고 두꺼운 부위로 의자에 앉을 때 바닥면과 맞닿아 체중이 전달되며, 또한 넙다리뒤칸근육이 붙는다.

궁둥뼈 | 좌골 / ischium
궁둥뼈가시 | 좌골극 / ischial spine
궁둥뼈가지 | 좌골지 / ramus of ischium
궁둥뼈결절 | 좌골결절 / ischial tuberosity
궁둥뼈몸통 | 좌골체 / body of ischium
궁둥신경 | 좌골신경 / sciatic nerve
두덩뼈아래가지 | 치골하지 / inferior pubic ramus
두덩뼈 | 치골 / pubis
뒤볼기근선 | 후둔근선 / posterior gluteal line
볼기근선 | 둔근선 / gluteal line
볼기뼈 | 관골 / hip bone; coxal bone
볼기뼈절구 | 관골구 / acetabulum
아래뒤엉덩뼈가시 | 하후장골극 / posterior inferior iliac spine
아래앞엉덩뼈가시 | 하전장골극 / anterior inferior iliac spine
아래볼기근선 | 하둔근선 / inferior gluteal line
앞볼기근선 | 전둔근선 / anterior gluteal line
엉덩근 | 장골근 / iliacus muscle
엉덩뼈 | 장골 / ilium
엉덩뼈거친면 | 장골조면 / iliac tuberosity
엉덩뼈날개 | 장골익 / ala of ilium; wing of ilium
엉덩뼈능선 | 장골릉 / iliac crest
엉덩뼈몸통 | 장골체 / body of ilium
엉덩뼈오목 | 장골와 / iliac fossa
엉덩이쥐남 | hip pointer
엉치골반면 | 천골반면 / sacropelvic surface
위뒤엉덩뼈가시 | 위뒤장골가시 / posterior superior iliac spine
위앞엉덩뼈가시 | 위앞장골가시 / anterior superior iliac spine
작은궁둥패임 | 소좌골절흔 / lesser sciatic notch
큰궁둥패임 | 대좌골절흔 / greater sciatic notch
폐쇄구멍 | 폐쇄공 / obturator foramen
활꼴선 | 궁상선 / arcuate line

볼기뼈

궁둥뼈 | 좌골 / ischium
궁둥뼈가시 | 좌골극 / ischial spine
귓바퀴면 | 귀모양면; 이상면 / auricular surface
두덩결합면 | 치골결합면 / symphyseal surface
두덩뼈아래가지 | 치골하지 / inferior pubic ramus
두덩뼈 | 치골 / pubis
두덩뼈결절 | 치골결절 / pubic tubercle
두덩뼈빗 | 치골즐 / pectineal line
볼기뼈절구 | 관골구 / acetabulum
아래뒤엉덩뼈가시 | 하후장골극 / posterior inferior iliac spine
아래앞엉덩뼈가시 | 하전장골극 / anterior inferior iliac spine
엉덩뼈 | 장골 / ilium
엉덩뼈거친면 | 장골조면 / iliac tuberosity
엉덩뼈능선 | 장골릉 / iliac crest
엉덩뼈오목 | 장골와 / iliac fossa
위뒤엉덩뼈가시 | 위뒤장골가시 / posterior superior iliac spine
위앞엉덩뼈가시 | 위앞장골가시 / anterior superior iliac spine
작은궁둥패임 | 소좌골절흔 / lesser sciatic notch
절구오목 | 관골구와 / acetabular fossa
절구패임 | 관골구절흔 / acetabular notch
큰궁둥패임 | 대좌골절흔 / greater sciatic notch
폐쇄구멍 | 폐쇄공 / obturator foramen
활꼴선 | 궁상선 / arcuate line

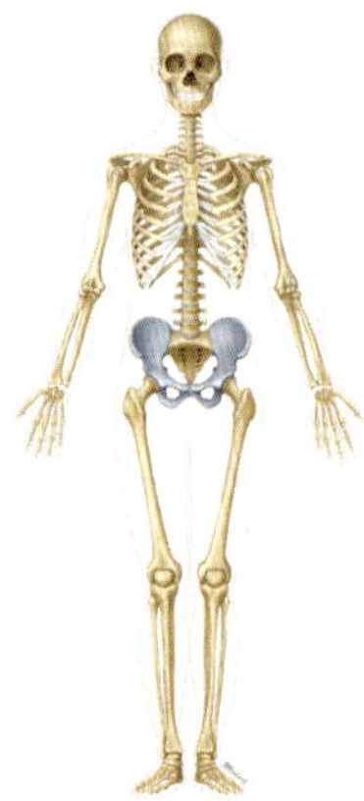

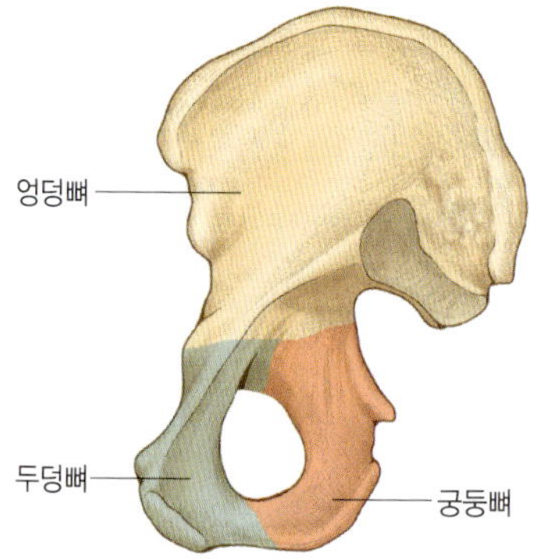

| 안쪽면 |

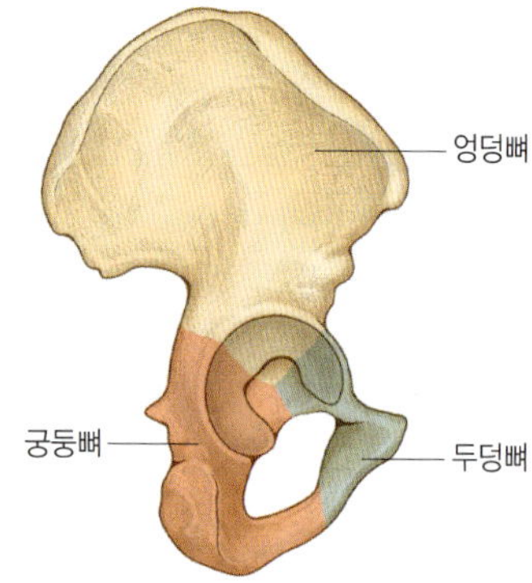

| 가쪽면 |

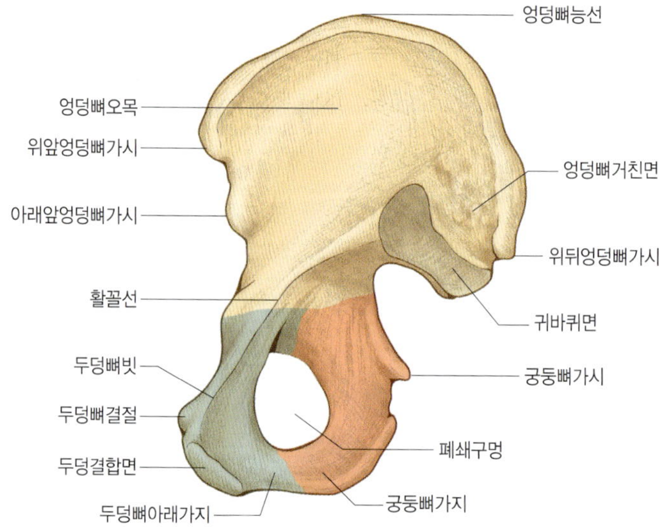

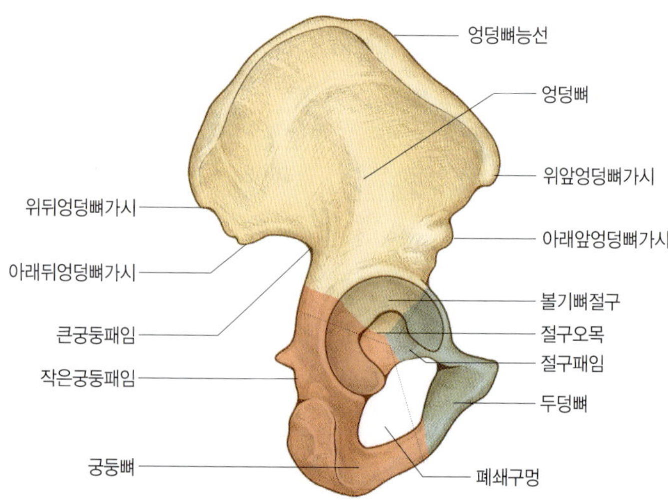

폐쇄구멍이라고 부르는 이유는 혈관과 신경이 이 안으로 지나가지만 폐쇄막으로 단단히 싸여서 철저하게 차단되기 때문이다.

두덩뼈 pubis

두덩뼈는 볼기뼈의 아래앞쪽에 있으며 U가 뒤로 기울어진 모양으로 넙다리안쪽칸근육이 붙는다. 위가지와 아래가지, 그리고 가지 사이의 몸통으로 이루어져 있다.

두덩결합면 | 두덩뼈몸통의 앞안쪽 끝에 있는 타원형의 관절면으로 양쪽의 결합면이 만나 두덩결합을 형성한다.

두덩뼈능선 | 두덩결합의 가쪽에 있으며 앞배벽근육이 붙는다.

두덩뼈결절 | 두덩뼈능선의 가쪽끝에 돌출된 부위로 샅고랑인대가 붙는다.

두덩뼈위가지 | 가쪽면은 볼기뼈절구의 아래앞쪽을 이루며, 안쪽면의 위쪽 경계에는 엉덩뼈와 융합한 흔적인 엉덩두덩융기가 있다.

두덩뼈빗 | 엉덩뼈의 활꼴선에서 앞안쪽으로 계속된 날카로운 선 모양으로 앞쪽의 두덩뼈결절로 계속된다.

두덩뼈아래가지 | 뒤아래쪽으로 뻗어 나가 궁둥뼈가지와 만나 폐쇄구멍의 아래모서리를 이룬다.

볼기뼈절구 | 엉덩뼈와 궁둥뼈의 몸통부분과 두덩뼈위가지가 만나서 오목하게 깊게 파인 형태를 말하며 넙다리뼈머리가 끼어들어가 엉덩관절을 형성한다. 관절하는 면인 절구반달면이 있고 아래쪽으로는 관절면이 없이 패여 있는데 이를 절구패임이라 한다. 볼기뼈절구 바닥쪽으로 들어간 부분을 절구오목이라 한다.

궁둥뼈 | 좌골 / ischium
궁둥뼈가지 | 좌골지 / ramus of ischium
넙다리뼈머리 | 대퇴골두 / head of femur
두덩뼈아래가지 | 치골하지 / inferior pubic ramus
두덩뼈위가지 | 치골상지 / superior pubic ramus
두덩결합 | 치골결합 / pubic symphysis
두덩결합면 | 치골결합면 / symphyseal surface
두덩뼈 | 치골 / pubis
두덩뼈결절 | 치골결절 / pubic tubercle
두덩뼈능선 | 치골릉 / pubic crest
두덩뼈몸통 | 치골체 / body of pubis
두덩뼈빗 | 치골즐 / pectineal line
볼기뼈 | 관골 / hip bone; coxal bone
볼기뼈절구 | 관골구 / acetabulum
샅고랑인대 | 서혜인대 / inguinal ligament
아래모서리 | 하연 / inferior border
엉덩관절 | 고관절 / hip joint
엉덩두덩융기 | 장치융기 / iliopubic eminence
엉덩뼈 | 장골 / ilium
절구오목 | 관골구와 / acetabular fossa
절구패임 | 관골구절흔 / acetabular notch
폐쇄구멍 | 폐쇄공 / obturator foramen
활꼴선 | 궁상선 / arcuate line

거짓골반 | 가골반 / false pelvis
골반 | pelvis
골반축 | axis of pelvis
궁둥뼈결절 | 좌골결절 / ischial tuberosity
꼬리뼈 | 미골 / coccyx
두덩결합 | 치골결합 / pubic symphysis
두덩뼈빗 | 치골즐 / pectineal line
볼기뼈 | 관골 / hip bone; coxal bone
분계선 | linea terminalis
아래골반문 | 골반하구 / pelvic outlet
엉덩뼈날개 | 장골익 / ala of ilium; wing of ilium
엉치뼈 | 천골 / sacrum
엉치뼈곶 | 천골갑각 / promontory
위골반문 | 골반상구 / superior pelvic aperture
작은골반; 참골반 | lesser pelvis; true pelvis
큰골반; 거짓골반 | greater pelvis; false pelvis
활꼴선 | 궁상선 / arcuate line

골반 pelvis

골반은 양쪽의 볼기뼈와 엉치뼈, 꼬리뼈에 의해 형성된 큰 그릇 모양이다. 일반적인 골반은 남자가 여자보다 더 크고 무겁지만 여자의 골반은 남자보다 폭이 넓고 위아래가 짧아서 출산에 유리하다.

분계선 | 엉치뼈곶에서 활꼴선, 두덩뼈빗, 두덩결합의 위모서리를 잇는 선으로으로 위쪽의 큰골반과 아래쪽의 작은골반으로 나뉜다. 위골반문과 같은 의미로 쓰인다.

큰골반 | 분계선 위쪽으로 아랫배의 장기를 엉덩뼈날개가 받치고 있으며 거짓골반이라 한다.

작은골반 | 분계선 아래쪽으로 실제로 골반에 해당되며 참골반이라 한다. 작은골반의 위쪽 경계인 분계선을 위골반문이라 하며 골반입구에 해당된다. 아래쪽의 엉치뼈와 꼬리뼈, 양쪽의 궁둥뼈결절, 두덩결합을 잇는 선을 아래골반문이라 하며 골반출구에 해당된다.

골반축 | 위골반문의 중심에서 아래골반문 중심까지 연결한 가상의 곡선으로 출산할 때 태아의 머리가 내려오는 경로와 일치한다.

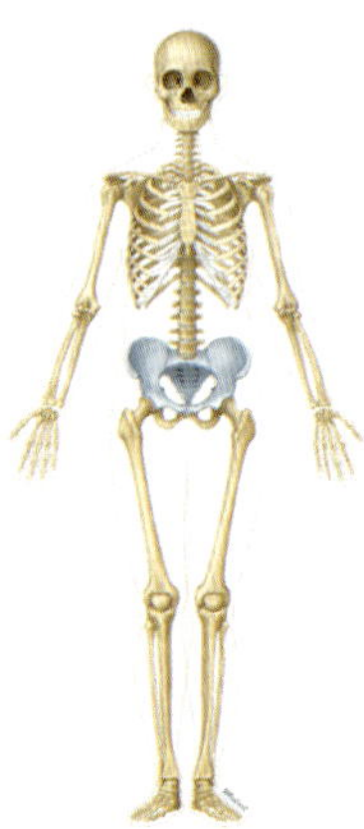

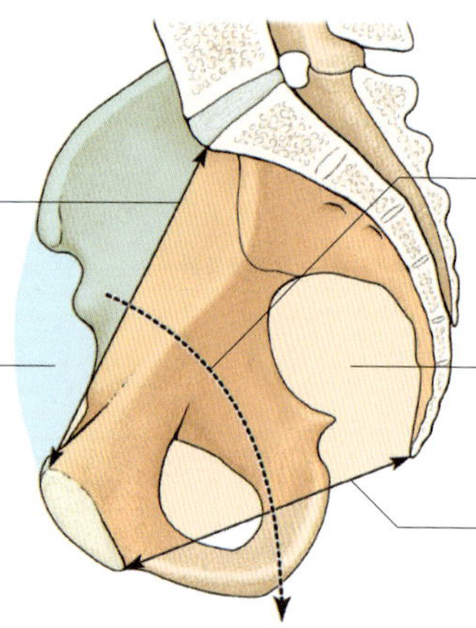

| 골반의 경계와 골반축 |

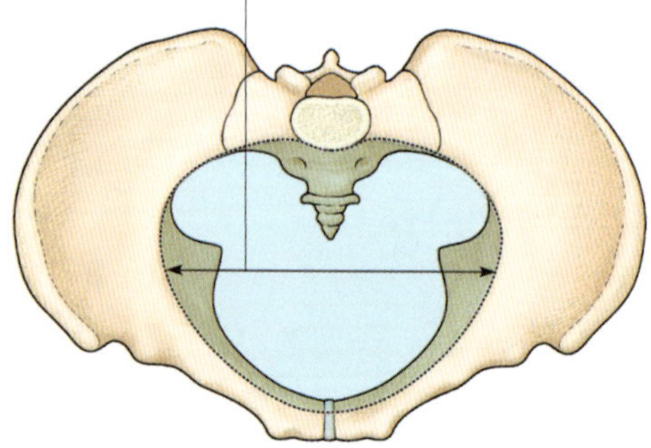

| 골반의 윗면 |

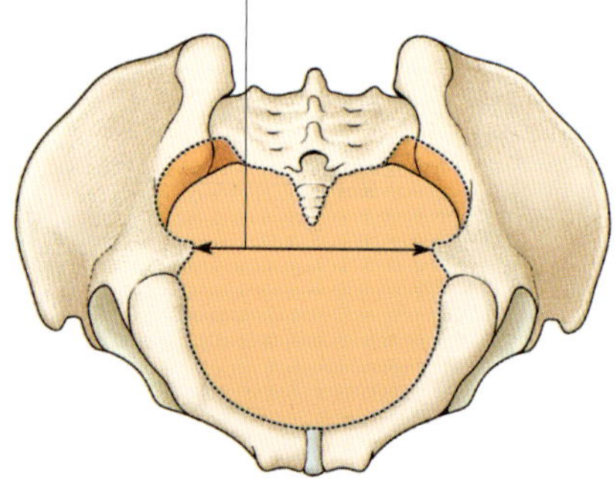

| 골반의 아랫면 |

■골반

남녀 골반 비교

골반뼈	여자	남자
일반적 형태	가볍고 얇음	무겁고 두꺼움
큰골반	얕음	깊음
작은골반	넓고 얕음	좁고 깊음
위골반문	넓고 둥근모양	좁고 하트모양
아래골반문	큼	작음
두덩각	70도보다 큼	70도보다 작음
폐쇄구멍	타원형	원형

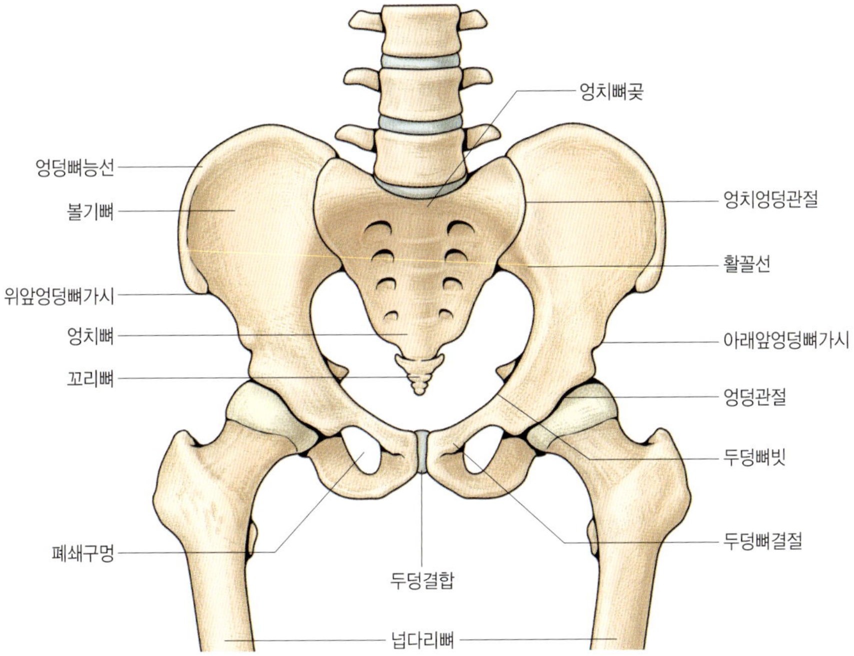

■ 골반뼈

꼬리뼈 | 미골 / coccyx
넙다리뼈 | 대퇴골 / femur; thigh bone
두덩각 | subpubic angle
두덩결합 | 치골결합 / pubic symphysis
두덩뼈결절 | 치골결절 / pubic tubercle
두덩뼈빗 | 치골즐 / pectineal line
볼기뼈 | 관골 / hip bone; coxal bone
아래앞엉덩뼈가시 | 하전장골극 / anterior inferior iliac spine
엉덩관절 | 고관절 / hip joint
엉덩뼈능선 | 장골릉 / iliac crest
엉치뼈 | 천골 / sacrum
엉치뼈곶 | 천골갑각 / promontory
엉치엉덩관절 | 천장관절 / sacro-iliac joint
위앞엉덩뼈가시 | 위앞장골가시 / anterior superior iliac spine
폐쇄구멍 | 폐쇄공 / obturator foramen
활꼴선 | 궁상선 / arcuate line

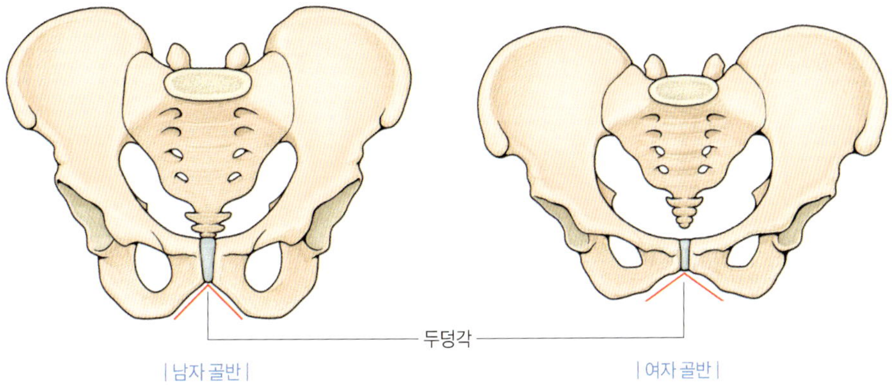

■ 남자와 여자의 골반의 유형

궁둥뼈가시 | 좌골극 / ischial spine
꼬리뼈 | 미골 / coccyx
두덩각 | 치골각 / pubic angle
볼기뼈 | 관골 / hip bone; coxal bone
볼기뼈절구 | 관골구 / acetabulum
아래골반문 | 골반하구 / pelvic outlet
엉덩관절 | 고관절 / hip joint
엉치뼈 | 천골 / sacrum
엉치엉덩관절 | 천장관절 / sacro-iliac joint
접시오목 | 관절와 / glenoid cavity
척주 | vertebral column

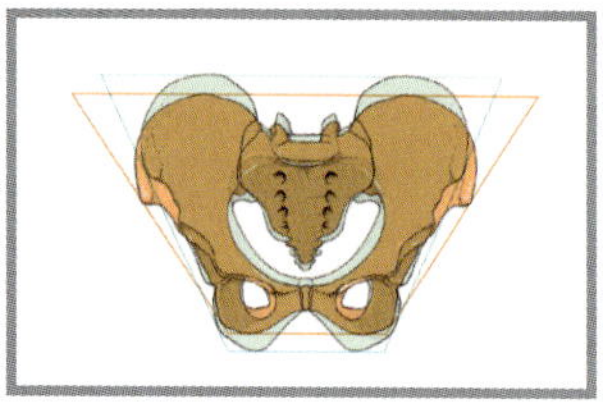

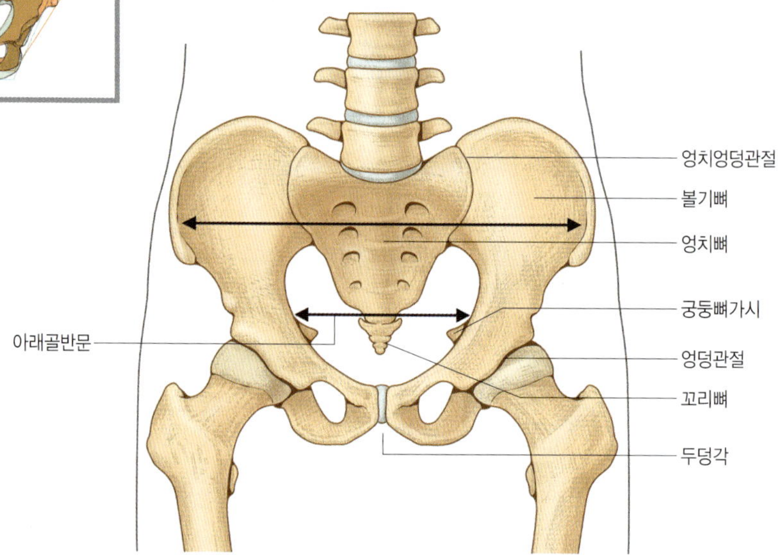

| 남자의 골반 |

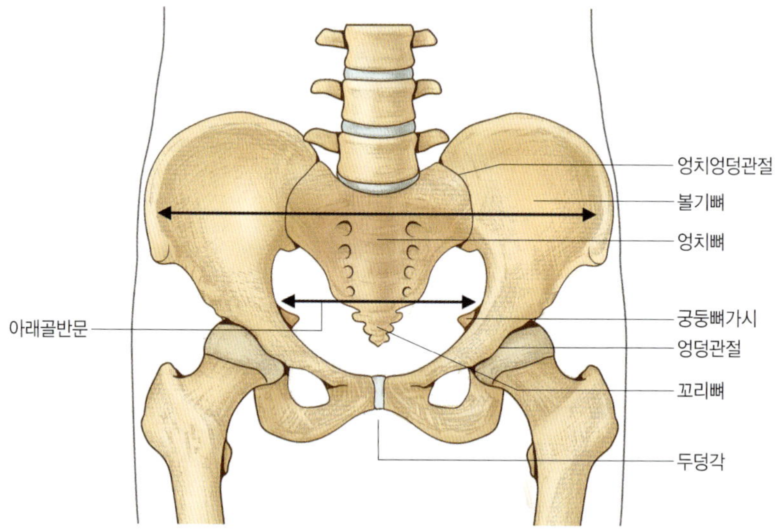

| 여자의 골반 |

■ 남녀골반의 비교

팔이음부위와 다리이음부위의 차이

팔이음부위는 척주와 직접적으로 연결되지 않았지만 다리이음부위는 엉치엉덩관절을 통해 척주와 직접 연결된다. 팔이 달린 팔이음부위의 접시오목은 얕아서 팔 움직임이 자유로운 반면, 다리이음부위의 볼기뼈절구는 깊이 파여서 다리 움직임이 제약을 받는다. 전체적으로 팔이음부위 구조는 힘보다는 움직임에 용이하고, 다리이음부위는 움직임보다는 힘을 지탱하는 데 용이한 구조이다.

넙다리뼈 thigh bone

넙다리뼈는 우리 몸 중에서 가장 길고, 무겁고, 강한 뼈이다. 위끝은 볼기뼈절구와 아래끝은 정강뼈와 무릎뼈가 관절하고 있다.

넙다리뼈머리 | 위끝에 공 모양의 2/3 정도되는 부위로 볼기뼈절구와 엉덩관절을 형성한다.

넙다리뼈머리오목 | 넙다리뼈머리에 조그맣게 가운데가 파인 부분으로 넙다리뼈머리인대가 부착되어서 볼기뼈절구로 붙는다.

넙다리뼈목 | 넙다리뼈머리 바로 아래로 잘록하게 들어간 부분이다.

큰돌기 | 넙다리뼈목과 넙다리뼈몸통이 만나는 부위에서 위가쪽으로 돌출된 부분으로 넓적다리와 볼기근육들이 붙는다. 볼기 양옆에 움푹 들어간 부분 앞쪽으로 표면에서 식별이 가능하며 손으로 만질 수 있으며 넓적다리 가쪽에 근육주사를 놓을 때 지표가 된다.

작은돌기 | 넙다리뼈목과 넙다리뼈몸통이 만나는 부위에서 아래안쪽으로 큰돌기보다 작게 돌출된 부분으로 엉덩허리근이 붙는다.

돌기사이선 | 넙다리뼈목과 몸통이 만나는 부위에서 큰돌기와 작은돌기 앞쪽 사이에 뻗은 능선으로 엉덩넙다리인대가 붙는다.

가쪽관절융기 | 외측과 / lateral condyle
가쪽위관절융기 | 외측상과; 외측상관절융기 / lateral epicondyle
거친선 | 조선 / linea aspera
넙다리뼈 | 대퇴골 / femur; thigh bone
넙다리뼈머리 | 대퇴골두 / head of femur
넙다리뼈머리오목 | fovea for ligament of head
넙다리뼈목 | 대퇴골경 / neck of femur
넙다리뼈몸통 | 대퇴골체 / body of femur
돌기사이능선 | 전자간릉 / intertrochanteric crest
돌기사이선 | 전자간선 / intertrochanteric line
모음근결절 | 내전근결절 / adductor tubercle
무릎뼈 | 슬개골 / patella
볼기근거친면 | 둔근조면 / gluteal tuberosity
볼기뼈절구 | 관골구 / acetabulum
안쪽관절융기 | 내측과 / medial condyle
안쪽위관절융기 | 내측상과 / medial epicondyle
엉덩관절 | 고관절 / hip joint
엉덩넙다리인대 | 장골대퇴인대 / iliofemoral ligament
융기사이오목 | 과간와 / intercondylar fossa
작은돌기 | 소전자 / lesser trochanter
정강뼈 | 경골 / tibia
큰돌기 | 대전자 / greater trochanter

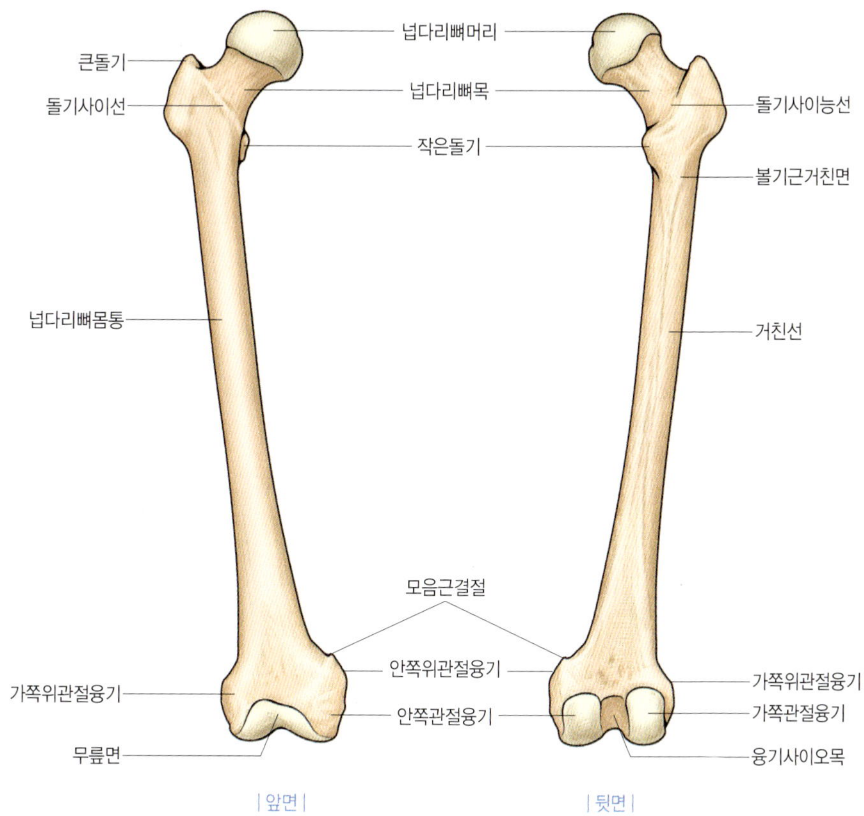

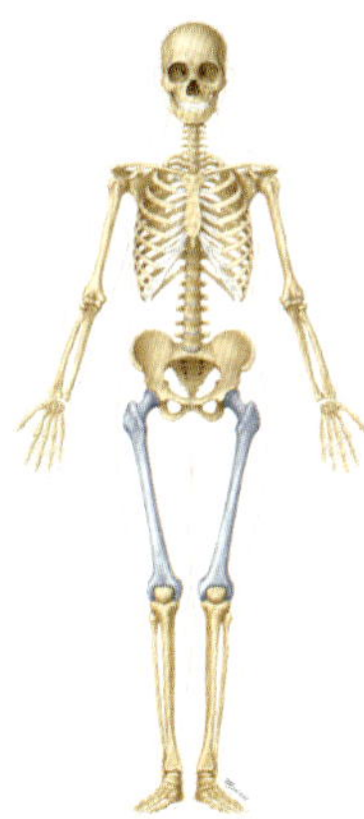

■ 넙다리뼈

가쪽관절면 | lateral articular surface
가쪽관절융기 | 외측과 / lateral condyle
가쪽위관절융기 | 외측상과; 외측상관절융기 / lateral epicondyle
거친선 | 조선 / linea aspera
관절면 | articular surface
관절융기 | 과 / condyle
넙다리네갈래근 | 대퇴사두근 / quadriceps femoris muscle
넙다리네모근 | 대퇴방형근; 대퇴사각근 / quadratus femoris muscle
넙다리뼈 | 대퇴골 / femur; thigh bone
넙다리뼈몸통 | 대퇴골체 / body of femur
돌기사이능선 | 전자간릉 / intertrochanteric crest
모음근결절 | 내전근결절 / adductor tubercle
모음근육 | adductor muscle
무릎관절 | 슬관절 / knee joint
무릎면 | 슬개면 / patellar surface
무릎뼈 | 슬개골 / patella
무릎뼈끝 | 슬개골첨 / apex of patella
무릎뼈바닥 | 슬개골저 / base of patella
무릎인대 | 슬개인대 / patellar ligament
볼기근거친면 | 둔근조면 / gluteal tuberosity
안쪽관절면 | medial articular surface
안쪽관절융기 | 내측과 / medial condyle
안쪽위관절융기 | 내측상과 / medial epicondyle
위관절융기 | 상과 / epicondyle
융기사이오목 | 과간와 / intercondylar fossa
작은돌기 | 소전자 / lesser trochanter
정강뼈 | 경골 / tibia
정강뼈거친면 | 경골조면 / tibial tuberosity
종자뼈 | 종자골 / sesamoid bone
큰돌기 | 대전자 / greater trochanter
큰볼기근 | 대둔근 / gluteus maximus muscle

돌기사이능선 | 큰돌기와 작은돌기 뒤쪽 사이에 뻗은 능선으로 넙다리네모근이 붙는다.

볼기근거친면 | 넙다리뼈몸통 뒤쪽 돌기사이능선 아래에 수직으로 내려가는 능선으로 큰볼기근이 붙는다.

거친선 | 넙다리뼈몸통 뒤쪽에 수직으로 나라히 배열된 안쪽과 가쪽거친선이 있다. 이 거친선에는 모음근육들이 붙는다.

관절융기 | 넙다리뼈 아래끝은 위끝보다 더 크며 안쪽관절융기와 가쪽관절융기가 있다. 이 관절융기들은 정강뼈의 안쪽융기와 가쪽융기와 각각 관절을 이룬다.

무릎면 | 넙다리뼈 아래앞쪽에서 무릎뼈와 관절하는 면으로 가쪽이 더 넓다.

융기사이오목 | 안쪽관절융기와 가쪽관절융기 뒤쪽 사이에 움푹하게 파인 공간으로 무릎관절을 안정시키는 인대들이 붙는다.

위관절융기 | 관절융기 위쪽에 각각 안쪽위관절융기와 가쪽위관절융기가 있으며 이곳에 무릎관절의 인대가 붙는다.

모음근결절 | 안쪽위관절융기에서 삐져나온 부분으로 모음근힘줄이 붙는다.

무릎뼈 patella

무릎뼈는 무릎관절 앞에 위치한 작은 역삼각형 모양으로 넙다리네갈래근 안에서 발달한 종자뼈이다. 무릎뼈는 넙다리네갈래근의 힘줄 근력을 강화해 주는 지렛대 역할을 하므로 무릎을 구부릴 때 근육 위치를 유지하고 무릎관절을 보호하는 역할을 한다.

무릎뼈바닥 | 무릎뼈 위끝에 넓은 쪽을 말한다.

무릎뼈끝 | 무릎뼈 아래끝에 뾰족한 형태를 말한다. 무릎인대는 무릎뼈끝에서 정강뼈거친면으로 붙는다.

관절면 | 앞쪽 표면은 약간 부푼 모양이며 뒤쪽 표면은 오목한 관절면이 2개 있다. 이는 넙다리뼈관절융기와 접하는 면으로 가쪽면이 더 크다.

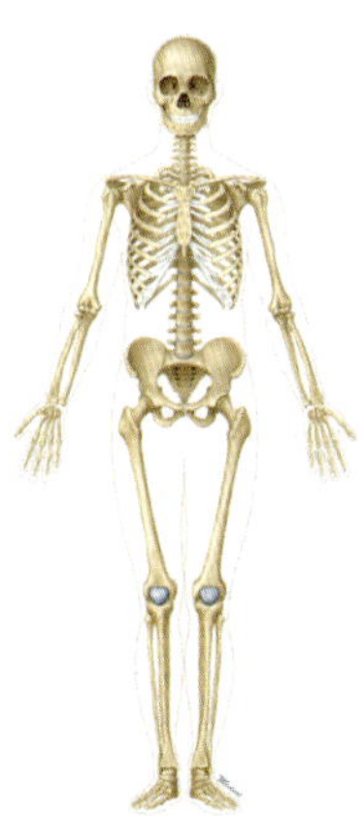

■ 무릎뼈

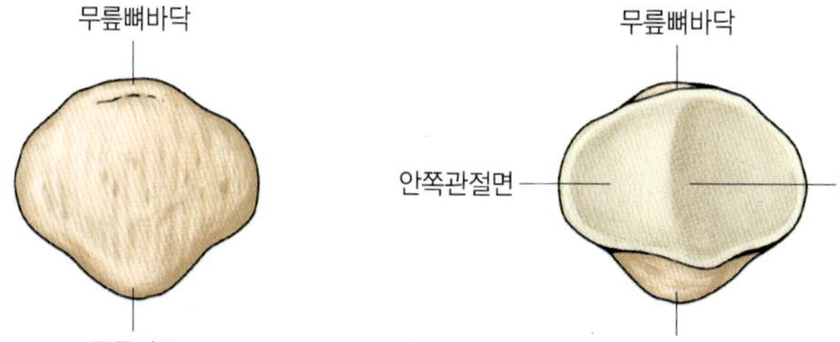

| 앞면 | | 뒷면 |

정강뼈 tibia

정강뼈는 체중을 지탱하는 안쪽에 있는 커다란 뼈로 넙다리뼈 다음으로 길다. 위끝은 넙다리뼈와 종아리뼈와 맞닿고 아래끝은 종아리뼈와 발목의 목말뼈와 관절을 이룬다.

관절융기 | 정강뼈의 위끝은 뼈가 불룩해지면서 가쪽관절융기와 안쪽관절융기를 이루며 위관절면이 있어 넙다리뼈관절융기와 정강넙다리관절을 이룬다.
융기사이융기 | 2개의 융기사이결절로 이루어져 있으며 넙다리뼈의 융기사이오목과 들어맞는다. 위관절면을 안쪽과 가쪽으로 나누고 앞융기사이구역과 뒤융기사이구역으로 나누는 기준이 된다.
종아리관절면 | 종아리뼈머리와 관절을 이루는 면으로 가쪽관절융기의 아래가쪽에 있다. 살짝 패인 양쪽 융기 가운데에는 융기사이융기가 있다.
정강뼈거친면 | 앞쪽에 무릎인대가 붙어 있는 지점이다.
정강뼈몸통 | 삼각형의 단면으로 앞모서리, 안쪽모서리, 뼈사이모서리가 있다.
정강뼈앞모서리 | 정강뼈거친면 아래쪽에서 길게 늘어진 능선으로 표면에서도 잘 관찰된다.
뼈사이모서리 | 몸통의 가쪽에 있는 모서리로 종아리뼈의 뼈사이모서리와 마주 보며 자뼈와 노뼈처럼 뼈사이막으로 연결되어 있다.
가자미근선 | 몸통의 뒷면 위가쪽에서 아래안쪽으로 향하며 가자미근이 부착되는 곳이다.
안쪽복사 | 아래끝의 안쪽에 툭 튀어나온 부분으로 흔히 복사뼈라 한다. 안쪽복사의 가쪽면은 발목의 목말뼈와 관절을 이룬다.
종아리패임 | 정강뼈 아래가쪽에 파인 부분으로 종아리뼈 아래끝과 먼쪽정강종아리관절을 이룬다.

정강이의 영어인 tibia는 플루트를 의미하는데 고대 시대에는 새의 정강뼈를 악기로 이용했기 때문이다. 인체의 긴 뼈 중에서 정강뼈가 가장 잘 부러지고 개방골절도 가장 많이 발생한다.

종아리뼈 fibula

종아리뼈는 정강뼈에 비해 훨씬 가늘고 길이는 더 짧다. 정강뼈 가쪽에 나란하게 있으며 위끝은 뭉툭하게 팽대되어 있으며 아래끝은 뾰족하게 팽대되어 있다. 정강뼈와 달리 종아리뼈는 넙다리뼈와 관절을 이루지 않으며 체중을 지탱하지 않는다. 대신 발목관절에 안정감을 더한다.

종아리뼈머리 | 무릎관절 아래쪽에서 정강뼈 가쪽관절융기의 종아리관절면과 위정강종아리관절을 이룬다. 위쪽 끝에 뾰족한 종아리뼈머리끝이 있다.
종아리뼈몸통 | 앞모서리, 뒤모서리, 뼈사이모서리가 있다.
가쪽복사 | 아래끝에 돌출된 부위로 발목의 가쪽에서 목말뼈와 관절한다. 안쪽복사보다 1 cm 정도 더 먼쪽에 있으며 목말뼈와 관절을 이룬다.

가자미근 | soleus muscle
가자미근선 | soleal line
가쪽관절융기 | 외측과 / lateral condyle
가쪽복사 | 외과 / lateral malleolus
관절융기 | 과 / condyle
넙다리뼈 | 대퇴골 / femur; thigh bone
노뼈 | 요골 / radius
뒤모서리 | 후연 / posterior border
뒤융기사이구역 | 후과간구 / posterior intercondylar area
목말뼈 | 거골 / talus
무릎인대 | 슬개인대 / patellar ligament
발목관절 | 거퇴관절 / ankle joint
뼈사이막 | 전완골간막 / interosseous membrane
뼈사이모서리 | 골간연 / interosseous border
안쪽관절융기 | 내측과 / medial condyle
안쪽모서리 | 내측연 / medial border
안쪽복사 | 내과 / medial malleolus
앞모서리 | 전연 / anterior border
앞융기사이구역 | 전과간구 / anterior intercondylar area
융기사이오목 | 과간와 / intercondylar fossa
융기사이융기 | 과간융기 / intercondylar eminence
자뼈 | 척골 / ulna
정강뼈 | 경골 / tibia
정강뼈거친면 | 경골조면 / tibial tuberosity
정강뼈몸통 | 경골체 / body of tibia
종아리관절면 | 비골관절면 / fibular articular facet
종아리뼈 | 비골 / fibula
종아리뼈머리 | 비골두 / head of fibula
종아리뼈머리끝 | 비골두첨 / apex of head
종아리뼈몸통 | 비골체 / body of fibula
종아리패임 | 비골절흔 / fibular notch

정강뼈와 종아리뼈

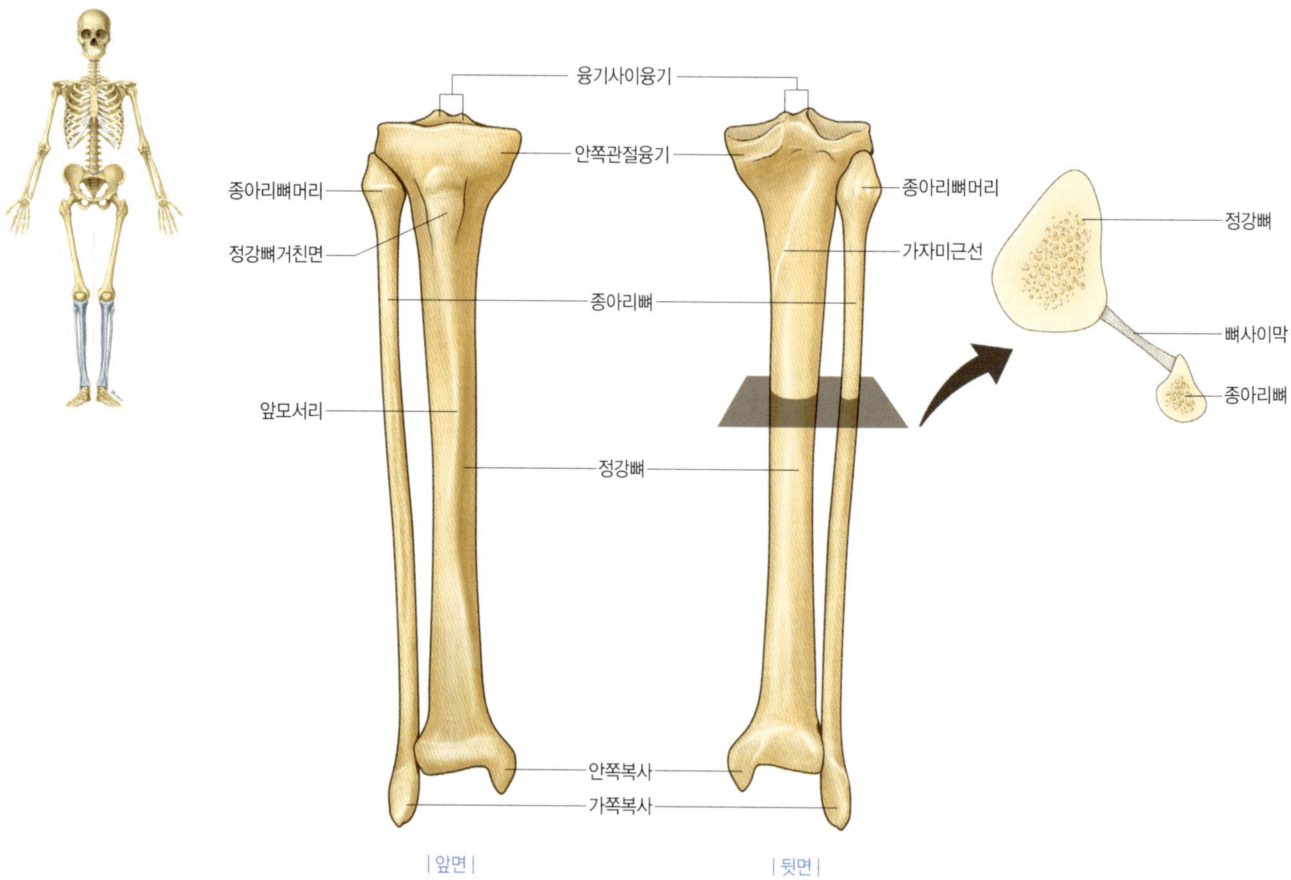

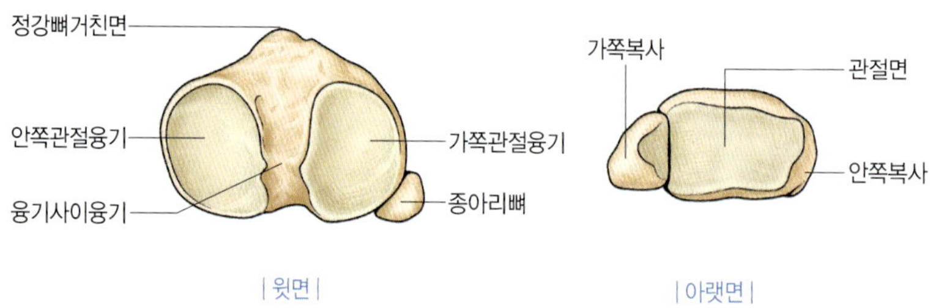

가자미근선 | soleal line
가쪽관절융기 | 외측과 / lateral condyle
가쪽복사 | 외과 / lateral malleolus
관절면 | articular surface
뼈사이막 | 전완골간막 / interosseous membrane
안쪽관절융기 | 내측과 / medial condyle
안쪽복사 | 내과 / medial malleolus
앞모서리 | 전연 / anterior border
융기사이융기 | 과간융기 / intercondylar eminence
정강뼈 | 경골 / tibia
정강뼈거친면 | 경골조면 / tubersity of tibia
종아리뼈 | 비골 / fibula
종아리뼈머리 | 비골두 / head of fibula

발목뼈 tarsal bone

발목은 발 부위의 맨 위쪽을 차지하며 발목뼈 7개로 이루어졌다. 발목뼈는 손목뼈에 비해서 큰 편이며 특히 목말뼈와 발꿈치뼈는 다른 발목뼈들보다도 훨씬 크다.

목말뼈 | 발목뼈 중에서 가장 위쪽에 있으며 몸통, 목, 머리로 이루어져 있다. 대부분 관절면으로 되어 있으며 근육이나 힘줄이 붙지 않는다. 몸통의 목말뼈도르래는 정강뼈안쪽복사, 종아리뼈가쪽복사와 발목관절을 이룬다. 뒤쪽에는 긴엄지굽힘근힘줄고랑이 있으며 앞쪽으로는 발배뼈와 아래쪽으로는 발꿈치뼈와 관절한다. 걸음을 걸을 때 목말뼈에 체중의 절반 정도가 발꿈치뼈로 전달되고 나머지는 다른 발목뼈로 전달된다.

발꿈치뼈 | 발목뼈 중에서 가장 크고 강한 뼈로 앞쪽은 입방뼈와 관절하고 윗면은 목말뼈와 관절한다. 뒤쪽에는 발꿈치뼈융기가 크게 돌출되어 체중을 땅으로 전달한다. 가쪽으로 종아리근도르래가 있으며 앞쪽으로는 짧은종아리근힘줄이, 뒤쪽으로는 긴종아리근힘줄이 지난다. 안쪽에는 목말뼈를 받쳐 주는 목말받침돌기가 있다.

발배뼈 | 앞뒤로 눌린 형태로 앞쪽은 3개의 쐐기뼈와 관절하고 뒤쪽은 목말뼈와 관절한다. 안쪽에는 발배뼈거친면이 튀어나와 있다.

입방뼈 | 입방형의 뼈로 아래가쪽에 입방뼈거친면이 있으며 긴발바닥인대가 붙는다. 입방뼈거친면 앞쪽에는 긴종아리근힘줄이 지나는 고랑이 있다.

쐐기뼈 | 안쪽, 중간, 가쪽 3개가 있으며 안쪽쐐기뼈가 가장 크다. 뒤쪽은 발배뼈와 관절하고 앞쪽은 발허리뼈와 각각 관절한다.

긴발바닥인대 | 장척인대 / long plantar ligament
긴엄지굽힘근힘줄고랑 | 장무지굴근건구 / groove for tendon of flexor hallucis longus
목말받침돌기 | 재거돌기 / sustentaculum tali
목말뼈 | 거골 / talus
목말뼈도르래 | 거골활차 / trochlea of talus
발가락뼈 | 지골 / phalanges
발꿈치뼈 | 종골 / calcaneus
발꿈치뼈융기 | 종골융기 / calcaneal tuberosity
발목관절 | 거퇴관절 / ankle joint
발목뼈 | 족근골 / tarsal bone
발배뼈 | 주상골 / navicular
발배뼈거친면 | 주상골조면 / tuberosity of navicular bone
발허리발가락관절 | 중족지절관절 / metatarsophalangeal joints
발허리뼈 | 중족골 / metatarsals
발허리뼈바닥 | 중족골저 / base of metatarsals
손목뼈 | 수근골 / carpal bone
쐐기뼈 | 설상골 / cuneiform bones
안쪽쐐기뼈 | 내측설상골 / medial cuneiform bone
입방뼈 | 입방골 / cuboid
입방뼈거친면 | 입방골조면 / tuberosity of cuboid
종아리근도르래 | 비골근활차 / fibular trochlea
종자뼈 | 종자골 / sesamoid bone

발허리뼈 metatarsals

발허리는 발 부위의 중간 부분이며 발허리뼈 5개로 이루어졌다. 전체적으로 등쪽은 볼록하게 튀어나왔으며 발바닥 쪽은 오목하다. 손허리뼈와 마찬가지로 발허리뼈도 몸쪽의 바닥, 중간의 몸통, 먼쪽의 머리로 나뉜다. 첫째발허리뼈는 짧고 굵으며 둘째발허리뼈는 가장 길다.

발허리뼈바닥 | 발허리뼈바닥은 입방뼈와 3개의 쐐기뼈와 발허리발가락관절을 이룬다. 첫째발허리뼈바닥에는 2개의 종자뼈가 있으며, 다섯째발허리뼈바닥에는 힘줄이 붙는 거친면이 가쪽으로 도드라져 있다.

발허리뼈머리 | 발가락 첫마디뼈와 발허리발가락관절을 이룬다.

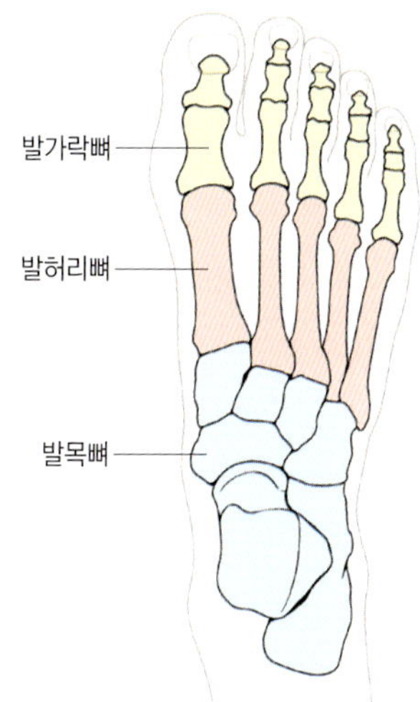

■ 발뼈의 구분

발뼈

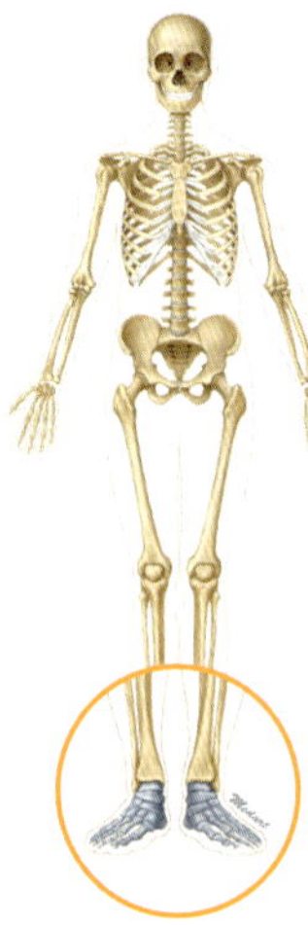

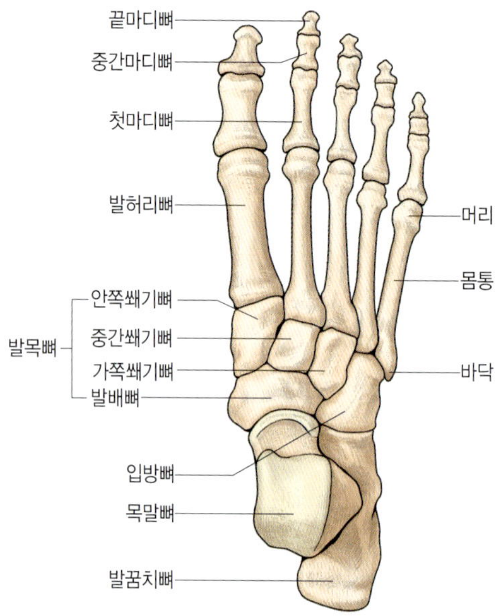

| 윗면 |

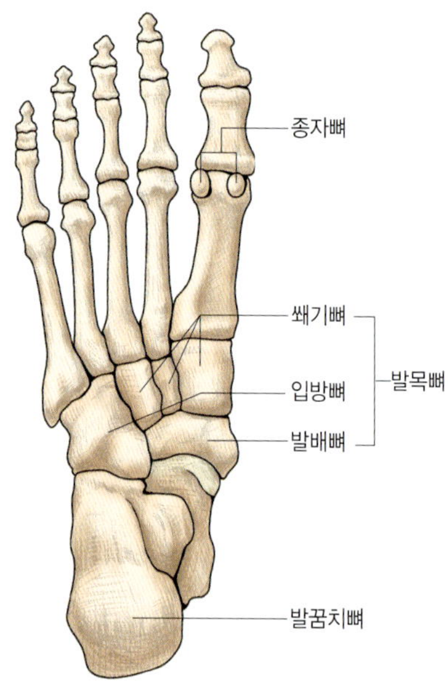

| 바닥면 |

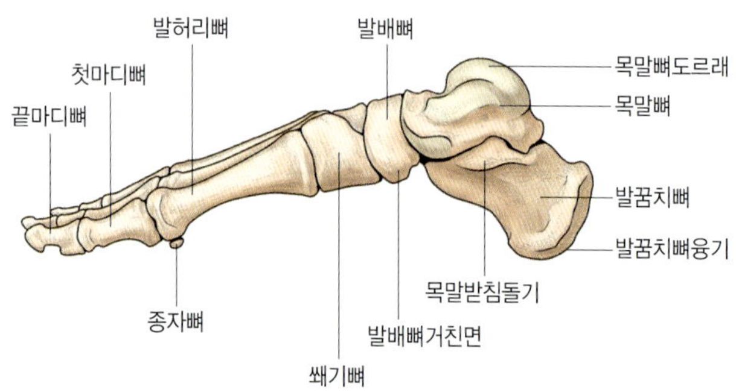

| 안쪽면 |

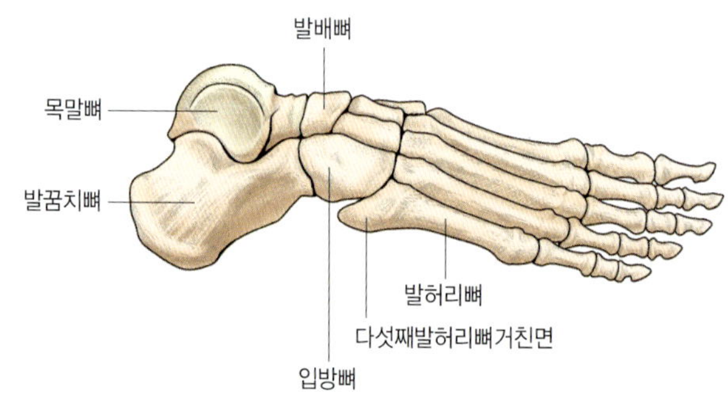

| 가쪽면 |

가쪽쐐기뼈 | 외측설상골 / lateral cuneiform bone
끝마디뼈 | 말절골 / distal phalanx
다섯째발허리뼈거친면 | 제5중족골조면 / tuberosity of fifth metatarsal bone
머리 | 두 / head
목말받침돌기 | 재거돌기 / sustentaculum tali
목말뼈 | 거골 / talus
목말뼈도르래 | 거골활차 / trochlea of talus
몸통 | 체 / body
바닥 | 저 / base
발꿈치뼈 | 종골 / calcaneus
발꿈치뼈융기 | 종골융기 / calcaneal tuberosity
발목뼈 | 족근골 / tarsal bone
발배뼈 | 주상골 / navicular
발배뼈거친면 | 주상골조면 / tuberosity of navicular bone
발허리뼈 | 중족골 / metatarsals
쐐기뼈 | 설상골 / cuneiform
안쪽쐐기뼈 | 내측설상골 / medial cuneiform bone
입방뼈 | 입방골 / cuboid
종자뼈 | 종자골 / sesamoid bone
중간마디뼈 | 중절골 / middle phalanx
중간쐐기뼈 | 중간설상골 / intermediate cuneiform bone
첫마디뼈 | 기절골 / proximal phalanx

발가락뼈 phalanges

발가락뼈는 발의 끝을 형성하며 숫자나 배열이 손가락과 비슷하다. 둘째~다섯째발가락뼈는 몸쪽부터 먼 쪽으로 첫마디뼈, 중간마디뼈, 끝마디뼈로 이루어져 있으며, 다만 엄지발가락은 엄지손가락뼈와 마찬가지로 중간마디뼈가 없이 첫마디뼈와 끝마디뼈로 이루어져 있다. 노인의 경우 다섯째발가락뼈의 중간마디뼈와 끝마디뼈가 융합된 경우도 있다. 각각 몸쪽끝의 바닥과 중간의 몸통, 먼쪽끝의 머리로 나뉜다. 첫마디뼈바닥과 발허리뼈머리 사이는 발허리발가락관절을 이루고 발가락뼈 사이는 발가락뼈사이관절을 이룬다.

발의 활 arches of the foot

발의 뼈대는 활 모양으로 배열되어 있는데 이는 체중을 지탱하는 데 유리하다. 체중이 가해지면 펴지고 체중이 실리지 않으면 다시 솟아오르며 충격을 흡수한다. 앞뒤방향의 세로발바닥활과 가로방향의 가로활로 나뉘며, 세로활은 다시 안쪽세로활과 가쪽세로활로 나뉜다.

안쪽세로활 | 목말뼈, 발배뼈, 쐐기뼈, 첫째~둘째발허리뼈를 잇는 형태로 주로 걸을 때 스프링 역할을 한다.
가쪽세로활 | 발꿈치뼈, 입방뼈, 넷째~다섯째발허리뼈를 잇는 형태로 주로 체중을 지탱한다.
가로활 | 쐐기뼈, 입방뼈 그리고 발허리뼈가 가쪽에서 안쪽으로 볼록한 모양을 이룬다.

정상적인 경우 발의 활이 체중의 40%를 지탱하고 발꿈치가 60%를 지탱한다. 세로활의 중간은 높아서 바닥에 잘 닿지 않으며 안쪽세로활이 낮아진 경우에는 편평발이라 한다.

끝마디뼈 | 말절골 / distal phalanx
목말뼈 | 거골 / talus
발가락뼈 | 지골 / phalanges
발가락뼈사이관절 | 족지절간관절 / interphalangeal joints of foot
발꿈치 | 종부 / heel
발꿈치뼈 | 종골 / calcaneus
발배뼈 | 주상골 / navicular
발의 활 | 족궁 / arches of the foot
발허리발가락관절 | 중족지절관절 / metatarsophalangeal joints
발허리뼈 | 중족골 / metatarsals
발허리뼈머리 | 중족골두 / head of metatarsals
세로발바닥활 | longitudinal arch of foot
입방뼈 | 입방골 / cuboid
중간마디뼈 | 중절골 / middle phalanx
첫마디뼈 | 기절골 / proximal phalanx
편평발 | 편평족 / flat foot

Chapter

04

관절계통

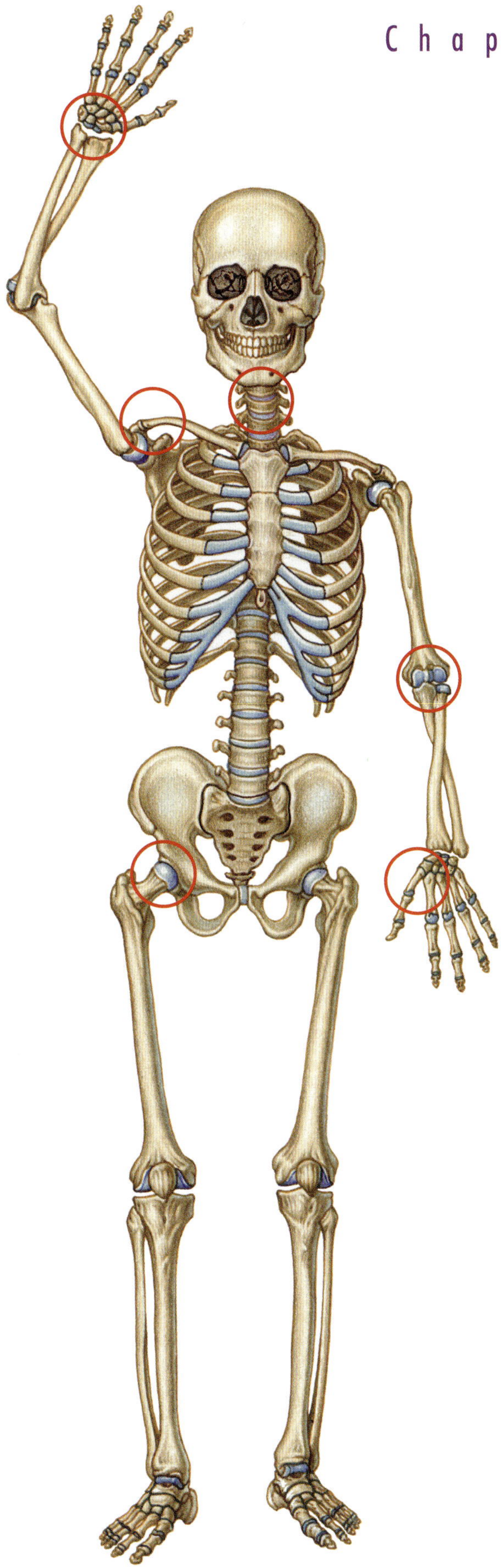

관절안 | 관절공간, 관절강 / articular cavity
못움직관절 | 부동관절 / synarthroses
반움직관절 | 반가동관절 / amphiarthroses
뼈 | 골 / bone
섬유관절 | fibrous joints
섬유성결합조직 | fibrillar connective tissue
십자인대 | cruciate ligament
연골 | cartilage
연골관절 | cartilaginous joints
염좌 | sprain
움직관절 | 가동관절 / diarthroses
윤활관절 | synovial joints
윤활액 | 활액 / synovial fluid
인대 | ligaments
치밀결합조직 | dense connective tissue
치주인대 | dental annular ligament

관절의 유형

관절은 뼈와 뼈 사이를 연결하며 그 구조는 다양하다. 관절의 구조는 움직임의 범위와 방향을 결정하며 움직임이 전혀 없는 관절부터 움직임이 자유로운 관절까지 다양하다.

움직임에 따른 관절의 분류

못움직관절 | 움직임이 전혀 없다.
반움직관절 | 약간의 움직임이 가능하다.
움직관절 | 자유로운 움직임이 가능하다.

구조에 따른 관절의 분류

관절의 유형은 결합조직의 구조적 관계, 결합조직의 유형, 근접한 뼈의 표면 구조에 따라 분류한다. 뼈와 뼈 사이의 연결 물질과 유형에 따라 크게 3가지로 나눈다.

섬유관절 | 관절하는 뼈들이 불규칙하며 단단한 섬유성결합조직에 의해 연결된다.
연골관절 | 관절하는 뼈들이 연골에 의해 연결된다.
윤활관절 | 관절하는 뼈들이 연골로 덮여 있고 인대가 지지하며, 관절안에 윤활액이 차 있어 다른 관절과 구별된다.

인대 ligaments

인대는 뼈와 뼈 사이를 연결하는 치밀결합조직이다. 치주인대처럼 관절 자체를 구성하는 경우도 있고 또는 십자인대처럼 움직임을 제한하여 관절을 튼튼하게 보조하는 경우도 있다. 인대는 근육과는 달리 비수축성조직이라서 몸을 뻗으면 인대는 저항한다. 때문에 인대는 한계보다 힘을 더 가해 뻗으면 손상되는데 이렇게 결합조직구조가 손상되는 것을 염좌라고 한다.

섬유관절 fibrous joints

섬유관절은 대부분 못움직관절로, 근접한 뼈들이 단단한 섬유성결합조직으로 연결된다. 섬유관절에는 봉합, 인대결합, 못박이관절의 3가지 유형이 있다.

봉합 | 봉합은 불규칙적인결합조직이 얇고 치밀하게 연결된 섬유관절로 머리뼈의 납작뼈 사이에서만 볼 수 있다. 봉합은 마주하는 뼈의 끝부분이 서로 불규칙적으로 겹쳐 있어 머리에 가해지는 충격을 흡수한다. 관절하는 뼈의 모서리 모양에 따라 톱니봉합, 비늘봉합, 평면봉합으로 나뉜다. 이마뼈의 경우는 어른이 되면 양쪽이 하나로 합쳐지는데 이를 뼈융합이라 한다.

인대결합 | 인대결합은 뼈사이막에 의해 결합되며 봉합보다는 두 뼈 사이가 떨어져 있어 보다 더 긴 섬유성인대로 이루어져 있다. 먼쪽노자관절, 먼쪽정강종아리관절이 속한 인대관절은 팔과 다리가 움직일 때 제한적으로 움직이는 반움직관절이다. 또한 척추뼈의 관절돌기 사이에서도 볼 수 있다.

못박이관절 | 못박이관절은 치아뿌리와 위턱 또는 아래턱 사이에서만 볼 수 있다. 치아뿌리는 치주인대에 의해 뼈에 고정되며 못움직관절이다. 이 관절의 미세한 움직임은 고유감각을 느낄 수 있게 해 주지만 치주병이 생기면 관절이 느슨해지며 치아가 흔들린다.

관절돌기 | condylar process
납작뼈 | 편평골 / flat bone
머리뼈 | 두개골 / cranium
먼쪽노자관절 | 하요척관절 / distal radio-ulnar joint
못박이관절 | 정상관절 / gomphosis
봉합 | sutures
비늘봉합 | 인상봉합 / squamous suture
뼈사이막 | 전완골간막 / interosseous membran
뼈융합 | bony union; synostosis
뼈융합 | 골결합 / synostosis
섬유관절 | fibrous joints
섬유성결합조직 | fibrillar connective tissue
아래턱 | 하악 / lower jaw
위턱 | 상악 / upper jaw
이마뼈 | 전두골 / frontal bone
인대결합 | syndesmnosis
척추뼈; 척추 | vertebra
치아뿌리 | 치근 / root
치주병 | periodontal disease
치주인대 | dental annular ligament
톱니봉합 | 거치상봉합 / serrate suture
평면봉합 | plane suture

섬유관절

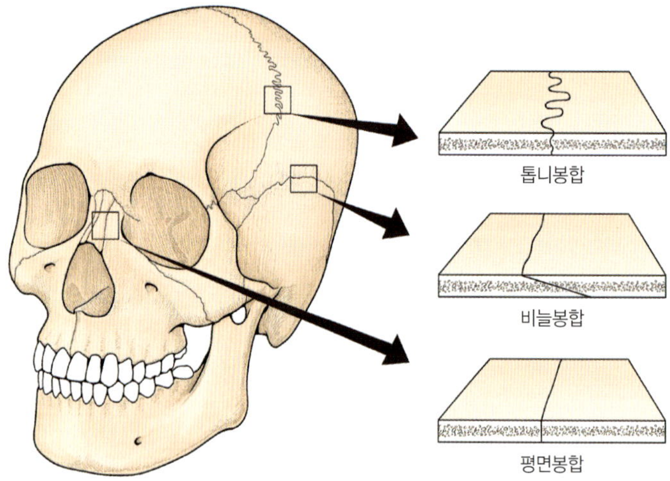

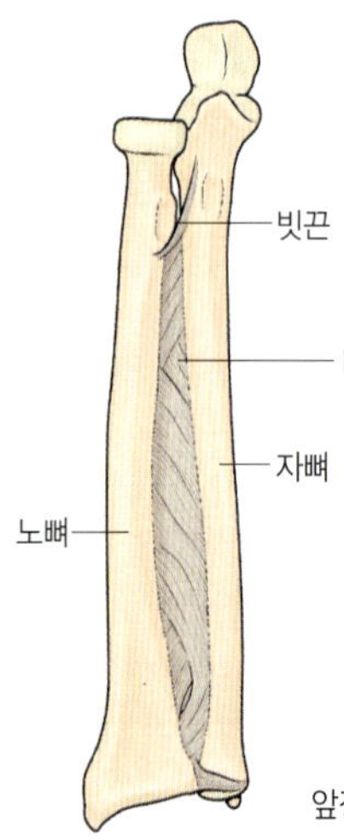

| 노자관절 |

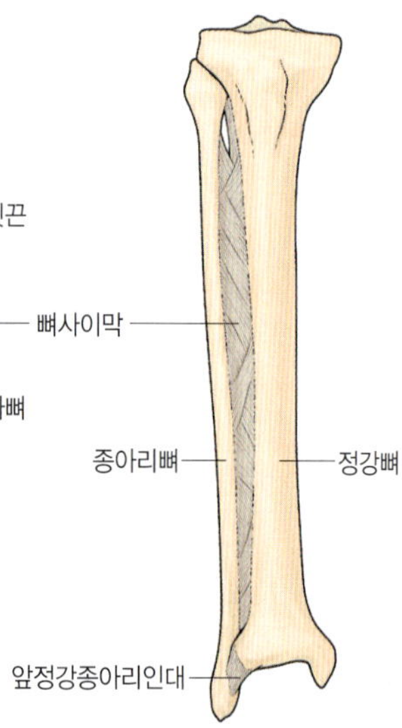

| 정강종아리관절 |

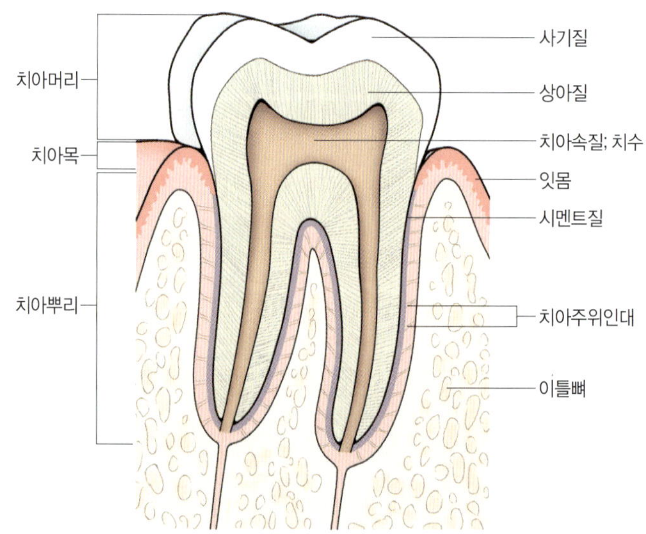

| 못박이관절(gomphosis)–치아이틀봉합 |

노뼈 | 요골 / radius
비늘봉합 | 인상봉합 / squamous suture
빗끈 | 사삭 / oblique cord
뼈사이막 | 전완골간막 / interosseous membrane
사기질 | 에나멜질 / enamel
상아질 | dentine
시멘트질 | cement; cementum
앞정강종아리인대 | 전경비인대 / anterior tibiofibular ligament
이틀뼈 | 치조골 / alveolar bone
잇몸 | 치은 / gingiva
자뼈 | 척골 / ulna
정강뼈 | 경골 / tibia
종아리뼈 | 비골 / fibula
치아머리 | 치관 / crown
치아목 | 치경 / neck; cervix
치아뿌리 | 치근 / root
치아속질; 치수 | dental pulp
치아주위인대 | periodontal fiber
톱니봉합 | 거치상봉합 / serrate suture
평면봉합 | plane suture

연골관절 cartilaginous joints

연골관절은 마주하는 뼈 사이에 연골조직이 있어 서로 연결되며 약간의 운동만이 가능하다. 유리연골결합과 섬유연골결합 2가지로 나뉘며 구조와 기능이 다르다.

유리연골결합 | 유리연골관절은 성장기 어린아이 긴뼈의 뼈끝과 뼈몸통을 연결하는 뼈끝판(성장판)에서 일시적으로 관찰된다. 뼈끝판은 성장이 멈추면서 뼈가 되며 움직임이 전혀 없는 못움직관절이다. 어린아이의 x-ray에서 유리연골결합은 하얀 뼈조직 사이에 가늘고 까맣게 잘 관찰되며, 이를 통해 그 사람이 얼마나 더 성장할 수 있는지 판단할 수 있다. 뼈끝판 부위가 손상되면 성장하는 데 영향을 주어 뼈가 짧아질 수 있다.

섬유연골결합 | 섬유연골결합은 관절하는 뼈끝이 유리연골로 덮여 있으며 그 사이는 탄력 있는 편평한 섬유연골이 원반 형태로 놓여 있다. 섬유연골결합은 우리 몸의 정중선 부위에서 관찰되는데 두덩결합, 척추사이원반관절 등에서 볼 수 있다. 이 관절은 반움직관절로서 특히 척추사이 각각에 움직임을 주어 전체적으로 큰 척주의 운동을 가능하게 한다.

긴뼈 | 장골 / long bone
두덩결합 | 치골결합 / pubic symphysis
못움직관절 | synarthrosis
뼈끝 | 골단 / epiphysis
뼈끝판 | 골단판 / epiphyseal plate
뼈몸통 | 골간 / diaphysis
섬유연골 | fibrocartilage
섬유연골결합 | symphses
연골관절 | cartilaginous joints
유리연골 | hyaline cartilage
유리연골결합 | synchondroses
척추사이결합 | 추간결합 / intervertebral symphysis

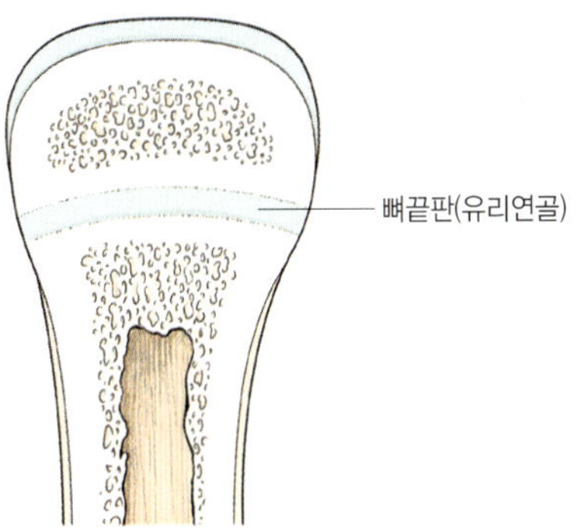

■ 유리연골결합

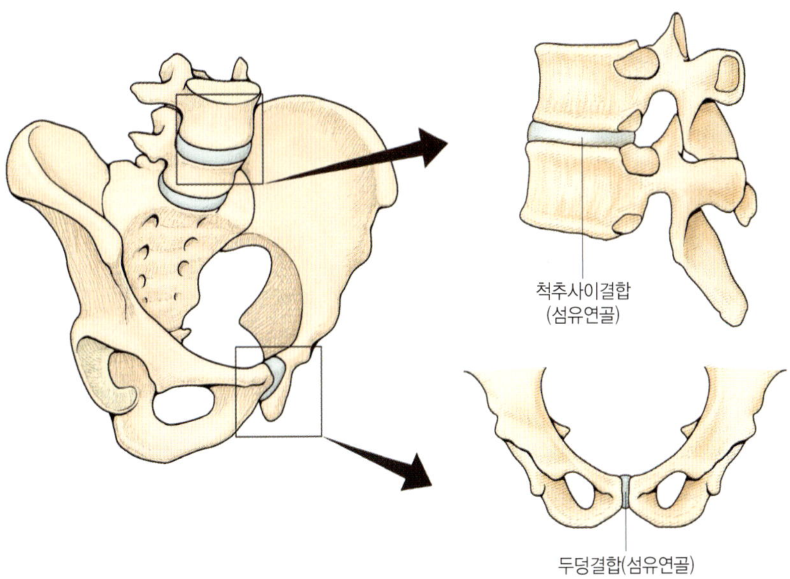

■ 섬유연골결합

관절공간 | synovial cavity
관절면 | articular surface
관절연골 | articular cartilage
관절원반 | 관절원판 / articular disc
관절주머니 | 관절낭 / articular capsule
관절테두리 | articular labrum
덧인대 | accessory ligament
반달연골 | meniscus
섬유막 | fibrous membrane
아교섬유다발 | collagen fiber bundle
연골세포 | chondrocyte
유리연골 | hyaline cartilage
윤활관절 | synovial joints
윤활막 | 활액막 / synovial membrane
윤활성 | synovial
윤활액 | 활액 / synovial fluid
윤활주머니 | 점액낭 / bursa
인대 | ligaments
치밀결합조직 | dense connective tissue

윤활관절 synovial joints

윤활관절은 다른 관절에 비해 복잡한 구조를 가지고 있으며, 자유로운 운동이 가능한 움직관절로 좁은 의미의 관절을 의미한다.

관절연골 | 관절공간의 관절면은 관절연골이라는 유리연골로 덮여 있어 뼈들이 움직이는 동안 마찰을 줄이고 충격 흡수를 돕는다. 관절연골에는 혈관분포가 거의 없고 대신에 움직이는 동안 윤활액에 의해 영양이 공급된다.

관절주머니 | 관절주머니는 관절공간을 둘러싸며 마주하는 뼈를 서로 연결한다. 관절주머니 바깥쪽의 섬유막과 안쪽의 윤활막으로 구성되어 있다. 섬유막은 치밀결합조직으로 유연성이 있어서 관절을 움직일 수 있게 하며 지나치게 늘어나는 것에 저항하여 뼈가 탈구되지 않도록 한다. 윤활막은 성긴결합조직으로 안쪽에 윤활액이 차 있다.

윤활액 | 윤활성이란 용어는 모양이나 점성이 날달걀의 흰자와 비슷하여 그리스어의 달걀흰자에서 유래하였다. 윤활액은 윤활막에서 분비되며 관절연골과 윤활막 표면을 매끄럽게 덮고 있다. 윤활액은 관절의 마찰을 줄이고, 충격을 흡수하고, 산소와 영양을 공급하며, 관절연골 안에 있는 연골세포에서 나오는 이산화탄소와 노폐물을 제거하는 기능을 한다(연골은 무혈성조직으로 혈관이 없다).

덧인대 | 관절주머니 주위에는 비탄력적인 강한 아교섬유다발의 인대가 있어 운동 시 관절의 안정성을 강화한다. 주로 관절주머니의 바깥에 발달해 있지만 일부에서는 관절주머니 속에도 인대(예: 무릎관절의 십자인대)가 있다.

관절원반 | 윤활관절 중 일부(예: 복장빗장관절, 턱관절)에는 관절 사이에 관절원반이 섬유막에 의해 부착되어 있으며 불완전한 원반 형태인 경우 반달연골이라 한다(예: 무릎관절). 반달연골은 관절하는 뼈의 관절면이 잘 맞도록 하고, 충격을 흡수하며, 움직임에 적합한 넓은 접촉면을 만든다.

관절테두리 | 관절테두리는 관절오목의 모서리를 둘러싸고 뻗어 있는 섬유연골로 관절오목이 더 깊어지도록 하여 관절하는 뼈의 접촉면을 넓혀 준다(예: 어깨관절, 엉덩관절).

윤활주머니 | 윤활주머니는 움직임에 의해 생기는 관절 부위의 마찰을 완화시킨다. 윤활주머니는 윤활관절의 구조에는 포함되지 않지만 관절주머니처럼 윤활막, 섬유막, 윤활액으로 되어 있다.

윤활주머니는 피부와 뼈, 힘줄과 뼈, 근육과 뼈, 인대와 뼈 사이에 있다. 인접한 구조가 움직일 때 마찰을 줄여 준다.

힘줄집 | 힘줄집은 힘줄을 관 모양으로 감싸고 있는 변형된 윤활주머니이다. 주로 손목이나 발목을 지나는 힘줄 주위에 발달되어 있다.

관절안 | 관절공간, 관절강 / articular cavity
관절연골 | articular cartilage
관절원반 | 관절원판 / articular disc
관절주머니 | 관절낭 / articular capsule
근육 | muscles
발목 | 족근 / ankle
뼈 | 골 / bone
뼈(바깥)막 | 골막 / periosteum
섬유막 | fibrous membrane
손목 | 수근 / wrist
윤활막 | 활액막 / synovial membrane
윤활주머니 | 점액낭 / bursa
인대 | ligaments
피부 | skin
힘줄 | 건 / tendon
힘줄집 | 건초 / tendon sheath

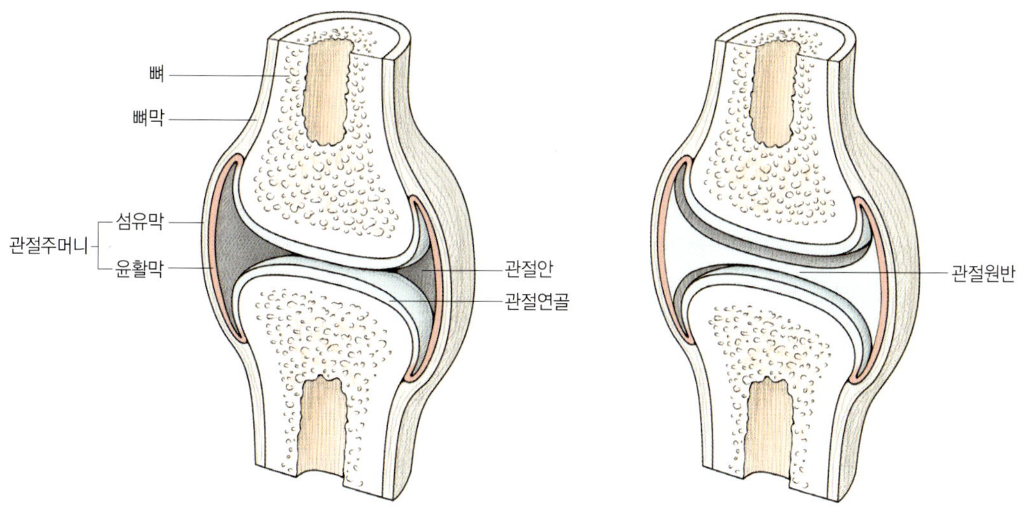

윤활관절의 구조

경첩관절 | 접번관절 / hinge joint
관절면 | articular surface
안장관절 | 안(상)관절 / saddle joint
윤활관절 | synovial joints
절구관절 | 구상관절 / ball-and-socket joint
중쇠관절 | 차축관절 / pivot joint
타원관절 | 과상관절 / condyloid joint
평면관절 | plane joint

윤활관절의 종류

윤활관절은 관절면의 모양과 움직임에 따라 다음의 6가지 유형으로 나눈다.

평면관절 | 관절하는 뼈의 표면은 편평하거나 약간 구부러져 있으며, 옆으로 혹은 앞뒤로 미끄러지듯 움직이게 해 준다(예: 손목뼈사이관절, 복장빗장관절, 봉우리빗장관절, 복장갈비관절, 척추갈비관절 등).

경첩관절 | 관절하는 뼈의 볼록한 면과 마주하는 뼈의 오목한 면에 딱 들어맞는다. 경첩관절은 문에 경첩이 달린 것처럼 열고 닫는 굴곡 있는 움직임을 할 수 있다. 경첩관절은 굽히고 펴는 동작만 할 수 있다. 관절이 움직일 때 한쪽은 고정된 자세로 있는 채 다른 쪽 뼈는 한 축으로 움직인다(예: 무릎관절, 팔꿉관절, 발목관절, 발가락뼈사이관절 등).

중쇠관절 | 뼈의 둥글거나 뾰족한 면이 다른 쪽 뼈의 둥근 고리 모양의 인대에 의해 관절된다. 중쇠관절은 단축성으로 세로축으로 회전한다(예: 정중고리중쇠관절, 몸쪽 · 먼쪽노자관절).

타원관절 | 뼈의 볼록한 타원형 돌기가 관절하는 뼈의 오목한 면에 딱 들어맞는 모양이다. 타원관절은 돌림운동을 제외한 다양한 운동이 가능하다(예: 손목관절, 고리뒤통수관절, 손허리손가락관절).

안장관절 | 관절면이 안장 모양인 뼈가 다른 뼈의 관절면에 안장에 앉은 것 같은 모양의 관절이다. 타원관절보다 움직임이 더 자유롭다(예: 엄지손가락의 손목손허리관절).

절구관절 | 공처럼 생긴 뼈가 오목하게 패인 다른 뼈에 꼭 들어맞는 모양의 관절이다. 3축성 관절로 운동의 움직임이 가장 자유롭다(예: 어깨관절, 엉덩관절).

윤활관절의 종류

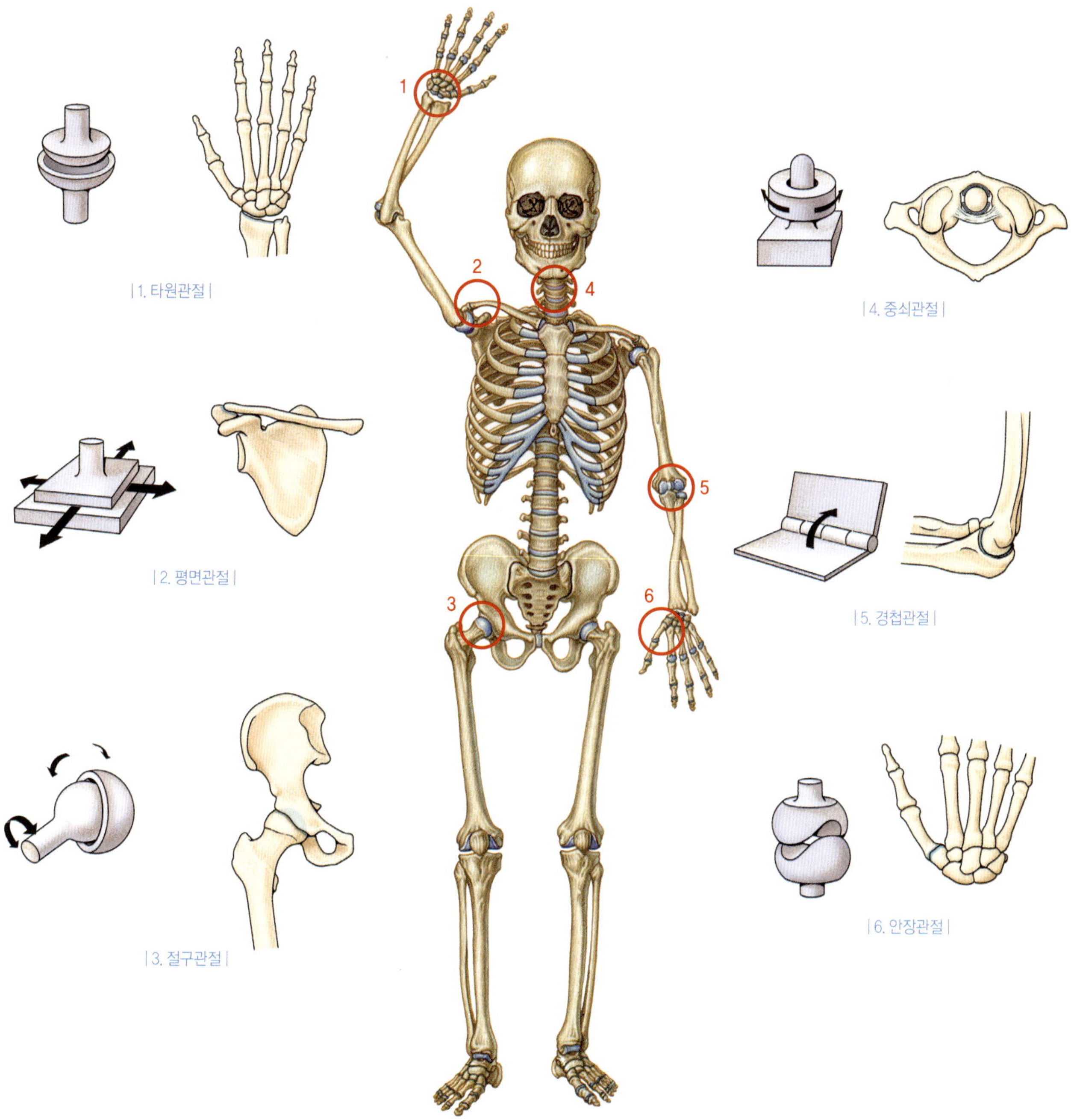

경첩관절 | 접번관절 / hinge joint
안장관절 | 안(상)관절 / saddle joint
절구관절 | 구관절 / ball and socket joint
중쇠관절 | 차축관절 / pivot join
타원관절 | condylar joint
평면관절 | plane joint

관절의 유형과 기능에 따른 분류

구조적 유형	설명	운동	예
섬유관절	윤활공간 없음. 치밀결합조직		
봉합	얇은 막의 치밀불규칙결합조직으로 연결된 관절 두개골뼈에서 볼 수 있음 성장하면서 봉합이 뼈융합으로 대치되는 것도 있는데, 분리된 머리뼈가 하나의 뼈로 융합되는 경우	움직일 수 없도록 되어 있지만 아주 미세하게는 움직일 수 있어서 머리에 충격이 가해질 때 흡수하는 중요한 역할을 함	관상봉합
인대결합	치밀불규칙결합조직의 튼튼한 막으로 연결된 관절	반움직관절	먼쪽정강종아리관절
못박이관절	좀 더 치밀한 규칙결합조직인 인대 등의 관절로 연결	아주 조금 움직일 수 있는 반움직관절	치아와 이틀뼈
연골관절	윤활공간 없음. 유리연골이나 섬유연골로 연결된 관절		
유리연골결합	연결 물질은 유리연골	못움직관절	긴뼈의 뼈몸통과 뼈끝 사이에 있는 뼈몸통
섬유연골결합	연결 물질은 넓고 편편한 섬유연골원반	반움직관절, 척주에서 충격흡수를 도움	두덩뼈섬유연골결합, 척주사이관절
윤활관절	관절공간, 관절연골, 관절주머니, 덧인대, 관절원반 등의 복잡한 구성		
평면관절	관절면은 편평하거나 약간 곡면	2축성관절이 많음 뼈가 앞뒤 혹은 오른쪽 왼쪽으로 움직임	손목뼈사이관절, 발목뼈사이관절, 복장갈비관절(갈비뼈의 2번~7번뼈와 복장뼈 사이), 척추갈비관절
경첩관절	볼록면이 오목한 면에 꼭 들어맞음	단축성관절: 굽힘, 폄	무릎관절, 팔꿈치관절, 발목관절, 발가락뼈사이관절
중쇠관절	둥근 모양이거나 뾰족한 표면이 일부분은 뼈이고 일부분은 인대로 만들어진 원반 모양에 꼭 들어맞음	단축성관절: 돌림	고리중쇠관절, 노자관절
타원관절	타원 모양의 관절머리가 타원 모양의 관절오목에 꼭 들어맞음	2축성관절: 굽힘, 폄, 벌림, 모음	손목관절, 손허리손가락관절
안장관절	어떤 뼈의 관절면은 안장 모양이고 다른 뼈의 관절면은 그 안에 꼭 들어맞음	3축성관절: 굽힘, 폄, 벌림, 모음, 돌림	큰마름뼈와 엄지손가락 사이에 있는 손허리손가락관절
절구관절	공 모양으로 생긴 관절면이 컵처럼 오목한 면에 꼭 들어맞음	3축성관절: 굽힘, 폄, 벌림, 모음, 돌림, 회전	어깨관절, 엉덩관절

윤활관절의 운동

윤활관절에서 생기는 움직임의 형태, 방향, 위치에 따라 크게 다음 4가지 유형으로 나뉜다.

미끄럼 | 미끄럼은 상대적으로 편평한 뼈 표면이 다른 뼈의 앞뒤로 혹은 오른쪽 왼쪽으로 움직이는 단순한 운동이다. 뼈 사이에서 각도의 변화는 없다. 연결된 관절주머니, 인대, 뼈의 구조에 따라서 미끄럼운동의 범위는 제한된다.

각운동 | 각운동은 관절하는 뼈 사이의 각도가 늘어나거나 줄어드는 운동이다. 해부학적 자세에 따라 크게 굽힘, 폄, 벌림, 모음으로 분류한다.

- 굽힘 | 두 뼈 사이의 관절각도가 줄어드는 운동이다. 팔꿉관절의 굽힘은 앞쪽으로 움직이고 무릎관절의 굽힘은 뒤쪽으로 움직이는 운동이다. 발목관절에서 발등쪽으로 움직이면 발등굽힘, 발바닥쪽으로 움직이면 발바닥굽힘이라 한다.
- 폄 | 폄은 굽힘의 반대되는 운동으로 두 뼈 사이의 관절각도가 늘어나는 운동이다. 굽힘운동 후에 해부학적 위치를 회복하기 위한 경우도 있다. 해부학적 자세 이상으로 더 폄운동을 하면 젖힘이라 한다. 굽힘이나 폄은 대부분 시상면에서 일어나지만 엄지손가락을 굽힐 때는 예외이며, 또한 몸통을 관상면에서 가쪽으로 굽히는 운동을 가쪽굽힘이라 한다.
- 벌림 | 벌림은 몸의 정중시상면으로부터 관상면을 따라 가쪽으로 멀어지게 하는 운동이다. 손가락은 셋째손가락을 중심으로, 발가락은 둘째발가락을 중심으로 벌리는 운동이다.
- 모음 | 모음은 관상면을 따라 몸의 정중시상면으로 팔, 다리를 붙이는 운동이나 손가락과 발가락을 벌림의 반대로 움직이는 운동이다.

돌림운동

- 돌림 | 돌림운동은 관절의 한쪽 면은 볼록하고 반대 면은 오목한 형태이며 긴축을 중심으로 움직인다. 팔과 다리를 안쪽돌림과 가쪽돌림으로 구분하며, 머리와 허리를 돌리는 것도 돌림운동이다.
- 휘돌림 | 휘돌림은 굽힘, 벌림, 폄, 모음의 연속된 동작으로 그 끝이 원을 그리며 움직이는 것이다. 휘돌림에는 어깨관절, 손목관절, 손허리손가락관절, 엉덩관절, 발목관절, 발허리발가락관절이 있다.

가쪽굽힘 | lateral flexion
가쪽돌림 | 외측회전 / lateral rotation; external rotation
각운동 | angular movement
관절주머니 | 관절낭 / articular capsule
굽힘 | 굴곡 / flexion
내림 | depression
내밈 | protraction
돌림 | 회전 / rotation
돌림운동 | circular movements
들임 | retraction
모음 | 내전 / adduction
무릎관절 | 슬관절 / knee joint
미끄럼 | gliding
발등굽힘; 등쪽굽힘 | 배측굴곡 / dorsiflexion
발목관절 | 거퇴관절 / ankle joint
발바닥굽힘; 바닥쪽굽힘 | 척측굴곡 / plantar flexion
발허리발가락관절 | 중족지절관절 / metatarsophalangeal joints
벌림 | 외전 / abduction
손목관절 | 수근관절 / wrist joint
손허리손가락관절 | 중수지절관절 / metacarpophalangeal joints
시상면 | sagittal planes
안쪽돌림 | 내측회전 / medial rotation; internal rotation
어깨관절 | 견관절 / shoulder joint; glenohumeral joint
엉덩관절 | 고관절 / hip joint
올림 | elevation
이마면; 관상면 | frontal planes; coronal planes
인대 | ligaments
젖힘 | 과신전 / hyperextension
특수운동 | special movement
팔꿉관절 | 주관절 / elbow joint
폄 | 신전 / extension
휘돌림 | 회선 / circumduction

가쪽번짐 | 외번 / eversion
관자뼈 | 측두골 / temporal bone
내림 | depression
내밈 | protraction
노뼈 | 요골 / radius
뒤침 | 회외 / supination
들임 | retraction
맞섬 | 대립 / opposition
먼쪽노자관절 | 하요척관절 / distal radio-ulnar joint
몸쪽노자관절 | 근위요척관절 / proximal radio-ulnar joint
복장빗장관절 | 흉쇄관절 / sternoclavicular joint
봉우리빗장관절 | 견봉쇄골관절 / acromioclavicular joint
빗장뼈 | 쇄골 / clavicle
손목손허리관절 | 수근중수관절 / carpometacarpal joints
아래턱뼈 | 하악골 / mandible
안쪽번짐 | 내번 / inversion
어깨뼈 | 견갑골 / scapula
엎침 | 회내 / pronation
자뼈 | 척골 / ulna
턱관절 | 악관절 / temporomandibular joint

특수운동

- 올림 | 신체부위를 위쪽으로 움직이는 것이다. 이를테면 아래턱뼈와 관자뼈 사이에 있는 턱관절이 입을 다물 때 아래턱을 올리거나, 어깨를 들썩일 때 봉우리빗장관절에서 어깨뼈를 들어 올리는 것이다.
- 내림 | 신체부위를 아래로 움직이는 것으로 올림의 반대되는 움직임이다. 예를 들면 입을 벌릴 때 아래턱뼈를 내리는 것, 또는 어깨를 들어 올렸다가 어깨뼈를 원위치로 내려놓는 것 등이 있다.
- 내밈 | 신체부위를 정면에서 앞쪽으로 내미는 것이다. 턱관절에서 아래턱뼈를 앞쪽으로 내밀거나 봉우리빗장관절이나 복장빗장관절에서 팔짱을 껴서 빗장뼈를 내밀 수 있다.
- 들임 | 들임은 내밀었던 부위를 원래위치로 되돌리는 운동이다.
- 엎침 | 아래팔을 움직여 손바닥을 뒤나 아래로 향하게 하는 운동이다. 몸쪽노자관절과 먼쪽노자관절에 의한 운동으로 노뼈의 먼쪽을 자뼈의 먼쪽 위로 겹치면 손등이 위로 오게 된다.
- 뒤침 | 엎침의 반대되는 운동으로 손바닥을 앞쪽이나 위쪽으로 향하게 하는 운동이다.
- 맞섬 | 손목손허리관절의 운동으로 엄지손가락이 같은 쪽의 다른 손가락 끝과 맞닿게 움직이는 운동이다. 인간과 영장류들은 이 운동을 통해서 사물을 잡을 붙잡거나 아주 세밀한 조작도 할 수 있다.
- 안쪽번짐 | 발바닥 안쪽을 향해 발목뼈사이관절을 움직이는 운동이다.
- 가쪽번짐 | 안쪽번짐의 반대로 발바닥을 가쪽을 향해 발목뼈사이관절을 움직이는 운동이다.

관절의 운동

가쪽돌림 | 외측회전 / lateral rotation; external rotation
가쪽번짐 | 외번 / eversion
굽힘 | 굴곡 / flexion
뒤침 | 회외 / supination
맞섬 | 대립 / opposition
모음 | 내전 / adduction
물러섬 | reposition
발등굽힘 | 배측굴곡 / dorsiflexion
발바닥굽힘; 바닥쪽굽힘 | 척측굴곡 / plantar flexion
벌림 | 외전 / abduction
안쪽돌림 | 내측회전 / medial rotation; internal rotation
안쪽번짐 | 내번 / inversion
엎침 | 회내 / pronation
폄 | 신전 / extension
휘돌림 | 회선 / circumduction

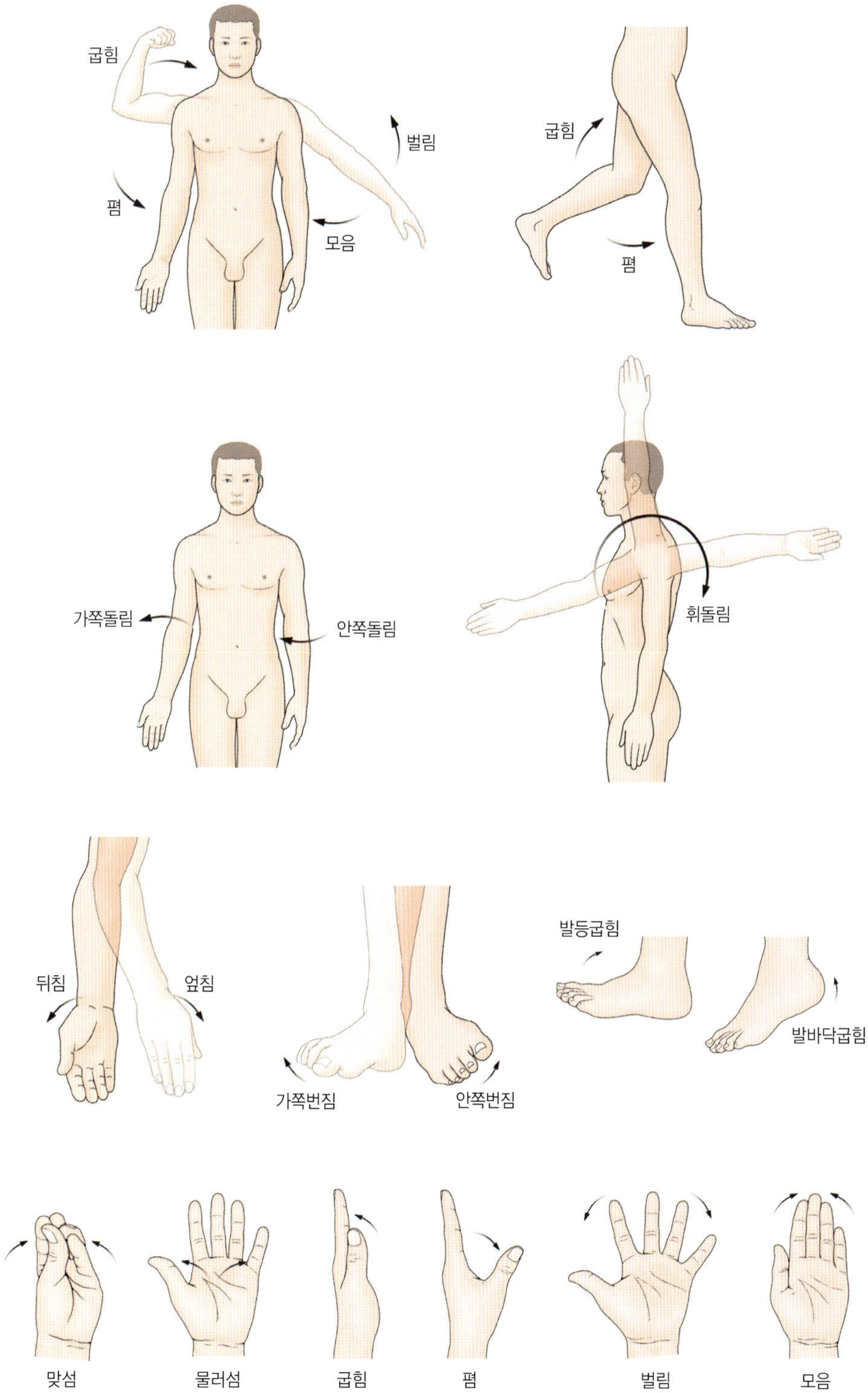

가쪽인대 | lateral ligament
경첩관절 | 접번관절 / hinge joint
관자뼈 | 측두골 / temporal bone
관절결절 | articular tubercle
관절돌기 | condylar process
관절원반 | 관절원판 / articular disc
관절주머니인대 | 관절낭인대 / capsular ligament
광대뼈 | 관골, 권골 / zygomatic bone
귓속뼈 | 이소골 / auditory ossicles
머리뼈 | 두개골 / cranium
아래턱뼈 | 하악골 / mandible
턱관절 | 악관절 / temporomandibular joint
턱관절오목 | 하악와 / mandibular fossa
턱뼈머리 | 하악두 / head of mandible
평면관절 | plane joint

주요 관절들

턱관절 temporomandibular joint

경첩관절과 평면관절이 합쳐진 턱관절은 아래턱뼈의 관절돌기와 관자뼈의 턱관절오목, 관절결절 사이에 이루어져 있다. 턱관절은 머리뼈에서는 귓속뼈를 제외하고 유일한 움직관절이다. 턱관절은 아래턱뼈만 움직이며 아래턱뼈의 내림과 올림, 들임과 내밈, 가벼운 회전을 한다.

관절원반 | 관절 안을 윤활막이 있는 위, 아래로 나누는 섬유연골원반이다.

관절주머니 | 관절을 둘러싸고 있는 얇고 아주 헐거운 주머니이다.

가쪽인대 | 관절주머니의 옆면에 있는 두 개의 짧은 끈으로 아래쪽 경계와 관자뼈의 광대돌기결절로부터 턱뼈목의 옆면과 뒷면까지 아래쪽과 뒤쪽으로 뻗어 있다. 가쪽인대는 귀밑샘으로 덮여 있어서 관절이 옆면으로 강화되도록 하고 아래턱뼈가 탈구되는 것을 방지한다.

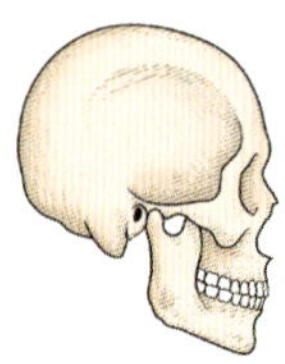

| 입을 닫을 때 |

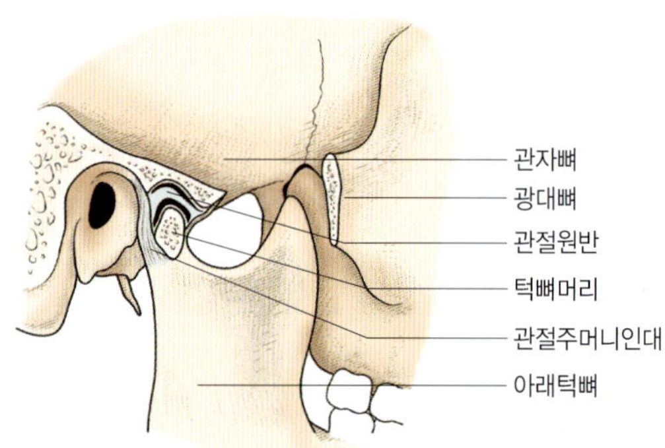

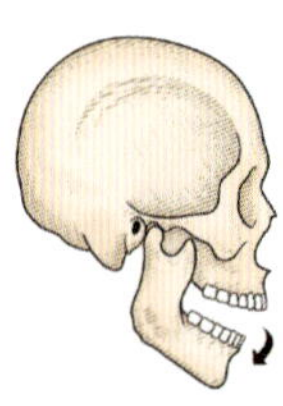

| 입을 열 때 |

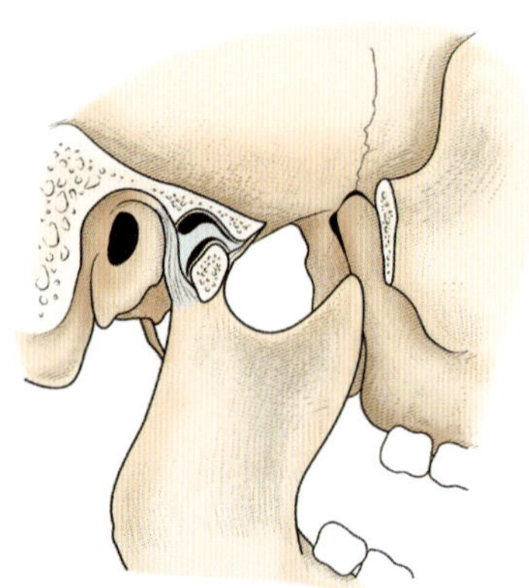

■턱관절

나비아래턱인대 | 나비뼈의 돌기부터 아래턱뼈의 가지까지 아래쪽과 안쪽으로 뻗은 얇은 끈 모양으로 관절에 크게 힘을 보태지는 않는다.

붓아래턱인대 | 관자뼈의 붓돌기부터 아래턱뼈가지의 아래쪽과 뒤쪽까지 뻗은 목근막의 두꺼운 끈이다. 붓아래턱인대는 귀밑샘과 턱밑샘을 분리하며 턱관절에서 아래턱뼈의 움직임을 제한한다.

어깨관절 glenohumeral joint, humeroscapular

어깨관절은 위팔뼈의 머리와 어깨뼈의 접시오목으로 형성된 절구관절이다. 어깨관절은 팔을 굽힘, 폄, 젖힘, 모음, 벌림, 안쪽돌림, 가쪽돌림, 휘돌림 운동을 할 수 있다. 우리 몸에서 가장 자유롭게 운동할 수 있다. 이렇게 자유롭게 움직일 수 있는 것은 관절주머니가 헐겁고 위팔뼈의 관절머리에 비해 관절공간이 얕기 때문이다. 어깨관절의 대부분의 힘은 관절을 둘러싸고 있는 근육둘레띠에 의해 생긴다. 가시위근, 가시아래근, 작은원근, 어깨밑동맥 이 네 근육이 어깨와 위팔뼈를 연결한다.

관절주머니 | 관절을 전반적으로 둘러싸고 있는 얇고 헐거운 주머니이며 접시오목부터 위팔뼈의 해부목까지 뻗어 있다.

부리위팔인대 | 튼튼하고 넓은 인대로 관절주머니 윗부분을 강하게 하며 어깨뼈의 부리돌기부터 위팔뼈의 큰결절까지 뻗어 있다.

오목위팔인대 | 관절의 앞쪽을 덮고 있는 3개의 두꺼운 관절주머니로 접시오목부터 위팔뼈의 작은결절과 해부목까지 뻗어 있다. 위팔뼈의 움직임이 한계에 다다를 정도로 움직일 때는 접시위팔인대가 관절의 안정성에 큰 역할을 한다.

가로위팔인대 | 위팔뼈의 큰결절부터 작은결절까지 뻗어 있는 얇은 띠 형태의 인대로 위팔두갈래근의 긴갈래를 지지하는 기능을 한다.

접시테두리 | 접시오목의 가장자리를 둘러싸고 있는 섬유연골의 얇은 테두리로 접시오목을 보다 깊고 넓어지게 한다.

윤활주머니 | 어깨관절 주위에는 어깨밑주머니, 세모근밑주머니, 봉우리밑주머니, 부리돌기밑주머니 이렇게 4개의 윤활주머니가 있다.

가로위팔인대 | transverse humeral ligament
가쪽돌림 | 외측회전 / lateral rotation; external rotation
관절머리 | articular head
관절주머니 | 관절낭 / articular capsule
굽힘 | 굴곡 / flexion
근육둘레띠 | rotator cuff muscles
나비아래턱인대 | sphenomandibular ligament
모음 | 내전 / adduction
벌림 | 외전 / abduction
봉우리밑주머니 | subacromial brusa
부리돌기밑주머니 | sbucoracoid brusa
부리위팔인대 | coracohumeral ligament
붓아래턱인대 | stylomandibular ligament
세모근밑주머니 | subdeltoid brusa
안쪽돌림 | 내측회전 / medial rotation; internal rotation
어깨관절 | glenohumeral joint, humeroscapular
어깨밑주머니 | subscapular brusa
어깨뼈 | 견갑골 / scapula
오목위팔인대 | 관절상완인대 / glenohumeral ligament
위팔뼈 | 상완골 / humerus
절구관절 | 구상관절 / ball-and-socket joint
접시오목 | 관절와 / glenoid cavity
접시테두리 | glenoid labrum
젖힘 | 과신전 / hyperextension
폄 | 신전 / extension
휘돌림 | 회선 / circumduction

가시위근 | 극상근 / supraspinatus muscle
가쪽곁인대; 노쪽곁인대 | 외측측부인대 / radial collateral ligament
경첩관절 | 접번관절 / hinge joint
관절안 | 관절공간, 관절강 / articular cavity
관절연골 | articular cartilage
노뼈머리 | 요골두 / head of radius
도르래 | 활차 / trochlea
도르래패임 | 활차절흔 / trochlear notch
마름인대 | 능형인대 / trapezoid ligament
봉우리 | 견봉 / acromion
봉우리빗장인대 | 견봉쇄골인대 / acromioclavicular ligament
부리돌기 | 오훼돌기 / coracoid process
부리봉우리인대 | 오훼견봉인대 / coracoacromial ligament
부리빗장인대 | 오훼쇄골인대 / coracoclavicular ligament
빗장뼈 | 쇄골 / clavicle
손가락뼈사이관절 | interphalangeal joint
손허리손가락관절 | metacarpophalangeal joint
아래팔 | 전완 / forearm
안쪽곁인대; 자쪽곁인대 | 내측측부인대 / ulnar collateral ligament
오목위팔인대 | 관절상완인대 / glenohumeral ligament
오목테두리 | 관절순 / glenoidal labrum
원뿔인대 | 원추인대 / conoid ligament
위팔노관절 | 상완요골관절 / humeroradial joint
위팔두갈래근긴갈래 | 상완이두근장두 / long head of biceps brachii muscle
위팔뼈 | 상완골 / humerus
위팔뼈작은머리 | 상완골소두 / capitulum
위팔자관절 | 상완척골관절 / humero-ulnar joint
자뼈 | 척골 / ulna
접시오목 | 관절와 / glenoid cavity
팔꿉관절 | 주관절 / elbow joint

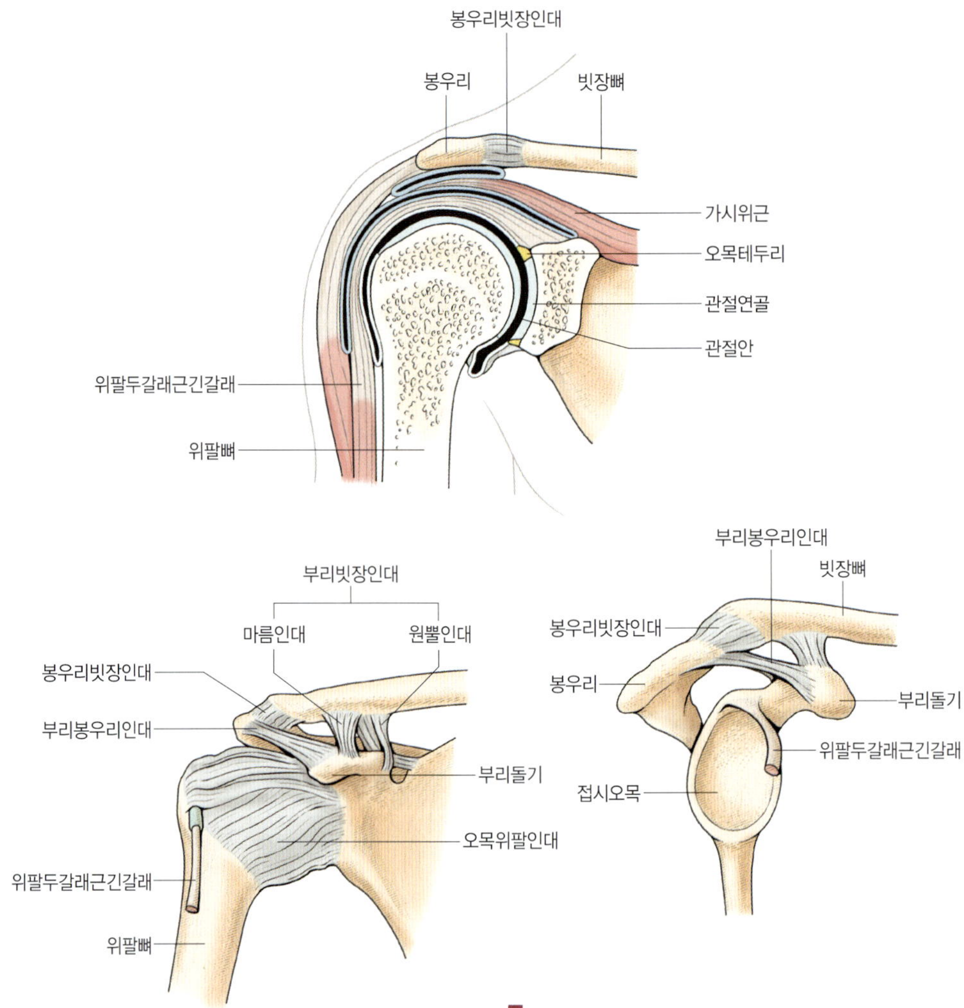

■ 어깨관절

팔꿉관절 elbow joint

팔꿉관절은 위팔뼈 도르래와 자뼈 도르래패임 사이의 위팔자관절 그리고 위팔뼈작은머리와 노뼈머리 사이의 위팔노관절로 구성된 경첩관절이다. 팔꿈치관절은 아래팔을 굽히고 펼 수 있게 한다.

관절주머니 | 관절주머니의 앞쪽은 팔꿈치관절의 앞쪽과 뒤쪽을 덮으며 자뼈 갈고리돌기와 노뼈의 머리띠인대의 일부까지 뻗어있다. 뒤쪽은 위팔뼈작은머리, 팔꿈치오목, 위팔뼈 가쪽위관절융기부터 고리인대, 자뼈 팔꿈치머리까지 뻗어 있다.

안쪽곁인대 | 두꺼운 삼각 모양의 인대로 위팔뼈의 안쪽위관절융기부터 갈고리돌기와 자뼈 팔꿈치머리까지 뻗어 있다.

가쪽곁인대 | 단단한 삼각 모양의 인대로 위팔뼈의 가쪽위관절융기부터 노뼈의 머리띠인대와 노패임까지 뻗어 있다. 머리띠인대는 자뼈의 노패임에 끼워져 노뼈머리를 단단하게 지탱한다.

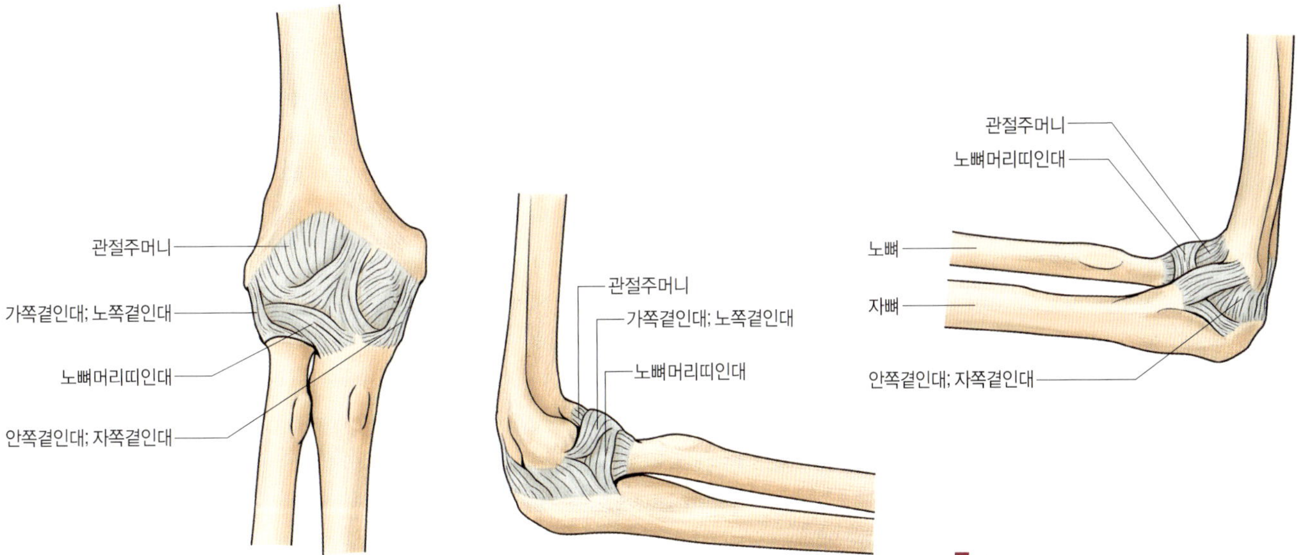

■ 팔꿉관절

손허리손가락관절 metacarpophalangeal joint 과 손가락뼈사이관절 interphalangeal joint

손허리손가락관절은 타원관절로 손허리뼈와 손가락뼈 첫 마디이다. 각각 바닥쪽인대와 2개의 곁인대로 이루어져 있다. 손가락뼈사이관절은 각각 인접한 손가락뼈들 사이의 관절이다.

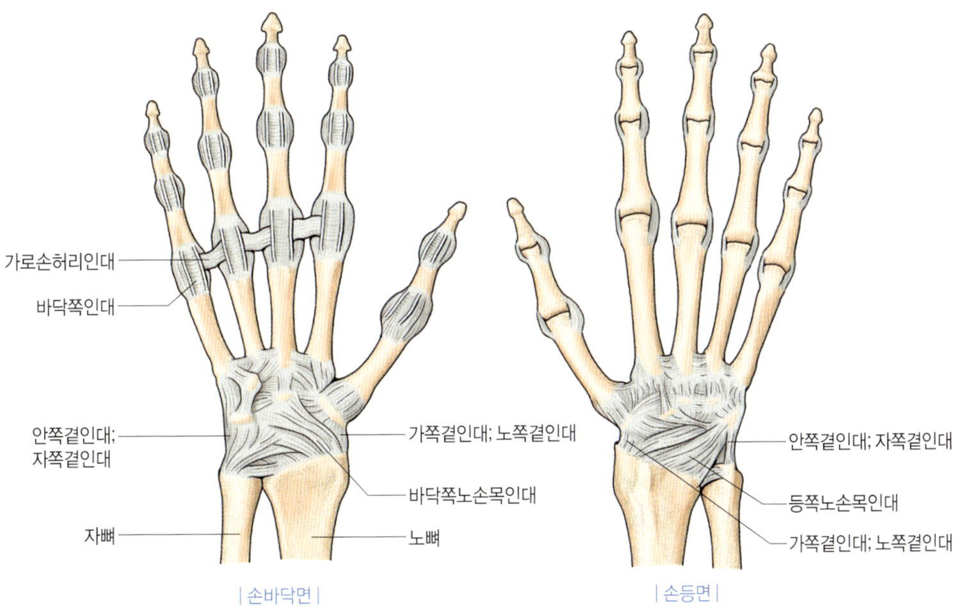

■ 손허리손가락관절과 손가락뼈사이관절

가로손허리인대 | 횡중수인대 / transverse metacarpal ligament
가쪽곁인대; 노쪽곁인대 | 외측측부인대 / radial collateral ligament
곁인대 | collarteral ligament
관절주머니 | 관절낭 / articular capsule
노뼈 | 요골 / radius
노뼈머리띠인대 | 요골윤상인대 / anular ligament of radius
등쪽노손목인대 | 배측요골수근인대 / dorsal radiocarpal ligament
바닥쪽노손목인대 | 장측요골수근인대 / palmar radiocarpal ligament
바닥쪽인대 | 장측인대 / palmar ligament
손가락뼈 | 지골 / phalanges
손가락뼈사이관절 | interphalangeal joint
손허리뼈 | 중수골 / metacarpals
손허리손가락관절 | metacarpophalangeal joint
안쪽곁인대; 자쪽곁인대 | 내측측부인대 / ulnar collateral ligament
자뼈 | 척골 / ulna
타원관절 | ellipsoid joint; condylar joint

관절주머니 | 관절낭 / articular capsule
굽힘 | 굴곡 / flexion
궁둥넙다리인대 | 좌골대퇴인대 / ischiofemoral ligament
넓적다리 | 대퇴 / thigh
넙다리뼈 | 대퇴골 / femur; thigh bone
넙다리뼈머리 | 대퇴골두 / head of femur
덧인대 | accessory ligament
두덩넙다리인대 | 치골대퇴인대 / pubofemoral ligament
모음 | 내전 / adduction
반달면 | 월상면 / lunate surface
벌림 | 외전 / abduction
볼기뼈 | 관골 / hip bone; coxal bone
볼기뼈절구 | 관골구 / acetabulum
안쪽돌림 | 내측회전 / medial rotation; internal rotation
어깨관절 | 견관절 / shoulder joint; glenohumeral joint
엉덩넙다리인대 | 장골대퇴인대 / iliofemoral ligament
엉덩관절 | 고관절 / hip joint
엉덩뼈 | 장골 / ilium
작은돌기 | 소전자 / lesser trochanter
절구관절 | 구상관절 / ball-and-socket joint
절구패임 | 관골구절흔 / acetabular notch
큰돌기 | 대전자 / greater trochanter
폄 | 신전 / extension
휘돌림 | 회선 / circumduction

엉덩관절 hip joint

엉덩관절은 절구관절이며 넙다리뼈머리와 엉덩뼈의 절구로 이루어져 있다. 엉덩관절은 넓적다리의 굽힘, 폄, 벌림, 모음, 휘돌림, 안쪽돌림, 가쪽돌림운동을 한다. 엉덩관절의 안정성이 높은 것은 관절주머니와 덧인대가 매우 튼튼하고, 넙다리뼈가 볼기뼈절구에 꼭 들어맞으며 관절 주변을 근육이 둘러싸고 있기 때문이다. 어깨관절과 엉덩관절 둘 다 절구관절이지만, 엉덩관절은 보다 안정적인 반면 운동범위는 제한적이다.

관절주머니 | 매우 치밀하고 튼튼한 주머니로 절구의 가장자리부터 넙다리뼈목까지 뻗어 있다. 우리 몸에서 가장 강한 구조 중 하나이다. 덧인대는 엉덩넙다리인대, 두덩넙다리인대, 궁둥넙다리인대 등이며 관절주머니의 섬유를 강하게 보완한다.

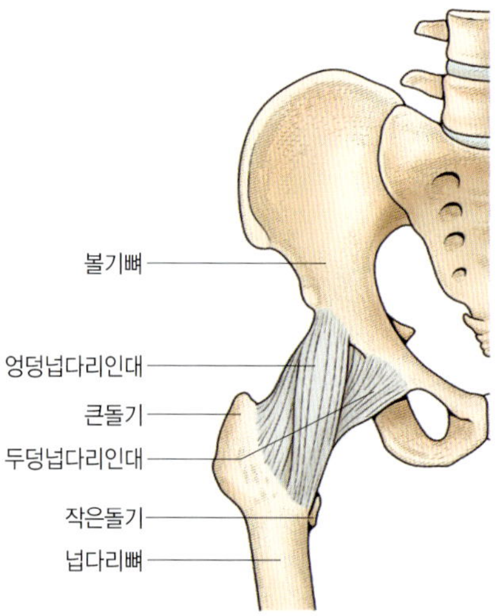

| 앞면 |

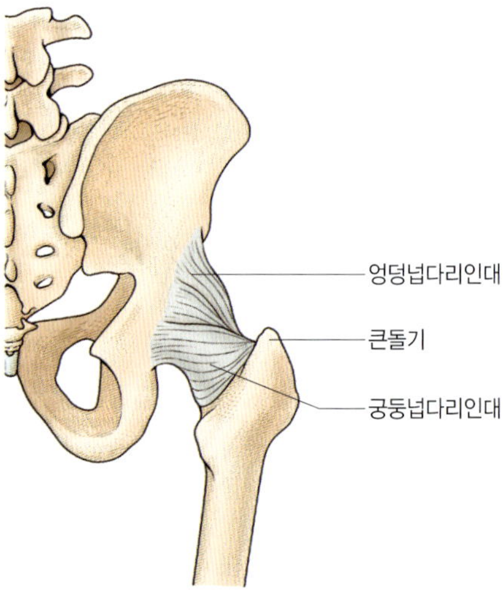

| 뒷면 |

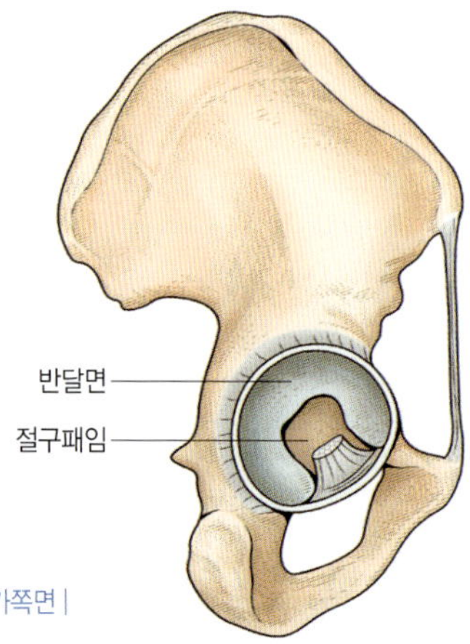

| 가쪽면 |

■ 엉덩관절

엉덩넙다리인대 | 관절주머니의 두꺼운 부분으로 아래앞엉덩뼈가시부터 넙다리뼈돌기사이선까지 뻗어 있다. 엉덩넙다리인대는 인대 중에서 가장 튼튼하며 엉덩관절에서 넙다리뼈의 젖힘을 방지한다.

두덩넙다리인대 | 볼기뼈절구의 두덩부분에서 넙다리뼈목까지 뻗어 있다. 두덩넙다리인대는 엉덩관절에서 넙다리뼈가 지나치게 벌어지는 것을 방지하고 관절주머니를 강화한다.

궁둥넙다리인대 | 관절주머니의 두꺼운 부분으로 볼기뼈절구의 궁둥부분에서 넙다리뼈목까지 뻗어 있다. 궁둥넓다리인대는 벌림운동을 하는 동안은 느슨해지고, 모음운동을 하는 동안은 긴장하게 되며, 관절주머니는 강화시킨다.

넙다리뼈머리인대 | 관절주머니 안에 있으며 볼기뼈절구에서 넙다리뼈머리에 부착되어 넙다리뼈가 느슨해지지 않도록 밀착시킨다.

절구테두리 | 절구모서리에 붙어 있는 섬유연골의 테두리로서 절구를 한층 깊게 만든다. 절구테두리의 지름이 넙다리뼈머리의 지름보다 작기 때문에 넙다리뼈는 탈구가 잘 생기지 않는다.

절구가로인대 | 절구패임을 가로로 지나 넙다리뼈머리인대와 관절주머니를 연결한다.

궁둥넙다리인대 | 좌골대퇴인대 / ischiofemoral ligament
넙다리뼈머리인대 | ligament of femoral head
두덩넙다리인대 | 치골대퇴인대 / pubofemoral ligament
엉덩넙다리인대 | 장골대퇴인대 / iliofemoral ligament
절구가로인대 | transverse ligament of the acerabulum
절구테두리 | acetabular labrum

가쪽곁인대 | fibular corateral ligament
가쪽반달 | 외측반월 / lateral meniscus
경첩관절 | 접번관절 / hinge joint
굽힘 | 굴곡 / flexion
무릎관절 | 슬관절 / knee joint
무릎넙다리관절 | patellofemoral joint
무릎아래지방체 | infrapatellar fat pad
무릎인대 | 슬개인대 / patellar ligament
빗오금인대 | oblique popliteal ligament
안쪽곁인대 | tibial collateral ligament
안쪽무릎지지띠, 가쪽무릎지지띠 | medial & lateral patellar retinacula
안쪽반달 | 내측반월 / medial meniscus
앞십자인대 | 전십자인대 / anterior cruciate ligament
윤활관절 | synovial joints
주머니속인대 | intracapular ligament
폄 | 신전 / extension
활꼴오금인대 | arcuate popliteal ligament

무릎관절 knee joint

무릎관절은 우리 몸에서 가장 크며 경첩관절이 수정된 형태로 매우 복잡하다. 또한 무릎관절은 하나의 윤활관절 안에 3개의 관절이 구성되어 있어 그만큼 손상받기 쉽다. 주된 운동은 굽힘과 폄이며 약간의 돌림과 미끄러짐이 일어난다.

- 가쪽에 정강넙다리관절이 있다. 넙다리뼈 가쪽관절융기, 가쪽반달, 정강뼈 가쪽관절융기 사이의 관절로 무게를 지탱한다.
- 안쪽에는 두 번째 정강넙다리관절이 있다. 넙다리뼈의 안쪽관절융기, 안쪽반달, 정강뼈 안쪽융기 사이에 있다.
- 무릎넙다리관절은 무릎뼈와 넙다리뼈의 무릎면 사이에 있다.

관절주머니 | 불완전하지만 독립적인 관절주머니가 무릎관절의 뼈를 하나로 묶는다. 근육힘줄에서 계속된 널힘줄섬유가 관절을 둘러싸고 있다.

안쪽무릎지지띠, 가쪽무릎지지띠 | 넙다리네갈래근과 넙다리근막이 넓게 펴지며 관절의 안쪽과 가쪽을 강화한다.

무릎인대 | 넙다리네갈래근이 공통힘줄로 되어 무릎뼈에서 정강뼈거친면까지 뻗어 있다. 인대의 뒷면은 관절의 윤활막과의 사이에 무릎아래지방체가 발달되어 있다.

빗오금인대 | 넓고 편평한 인대로 넙다리뼈 융기사이오목에서 정강뼈머리까지, 그리고 넙다리뼈 가쪽관절융기에서부터 정강뼈 안쪽관절융기까지 뻗어 있다. 빗오금인대와 힘줄은 관절의 뒷면을 강화한다.

활꼴오금인대 | 넙다리뼈 가쪽관절융기에서 종아리뼈머리까지 뻗어 있다. 활꼴오금인대는 관절 뒷면의 아래가쪽 부분을 강화한다.

안쪽곁인대 | 넙다리뼈 안쪽관절융기에서 정강뼈 안쪽관절융기까지 뻗어 있다. 넙다리빗근, 두덩정강근, 반힘줄근의 힘줄은 관절의 안쪽면을 강화하며 인대를 가로지른다. 안쪽곁인대는 안쪽반달에 확실하게 붙어 있기 때문에 인대가 찢어지면 반달도 손상되는 경우가 많다.

가쪽곁인대 | 넙다리뼈 가쪽관절융기에서 종아리뼈목의 가쪽까지 뻗어 있다. 가쪽곁인대는 넙다리두갈래근의 힘줄로 덮여 있으며 무릎관절의 가쪽면을 강화한다.

주머니속인대 | 관절주머니 안에 있는 인대로 정강뼈와 넙다리뼈를 연결한다. 앞십자인대와 뒤십자인대는 정강뼈융기사이구역을 가로지른다고 해서 붙여진 이름이다.

- 앞십자인대 | 정강뼈 융기사이구역의 안쪽에서 넙다리뼈 가쪽관절융기 안쪽면의 뒷부분까지 뒤가쪽으로 뻗어 있다. 젖힘을 제한하고 넙다리뼈에서 정강뼈가 안쪽으로 미끄러지는 것을 막는다. 무릎관절부상의 70%는 앞십자인대가 늘어지거나 찢어진 경우이다.

- 뒤십자인대 | 정강뼈 뒤융기사이구역에서 넙다리뼈의 안쪽관절융기 가쪽면의 안쪽 부분까지 앞안쪽으로 뻗어 있다. 무릎을 굽힐 때 정강뼈가 뒤로 미끄러지거나 넙다리뼈가 안쪽으로 미끄러지는 것을 막아서 계단이나 가파른 경사를 내려갈 때 매우 중요한 역할을 한다.

관절원반 | 정강뼈와 넙다리뼈의 관절융기 사이에 있는 두 개의 관절원반이 불규칙하게 생긴 뼈의 모양을 보완하고 윤활액이 순환하는 것을 돕는다. **안쪽반달**은 반원 모양이며 **가쪽반달** 안쪽반달보다 원 모양에 가깝다. **안쪽반달**과 **가쪽반달**의 안쪽면은 무릎의 **가로인대**에 의해서 서로 붙어 있고 **관상인대**에 의해 정강뼈머리의 가장자리부분에 붙어 있다.

윤활주머니 | 무릎관절 주위의 주요 윤활주머니는 **무릎앞주머니**, **무릎아래주머니**, **무릎위주머니**가 있다.

가로인대 | transverse ligament of the knee
가쪽반달 | 외측반월 / lateral meniscus
관상인대 | coronary ligaments
뒤반달넙다리인대 | 후반월대퇴인대 / posterior meniscofemoral ligament
뒤십자인대 | 후십자인대 / posterior cruciate ligament
무릎가로인대 | 슬횡인대 / transverse ligament of knee
무릎아래주머니 | infrapatellar bursa
무릎앞주머니 | prepatellar bursa
무릎위주머니 | suprapatellar bursa
안쪽반달 | 내측반월 / medial meniscus
앞십자인대 | 전십자인대 / anterior cruciate ligament

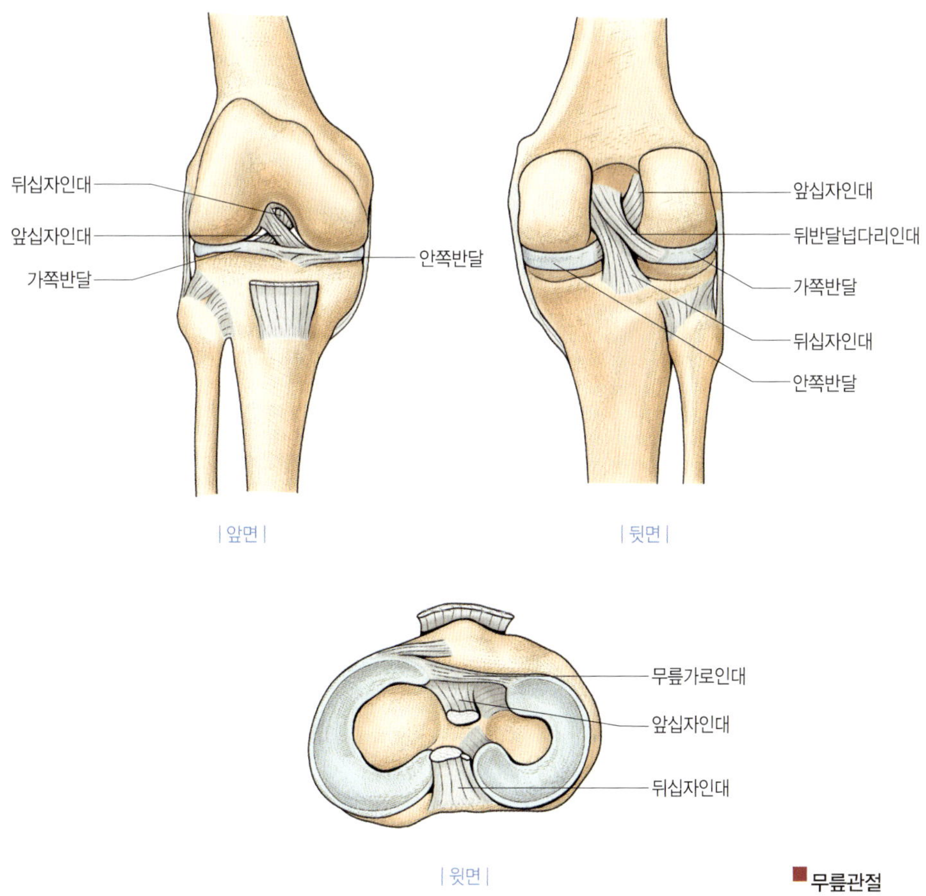

무릎관절

가쪽복사 | 외과 / lateral malleolus
가쪽인대 | lateral ligament
경첩관절 | 접번관절 / hinge joint
관절주머니 | 관절낭 / articular capsule
긴발바닥인대 | 장척인대 / long plantar ligament
뒤목말종아리인대 | 후거비인대 / posterior talofibular ligament
뒤정강종아리인대 | 후경비인대 / posterior tibiofibular ligament
먼쪽 | 원위 / distal
목말뼈 | 거골 / talus
바닥쪽발꿈치발배인대 | 척측종주인대 / plantar calcaneonavicular ligament
발꿈치종아리인대 | 종비인대 / calcaneofibular ligament
발등굽힘; 등쪽굽힘 | 배측굴곡 / dorsiflexion
발목관절 | 거퇴관절 / ankle joint
발바닥굽힘; 바닥쪽굽힘 | 척측굴곡 / plantar flexion
세모인대 | 삼각인대 / deltoid ligament
세모인대뒤정강목말부분 | 삼각인대후경거부 / posterior tibiotalar part of deltoid ligament
세모인대앞정강목말부분 | 삼각인대전경거부 / anterior tibiotalar part of deltoid ligament
세모인대정강발꿈치부분 | 삼각인대경종부 / tibiocalcaneal part of deltoid ligament
세모인대정강발배부분 | 삼각인대경주부 / tibionavicular part of deltoid ligament
안쪽복사 | 내과 / medial malleolus
앞목말종아리인대 | 전거비인대 / anterior talofibular ligament
앞정강종아리인대 | 전경비인대 / anterior tibiofibular ligament
정강뼈 | 경골 / tibia
종아리뼈 | 비골 / fibula

발목관절 ankle joint

발목관절은 정강뼈의 먼쪽, 안쪽복사와 목말뼈 사이의 관절과 종아리뼈 가쪽복사와 목말뼈 사이의 경첩관절이다. 발목관절은 발등굽힘과 발바닥굽힘을 한다.

관절주머니 | 관절을 완전히 둘러싸고 있으며 정강뼈와 종아리뼈 위쪽에 붙어 있고 목말뼈의 안쪽에 붙어 있다.

세모인대 | 삼각 모양의 인대로 정강뼈 안쪽복사에서 목말뼈, 발배뼈, 발꿈치뼈까지 뻗어 있어 발목관절의 안쪽면을 강화한다.

가쪽인대 | 가쪽복사에서 목말뼈와 발꿈치뼈까지 뻗어 있으며, 세모인대만큼 튼튼하지는 않지만 발목관절의 가쪽면을 어느 정도 강화한다.

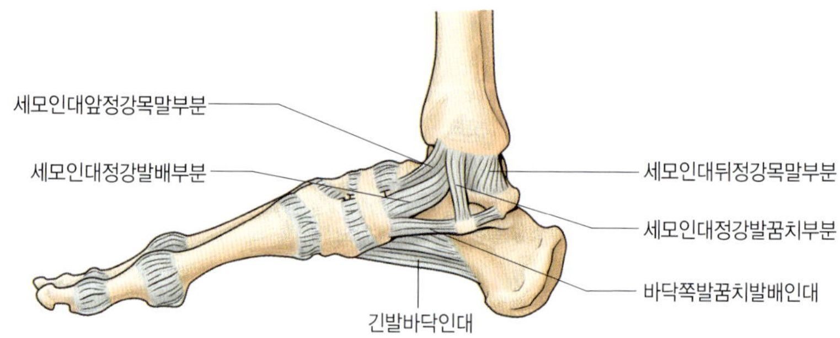

| 안쪽면 |

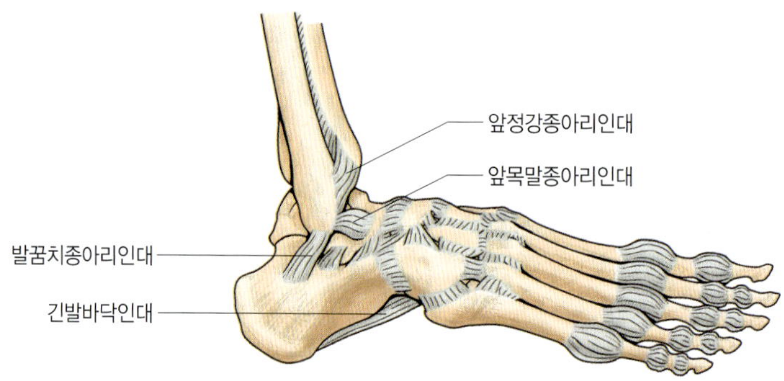

| 가쪽면 |

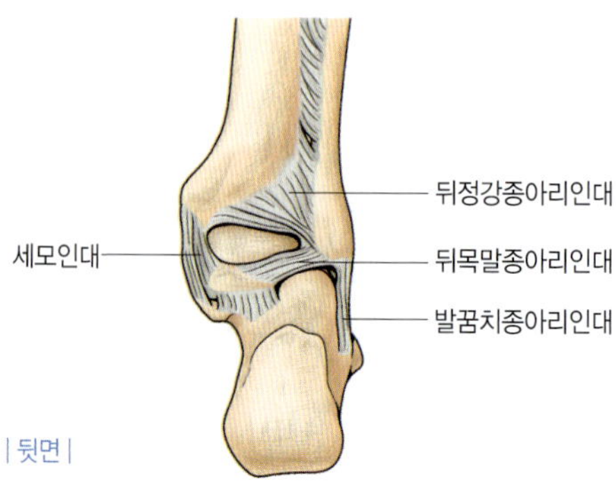

| 뒷면 |

■ 발목관절

몸통뼈대관절

관절	관절 요소	구조적 유형	운동
봉합	머리뼈 사이	섬유관절	못움직관절
고리뒤통수	고리뼈와 뒤통수뼈 사이	윤활관절(타원)	굽힘, 폄, 약간의 가쪽굽힘
고리중쇠	중쇠뼈 치아돌기와 고리뼈 사이	윤활관절(중쇠)	머리의 돌림
척추사이	척주뼈 사이	연골관절(섬유연골결합)	굽힘, 폄, 가쪽굽힘, 돌림
갈비척추	갈비뼈와 등뼈, 척추사이원반 사이	윤활관절(평면)	미끄럼
복장갈비	복장뼈와 위쪽 7쌍의 갈비연골 사이	연골관절(유리연골결합)	복장뼈와 위쪽 첫 번째 쌍의 갈비연골 사이에서는 운동이 일어나지 않음. 2~7번째 갈비연골과 복장뼈 사이에서는 미끄럼 운동이 살짝 일어남
허리엉치	허리뼈와 엉치뼈 사이	섬유관절(섬유연골결합), 윤활관절(평면)	폄, 굽힘, 가쪽굽힘, 돌림

팔다리뼈대관절

관절	관절 요소	구조적 유형	운동
복장빗장	빗장뼈의 복장끝과 복장뼈자루 사이	윤활관절(평면)	거의 모든 방향으로 제한된 운동과 미끄럼
봉우리빗장	어깨뼈의 봉우리와 빗장뼈의 봉우리끝 사이	윤활관절(평면)	봉우리의 미끄럼, 돌림
노자	노뼈머리와 자뼈 노패임 사이(몸쪽노자관절), 노뼈 자패임과 자뼈머리 사이(먼쪽노자관절)	윤활관절(중쇠)	아래팔의 돌림
손목	노뼈의 먼쪽과 손목뼈(손배뼈, 반달뼈, 세모뼈) 사이	윤활관절(타원)	손목의 굽힘, 폄, 벌림, 모음, 휘돌림, 약한 젖힘
손목뼈사이	몸쪽 손목뼈와 먼쪽 손목뼈 사이, 그리고 각 손목뼈들 사이(손목뼈중간관절)	윤활관절(평면) 갈고리뼈, 손배뼈, 반달뼈는 윤활관절(안장)	미끄럼, 굽힘, 폄, 벌림, 모음, 약한 돌림
손목손허리뼈	손목의 큰마름뼈와 제1 손허리뼈 사이. 나머지 네 손가락의 손목손허리관절은 손목과 나머지 4개의 손허리뼈 사이	엄지손가락은 윤활관절(안장), 나머지 네 손가락은 윤활관절(평면)	엄지손가락에서는 굽힘, 폄, 벌림, 모음, 휘돌림. 나머지 네 손가락에서는 미끄럼
손허리손가락 (발허리발가락)	손허리(발허리)뼈머리와 손가락(발가락)뼈 바닥 사이	윤활관절(타원)	손가락의 굽힘, 폄, 모음, 벌림, 휘돌림
손가락뼈사이	손가락뼈머리와 먼쪽 손가락뼈바닥 사이	윤활관절(경첩)	손가락의 굽힘과 폄
엉치엉덩	엉치뼈의 귀 모양 면과 엉덩뼈의 사이	윤활관절(평면)	약한 미끄럼운동(임신 중에 더 잘 이루어짐)
두덩결합	두덩뼈의 안쪽면	연골관절(섬유연골결합)	약한 운동(임신 중에 더 잘 이루어짐)
정강종아리	정강뼈의 가쪽관절융기와 종아리뼈머리 사이(몸쪽정강종아리관절), 종아리뼈 먼쪽끝과 정강뼈의 종아리패임 사이(먼쪽정강종아리관절)	몸쪽은 윤활관절(평면), 먼쪽은 섬유관절(인대결합)	몸쪽은 약한 미끄럼, 먼쪽은 발등굽힘이 일어날 때 약한 돌림
발목뼈사이	목말뼈와 발꿈치뼈 사이, 발꿈치뼈와 입방뼈 사이	윤활관절(평면), 윤활관절(안장)	안쪽번짐, 가쪽번짐
발목발허리	발목의 쐐기뼈 3개와 5개의 발허리뼈의 바닥 사이	윤활관절(평면)	약한 미끄럼

Chapter

05

근육계통

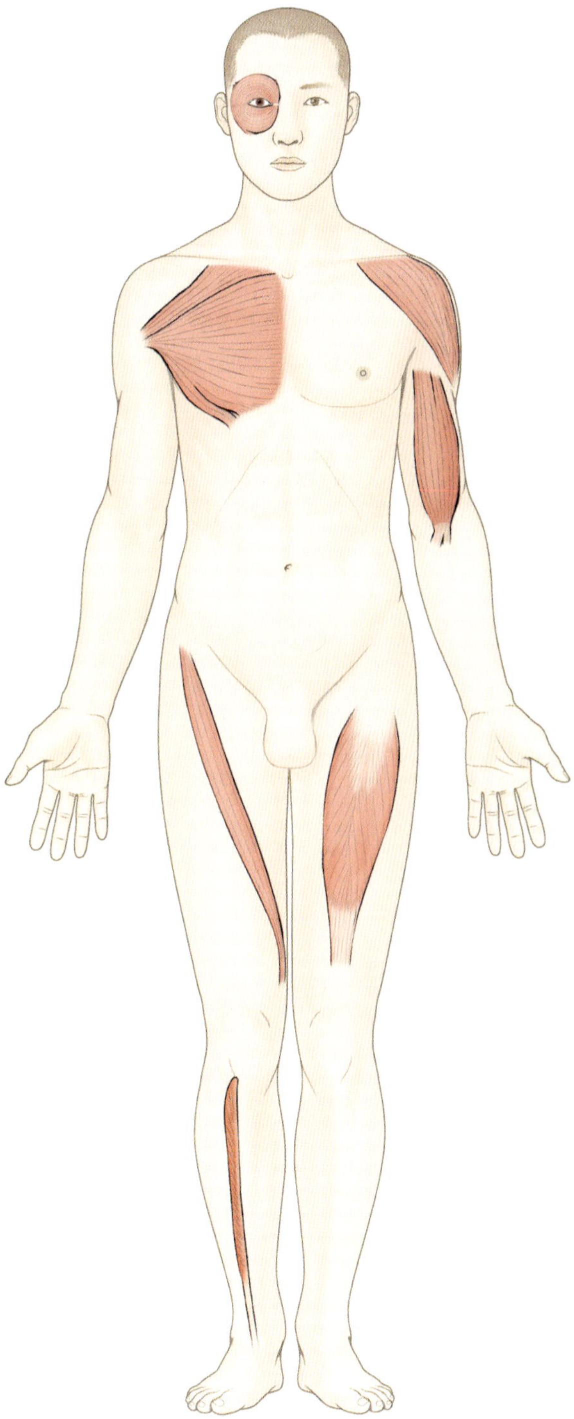

가로무늬 | 횡문 / cross striation
기도; 숨길 | respiratory tract
내분비샘 | 내분비선 / endocrine glands
민무늬근육 | 평활근 / smooth muscle
민무늬근육조직 | 평활근조직 / smooth muscle tissue
배골반안 | 복(부)골반강 / abdominopelvic cavity
뼈대근육 | 골격근 / skeletal muscle
심장근육 | 심근 / cardiac muscle
자율신경세포 | autonomic neuron
혈관 | blood vessel

근육 muscle

인체의 네 가지 기본조직의 하나인 근육조직은 세 가지 유형으로 분류할 수 있으며, 이는 뼈대근육, 심장근육 그리고 민무늬근육이다. 세 가지 근육조직은 공통적인 속성도 있지만, 조직의 형태 및 위치, 조절되는 신경계 및 내분비계로 비교할 때 서로 다른 조직이다. 뼈대근육의 기본적인 기능은 뼈대를 구성하는 뼈를 움직이며, 일부 뼈대근육은 뼈보다는 조직 및 다른 뼈대근육에 붙어서 작용한다. 뼈대근육은 가로무늬근육이며 인간의 뜻대로 움직이기 때문에 의지적으로 통제할 수 있다. 심장근육은 심장의 심장벽을 형성하며, 수축에 의해 동맥과 정맥을 통하여 혈액을 순환시킨다. 뼈대근육과 마찬가지로 심장근육은 가로무늬근육이며 활동성은 무의식적으로 일어난다. 즉 반복적으로 일어나는 수축과 이완을 의지적으로 통제할 수 없다. 이 장에서는 뼈대근육을 중점적으로 다룰 것이다.

민무늬근육은 내장의 벽을 형성하며 소화관을 따라 음식물을 이동시키거나, 그 외의 기관에서 다양한 기능을 수행한다. 혈관, 기도, 배골반안에 있는 대부분의 장기 및 머리카락의 모낭에도 이 근육조직이 위치하고 있다. 민무늬근조직은 현미경으로 관찰했을 때 줄무늬가 없고 매끄러운 모습을 띠고 있어 이러한 이름이 붙여졌다. 민무늬근육도 심장근육과 같이 의지적으로 움직일 수 없으며, 자율신경세포 및 내분비샘의 호르몬에 의해 조절된다.

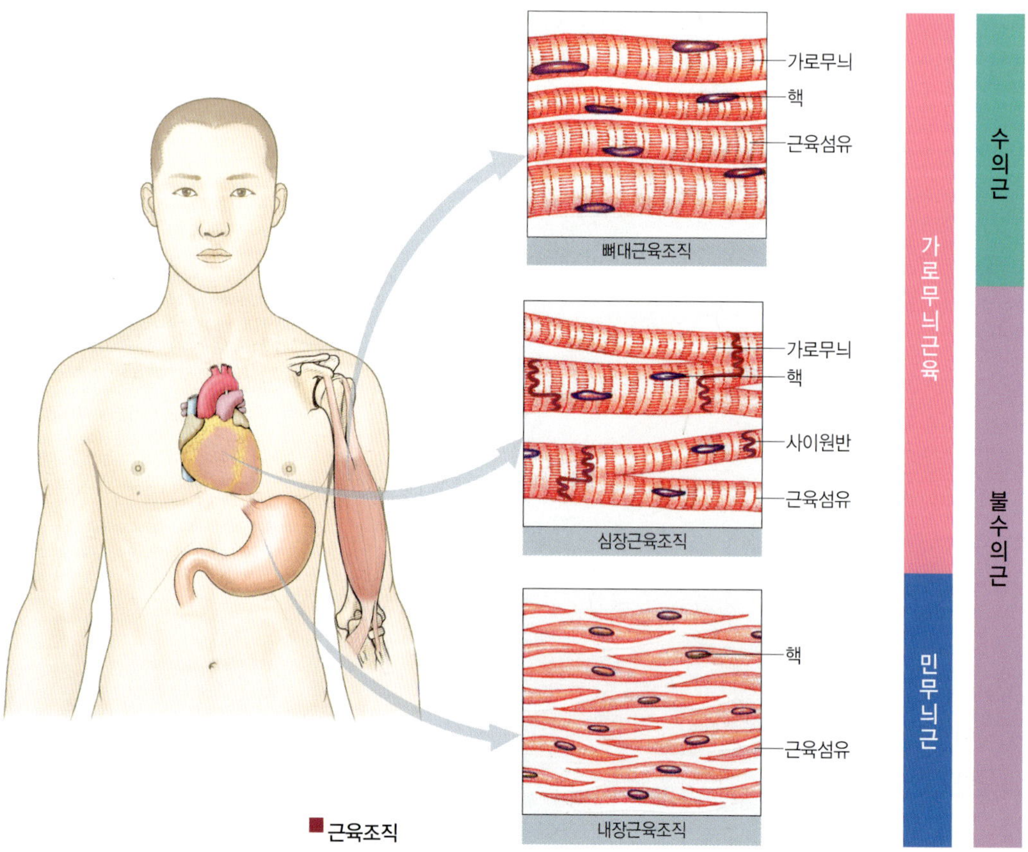

■ 근육조직

근육조직의 기본적인 특성

근육조직은 네 가지 고유의 특성을 갖고 있으며, 신체 항상성을 유지하는 데 도움을 준다.

흥분성 | 중추신경계에서 생산된 전기적인 자극이 근육세포에 전달되면 반응한다. 이러한 능력은 근육세포와 신경세포가 공통적으로 지닌 속성이기도 한다. 뼈대근육은 신경계의 자극에 반응하지만 민무늬근육은 전기자극뿐만 아니라 내분비계에서 생산된 호르몬에 의해서도 반응한다.
수축성 | 전기자극이 가해지면 근육조직이 수축하면서 근육이 부착된 부위를 끌어당기며 장력이 발생한다. 물건을 들어 올리려고 할 때 근육이 만들어 내는 장력이 짐의 무게보다 커지면 근육은 짧아지고 동작이 일어난다. 그 예로 탁자 위에 놓인 책을 들어 올릴 때 책의 무게보다 가하는 근육의 힘이 강하기 때문에 들어 올릴 수 있는 것이다.
신장성 | 근육의 수축이 발생할 때 조직이 손상을 입지 않고 늘어난다. 예를 들어 민무늬근육섬유는 원래 길이의 몇 배로 늘어날 수 있다.
탄력성 | 수축하거나 늘어났던 근육이 원래의 길이와 형태로 되돌아온다.

골반안 | 골반강 / pelvic cavity
민무늬근육 | 평활근 / smooth muscle
민무늬근육섬유 | 평활근섬유 / smooth muscle fiber
방광 | urinary bladder
배벽 | 복벽 / abdominal wall
뼈대근육 | 골격근 / skeletal muscle
식도 | esophagus
요도 | urethra
중추신경계통 | central nervous system
항문 | anus

근육의 기능

뼈대근육은 직접 또는 간접적으로 뼈에 부착해 수축과 이완을 반복하면서 다음과 같이 다섯 가지 주요한 기능을 수행한다.

몸을 움직임 | 근육이 수축함으로써 국소 및 전체 움직임이 일어난다. 걷기나 뛰기처럼 전체를 움직이는 동작이나 연필 쥐기 및 고개를 끄덕이는 국소움직임은 근육이 수축하면서 일어나며 뼈와 관절, 뼈대근육이 통합적으로 작용함으로써 일어나는 것이다.
안정된 자세 | 서 있거나 앉아 있는 자세에서 뼈대근육이 수축함으로써 관절을 안정적으로 움직일 수 있도록 지탱하며, 자세를 유지하도록 돕는다. 자세를 유지할 때 작용하는 뼈대근육은 지속적으로 수축하게 된다. 예를 들어 책을 읽을 때 머리를 고정하거나 걸을 수 없다.
연조직의 지지 | 배벽과 골반안의 바닥은 뼈대 근육층으로 구성되어 있다. 이들 근육은 내장기관의 무게를 지지하고 상해로부터 내부 조직을 보호한다.
물질의 이동 조절 | 식도에서부터 항문에 이르는 소화기관과 방광에서 요도에 이르는 비뇨기계의 출구는 뼈대근육으로 둘러싸여 있다. 이들 뼈대근육은 삼킴, 배변, 배뇨를 수의적으로 조절한다.
열생산 | 근육조직이 수축하게 되면 열이 발생되며, 정상적인 신체 온도를 유지하는데 대부분 이용된다. 뼈대근육이 불수의적으로 움직이는 현상을 몸을 떤다고 하는데 이때는 열 생산 비율이 급격히 상승한다.

전신근육(앞면)

가자미근 | soleus muscle
가쪽넓은근 | 외측광근 / vastus lateralis muscle
관자근 | 측두근 / temporal muscle
긴모음근 | 장내전근 / adductor longus muscle
깨물근 | 교근 / masseter muscle
넓은등근 | 광배근 / latissimus dorsi muscle
넓은목근 | 광경근 / platysma
넙다리곧은근 | 대퇴직근 / rectus femoris muscle
넙다리근막긴장근 | 대퇴근막장근 / tensor fasciae latae muscle
넙다리네갈래근 | 대퇴사두근 / quadriceps femoris muscle
넙다리빗근 | 봉공근 / sartorius muscle
눈둘레근 | 안윤근 / orbicularis oculi muscle
두덩근 | 치골근 / pectineus muscle
두덩정강근 | 박근; 치골경골근 / gracilis muscle
등세모근 | 승모근 / trapezius muscle
목빗근 | 흉쇄유돌근 / sternocleidomastoid muscle
배곧은근 | 복직근 / rectus abdominis muscle
배바깥빗근 | 외복사근 / external oblique abdominal muscle
배세모근 | 추체근 / pyramidalis muscle
백색선 | 백선 / linea alba
복장목뿔근 | 흉골설골근 / sternohyoid muscle
부리위팔근 | 오훼완근 / coracobrachialis muscle
샅고랑인대 | 서혜인대 / inguinal ligament
손가락폄근 | 지신근 / extensor digitorum muscle
안쪽넓은근 | 내측광근 / vastus medialis muscle
앞정강근 | 전경골근 / tibialis anterior muscle
앞톱니근 | 전거근 / serratus anterior muscle
얕은손가락굽힘근 | 천지굴근 / flexor digitorum superficialis muscle
어깨세모근 | 삼각근 / deltoid muscle
엉덩허리근 | 장요근 / iliopsoas muscle
위팔근 | 상완근 / brachialis muscle
위팔노근 | 상완요골근 / brachioradialis muscle
위팔두갈래근 | 상완이두근 / biceps brachii muscle
위팔세갈래근 | 상완삼두근 / triceps brachii muscle
이마힘살 | 전두근 / frontal belly
입둘레근 | 구윤근 / orbicularis oris muscle
장딴지근 | 비복근 / gastrocnemius muscle
중간넓은근 | 중간광근 / vastus intermedius muscle
큰가슴근 | 대흉근 / pectoralis major muscle

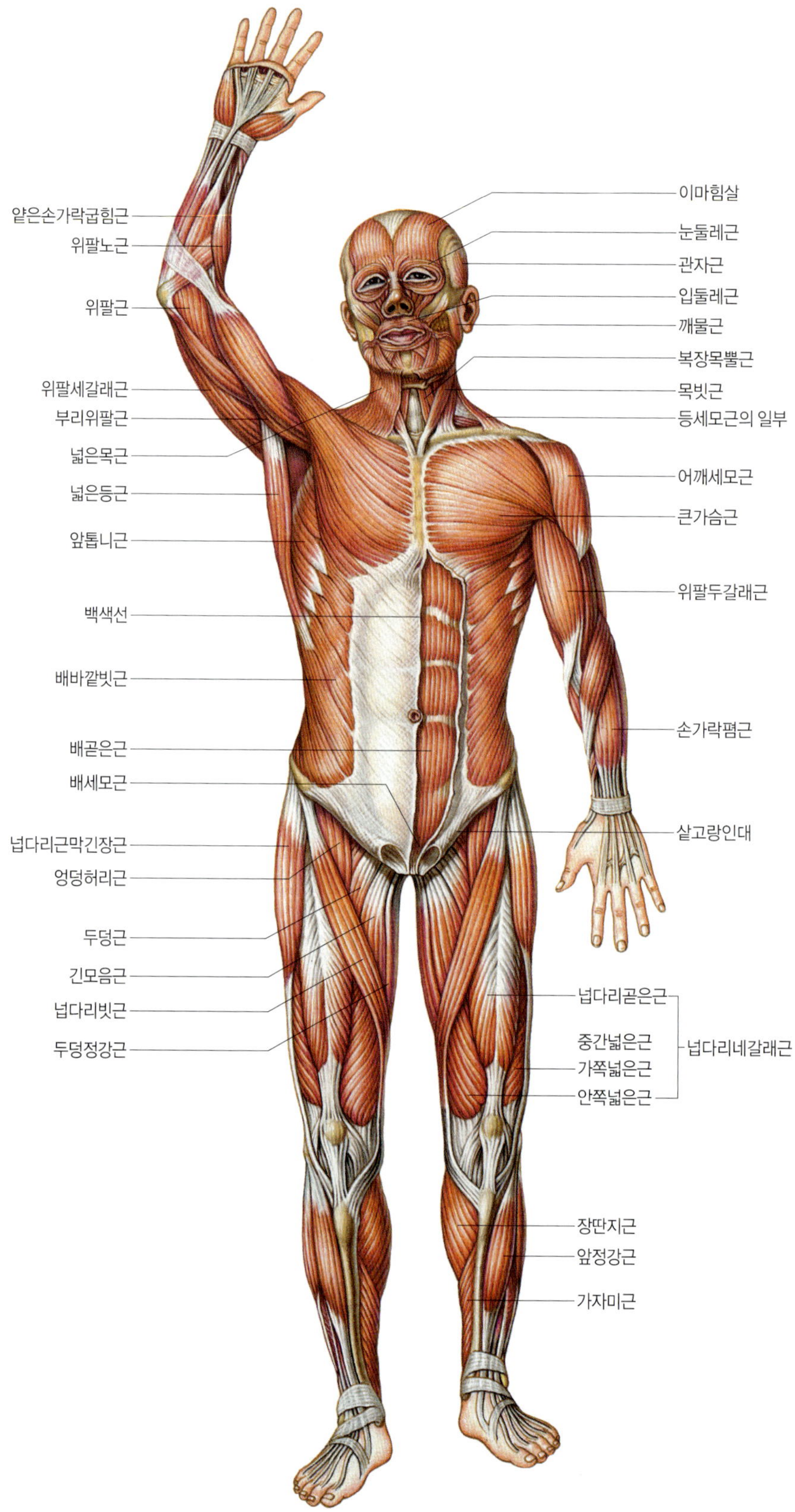

전신근육(뒷면)

가시아래근 | 극하근 / infraspinatus muscle
가자미근 | soleus muscle
관자근 | 측두근 / temporal muscle
넓은등근 | 광배근 / latissimus dorsi muscle
넙다리두갈래근 | 대퇴이두근 / biceps femoris muscle
두덩정강근 | 박근; 치골경골근 / gracilis muscle
뒤통수힘살 | 후두근 / occipital belly
등세모근 | 승모근 / trapezius muscle
목빗근 | 흉쇄유돌근 / sternocleidomastoid muscle
반막근 | 반막상근 / semimembranosus muscle
반힘줄근 | 반건양근 / semitendinosus muscle
발꿈치힘줄 | 종골건; 아킬레스건 / calcaneal tendon; Achilles tendon
배바깥빗근 | 외복사근 / external oblique abdominal muscle
손가락폄근 | 지신근 / extensor digitorum muscle
얕은손가락굽힘근 | 천지굴근 / flexor digitorum superficialis muscle
어깨뼈가시 | 견갑극 / spine of scapula
어깨세모근 | 삼각근 / deltoid muscle
엉덩정강띠 | 엉덩정강근막띠; 장경인대 / iliotibial tract
위팔근 | 상완근 / brachialis muscle
위팔노근 | 상완요골근 / brachioradialis muscle
위팔두갈래근 | 상완이두근 / biceps brachii muscle
위팔세갈래근 | 상완삼두근 / triceps brachii muscle
작은원근 | 소원근 / teres minor muscle
장딴지근 | 비복근 / gastrocnemius muscle
중간볼기근 | 중둔근 / gluteus medius muscle
큰볼기근 | 대둔근 / gluteus maximus muscle
큰원근 | 대원근 / teres major muscle

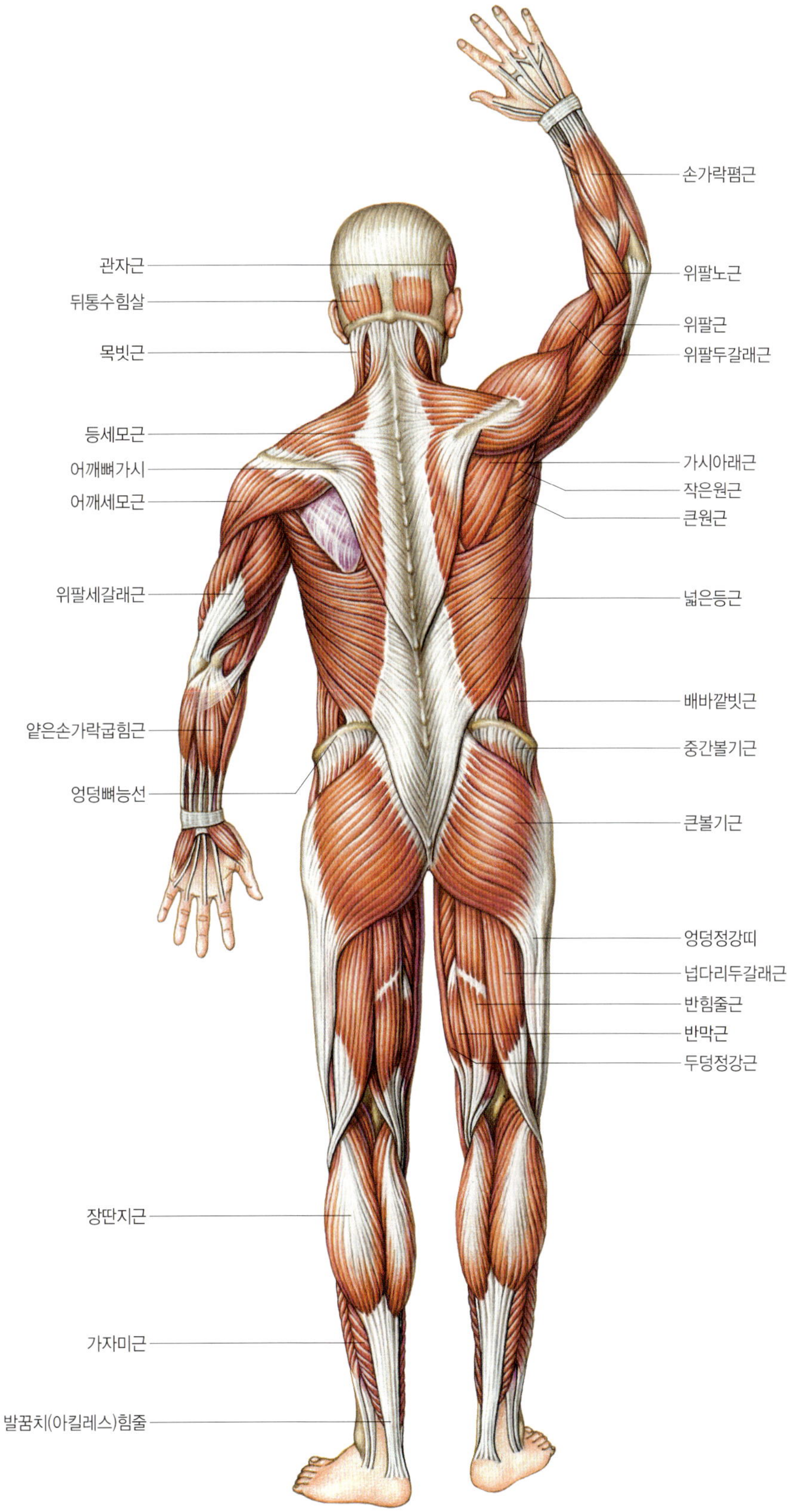

갈래 | head
결합조직 | connective tissue
근육다발막 | 근주위막 / perimysium
근육바깥막 | 근외막 / epimysium
근육섬유막 | 근내막 / endomysium
근육세포 | 근세포 / myocyte
근육조직 | 근조직 / muscular tissue
널힘줄 | 건막 / aponeurosis
다발 | 속 / fasciculus
닿는곳 | 정지 / insertion
뒤통수힘살 | 후두근 / occipital belly
머리덮개널힘줄 | 모상건막 / galea aponeurotica
뼈대근육 | 골격근 / skeletal muscle
이는곳 | 기시 / origin
이마힘살 | 전두근 / frontal belly
아교섬유, 콜라겐섬유 | collagenous fiber
힘살 | muscle belly
힘줄 | 건 / tendon

뼈대근육조직 skeletal muscle tissue

뼈대근육은 대체로 힘살부분과 힘살을 뼈와 이어 주는 힘줄로 구성된다. 근육조직을 연상할 때 떠올리는 붉은 고기 모양은 힘살에 들어 있는 근육세포가 혈관을 다량 함유하고 있기 때문이다.

힘살은 우리 몸에 있는 기능과 위치에 따라서 근육조직이 모여 길고 불룩한 형태, 삼각형이나 두툼한 육면체 혹은 종잇장처럼 얇은 형태를 형성하고 있다.

힘줄은 하얗게 번들거리는 질긴 결합조직이며 힘살을 뼈에 부착시킨다. 힘줄에는 혈관이 극히 일부만 지나가며 근육조직은 없고 콜라겐섬유가 가로로 치밀하게 연결되어 있다. 힘줄과 구조는 같고 겉모양만 다른 힘줄이 있는데, 이를 널힘줄이라고 한다. 널힘줄의 예로 이마에 위치하는 이마힘살과 뒤통수에 위치하는 뒤통수근은 하나의 널힘줄에 의해 길게 연결되며 이것을 머리덮개널힘줄이라고 한다.

힘살은 뼈대근육섬유가 가로줄을 이루며 뭉텅이로 모여 있는 덩어리다. 하지만 힘살에는 근육섬유만 있는 것은 아니고 근육섬유 주위로 얇고 느슨한 결합조직인 근육섬유막이 감싸고 있다. 이 느슨한 결합조직은 근육섬유끼리 뭉치는 걸 도와주지만 느슨한 구조 때문에 근섬유 가닥이 다른 가닥 위아래로 자유롭게 움직일 수 있다. 근육섬유가 몇 가닥 합쳐져 묶음을 이루고 그 주위를 두꺼운 결합조직이 감싼다. 이러한 근육섬유 묶음을 다발이라고 하며 다발을 감싸는 두꺼운 결합조직을 근육다발막이라고 한다. 근육다발막의 묶음들이 하나로 모이고 이것을 바깥쪽에서 두껍게 감싸는 결합조직을 근육바깥막이라 하며, 이것을 힘살이라고 한다. 힘살은 근육섬유만 모인 덩어리가 아니라 근육섬유가 결합조직에 싸여 있는 구조라는 것을 알 수 있다.

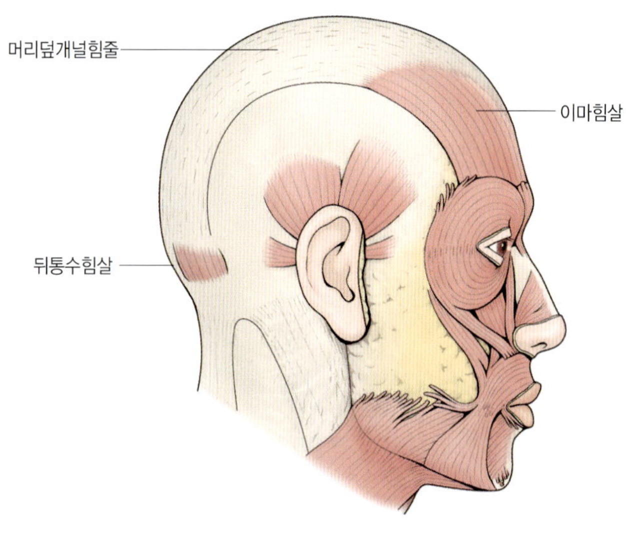

얼굴근육옆면(널힘줄)

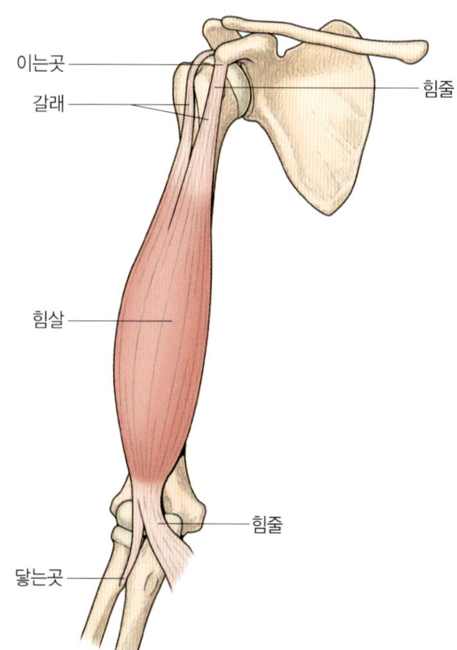

위팔두갈래근(힘줄, 힘살, 이는곳과 닿는곳)

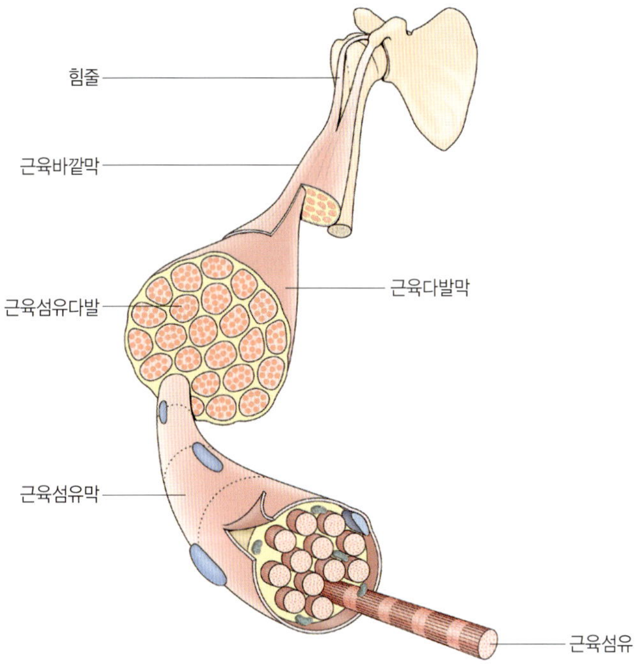

■ 근육의 구조

근세포질그물 | sarcoplasmic reticulum
근육다발막 | 근주위막 / perimysium
근육바깥막 | 근외막 / epimysium
근육비대 | myopachynsis
근육섬유 | 근섬유 / muslce fiber
근육섬유다발 | sarcostyle
근육섬유막 | 근내막 / endomysium
근육원섬유 | 근원섬유 / myofibril
근육위축 | muscular atrophy
깃근육 | 우상근 / pennate muscle
돌림근육 | 회전근 / rotator muscle
띠근육 | strap muscle
미토콘드리아 | mitochondria
방추근육 | 방추상근 / fusiform muscle
불사용위축 | disuse atrophy
힘줄 | 건 / tendon

근육섬유의 배열과 근육의 모양

근육에서 근육섬유의 배열에 따라 돌림근육, 수렴근육, 평행근육, 방추근육, 띠근육, 깃근육 등이 있다. 근육의 힘은 대개 띠근육보다 깃근육의 힘이 더 강하다(그림 근육섬유의 모양에 따른 분류 참조).

근육위축과 비대

근육위축은 근육이 줄어드는 것을 의미한다. 근육섬유는 근육원섬유가 줄어들면 크기가 줄어든다. 근육을 사용하지 않아서 근육이 줄어드는 걸 불사용위축이라고 하며 거동을 못 하는 환자나 석고붕대를 한 경우 이러한 위축이 일어난다. 근육을 움직이지 않으면 신경자극(신경 활동전위) 흐름이 급격히 감소하기 때문이다. 그러나 근육을 사용하면 다시 원상복귀가 가능하다.
근육비대는 근육원섬유와 미토콘드리아, 근세포질그물 그 외 소기관들이 발달하면서 근섬유 크기가 커지는 현상이다. 헬스와 같은 고강도 근육단련과 같이 힘을 많이 사용하는 반복적인 근육활동을 하면 나타날 수 있다.

긴발가락폄근 | 장지신근 / extensor digitorum longus muscle
깃근육 | 우상근 / pennate muscle
넙다리곧은근 | 대퇴직근 / rectus femoris muscle
넙다리빗근 | 봉공근 / sartorius muscle
눈둘레근 | 안윤근 / orbicularis oculi muscle
느린섬유 | slow fiber
돌림근육 | 회전근 / rotator muscle
뭇깃근육 | multipennate muscle
미오글로빈 | myoglobin
미토콘드리아 | mitochondria
반깃근육 | 반우상근 / semipennate muscle
방추근육 | 방추상근 / fusiform muscle
백색근육섬유, 백색근육세포 | white muscle fiber
빠른섬유 | fast fiber
어깨세모근 | 삼각근 / deltoid muscle
위팔두갈래근 | 상완이두근 / biceps brachii muscle
적색근(육)섬유, 적색근(육)세포 | red muscle fiber
중간섬유 | intermediate fiber
척주세움근 | 척주기립근 / erector spinae muscle
큰가슴근 | 대흉근 / pectoralis major muscle

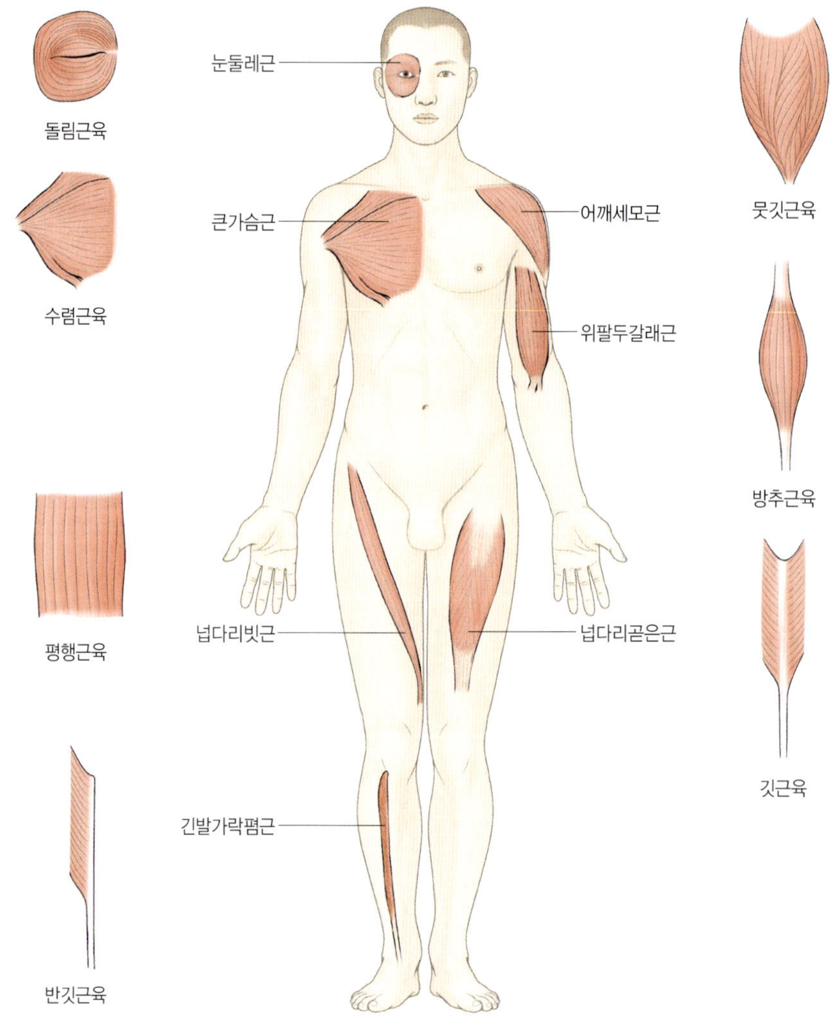

■ 근육섬유의 모양에 따른 분류

근육섬유의 종류

뼈대근육은 다양한 작용을 하도록 설계되어 있다. 근육을 구성하는 근육섬유의 유형은 부분적으로 근육의 기능을 결정한다. 인체의 뼈대근육섬유는 빠른섬유, 느린섬유, 중간섬유의 세 가지 유형이 있다. 뼈대근육은 여러 가지 차이가 있지만 특히 산소와 근육섬유 결합을 돕는 붉은 단백질인 미오글로빈 함양이 종류에 따라 다르다. 미오글로빈 양이 많은 근섬유는 적색근육섬유라고 하고 양이 적은 것은 백색근육섬유라고 한다. 적색근육섬유는 백색근육섬유보다 미토콘드리아도 많고 모세혈관도 더 많이 뻗어 있다. 적색근육섬유의 비율이 백색근육섬유보다 많은 근육 그룹은 자세를 유지하는 데 위치하고 있으며, 단시간 내에 큰 힘을 내지는 않지만 오랫동안 지속할 수 있다. 예를 들어 척주세움근과 같이 자세를 오랫동안 유지하는 근육이 적색근육섬유이다. 반면 백색근육섬유의 비율이 많은 근육그룹은 단시간 내에 큰 힘을 내지만 오래 지속할 수 없는 근육이다.

이는곳과 닿는곳

뼈대근육은 하나 이상의 관절을 가로질러 뼈에 붙으며, 이 근육이 수축할 때 해당 관절에서는 운동이 일어나게 된다. 이때 움직이지 않는 쪽 또는 몸쪽에 붙은 곳을 **이는곳**이라 하고 움직이는 쪽 또는 먼쪽에 붙은 곳을 **닿는곳**이라고 한다. 그러나 팔을 굽히거나 줄을 당기면서 올라가는 경우처럼 닿는곳이 움직이지 않고 이는곳이 움직일 때도 있으므로 이런 용어는 설명의 편의를 위해서 쓴다. 이는곳이 여러 곳일 때 각각 일어나는 곳을 **갈래**라고 한다. 따라서 근육을 공부할 때 근육이 붙는 곳을 알아야 그 근육의 작용을 이해할 수 있다.

근육의 기본적인 작용

작용근 | 관절의 움직임에 주된 힘을 작용하는 근육을 가리킨다. 예를 들면 **팔꿉관절**을 굽히는 동작, 즉 아령을 드는 움직임을 할 때 흔히들 **위팔두갈래근**에 의해 작용한다고 말하는데, 이때 작용근은 **위팔두갈래근**이 된다.

협력근 | 작용근이 주된 힘을 쓸 때 기능적 움직임을 보조한다. 부분적인 관절 움직임에 기여하거나 또는 조정, 안정화에 의해 보조한다. **위팔두갈래근**이 **팔굽관절**을 굽힐 때 작용근으로서 작용할 때 **위팔근**과 **위팔노근**이 협력근으로써 작용하게 된다.

대항근 | 작용근과 반대 작용을 하는 근육을 **대항근**이라고 한다. 반대활동은 **굽힘**과 **폄**, **모음**과 **벌림** 그리고 **안쪽**과 **가쪽돌림**을 가리킨다. 팔꿉관절을 굽히는 작용을 할 때 대항근은 **위팔세갈래근**이 되고, 팔꿉관절을 펴는 동작을 할 때의 대항근은 **위팔두갈래근**이 되는 것이다. 어느 동작을 하느냐에 따라서 하나의 근육이 작용근 혹은 대항근이 될 수 있다.

가쪽돌림 | 외측회전 / lateral rotation; external rotation
갈래 | head
굽힘 | 굴곡 / flexion
닿는곳 | 정지 / insertion
대항근 | antagonist
모음 | 내전 / adduction
벌림 | 외전 / abduction
안쪽돌림 | 내측회전 / medial rotation; internal rotation
위팔근 | 상완근 / brachialis muscle
위팔노근 | 상완요골근 / brachioradialis muscle
위팔두갈래근 | 상완이두근 / biceps brachii muscle
위팔세갈래근 | 상완삼두근 / triceps brachii muscle
이는곳 | 기시 / origin
주작용근 | prime mover
팔꿉관절 | 주관절 / elbow joint
폄 | 신전 / extension

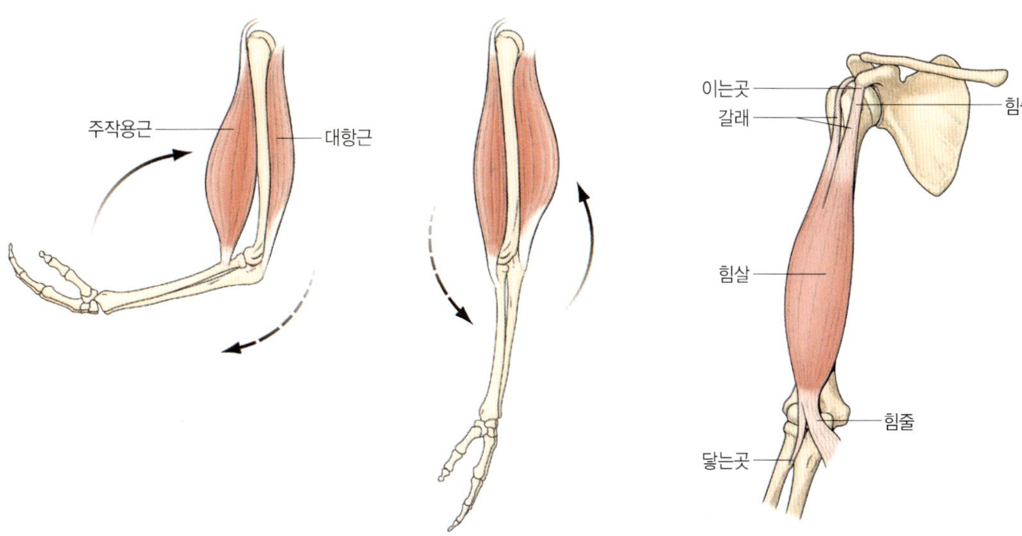

■ 뼈대근육의 운동

근막 | fascia
눈돌림신경 | 동안신경 / oculomotor nerve [III]
눈둘레근 | 안윤근 / orbicularis oculi muscle
머리뼈 | 두개골 / cranium
얼굴신경 | 안면신경 / facial nerve [VII]
피부밑층, 피하층 | subcutaneous layer

머리와 몸통근육

얼굴표정을 만드는 머리근육

얼굴표정근육은 우리에게 폭넓고 다양하게 감정을 표현할 수 있는 기능을 제공하며 피부밑층 안에 위치하고 있다. 얼굴표정근육은 보통 근막이나 머리뼈에서 시작되어 피부에 닿는다. 근육의 닿는 부위가 피부로 연결되기 때문에 각 근육이 수축할 때마다 방향과 위치에 따라서 여러 가지 다양한 표정이 나타나게 되는 것이다. 얼굴표정근육은 주로 눈과 입 주변에 위치하고 있으며, 입과 눈을 확장 및 조임으로써 다양한 표정을 짓게 한다. 이들 근육은 7번째 뇌신경인 얼굴신경에 의해서 분포된다. 눈을 조이는 근육인 눈둘레근 또한 얼굴신경의 분포를 받지만, 눈을 뜨게 하는 근육인 위눈꺼풀올림근은 3번째 뇌신경인 눈돌림신경에 의해 분포된다는 사실을 인지하고 있어야 한다.

얼굴표정근육은 다섯 무리로 구분 지을 수 있다.

1. 머리덮개에 위치하고 있는 근육
2. 눈 주변에 있는 근육
3. 코 주변에 있는 근육
4. 입 주변에 있는 근육
5. 목에 위치하고 있는 근육

머리덮개에 위치하고 있는 근육

	이는곳	닿는곳	작용	신경
이마힘살(frontal belly)	머리덮개의 근막	콧등과 눈썹의 피부	눈썹을 들어 올려, 이마를 주름지게 함	얼굴신경
뒤통수힘살(occipital belly)	관자뼈 꼭지돌기 인접부위와 위목덜미선	머리덮개의 근막	머리피부를 긴장시켜 뒤쪽으로 당김	얼굴신경

눈 주변에 있는 근육

	이는곳	닿는곳	작용	신경
눈썹주름근 (corrugator supercilli)	이마코뼈봉합에 인접한 눈확 테두리	눈썹	피부를 안쪽 아래쪽으로 당김	얼굴신경
눈둘레근(orbicularis oculi)	위턱뼈와 코연골	눈꺼풀 주위 피부	눈을 감김	얼굴신경

코 주변에 있는 근육

	이는곳	닿는곳	작용	신경
눈살근(procerus)	코뼈의 아래쪽을 덮고 있는 근막과 가쪽코연골	이마 아래 피부	눈썹을 안쪽 아랫방향으로 당김	얼굴신경
코근(nasalis)	위턱뼈와 콧방울연골	콧등	콧등을 누르고, 코끝을 내림, 콧방울을 올림	얼굴신경

입 주변에 있는 근육

	이는곳	닿는곳	작용	신경
볼근(buccinator)	큰어금니 맞은편 위턱뼈와 아래턱뼈의 이틀돌기	입둘레근	뺨을 눌러줌	얼굴신경
아래입술내림근 (depressor labii inferioris)	아래턱뼈 앞면 중간선과 턱뼈구멍 사이	입둘레근과 아랫입술 피부	아래입술을 내려줌	얼굴신경
위입술올림근 (levator labii superioris)	눈확아래구멍 위쪽 눈확아래	입둘레근	위입술을 올려줌	얼굴신경
위입술콧방울올림근 (Levator labii superioris alaeque nasi muscle)	위턱뼈의 이마돌기	위입술, 콧방울	위입술 위로 당김. 코 주름을 만듬	얼굴신경
턱끝근(mentalis)	아래턱뼈의 앞니오목	턱 피부	아래입술을 올려 내밀어줌	얼굴신경
입둘레근(orbicularis oris)	위턱뼈와 아래턱뼈	입술	입술을 닫거나 오므림	얼굴신경
입꼬리당김근(risoris)	귀밑샘 주위 근막	입꼬리	입꼬리를 가쪽을 당김	얼굴신경
입꼬리올림근 (levator anguli oris)	눈확아래구멍 아래 위턱뼈	입꼬리 피부	입꼬리를 들어 올림	얼굴신경
입꼬리내림근 (depressor anguli oris)	아래턱뼈의 앞가쪽면	입꼬리 피부	입꼬리를 아래로 내림	얼굴신경
큰광대근 (zygomaticus major)	광대관자봉합에 인접한 광대뼈	입꼬리	입꼬리를 당겨 들어 올림	얼굴신경
작은광대근 (zygomaticus minor)	광대위턱봉합 뒤 광대뼈	위입술	입꼬리를 당겨 들어 올림	얼굴신경

목에 위치하고 있는 근육

	이는곳	닿는곳	작용	신경
넓은목근(platysma)	어깨뼈 봉우리와 둘째갈비뼈 연골 사이 가슴위쪽 근막	아래턱뼈와 뺨의 피부	목의 피부를 긴장시키고, 아래턱뼈를 내려줌	얼굴신경

얼굴근육(앞면, 옆면)

관자마루근 | 측두두정근 / temporoparietalis muscle
귀밑샘 | 이하선 / parotid gland
귓바퀴근 | 이개근 / auricular muscle
깨물근 | 교근 / masseter muscle
넓은목근 | 광경근 / platysma
눈둘레근 | 안윤근 / orbicularis oculi muscle
눈살근 | 비근근 / procerus muscle
눈썹주름근 | 추미근 / corrugator supercilii muscle
뒤통수힘살 | 후두근 / occipital belly
머리덮개널힘줄 | 모상건막 / galea aponeurotica
볼근 | 협근 / buccinator muscle
아래입술내림근 | 하순하체근 / depressor labii inferioris muscle
위입술올림근 | 상순거근 / levator labii superioris muscle
위입술콧방울올림근 | 상순비익거근 / levator labii superioris alaeque nasi muscle
이마힘살 | 전두근 / frontal belly
입꼬리내림근 | 구각하체근 / depressor anguli oris muscle
입꼬리당김근 | 소근 / risorius muscle
입꼬리올림근 | 구각거근 / levator anguli oris muscle
입둘레근 | 구윤근 / orbicularis oris muscle
작은광대근 | 소관골근 / zygomaticus minor muscle
코근 | 비근 / nasalis muscle
큰광대근 | 대관골근 / zygomaticus major muscle
턱끝근 | 이근 / mentalis muscle

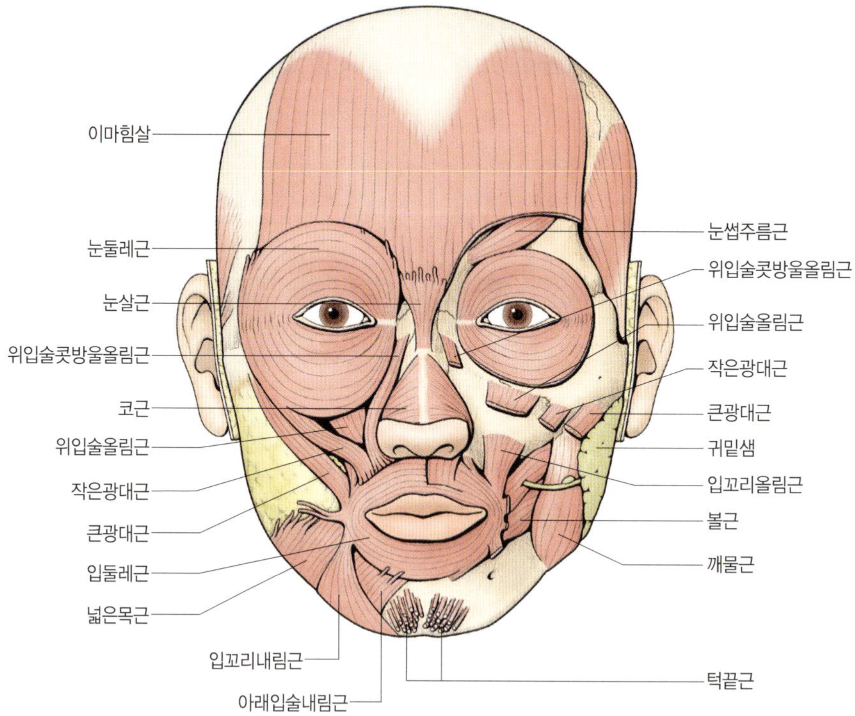

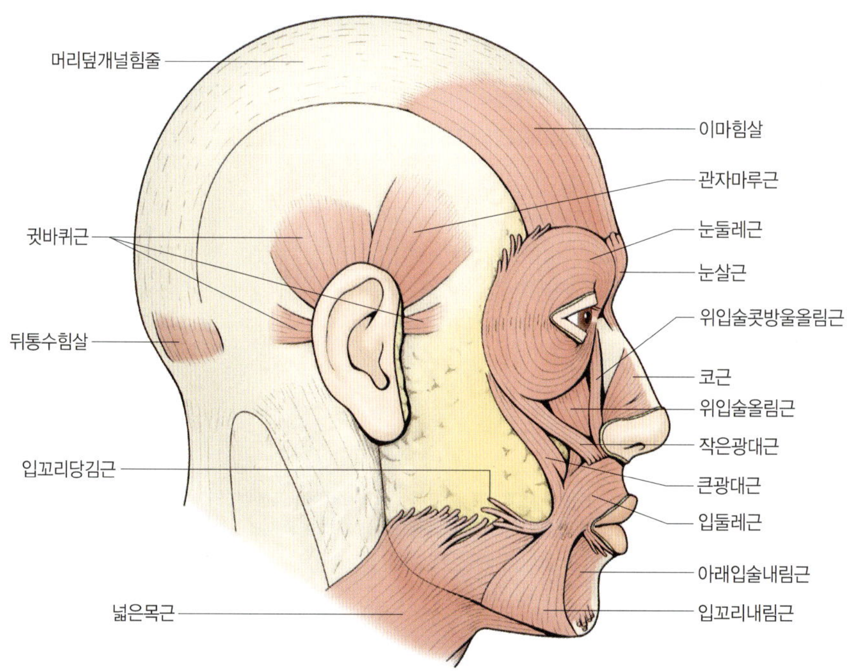

눈과 위눈꺼풀을 움직이는 근육

눈을 움직이는 근육들은 눈의 바깥에 기시하여 **공막**(눈의 흰 부분)의 바깥쪽 표면에 부착되기 때문에 눈의 **바깥기원근육**이라고 불린다. 눈의 바깥기원근육들은 몸에서 가장 빠르게 수축하는 근육 중 하나이며 **뼈대근육**을 가장 정확하게 조절한다. 눈의 바깥기원근육은 3종류의 뇌신경(**눈돌림신경**, **도르래신경**, **갓돌림신경**)에 의해 분포한다.

가쪽곧은근 | 외측직근 / lateral rectus muscle
갓돌림신경 | 외전신경; 외향신경 / abducent nerve; abducens nerve [VI]
공막; 흰자위막 | sclera
눈꺼풀올림근 | 안검거근 / levator palpebrae superioris muscle
눈돌림신경 | 동안신경 / oculomotor nerve [III]
눈물샘 | 누선 / lacrimal gland
눈물주머니 | 누낭 / lacrimal sac
도르래 | 활차 / trochlea
도르래신경 | 활차신경 / trochlear nerve [IV]
바깥기원근육; 외인근육 | extrinsic muscle
뼈대근육 | 골격근 / skeletal muscle
시각신경 | 시신경 / optic nerve [II]
아래곧은근 | 하직근 / inferior rectus muscle
아래빗근 | 하사근 / inferior oblique muscle
안쪽곧은근 | 내측직근 / medial rectus muscle
온힘줄고리 | 총건륜 / common tendinous ring
위곧은근 | 상직근 / superior rectus muscle
위빗근 | 상사근 / superior oblique muscle

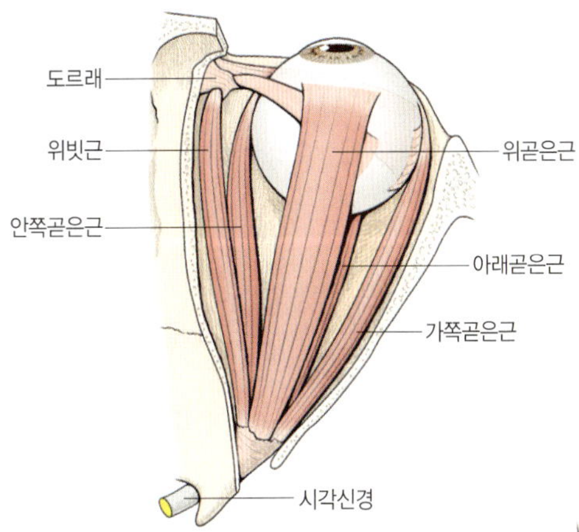

| 윗면 |

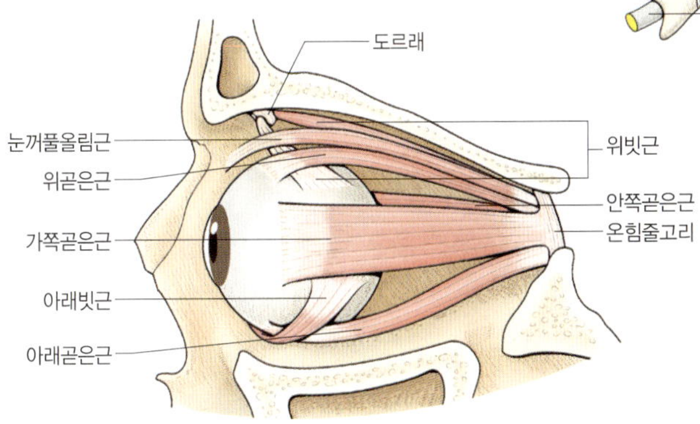

| 가쪽면 |

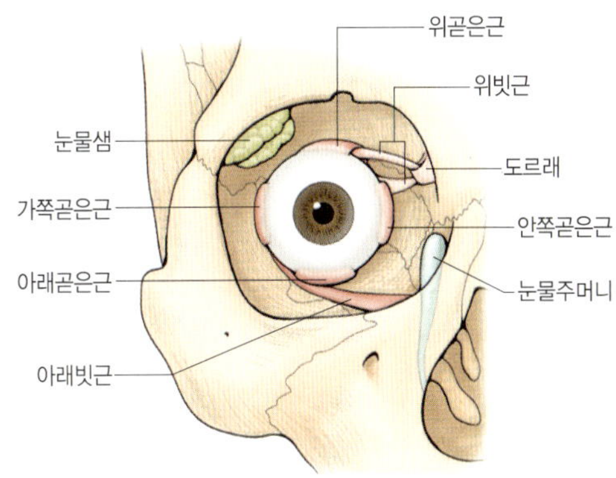

| 앞면 |

■ 눈확의 근육

눈과 위눈꺼풀을 움직이는 근육

	이는곳	닿는곳	작용	신경
아래곧은근(하직근, inferior rectus)	시각신경관 주위 나비뼈	안구의 아래안쪽면	아래를 보게함	눈돌림신경
안쪽곧은근(내직근, medial rectus)	시각신경관 주위 나비뼈	안구의 안쪽면	안쪽을 보게함	눈돌림신경
위곧은근(상직근, superior rectus)	시각신경관 주위 나비뼈	안구의 윗면	위를 보게함	눈돌림신경
가쪽곧은근(외직근, lateral rectus)	시각신경관 주위 나비뼈	안구의 가쪽면	가쪽을 보게함	갓돌림신경
아래빗근(하사근, inferior oblique)	눈확의 앞면 위턱뼈	안구의 아래가쪽면	안구를 돌려 위가쪽을 보게함	눈돌림신경
위빗근(상사근, superior oblique)	시각신경관 주위 나비뼈	안구의 위가쪽면	안구를 돌려 아래가쪽을 보게함	도르래신경
눈꺼풀올림근(암검거근, levator palpebrae)	시각신경관 앞위쪽, 나비뼈 작은날개의 아래면	위눈꺼풀	위눈꺼풀을 올림	눈돌림신경

가쪽날개근 | 외측익돌근 / lateral pterygoid muscle
가쪽날개근 아래갈래 | 외측익돌근 하두 / inferior head of lateral pterygoid muscle
가쪽날개근 위갈래 | 외측익돌근 상두 / superior head of lateral pterygoid muscle
관자근 | 측두근 / temporal muscle
관절돌기 | condylar process
깨물근 | 교근 / masseter muscle
나비뼈날개돌기 | 접형골익상돌기 / pterygoid process of sphenoid
날개근, 익상근 | pterygoid muscle
볼근 | 협근 / buccinator muscle
씹기근육 | 저작근 / masticatory muscles
아래턱뼈 | 하악골 / mandible
안쪽날개근 | 내측익돌근 / medial pterygoid muscle
입둘레근 | 구륜근 / orbicularis oris muscle
턱관절 | 악관절 / temporomandibular joint

아래턱뼈의 움직임을 통해 작용하는 씹기근육

턱관절에서 아래턱뼈를 움직이는 근육은 씹기근육으로 잘 알려져 있다. 아래턱뼈에 포함된 네 쌍의 근육 중 세 가지(깨물근, 관자근, 안쪽날개근)는 턱을 닫는 강력한 근육이며 물기의 강도를 설명할 수 있다. 깨물근은 가장 강력한 씹기 힘을 제공하며, 안쪽날개근과 가쪽날개근은 음식 갈기를 돕기 위해 아래턱뼈가 좌우로 움직이도록 수축함으로써 씹기를 보조한다. 또한 날개근들은 아래턱뼈를 앞으로 내미는 작용 또한 할 수 있다.

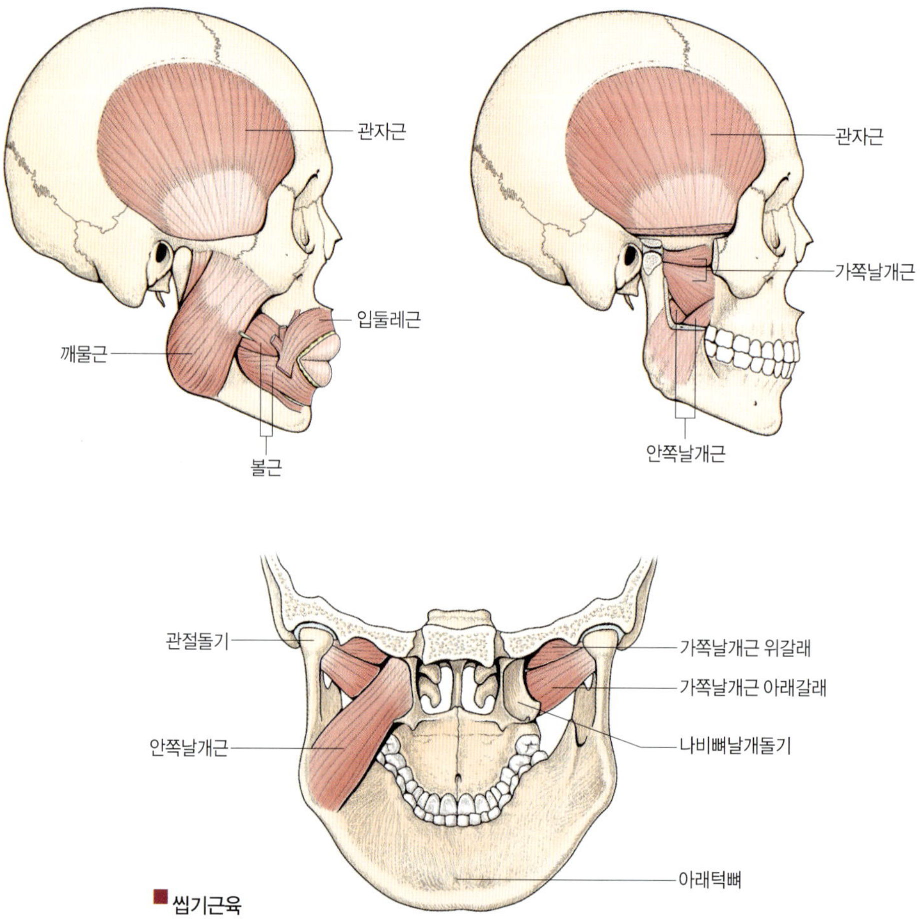

아래턱뼈의 움직임을 통해 작용하는 씹기근육

근육	이는곳	닿는곳	작용	신경
깨물근(교근, masseter)	광대활	턱뼈각과 턱뼈가지 가쪽면	아래턱뼈를 위로 들어 올려 턱을 닫음	삼차신경
관자근(측두근, temporalis)	관자선	아래턱뼈의 근육돌기	아래턱뼈를 위로 들어 올려 턱을 닫음	삼차신경
안쪽날개근 (내측익돌근, medial pterygoid)	날개돌기 가쪽판과 이 판에 인접한 입천장뼈와 위턱뼈	턱뼈가지 안쪽면	아래턱뼈 위로 들어 올려 입을 닫음 또는 아래턱뼈를 옆으로 움직임	삼차신경
가쪽날개근 (외측익돌근, lateral pterygoid)	날개돌기 가쪽판과 나비뼈의 큰날개	턱뼈목의 앞쪽	입을 벌리고, 아래턱뼈를 내밈, 아래턱뼈 반대쪽 근육방향으로 이동시킴	삼차신경

혀의 바깥기원근육과 자체근육

혀는 바깥기원근육과 자체근육으로 이루어진 근육덩어리이다. 혀는 맛보기, 말하기, 음식덩이 만들기, 삼키기, 잔여음식물 제거와 같은 소화하는 기능에 필수적인 매우 특별한 근육 기관이다. 혀는 아래턱뼈, 관자뼈와 붓돌기 그리고 목뿔뼈에 부착되어 움직일 수 있다. 혀의 근육은 좌우 쌍으로 이루어져 있으며 정중섬유사이막에 의해서 반으로 나뉜다. 혀의 바깥기원근육은 혀 전체를 앞쪽, 뒤쪽 그리고 가쪽 등 다양한 방향으로 움지이게 한다. 자체근육은 혀 안에서 시작하고 끝나는 근육으로 혀의 모양을 변화시킨다. 내용에서는 자체근육은 따로 설명하지 않겠다.

고유입안 | 고유구강 / oral cavity proper
관자뼈 | 측두골 / temporal bone
두힘살근 앞힘살 | 악이복근 전복 / anterior belly of digastric muscle
목뿔뼈 | 설골 / hyoid bone
목뿔혀근 | 설골설근 / hyoglossus muscle
바깥기원근육; 외인근육 | extrinsic muscle
붓돌기 | 경상돌기 / tyloid process
붓혀근 | 경돌설근 / styloglossus muscle
아래턱뼈 | 하악골 / mandible
입안뜰 | 구강전정 / oral vestibule
입점막 | 구강점막 / mucous membrane of mouth
턱끝목뿔근 | 이설골근 / geniohyoid muscle
턱끝혀근 | 이설근 / genioglossus muscle
턱목뿔근 | 악설골근 / mylohyoid muscle
혀가로근 | 설횡근 / transverse muscle
혀끝 | 설첨 / apex of tongue; tip of tongue
혀등 | 설배 / dorsum of tongue
혀밑샘 | 설하선 / sublingual gland
혀뿌리 | 설근 / root of tongue
혀사이막 | 설중격 / lingual septum
혀수직근 | 설수직근 / vertical muscle
혀아래세로근 | 하종설근 / inferior longitudinal muscle
혀위세로근 | 상종설근 / superior longitudinal muscle

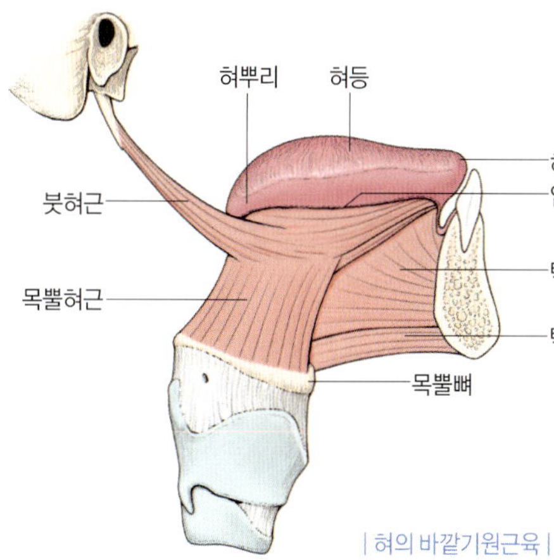

| 혀의 바깥기원근육 |

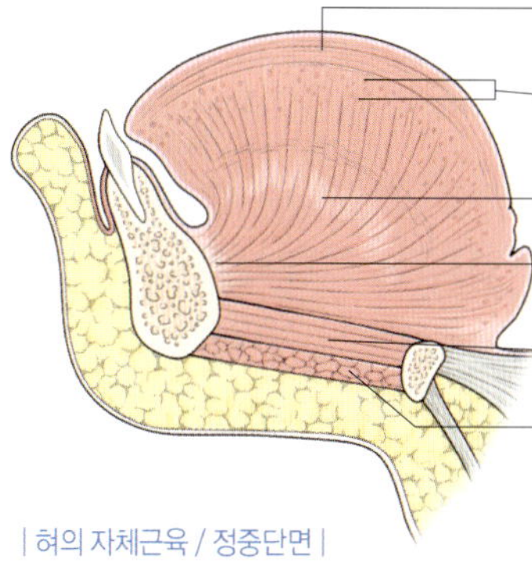

| 혀의 자체근육 / 정중단면 |

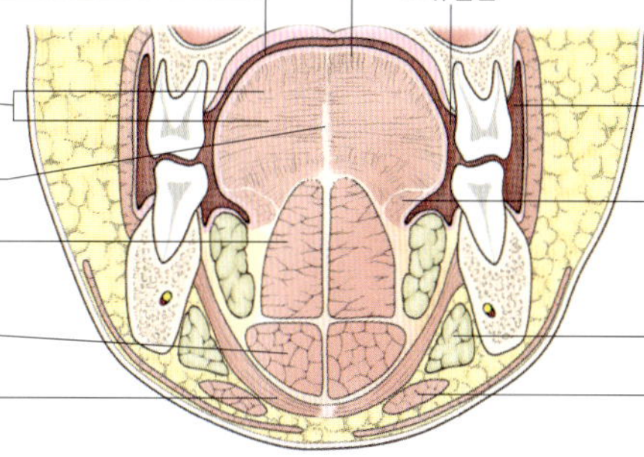

| 혀의 자체근육 / 시상단면 |

■ 혀의 근육

혀의 바깥기원근육과 자체근육

근육	이는곳	닿는곳	작용	신경
턱끝혀근(이설근, genioglossus)	턱 주위 아래턱뼈의 안쪽면	혀몸통, 목뿔뼈	혀를 내리고 내밀게 함	혀밑신경
목뿔혀근(설골설근, hyoglossus)	목뿔뼈 몸통과 큰뿔	혀가쪽	혀를 내리고 수축하게 함	혀밑신경
입천장혀근(구개설근, palatoglossus)	물렁입천장의 앞면	혀가쪽	혀를 뒤로 올리고, 물렁입천장을 내림	미주신경
붓혀근(경상설근, styloglossus)	관자뼈의 붓돌기	혀아래와 혀끝의 가쪽	혀를 수축시키고, 가쪽으로 올림	혀밑신경

두힘살근 뒤힘살 | 악이복근 후복 / posterior belly of digastric muscle
두힘살근 앞힘살 | 악이복근 전복 / anterior belly of digastric muscle
목뿔뼈 | 설골 / hyoid bone
목뿔아래근육 | 설골하근 / infrahyoid muscles
목뿔위근육 | 설골상근 / suprahyoid muscles
바깥기원근육; 외인근육 | extrinsic muscle
방패목뿔근 | 갑상설골근 / thyrohyoid muscle
복장목뿔근 | 흉골설골근 / sternohyoid muscle
복장방패근 | 흉골갑상근 / sternothyroid muscle
붓목뿔근 | 경돌설골근 / stylohyoid muscle
아래턱뼈 | 하악골 / mandible
어깨목뿔근 아래힘살 | 견갑설골근 하복 / inferior belly of omohyoid muscle
어깨목뿔근 위힘살 | 견갑설골근 상복 / superior belly of omohyoid muscle
입안; 구강 | oral cavity
턱끝목뿔근 | 이설골근 / geniohyoid muscle
턱목뿔근 | 악설골근 / mylohyoid muscle
후두 | larynx

목의 근육

목의 앞에 위치하는 근육들의 대부분은 후두의 위치를 조절하고, 아래턱뼈를 아래쪽으로 내리며 입안 바닥을 팽팽하게 하는 기능을 한다. 이 근육군들은 목뿔뼈를 기준으로 목뿔위근육과 목뿔아래근육으로 나눈다. 목뿔위근육은 목뿔뼈를 위쪽으로 올림으로써 후두 전체를 올리는 역할을 하게 된다. 반면 목뿔아래근육은 올라간 목뿔뼈와 후두를 아래쪽으로 내리는 역할을 하게 된다. 이러한 근육들은 후두에게 있어서 바깥기원근육이라고 하며 성대에 영향을 주는 근육들은 자체근육이라고 불린다.

목에 위치하는 근육들을 크게 3가지로 분류할 수 있다.

1. 목뿔위근육
2. 목뿔아래근육
3. 후두의 자체근육
4. 머리를 움직이는 목근육

목뿔위근육

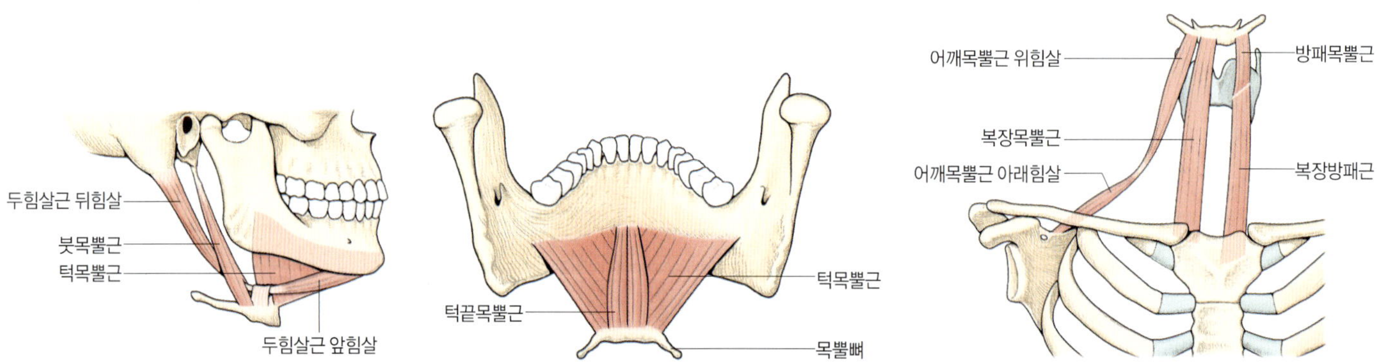

| 목뿔위근육 |

| 목뿔아래근육 |

■목의 근육

목뿔위근육

근육	이는곳	닿는곳	작용	신경
턱두힘살근(악이복근, digastric)	앞힘살-아래턱뼈의 아래면, 뒤힘살-관자뼈의 꼭지부	목뿔뼈	아래턱을 내리고 입을 벌림, 후두를 올림	앞힘살-삼차신경, 뒤힘살-얼굴신경
; 두힘살근은 중간에 위치하고 있는 섬유성 중간힘줄이 앞뒤에 위치하고 있는 두 개의 힘살을 연결시켜 줌. 이 근육은 아래턱뼈를 아래쪽으로 내리는 동안 목뿔뼈와 후두를 올림으로써 삼키고 말하기 기능에 작용함.				
턱목뿔근(악설골근, mylohyoid)	아래턱뼈의 턱목뿔근선	목뿔뼈까지 연결된 정중결합조직	입안아래와 목뿔뼈를 들어 올림, 아래턱을 내림	삼차신경
붓목뿔근(경돌설골근, stylohyoid)	관자뼈의 붓돌기	목뿔뼈 작은뿔	목뿔뼈를 위뒤쪽으로 올림	얼굴신경
턱끝목뿔근(이설골근, geniohyoid)	아래턱뼈 턱끝가시	목뿔뼈	목뿔뼈를 앞, 위쪽으로 올림	제1목신경

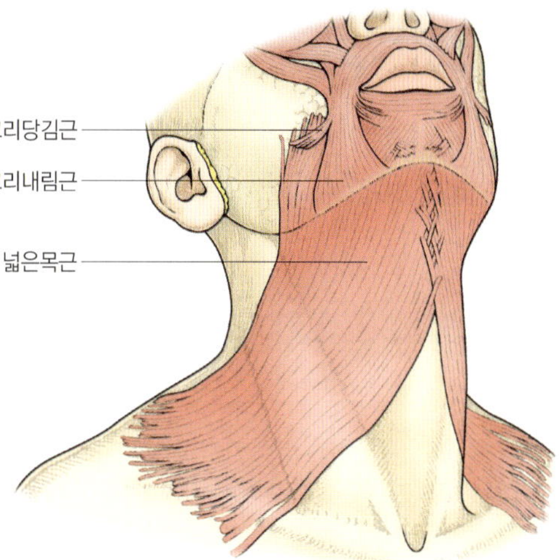

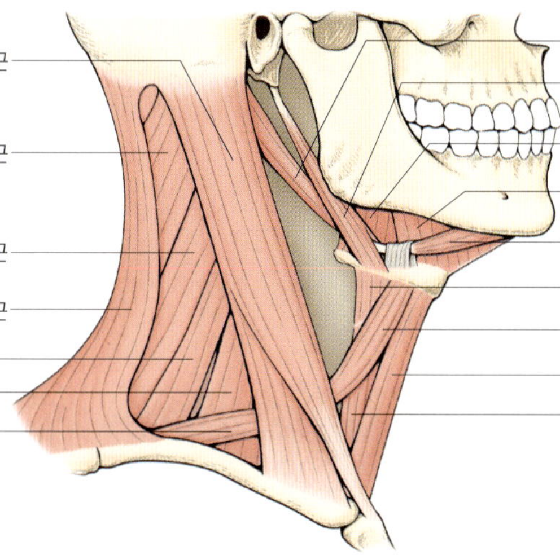

■ 목의 근육

넓은목근 | 광경근 / platysma
두힘살근 뒤힘살 | 악이복근 후복 / posterior belly of digastric muscle
두힘살근 앞힘살 | 악이복근 전복 / anterior belly of digastric muscle
등세모근 | 승모근 / trapezius muscle
머리널판근 | 두판상근 / splenius capitis muscle
목빗근 | 흉쇄유돌근 / sternocleidomastoid muscle
목뿔뼈 | 설골 / hyoid bone
목뿔아래근육 | 설골하근 / infrahyoid muscles
목뿔혀근 | 설골설근 / hyoglossus muscle
방패목뿔근 | 갑상설골근 / thyrohyoid muscle
복장목뿔근 | 흉골설골근 / sternohyoid muscle
복장방패근 | 흉골갑상근 / sternothyroid muscle
붓목뿔근 | 경돌설골근 / stylohyoid muscle
앞목갈비근 | 전사각근 / scalenus anterior muscle
어깨목뿔근 아래힘살 | 견갑설골근 하복 / inferior belly of omohyoid muscle
어깨목뿔근 위힘살 | 견갑설골근 상복 / superior belly of omohyoid muscle
어깨올림근 | 견갑거근 / levator scapulae muscle
입꼬리내림근 | 구각하체근 / depressor anguli oris muscle
입꼬리당김근 | 소근 / risorius muscle
중간목갈비근 | 중사각근 / scalenus medius muscle
턱목뿔근 | 악설골근 / mylohyoid muscle
후두 | larynx

목뿔아래근육

목뿔아래근육은 리본 같은 모습 때문에 때대로 "띠" 근육으로 부른다. 대부분의 목뿔아래근육은 삼키기와 말하기를 하는 동안 목뿔뼈를 누르고 후두를 움직인다.

근육	이는곳	닿는곳	작용	신경
복장목뿔근(흉설골근, sternohyoid)	빗장뼈와 복장뼈자루	목뿔뼈	목뿔뼈와 후두를 내림	제1-3목신경
복장방패근(흉갑상근, sternothyroid)	복장뼈자루와 제1갈비뼈연골의 뒷면	후두의 방패연골	목뿔뼈와 후두를 내림	제1-3목신경
방패목뿔근(갑상설골근, thyrohyoid)	후두의 방패연골	목뿔뼈	후두를 올리고, 목뿔뼈를 내림	제1목신경
어깨목뿔근(견갑설골근, omohyoid)	어깨뼈패임과 인접한 어깨뼈 위모서리	목뿔뼈	목뿔뼈와 후두를 내림	제1-3목신경

; 두힘살근처럼 어깨목뿔근은 중간힘줄로 연결된 두 개의 힘살로 구성되어 있다.

닿는곳 | 정지 / insertion
두힘살근 | 악이복근 / digastric muscle
목빗근 | 흉쇄유돌근 / sternocleidomastoid muscle
목뿔뼈 | 설골 / hyoid bone
목뿔혀근 | 설골설근 / hyoglossus muscle
방패목뿔근 | 갑상설골근 / thyrohyoid muscle
방패연골 | 갑상연골 / thyroid cartilage
복장목뿔근 | 흉골설골근 / sternohyoid muscle
복장방패근 | 흉골갑상근 / sternothyroid muscle
앞목갈비근 | 전사각근 / scalenus anterior muscle
어깨목뿔근 | 견갑설골근 / omohyoid muscle
이는곳 | 기시 / origin
중간목갈비근 | 중사각근 / scalenus medius muscle
턱끝목뿔근 | 이설골근 / geniohyoid muscle
턱목뿔근 | 악설골근 / mylohyoid muscle
후두 | larynx
후두연골 | laryngeal cartilage

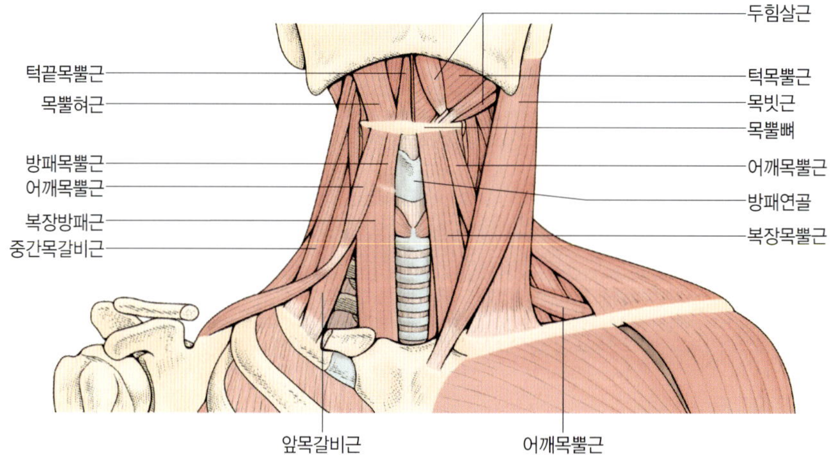

■ 목뿔근육

후두의 자체근육

이는곳과 닿는곳이 모두 후두 안에 있는 근육들을 자체근육이라 하며, 후두연골의 움직임을 일으킨다. 후두에는 모두 여덟 쌍의 자체근육이 있다.

후두의 자체근육

근육	이는곳	닿는곳	작용	신경
반지방패근(윤상갑상근, cricothyroid)	반지연골의 앞면	방패연골의 뒤아래모서리	성대를 팽팽하게 함	더부신경
가로모뿔근(횡피열근, transverse arytenoid)	모뿔연골의 근육돌기	반대쪽 모뿔연골의 근육돌기	양쪽의 모뿔연골을 서로 당겨 모음	더부신경
뒤반지모뿔근(후윤상피열근, poseterior cricoarytenoid)	반지연골의 뒷면	모뿔연골의 근육돌기	성대를 엶	더부신경
가쪽반지모뿔근 (외윤상피열근, lateral cricoarytenoid)	반지연골의 가쪽면	모뿔연골의 근육돌기	성대를 닫음	더부신경
빗모뿔근(사피열근, oblique arytenoid)	모뿔연골의 근육돌기	반대쪽 모뿔연골 끝, 후두덮개	후두덮개의 모뿔연골을 모아 삼킴 시 기도를 닫음	더부신경
방패모뿔근(갑상피열근, thyroarytenoid)	방패연골판의 안쪽면	모뿔연골의 가쪽모서리	후두안뜰을 닫음	더부신경
방패덮개근(갑상후두개근, thyroepiglotticus)	방패연골	후두덮개	후두안뜰을 닫음	더부신경
성대근(성대근, vocalis)	방패연골판의 안쪽면	모뿔연골의 성대돌기	성대를 느슨하게 함	더부신경

후두근육

가로모뿔근 | 횡피열근 / transverse arytenoid muscle
가쪽반지모뿔근 | 외측윤상피열근 / lateral cricoarytenoid muscle
기관연골 | tracheal cartilages
뒤반지모뿔근 | 후윤상피열근 / posterior cricoarytenoid muscle
모뿔연골 | 피열연골 / arytenoid cartilage
목뿔뼈 | 설골 / hyoid bone
반지방패근 | 윤상갑상근 / cricothyroid muscle
반지연골 | 윤상연골 / cricoid cartilage
방패관절면 | 갑상관절면 / thyroid articular surface
방패모뿔근 | 갑상피열근 / thyroarytenoid muscle
방패목뿔막 | 갑상설골막 / thyrohyoid membrane
방패연골 | 갑상연골 / thyroid cartilage
빗모뿔근 | 사피열근 / oblique arytenoid muscle
빗모뿔근 모뿔덮개부분 | 사피열근 피열후두개부 / ary-epiglottic part of oblique arytenoid muscle
쐐기연골 | 설상연골 / cuneiform cartilage
잔뿔연골 | 소각연골 / corniculate cartilage
정중반지방패인대 | 정중윤상갑상인대 / median cricothyroid ligament
후두덮개 | 후두개 / epiglottis
후두덮개앞지방 | 후두개전지방체 / preepiglottic fat body

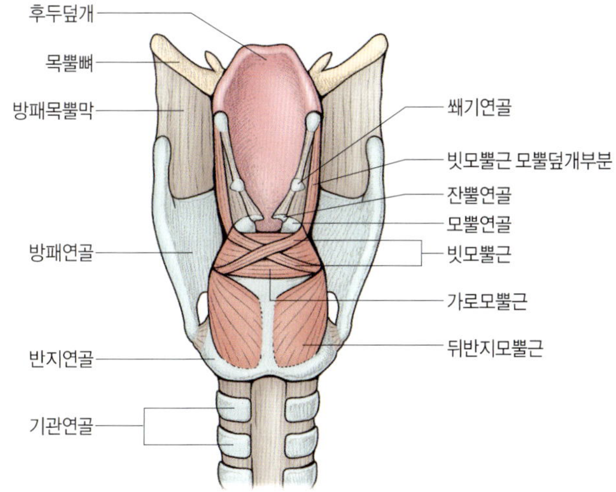

| 뒷면 |

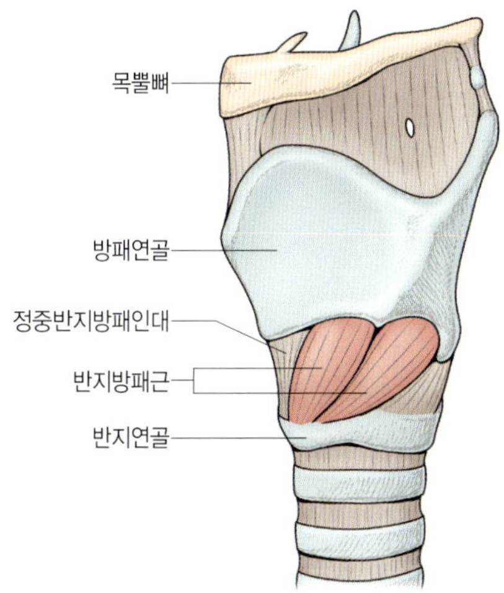

| 옆면 |

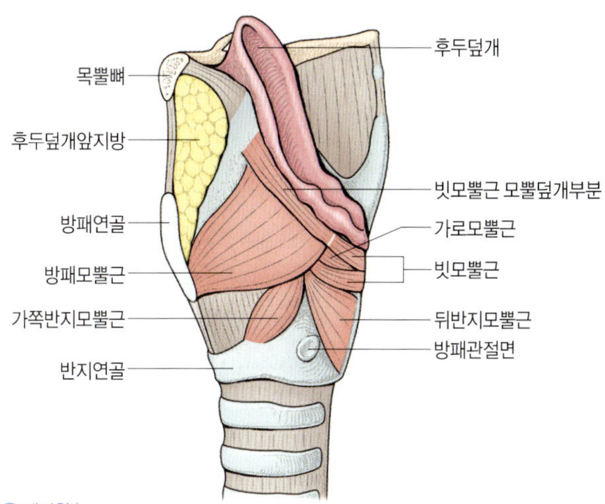

| 방패연골 왼쪽판을 제거함 |

고리뒤통수관절 | 환추후두관절 / atlanto-occipital joint
고리뼈; 첫째목뼈 | 환추; 환추골; 제1경추 / atlas [CI]
뒤통수뼈 | 후두골 / occipital bone
목빗근 | 흉쇄유돌근 / sternocleidomastoid muscle
척주 | vertebral column

머리를 움직이는 목 근육

머리는 고리뼈와 뒤통수뼈로 구성되어 있는 고리뒤통수관절에서 척주에 부착되어 있다. 척주에 붙어 있는 머리의 균형과 움직임은 일부 목근육의 작용을 포함한다. 예를 들면 양쪽의 목빗근이 함께 수축하면 목 부위가 굽혀진다.

머리를 움직이는 목의 근육은 위치에 따라서 3가지로 분류할 수 있다.

1. 앞쪽에 위치하는 근육
2. 뒤쪽에 위치하는 근육
3. 가쪽에 위치하는 근육

머리를 움직이는 목 근육

근육	이는곳	닿는곳	작용	신경
앞쪽에 위치하는 근육				
목빗근 (흉쇄유돌근, sternocleidomastoid)	빗장뼈의 복장뼈 끝, 복장뼈자루	관자뼈의 꼭지부와 위목덜미선의 가쪽부위	양쪽이 함께 작용하면 목을 구부림, 한쪽 근육이 작용하면 어깨쪽으로 목을 구부리고 얼굴을 반대쪽으로 돌림	더부신경
뒤쪽에 위치하는 근육				
머리반가시근 (두반극근, semispinalis capitis)	아래 목척추뼈와 위 등뼈의 돌기	목덜미선 사이 뒤통수뼈	양쪽이 함께 작용하면 목을 폄, 한쪽 근육만 작용하면 반대편으로 돌리고, 목을 펴고 가쪽 굽힘	목신경
머리널판근 (두판상근, splenius capitis)	아래 목척추뼈와 위쪽 등뼈를 연결하는 인대와 가시돌기	꼭지돌기, 뒤통수뼈, 위쪽 목척추뼈	양쪽이 함께 작용하면 목을 폄, 목을 돌리면서 근육쪽으로 가쪽 굽힘	목신경
머리가장긴근 (두최장근, logissimus capitis)	아래 목척추뼈와 위 등뼈의 가로돌기	관자뼈의 꼭지돌기	양쪽이 함께 작용하면 목을 폄, 한쪽 근육이 작용하면 목을 돌리고 근육쪽으로 가쪽으로 굽힘	목신경
가쪽에 위치하는 근육				
목갈비근(사각근, scalene)	제2~7목뼈의 가로돌기와 갈비뼈돌기	제1~2갈비뼈의 윗면	갈비뼈를 올리고 목을 고정시킴, 목을 한쪽으로 구부리고 반대편으로 머리와 목을 돌림	목신경

등에 위치하는 척주근육

등근육들은 명확히 세 개의 층(**얕은층**, **중간층**, **깊은층**)으로 배열되어 있다. **얕은층**은 팔을 움직이는 데 작용하는 **팔기원근육**이므로 팔에서 다루도록 하겠다. **중간층** 근육은 **갈비뼈**의 움직임을 도와 호흡에 관여한다. **깊은층** 등근육들은 **척추**를 서로 연결시키고 안정시켜 자세를 바로 잡아 주는 기능을 하게 된다.

등에 위치하여 팔 및 척주를 잡아 주는 근육은 위치에 따라서 3가지로 분류할 수 있다.

1. 얕은층 등근육(팔근육에서 다루도록 하겠음)
2. 중간층 등근육
3. 깊은층 등근육

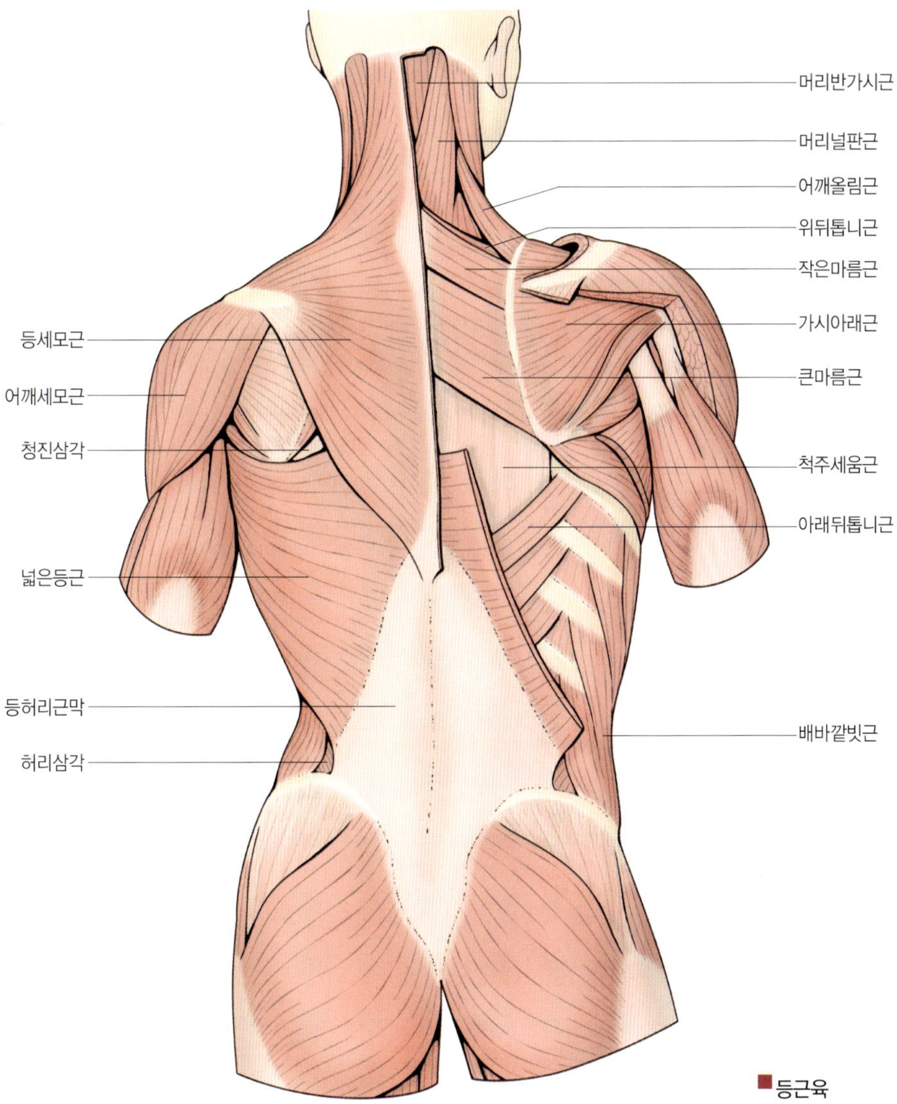

■ 등근육

가시아래근 | 극하근 / infraspinatus muscle
갈비뼈 | 늑골 / rib
깊은층 | 심층 / deep layer
넓은등근 | 광배근 / latissimus dorsi muscle
등세모근 | 승모근 / trapezius muscle
등허리근막 | 흉요근막 / thoracolumbar fascia
머리널판근 | 두판상근 / splenius capitis muscle
머리반가시근 | 두반극근 / semispinalis capitis muscle
배바깥빗근 | 외복사근 / external oblique abdominal muscle
아래뒤톱니근 | 하후거근 / serratus posterior inferior muscle
얕은층 | investing layer; superficial layer
어깨세모근 | 삼각근 / deltoid muscle
어깨올림근 | 견갑거근 / levator scapulae muscle
위뒤톱니근 | 상후거근 / serratus posterior superior muscle
작은마름근 | 소능형근 / rhomboid minor muscle
중간층 | middle layer
척주세움근 | 척주기립근 / erector spinae muscle
청진삼각 | ausculatory triangle; triangle of ausculation
큰마름근 | 대능형근 / rhomboid major muscle
허리삼각 | 요삼각 / lumbar triangle

중간층 등근육

등에 위치하는 척주근육(중간층 등근육)

근육	이는곳	닿는곳	작용	신경
위뒤톱니근 (상후거근, serratus posterior superior)	제7목뼈~제3등뼈의 가시돌기와 목덜미인대	제2~5갈비뼈의 갈비뼈각 근처 위 모서리	갈비뼈를 들어올려 가슴안을 확장시킴으로써 들숨 시 작용	제1~4가슴신경
아래뒤톱니근 (하후거근, serratus posterior inferior)	제10등뼈~제3허리척추뼈 가시돌기로부터의 근막	제8~12갈비뼈의 아래모서리	갈비뼈를 아래로 당김으로써 가슴안의 공간을 축소시켜 날숨 시 작용	제9~12가슴신경

가로돌기사이근 | 횡돌기간근 / intetransversarisu
가시근 | 극근 / spinalis muscle
가시사이근 | 극간근 / interspinale
가장긴근 | 최장근 / longissimus muscle
돌림근 | 회전근; 회선근 / rotatores muscle
뭇갈래근 | 다열근 / multifidus muscle
반가시근 | 반극근 / semispinalis
아래뒤톱니근 | 하후거근 / serratus posterior inferior muscle
엉덩갈비근 | 장륵근 / iliocostalis muscle
위뒤톱니근 | 상후거근 / serratus posterior superior muscle
척주 | vertebral column
척주세움근 | 척주기립근 / erector spinae muscle

깊은층 등근육

척주의 자체근육은 다시 2가지로 분류할 수 있다. 첫 번째는 척주를 곧게 펴게 하는 작용 때문에 이름이 붙여진 척주세움근이 있으며, 두 번째는 척추를 서로 연결하여 작은 움직임을 생산하면서 안정성을 가져다 주는 작은 근육들이 있다. 척주세움근은 가시근, 가장긴근 및 엉덩갈비근 무리로 세분화될 수 있다. 이들 분류들은 가시근무리가 가장 근접하고 엉덩갈비근무리는 가장 멀리 떨어져 있는 것과 같이 척주의 근접에 기초되어 분류되었다. 아래허리와 엉치뼈 부위에서 가장긴근과 엉덩갈비근들 사이 경계는 구분하기 어렵다. 함께 수축될 때 척주세움근육들은 척주를 편다. 근육들이 오직 한쪽으로만 수축할 때 척주가 가쪽으로 굽혀진다.

척주세움근 안쪽에는 반가시근, 뭇갈래근, 돌림근, 가시사이근 및 가로돌기사이근이 있다. 이들은 모두 척주의 가벼운 폄이나 돌리기를 위해 다양한 연합으로 작용하는 상대적으로 짧은 근육들이다. 이들은 또한 개별 척추들의 위치를 정교하게 조정해 주고 인접한 척추들을 안정화시키는데 중요하다.

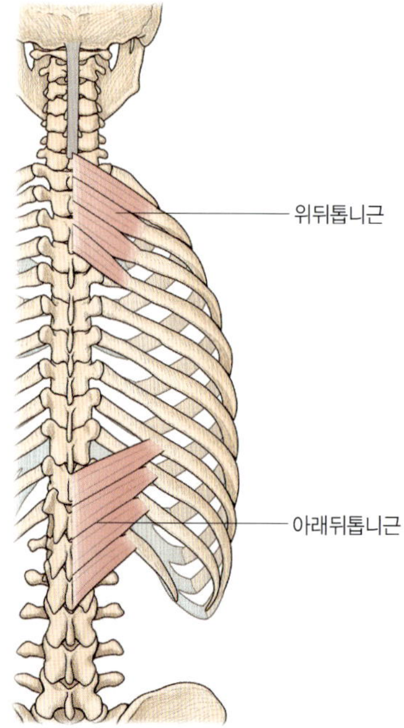

■ 중간층 등근육

깊은층 등근육

가시근 | 극근 / spinalis muscle
가장긴근 | 최장근 / longissimus muscle
갈비올림근 | 늑골거근 / levatores costarum muscle
돌림근 | 회전근; 회선근 / rotatores muscle
등가시근 | 흉극근 / spinalis thoracis muscle
등가장긴근 | 흉최장근 / longissimus thoracis muscle
등반가시근 | 흉반극근 / semispinalis thoracis muscle
등엉덩갈비근 | 흉장륵근 / iliocostalis thoracis muscle
머리가장긴근 | 두최장근 / longissimus capitis muscle
머리널판근 | 두판상근 / splenius capitis muscle
머리반가시근 | 두반극근 / semispinalis capitis muscle
목가로돌기사이근 | 경횡돌기간근 / intertransversarii cervicis muscle
목가시근 | 경극근 / spinalis cervicis muscle
목가시사이근 | 경극간근 / interspinales cervicis muscle
목가장긴근 | 경최장근 / longissimus cervicis muscle
목널판근 | 경판상근 / splenius cervicis muscle
목반가시근 | 경반극근 / semispinalis cervicis muscle
목엉덩갈비근 | 경장륵근 / iliocostalis cervicis muscle
뭇갈래근 | 다열근 / multifidus muscle
엉덩갈비근 | 장륵근 / iliocostalis muscle
척주세움근 | 척주기립근 / erector spinae muscle
허리가로돌기사이근 | 요횡돌기간근 / intertransversarii lumborum muscle
허리가시사이근 | 요극간근 / interspinales lumborum muscle
허리엉덩갈비근 | 요장륵근 / iliocostalis lumborum muscle

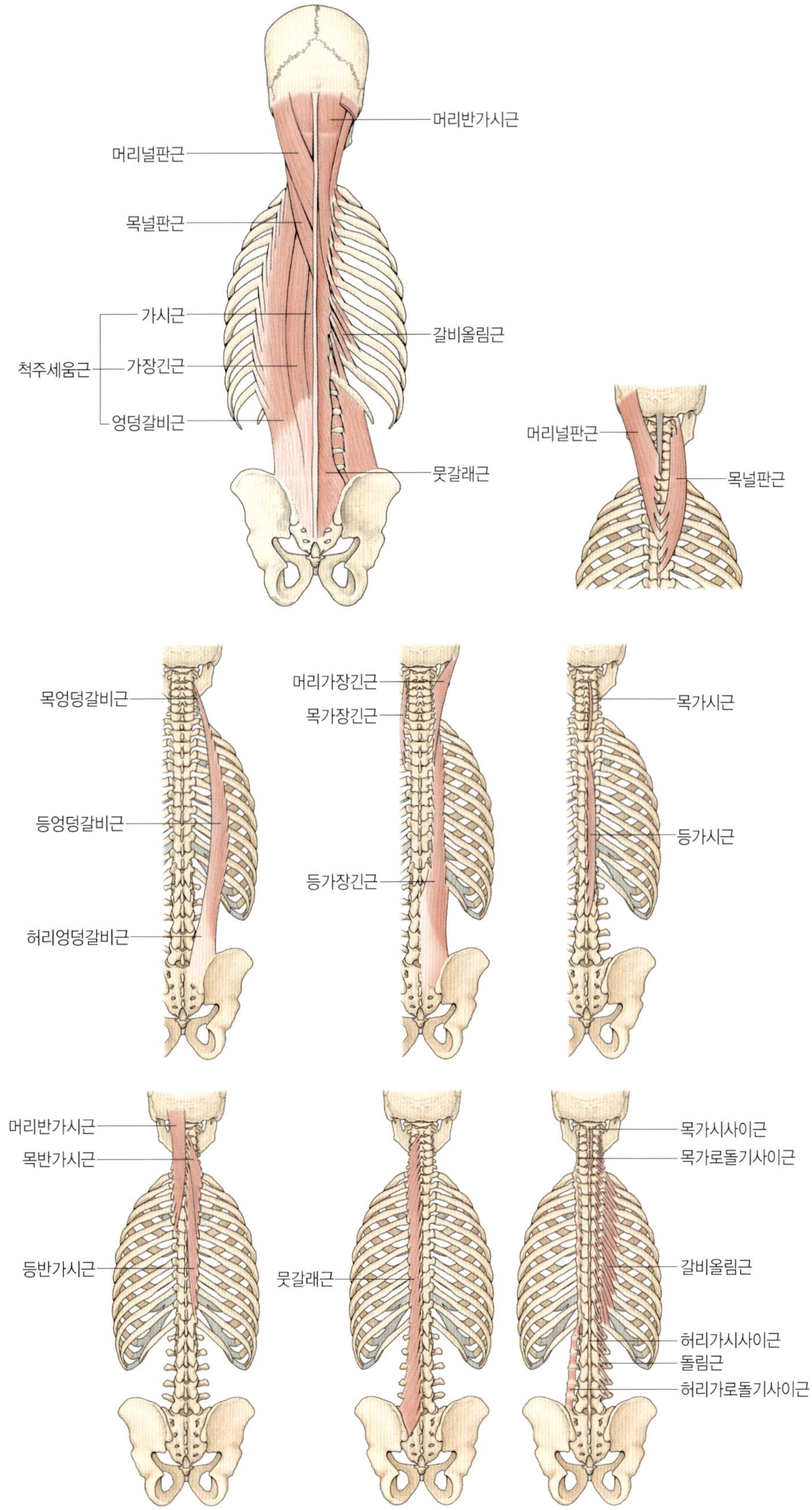

가로막 | 횡격막 / diaphragm
가슴가로근 | 흉횡근 / tansversus thoracis muscles
가슴안 | 흉강 / thoracic cavity
갈비뼈 | 늑골 / rib
날숨, 호기 | expiration
들숨, 흡기 | inspiration
바깥갈비사이근 | 외늑간근 / external intercostal muscles
배안 | 복강 / abdominal cavity
속갈비사이근 | 내늑간근 / internal intercostal muscles

숨쉬기를 보조하는 가슴근육

갈비뼈 사이 및 뒷면에는 3가지 방향성을 갖는 근육들이 존재하며, 이들 근육들이 수축함으로써 가슴안의 공간이 팽창 및 축소됨으로 인해서 들숨 및 날숨이 발생하게 된다. 돔 모양의 가로막은 숨쉬기를 하게 하는 가장 중요한 근육이다. 도한 가로막은 가슴안과 배안을 분리한다. 가로막은 가슴안 바닥을 구성하는 볼록한 윗면과 배안 천장을 형성하는 오목한 아랫면을 가진다.

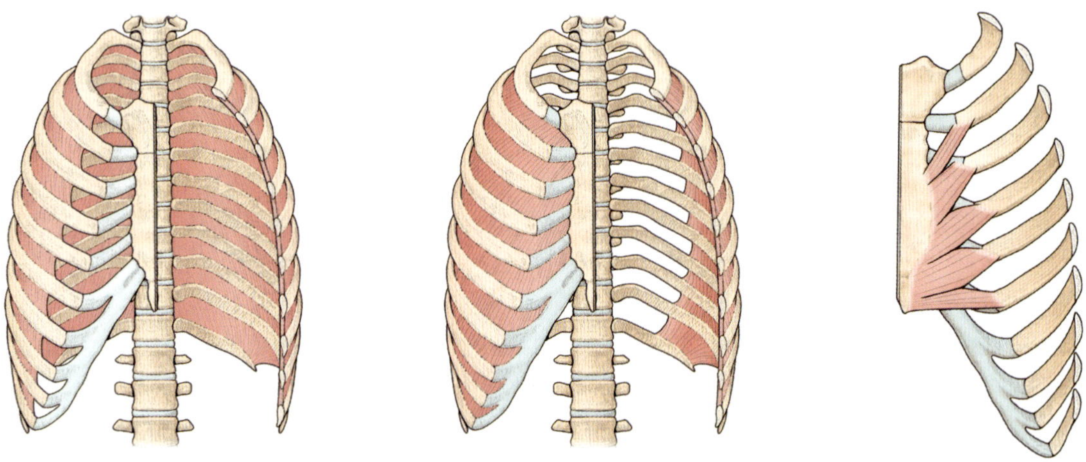

바깥갈비사이근 속갈비사이근 가슴가로근

■가슴근육

숨쉬기를 보조하는 가슴근육

근육	이는곳	닿는곳	작용	신경
바깥갈비사이근 (외늑간근, external intercostalis)	각 갈비뼈의 아래모서리	아래 갈비뼈의 위모서리	갈비뼈를 들어 올림(들숨)	가슴신경
속갈비사이근 (내늑간근, internal intercostalis)	각 갈비뼈의 위모서리	위 갈비뼈의 아래모서리	갈비뼈를 내림(날숨)	가슴신경
가슴가로근 (흉횡근, transverse thoracis)	복장뼈의 뒷면	갈비뼈 연골	갈비뼈를 내림(날숨)	가슴신경

배 내장을 보호하고 척주를 움직이는 배근육

앞가쪽 배벽은 피부, 근막 그리고 4쌍의 배바깥빗근, 배속빗근, 배가로근, 배곧은근으로 구성되어 있다. 먼저 근육 3개는 얕은 곳에서 깊은 곳으로의 배열에 따라 이름이 붙었다. 배곧은근을 제외한 3쌍의 근육 배열은 배 내장을 보호하기 위해 상당히 좋은 구조 배열을 갖는다. 특히 근육의 탄력이 좋을 때 보호 기능이 좋아진다. 배곧은근은 흔히 일반인들에게는 식스팩 근육으로 알려져 있으며, 이는 근육 사이에 나눔힘줄이 3개가 있어 배곧은근이 나누어지게 되는 것이다.

근막 | fascia
나눔힘줄 | 건획 / tendinous intersection
배가로근 | 복횡근 / transversus abdominis muscle
배곧은근 | 복직근 / rectus abdominis muscle
배바깥빗근 | 외복사근 / external oblique abdominal muscle
배벽 | 복벽 / abdominal wall
배속빗근 | 내복사근 / internal oblique abdominal muscle
피부 | skin

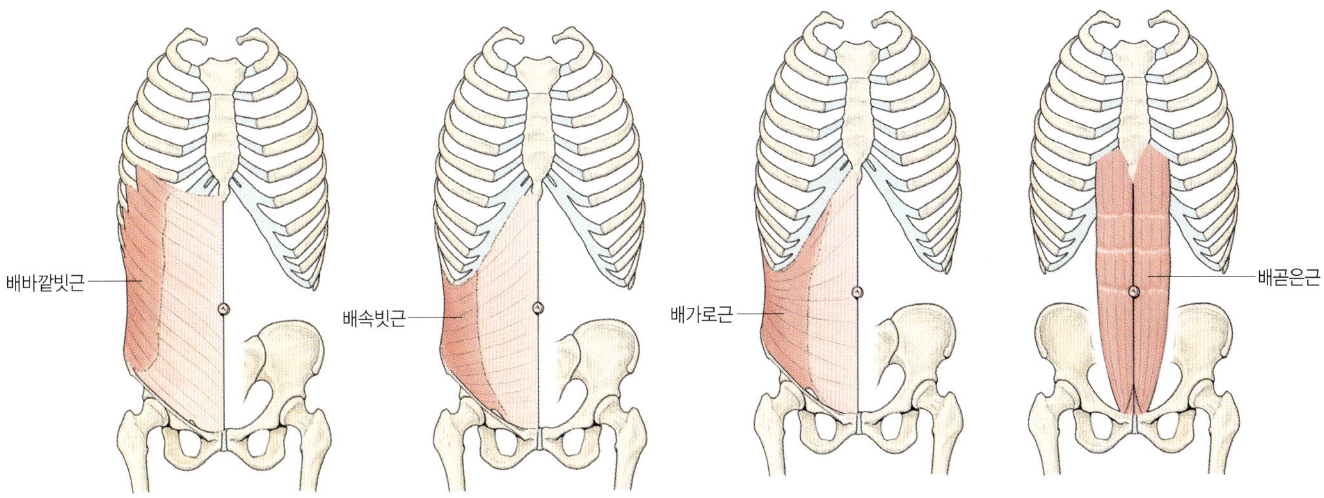

■ 배근육

배 내장을 보호하고 척주를 움직이는 배근육

근육	이는곳	닿는곳	작용	신경
배바깥빗근(외복사근, external oblique abdominis	제5~12갈비뼈의 가쪽과 아래모서리	백색선과 엉덩능선에 끝나는 배바깥빗근 근막	복부를 압박, 갈비뼈를 아래로 당김, 척주를 반대쪽으로 돌림	제5~12가슴신경
배속빗근(내복사근, internal oblique abdominis)	등허리근막과 엉덩능선	제9~12갈비뼈의 아랫면, 제8~10갈비뼈연골, 백색선과 두덩뼈	복부를 압박, 갈비뼈를 아래로 당김, 척주를 같은 편으로 돌림	제5~12가슴신경
배가로근(복횡근, transverse abdominis)	제6~12갈비뼈연골, 등허리근막과 엉덩뼈능선	백색선과 두덩뼈	배부를 압박	제5~12가슴신경
배곧은근(복직근, rectus abdominis)	두덩결합 주변 두덩뼈 윗면	제5~7갈비뼈연골의 아랫면과 칼돌기	갈비뼈를 아래로 내리고, 척주를 구부리며 배를 압박	제7~12가슴신경

가슴근육 | 흉근 / muscles of thorax
나눔힘줄 | 건획 / tendinous intersection
등근육 | 배근 / muscles of back
등세모근 | 승모근 / trapezius muscle
배가로근 | 복횡근 / transversus abdominis muscle
배곧은근 | 복직근 / rectus abdominis muscle
배곧은근집 | 복직근초 / rectus sheath
배바깥빗근 | 외복사근 / external oblique abdominal muscle
배속빗근 | 내복사근 / internal oblique abdominal muscle
빗장밑근 | 쇄골하근 / subclavius muscle
앞톱니근 | 전거근 / serratus anterior muscle
어깨뼈 | 견갑골 / scapula
어깨올림근 | 견갑거근 / levator scapulae muscle
위팔 | 상완 / arm
작은가슴근 | 소흉근 / pectoralis minor muscle
작은마름근 | 소능형근 / rhomboid minor muscle
큰가슴근 | 대흉근 / pectoralis major muscle
큰마름근 | 대능형근 / rhomboid major muscle
팔이음뼈 | 견(갑)대 / pectoral girdle; shoulder girdle

팔의 근육

팔의 근육은 여섯 무리로 구분 지을 수 있다.

1. 팔이음뼈를 움직이는 근육
2. 위팔뼈를 움직이는 근육
3. 노뼈와 자뼈를 움직이는 위팔 근육
4. 손목 및 손가락을 움직이는 아래팔 근육
5. 손가락을 움직이는 손바닥 근육 - 손의 자체기원근육

팔이음뼈를 움직이는 근육

팔이음뼈를 움직이는 근육은 가슴근육 및 등근육으로 나누어 설명할 수 있다. 앞쪽에서는 큰가슴근, 작은가슴근, 빗장밑근 그리고 앞톱니근이 있다. 뒤쪽에서는 (등의 얕은층 근육 중 넓은등근을 제외한 모든 근육) 등세모근, 어깨올림근, 큰마름근 그리고 작은마름근이 팔이음뼈를 움직이는 데 관여한다. 이 근육들의 주된 작용은 어깨뼈를 고정시키고, 위팔을 움직이는 근육들과 함께 작용하는 것이다.

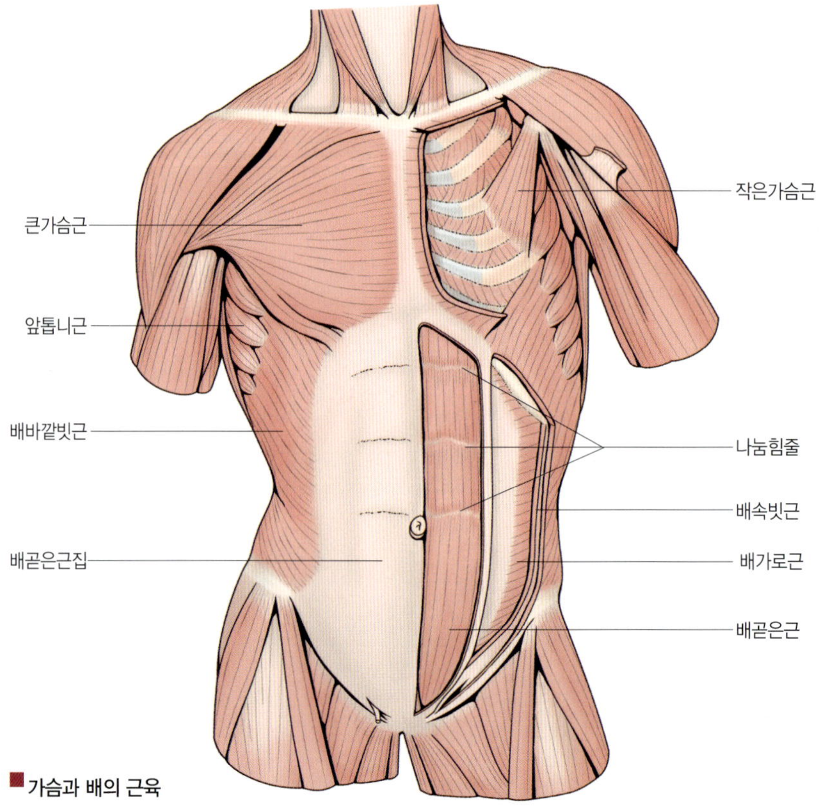

■ 가슴과 배의 근육

앞쪽에 위치한 팔이음뼈를 움직이는 근육

앞톱니근 | 전거근 / serratus anterior muscle
빗장밑근 | 쇄골하근 / subclavius muscle
작은가슴근 | 소흉근 / pectoralis minor muscle

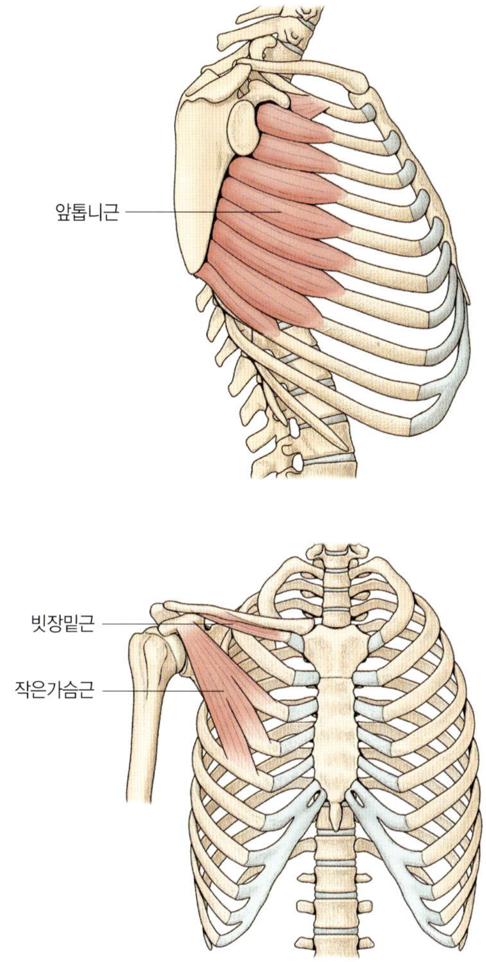

■ 가슴의 근육

앞쪽에 위치한 팔이음뼈를 움직이는 근육

근육	이는곳	닿는곳	작용	신경
앞톱니근(전거근, serratus anterior)	첫째~아홉째갈비뼈의 바깥면	어깨뼈의 안쪽모서리 앞면	어깨뼈를 폄	긴가슴신경
; 앞톱니근은 이는곳의 모양이 톱니 모양처럼 들쑥날쑥하며 아래쪽 다섯 톱니는 배바깥빗근과 깍지 끼듯 되어 있다. 복싱의 자세 중 주먹을 앞으로 뻗는 자세를 취할 때 어깨뼈를 앞으로 밀어내야 하므로 앞톱니근은 강하게 작용하게 된다. 때문에 앞톱니근을 '복서근육'이라고도 한다. 또한 앞톱니근은 강한 들숨 시 갈비뼈를 들어 올리는 작용도 한다. 긴가슴신경이 손상되면 어깨뼈가 뒤로 돌출되는 '날개어깨(winged scapula)' 증상이 나타난다.				
작은가슴근(소흉근, pectoralis minor)	셋째~다섯째갈비뼈	어깨뼈의 부리돌기	어깨뼈를 앞아래쪽으로 내림	안쪽가슴근신경
; 큰가슴근 안쪽에 위치한 납작한 사각형의 근육으로 어깨뼈 고정 시에는 갈비뼈를 들어 올린다.				
빗장밑근(쇄골하근, subclavius)	첫째갈비뼈	빗장뼈 아래모서리	빗장뼈를 앞쪽 및 아래쪽으로 내림	빗장밑근신경
; 빗장밑근은 팔이음뼈가 움직이는 동안 복장빗장관절을 안정시킴.				

가시아래근 | 극하근 / infraspinatus muscle
넓은등근 | 광배근 / latissimus dorsi muscle
등세모근 | 승모근 / trapezius muscle
등허리근막 | 흉요근막 / thoracolumbar fascia
머리널판근 | 두판상근 / splenius capitis muscle
머리반가시근 | 두반극근 / semispinalis capitis muscle
배바깥빗근 | 외복사근 / external oblique abdominal muscle
아래뒤톱니근 | 하후거근 / serratus posterior inferior muscle
어깨세모근 | 삼각근 / deltoid muscle
어깨올림근 | 견갑거근 / levator scapulae muscle
위뒤톱니근 | 상후거근 / serratus posterior superior muscle
작은마름근 | 소능형근 / rhomboid minor muscle
척주세움근 | 척주기립근 / erector spinae muscle
청진삼각 | ausculatory triangle; triangle of ausculation
큰마름근 | 대능형근 / rhomboid major muscle
허리삼각 | 요삼각 / lumbar triangle

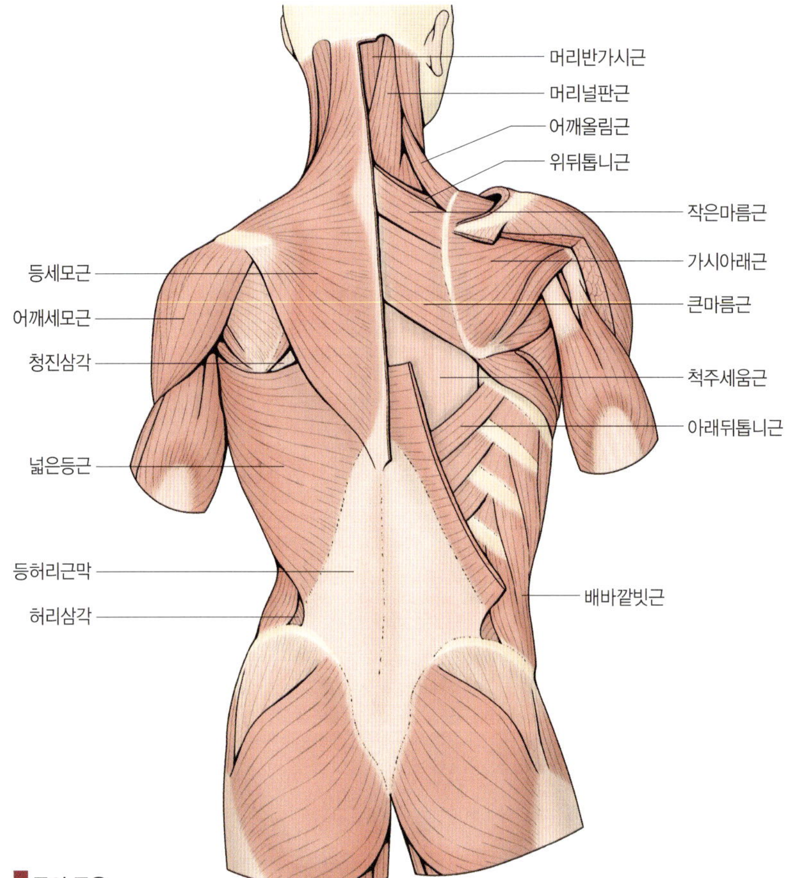

■등의 근육

뒤쪽에 위치한 팔이음뼈를 움직이는 근육

근육	이는곳	닿는곳	작용	신경
등세모근(승모근, trapezius)	위목덜미선 안쪽 1/3, 바깥뒤통수뼈융기, 목덜미인대, 일곱째 목뼈~열두째 등뼈의 가시돌기	빗장뼈 가쪽 1/3과 어깨뼈(봉우리와 어깨뼈가시)	윗부분은 어깨를 위로 올리고, 양쪽 섬유가 함께 수축하면 머리를 뒤로 젖힘. 중간부분은 어깨를 뒤로 젖힘, 즉 어깨뼈를 척주 쪽으로 당김. 아랫부분은 어깨를 아래로 내리는 데 작용.	더부신경
; 등세모근은 머리뼈와 척주 안쪽에서 팔이음뼈 가쪽까지 이어져 있는 삼각형 모양의 근육이다. 이 근육은 어깨세모근의 기능을 보조하여 어깨뼈를 안정시키며, 무거운 것을 들 때 어깨뼈가 아래로 내려오는 것을 막는다. 양쪽의 등세모근은 마름모꼴을 형성하며 이런 모양에서 근육의 이름이 유래되었다.				
어깨올림근(견갑거근, levator scapulae)	첫째~넷째목뼈 가로돌기	어깨뼈 위각과 근처 안쪽모서리	어깨뼈를 들어 올림	셋째~넷째목신경과 등쪽어깨신경
; 어깨올림근은 가늘고 긴 띠 모양의 근육으로 위쪽 1/3은 목빗근에 덮여 있고, 아래 1/3은 등세모근에 덮여 있다. 어깨를 으쓱할 때 어깨뼈를 들어 올린다.				
큰마름근(대능형근, rhomboid major)	둘째~다섯째등뼈의 가시돌기	어깨뼈가시부터 아래각까지의 안쪽모서리	어깨뼈를 모으고 아래쪽으로 돌림	등쪽어깨신경
; 큰마름근과 작은마름근은 평행한 납작한 마름모 형태의 근육으로 등세모근의 깊은 곳, 등뼈와 어깨뼈 안쪽모서리에 위치하고 있다. 큰마름근은 작은마른근보다 두 배 정도 넓다.				
작은마름근(소능형근, rhomboid minor)	일곱째목뼈~첫째등뼈 가시돌기	어깨뼈의 안쪽모서리	어깨뼈를 모으고 아래쪽으로 돌림	등쪽어깨신경
; 큰마름근의 작용과 분포하는 신경이 같다.				

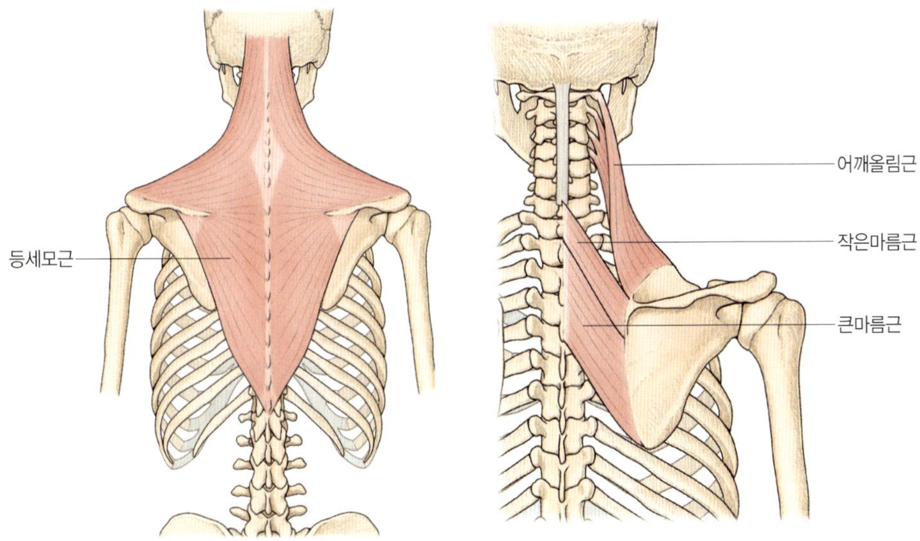

■ 팔이음뼈를 움직이는 근육

넓은등근 | 광배근 / latissimus dorsi muscle
등세모근 | 승모근 / trapezius muscle
어깨관절 | 견관절 / shoulder joint; glenohumeral joint
어깨뼈 | 견갑골 / scapula
어깨올림근 | 견갑거근 / levator scapulae muscle
작은마름근 | 소능형근 / rhomboid minor muscle
큰가슴근 | 대흉근 / pectoralis major muscle
큰마름근 | 대능형근 / rhomboid major muscle

위팔뼈를 움직이는 근육

어깨관절을 움직이는 9개의 근육들 중 큰가슴근과 넓은등근은 몸통에서 기원하고 그 외에 근육들은 모두 어깨뼈에서 일어난다.

몸통에서 기원하여 위팔을 움직이는 근육

근육	이는곳	닿는곳	작용	신경
큰가슴근 (대흉근, Pectoralis major muscle)	세 부분으로 구분. 빗장부분: 빗장뼈 안쪽 1/2 앞면, 복장갈비부분: 첫째~여섯째 갈비연골과 복장뼈 앞면, 배부분: 배곧은근 윗부분을 덮는 배바깥빗근의 널힘줄	위팔뼈의 큰결절능선	팔을 굽힘, 모음, 안쪽돌림	안쪽가슴근신경 및 가쪽가슴근신경
; 큰가슴근은 부채 모양으로 어깨뼈의 일부를 포함한 앞가슴 위쪽을 덮고 있으며 앞겨드랑주름(anterior axillary fold)을 형성한다. 이 근육은 넓고 크기 때문에 이는곳에 따라 3부분으로 구분 지을 수 있다.				
넓은등근(광배근, latissimus dorsi)	일곱째등뼈~다섯째허리뼈 가시돌기, 등허리근막, 엉덩뼈능선, 아래쪽 3~4개 갈비뼈, 어깨뼈의 아래각	위팔뼈의 결절사이고랑 앞쪽	팔을 모음, 폄, 안쪽돌림	가슴등신경
; 넓은등근은 등의 아래쪽에 있는 넓은 삼각형 모양의 근육으로 뒤겨드랑주름(posterior axillary fold)을 형성한다. 그리고 강제적인 날숨 및 기침 시에 관여한다. 큰가슴근과 함께 위팔뼈의 모음과 안쪽돌림 작용을 한다. 넓은등근이 작용하면 어깨관절을 펴고 모으기 때문에 수영선수들이 특히 발달한다. 또한 두 팔을 등 뒤로 감아 뒷짐을 지는 듯한 자세를 만들 때에도 작용한다.				

위팔뼈를 움직이는 근육

넓은등근 | 광배근 / latissimus dorsi muscle
부리위팔근 | 오훼완근 / coracobrachialis muscle
어깨밑근 | 견갑하근 / subscapularis muscle
어깨세모근 | 삼각근 / deltoid muscle
위팔근 | 상완근 / brachialis muscle
위팔두갈래근 | 상완이두근 / biceps brachii muscle
위팔두갈래근긴갈래 | 상완이두근장두 / long head of biceps brachii muscle
위팔두갈래근널힘줄 | 상완이두근건막 / bicipital aponeurosis
위팔두갈래근 짧은갈래 | 상완이두근단두 / short head of biceps brachii muscle
위팔세갈래근 | 상완삼두근 / triceps brachii muscle
큰가슴근 | 대흉근 / pectoralis major muscle
큰원근 | 대원근 / teres major muscle

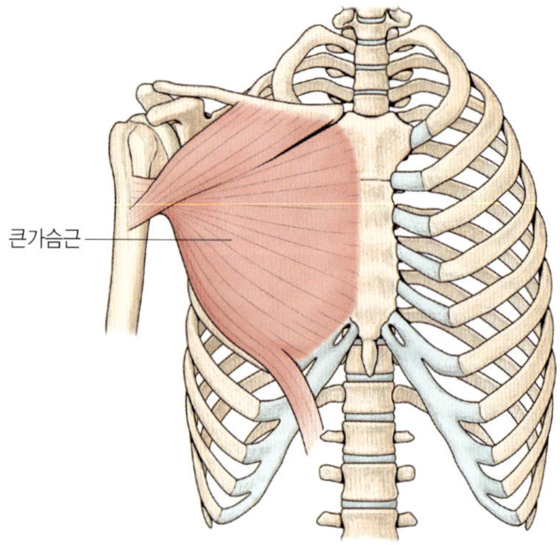

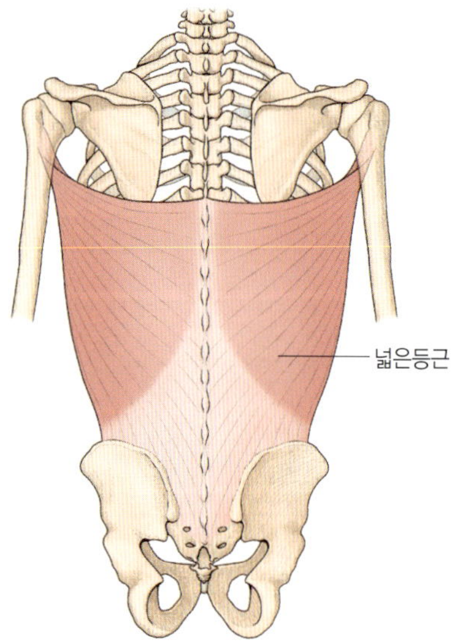

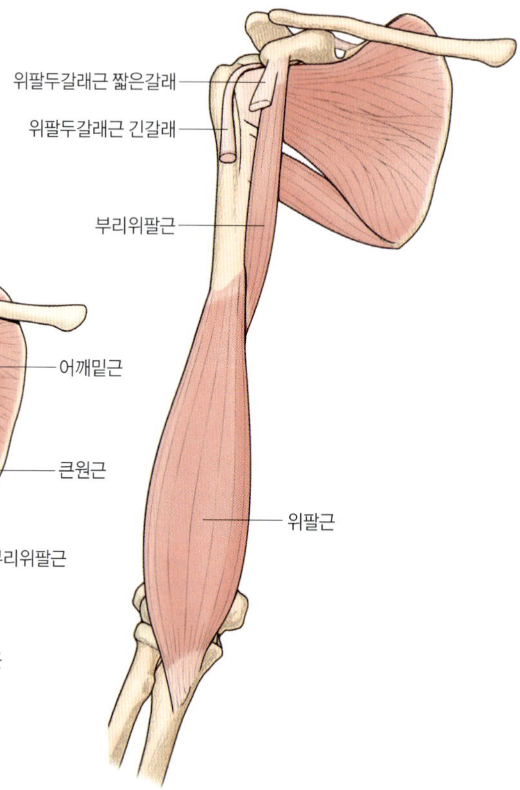

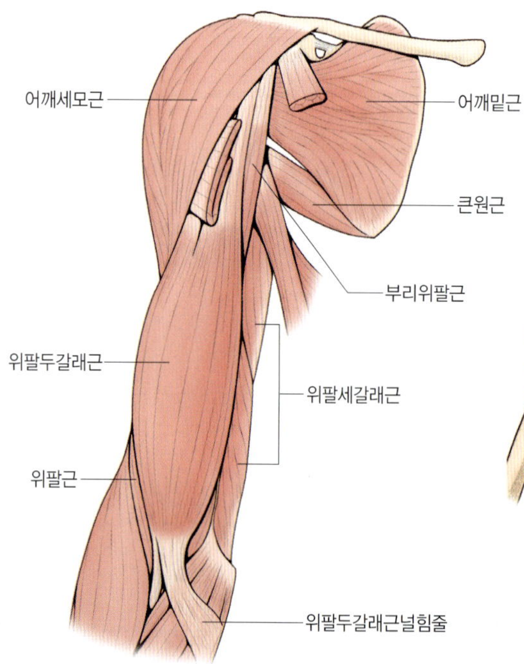

어깨뼈에서 기원하여 위팔을 움직이는 근육

<table>
<tr><th>근육</th><th>이는곳</th><th>닿는곳</th><th>작용</th><th>신경</th></tr>
<tr><td>어깨세모근(삼각근, deltoid)</td><td>세 부분으로 구분.
빗장부분: 빗장뼈 가쪽 1/3 앞면과 뒷면, 봉우리부분: 어깨뼈 봉우리 가쪽,
가시부분: 어깨뼈가시의 뒷모서리</td><td>위팔뼈 몸통 중간 가쪽에 있는 세모근거친면</td><td>팔을 굽힘, 벌림, 폄(빗장부분: 굽힘, 봉우리부분: 벌림, 가시부분: 폄)</td><td>겨드랑신경</td></tr>
<tr><td colspan="5">; 어깨세모근은 두껍고 강한 근육으로 어깨관절을 싸고 있으며, 둥근 어깨 윤곽을 형성한다. 어깨세모근을 살펴볼 때 중요한 부분 중에 하나는 근육섬유가 세 가지 다른 부분에서 기시함으로써 각각 다른 움직임을 유발한다.</td></tr>
<tr><td>근육둘레띠(Rotator cuff)</td><td colspan="4">어깨관절은 다른 윤활관절에 비해 가능한 운동영역과 범위는 크지만, 형태학적으로 관절의 안정성은 떨어진다. 접시오목은 얇고 위팔뼈머리가 커 움직임은 자유로우나 안정성은 떨어진다. 불안전한 관절의 안정성을 보완해 주기 위해 4개의 근육이 위팔뼈머리를 접시오목에 붙잡아 주는 구실을 하고 있는데, 이 근육그룹을 '근육둘레띠'라고 한다. 이 근육들에는 어깨밑근, 가시위근, 가시아래근, 작은원근이 포함된다.</td></tr>
<tr><td>어깨밑근(견갑하근, subscapularis)</td><td>어깨밑오목</td><td>위팔뼈 작은결절과
어깨관절주머니 앞부분</td><td>팔을 모음, 안쪽돌림, 어깨관절 안정화</td><td>위 및 아래어깨밑신경</td></tr>
<tr><td colspan="5">; 어깨밑근은 어깨뼈밑오목에서 일어나 위팔뼈로 부착되는 삼각형의 근육이며 겨드랑의 뒤벽을 형성한다.</td></tr>
<tr><td>가시위근(극상근, supraspinatus)</td><td>가시위오목</td><td>위팔뼈 큰결절의 가장 윗부분</td><td>팔을 벌림, 어깨관절 안정화</td><td>어깨위신경</td></tr>
<tr><td colspan="5">; 가시위근은 근육둘레띠의 하나로 어깨관절의 안정화에 관여하며, 어깨세모근과 함께 팔을 벌리는 데 작용한다. 가시위근은 근육둘레띠 중 가장 위쪽에 놓여 있기 때문에 힘을 쓰지 않을 때에도 이 근육만큼은 어깨관절의 안정화를 위해 긴장하고 있다. 근육둘레띠 중 가장 부담이 크고 손상을 받기 쉽다.</td></tr>
<tr><td>가시아래근(극하근, infraspinatus)</td><td>가시아래오목</td><td>위팔뼈 큰결절의 중간부분</td><td>팔의 가쪽돌림, 어깨관절 안정화</td><td>어깨위신경</td></tr>
<tr><td colspan="5">; 가시아래근은 삼각형의 근육이며 가시아래오목에서 기원하여 이와 같이 이름이 지어졌다. 이 근육은 위팔을 가쪽으로 돌리는 가장 강력한 근육이며, 가시위근 다음으로 손상받기 쉽다.</td></tr>
<tr><td>큰원근(대원근, teres major)</td><td>어깨뼈 아래각</td><td>위팔뼈 작은결절능선</td><td>팔을 모음, 폄, 안쪽돌림</td><td>아래어깨밑신경</td></tr>
<tr><td colspan="5">; 큰원근은 두껍고 납작한 근육으로 작은원근 아래에 있으며 겨드랑부위의 뒤벽을 형성한다. 넓은등근과 발생학적 기원도 같으며, 닿는곳 위치가 비슷하여 기능이 같다.</td></tr>
<tr><td>작은원근(소원근, teres minor)</td><td>어깨뼈의 가쪽모서리</td><td>위팔뼈 큰결절의 아랫부분</td><td>팔의 벌림, 가쪽돌림, 어깨관절 안정화</td><td>겨드랑신경</td></tr>
<tr><td colspan="5">; 작은원근은 원통형의 가늘고 긴 모양으로 가시아래근 바로 아래에 위치한다. 가시위근, 가시아래근, 작은원근은 위에서 아래로 순서대로 배열되어 있으며 닿는곳의 위치도 이와 같이 배열되어 있다. 작은원근은 가시아래근의 기능을 돕는다.</td></tr>
<tr><td>부리위팔근
(오훼완근, coracobrachialis)</td><td>어깨뼈 부리돌기</td><td>위팔뼈몸통 안쪽모서리</td><td>팔의 모음, 굽힘</td><td>근육피부신경</td></tr>
<tr><td colspan="5">; 부리위팔근은 위팔에 있는 길고 좁은 근육이며, 근육피부신경이 뚫고 지나가는 특징이 있다.</td></tr>
</table>

위팔뼈를 움직이는 근육

가시아래근 | 극하근 / infraspinatus muscle
가시위근 | 극상근 / supraspinatus muscle
가쪽모서리 | 외측연 / lateral border
봉우리 | 견봉 / acromion
부리돌기 | 오훼돌기 / coracoid process
어깨밑근 | 견갑하근 / subscapularis muscle
어깨세모근 | 삼각근 / deltoid muscle
어깨세모근 가시부분 | spinal part of deltoid muscle
어깨세모근 봉우리부분 | acromial part of deltoid muscle
어깨세모근 빗장부분 | clavicular part of deltoid muscle
위팔두갈래근긴갈래 | 상완이두근장두 / long head of biceps brachii muscle
작은원근 | 소원근 / teres minor muscle
접시오목 | 관절와 / glenoid cavity
큰원근 | 대원근 / teres major muscle

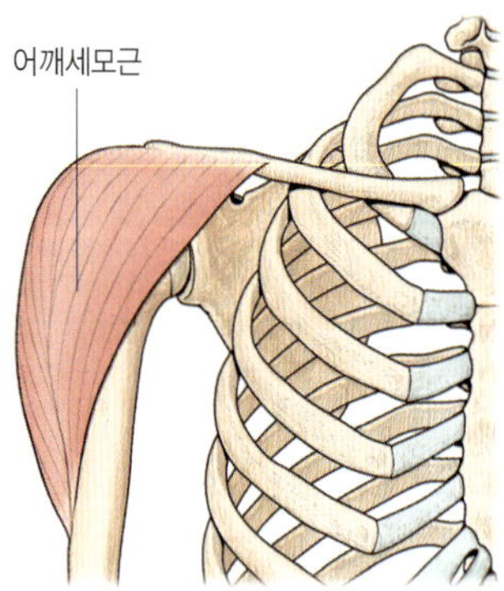

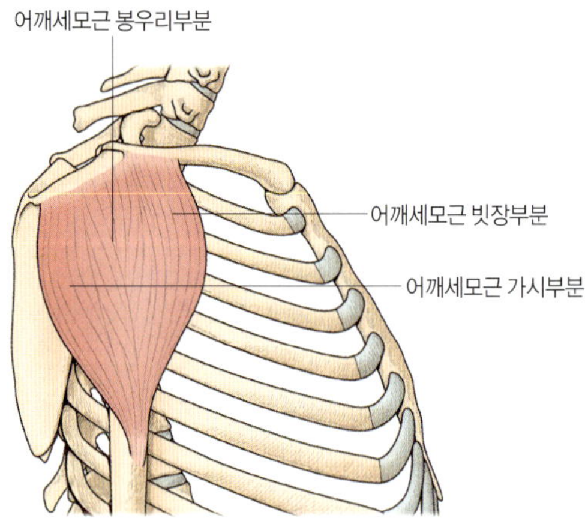

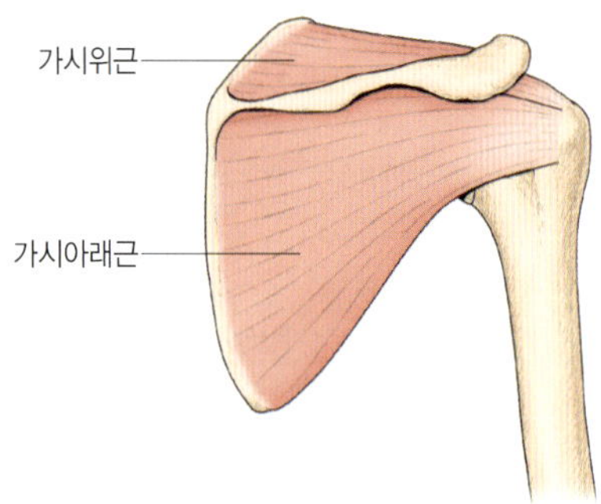

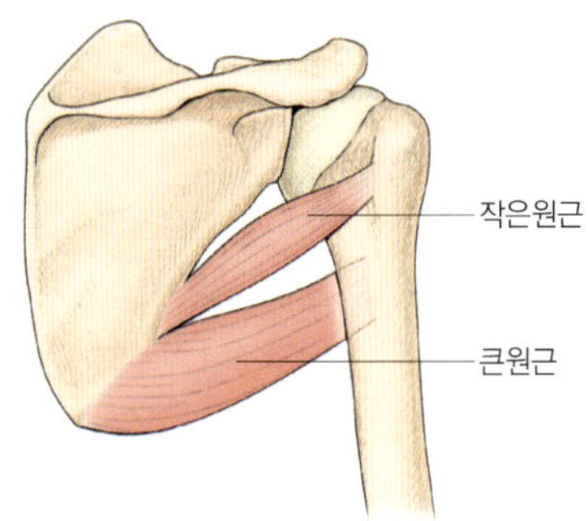

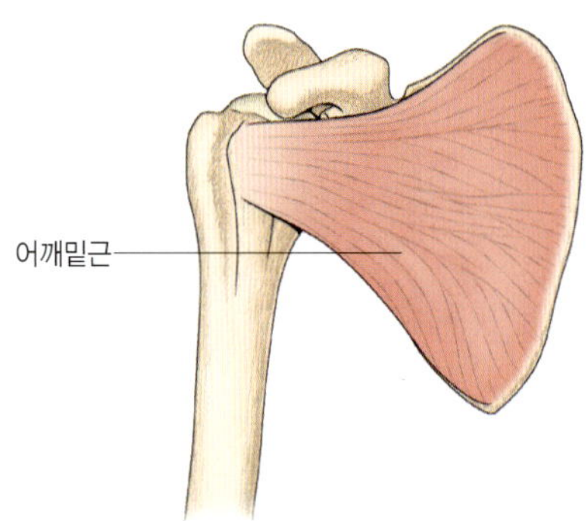

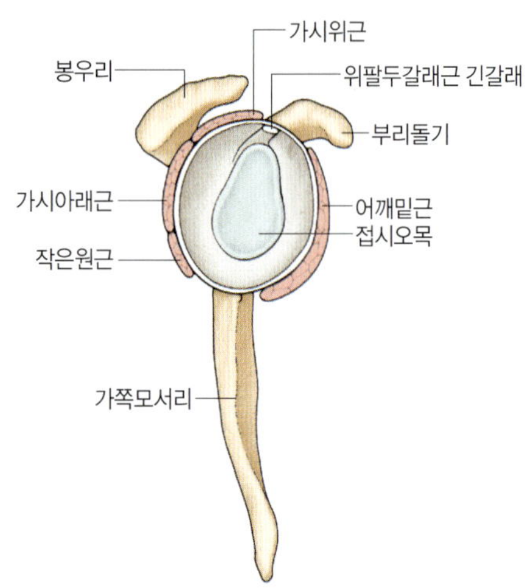

노뼈와 자뼈를 움직이는 위팔근육

팔꿉관절은 경첩관절로 굽힘과 폄이 가능하다. 위팔근육은 3개의 앞면에 있는 근육과 2개의 뒷면에 있는 근육으로 분류할 수 있다. 위팔두갈래근, 위팔근, 위팔노근은 앞면에 위치하는 굽힘근육이며, 위팔세갈래근과 팔꿈치근은 뒷면에 위치하는 폄근육이다.

경첩관절 | 접번관절 / hinge joint
굽힘 | 굴곡 / flexion
굽힘근육 | flexor muscle
위팔노근 | 상완요골근 / brachioradialis muscle
위팔두갈래근 | 상완이두근 / biceps brachii muscle
위팔세갈래근 | 상완삼두근 / triceps brachii muscle
팔꿈치근 | 주근 / anconeus muscle
팔꿉관절 | 주관절 / elbow joint
폄 | 신전 / extension
폄근육 | extensor muscle

위팔의 앞칸에 위치하여 팔꿉관절을 움직이는 근육

근육	이는곳	닿는곳	작용	신경
위팔두갈래근(상완이두근, biceps brachii)	긴갈래-어깨뼈 오목위결절, 짧은갈래-어깨뼈 부리돌기	노뼈거친면	위팔과 아래팔의 굽힘, 뒤침	근육피부신경
; 위팔두갈래근은 이름에서 알 수 있듯이 2개의 부분에서 일어나 위팔의 중간쯤에서 하나로 합쳐져 노뼈거친면으로 닿는다. 이 근육은 팔꿉관절의 굽힘근 중 가장 강력한 근육으로 흔히 알통을 만드는 근육으로 알려져 있다. 아래팔을 엎침 및 굽힘 상태에서 뒤침으로 바꾸면 위팔두갈래근에 힘이 들어가는 것을 확인할 수 있다.				
위팔근(상완근, brachialis)	위팔뼈 앞면	자뼈거친면	팔꿉관절 굽힘	근육피부신경
; 위팔근은 위팔두갈래근 안쪽에 위치하고 있으며 위팔두갈래근과 함께 팔꿉관절을 굽히는 근육이다.				
위팔노근(완요골근, brachioradialis)	위팔뼈 가쪽 위관절융기의 위쪽 능선	노뼈 붓돌기	팔꿉관절을 굽힘	노신경
; 위팔노근은 아래팔 가쪽에서 가장 표면 쪽에 있는 방추형 근육이다. 뼈의 말단부위에서 시작되어 다른 뼈의 말단부위로 닿는 유일한 근육이다. 다시 말해서 위팔뼈의 먼쪽 끝에서 시작해서 노뼈의 먼쪽 끝으로 닿는다. 이 근육은 빠른 움직임이 요구되거나 천천히 무게를 들 때 사용된다.				

위팔의 뒤칸에 위치하여 팔꿉관절을 움직이는 근육

근육	이는곳	닿는곳	작용	신경
위팔세갈래근(상완삼두근, triceps brachii)	긴갈래-어깨뼈 관절아래결절, 가쪽갈래-위팔뼈 위, 가쪽모서리, 안쪽갈래-위팔뼈 뒷면	자뼈 팔꿈치머리	팔꿉관절을 폄, 어깨관절을 폄	노신경
; 위팔세갈래근은 이름에서 알 수 있듯이 3개의 부분에서 일어난다. 긴갈래는 어깨뼈에서 시작되고, 가쪽갈래와 안쪽갈래는 위팔뼈에서 시작된다. 긴갈래는 어깨관절과 팔꿉관절을 모두 지나는 이중관절 근육이다.				
팔꿈치근(주근, anconeus)	위팔뼈 가쪽의 뒷면	팔꿈치머리	팔꿉관절을 폄	노신경
; 팔꿈치근은 팔꿈치의 뒷면 가쪽에 위치하는 작은 근육으로 팔꿉관절에서 아래팔의 폄 운동을 하는 위팔세갈래근을 보조한다.				

노뼈와 자뼈를 움직이는 위팔 근육

가쪽갈래 | 외측두 / lateral head
긴갈래 | 장두 / long head
긴갈래힘줄 | 장두건 / tendon of long head
부리위팔근 | 오훼완근 / coracobrachialis muscle
안쪽갈래 | 내측두 / medial head
위팔근 | 상완근 / brachialis muscle
위팔노근 | 상완요골근 / brachioradialis muscle
위팔두갈래근 | 상완이두근 / biceps brachii muscle
위팔두갈래근널힘줄 | 상완이두근건막 / bicipital aponeurosis
위팔뼈 | 상완골 / humerus
위팔세갈래근 | 상완삼두근 / triceps brachii muscle
위팔세갈래근널힘줄 | triceps aponeurosis
짧은갈래힘줄 | 단두건 / tendon of short head
팔꿈치근 | 주근 / anconeus muscle

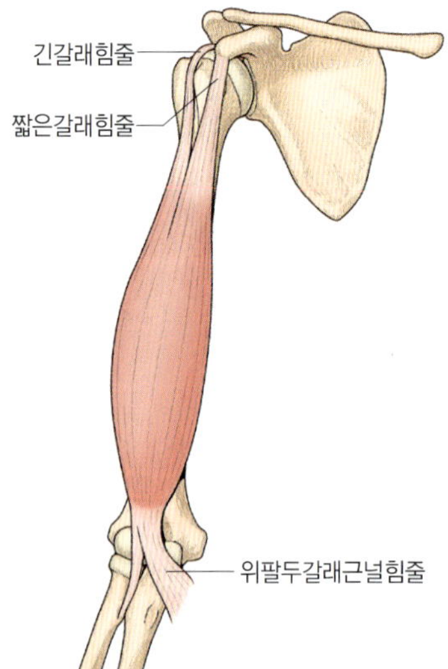

| 위팔두갈래근 |

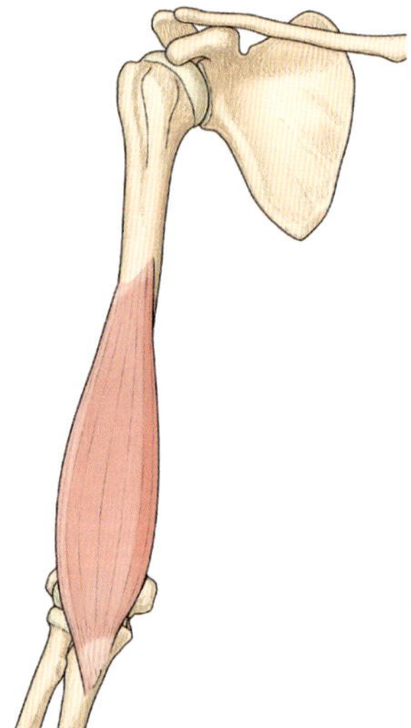
| 위팔근 |

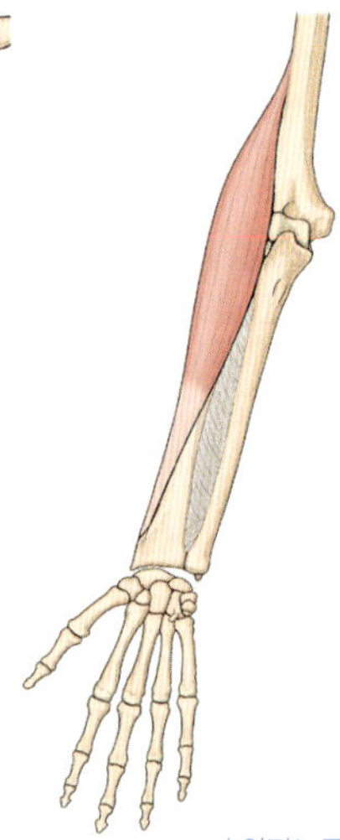
| 위팔노근 |

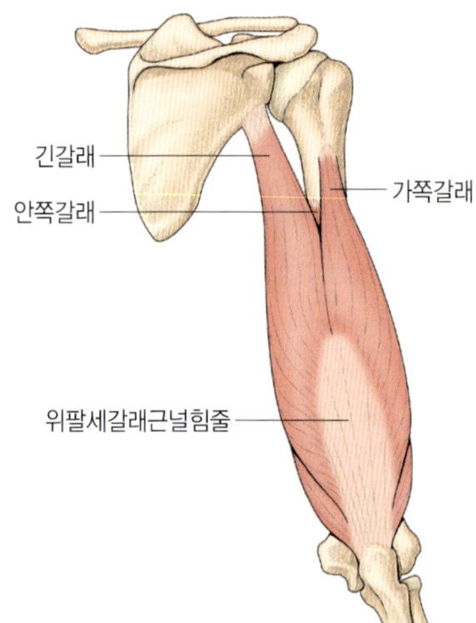

| 위팔세갈래근 |

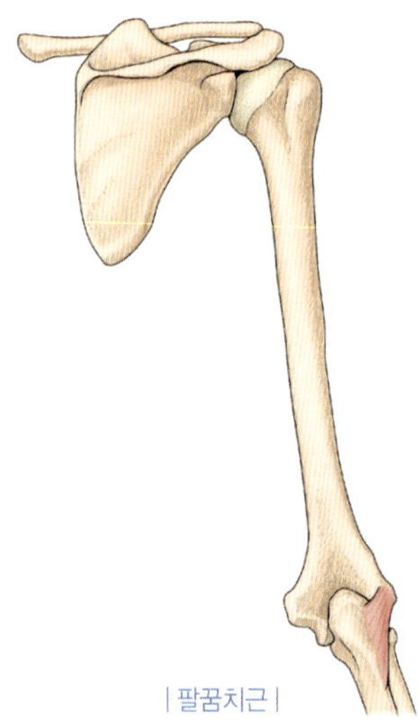
| 팔꿈치근 |

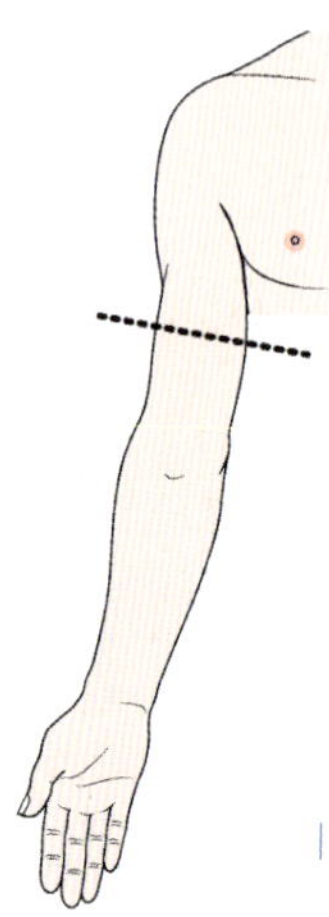

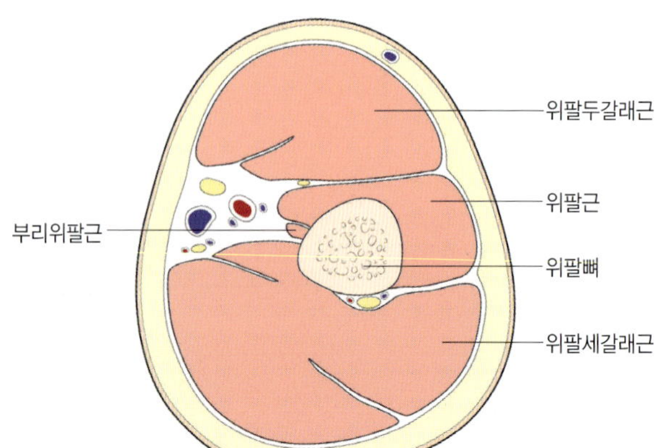

| 위팔 중간의 가로단면 |

손목 및 손가락을 움직이는 아래팔근육

손목 및 손가락을 움직이는 아래팔근육은 많고 다양하다. 아래팔에서 기원하여 손에서 정지하여 손목 및 손가락을 움직이는 근육을 손의 바깥기원근육이라고 한다. 이러한 근육들에 붙여진 이름은 근육의 이는곳, 닿는곳 또는 작용을 나타내기 때문에 쉽게 이해할 수 있다. 아래팔근육은 위치와 기능에 따라서 아래팔의 앞칸근육과 뒤칸근육으로 나누어 설명한다.

아래팔앞칸의 근육

아래팔의 앞칸근육은 위팔뼈에서 시작하고 손목뼈, 손허리뼈, 손가락뼈에 닿는 굽힘근육이 대부분이다. 근육이 8개가 있으며 4개의 층으로 배열되어 있다. 얕은층에는 노쪽에서 자쪽으로 원엎침근, 노쪽손목굽힘근, 긴손바닥근, 자쪽손목굽힘근이 순서대로 있다. 이 층의 근육들은 모두 위팔뼈의 안쪽위관절융기에서 함께 일어난다.

굽힘근육 | flexor muscle
긴손바닥근 | 장장근 / palmaris longus muscle
노쪽손목굽힘근 | 요측수굴근 / fiexor carpi radialis muscle
닿는곳 | 정지 / insertion
바깥기원근육; 외인근육 | extrinsic muscle
손가락 | 수지 / fingers
손가락뼈 | 지골 / phalanges
손목 | 수근 / wrist
손목뼈 | 수근골 / carpal bones
손허리뼈 | 중수골 / metacarpals
아래팔 | 전완 / forearm
안쪽위관절융기 | 내측상과 / medial epicondyle
원엎침근 | 원회내근 / pronator teres muscle
위팔뼈 | 상완골 / humerus
이는곳 | 기시 / origin
자쪽손목굽힘근 | 척측수근굴근 / flexor carpi ulnaris muscle

손목 및 손가락을 움직이는 아래팔앞칸의 근육

근육	이는곳	닿는곳	작용	신경
원엎침근(원회내근, pronator teres)	위팔갈래-위팔뼈 안쪽위관절융기, 자갈래-자뼈 갈고리돌기	노뼈 가쪽면 중간	손을 엎침	정중신경
; 원엎침근은 아래팔 앞칸근육 중 가장 노뼈쪽에 있으며 위팔뼈와 자뼈에서 각각 일어나서 합쳐진 후 아래팔을 비스듬히 가로질러 노뼈몸통에 닿는다.				
노쪽손목굽힘근(요측수근굴근, flexor carpi radialis)	위팔뼈 안쪽위관절융기	둘째~셋째 손허리뼈 바닥	손목을 굽힘, 벌림	정중신경
; 노쪽손목굽힘근은 원엎침근과 긴손바닥근 사이에 있는 근육으로 긴손바닥근과 자쪽손목굽힘근과 함께 손목을 굽힌다.				
긴손바닥근(장수장근, palmaris longus)	위팔뼈 안쪽위관절융기	손바닥널힘줄과 굽힘근지지띠	손목을 굽힘	정중신경
; 긴손바닥근은 가느다란 방추형 근육으로 약 3%의 경우에서는 이 근육이 없다.				
자쪽손목굽힘근(척측수근굴근, flexor carpi ulnaris)	위팔갈래-위팔뼈 안쪽위관절융기, 자갈래-자뼈 팔꿈치머리	콩알뼈, 갈고리뼈, 다섯째 손허리뼈	손목을 굽힘, 모음	자신경
; 자쪽손목굽힘근은 아래팔 앞칸 얕은층 근육 중 가장 안쪽에 위치하고 있는 근육으로 위팔뼈와 자뼈에서 각각 일어난다.				
얕은손가락굽힘근(천지굴근, flexor digitorum superficialis)	위팔뼈 안쪽위관절융기와 인접한 자뼈와 노뼈 앞면	둘째~다섯째손가락 중간마디뼈 바닥	몸쪽 손가락뼈사이관절을 굽힘	정중신경
; 얕은손가락굽힘근은 아래팔에 있는 근육 중 가장 얇은 근육이다.				
깊은손가락굽힘근(심지굴근, flexor digitorum profundus)	자뼈의 안쪽과 뒷면, 갈고리돌기 안쪽면, 뼈사이막	둘째~다섯째손가락의 끝마디뼈 바닥	먼쪽 손가락뼈사이관절을 굽힘	정중신경 및 자신경
; 깊은손가락굽힘근은 셋째 층에 위치하고 있으며, 아래팔근육 중 가장 크다. 이 근육은 특이하게도 정중신경과 자신경이 둘 다 분포(dual innervation)한다. 일반적으로 둘째와 셋째 손가락은 정중신경에 의해, 넷째와 다섯째 손가락은 자신경에 의해 분포된다고 말한다.				
긴엄지굽힘근(장무지굴근, flexor pollicis longus)	노뼈몸통의 전면, 뼈사이막	엄지 끝마디뼈의 바닥	엄지의 손가락뼈사이관절을 굽힘	정중신경
네모엎침근(방형회내근, pronator quadratus)	자뼈 먼쪽 앞면과 안쪽면	노뼈 먼부위의 앞, 가쪽면	손을 엎침	정중신경
; 네모엎침근은 손바닥을 뒤로 엎치기 시작할 때 작용하며, 빠르게 엎칠 때 원엎침근의 작용이 뒤따른다. 드라이버로 나사를 빼낼 때에 네모엎침근이 작용한다.				

아래팔 앞칸의 근육

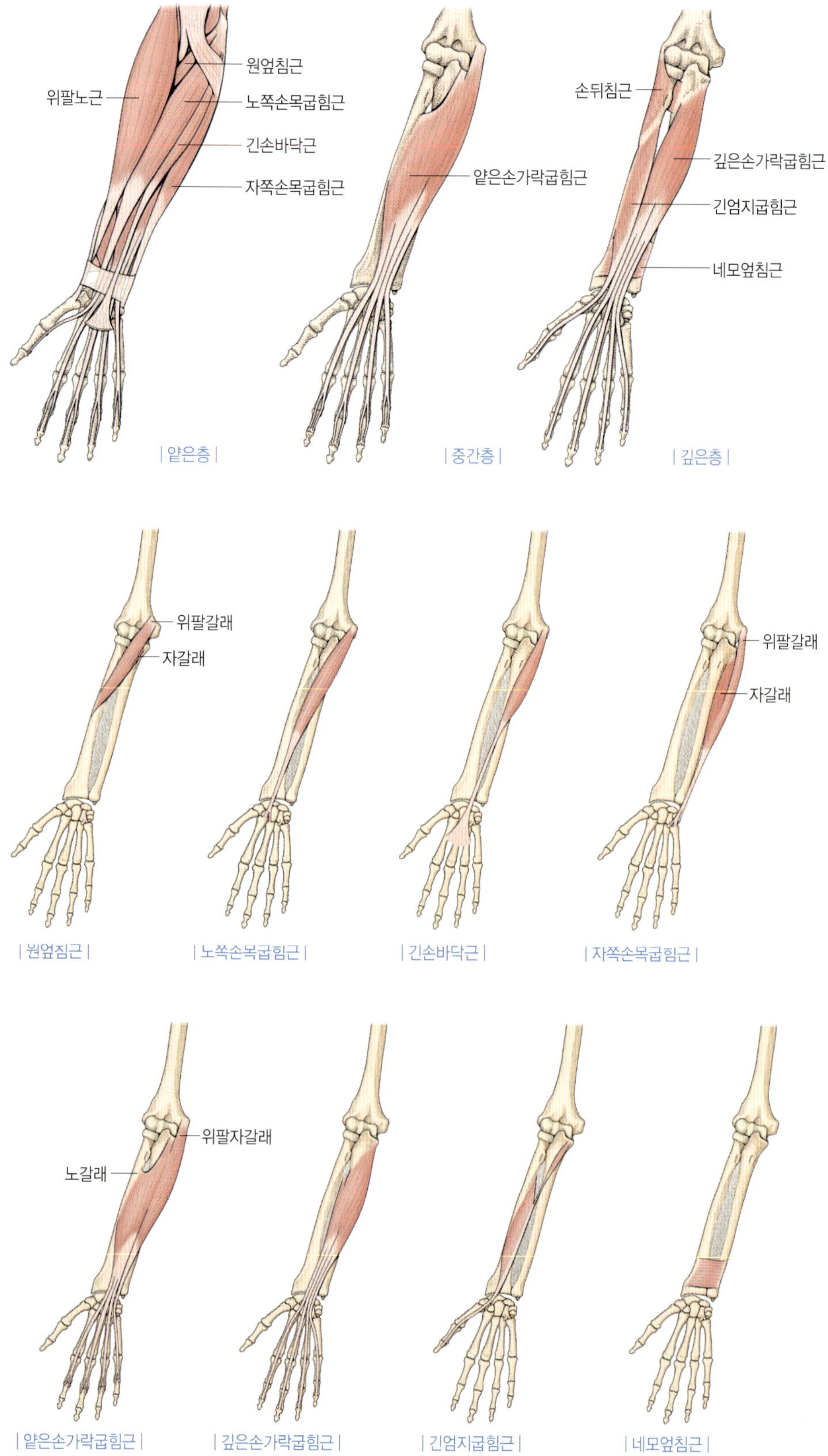

긴손바닥근 | 장장근 / palmaris longus muscle
긴엄지굽힘근 | 장무지굴근 / flexor pollicis longus muscle
깊은손가락굽힘근 | 심지굴근 / flexor digitorum profundus muscle
네모엎침근 | 방형회내근; 사각회내근 / pronator quadratus muscle
노갈래 | 요골두 / radial head
노쪽손목굽힘근 | 요측수굴근 / flexor carpi radialis muscle
손뒤침근 | 회외근 / supinator muscle
얕은손가락굽힘근 | 천지굴근 / flexor digitorum superficialis muscle
원엎침근 | 원회내근 / pronator teres muscle
위팔갈래 | 상완골두 / humerar head
위팔노근 | 상완요골근 / brachioradialis muscle
위팔자갈래 | 상완척골두 / humeroulnar head
자갈래 | 척골두 / ulnar head
자쪽손목굽힘근 | 척측수근굴근 / flexor carpi ulnaris muscle

첫째 층 | 원엎침근, 노쪽손목굽힘근, 긴손바닥근, 자쪽손목굽힘근

둘째 층 | 얕은손가락굽힘근

셋째 층 | 깊은손가락굽힘근, 긴엄지굽힘근

넷째 층 | 네모엎침근

아래팔뒤칸의 근육

아래팔뒤칸의 근육은 위팔뼈에서 시작하고 손허리뼈, 손가락뼈에 부착되어 폄근육으로써 작용한다. 뒤칸에는 근육이 11개 있으며, 이들은 두 층으로 배열되어 있다. 뒤칸의 얕은층근육은 가쪽에서 안쪽으로 긴노쪽손목폄근, 짧은노쪽손목폄근, 손가락폄근, 새끼폄근, 자쪽손목폄근으로 배열된다. 위팔노근과 긴노쪽손목폄근은 가쪽관절융기위능선에서 함께 일어나고, 나머지 얕은층 근육들은 가쪽위관절융기에서 공통힘줄로 일어난다.

얕은층 | 긴노쪽손목폄근, 짧은노쪽손목폄근, 손가락폄근, 새끼폄근, 자쪽손목폄근, 팔꿈치근

깊은층 | 손뒤침근, 집게폄근, 긴엄지벌림근, 짧은엄지폄근, 긴엄지폄근

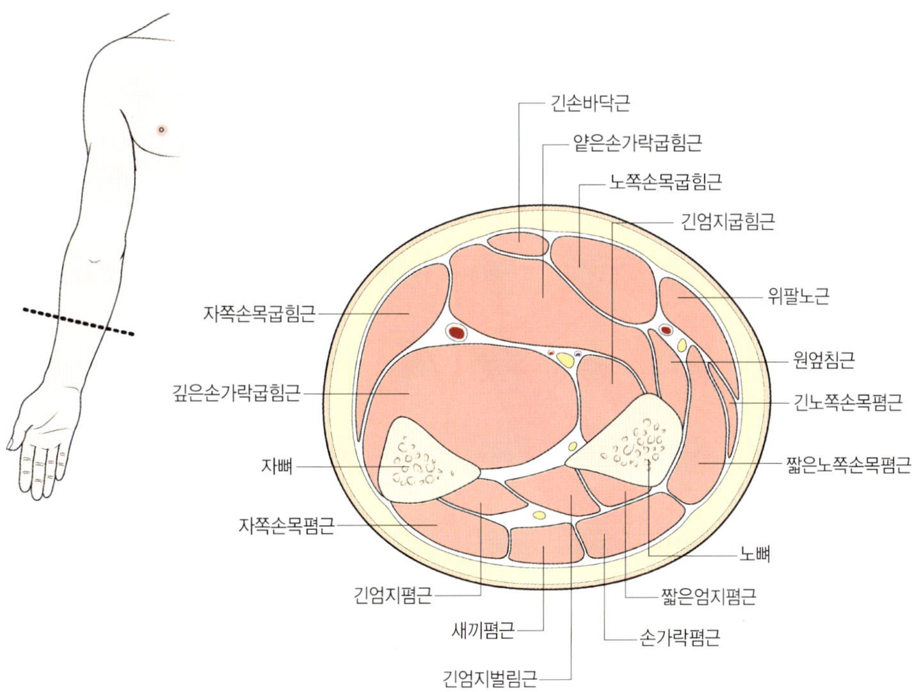

아래팔 중간의 가로단면

가쪽위관절융기 | 외측상과; 외측상관절융기 / lateral epicondyle
긴노쪽손목폄근 | 장요측수근굴근 / extensor carpi radialis longus muscle
긴손바닥근 | 장장근 / palmaris longus muscle
긴엄지굽힘근 | 장무지굴근 / flexor hallucis longus muscle
긴엄지벌림근 | 장무지외전근 / abductor pollicis longus muscle
긴엄지폄근 | 장무지신근 / extensor pollicis longus muscle
깊은손가락굽힘근 | 심지굴근 / flexor digitorum profundus muscle
노뼈 | 요골 / radius
노쪽손목굽힘근 | 요측수굴근 / fiexor carpi radialis muscle
새끼폄근 | 소지신근 / extensor digiti minimi muscle
손가락뼈 | 지골 / phalanges
손가락폄근 | 지신근 / extensor digitorum muscle
손허리뼈 | 중수골 / metacarpals
아래팔뒤칸 | posterior compartment of forearm
얕은손가락굽힘근 | 천지굴근 / flexor digitorum superficialis muscle
원엎침근 | 원회내근 / pronator teres muscle
위팔노근 | 상완요골근 / brachioradialis muscle
위팔뼈 | 상완골 / humerus
자뼈 | 척골 / ulna
자쪽손목굽힘근 | 척측수근굴근 / flexor carpi ulnaris muscle
자쪽손목폄근 | 척측수근신근 / extensor carpi ulnaris muscle
짧은노쪽손목폄근 | 단요측수근신근 / extensor carpi radialis brevis muscle
짧은엄지폄근 | 단무지신근 / extensor hallucis brevis muscle

손목 및 손가락을 움직이는 아래팔뒤칸의 근육

근육	이는곳	닿는곳	작용	신경
긴노쪽손목폄근(장요측수근신근, extensor carpi radialis longus)	위팔뼈 가쪽위관절융기	둘째손허리뼈 바닥	손목을 폄, 벌림	노신경
; 긴노쪽손목폄근은 손목을 노쪽으로 벌리기 때문에 테니스의 백핸드와 같은 운동에서 이 근육이 강하게 수축한다.				
짧은노쪽손목폄근(단요측수근신근, extensor carpi radialis brevis	위팔뼈 가쪽위관절융기	셋째손허리뼈 바닥	손목을 폄, 벌림	노신경
; 긴노쪽손목폄근과 함께 작용한다.				
손가락폄근(지신근, extensor digitorum)	위팔뼈 가쪽위관절융기	둘째~다섯째손가락 중간 및 끝마디뼈 바닥	손가락관절과 손목관절을 폄	노신경
; 손가락폄근은 손가락의 폄근으로서는 가장 강력한 근육이며 4개의 손가락 모두를 폄 운동시키는 유일한 근육이다.				
새끼폄근(소지신근, extensor digiti minimi)	위팔뼈 가쪽위관절융기	새끼손가락으로 가는 손가락폄근의 힘줄	새끼손가락을 폄	노신경
; 손가락폄근의 폄근작용을 보조한다.				
자쪽손목폄근(척측수근신근, extensor carpi ulnaris)	위팔뼈 가쪽위관절융기	다섯째손허리뼈 바닥	손목을 폄, 모음	노신경
; 자쪽손목굽힘근과 함께 손목을 자쪽굽힘(모음)운동을 수행한다.				
손뒤침근(회외근, supinator)	위팔뼈 가쪽위관절융기, 자뼈노패임 근처 능선	노뼈거친면 아래, 노뼈의 앞가쪽면	아래팔과 손을 뒤침	노신경
; 손뒤침근은 손바닥을 위쪽으로 보이게 하는 뒤침 작용을 한다. 네모엎침근과 반대로 드라이버로 나사를 꽂을 때에 사용된다.				
집게폄근(시지신근, extensor indicis)	자뼈 뒷면과 뼈사이막	둘째손가락의 손가락폄근힘줄	둘째손가락을 폄	노신경
긴엄지벌림근(장무지외전근, abductor pollicis longus)	자뼈와 노뼈 먼쪽 뒷면	첫째손허리뼈 바닥 가쪽면	손목손허리관절에서 엄지손가락을 폄, 벌림	노신경
짧은엄지폄근(단무지신근, extensor hallucis brevis)	긴엄지벌림근 이는곳 아래부분과 뼈사이막	엄지손가락 첫마디뼈 바닥	손허리손가락관절에서 엄지손가락을 폄	노신경
긴엄지폄근(장무지신근, extensor hallucis longus)	자뼈몸통 뒷면의 중간 부분과 뼈사이막	엄지손가락 끝마디뼈의 바닥	엄지손가락 끝마디를 폄	노신경

아래팔 뒤칸의 근육

긴노쪽손목폄근 | 장요측수근굴근 / extensor carpi radialis longus muscle

긴엄지벌림근 | 장무지외전근 / abductor pollicis longus muscle

긴엄지폄근 | 장무지신근 / extensor pollicis longus muscle

새끼폄근 | 소지신근 / extensor digiti minimi muscle

손가락폄근 | 지신근 / extensor digitorum muscle

손뒤침근 | 회외근 / supinator muscle

위팔노근 | 상완요골근 / brachioradialis muscle

자쪽손목굽힘근 | 척측수근굴근 / flexor carpi ulnaris muscle

자쪽손목폄근 | 척측수근신근 / extensor carpi ulnaris muscle

집게폄근 | 시지신근 / extensor indicis muscle

짧은노쪽손목폄근 | 단요측수근신근 / extensor carpi radialis brevis muscle

짧은엄지폄근 | 단무지신근 / extensor pollicis brevis muscle

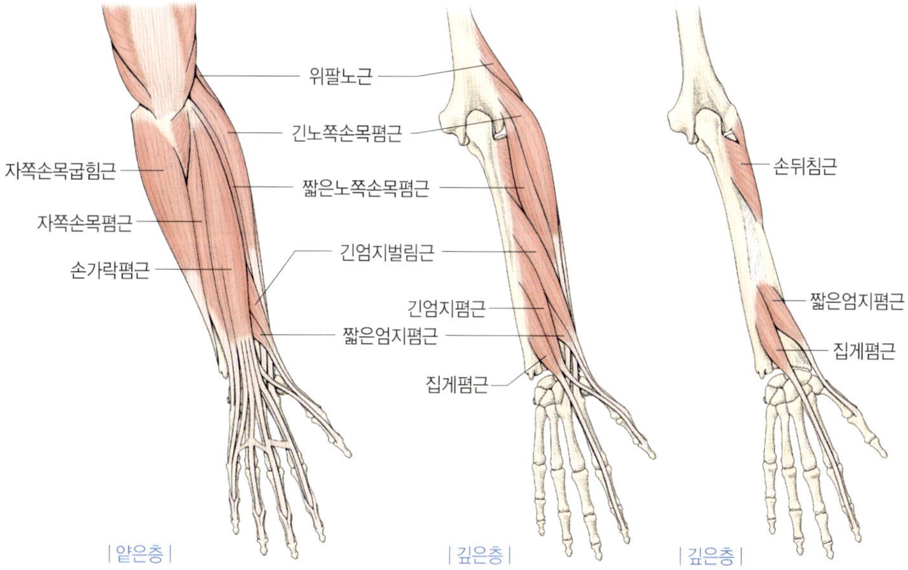

| 얕은층 | | 깊은층 | | 깊은층 |

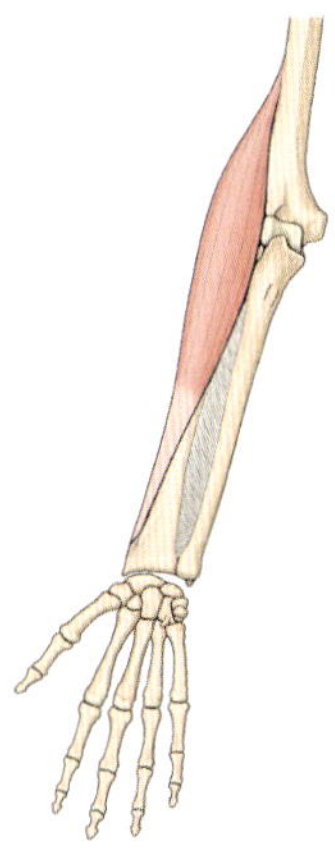
| 위팔노근 |

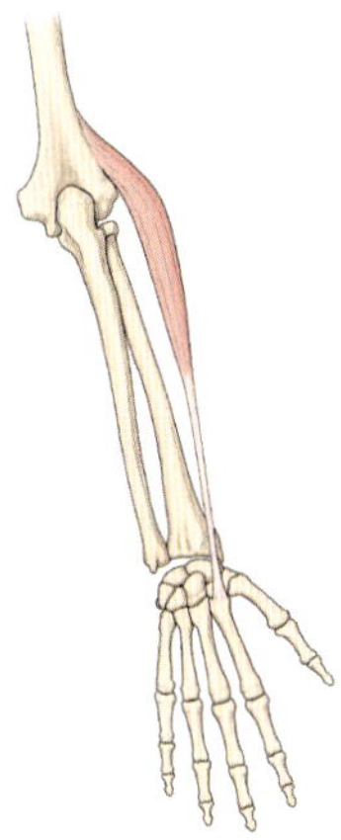
| 긴노쪽손목폄근 |

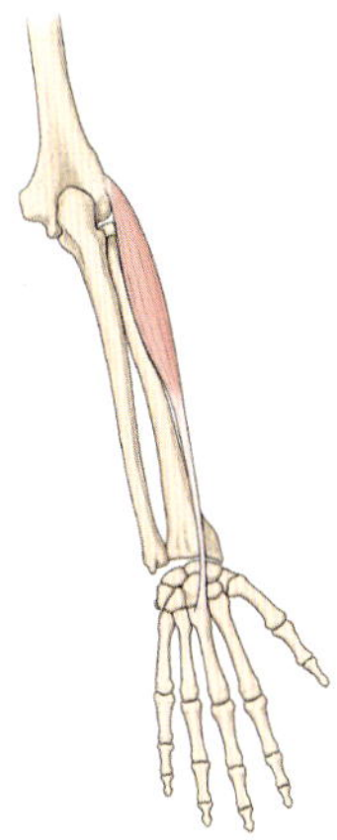
| 짧은노쪽손목폄근 |

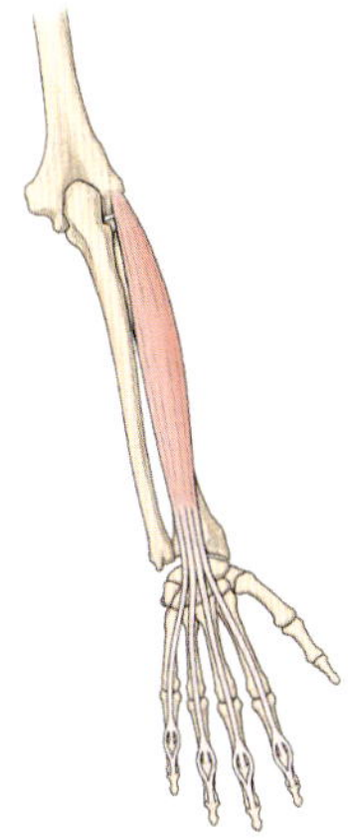
| 손가락폄근 |

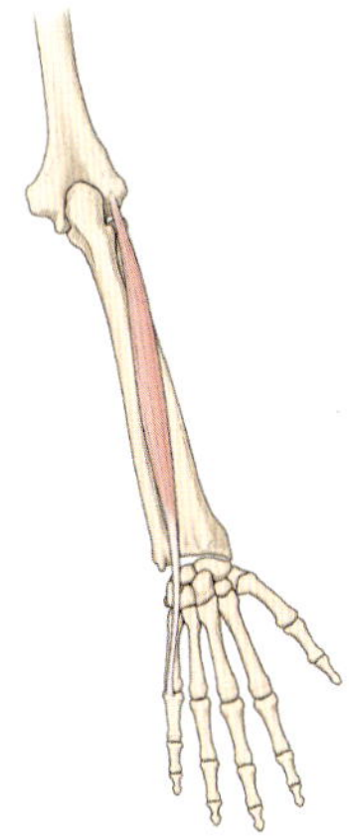
| 새끼폄근 |

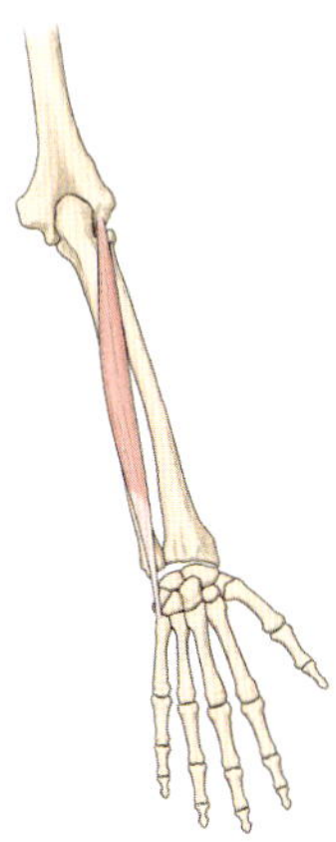
| 자쪽손목폄근 |

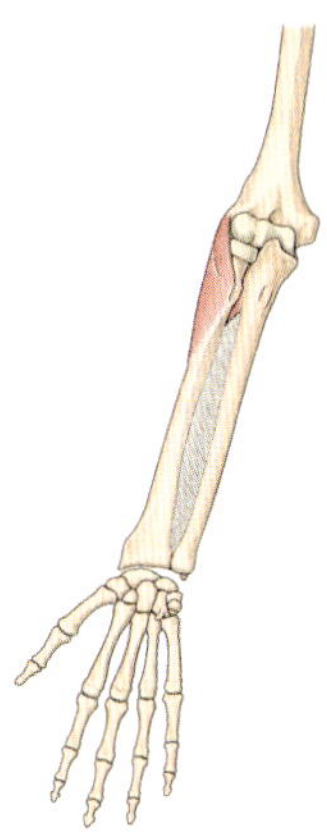
| 손뒤침근 |

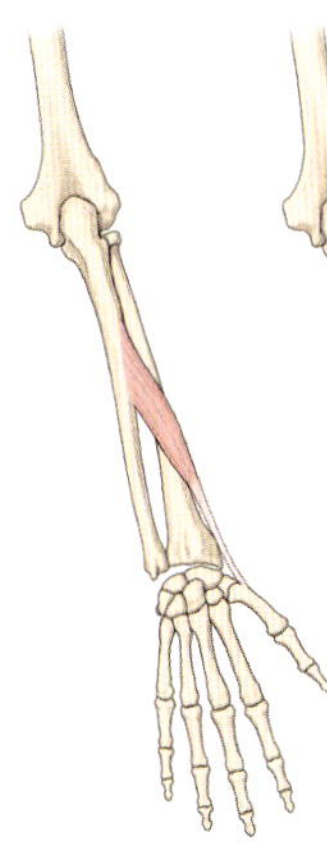
| 긴엄지벌림근 |

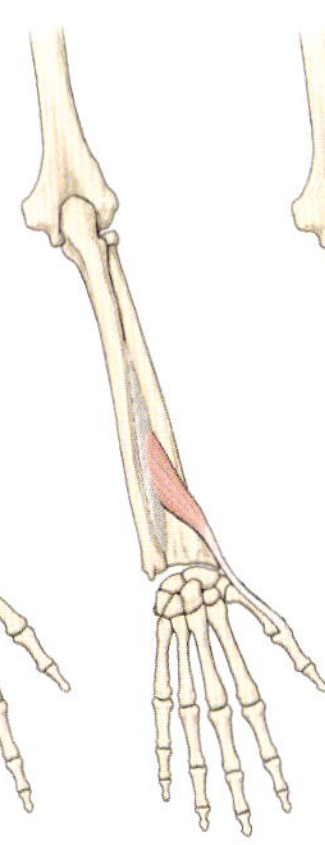
| 짧은엄지폄근 |

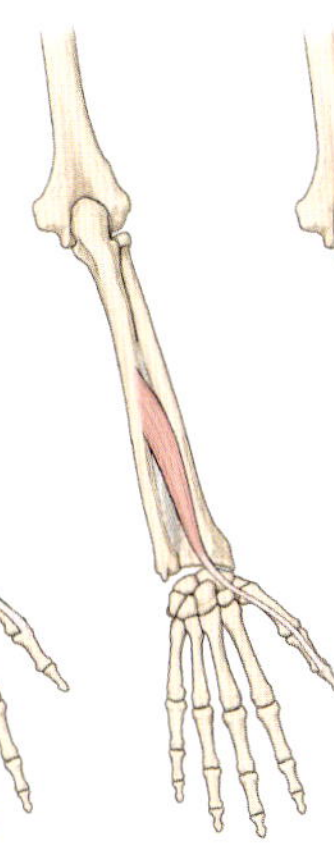
| 긴엄지폄근 |

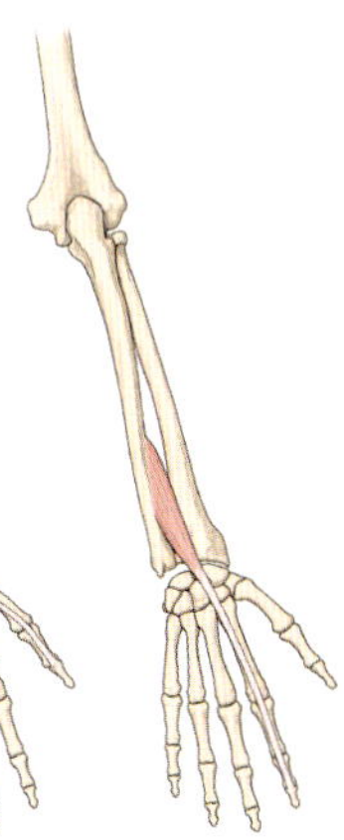
| 집게폄근 |

굽힘근육 | flexor muscle
닿는곳 | 정지 / insertion
맞섬근 | opponens
벌림근육 | abductor muscle
새끼두덩 | 소지구 / hypothenar eminence
손목뼈 | 수근골 / carpal bones
손허리뼈 | 중수골 / metacarpals
손허리손가락관절 | 중수지절관절 / metacarpophalangeal joints
엄지두덩 | 무지구 / thenar eminence
이는곳 | 기시 / origin

손가락을 움직이는 손바닥 근육 – 손의 자체기원근육

손의 미세한 움직임은 손목뼈와 손허리뼈에서 일어나는 작은 자체 손근육들을 필요로 한다. 이들 자체근육들은 손허리손가락관절에서 손가락의 굽힘과 폄, 손허리손가락관절에서 손가락의 모음과 벌림 그리고 엄지의 맞섬과 물러섬 작용을 한다. 이 근육들은 손 안에 있는 이는곳과 닿는곳에 따라 이름이 붙여졌다. 그리고 엄지두덩과 새끼두덩의 근육은 배열과 붙는 곳에 공통점이 있다. 표면쪽에 벌림근육과 굽힘근육이 있고 깊은쪽에 맞섬근이 있다. 손의 자체기원근육은 다음과 같다.

피부밑근육 | 짧은손바닥근

엄지손가락의 근육 | 짧은엄지벌림근, 엄지맞섬근, 짧은엄지굽힘근, 엄지모음근

새끼손가락의 근육 | 새끼벌림근, 짧은새끼굽힘근, 새끼맞섬근

벌레근육

뼈사이근육 | 바닥쪽뼈사이근, 등쪽뼈사이근

손가락을 움직이는 손바닥 근육- 손의 자체기원근육

근육	이는곳	닿는곳	작용	신경
짧은손바닥근 (단수장근, palmaris brevis)	손바닥의 피부밑조직	손바닥 자쪽모서리 피부	손바닥 중심을 향하여 자쪽 피부를 당김	정중신경
짧은엄지벌림근 (단무지외전근, abductor pollicis brevis)	굽힘근지지띠, 손배뼈, 큰마름뼈	첫째손가락 첫마디뼈 바닥	엄지손가락의 벌림	정중신경
엄지맞섬근 (무지대립근, opponens pollicis)	굽힘근지지띠, 큰마름뼈	첫째손허리뼈의 가쪽모서리	첫째손허리뼈의 안쪽돌림	정중신경
짧은엄지굽힘근 (단무지굴근, flexor pollicis brevis)	굽힘근지지띠, 큰마름뼈, 작은마름뼈, 알머리뼈	첫째손가락 첫마디뼈바닥	엄지손가락의 굽힘	정중신경
엄지모음근 (무지내전근, adductor pollicis)	빗갈래-알머리뼈, 둘째~셋째손허리뼈바닥, 가로갈래-셋째손허리뼈	첫째손가락 첫마디뼈 바닥	엄지손가락의 모음	자신경
새끼벌림근 (소지외전근, abductor digiti minimi)	콩알뼈	다섯째손가락 첫마디뼈	새끼손가락 벌림	자신경
짧은새끼굽힘근(단소지굴근, flexor digiti minimi brevis)	갈고리뼈	다섯째손가락 첫마디뼈	다섯째손가락 손허리손가락관절 굽힘	자신경
새끼맞섬근 (소지대립근, opponens digiti minimi)	갈고리뼈	다섯째손허리뼈	새끼손가락을 엄지손가락쪽으로 당김	자신경
벌레근(충양근, lumbricalis)	4개의 깊은손가락굽힘근 힘줄	둘째~다섯째손가락의 손가락폄근 힘줄	손허리손가락관절을 굽힘, 손가락뼈사이관절을 폄	첫째~둘째 벌레근-정중신경, 셋째~넷째 벌레근-자신경
등쪽뼈사이근 (배측골간근, dorsal interosseous)	각 손허리뼈 사이	둘째~넷째손가락 첫마디뼈	둘째에서 넷째 손가락 손허리손가락관절을 벌림, 굽힘, 손가락뼈사이관절을 폄	자신경
바닥쪽뼈사이근 (장측골간근, palmar interosseous)	둘째, 넷째, 다섯째손허리뼈	둘째, 넷째, 다섯째손가락 첫마디뼈	둘째, 넷째, 다섯째 손가락 손허리손가락관절을 벌림, 굽힘, 손가락뼈사이관절을 폄	자신경

손바닥의 근육

굽힘근지지띠 | 굴근지대 / flexor retinaculum
긴손바닥근힘줄 | tendon of palmaris longus muscle
깊은가로손바닥인대 | deep transverse metacarpal ligament
깊은손가락굽힘근힘줄 | tendons of flexor digitorum profundus muscle
등쪽뼈사이근 | 배측골간근 / dorsal interossei muscle
바닥쪽뼈사이근 | 장측골간근 / palmar interossei muscle
벌레근 | 충양근 / lumbrical muscle
새끼맞섬근 | 소지대립근 / opponens digiti minim muscle
새끼벌림근 | 소지외전근 / abductor digiti minimi muscle
손바닥널힘줄 | 수장건막 / palmar aponeurosis
얕은손가락굽힘근힘줄 | tendons of flexor digitorum superficialis muscle
엄지맞섬근 | 무지대립근 / opponens pollicis muscle
엄지모음근 가로갈래 | 무지내전근 횡두 / transverse head of adductor pollicis muscle
엄지모음근 빗갈래 | 무지내전근 사두 / oblique head of adductor pollicis muscle
짧은새끼굽힘근 | 단소지굴근 / flexor digiti minimi brevis muscle
짧은손바닥근 | 단장근 / palmaris brevis muscle
짧은엄지굽힘근 | 단무지굴근 / flexor pollicis breris muscle
짧은엄지벌림근 | 단무지외전근 / abductor pollicis brevis muscle

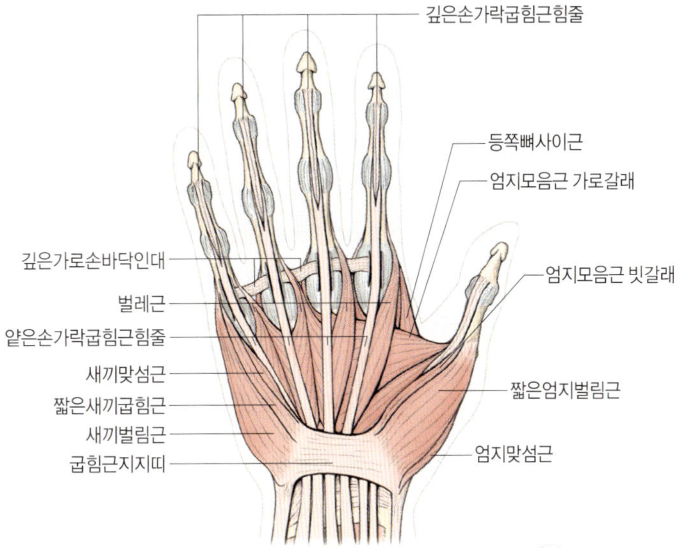

| 중간층 |

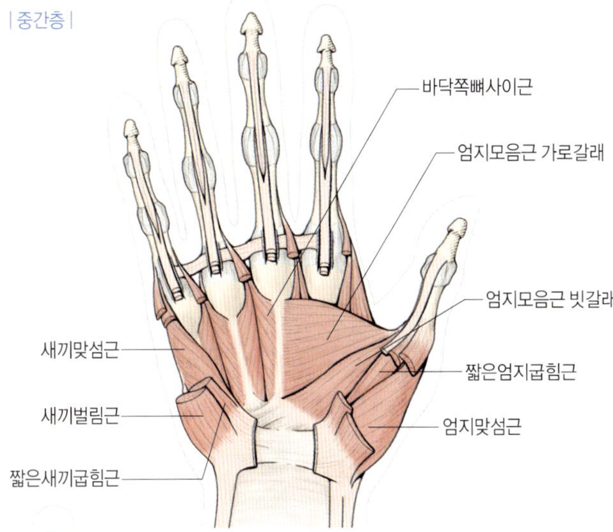

| 깊은층 |

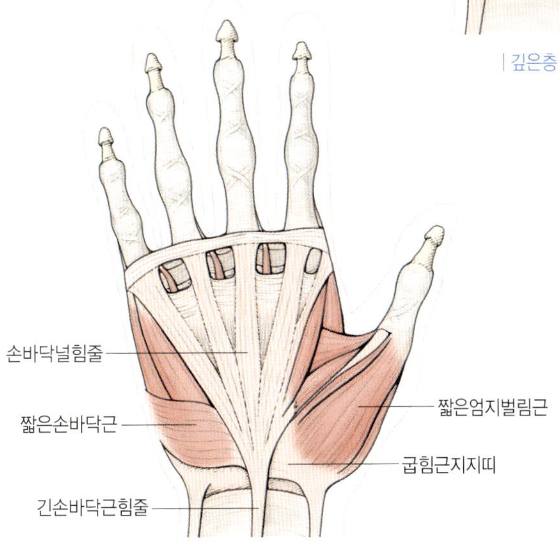

| 얕은층 |

손바닥의 근육

가로갈래 | 횡두 / transverse head
깊은손가락굽힘근힘줄 | tendons of flexor digitorum profundus muscle
등쪽뼈사이근 | 배측골간근 / dorsal interossei muscle
바닥쪽뼈사이근 | 장측골간근 / palmar interossei muscle
벌레근 | 충양근 / lumbrical muscle
빗갈래 | 사두 / oblique head
새끼맞섬근 | 소지대립근 / opponens digiti minim muscle
새끼벌림근 | 소지외전근 / abductor digiti minimi muscle
손바닥널힘줄 | 수장건막 / palmar aponeurosis
엄지맞섬근 | 무지대립근 / opponens pollicis muscle
엄지모음근 | 무지내전근 / adductor pollicis muscle
짧은새끼굽힘근 | 단소지굴근 / flexor digiti minimi brevis muscle
짧은손바닥근 | 단장근 / palmaris brevis muscle
짧은엄지굽힘근 | 단무지굴근 / flexor pollicis breris muscle
짧은엄지벌림근 | 단무지외전근 / abductor pollicis brevis muscle

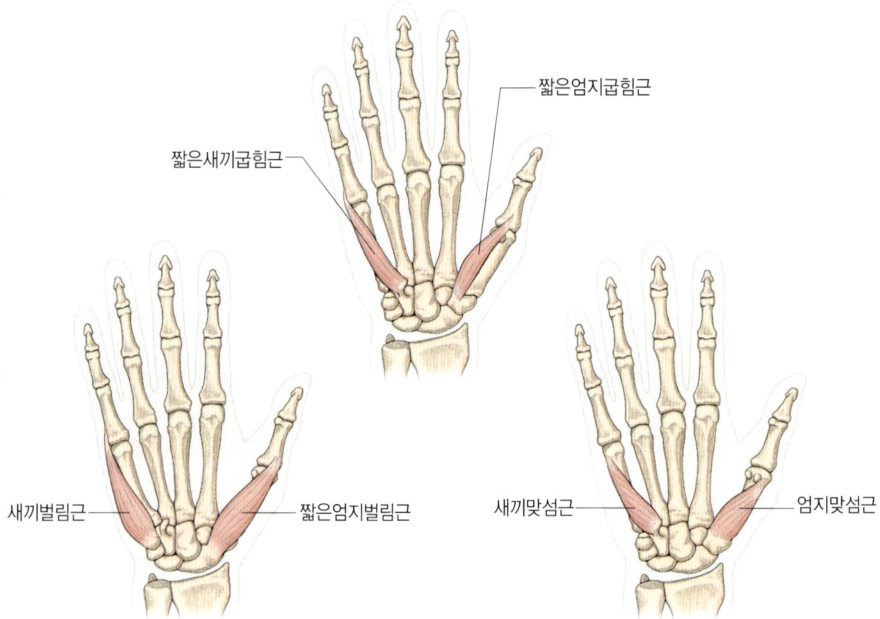

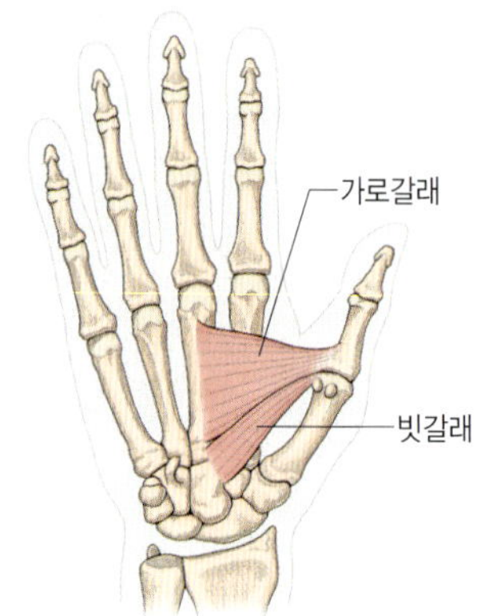

| 엄지모음근 |

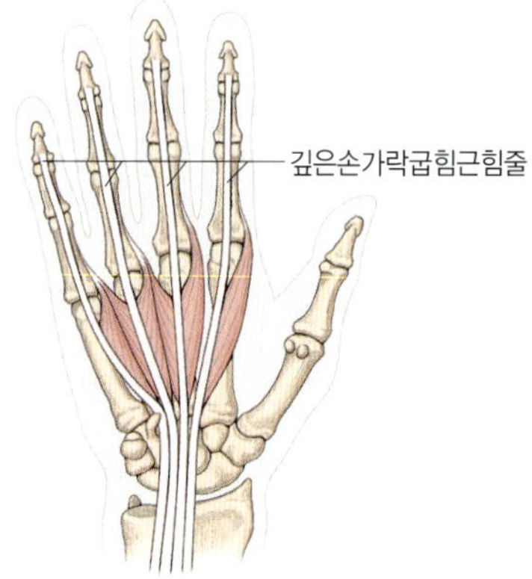

| 벌레근 |

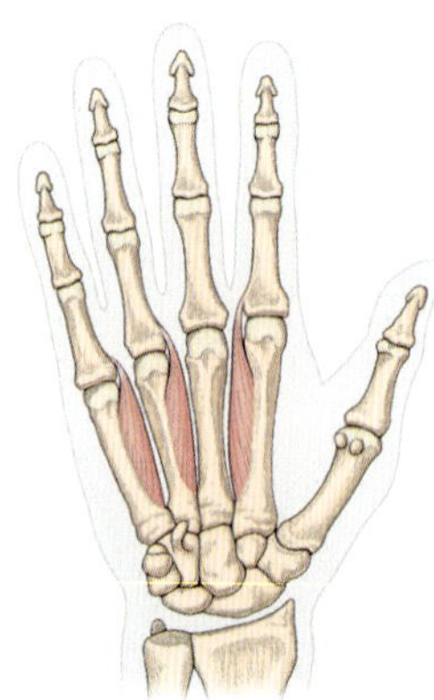

| 바닥쪽뼈사이근 |

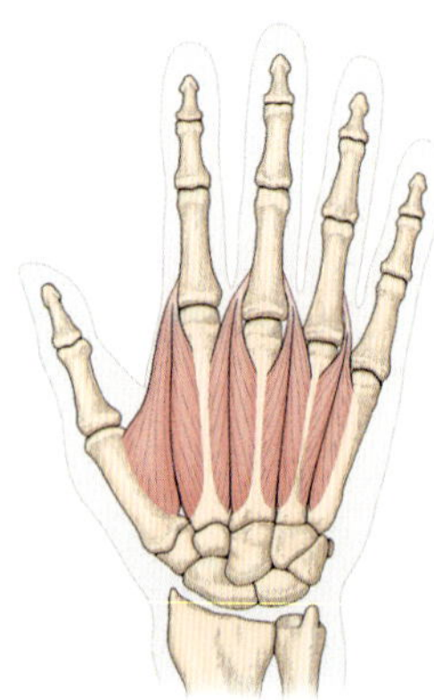

| 등쪽뼈사이근 |

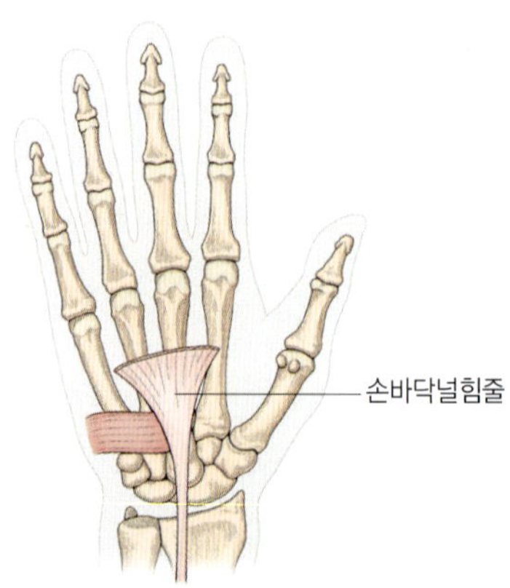

| 짧은손바닥근 |

다리의 근육

굽힘근육 | flexor muscle
넙다리뼈 | 대퇴골 / femur; thigh bone
다리이음부위 | pelvic girdle
모음근육 | adductor muscle
무릎관절 | 슬관절 / knee joint
벌림근육 | abductor muscle
엉덩관절 | 고관절 / hip joint
폄근육 | extensor muscle

다리의 근육은 세 무리로 구분 지을 수 있다.

1. 넙다리뼈를 움직이는 근육
2. 종아리를 움직이는 근육
3. 발을 움직이는 근육

넙다리뼈를 움직이는 근육

다리는 기능의 차이 때문에 팔의 근육보다 크고 강력하다. 팔근육은 움직임이 다양하다는 특징이 있으며, 다리근육은 안정된 상태에서 운동을 하며 자세를 유지하는 기능을 한다. 넙다리뼈를 움직이는 근육은 근육의 대부분이 다리이음부위에 기시하고 넙다리뼈에 정지한다. 넙다리뼈에 부착된 근육은 엉덩관절의 기능에 따라서 굽힘근육, 폄근육, 모음근육, 벌림근육, 안쪽돌림근육, 가쪽돌림근육으로 분류할 수 있다.

넙다리뼈의 앞쪽에 위치하며 움직이는 근육

넙다리뼈의 앞쪽에 위치하는 근육은 엉덩관절을 굽히고, 무릎관절을 펴는 작용을 한다.

넙다리뼈를 움직이는 근육(넙다리뼈 앞쪽)

근육	이는곳	닿는곳	작용	신경
엉덩허리근(봉공근, iliopsoas)	엉덩뼈오목, 제12째등뼈에서 제5째허리척추뼈의 앞면과 가로돌기	작은돌기	넓적다리 굽힘	넙다리신경
; 넓적다리를 강하게 굽힘 작용하는 두 근육인 엉덩근(iliacus)과 큰허리근(psoas major)이 같은 곳으로 닿기 때문에 합쳐서 하나로 불린다.				
넙다리빗근(봉공근, sartorius)	위앞엉덩뼈가시와 그 바로 아랫부분	정강뼈 안쪽면의 윗부분과 종아리 근막	제기를 찼을 때와 같은 동작을 할 때 작용함. 넓적다리는 굽힘, 벌림, 가쪽돌림. 종아리는 굽힘과 안쪽돌림	넙다리신경
; 넙다리빗근은 엉덩뼈부터 정강뼈의 안쪽면까지 넓적다리를 가로지르는 길고 가느다란 근육이다. 제기차기 자세 및 책상다리 자세 시 강하게 작용하게 된다.				
넙다리네갈래근(대퇴사두근, quadriceps femoris)	볼기뼈의 아래엉덩뼈가시 및 넙다리뼈	정강뼈거친면	넓적다리 굽힘과 종아리 폄	안쪽가슴근신경
; 이 근육은 몸에서 가장 큰 근육중의 하나로 넙다리 대부분의 앞쪽 표면과 옆을 덮는다. 이 근육은 4개의 갈래로 구성된 근육을 하나로 합쳐 부른다. 이 근육들은(1) 넙다리곧은근(대퇴직근, rectus femoris), (2) 가쪽넓은근(외측광근, vastus lateralis), (3) 안쪽넓은근(내측광근, vastus medialis), (4) 중간넓은근(중간광근, vastus intermedius)이다. 네 근육의 일반 힘줄은 네갈래 힘줄(guadriceps tendon)로 잘 알려져 있으며, 이 힘줄은 무릎뼈에 부착되고, 이곳에서부터는 무릎인대가 되어 정강뼈거친면에 부착된다.				

넙다리 앞칸의 근육

가쪽넓은근 | 외측광근 / vastus lateralis muscle
곧은갈래 | straight head
긴모음근 | 장내전근 / adductor longus muscle
넙다리곧은근 | 대퇴직근 / rectus femoris muscle
넙다리근막긴장근 | 대퇴근막장근 / tensor fasciae latae muscle
넙다리네갈래근 | 대퇴사두근 / quadriceps femoris muscle
넙다리빗근 | 봉공근 / sartorius muscle
다리근막긴장근 | 대퇴근막장근 / tensor fasciae latae muscle
두덩근 | 치골근 / pectineus muscle
두덩정강근 | 박근; 치골경골근 / gracilis muscle
바깥폐쇄근 | 외폐쇄근 / obturator externus muscle
안쪽넓은근 | 내측광근 / vastus medialis muscle
엉덩근 | 장골근 / iliacus muscle
엉덩허리근 | 장요근 / iliopsoas muscle
접힌갈래 | reflected head
중간넓은근 | 중간광근 / vastus intermedius muscle
짧은모음근 | 단내전근 / adductor brevis muscle
큰모음근 | 대내전근 / adductor magnus muscle
큰허리근 | 대요근 / psoas major muscle

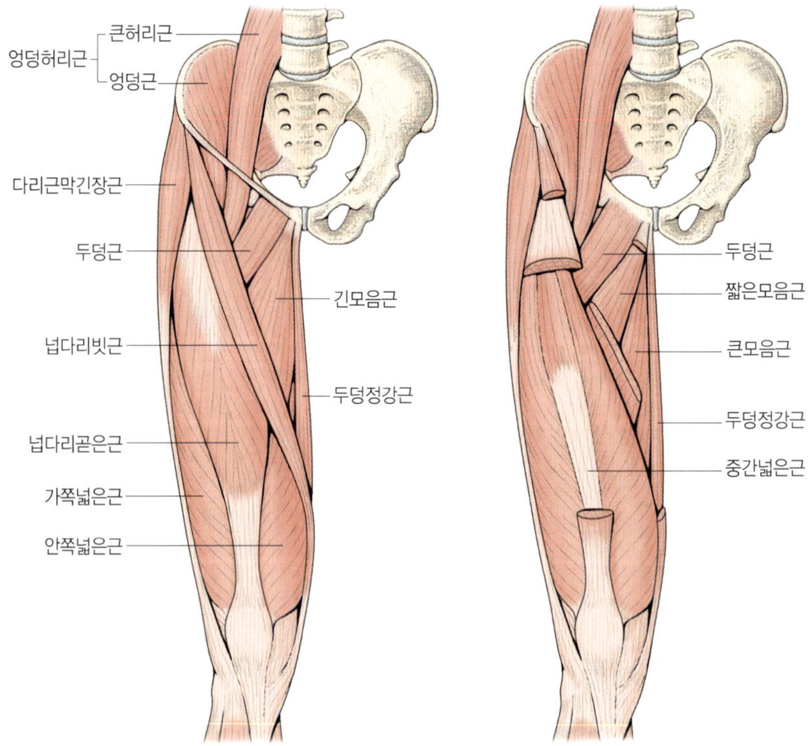

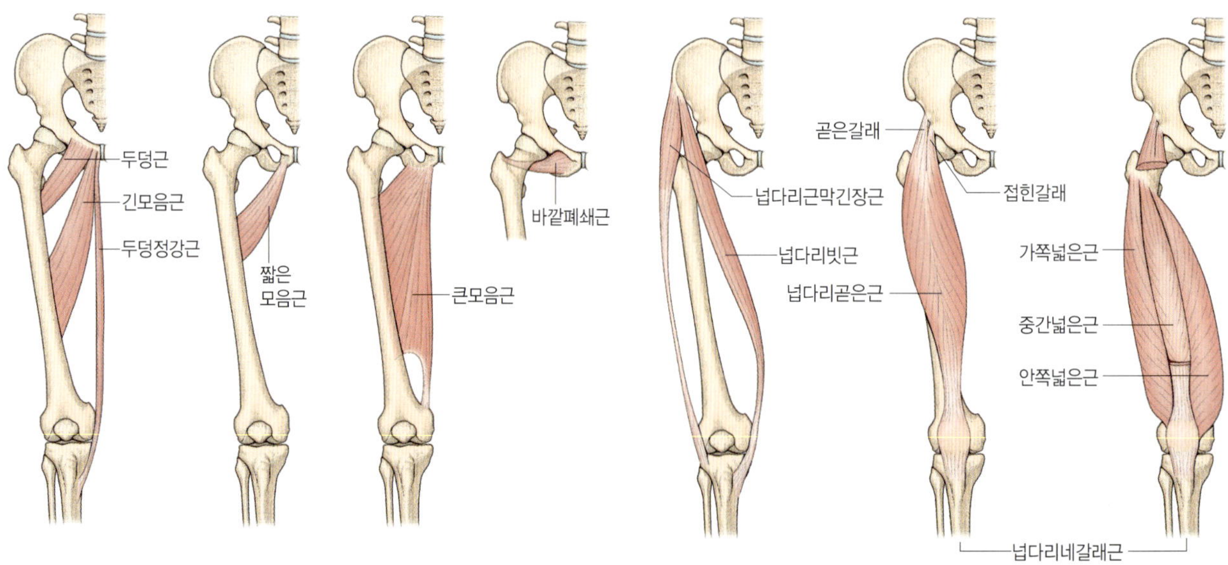

넙다리뼈의 안쪽에 위치하며 움직이는 근육

넙다리뼈의 안쪽에 위치하는 근육의 대부분은 **두덩뼈**와 **궁둥뼈가지**에서 일어나서 **넙다리뼈**의 뒷면에 닿으며, 공통적으로 넓적다리는 모음운동을 담당한다.

궁둥뼈가지 | 좌골지 / ramus of ischium
넙다리뼈 | 대퇴골 / femur; thigh bone
두덩뼈 | 치골 / pubis

넙다리뼈를 움직이는 근육(넙다리뼈 쪽)

근육	이는곳	닿는곳	작용	신경
두덩정강근(박근, gracilis)	궁둥뼈 아래가지	정강뼈 안쪽과 아래 안쪽면	넓적다리 및 종아리의 굽힘 및 안쪽돌림	폐쇄신경
두덩근(쇄골하근, pectineus)	두덩뼈 위가지	넙다리뼈 작은돌기, 아래 두덩근선	엉덩관절을 굽힘 및 모음	넙다리신경
큰모음근(쇄골하근, adductor magnus)	두덩뼈 아래가지와 궁둥뼈결절	넙다리뼈 거친선과 모은근결절	넓적다리 모음 및 안쪽돌림	폐쇄신경
긴모음근(쇄골하근, adductor longus)	두덩뼈 아래가지	넙다리뼈 거친선	넓적다리 굽힘, 모음 및 안쪽돌림	폐쇄신경 및 궁둥신경
짧은모음근(쇄골하근, adductor brevis)	두덩뼈 아래가지	넙다리뼈 거친선	넓적다리 굽힘 및 모음	폐쇄신경

볼기근육

궁둥구멍근 | 궁둥구멍근 / piriformis muscle
넙다리네모근 | 대퇴방형근; 대퇴사각근 / quadratus femoris muscle
바깥폐쇄근 | 외폐쇄근 / obturator externus muscle
속폐쇄근 | 내폐쇄근 / obturator internus muscle
아래쌍동이근 | inferior gemellus muscle
엉덩정강띠 | 엉덩정강근막띠; 장경인대 / iliotibial tract
위쌍동이근 | superior gemellus muscle
작은볼기근 | 소둔근 / gluteus minimus muscle
중간볼기근 | 중둔근 / gluteus medius muscle
큰볼기근 | 대둔근 / gluteus maximus muscle

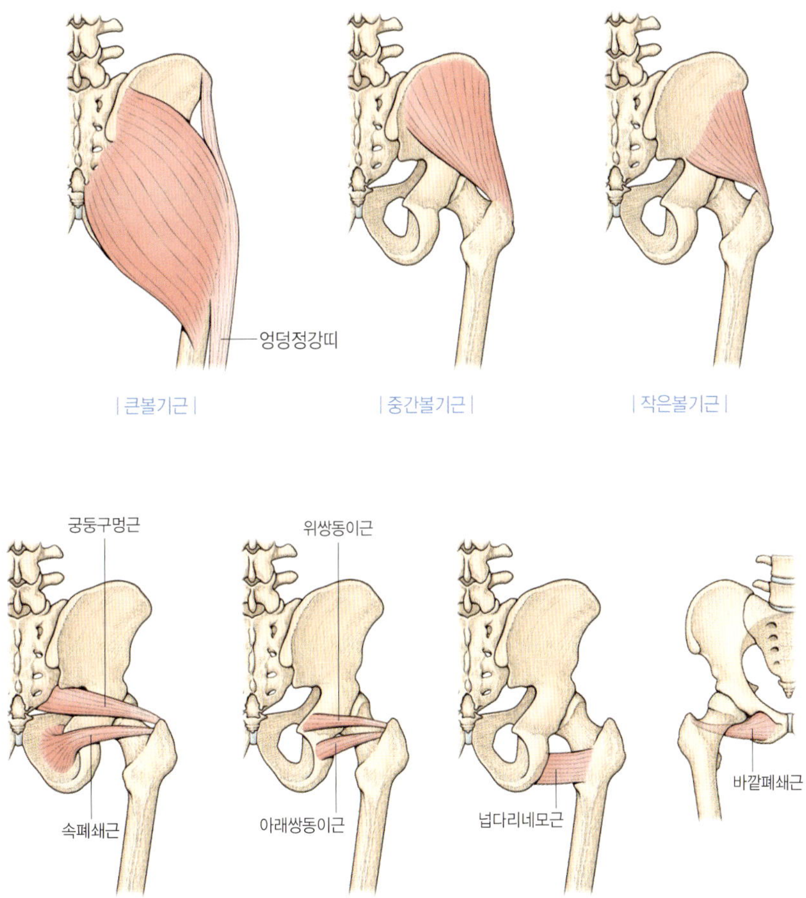

가쪽돌림 | 외측회전 / lateral rotation; external rotation
깊은층 | 심층 / deep layer
넓적다리 | 대퇴 / thigh
모음 | 내전 / adduction
볼기 | 둔부 / buttocks
안쪽돌림 | 내측회전 / medial rotation; internal rotation
중간층 | middle layer
폄 | 신전 / extension
표층 | superficial layer

볼기에 위치하며 움직이는 근육

볼기는 많은 움직임을 생산하는 근육이 위치하고 있으며, 이들 근육들은 3층(표층, 중간층, 깊은층)으로 배열되어 있다. 표층 및 중간층 근육들은 넓적다리의 폄, 모음 및 안쪽돌림을 하며, 깊은층 근육들은 모두 가쪽돌림 작용을 일으킨다.

볼기에 위치하며 움직이는 근육

근육	이는곳	닿는곳	작용	신경
표층 및 중간층 근육				
큰볼기근(대둔근, gluteus maximus)	엉덩뼈능선, 뒤볼기근선, 엉덩뼈 가쪽면, 엉치뼈, 꼬리뼈, 등허리근막	넙다리뼈 볼기근거친면	넓적다리 폄 및 가쪽돌림	아래볼기신경
중간볼기근(중둔근, gluteus medius)	앞 및 뒤볼기근선 사이, 엉덩뼈의 가쪽면	넙다리뼈 큰돌기	엉덩관절 벌림 및 안쪽돌림	위볼기신경
; 중간볼기근 큰볼기근 안쪽에 위치하고 있으며 근육 내 주사를 하기에 가장 흔한 면이다.				
작은볼기근(소둔근, gluteus minimus)	앞 및 아래볼기근선 사이	넙다리뼈 큰돌기	엉덩관절 벌림 및 안쪽돌림	위볼기신경
; 작은볼기근은 중간볼기근의 안쪽에 위치하고 있는 작은 근육이다.				
넙다리근막긴장근(대퇴근막장근, tensor fasciae latae)	엉덩뼈능선과 위앞엉덩뼈가시	엉덩정강인대	넓적다리 벌림 및 안쪽돌림	위볼기신경
깊은층 근육				
궁둥구멍근(대둔근, gluteus maximus)	엉치뼈의 앞가쪽면	넙다리뼈의 큰돌기	넓적다리의 가쪽돌림	엉치신경
속폐쇄근(내폐쇄근, obturator internus)	폐쇄구멍의 안쪽	넙다리뼈의 큰돌기	넓적다리의 가쪽돌림	폐쇄신경
바깥폐쇄근(외폐쇄근, obturator externus)	폐쇄구멍의 바깥쪽	넙다리뼈의 큰돌기	넓적다리의 가쪽돌림	폐쇄신경
위쌍둥이근(상쌍자근, superior gemellus)	궁둥뼈가시	넙다리뼈의 큰돌기	넓적다리의 가쪽돌림	폐쇄신경
아래쌍둥이근(하쌍자근, inferior gemellus)	궁둥뼈결절	넙다리뼈의 큰돌기	넓적다리의 가쪽돌림	폐쇄신경
넙다리네모근(대퇴방형근, quadratus femoris)	궁둥뼈결절의 가쪽모서리	넙다리뼈의 돌기사이능선	넙적다리의 가쪽돌림	엉치신경얼기

넓적다리 뒤에 위치하며 움직이는 근육

넓적다리 뒤 부위 근육은 넓적다리를 폄 및 종아리를 굽힘 작용을 일으키며, (1) 넙다리두갈래근, (2) 반힘줄근, (3) 반막근 세 근육으로 구성되며 총괄적으로 뒤넙다리근이라 부른다. 뒤넙다리근은 다리오금부위에서 힘줄이 길고 끈처럼 생겨서 이름이 붙었다. 무릎오금은 가쪽으로는 넙다리두갈래근이 안쪽으로는 반힘줄근과 반막근이 위치하여 형성된 마름모꼴 공간이다.

긴갈래 | 장두 / long head
넓적다리 | 대퇴 / thigh
넙다리두갈래근 | 대퇴이두근 / biceps femoris muscle
다리오금 | 슬와 / popliteal fossa
반막근 | 반막상근 / semimembranosus muscle
반힘줄근 | 반건양근 / semitendinosus muscle
종아리 | 하퇴 / leg
짧은갈래 | 단두 / short head

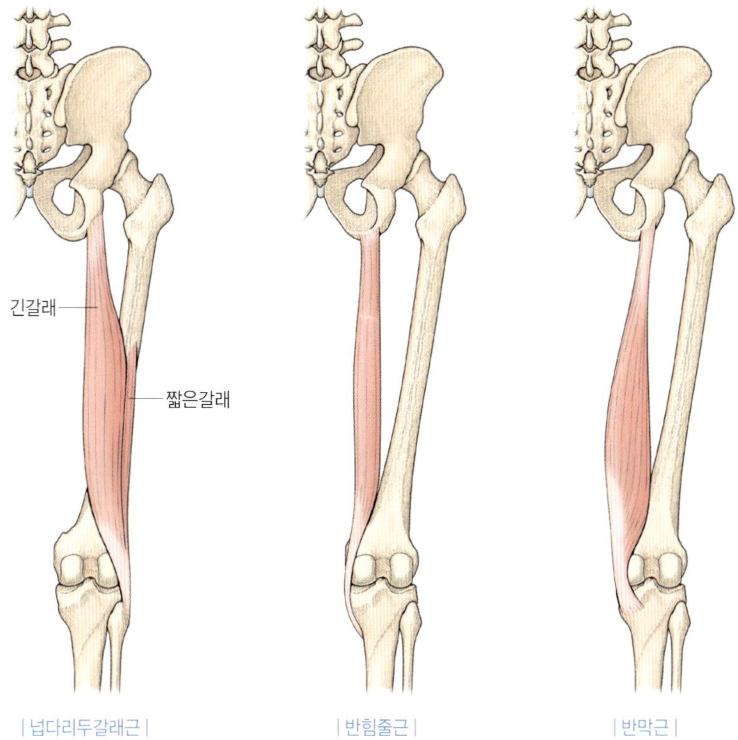

■ 뒤넓다리 근육

넓적다리 뒤에 위치하며 움직이는 근육

근육	이는곳	닿는곳	작용	신경
넙다리두갈래근(대퇴이두근, biceps femoris)	궁둥뼈결절과 넙다리뼈 거친선	종아리뼈머리, 정강뼈 가쪽관절융기	무릎관절 굽힘, 엉덩관절 폄	궁둥신경
반힘줄근(반건형근, semitendinosus)	궁둥뼈결절	정강뼈의 몸쪽 안쪽면	무릎관절 굽힘	궁둥신경
반막근(반막형근, semimembranous)	궁둥뼈결절	정강뼈 안쪽관절융기의 뒷면	무릎관절 굽힘	궁둥신경

가쪽번짐 | 외번 / eversion
근막 | fascia
넓적다리 | 대퇴 / thigh
발 | 족 / foot
발가락 | 족지 / toes
발꿈치뼈 | 종골 / calcaneus
발꿈치힘줄 | 종골건; 아킬레스건 / calcaneal tendon; Achilles tendon
발등 | 족배 / dorsum of foot
발바닥 | 족척; 족저 / sole
종아리 | 하퇴 / leg
종아리앞칸 | anterior compartment of leg

종아리를 움직이는 근육

발과 발가락을 움직이는 종아리 근육

발과 발가락을 움직이는 근육들은 종아리에 위치하고 있다. 넓적다리와 같은 종아리근육들은 깊은 근막으로 앞쪽, 가쪽 그리고 뒤쪽 세 부분으로 나뉜다. 종아리앞칸은 발을 발등쪽으로 굽히는 근육으로 구성되어 있다. 가쪽에 위치하는 근육은 발등을 가쪽으로 굽히는 것을 유도하여 가쪽번짐 작용을 일으킨다. 종아리 뒤쪽은 얕은근육군과 깊은근육군으로 구성되어 있다. 얕은 근육들의 우리가 잘 알고 있는 발꿈치힘줄(아킬레스건, Achilles's tendon)을 통해 공통 힘줄로 연결되어 발꿈치뼈로 연속된다. 깊은근육들은 발바닥쪽으로 주행하여 발가락의 움직임에 관여한다.

발과 발가락을 움직이는 종아리 근육

근육	이는곳	닿는곳	작용	신경
종아리 앞쪽에 위치하는 근육				
앞정강근(전경골근, anterior tibialis)	정강뼈 가쪽돌기와 정강뼈 몸통	제1발허리뼈 바닥과 안쪽 쐐기뼈	발등굽힘 및 안쪽번짐	깊은종아리신경
긴엄지폄근 (장무지신근, extensor digitorum longus)	종아리뼈의 앞면	엄지발가락 끝마디뼈의 윗면	엄지발가락관절 폄, 발등굽힘	깊은종아리신경
긴발가락폄근 (장지신근, extensor digitoru longus)	정강뼈 가쪽관절융기, 종아리뼈의 앞면	제2~5발가락의 윗면	제2~5발가락 폄, 발등굽힘	깊은종아리신경
종아리 가쪽에 위치하는 근육				
긴종아리근(장비골근, peroneus longus)	종아리뼈머리와 종아리뼈몸통	제1발허리뼈 바닥과 안쪽쐐기뼈	발바닥쪽 굽힘, 가쪽번짐	얕은종아리신경
짧은종아리근(단비골근, peroneus brevis)	종아리뼈 가쪽모서리	제5발허리뼈 바닥	발바닥쪽 굽힘, 가쪽번짐	얕은종아리신경
종아리 뒤쪽에 위치하는 근육				
장딴지근(비복근, gastrocnemius)	넙다리뼈관절융기	발꿈치힘줄로 연속되어 발꿈치뼈	무릎관절 굽힘, 발목관절 발바닥쪽 굽힘	정강신경
가자미근(가자미근, solenus)	종아리뼈머리와 종아리뼈몸통, 정강뼈몸통	발꿈치힘줄로 연속되어 발꿈치뼈	발목관절 발바닥쪽 굽힘	정강신경
장딴지빗근(족척근, plantaris)	가쪽 관절융기위융기	발꿈치뼈의 뒤	발꿈치힘줄로 연속되어 발꿈치뼈	정강신경
뒤정강근(후경골근, posterior tibialis)	정강뼈몸통과 종아리뼈몸통, 뼈사이막	발배뼈, 3개 쐐기뼈, 입방뼈, 제2~4발허리뼈	안쪽번짐, 발바닥쪽 굽힘	정강신경
긴발가락굽힘근 (장지굴근, flexor digitorum longus)	정강뼈의 뒤안쪽면	제2~5발가락 끝마디뼈	제2~5발가락관절을 굽힘, 발바닥쪽 굽힘	정강신경
긴엄지굽힘근 (장무지굴근, flexor hallucis longus)	종아리뼈의 뒷면	엄지발가락 끝마디뼈	엄지발가락관절을 폄, 발등굽힘	정강신경
오금근(슬와근, Popliteus muscle)	넙다리뼈 가쪽 위관절융기	정강뼈윗부분	종아리 굽힘, 종아리 굽힐 때 종아리안쪽돌림	정강신경

종아리 앞칸과 가쪽칸의 근육

가자미근 | soleus muscle
긴발가락폄근 | 장지신근 / extensor digitorum longus muscle
긴엄지폄근 | 장무지신근 / extensor hallucis longus muscle
긴종아리근 | 장비골근 / fibularis longus muscle
넙다리두갈래근 | 대퇴이두근 / biceps femoris muscle
넙다리빗근 | 봉공근 / sartorius muscle
무릎인대 | 슬개인대 / patellar ligament
발꿈치힘줄 | 종골건; 아킬레스건 / calcaneal tendon; Achilles tendon
셋째종아리근 | 제3비골근 / fibularis tertius muscle; peroneus tertius muscle
셋째종아리근힘줄 | 제3비골근건 / tendon of fibularis tertius muscle
앞정강근 | 전경골근 / tibialis anterior muscle
엉덩정강띠 | 엉덩정강근막띠; 장경인대 / iliotibial tract
장딴지근 | 비복근 / gastrocnemius muscle
장딴지근 안쪽갈래 | 비복근 내측두 / medial head of gastrocnemius muscle
종아리뼈머리 | 비골두 / head of fibula
짧은종아리근 | 단비골근 / fibularis brevis muscle
짧은종아리근힘줄 | 단비골근건 / tendon of fibularis brevis muscle

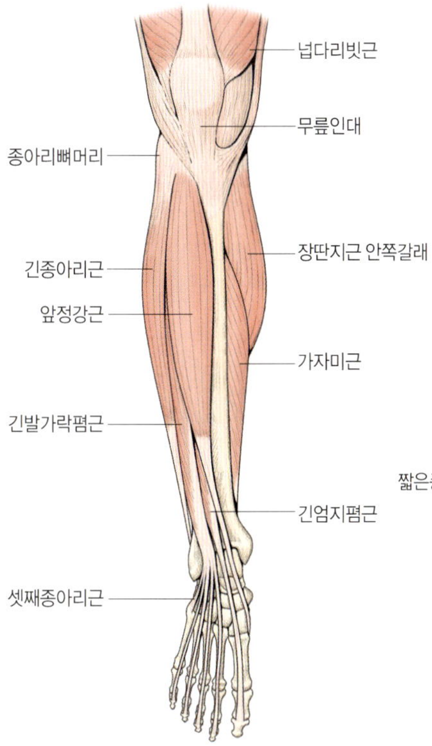

| 앞칸 |

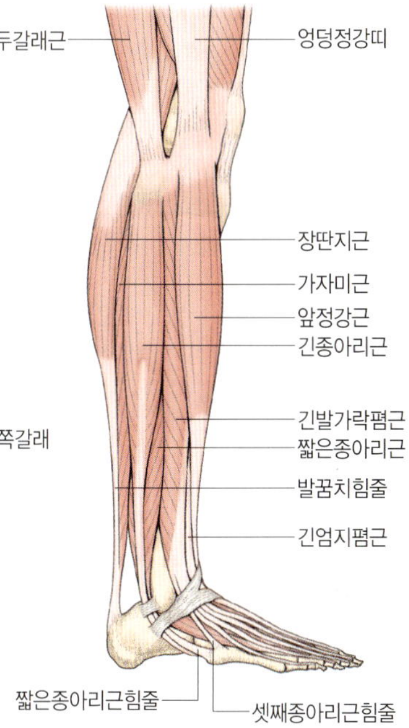

| 가쪽칸 |

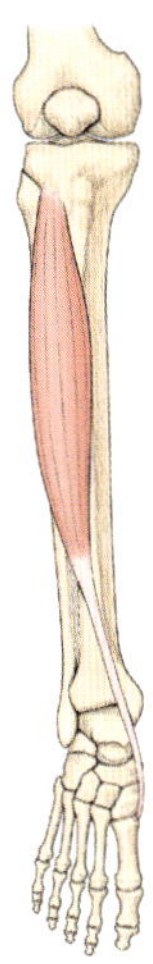
| 앞정강근 |

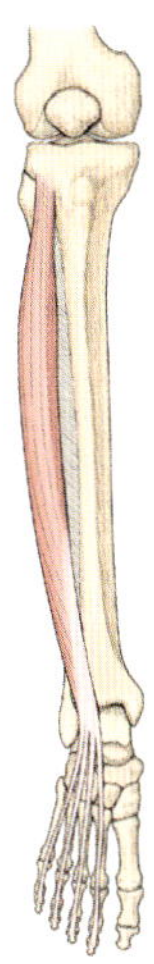
| 긴발가락폄근 |

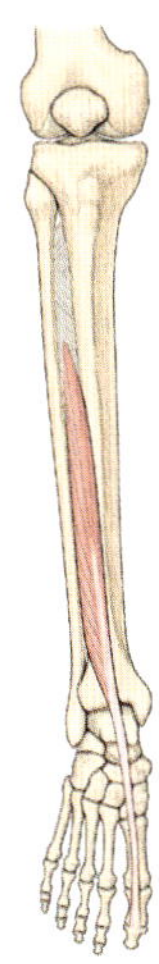
| 긴엄지폄근 |

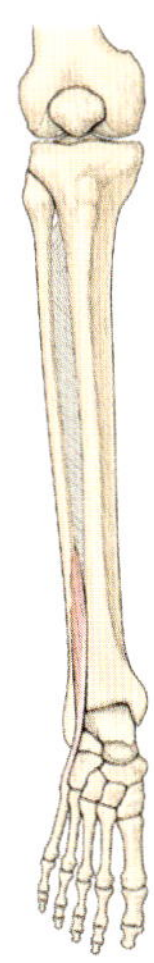
| 셋째종아리근 |

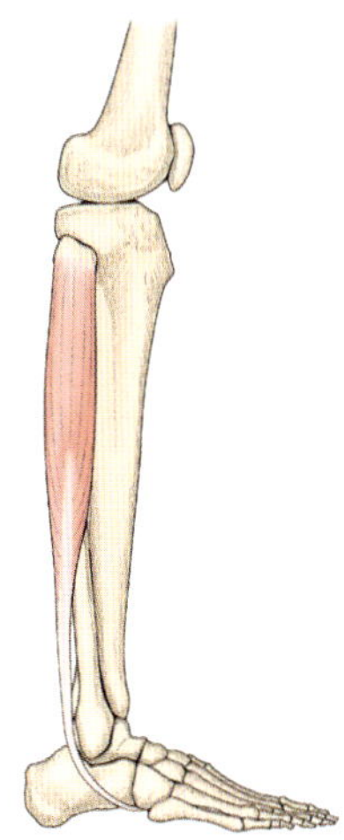
| 긴종아리근 |

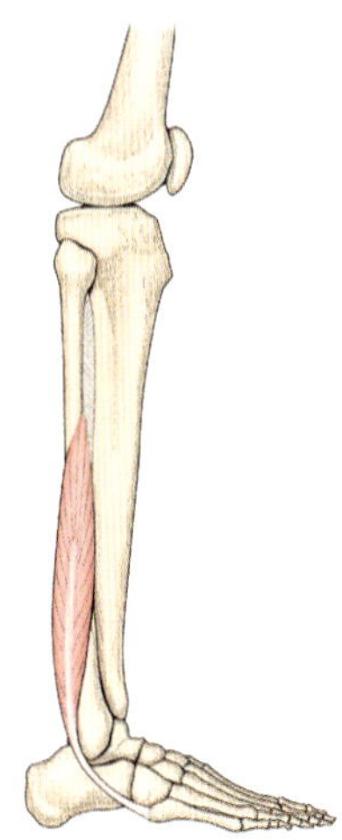
| 짧은종아 리근 |

종아리 뒷쪽의 근육

가자미근 | soleus muscle
가쪽갈래 | 외측두 / lateral head
긴발가락굽힘근 | 장지굴근 / flexor digitorum longus muscle
긴엄지굽힘근 | 장무지굴근 / flexor hallucis longus muscle
뒤정강근 | 후경골근 / tibialis posterior muscle
발꿈치힘줄 | 종골건; 아킬레스건 / calcaneal tendon; Achilles tendon
안쪽갈래 | 내측두 / medial head
오금근 | 슬와근 / popliteus muscle
장딴지근 | 비복근 / gastrocnemius muscle
장딴지빗근 | 족척근 / plantaris muscle

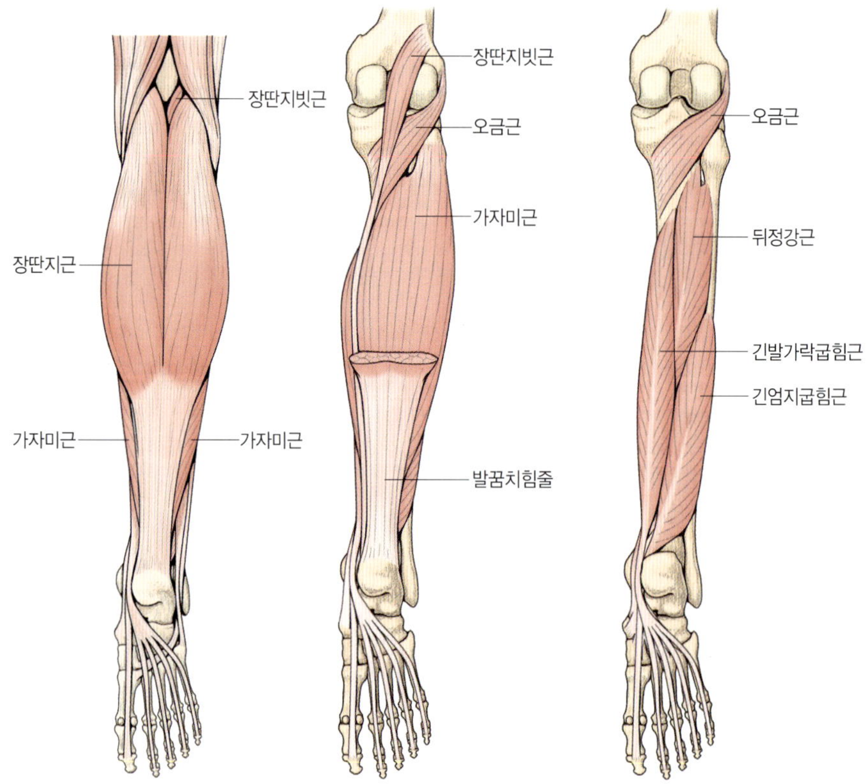

| 얕은층 | | 깊은층 |

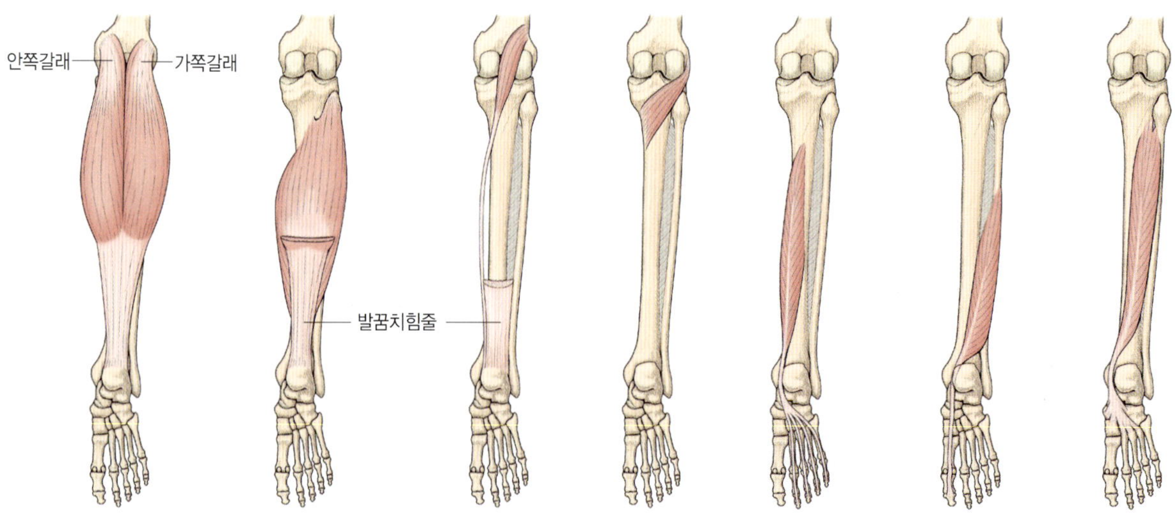

| 장딴지근 | | 가자미근 | | 장딴지빗근 | | 오금근 | | 긴발가락굽힘근 | | 긴엄지굽힘근 | | 뒤정강근 |

발을 움직이는 근육

발의 자체근육

발가락을 움직이는 작은 자체근육들은 발목과 발의 뼈들에서 일어난다. 굽힘근육 일부는 발꿈치뼈의 앞모서리에서 일어난다. 이들 근긴장은 세로발바닥활의 유지에 기여한다. 발을 움직이는 근육은 발등의 근육과 발바닥의 근육이 있다. 발바닥의 근육은 안쪽칸, 가쪽칸, 가운데칸, 깊은칸 4층으로 배열되어 있다.

발등의 근육

발등에는 손등에서와는 달리 발가락 폄작용을 하는 한 개의 근육, 짧은발가락폄근이 있다. 짧은발가락폄근은 넓고 얇은 근육으로 발꿈치뼈의 아래가쪽면에서 일어 발등을 비스듬히 가로질러 네 개의 힘줄로 끝난다. 가장 안쪽의 힘줄은 엄지발가락 첫마디뼈로 붙는데, 이 부분을 따로 짧은엄지폄근이라고도 한다. 다른 세 개의 힘줄은 둘째에서 넷째발가락으로 가는 각각 긴발가락폄근힘줄의 가쪽면에 닿는다.

굽힘근육 | flexor muscle
긴발가락폄근힘줄 | 장족지신근건 / tendon of extensor digitorum longus muscle
긴엄지폄근힘줄 | 장무지신근건 / tendon of extensor hallucis longus muscle
등쪽뼈사이근 | 배측골간근 / dorsal interossei muscle
발 | 족 / foot
발가락 | 족지 / toes
발꿈치뼈 | 종골 / calcaneus
발등 | 족배 / dorsum of foot
발목 | 족근 / ankle
발바닥 | 족척; 족저 / sole
세로발바닥활 | longitudinal arch of foot
손등 | 수배 / dorsum of hand
앞정강근힘줄 | 전경골근건 / tendon of tibialis anterior muscle
엄지발가락 | 무지 / great toe
첫마디뼈 | 기절골 / proximal phalanx
짧은발가락폄근 | 단지신근 / extensor digitorum brevis muscle
폄근지지띠 | 신근지대 / extensor retinaculum

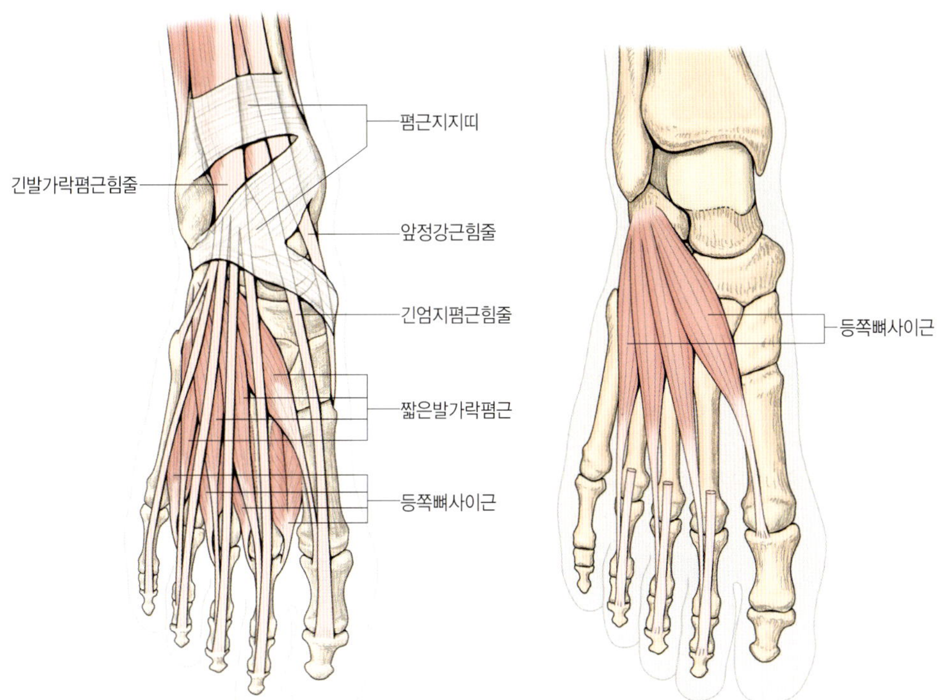

발등의 근육

발을 움직이는 근육

근육	이는곳	닿는곳	작용	신경
발바닥의 근육: 안쪽칸				
엄지벌림근(무지외전근, abductor hallucis)	발꿈치뼈	엄지발가락 첫마디뼈	엄지발가락의 발허리발가락관절 벌림	안쪽발바닥신경
짧은엄지굽힘근 (단무지굴근, flexor hallucis brevis)	입방뼈와 가쪽쐐기뼈	엄지발가락의 첫마디뼈	엄지발가락의 발허리발가락관절을 굽힘	안쪽발바닥신경
발바닥의 근육: 가쪽칸				
새끼벌림근(소지외전근, abductor digiti minimi)	발꿈치뼈	제5발가락 첫마디뼈	제5발가락의 발허리발가락관절 벌림 및 굽힘	가쪽발바닥신경
짧은새끼굽힘근 (단소지굴근, flexor digiti minimi brevis)	제5발허리뼈	제5발가락의 첫마디뼈	제5발가락의 발허리발가락관절 굽힘	가쪽발바닥신경
발바닥의 근육: 가운데칸				
짧은발가락굽힘근 (단지굴근, flexor digitorum brevis)	발꿈치뼈	제2~5발가락 중간마디뼈	제2~5발가락 몸쪽발가락사이관절의 굽힘	안쪽발바닥신경
발바닥네모근(족저방형근, quadratus plantae)	발꿈치뼈	긴발가락굽힘근 힘줄	제2~5발가락의 관절 굽힘	가쪽발바닥신경
벌레근(충양근, lumbrical)	긴발가락굽힘근 힘줄	긴발가락폄근 닿는곳	발허리발가락관절 굽힘, 제2~5발가락뼈사이관절 폄	안쪽발바닥신경, 가쪽발바닥신경
발바닥의 근육: 깊은칸				
등쪽뼈사이근(배측골간근, dorsal interosseous)	발허리뼈	제2발가락의 안쪽과 가쪽, 제3~4발가락의 가쪽	제3~4발가락의 발허리발가락관절 벌림, 제2~4발가락의 발허리발가락관절 굽힘 및 폄	가쪽발바닥신경
바닥쪽뼈사이근 (장측골간근, plantar interosseous)	발허리뼈	제3~5발가락의 안쪽	제3~5발가락의 발허리발가락관절 모음, 발허리발가락관절 굽힘 및 발가락뼈사이관절 폄	가쪽발바닥신경
엄지모음근(무지내전근, adductor hallucis)	제2~4발허리뼈	엄지발가락의 첫마디뼈	엄지발가락의 발허리발가락관절 모음 및 굽힘	가쪽발바닥신경

발바닥근육

가로갈래 | 횡두 / transverse head
가로다발 | 횡속 / transverse fascicles
긴발가락굽힘근힘줄 | 장족지굴근건 / tendon of flexor digitorum longus muscle
긴엄지굽힘근힘줄 | 장무지굴근건 / tendon of flexor hallucis longus muscle
긴종아리근힘줄 | 장비골근건 / distal tendon of fibularis longus muscle
등쪽뼈사이근 | 배측골간근 / dorsal interossei muscle
바닥쪽뼈사이근 | 장측골간근 / palmar interossei muscle
발꿈치뼈융기 | 종골융기 / calcaneal tuberosity
발바닥널힘줄 | 족척건막 / plantar aponeurosis
발바닥네모근 | 족척방형근 / quadratus plantae muscle
벌레근 | 충양근 / lumbrical muscle
빗갈래 | 사두 / oblique head
새끼벌림근 | 소지외전근 / abductor digiti minimi muscle
얕은가로발허리인대 | 천횡중족인대 / superficial transverse metatarsal ligament
엄지모음근 | 무지내전근 / adductor hallucis muscle
엄지모음근 가로갈래 | 무지내전근 횡두 / transverse head of adductor hallucis muscle
엄지모음근 빗갈래 | 무지내전근 사두 / oblique head of adductor hallucis muscle
엄지벌림근 | 무지외전근 / abductor hallucis muscle
짧은발가락굽힘근 | 단지굴근 / flexor digitorum brevis muscle
짧은새끼굽힘근 | 단소지굴근 / flexor digiti minimi brevis muscle
짧은엄지굽힘근 | 단무지굴근 / flexor hallucis brevis muscle

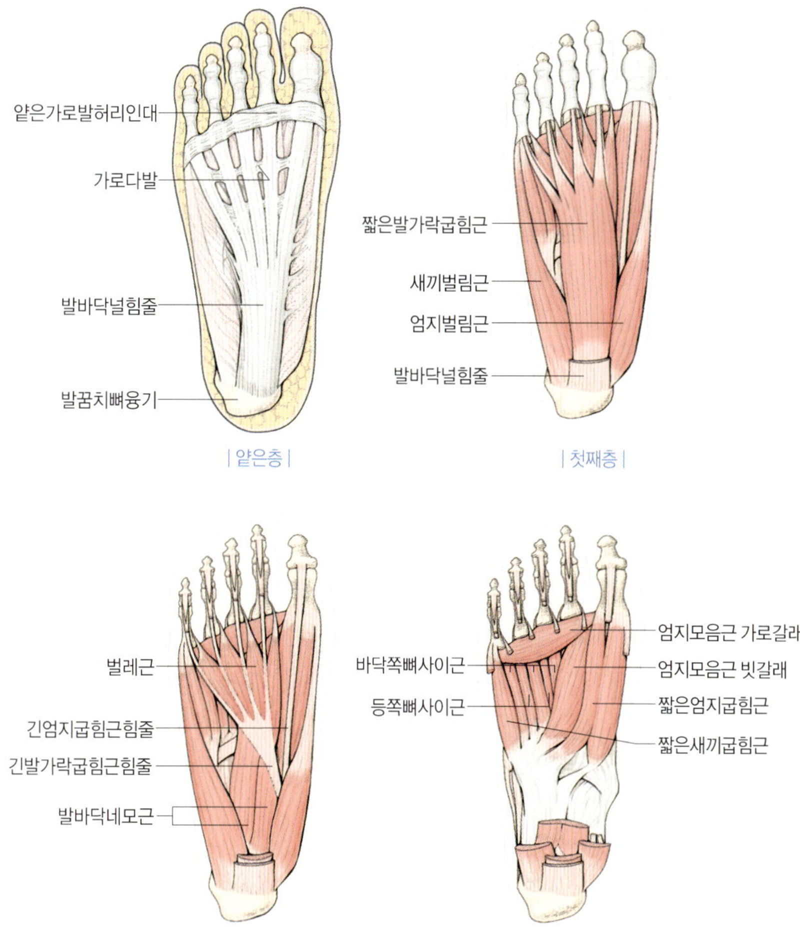

| 얕은층 | | 첫째층 | | 둘째층 | | 셋째/넷째층 |

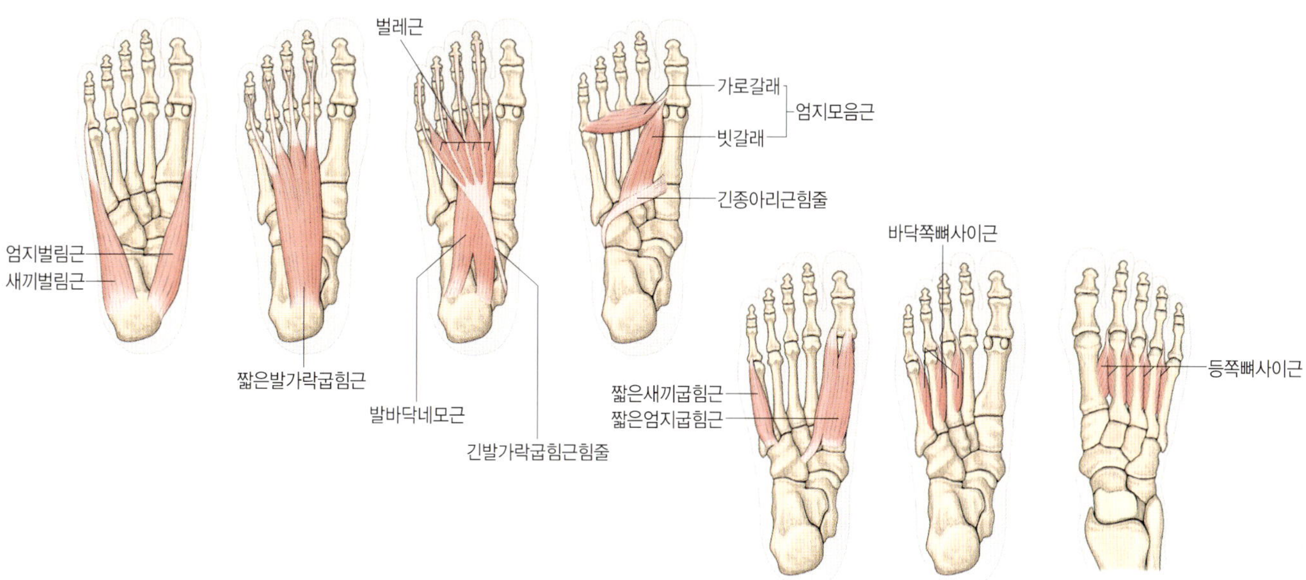

Chapter

06

순환계통

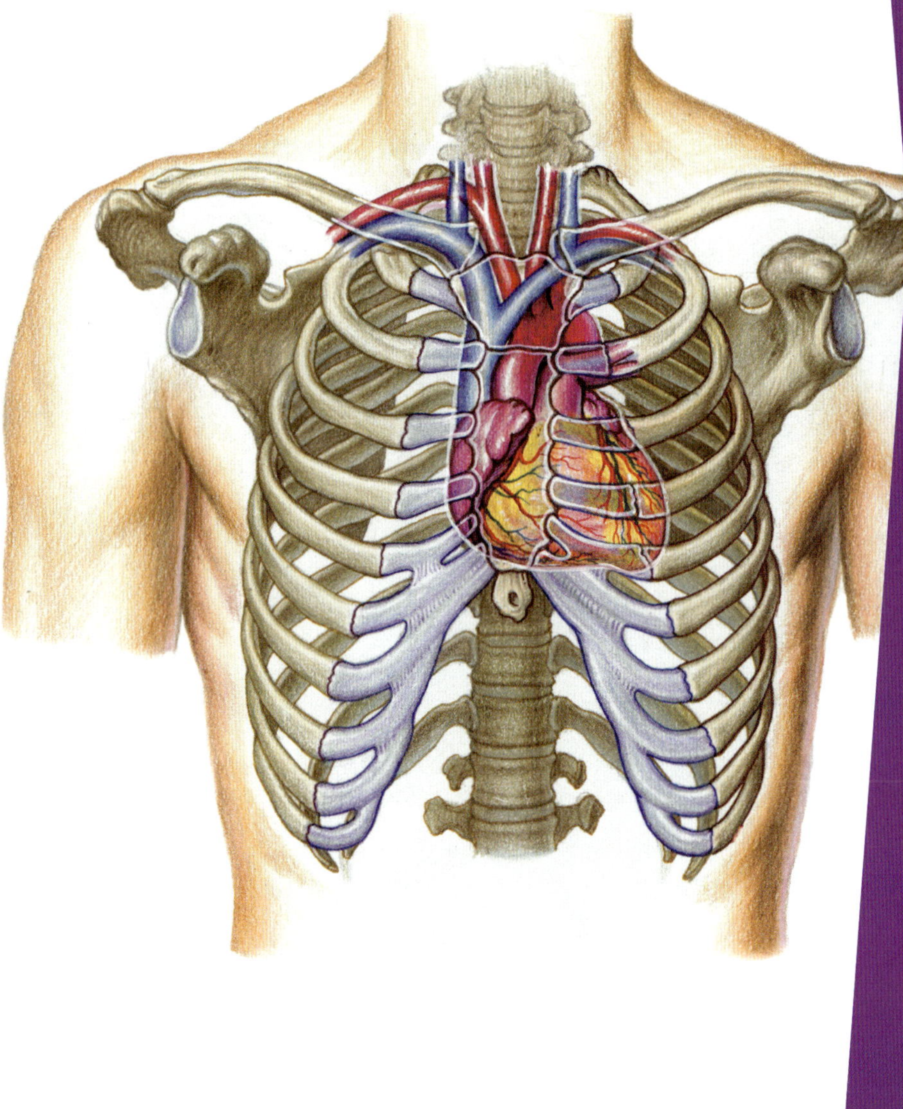

혈관계통은 심장, 혈관, 림프관으로 이어지는 계통으로 체내에 액체(혈액과 림프)를 순환시키는 수송로이기 때문에 **순환계**라고도 한다.

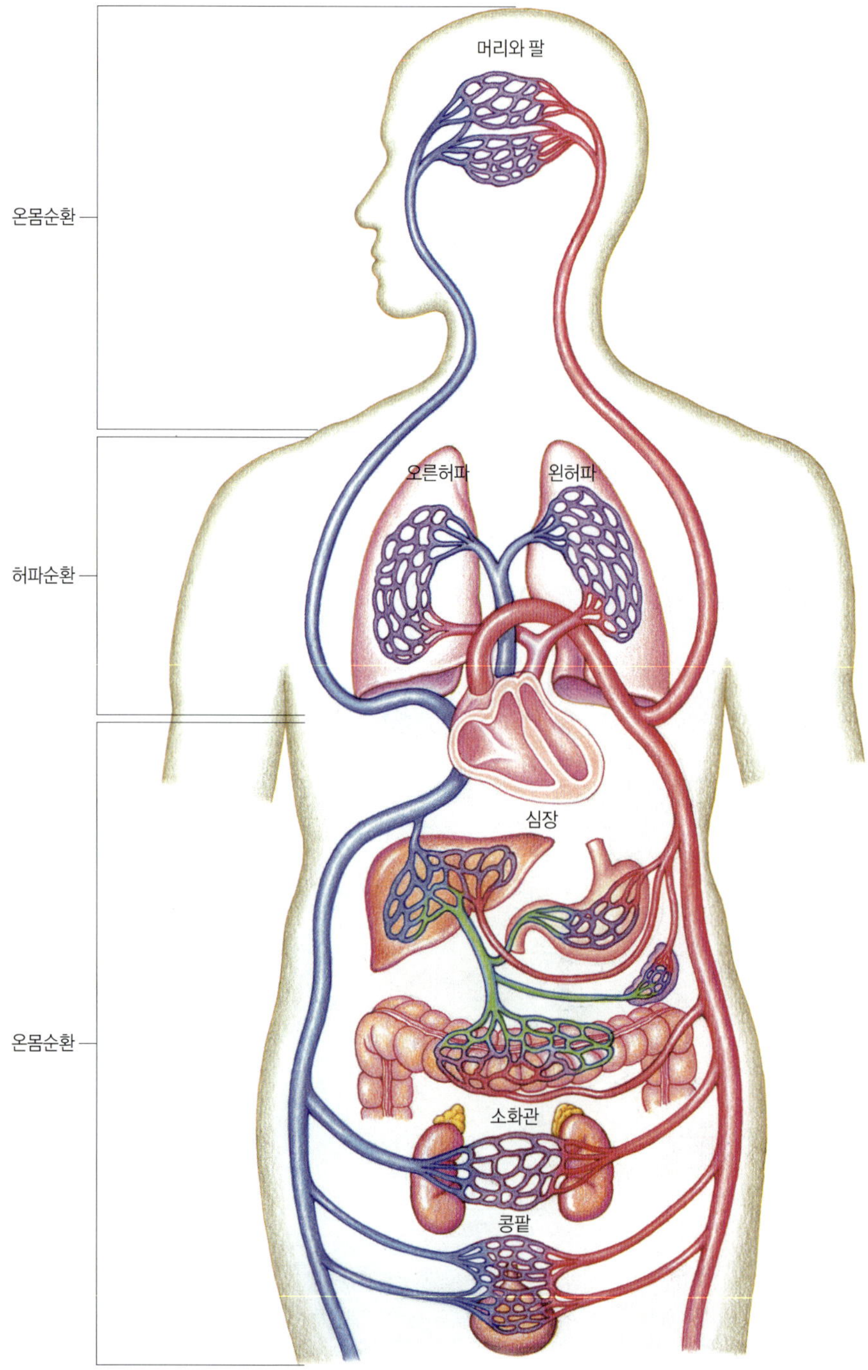

■혈액순환의 모식도

심혈관계통

혈관계통은 혈액순환의 중추적 펌프역할을 하는 심장, 혈액을 심장으로부터 몸의 각종 기관과 조직으로 운반하는 동맥, 동맥과 정맥을 이어 주는 모세혈관, 그리고 모세혈관으로부터 혈액을 모아서 다시 심장으로 운반하는 정맥으로 이루어져 있다.

동맥은 심장에서 나가는 큰 동맥으로부터 가지를 내면서 점점 작아지는데 지름이 0.5 mm 이하인 것을 세동맥이라고 한다. 세동맥이 작아져서 모세혈관이 된다. 모세혈관이 합쳐져서 이루는 작은 정맥을 세정맥이라고 하며 이들이 만나서 더 큰 정맥을 이룬다. 대개 정맥은 동맥과 같이 달리며 같은 이름이 붙어 있다. 피부밑조직에 있는 일부 정맥은 동맥과 관계없이 달리는데 이런 정맥을 얕은정맥이라고 한다. 또한 대부분 정맥은 만나서 큰 정맥을 이루어 심장으로 들어가는데, 어떤 정맥은 나뉘어져 모세혈관을 이루며, 이들이 다시 만나 정맥을 이루어 심장으로 돌아간다. 이렇게 두 개의 모세혈관 사이에 끼어 있는 정맥을 문맥이라고 한다.

혈관은 끝으로 가는 과정에서 여러 가지로 나눠지거나 합쳐지며, 모세혈관의 분지양상은 복잡하다. 어떤 곳에서는 동맥과 정맥의 사이에 모세혈관 없이 인접하는 동맥끼리, 정맥끼리 또는 동정맥끼리 직접 이어져서 연결(문합)을 형성한다. 세동맥과 세정맥이 모세혈관을 거치지 않고 직접 연결되어 있는 것을 동정맥연결이라고 한다.

동맥은 심장 박동에 의한 혈압의 변화에 견딜 수 있도록 두꺼운 벽으로 되어 있고, 이에 반해 정맥은 훨씬 얇고 약한 벽을 가지고 있다. 정맥은 잘라서 열어 보면 곳곳에 포켓을 두세 개 서로 마주하는 정맥판막이 있어 혈액의 역류를 막고 있다.

혈액순환에는 크게 허파순환과 온몸순환으로 구분되는데, 허파순환은 혈액이 심장에서 허파를 돌아 다시 심장으로 돌아오는 것을 말하며, 온몸순환은 심장에서 나간 혈액이 허파를 제외한 온몸을 돌아 다시 심장으로 돌아오는 것을 말한다.

동맥은 산소가 풍부한 선홍색의 동맥혈을 포함하고 정맥은 이산화탄소가 풍부한 흑적색의 정맥혈을 포함하고 있다.

동맥 | artery
동정맥연결 | 동정맥문합 / arteriovenous anastomosis
모세혈관 | capillary
문맥 | portal vein
세동맥 | 소동맥 / arteriole
세정맥 | 소정맥 / venule
심장 | heart
온몸순환 | 전신순환 / systemic circulation
정맥 | vein
정맥판막 | venous valve
허파순환 | 폐순환 / pulmonary circulation
혈관계통 | blood-vessel system
혈액순환 | blood circulation

가로막 | 횡격막 / diaphragm
다섯째갈비사이공간 | 제5늑간극 / fifth intercostal space
대동맥활 | 대동맥궁 / arch of aorta
둘째갈비사이공간 | 제2늑간극 / second intercostal space
벽심장막 | 벽측심막 / parietal pericardium
복장뼈 | 흉골 / sternum
섬유심장막 | 섬유성심막 / fibrous pericardium
세로칸 | 종격 / mediastinum
심장막안 | 심장막공간, 심막강 / pericardial cavity
심장 | heart
심장근육층 | 심근층 / myocardium
심장꼭대기 | 심장끝, 심첨 / apex of heart
심장끝 | 심첨 / apex of heart
심장바깥막 | 심외막 / epicardium
심장바닥 | 심저 / base of heart
심장속막 | 심내막 / endocardium
오른허파 | 우폐 / right lung
왼허파 | 좌폐 / left lung
위대정맥 | 상대정맥 / superior vena cava
장막심장막 | 장막성심막 / serous pericardium
젖꼭지선 | 유두선 / mammillary line
중간세로칸 | 중간종격 / middle mediastinum
첫째갈비뼈 | 제1늑골 / first rib [I]

심장 heart

심장은 주먹 정도 크기의 기관(길이 14 cm, 폭 10 cm 정도)으로 섬유성 주머니인 심장막에 싸여서 중간세로칸에 위치하고 있으며, 복장뼈 뒤쪽에 위치한다. 세로칸의 내면을 덮는 벽측 심막은 투텁고 강인한데, 이것은 다량의 콜라겐섬유가 보강되어 있기 때문이다. 한편 심장의 표면을 덮는 내장측 심막은 조직학적으로는 심장바깥막이라고 한다. 벽측과 내장측 심막은 대혈관의 기시부로 되돌아가 연결되기 때문에 심막에 의해 닫힌 빈 곳 즉 주머니가 생긴다. 이 주머니를 심낭이라고 하며 이 안에 10~20 ml의 황색 장액이 있어 심장의 유연한 운동을 도와준다.

심장의 위치는 거의 중앙부에 있는데 심장 상부의 대혈관이 들어오는 두터운 부분은 심장바닥이라고 하며, 좌측 아래의 가늘어진 끝은 심장꼭대기라고 한다. 심장꼭대기는 왼쪽 젖꼭지선(젖의 끝을 통과하는 수직선)의 약간 내측에서 다섯째 갈비사이공간 높이에 위치하기 때문에 여기를 손가락으로 살짝 눌러보면 심장박동을 느낄 수 있다.

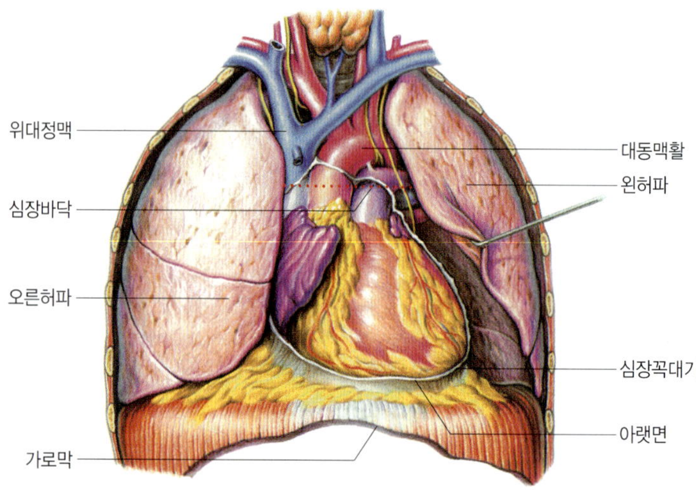

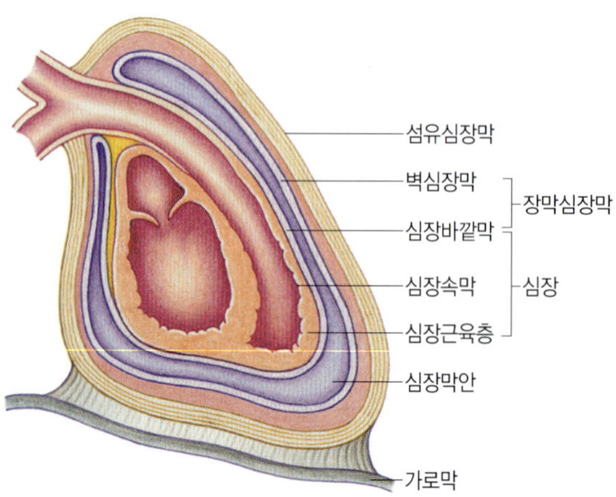

■ 심장막의 절단면

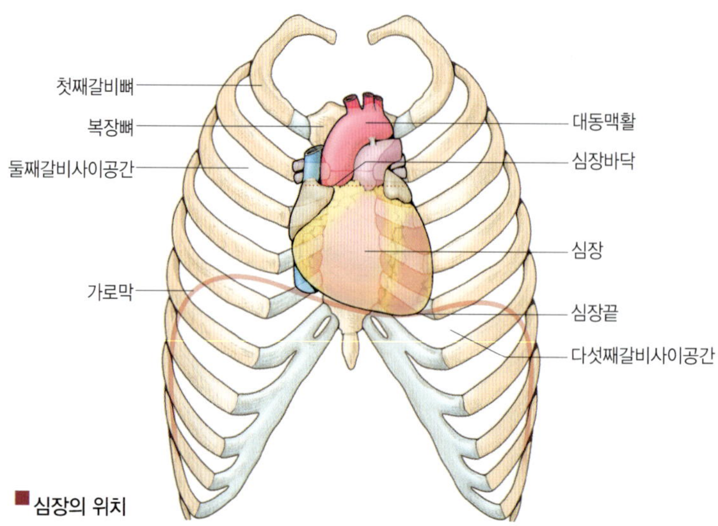

■ 심장의 위치

심장의 바깥구조

가로막 | 횡격막 / diaphragm
대동맥 | aorta
대동맥활 | 대동맥궁 / arch of aorta
심장꼭대기 | 심장끝; 심첨 / apex of heart
심장바닥 | 심저 / base of heart
심장정맥굴 | 관상정맥동 / coronary sinus
아래대정맥 | 하대정맥 / inferior vena cava
아래면 | 하면 / inferior surface
오른심장동맥; 오른관상동맥 | 우관상동맥 / right coronary artery
오른아래허파동맥 | 우하폐동맥 / right inferior pulmonary artery
오른아래허파정맥 | 우하폐정맥 / right inferior pulmonary vein
오른위허파동맥 | 우상폐동맥 / right superior pulmonary artery
오른위허파정맥 | 우상폐정맥 / right superior pulmonary vein
오른허파동맥 | 우폐동맥 / right pulmonary artery
오른심방 | 우심방 / right atrium
오른심방귀 | 우심이 / right auricle
오른심실 | 우심실 / right ventricle
오른허파 | 우폐 / right lung
왼심방귀 | 좌심이 / left auricle
왼심실 | 좌심실 / left ventricle
왼허파동맥 | 좌폐동맥 / left pulmonary artery
왼허파정맥 | 좌폐정맥 / left pulmonary vein
우측모서리 | 우연 / right border
위대정맥 | 상대정맥 / superior vena cava
좌측모서리 | 좌연 / left border
허파동맥 | 폐동맥 / pulmonary trunk

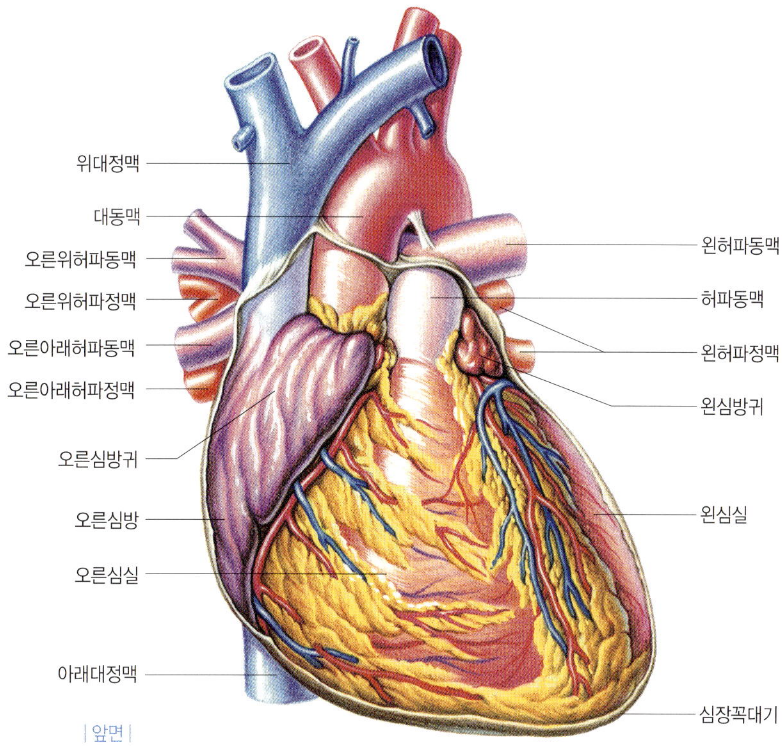

| 앞면 |

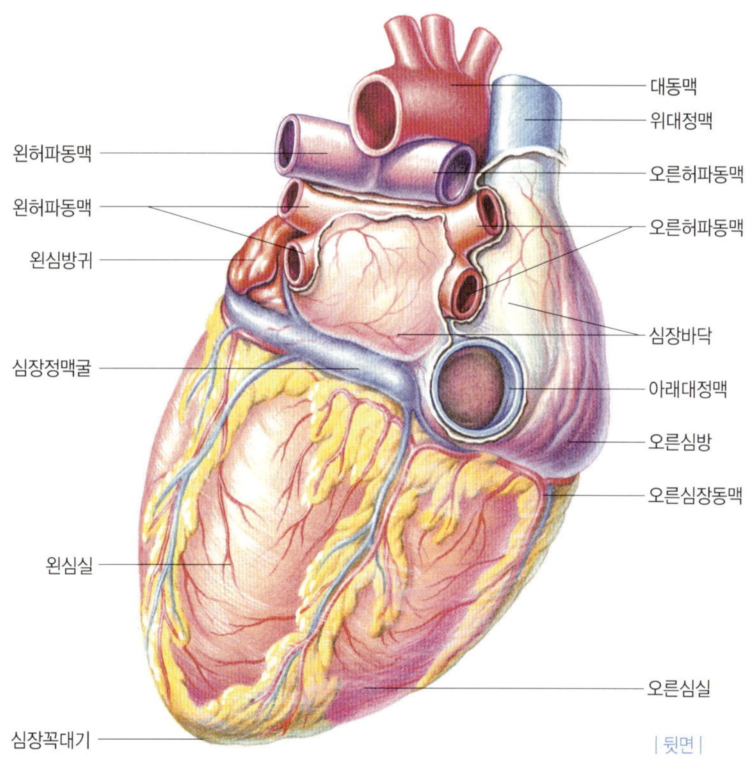

| 뒷면 |

근육기둥 | 육주 / trabeculae carneae
꼭지근 | 유두근 / papillary muscle
대동맥판막 | 대동맥판 / aortic valve
방실판막 | atrioventricular valves
심방 | atria
심방귀 | 심이 / auricle
심방사이막 | 심방중격 / interatrial septum
심실 | ventricles
심실사이막 | 실간중격; 심실중격 / interventricular septum
심장 | heart
심장정맥굴 | 관상정맥동 / coronary sinus
아래대정맥 | 하대정맥 / inferior vena cava
오른방실판막; 삼첨판막 | right atrioventricular valve; tricuspid valve
오른심방 | 우심방 / right atrium
오른심실 | 우심실 / right ventricle
오름대동맥 | 상행대동맥 / ascending aorta
왼방실판막; 승모판막 | mitral valve; left atrioventricular valve
왼심방 | 좌심방 / left atrium
왼심실 | 좌심실 / left ventricle
위대정맥 | 상대정맥 / superior vena cava
허파동맥판막 | 폐동맥판 / pulmonary valve
힘줄끈 | 건삭 / chordae tendineae

심장의 구조

심장은 위쪽에 심방(좌우2방)과 아래쪽의 심실(좌우2실)로 나누어져 있다. 심방은 정맥에서 혈액을 받아들이는 부분이기 때문에 벽이 얇고 그 앞 부분은 특히 벽이 얇은 심방귀라는 돌출부가 있다. 이와 반대로 심실은 동맥으로 혈액을 뿜어내는 펌프부분이기 때문에 두꺼운 벽으로 되어 있다. 그리고 심방과 심실 사이에는 역류를 막는 판이 배치되어 있다. 심방과 심실의 사이에 있는 것이 방실판막, 동맥의 시작부에 있는 것이 동맥판막이다.

방실판막은 왼쪽의 것을 왼방실판막이라고 하고, 오른쪽에 있는 것을 오른방실판막이라고 한다. 방실판막은 방의 경계에 있는 단단한 결합조직의 둘레에서 시작해서 가늘고 뾰족해진 다수의 판침으로 나누어져 심실 안으로 뻗어 그 가장자리는 파라슈트(parachute)의 실과 같은 힘줄끈에 의해 심실벽에서 끌어당기고 있다. 심실의 내면에는 꼭지근이 손가락을 세운 듯이 뻗어 있고, 힘줄끈은 꼭지근 끝에서 시작되고 있다.

대동맥판막과 허파동맥판막은 세 개의 반달 모양의 판막(반달첨판)이 포켓과 같이 서로 마주하고 있으며 세 개의 판가장자리가 Y형태로 접촉하여 동맥입구를 닫는다.

오른심방 | 오른심방은 심장의 오른모서리 위쪽에 위치하며 얇은 벽으로 된 공간이다. 세 개의 혈관인 위대정맥, 아래대정맥, 심장정맥굴에서 혈액을 받아들인다. 오른심방과 왼심방 사이에 얇은 경계벽인 심방사이막이 있다. 혈액이 오른심방에서 나와 오른심실로 가기 위해 판막을 통과하는데 이를 오른방실판막이라 한다.

오른심실 | 오른심실은 심장 앞면 대부분을 차지한다. 오른심실의 내부는 융기된 심근세포 다발인 근육기둥이 이랑 모양으로 줄지어 있다. 오른방실판의 돌기는 힘줄끈에 연결되고, 힘줄끈은 원뿔 모양의 근육기둥인 꼭지근에 연결되어 있다. 오른심실은 심실사이막이라 불리는 경계벽으로 왼심실과 분리되어 있다. 오른심방에서 들어온 혈액은 오른심실에서 나와 허파동맥판막을 통해 허파동맥이라는 큰 혈관으로 들어간다.

왼심방 | 왼심방은 심장의 바닥뒷쪽부분에 위치하며 허파정맥에서 혈액이 들어온다. 혈액은 왼심방에서 나와 혈액의 역류를 방지하는 돌기가 두 개인 왼방실판막을 통과하여 왼심실로 들어간다.

왼심실 | 왼심실은 심장에서 가장 두꺼운 부분으로 심장꼭대기를 이룬다. 왼심방에서 들어오는 혈액을 전신에 보내는 역할을 한다. 혈액의 역류를 방지하는 반월판인 대동맥판막을 통해 왼심실에서 나와 몸에서 가장 큰 동맥인 오름대동맥으로 들어간다.

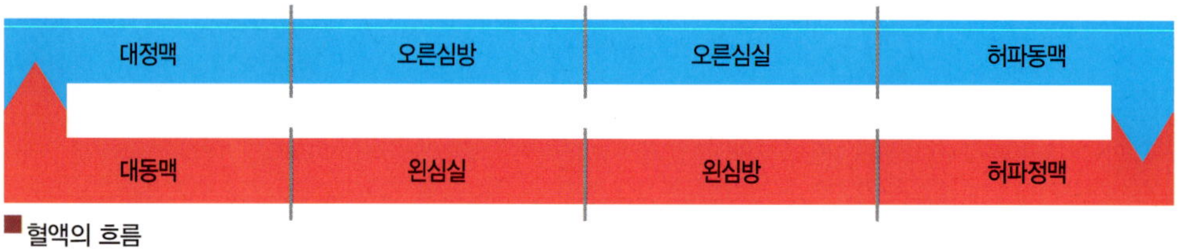

■ 혈액의 흐름

심장의 관상단면

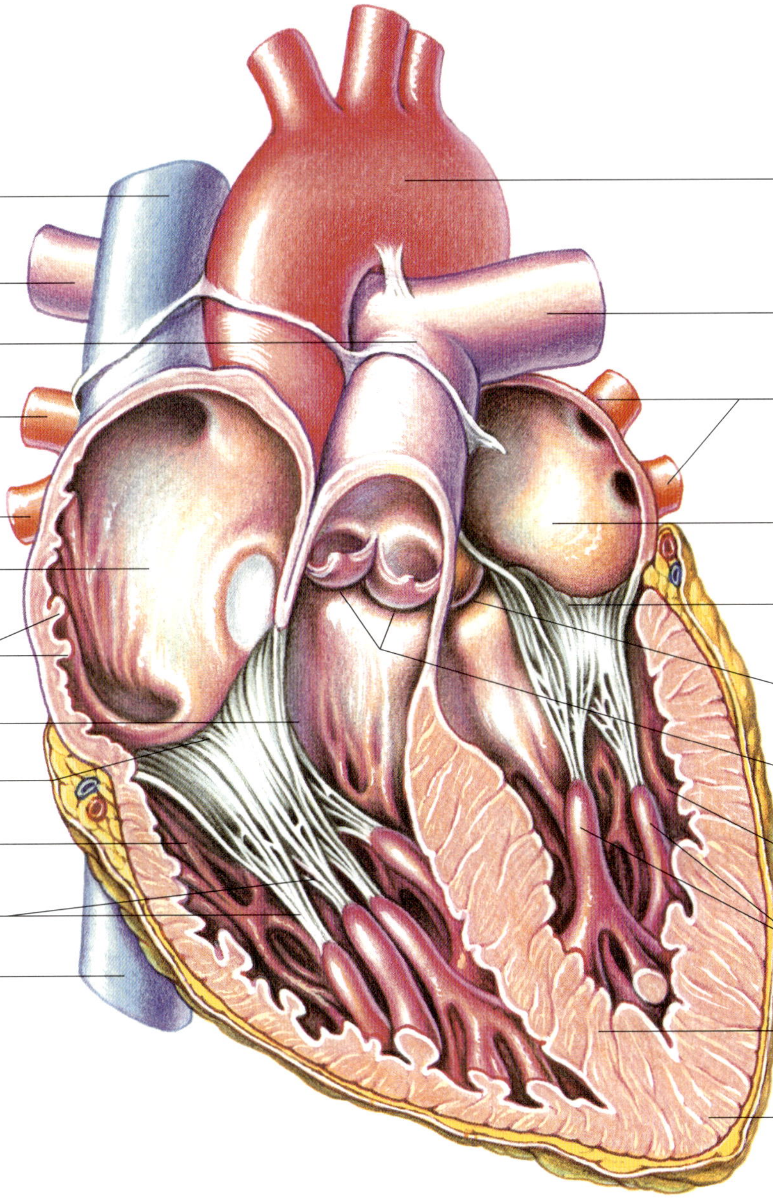

꼭지근 | 유두근 / papillary muscle
대동맥 | aorta
대동맥판막 | 대동맥판 / aortic valve
빗살근 | 즐상근 / pectinate muscles
심장근육층 | 심근층 / myocardium
심실사이막 | 실간중격; 심실중격 / interventricular septum
아래대정맥 | 하대정맥 / inferior vena cava
오른방실판막; 삼첨판막 | right atrioventricular valve; tricuspid valve
오른심방 | 우심방 / right atrium
오른심실 | 우심실 / right ventricle
오른허파동맥 | 우폐동맥 / right pulmonary artery
오른허파정맥 | 우폐정맥 / right pulmonary vein
왼방실판막; 승모판막 | mitral valve; left atrioventricular valve
왼심방 | 좌심방 / left atrium
왼심실 | 좌심실 / left ventricle
왼허파동맥 | 좌폐동맥 / left pulmonary artery
왼허파정맥 | 좌폐정맥 / left pulmonary vein
위대정맥 | 상대정맥 / superior vena cava
허파동맥 | 폐동맥 / pulmonary trunk
허파동맥판막 | 폐동맥판 / pulmonary valve
힘줄끈 | 건삭 / chordae tendineae

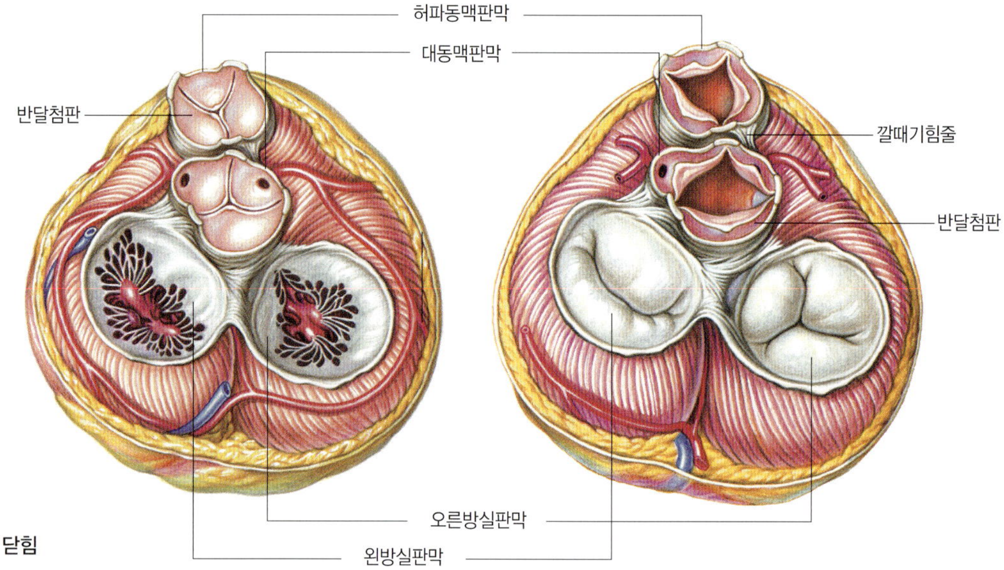

■ 윗쪽에서 본 심장판막의 열림과 닫힘

대동맥판막 | 대동맥판 / aortic valve
바깥막 | 외막 / tunica adventitia
반달첨판 | semilunar cusp
방실판막 | atrioventricular valves
속막 | 내막 / tunica intima
심실 | ventricles
심장근육층 | 심근층 / myocardium
심장바깥막 | 심외막 / epicardium
심장속막 | 심내막 / endocardium
오른방실판막; 삼첨판막 | tricuspid valve; right atrioventricular valve
왼방실판막; 승모판막 | mitral valve; left atrioventricular valve
왼심실 | 좌심실 / left ventricle
판막 | 판 / valve
허파동맥판막 | 폐동맥판 / pulmonary valve

심장판막

심장의 각 방이 수축하면 상당한 양의 혈액을 심실이나 심장 밖의 동맥으로 밀어낸다. 판막은 심장이 수축과 이완을 하면서 변하는 압력에 따라 열리거나 닫힌다. 네 개의 판막은 열어서 혈액을 흘려보내고 닫아서 역류를 방지하며 혈액이 한 방향으로 흐르도록 한다.

방실판막 | 심방과 심실 사이에 위치하고 있어서 방실판막이라 한다. 심장 좌우의 방실구에 있는 판막으로 심실에서 심방으로의 혈액 역류를 방지한다. 왼방실판막을 승모판막이라고 하며, 오른방실판막을 삼첨판막이라고 한다.

반달판막 | 초승달 모양의 첨판 세 개로 이루어져 있으며, 대동맥판막과 허파동맥판막이 있다. 각 첨판은 볼록한 가장자리 부분이 동맥벽에 붙어 있다. 반달판막은 혈액이 심장에서 동맥으로 뿜어져 나오되 심실로 역류하는 것은 막는다.

심장벽의 구조

심장의 벽은 안쪽 끝에서 바깥쪽으로 속막, 심장근육층, 바깥막의 세 개 층으로 되어 있다.

심장속막은 혈관의 속막에 해당하는 층으로 내피와 그것을 덮는 얇은 결합조직의 층으로 되었다.

심장근육층은 속막의 바깥쪽에 있는 심장근육으로 이루어졌다. 심장근육층이 심방에서는 얇지만 심실 특히 왼심실은 상당히 두꺼운 층(오른심실의 3배)을 이루고 있다. 심방이 심실로 혈액을 밀어내는 데 비해 오른심실은 허파로 왼심실은 머리와 손발에 이르기까지 온몸으로 혈액을 밀어내는 작업량에 비례하여 근육층의 두께도 다르다.

심장바깥막은 심장의 외면을 덮는 장막(장측 심막)과 이것을 에워싸는 결합조직으로 되어 있으며 부위에 따라 지방조직이 형성되어 있다.

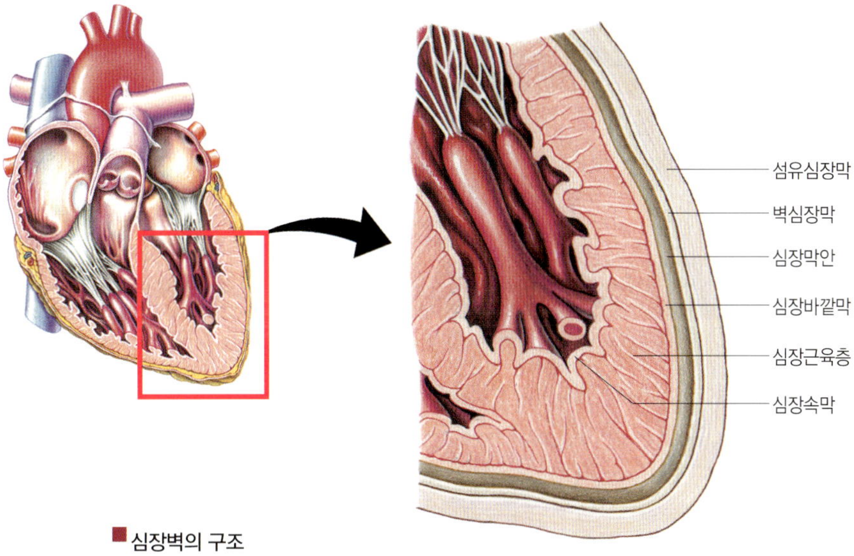

■ 심장벽의 구조
(이해를 돕고자 심장막이 조금 과장되게 표현되었음)

굴심방결절 | 동방결절 / sinuatrial node
방실다발 | 방실속 / atrioventricular bundle; bundle of his
방실다발오른갈래 | right branch of atrioventicular bundle
방실다발왼갈래 | left branch of atrioventicular bundle
방실결절 | atrioventricular node
벽심장막 | 벽측심막 / parietal pericardium
섬유심장막 | 섬유성심막 / fibrous pericardium
심실사이막 | 실간중격; 심실중격 / interventricular septum
심장막안 | 심장막공간; 심막강 / pericardial cavity
심장전도근육섬유 | 심장전도근섬유 / cardiac conducting myofiber
심장근육층 | 심근층 / myocardium
심장바깥막 | 심외막 / epicardium
심장속막 | 심내막 / endocardium
오른심실벽 | 우심실벽 / wall of right ventricle
왼심실벽 | 좌심실벽 / wall of left ventricle

자극전도계

심장에는 율동적 박동을 위한 자극을 생성하고 이를 심장근육세포로 전달하는 자극전도계통이 있다. 이 자극전도계통은 특수하게 분화된 심장근육세포로 이루어져 있으며, 굴심방결절, 방실결절, 방실다발 및 심장전도근육섬유로 구성되어 있다.

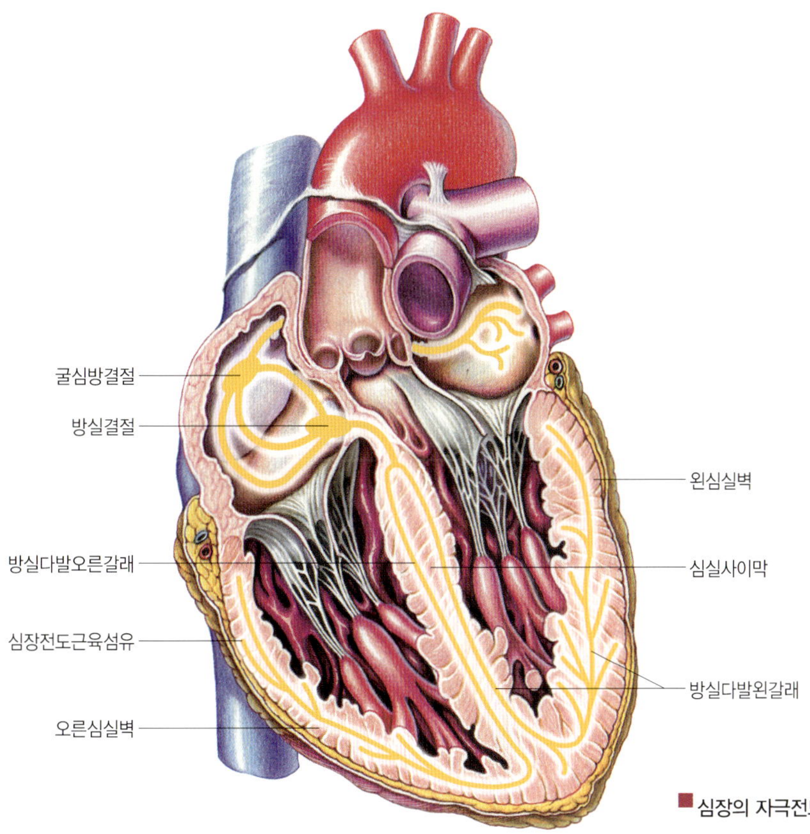

■ 심장의 자극전도계

관상동맥, 심장동맥 | coronary artery
굴심방결절 | 동방결절 / sinuatrial node
대동맥 | aorta
뒤내림동맥 | posterior descending
방실다발 | 방실속 / atrioventricular bundle; bundle of his
방실결절 | atrioventricular node
심장 | heart
심장전도근육섬유 | 심장전도근섬유 / cardiac conducting myofiber
심장정맥굴 | 관상정맥동 / coronary sinus
아래대정맥 | 하대정맥 / inferior vena cava
앞심실사이가지 | 전실간지 / anterior interventricular branch
앞심장정맥 | 전심장정맥 / anterior cardiac vein
오른모서리가지 | right marginal branch
오른심실 | 우심실 / right ventricle
오른심장동맥; 오른관상동맥 | 우관상동맥 / right coronary artery
왼심실 | 좌심실 / left ventricle
왼심장동맥 | 좌관상동맥 / left coronary artery
위대정맥 | 상대정맥 / superior vena cava
작은심장정맥 | 소심장정맥 / small cardiac vein
큰심장정맥 | 대심장정맥 / great cardiac vein
허파정맥 | 폐정맥 / pulmonary veins
휘돌이가지 | 회선지 / circumflex branch

굴심방결절 | 정상 심장에서 특수전도계의 자극전도의 시작부위로서 위대정맥이 오른심방으로 들어오는 입구 근처에 위치한다. 여기서 발생된 자극은 왼 · 오른심방을 수축시키며, 심장 박동률을 조절하는 박동조율기역할을 한다.

방실결절 | 특수화된 심장전도근육섬유의 현미경적 집합으로서 오른심방의 심장속막 밑에 위치하며 자극을 방실다발에 전달한다. 방실결절을 지나는 활동전위의 전도가 가장 느리며 길다.

방실다발 | 직경 1 mm 정도의 특수근섬유 다발로서 심방과 심실을 이어 주는 유일한 근육조직이다. 심방과 심실의 경계를 이루는 단단한 결합조직의 판을 관통하면 심실사이막 좌우로 나뉘면서 하강한다.

심장전도근육섬유 | 심장의 자극을 빠르게 전도하며 심장근육의 수축을 조화시킨다. 이 섬유의 치밀한 망이 방실결절 및 굴심방결절을 형성한다.

심장의 혈관

심장근육은 평생 동안 쉬지 않고 수축운동을 끊임없이 하므로 그 에너지의 소비가 크기 때문에 충분한 영양과 산소를 공급할 필요가 있다. 이 때문에 **심장벽**은 **심장동맥**과 **심장정맥**이 잘 발달되어 있다. **심장**은 **대동맥**의 기부에서 나오는 좌우의 두 개의 **심장동맥**에 의해 유지된다. **왼심장동맥**은 허파동맥줄기의 왼쪽 뒤로 돌아가면서 두 개의 큰 가지로 갈라지는데, 왼쪽으로 달리는

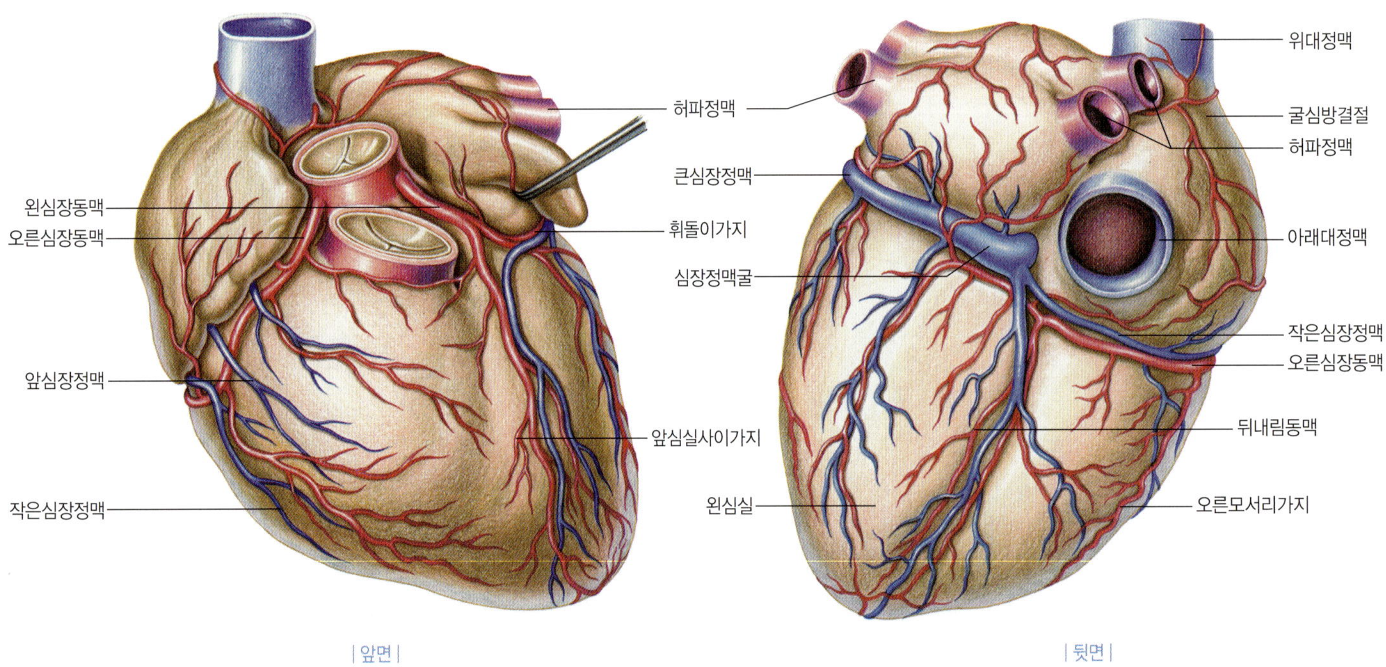

심장의 혈관

것을 휘돌이가지라 하고, 앞심실 사이로 내려가는 것을 앞심실사이가지가 되어 심장꼭대기쪽으로 내려가면서 분포한다. 오른심장동맥은 심장의 오른쪽으로 돌아 뒤심실사이동맥이 되어 오른심실과 왼심실에 분포한다.

심장동맥의 줄기의 발달과 분포영역에는 개인차가 있지만 대략적으로 왼심장동맥의 앞심실사이가지는 주로 심장의 앞벽과 심실의 중격을, 휘돌이가지는 좌측벽을, 오른심장동맥은 우측벽과 아래벽을 도와주고 있다.

심장의 정맥은 심장의 뒷면에서 방실의 경계에 접하는 심장정맥굴이라고 하는 두꺼운 정맥으로 흘러들어온 후 오른심방으로 열린다.

심장근육은 평생 활발한 수축운동을 끊임없이 하기 때문에 그 산소소비는 상당히 많다. 심장동맥의 동맥경화가 진행되면 혈관이 협소해지기 때문에 충분한 혈액을 공급할 수 없게 되어 심근의 산소부족이 된다. 협심증은 심장동맥이 협착하고 있는 상태로 운동과부하에 의해 일시적으로 심근이 산소부족이 되는데 안정하면 회복은 된다. 한편 심근경색증은 심장동맥이 완전히 폐쇄되어 혈액이 끊겨 그쪽의 심근조직이 괴사하기 때문에 심장에 큰 장해를 남긴다.

허파순환과 온몸순환 pulmonary circulation & systemic circulation

허파순환의 주요 기능은 허파에서 산소를 섭취하고 이산화탄소를 배출하기 위한 것이다. 오른심실의 혈액은 허파동맥판막을 통하여 허파동맥으로 들어가고 이 허파동맥은 오른허파동맥과 왼허파동맥으로 나뉘어서 각각 왼허파와 오른허파 속으로 들어간다. 허파꽈리에서 가스교환이 이루어진 혈액은 오른 및 왼허파에서 나오는 각각 한 쌍의 허파정맥으로 모이고 이 허파정맥들은 왼심방으로 연결되어 있다. 허파순환에서는 온몸순환과는 달리 동맥을 통하여 산소가 적고 이산화탄소가 많은 혈액이 흐르고, 정맥에서는 산소가 풍부한 혈액이 흐른다.

온몸순환은 왼심실의 혈액이 심실의 강한 수축력에 의하여 대동맥으로 나가 전신의 기관 및 조직의 모세혈관에 도달하는 동맥계통과 모세혈관을 지나 정맥을 따라 흐른 다음 대정맥을 통하여 오른심방으로 돌아오는 정맥계통으로 구분된다. 온몸순환에서는 동맥계통을 흐르는 동맥혈액은 허파순환을 통하여 받은 산소가 풍부한 혈액이며, 정맥계통에서는 말초 조직에서 섭취한 노폐물과 이산화탄소가 많은 정맥혈액이 흐르고 있다.

대동맥 | aorta
모세혈관 | capillary
심근경색증 | myocardial infarction
심장정맥굴 | 관상정맥동 / coronary sinus
앞심실사이가지 | 전실간지 / anterior interventricular branch
오른심방 | 우심방 / right atrium
오른심실 | 우심실 / right ventricle
오른심장동맥; 오른관상동맥 | 우관상동맥 / right coronary artery
오른허파 | 우폐 / right lung
오른허파동맥 | 우폐동맥 / right pulmonary artery
온몸순환 | 전신순환 / systemic circulation
왼심방 | 좌심방 / left atrium
왼심장동맥 | 좌관상동맥 / left coronary artery
왼허파 | 좌폐 / left lung
왼허파동맥 | 좌폐동맥 / left pulmonary artery
허파동맥 | 폐동맥 / pulmonary trunk
허파동맥판막 | 폐동맥판 / pulmonary valve
허파순환 | 폐순환 / pulmonary circulation
허파정맥 | 폐정맥 / pulmonary veins
협심증 | angina pectoris
휘돌이가지 | 회선지 / circumflex branch

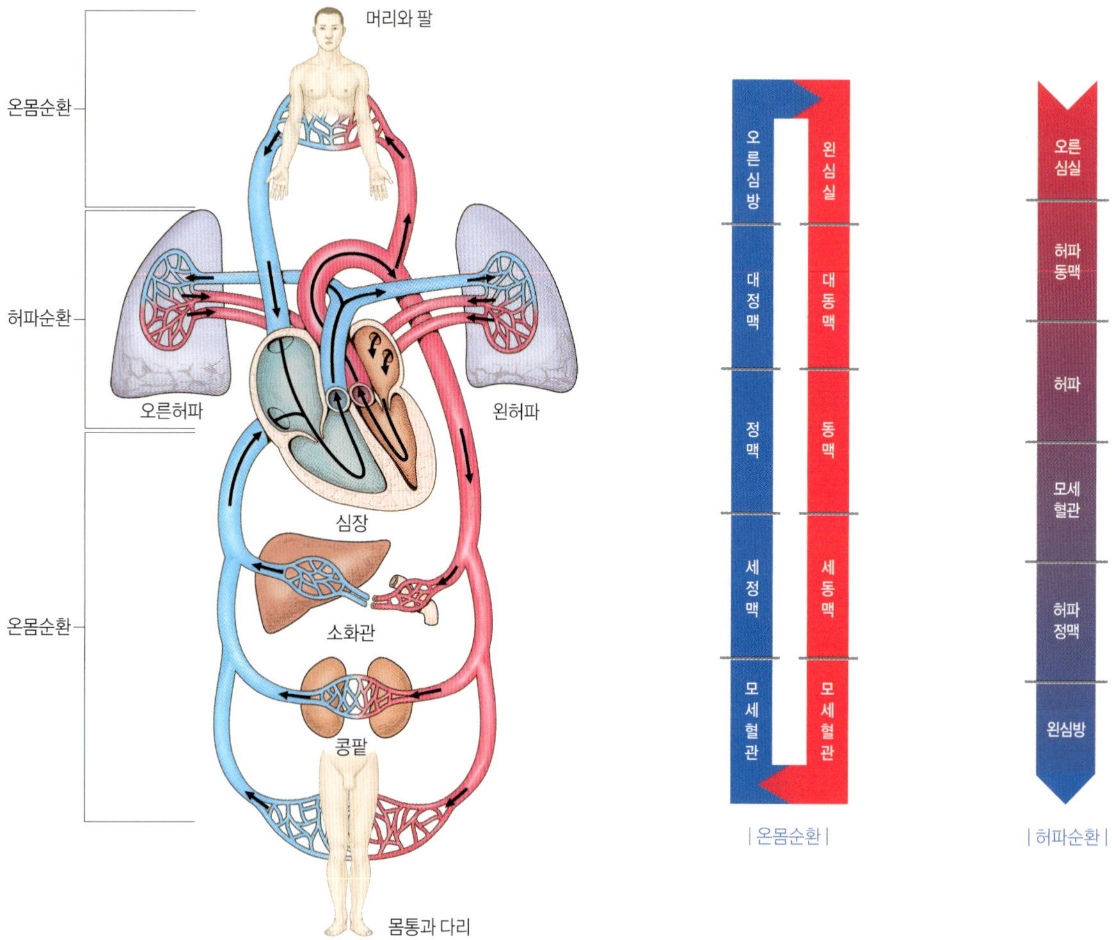

■ 혈액의 순환

동맥 | artery
모세혈관 | capillary
세동맥 | 소동맥 / arteriole
세정맥 | 소정맥 / venule
소화관 | digestive tract
심장 | heart
오른허파 | 우폐 / right lung
온몸순환 | 전신순환 / systemic circulation
왼허파 | 좌폐 / left lung
정맥 | vein
콩팥; 신장 | kidney
팔 | 상지 / upper limb
허파순환 | 폐순환 / pulmonary circulation

혈관 blood vessel

혈관의 종류

혈관 종류는 동맥, 세동맥, 모세혈관, 세정맥, 정맥이다. 동맥은 심장에서 각 기관으로 혈액을 실어 나른다. 굵고 유연한 대형동맥은 심장에서 출발하여 근육형의 중형동맥으로 나뉘어 신체의 각 기관으로 뻗어 나간다. 중형동맥은 다시 얇은 소형동맥으로 나눠지고, 차례로 더 작게 나눠지며 이는 세동맥이라 불린다. 동맥이 세포조직에 들어가면서부터는 모세혈관이라고 불리는 수없이 많은 가느다란 혈관으로 이어진다. 모세혈관의 얇은 막은 혈액과 신체조직 간에 물질교환을 가능하게 해 준다. 조직의 모세혈관들이 모여 세정맥이라고 하는 가는 정맥을 형성한다. 세정맥은 순차적으로 합쳐져서 더 큰 혈관인 정맥을 이루게 된다. 정맥은 조직에서 다시 심장으로 혈액을 실어 나르는 혈관이다.

혈관의 종류

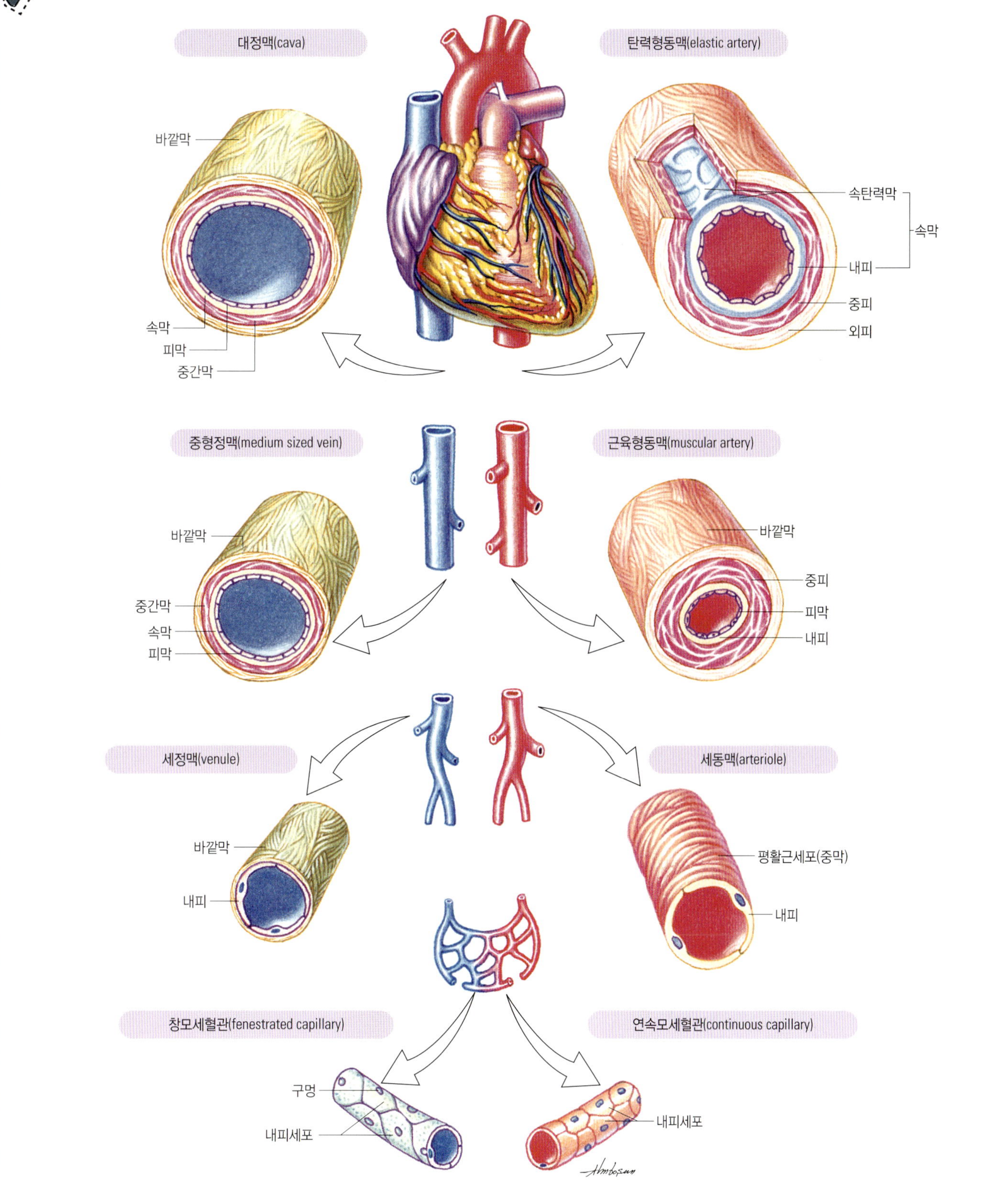
대정맥(cava)
바깥막
속막
피막
중간막
탄력형동맥(elastic artery)
속탄력막
속막
내피
중피
외피
중형정맥(medium sized vein)
바깥막
중간막
속막
피막
근육형동맥(muscular artery)
바깥막
중피
피막
내피
세정맥(venule)
바깥막
내피
세동맥(arteriole)
평활근세포(중막)
내피
창모세혈관(fenestrated capillary)
구멍
내피세포
연속모세혈관(continuous capillary)
내피세포

동맥 | artery
모세혈관 | capillary
민무늬근육 | 평활근 / smooth muscle
바깥막 | 외막 / tunica adventitia
바닥막 | 기저막 / basement membrane
복귀정맥혈 | 정맥환류 / venous return
사이질액 | 간질액 / interstitial fluid
세동맥 | 소동맥 / arteriole
세정맥 | 소정맥 / venule
속막 | 내막 / tunica intima
정맥 | vein
중간막 | 중막 / tunica media
탄력결합조직 | elastic connective tissue
판막 | 판 / valve

동맥 | 동맥의 벽은 전형적인 혈관의 형태로 세 겹을 이루고 있지만, 두꺼운 근육 및 탄력섬유가 가지는 중간막을 갖고 있다. 동맥은 수많은 탄력섬유로 인해 높은 탄성을 갖고 있어서 혈관벽이 쉽게 늘어나고, 압력이 조금 높아져도 파열되는 일 없이 확장된다.

세동맥 | 신체조직의 모세혈관망으로 흐르는 혈류를 조절하는 수많은 미세한 혈관들을 가리키며, 내탄력판을 가지는 얇은 속막을 갖고 있다. 중간막은 혈관벽에 두세 겹으로 된 민무늬근육 세포로 이루어져 있다.

모세혈관 | 혈관 중에 가장 가는 것으로, 흘러들어 온 혈액을 복귀정맥혈까지 이어 주는 '유턴' 순환을 형성한다. 모세혈관은 중간막이나 바깥막이 없고 내피세포와 바닥막으로 구성되어 있어서, 혈액내물질이 하나의 세포층만 통과하면 사이질액과 세포조직에 이르게 된다.

세정맥 | 정맥은 얇은 혈관벽을 갖고 있어서 혈관 모양이 잘 유지되지 않는다. 세정맥은 모세혈관에서 나온 혈액을 심장으로 다시 돌려보내는 역할을 시작한다.

정맥 | 소, 중, 대로 크기가 커짐에 따라 구조적으로도 차이를 나타내는데, 동맥만큼 그 차이가 명확하지는 않다. 대부분 동맥과 같이 세 겹으로 구성되어 있으나, 층의 두께는 각각 다르다. 정맥의 속막은 동맥의 속막보다 얇고, 중간막은 동맥보다 훨씬 더 얇으며 상대적으로 민무늬근육과 탄력섬유가 적다. 바깥막은 가장 두꺼운 층으로 콜라겐과 탄력섬유로 구성되어 있고, 팽창력이 있어서 혈액의 양과 압력에 따라 조정이 되지만, 높은 압력까지 견딜 수 있는 것은 아니다.

혈관의 구조

혈관 벽은 세 겹의 서로 다른 조직으로 구성되어 있는데, 가장 안쪽의 상피층, 민무늬근육과 탄력결합조직으로 구성된 중간층, 외부를 덮고 있는 결합조직의 세 겹이다. 가장 안쪽에서 바깥쪽까지 일반적인 혈관의 세 가지 조직 층은 속막, 중간막, 바깥막이다.

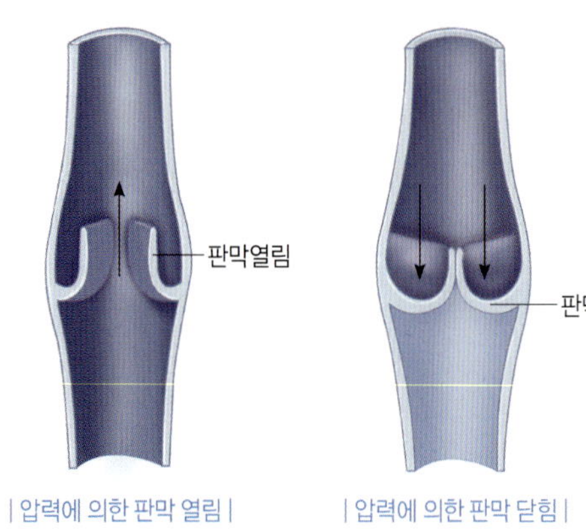

■ 정맥판막의 세로단면

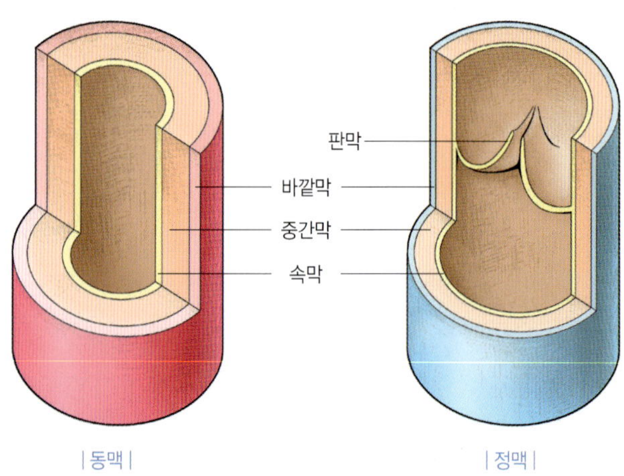

■ 혈관의 구조

속막은 혈관의 가장 안쪽의 막을 구성하며 혈관의 내강, 혹은 내부공간으로 혈액이 흐르면서 직접 접촉되는 부분이다. 가장 안쪽 층은 단층편평상피인 내피라고 불리며 심장의 심장속막과 연관되어 있다. 중간막은 근육조직이자 결합조직 층으로 서로 다른 혈관종류 가운데 가장 다양한 모습을 보여 준다. 대부분의 혈관에서 중간막은 비교적 두꺼운 층으로 주로 민무늬근육과 상당량의 탄력섬유로 구성되어 있다. 바깥막은 탄력 및 콜라겐섬유로 구성되어 있으며, 얇은 결합조직으로 구성되어 있다.

동맥계통 artery system

온몸을 순환하는 동맥은 왼심실에서 나온 대동맥의 가지가 분포한다.

대동맥

대동맥은 두께가 2 cm나 되는 벽이 두꺼운 동맥이다. 왼심실에서 시작하는 곳에 대동맥판막이 있고 바로 좌우의 관상동맥을 심장으로 내보낸다. 대동맥은 처음에 위로 향해 가기 때문에 이 부분을 오름대동맥이라고 하며, 대동맥활을 돌아 내림대동맥으로 이어지는데, 내림대동맥은

가슴대동맥 | 흉대동맥 / thoracic aorta
겨드랑동맥 | 액와동맥 / axillary artery
내림대동맥 | 하행대동맥 / descending aorta
내피 | endothelium
대동맥 | aorta
대동맥판막 | 대동맥판 / aortic valve
대동맥활 | 대동맥궁 / arch of aorta
민무늬근육 | 평활근 / smooth muscle
바깥막 | 외막 / tunica adventitia
배대동맥 | 복대동맥 / abdominal aorta
복강동맥 | 복강동맥간 / celiac trunk
빗장밑동맥 | 쇄골하동맥 / subclavian artery
속막 | 내막 / tunica intima
속엉덩동맥 | 내장골동맥 / internal iliac artery
오름대동맥 | 상행대동맥 / ascending aorta
온목동맥 | 총경동맥 / common carotid artery
온엉덩동맥 | 총장골동맥 / common iliac artery
위팔동맥 | 상완동맥 / brachial artery
정중엉치동맥 | median sacral artery
중간막 | 중막 / tunica media
팔머리동맥 | 완두동맥 / brachiocephalic trunk
허리동맥 | 요동맥 / lumbar artery
허파동맥 | 폐동맥 / pulmonary trunk

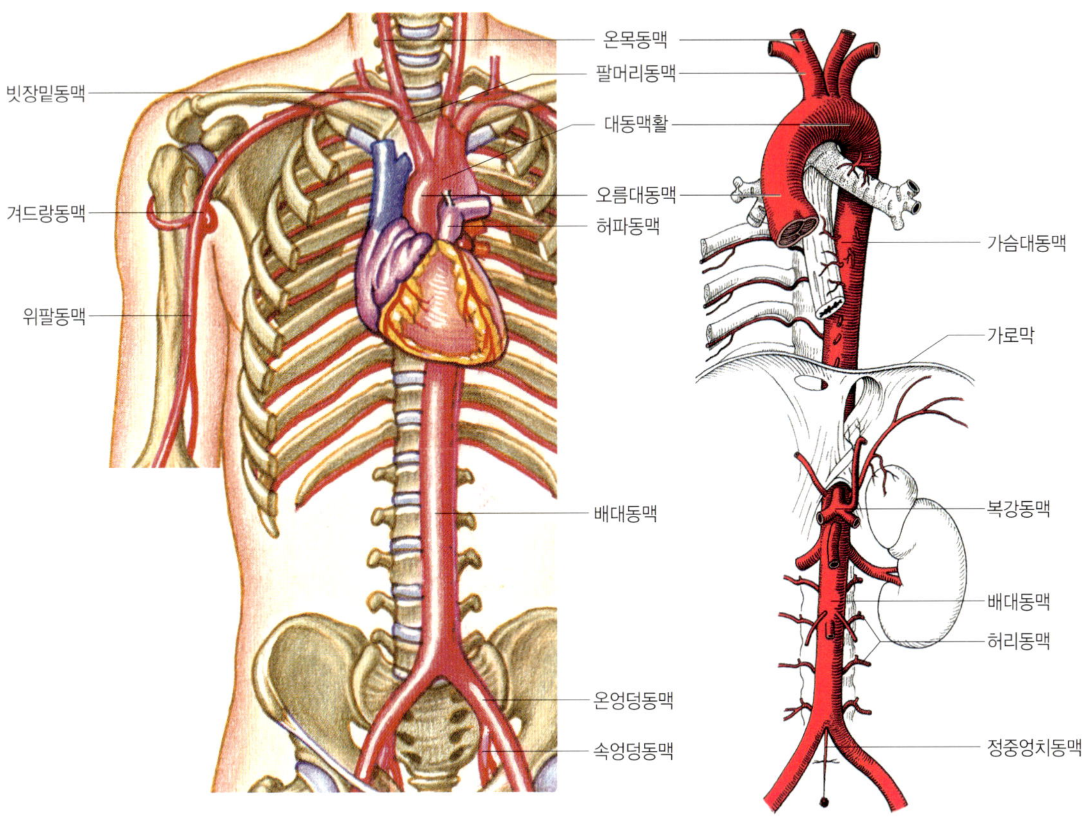

■ 대동맥

동맥계통

가쪽넙다리휘돌이동맥 | 외측대퇴회선동맥 / lateral femoral circumflex artery

겨드랑동맥 | 액와동맥 / axillary artery

깊은넙다리동맥 | 대퇴심동맥 / deep femoral artery

깊은손바닥동맥활 | 심장동맥궁 / deep palmar arch

넙다리동맥 | 대퇴동맥 / femoral artery

노동맥 | 요골동맥 / radial artery

대동맥 | aorta

대동맥활 | 대동맥궁 / arch of aorta

등쪽발허리동맥 | 배측중족동맥 / dorsal metatarsal artery

바깥엉덩동맥 | 외장골동맥 / external iliac artery

바깥음부동맥 | 외음부동맥 / external pudendal artery

발등동맥 | 족배동맥 / dorsal artery of foot

빗장밑동맥 | 쇄골하동맥 / subclavian artery

속엉덩동맥 | 내장골동맥 / internal iliac artery

앞위팔뼈휘돌이동맥 | 전상완골회선동맥 / anterior humeral circumflex artery

앞정강동맥 | 전경골동맥 / anterior tibial artery

얕은손바닥동맥활 | 천장동맥궁 / superficial palmar arch

얼굴동맥 | 안면동맥 / facial artery

온목동맥 | 총경동맥 / common carotid artery

온엉덩동맥 | 총장골동맥 / common illiac artery

위팔동맥 | 상완동맥 / brachial artery

자동맥 | 척골동맥 / ulnar artery

팔머리동맥 | 완두동맥 / brachiocephalic trunk

허파동맥 | 폐동맥 / pulmonary trunk

활꼴동맥 | 궁상동맥 / arcuate artery

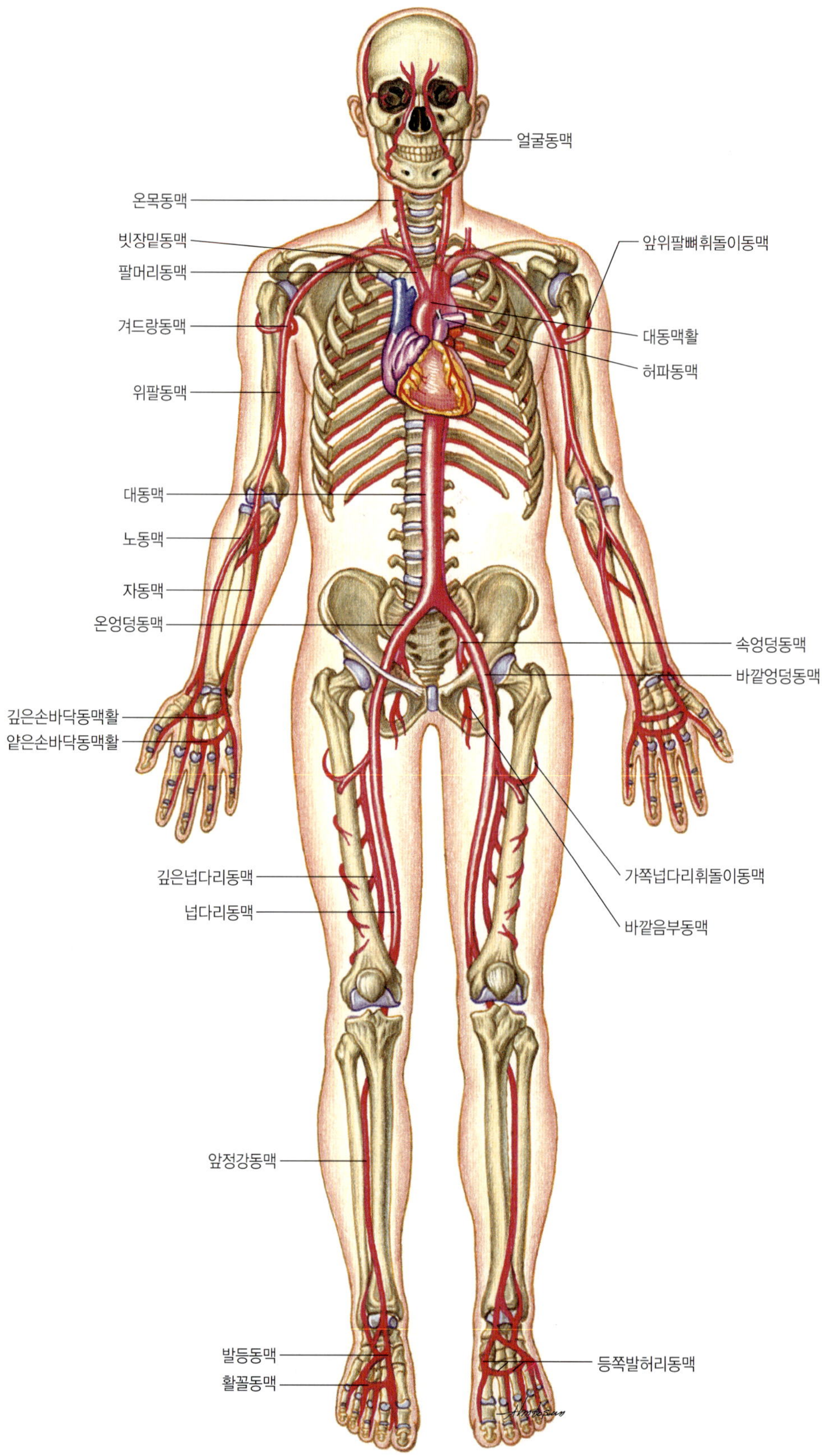

가로막보다 윗부분을 가슴대동맥, 아랫부분을 배대동맥이라고 한다.

대동맥활에서 제1줄기는 팔머리동맥, 제2줄기는 왼온목동맥, 제3줄기는 왼빗장밑동맥으로 분지되고, 팔머리동맥은 오른빗장밑동맥과 오른온목동맥으로 분지된다.

머리와 목의 동맥

온목동맥 하반부는 목빗근으로 덮여 있지만 상반부는 방패연골의 외후방으로 그 박동을 손으로 느낄 수가 있다. 이 동맥은 방패연골 위에서 두 갈래로 전후의 동맥으로 이분된다. 전방의 바깥목동맥은 두 개의 외부(얼굴과 목)에 분포하는 동맥, 후방의 속목동맥에는 두 개의 내부(뇌)에 분포하는 동맥이다.

속목동맥의 시작부분은 둥굴고 부풀어 있어 목동맥팽대라고 한다. 이 부분의 벽에는 자율신경이 풍부하게 있다. 목동맥팽대를 압박하면 반사적으로 느린 맥과 혈압저하가 생긴다. 목동맥팽대는 혈압에 대한 정보를 숨뇌 등에 전달하는 압력수용장치이다.

바깥목동맥과 속목동맥으로 나눠지는 갈래가 있는 곳에 쌀알 정도의 토리가 있고 이것에도 많은 자율신경섬유가 들어와 있다. 목동맥토리라고 하는 이 토리는 혈액의 이산화탄소의 분압에 대한 정보를 숨뇌 등에 보내는 화학수용장치이다. 이산화탄소의 분압이 높아지면 이 토리가 흥분하고 숨뇌의 호흡중추가 자극을 받아서 호흡의 촉진이 생긴다.

가로막 | 횡격막 / diaphragm
가슴대동맥 | 흉대동맥 / thoracic aorta
대동맥활 | 대동맥궁 / arch of aorta
뒤통수동맥 | 후두동맥 / occipital artery
목동맥토리 | 경동맥소체 / carotid body
목동맥팽대 | 경동맥동 / carotid sinus
목빗근 | 흉쇄유돌근 / sternocleidomastoid muscle
바깥목동맥 | 외경동맥 / external carotid artery
방패연골 | 갑상연골 / thyroid cartilage
배대동맥 | 복대동맥 / abdominal aorta
빗장밑동맥 | 쇄골하동맥 / subclavian artery
속목동맥 | 내경동맥 / internal carotid artery
숨뇌; 연수 | myelencephalon; medulla oblongata; bulb
얕은관자동맥 | 천측두동맥 / superficial temporal artery
얼굴동맥 | 안면동맥 / facial artery
온목동맥 | 총경동맥 / common carotid artery
위턱동맥 | 상악동맥 / maxillary artery
척추동맥 | 추골동맥 / vertebral artery
팔머리동맥 | 완두동맥 / brachiocephalic trunk
혀동맥 | 설동맥 / lingual artery

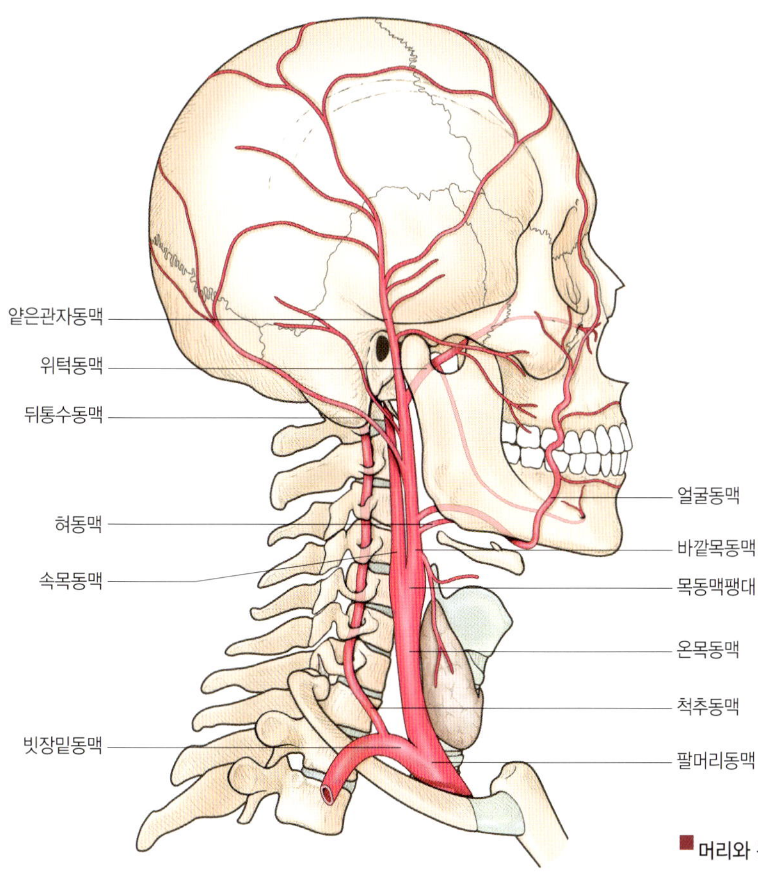

■ 머리와 목의 동맥

관자뼈 | 측두골 / temporal bone
뇌바닥 | 뇌저 / basal brain
뇌바닥동맥 | 뇌저동맥 / basilar artery
뇌하수체 | 하수체 / pituitary gland; hypophysis
눈동맥 | 안동맥 / ophthalmic artery
다리뇌 | 교뇌 / pons
대뇌동맥고리 | 대뇌동맥륜(윌리스) / circle of Willis
뒤교통동맥 | 후교통동맥 / posterior communicating artery
뒤대뇌동맥 | 후대뇌동맥 / posterior cerebral artery
뒤아래소뇌동맥 | 후하소뇌동맥 / posterior inferior cerebellar artery
뒤통수엽 | 후두엽 / occipital lobe
마루엽 | 두정엽 / parietal lobe
망막중심동맥 | central retinal artery
머리뼈아래면 | 두개저 / inferior aspect
머리뼈안 | 두개강 / cranial cavity
목동맥관 | 경동맥관 / carotid canal
바깥목동맥 | 외경동맥 / external carotid artery
빗장밑동맥 | 쇄골하동맥 / subclavian artery
소뇌 | cerebellum
속목동맥 | 내경동맥 / internal carotid artery
숨뇌; 연수 | myelencephalon; medulla oblongata; bulb
시상 | sagittal
안장 | 터어키안 / sella turcica
안저경 | funduscope
앞교통동맥 | 전교통동맥 / anterior communicating artery
앞대뇌동맥 | 전대뇌동맥 / anterior cerebral artery
앞아래소뇌동맥 | 전하소뇌동맥 / anterior inferior cerebellar artery
오른뒤교통동맥 | 우후교통동맥 / right posterior communicating artery
온목동맥 | 총경동맥 / common carotid artery
왼뒤교통동맥 | 좌후교통동맥 / left posterior communicating artery
위소뇌동맥 | 상소뇌동맥 / superior cerebellar artery
이마엽 | 전두엽 / frontal lobe
중간대뇌동맥 | 중대뇌동맥 / middle cerebral artery
척수동맥 | spinal artery
척추동맥 | 추골동맥 / vertebral artery
큰구멍 | 대후두공 / foramen magnum
해면정맥굴 | 해면정맥동 / cavernous sinus

속목동맥은 뇌로 가는 동맥이기 때문에 두개 안으로 들어갈 때까지 줄기를 만들지 않는다. 이것은 뇌혈관촬영을 할 때 카테터가 속목동맥으로 들어가 있는지 여부를 확인하는 중요한 기준이 된다. 바깥목동맥은 줄기가 나와 있다.

온목동맥에서 분리된 속목동맥은 인두의 외측을 넘어 관자뼈의 목동맥관을 통과하며 머리뼈안으로 들어간다. 안장(터어키안)의 외측을 전진하여 시신경의 뒤로 최초의 줄기인 눈동맥을 내보낸다. 눈동맥의 줄기로서는 망막중심동맥이 특히 중요하다. 이것은 시신경 안에 잠입하여 그 중심을 지나 안구에 분포하기 때문에 안저경으로 잘 관찰할 수 있다.

뇌는 좌우의 속목동맥과 척추동맥에서 혈액을 받는다. 속목동맥은 온목동맥에서 바깥목동맥으로 나눠진 후 목동맥관을 통과하여 머리뼈아래면을 관통, 해면정맥굴을 통과하여 뇌의 아랫면에 나타난다. 속목동맥의 중요한 줄기(겉질로 가는 줄기)는 앞대뇌동맥과 중간대뇌동맥으로 속목동맥계통을 형성하여 대뇌반구의 이마엽과 관자엽과 마루엽을 지배한다. 척추동맥은 빗장밑동맥에서 나누어져 여섯째목뼈 이상의 목뼈가로돌기를 관통하여 위로 올라가고 큰구멍을 통과하여 두개 내로 들어와 좌우 합해 하나의 뇌바닥동맥이 된다. 척추뇌바닥동맥계통은 뒤아래소뇌동맥 · 앞아래소뇌동맥 · 위소뇌동맥 · 뒤대뇌동맥이 주된 줄기로 숨뇌 · 다리뇌 · 시상 · 소뇌 · 뒤통수엽 등을 지배한다.

속목동맥계통과 척추뇌바닥동맥계통은 뇌바닥에서 뒤교통동맥에 의해 연결되어 있다. 또 좌우의 앞대뇌동맥은 앞교통동맥으로 연결되어 뇌바닥에서 대뇌동맥고리라는 혈행의 우회로(혈류상호공급과 혈압상호조정)의 장치를 형성하고 있다.

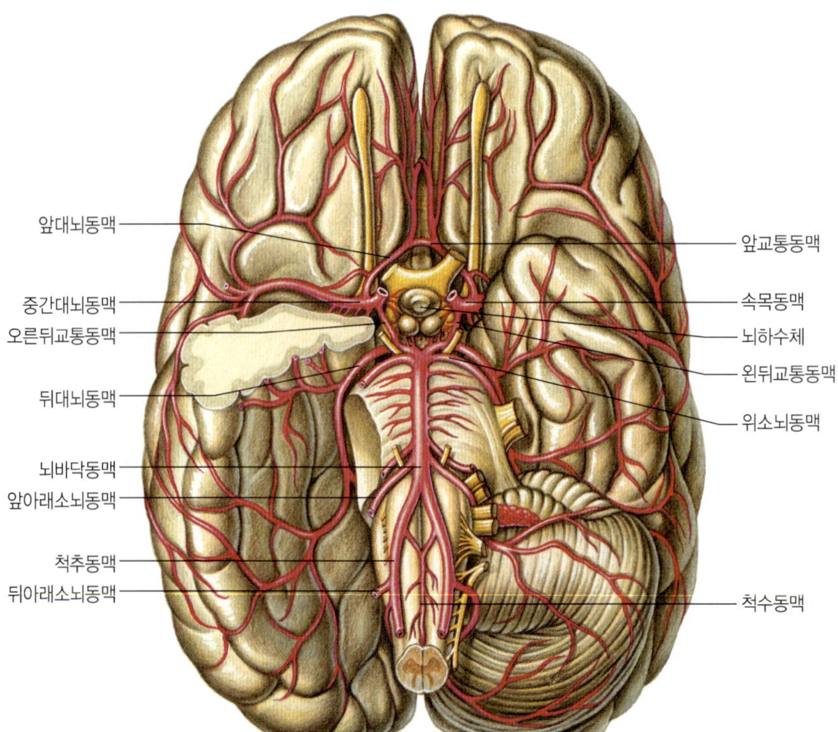

■ 뇌의 동맥

머리의 동맥

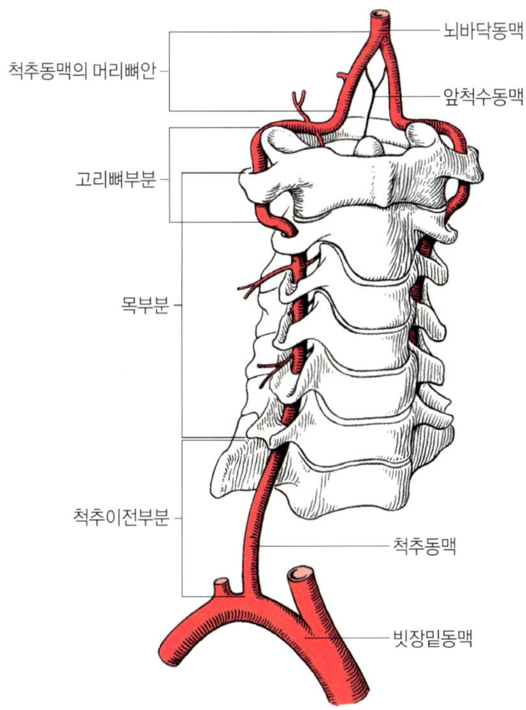

| 척추동맥 |

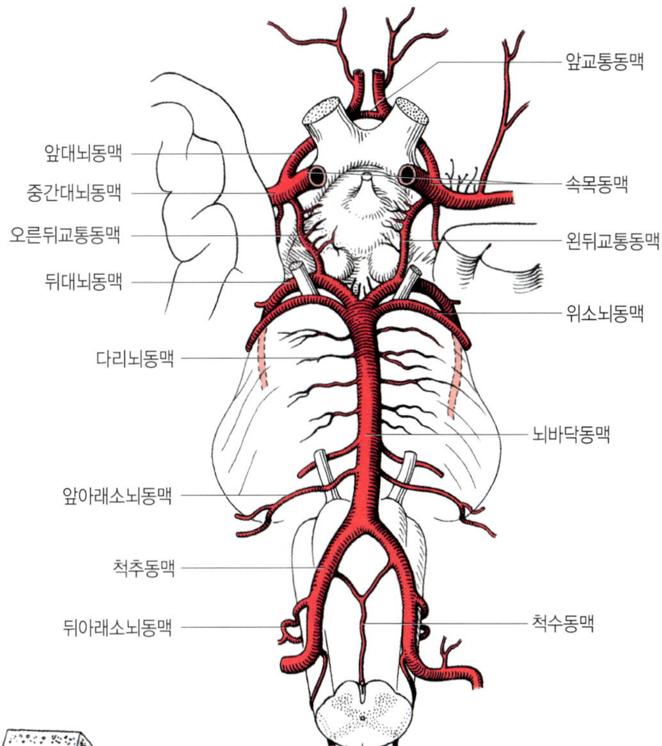

| 대뇌동맥고리 |

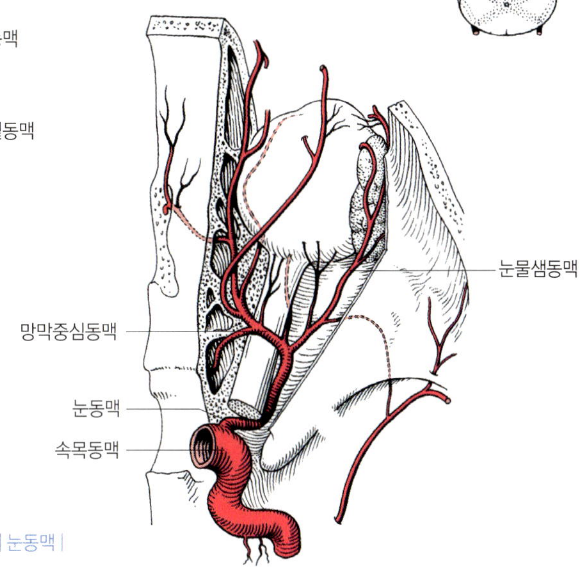

| 눈동맥 |

고리뼈부분 | 환추부 / atlantal [suboccipital] part
뇌바닥동맥 | 뇌저동맥 / basilar artery
눈동맥 | 안동맥 / ophthalmic artery
눈물샘동맥 | 누선동맥 / lacrimal artery
다리뇌동맥 | 교뇌동맥 / pontine arteries
뒤대뇌동맥 | 후대뇌동맥 / posterior cerebral artery
뒤아래소뇌동맥 | 후하소뇌동맥 / posterior inferior cerebellar artery
망막중심동맥 | central retinal artery
빗장밑동맥 | 쇄골하동맥 / subclavian artery
속목동맥 | 내경동맥 / internal carotid artery
앞교통동맥 | 전교통동맥 / anterior communicating artery
앞대뇌동맥 | 전대뇌동맥 / anterior cerebral artery
앞아래소뇌동맥 | 전하소뇌동맥 / anterior inferior cerebellar artery
앞척수동맥 | 전척수동맥 / anterior spinal artery
오른뒤교통동맥 | 우후교통동맥 / right posterior communicating artery
왼뒤교통동맥 | 좌후교통동맥 / left posterior communicating artery
위소뇌동맥 | 상소뇌동맥 / superior cerebellar artery
중간대뇌동맥 | 중대뇌동맥 / middle cerebral artery
척수동맥 | spinal artery
척추동맥 | 추골동맥 / vertebral artery
척추동맥의 머리뼈안 | intracranial part of vertebral artery
척추이전부분 | prevertebral part of vertebral artery

겨드랑동맥 | 액와동맥 / axillary artery
관자뼈 | 측두골 / temporal bone
노동맥 | 요골동맥 / radial artery
바깥목동맥 | 외경동맥 / external carotid artery
빗장밑동맥 | 쇄골하동맥 / subclavian artery
빗장뼈 | 쇄골 / clavicle
손바닥동맥활 | 장동맥궁 / palmar arch
얕은관자동맥 | 천측두동맥 / superficial temporal artery
어깨밑동맥 | 견갑하동맥 / subscapular artery
얼굴동맥 | 안면동맥 / facial artery
위갑상동맥 | 상갑상선동맥 / superior thyroid artery
위팔동맥 | 상완동맥 / brachial artery
자동맥 | 척골동맥 / ulnar artery
척추동맥 | 추골동맥 / vertebral artery
턱동맥 | 악동맥 / mental artery
혀동맥 | 설동맥 / lingual artery

바깥목동맥은 그 기시부에서 위갑상동맥을 내보내고 이어서 혀동맥(혀에 분포), 얼굴동맥(아래턱 가장자리를 돌아 구각에서 내안각으로 지난다), 얕은관자동맥(귀앞에서 동맥이 만져진다) 등을 서서히 내보내고 턱동맥이라고 하는 이름이 붙어 관자뼈의 아래를 지나 안면의 심부에 많은 줄기를 뻗는다.

빗장밑동맥, 위팔동맥

빗장밑동맥은, 우측은 팔머리동맥에서, 좌측은 대동맥활에서 시작하는 연필 정도의 크기를 가진 동맥으로 빗장뼈의 아래를 지나가기 때문에 이렇게 이름지어졌다.
그 가장 중요한 줄기는 척추동맥으로 제6번 윗쪽 목뼈의 가로구멍을 관통하여 위로 올라가고 큰구멍에서 머리뼈안으로 들어가 좌우의 척추동맥이 합류하여 뇌바닥동맥이 되어 뇌의 뒤쪽에 분포하고 속목동맥은 뇌의 앞쪽에 분포한다. 속목동맥은 뇌의 앞쪽에, 척추동맥은 뇌의 뒤쪽으로 가는데 이 두 가지는 뇌바닥에서 크게 합쳐진다.

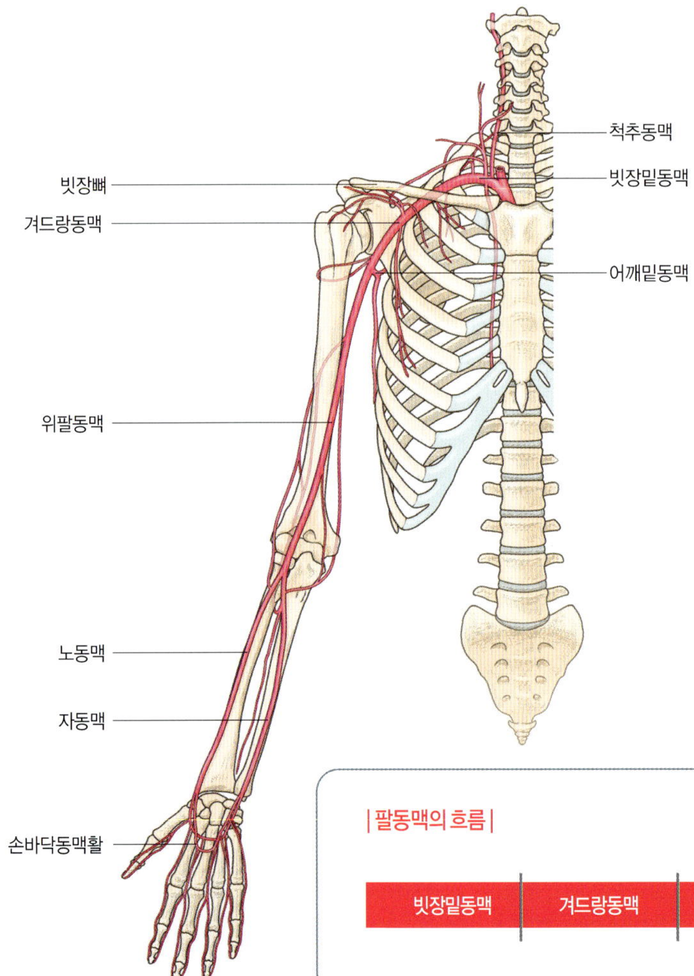

■ 팔의 동맥

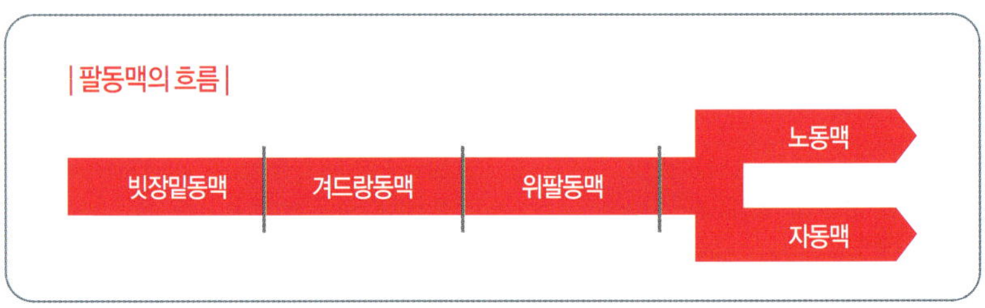

빗장밑동맥의 줄기는, 속가슴동맥(앞가슴벽의 뒷면을 내려가는 가슴벽, 배벽, 심벽, 가로막으로 분포) · 아래갑상동맥 · 어깨위동맥(어깨뼈패임의 위를 통과하여 등에 분포)을 시작으로 하여 가슴의 윗부분이나 목에 분포하는 많은 줄기가 있다.

빗장밑동맥은 첫째갈비뼈의 가쪽 겨드랑이로 들어가기 때문에 이름을 겨드랑동맥으로 바꾸었다. 겨드랑동맥은 어깨와 가슴옆부분에 몇 개의 줄기를 뻗고 있다.

겨드랑동맥은 아래쪽으로 내려와 위팔에서 다시 이름을 바꾸어 위팔동맥이 되고, 팔오금을 지나 아래팔에서 다시 노동맥과 자동맥으로 나누어진다.

노동맥은 노뼈를 따라 내려가고 그것이 손목앞부분의 바깥쪽을 지나는 곳으로 의사는 맥을 짚는다. 자동맥은 자뼈를 따라 내려가고 손바닥에서 노동맥과 만나 이중의 올가미(얕은손바닥동맥활과 깊은손바닥동맥활)를 만든다. 이 동맥궁에서 손가락의 끝으로 동맥이 지나고, 이것은 나뉘어 두 개씩 마주 보는 손가락면에 분포한다. 손가락의 출혈을 멈추기 위해서는 손가락밑부분의 경사진 손바닥옆면을 누르면 된다.

가슴대동맥, 배대동맥의 줄기

가슴대동맥은 식도의 왼쪽으로 내려가고, 얼마 안 가서 그 뒤쪽으로 옮겨 도중에 가슴벽의 갈비뼈 사이로 갈비사이동맥을 낸다. 또 몇 개의 기관지동맥을 허파로 보낸다. 이 기관지를 따라 허파문으로 들어가 기관지와 그 줄기로 동맥혈(산소)을 공급한다.

가슴대동맥은 가로막을 관통하여 배대동맥이라고 이름을 바꾼다. 가슴대동맥은 복부의 내장과 복벽에 큰 줄기를 뻗는다. 배대동맥은 다음과 같은 줄기의 동맥으로 분지된다.

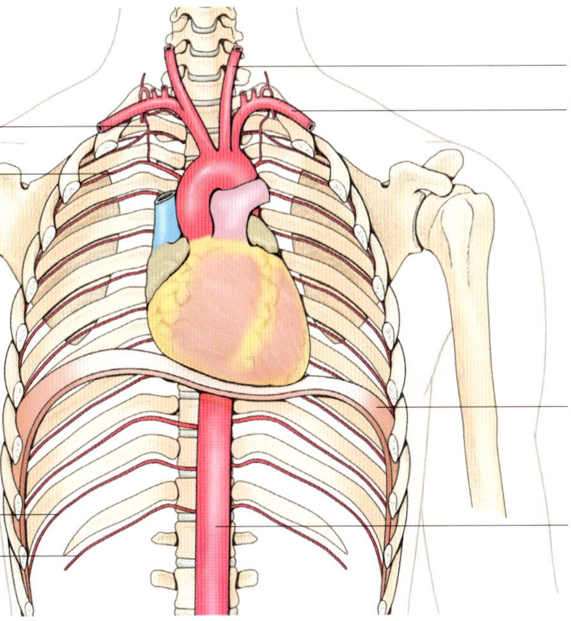

■ 가슴의 동맥

가로막 | 횡격막 / diaphragm
가슴대동맥 | 흉대동맥 / thoracic aorta
갈비밑동맥 | 늑하동맥 / subcostal artery
갈비사이동맥 | 늑간동맥 / intercostal artery
겨드랑동맥 | 액와동맥 / axillary artery
기관지동맥 | bronchial artery
깊은손바닥동맥활 | 심장동맥궁 / deep palmar arch
노동맥 | 요골동맥 / radial artery
노뼈 | 요골 / radius
동맥혈 | arterial blood
뒤갈비사이동맥 | 후늑간동맥 / posterior intercostal artery
맨위갈비사이동맥 | 최상늑간동맥 / supreme intercostal artery
배대동맥 | 복대동맥 / abdominal aorta
빗장밑동맥 | 쇄골하동맥 / subclavian artery
속가슴동맥 | 내흉동맥 / internal thoracic artery
아래갑상동맥 | 하갑상선동맥 / inferior thyroid artery
얕은손바닥동맥활 | 천장동맥궁 / superficial palmar arch
어깨뼈패임 | 견갑절흔 / suprascapular notch
어깨위동맥 | 견갑상동맥 / suprascapular artery
온목동맥 | 총경동맥 / common carotid artery
위팔동맥 | 상완동맥 / brachial artery
자동맥 | 척골동맥 / ulnar artery
자뼈 | 척골 / ulna
첫째갈비뼈 | 제1늑골 / first rib [I]
팔오금 | 주와 / cubital fossa
허파문 | 폐문 / hilum of lung

가로(잘록)창자 | 횡행결장 / transverse colon
고유간동맥 | proper hepatic artery
고환동맥 | 정소동맥 / testicular artery
곧창자; 직장 | rectum
구불(잘록)창자 | 구불결장 / sigmoid colon
난소동맥 | ovarian artery
내림(잘록)창자 | 하행결장 / descending colon
대동맥갈림 | 대동맥분기 / bifurcation of aorta
막창자 | 맹장 / cecum
바깥엉덩동맥 | 외장골동맥 / external iliac artery
배대동맥 | 복대동맥 / abdominal aorta
복강동맥 | 복강동맥간 / celiac trunk
속엉덩동맥 | 내장골동맥 / internal iliac artery
아래창자간막동맥 | 하장간막동맥 / inferior mesenteric artery
오름(잘록)창자 | 상행결장 / ascending colon
온엉덩동맥 | 총장골동맥 / common iliac artery
위창자간막동맥 | 상장간막동맥 / superior mesenteric artery
작은굽이 | 소만 / lesser curvature
지라동맥 | 비동맥 / splenic artery
콩팥동맥 | 신동맥 / renal artery
큰굽이 | 대만 / greater curvature

복강동맥 | 가로막의 약간 아래에서 나오는 비대칭성(한쪽만 있음) 동맥으로 **간** · **쓸개** · **위** · **샘창자** · **이자** · **지라**로 가는 줄기를 낸다. 위에는 **작은굽이**와 **큰굽이**로 각각 좌우에서 동맥이 생겨 합쳐지고 있다. 부풀리기도 하고 눌리기도 하는 이 기관에 혈액공급이 보장되고 있다.

위창자간막동맥 | 복강동맥 밑에서 시작되는 쌍을 이루지 않는 큰 혈관으로 창자간막을 주행하면서 샘창자 윗부분을 제외한 **작은창자**, **막창자**, **오름(잘록)창자**, **가로(잘록)창자** 등의 소화기관에 분포한다.

아래창자간막동맥 | **내림(잘록)창자**, **구불(잘록)창자**, **곧창자**의 윗쪽에 분포하는 비대칭성 동맥으로 두 개의 장간막동맥은 장간막 속을 부채꼴 모양으로 줄기가 나누어져 장에 도달한다. 도중에 이웃하는 줄기끼리 2종, 3종의 아치를 만들어 합쳐지고 장간막의 일부가 압박하거나 끌어당기거나 하여 국소의 혈류가 막히는 경우도, 주변에서 돌아들어와 혈류를 공급할 수 있도록 되어 있다.

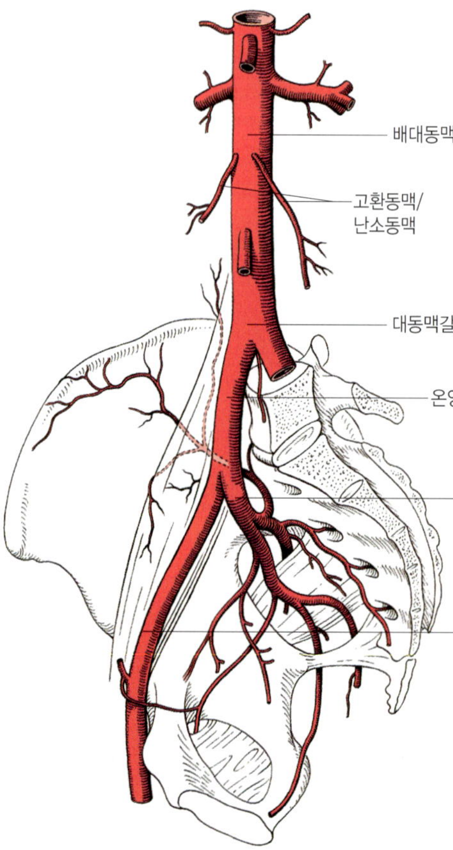

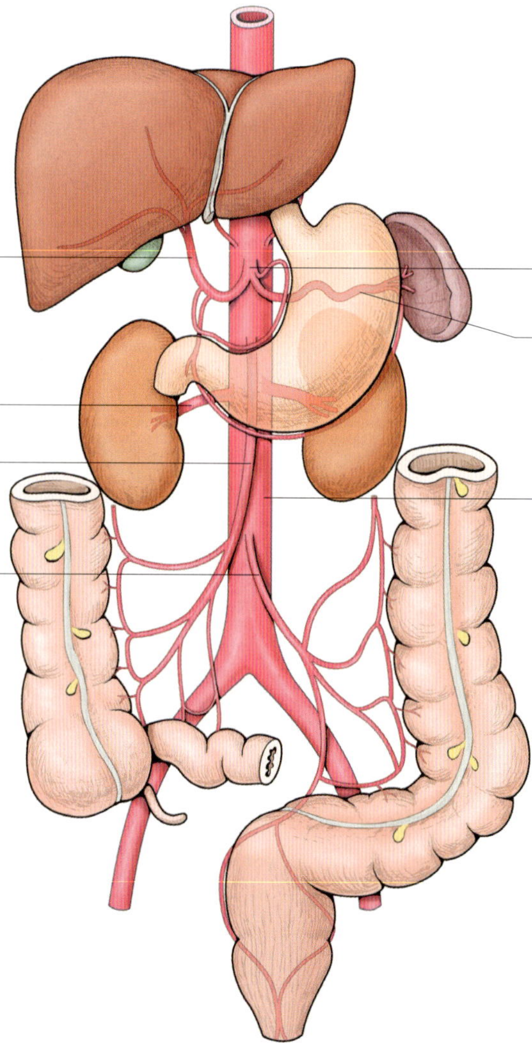

■ 배의 동맥

콩팥동맥 | 한 쌍의 두꺼운 동맥으로 콩팥문에서 콩팥으로 들어간다. 혈액 중의 불필요한 물질을 배설하기 위해 존재하는 중요한 동맥이다.

고환동맥 또는 난소동맥 | 콩팥동맥과 거의 같은 높이에서 한 쌍의 가는 동맥이 나와 배안과 골반안의 후벽을 길게 내려가, 고환 또는 난소로 들어간다.

온엉덩동맥, 골반, 다리의 동맥

배대동맥은 네번째허리뼈의 앞에서 Y자 거꾸로 세운 모양으로 나눠진다. 이 온엉덩동맥은 다시 속엉덩동맥과 바깥엉덩동맥으로 나누어진다.

속엉덩동맥은 골반벽과 골반내장의 동맥이다. 골반의 내측벽을 따라 내려오면서 여성은 자궁 · 질 · 자궁관으로, 남성은 정관 · 정낭 · 전립샘으로 그리고 남녀모두 방광 · 곧창자 하반부로 줄기를 내보낸다. 가는 한 줄기는 도중에 결합조직삭이 변화하여 배꼽으로 도달하는데 이것은 태아 때의 배꼽동맥이 남아 있는 것이다. 또 다른 속음부동맥이라고 하는 줄기는 궁둥뼈의 안쪽면으로 뻗어 항문주위 · 회음 · 음경(남성) · 음핵(여성)에 분포한다.

바깥엉덩동맥은 다리의 동맥이다. 속엉덩동맥과 나뉘어 작은골반의 윗면으로 내려와 샅고랑인대를 뚫고 나가 넙다리의 앞면으로 나와 넙다리동맥이 된다.

넙다리동맥은 넙다리에 크고 작은 줄기를 내보내면서 내려가고 서서히 뒷면으로 돌아들어와 무릎관절의 뒷면 다리오금을 통과하는 부분을 오금동맥이라고 한다. 이것은 얼마 안 있어서 앞정강동맥과 뒤정강동맥으로 나누어지며 뒤정강동맥에서 종아리동맥이 파생한다.

발도 손의 경우와 비슷한 발바닥동맥활이라고 하는 아치 모양의 동맥이 있어 이 발바닥동맥활에서 발가락으로 분포하는 줄기가 나온다.

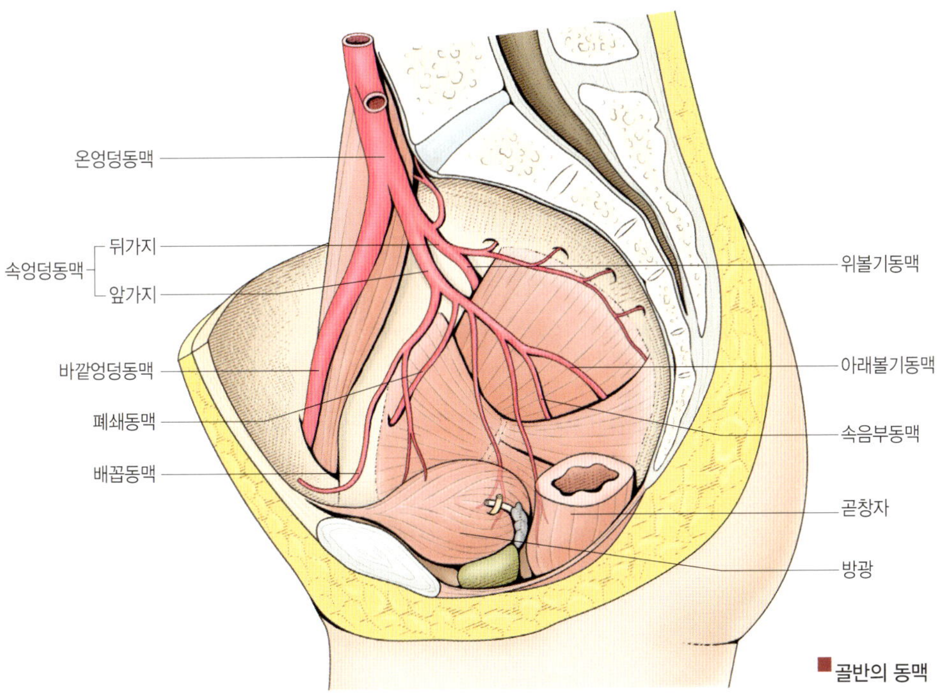

■골반의 동맥

고환 | 정소 / testis
고환동맥 | 정소동맥 / testicular artery
곧창자; 직장 | rectum
난소 | ovary
난소동맥 | ovarian artery
넙다리동맥 | 대퇴동맥 / femoral artery
다리 | 하지 / lower limb
다리오금 | 슬와 / popliteal fossa
뒤가지 | 후지 / posterior branch
뒤정강동맥 | 후경골동맥 / posterior tibial artery
바깥엉덩동맥 | 외장골동맥 / external iliac artery
발바닥동맥활 | 족척동맥궁 / plantar arch
방광 | urinary bladder
배꼽동맥 | 제동맥 / umbilical artery
배대동맥 | 복대동맥 / abdominal aorta
샅고랑인대 | 서혜인대 / inguinal ligament
속엉덩동맥 | 내장골동맥 / internal iliac artery
속음부동맥 | 내음부동맥 / internal pudendal artery
아래볼기동맥 | 하둔동맥 / inferior gluteal artery
앞가지 | 전지 / anterior branch
앞정강동맥 | 전경골동맥 / anterior tibial artery
오금동맥 | 슬와동맥 / popliteal artery
온엉덩동맥 | 총장골동맥 / common iliac artery
위볼기동맥 | 상둔신경 / superior gluteal artery
자궁 | uterus
자궁관 | 난관 / uterine tube; fallopian tube
전립샘 | 전립선 / prostate
정관 | ductus deferens; vas deferens
정낭; 정액샘 | seminal vesicle
종아리동맥 | 비골동맥 / fibular artery; peroneal artery
질 | vagina
콩팥동맥 | 신동맥 / renal artery
콩팥문 | 신문 / hilum of kidney
폐쇄동맥 | obturator artery

깊은넙다리동맥 | 대퇴심동맥 / deep femoral artery
넙다리동맥 | 대퇴동맥 / femoral artery
뒤정강동맥 | 후경골동맥 / posterior tibial artery
바깥엉덩동맥 | 외장골동맥 / external iliac artery
발등동맥 | 족배동맥 / dorsalis pedis artery
발바닥동맥활 | 족척동맥궁 / plantar arch
샅고랑인대 | 서혜인대 / inguinal ligament
앞정강동맥 | 전경골동맥 / anterior tibial artery
오금동맥 | 슬와동맥 / popliteal artery
온엉덩동맥 | 총장골동맥 / common illiac artery
종아리동맥 | 비골동맥 / fibular artery; peroneal artery
활꼴동맥 | 궁상동맥 / arcuate artery

| 온엉덩동맥에서 다리동맥까지의 흐름 |

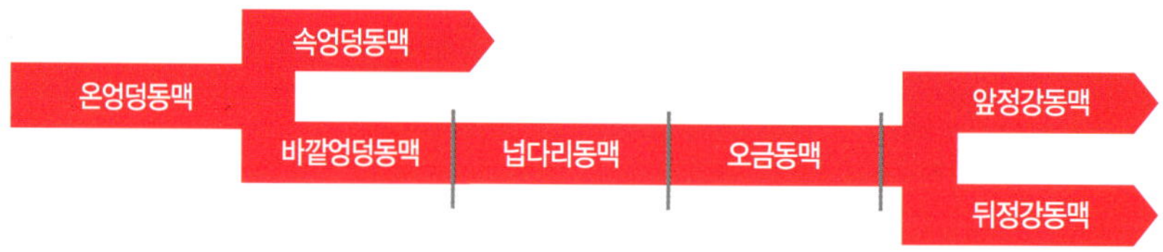

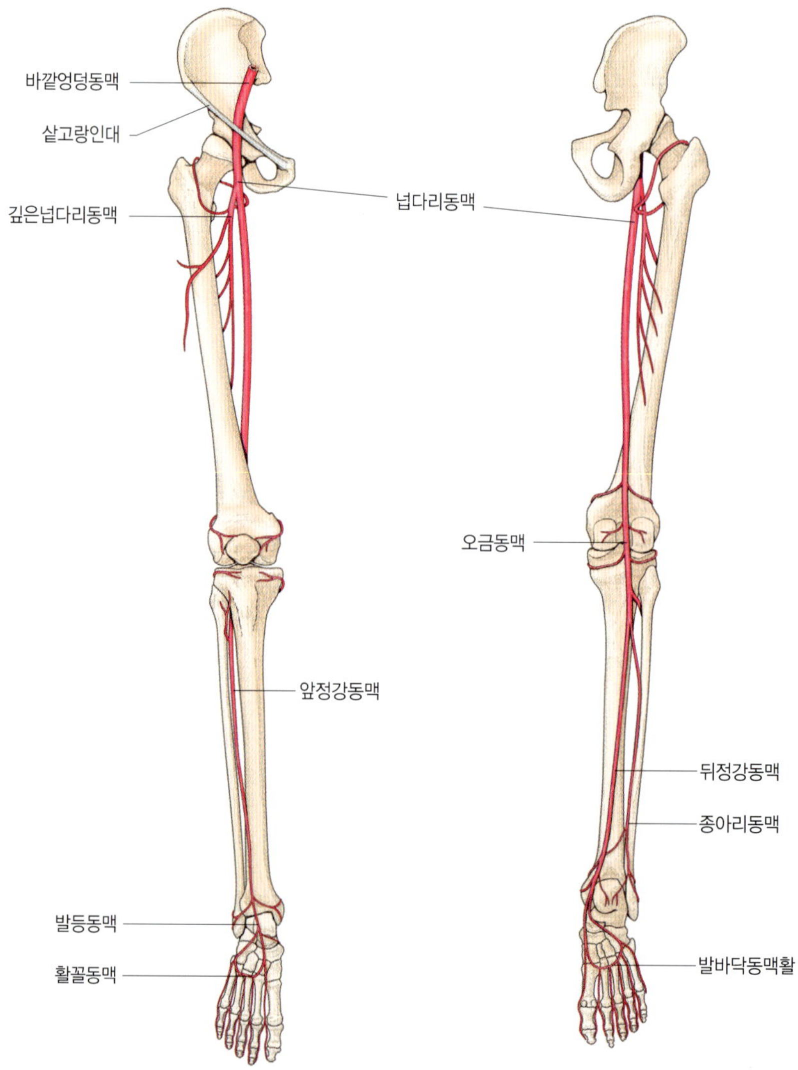

| 다리동맥의 앞면 |　| 다리동맥의 뒷면 |

■ 다리의 동맥

정맥계통 vein system

정맥은 동맥과 나란히 지나가는 것이 보통이지만 몇 곳의 장소에서는 양자가 현저히 다른 주행을 하고 있다. 동맥의 몸통은 대동맥 단 하나이지만 정맥은 상하의 대정맥으로 나누어진다. 위장관에서의 혈액은 동맥계와는 완전히 독립된 문맥이라고 하는 경로로 간으로 모이고, 간에서의 혈액도 또 간정맥이라고 하는 경로로 아래대정맥으로 쏠린다. 또 피하의 피부정맥은 체온의 조절에 필요한 혈관으로 독자적인 경로를 달리고 있다.

뇌의 정맥은 동맥과 전혀 다른 경로를 달린다. 즉 동맥이 뇌바닥에서 들어오는 데 반해서 정맥은 주로 뇌의 밖으로 돈다. 그리고 머리뼈의 내면에서 경막의 양엽 사이에 발달한 경질막정맥굴이라는 큰 정맥으로 들어온다. 정맥굴은 머리뼈아래면에 모여 목정맥구멍을 관통하여 속목정맥이 되어 목부를 하행한다. 뇌로 가는 동맥이 두 쌍인 데 비해서 뇌를 벗어나는 혈액은 거의 한 쌍의 속목정맥만으로 운반된다.

여기에서는 동맥을 따라가지 않는 정맥의 주된 것에 대해서 기술하고 일반적으로 동맥을 따라가는 정맥에 대해서는 간단하게 설명한다.

위대정맥과 그 줄기

위대정맥은 머리목부와 팔의 혈액을 모으는 몸통으로 우측의 기관지와 좌측의 허파동정맥의 앞을 내려가 오른심방으로 들어간다.

가로정맥굴 | 횡정맥동 / transverse sinus
간정맥 | hepatic vein
경질막정맥굴 | 경막정맥동 / dural venous sinus
구불정맥굴 | 에스자정맥동 / sigmoid sinus
나비마루정맥굴 | 접형두정정맥동 / sphenoparietal sinus
뇌바닥 | 뇌저 / basal brain
뇌바닥정맥얼기 | 뇌저정맥동 / basilar plexus
뒤통수정맥굴 | 후두정맥동 / occipital sinus
머리뼈 | 두개골 / skull
목정맥구멍 | 경정맥공 / jugular foramen
문맥 | portal vein
속목정맥 | 내경정맥 / internal jugular vein
아래바위정맥굴 | 하추체정맥동 / inferior petrosal sinus
아래시상정맥굴 | 하시상정맥동 / inferior sagittal sinus
아래대정맥 | 하대정맥 / inferior vena cava
오른심방 | 우심방 / right atrium
위대정맥 | 상대정맥 / superior vena cava
위목정맥팽대 | 경정맥상구 / superior bulb of jugular vein
위바위정맥굴 | 상추체정맥동 / superior petrosal sinus
위시상정맥굴 | 상시상정맥동 / superior sagittal sinus
정맥굴 | 정맥동 / sinus venosus
정맥굴합류 | 정맥동합류 / confluence of sinuses
피부정맥 | 피정맥 / cutaneous vein
해면정맥굴 | 해면정맥동 / cavernous sinus

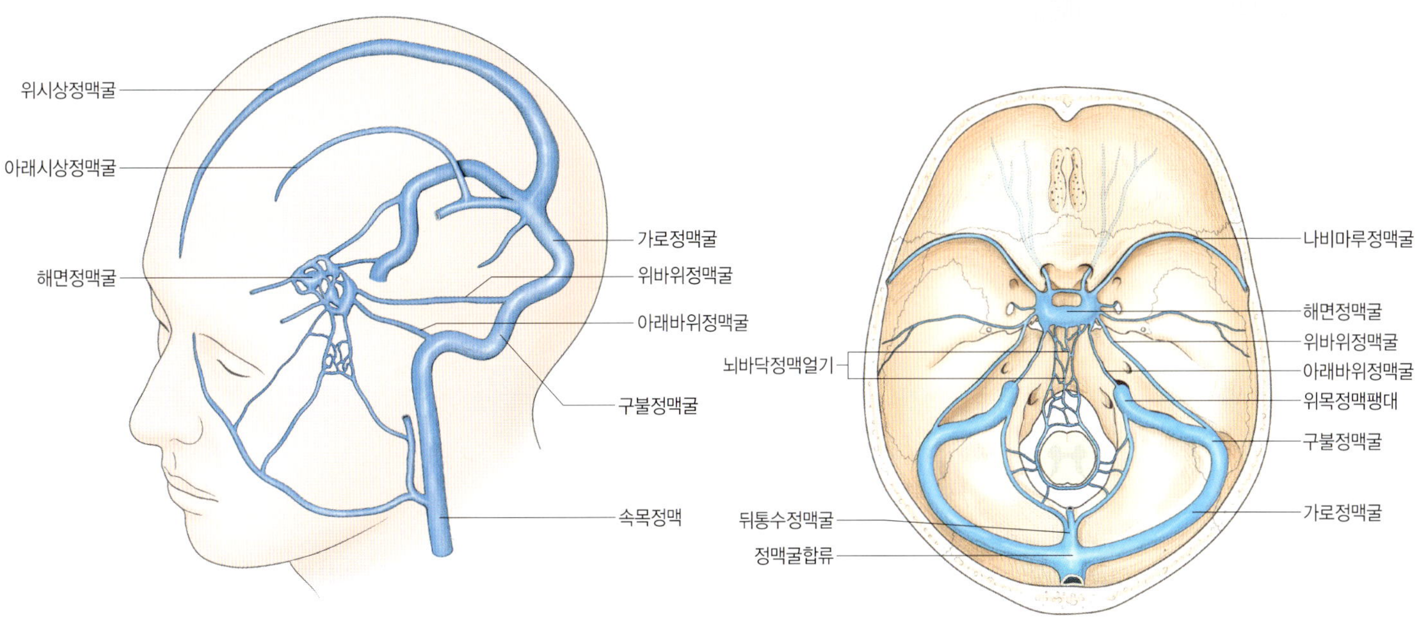

■ 머리뼈속면의 경질막정맥굴

정맥계통

간문맥 | hepatic portal vein
간정맥 | hepatic vein
겨드랑정맥 | 액와정맥 / axillary vein
넙다리정맥 | 대퇴정맥 / femoral vein
노정맥 | 요골정맥 / radial vein
노쪽피부정맥 | 요측피정맥 / cephalic vein
등쪽발가락정맥 | 배측지정맥 / dorsal digital vein
바깥음부정맥 | 외음부정맥 / external pudendal vein
바깥목정맥 | 외경정맥 / external jugular vein
바깥엉덩정맥 | 외장골정맥 / external iliac vein
바닥쪽손가락정맥 | 수장지정맥 / palmar digital vein
발등정맥활 | 족배정맥궁 / dorsal venous arch
빗장밑정맥 | 쇄골하정맥 / subclavian vein
속목정맥 | 내경정맥 / internal jugular vein
속엉덩정맥 | 내장골정맥 / internal iliac vein
아래대정맥 | 하대정맥 / inferior vena cava
앞정강정맥 | 전경골정맥 / anterior tibial vein
얕은관자정맥 | 천측두정맥 / superficial temporal vein
얕은배벽정맥 | 천복벽정맥 / superficial epigastric vein
얼굴정맥 | 안면정맥 / facial vein
온엉덩정맥 | 총장골정맥 / common iliac vein
위대정맥 | 상대정맥 / superior vena cava
위팔정맥 | 상완정맥 / brachial vein
자정맥 | 척골정맥 / ulnar vein
자쪽피부정맥 | 척측피정맥 / basilic vein
작은두렁정맥 | 소복재정맥 / small saphenous vein
장간막정맥 | mesenteric vein
정중전완정맥 | median antebrachial vein
종아리정맥 | 비골정맥 / fibular vein
큰두렁정맥 | 대복재정맥 / great saphenous vein
팔머리정맥 | 완두정맥 / brachiocephalic vein
팔오금중간정맥 | 주중간피정맥 / median cubital vein

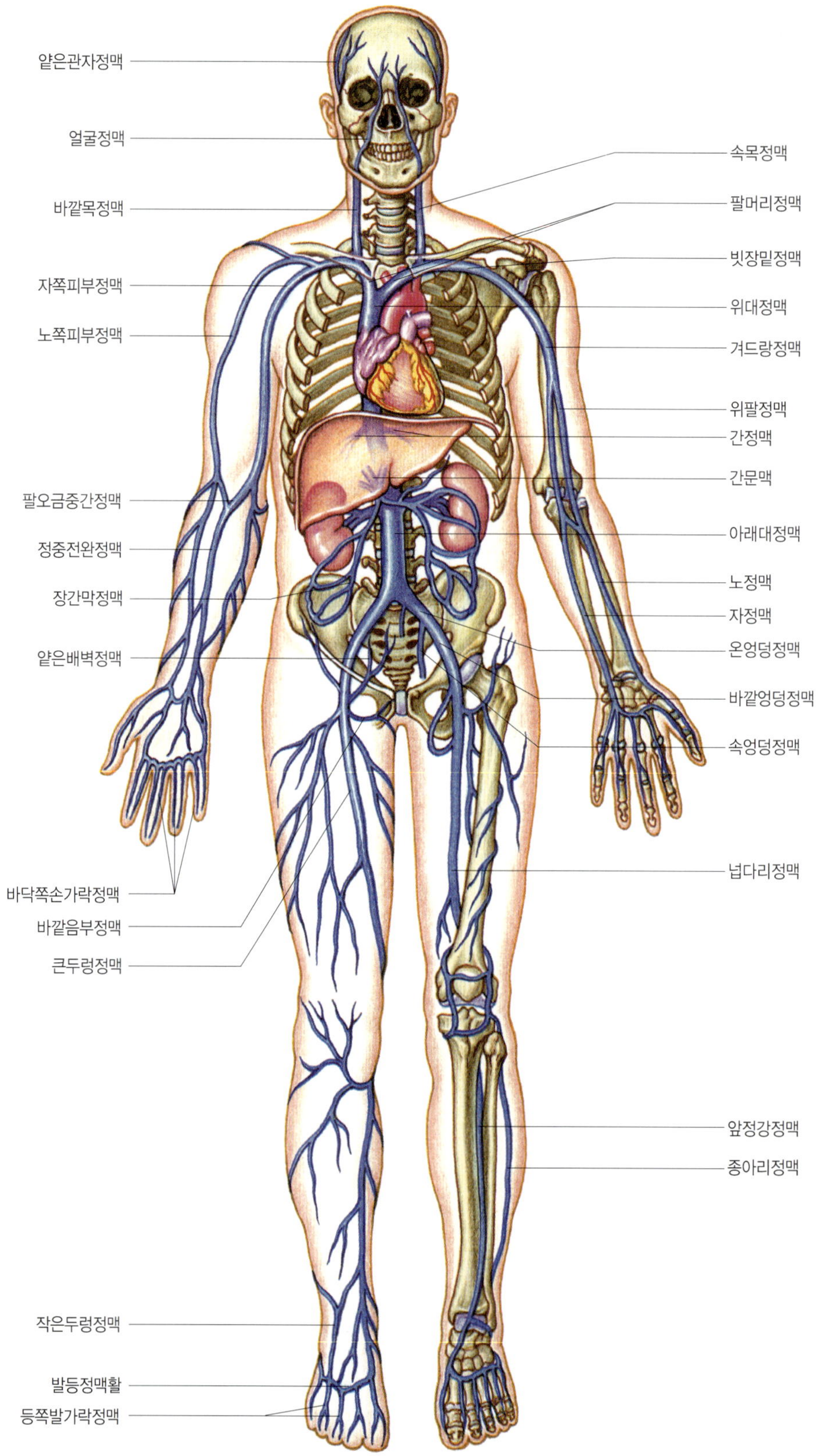

팔머리정맥 은 위대정맥이 Y자형으로 나누어진 한 쌍의 큰 정맥으로 이것에 속가슴정맥이나 아래갑상정맥 등(같은 이름의 동맥과 나란히)으로 들어간다.

좌우의 팔머리정맥은 각각 Y자형으로 속목정맥과 빗장밑정맥으로 나누어진다. 속목정맥은 뇌의 혈액을 모아 목정맥구멍을 통과하여 목의 옆부분을 하행하는 큰 정맥이지만 중간에 갑상정맥 · 혀정맥 · 얼굴정맥 등 머리의 깊은 층에서의 혈액을 모으고 있다. 따라서 속목정맥은 바깥목동맥과 속목동맥에 상응하는 것이다. 빗장밑정맥의 줄기로서 바깥목정맥도 포함되지만 이것은 목의 피부정맥이다.

위팔의 정맥은 동맥을 따라가고 다음의 경로를 따라 팔머리정맥으로 흘러들어 간다.

위팔의 피하에는 피부정맥이 잘 발달해 있다. 피부정맥은 임상상 중요하다. 위팔을 강하게 힘을 주면 피부정맥이 혈액이 충만하여 잘 보이게 된다. 피부정맥의 분포는 개인차가 현저하지만 팔꿉이 굽어진 곳에서 노쪽피부정맥 · 자쪽피부정맥이 연결되어 M자형으로 양측의 정맥이 만나는 경우가 많다. 위팔은 노쪽피부정맥과 자쪽피부정맥이 위팔두갈래근의 양끝의 홈을 따라 상행한다. 노쪽피부정맥은 어깨세모근과 큰가슴근 사이의 도랑을 상행하여 겨드랑정맥에서 뽑고 자쪽피부정맥은 위팔정맥으로 뽑는다. 정맥주사나 채혈은 팔오금 M자의 어느 한 부분을 찾아서 하게 된다.

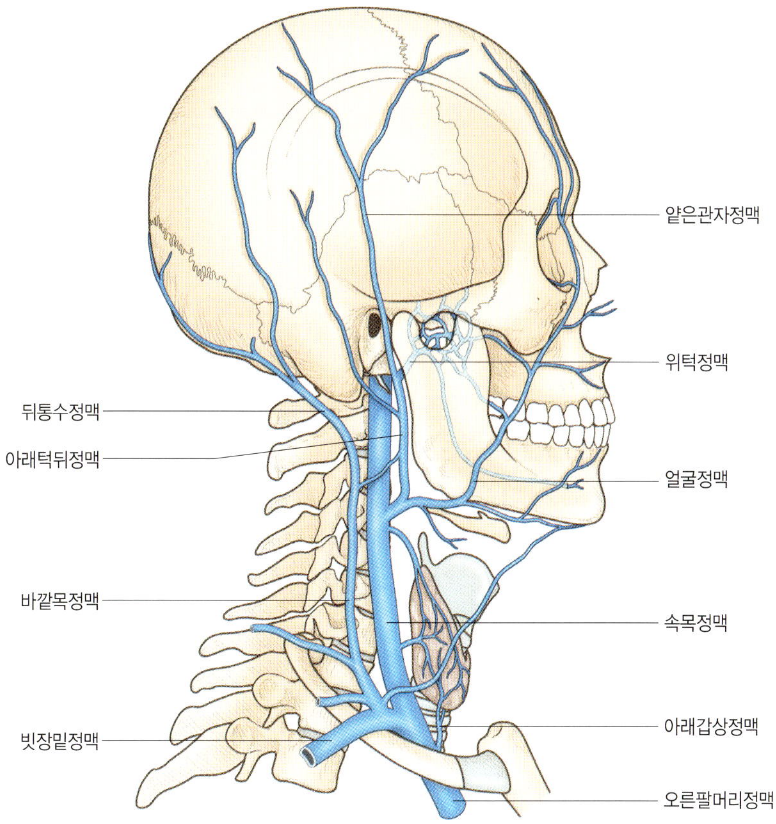

■ 머리와 목의 정맥

갑상정맥 | 갑상선정맥 / thyroid vein
겨드랑정맥 | 액와정맥 / axillary vein
노쪽피부정맥 | 요측피정맥 / cephalic vein
뒤통수정맥 | 후두정맥 / occipital vein
목정맥구멍 | 경정맥공 / jugular foramen
바깥목정맥 | 외경정맥 / external jugular vein
빗장밑정맥 | 쇄골하정맥 / subclavian vein
속가슴정맥 | 내흉정맥 / internal thoracic vein
속목정맥 | 내경정맥 / internal jugular vein
아래갑상정맥 | 하갑상선정맥 / inferior thyroid vein
아래턱뒤정맥 | 하악후정맥 / retromandibular vein
얕은관자정맥 | 천측두정맥 / superficial temporal vein
어깨세모근 | 삼각근 / deltoid muscle
얼굴정맥 | 안면정맥 / facial vein
오른팔머리정맥 | 우완두정맥 / right brachiocephalic vein
위턱정맥 | 상악정맥 / maxillary vein
위팔두갈래근 | 상완이두근 / biceps brachii muscle
위팔정맥 | 상완정맥 / brachial vein
자쪽피부정맥 | 척측피정맥 / basilic vein
큰가슴근 | 대흉근 / pectoralis major muscle
팔머리정맥 | 완두정맥 / brachiocephalic vein
피부정맥 | 피정맥 / cutaneous vein
혀정맥 | 설정맥 / lingual vein

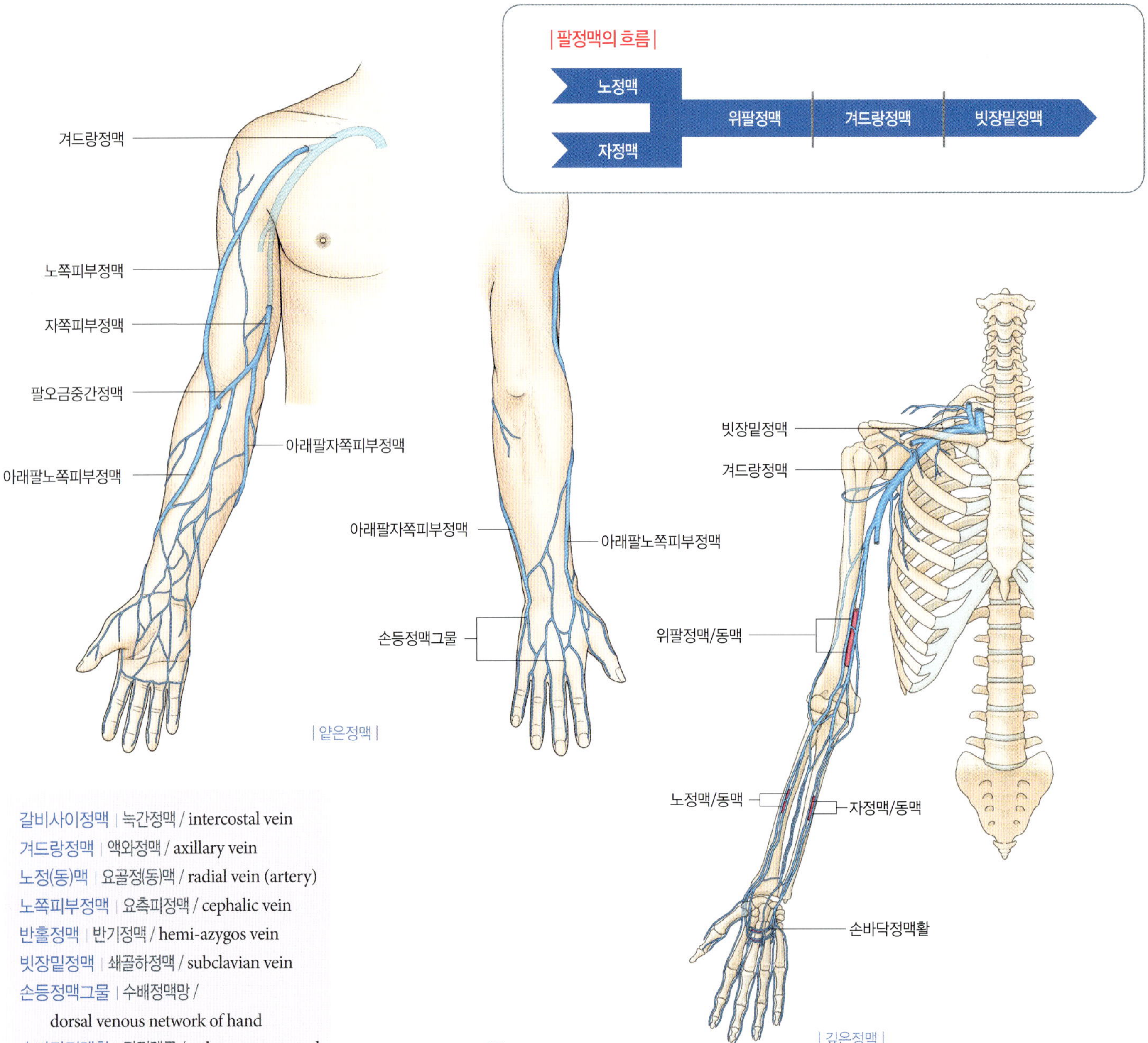

■ **팔의 정맥**

갈비사이정맥 | 늑간정맥 / intercostal vein
겨드랑정맥 | 액와정맥 / axillary vein
노정(동)맥 | 요골정(동)맥 / radial vein (artery)
노쪽피부정맥 | 요측피정맥 / cephalic vein
반홀정맥 | 반기정맥 / hemi-azygos vein
빗장밑정맥 | 쇄골하정맥 / subclavian vein
손등정맥그물 | 수배정맥망 / dorsal venous network of hand
손바닥정맥활 | 장정맥궁 / palmar venous arch
아래팔노쪽피부정맥 | 전완요측피정맥 / cephalic vein of forearm
아래팔자쪽피부정맥 | 전완척측피정맥 / basilic vein of forearm
오름허리정맥 | 상행요정맥 / ascending lumbar vein
위팔정(동)맥 | 상완정(동)맥 / brachial vein (artery)
자정(동)맥 | 척골정맥 / ulnar vein (artery)
자쪽피부정맥 | 척측피정맥 / basilic vein
팔오금중간정맥 | 주중간피정맥 / median cubital vein
홀정맥 | 기정맥 / azygos vein

홀정맥의 계통

척추의 전면 양옆에는 한 쌍의 정맥이 지나고 오른쪽 것은 **홀정맥**, 왼쪽의 약간 가는 것은 **반홀정맥**이라고 한다. 허리부분에서는 좌우 모두 가늘고 이것을 **오름허리정맥**이라고 한다. 좌우 사이에는 사다리 모양으로 가로로 만나는 줄기가 있다. 홀정맥과 반홀정맥에는 **갈비사이정맥**이 들어오고 있다.

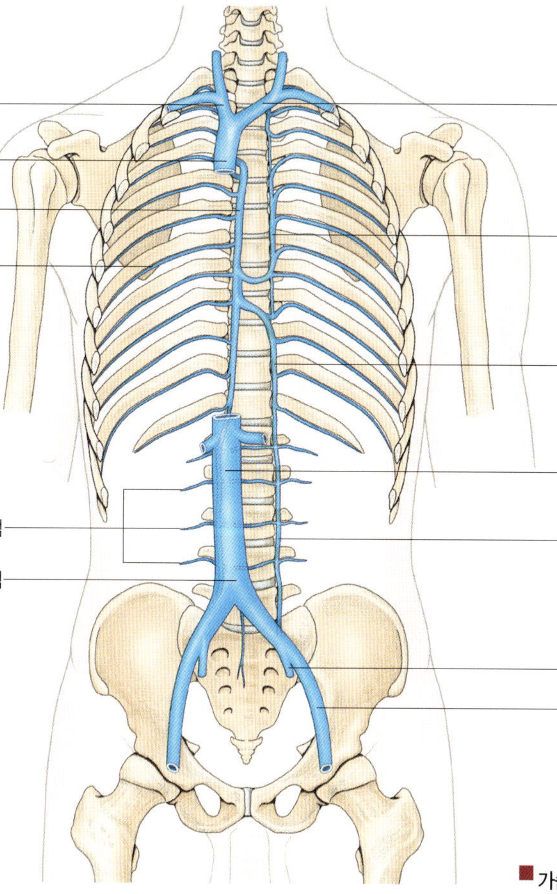

■ 가슴과 배벽의 정맥

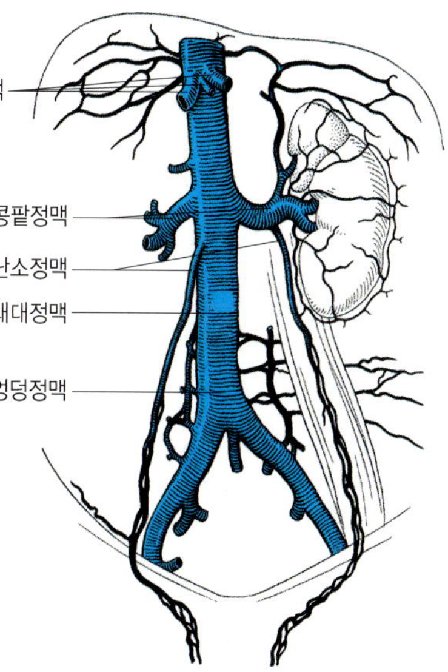

아래대정맥

아래대정맥은 하반신의 혈액을 모으는 엄지 정도 크기의 정맥줄기이다. 허리 아랫부분 좌우의 온엉덩정맥(다리의 혈액을 모은다)이 합하여 하나가 된 것이다. 그 과정 중에 콩팥정맥, 간정맥 등이 아래대정맥으로 합쳐진다.

간문맥

위 · 장 · 이자 · 지라에서의 정맥혈은 아래대정맥으로 직접 들어가지 않고 간문맥이라고 하는 특별한 정맥계통에 모여, 일단 간으로 들어간 후 아래대정맥으로 들어간다. 그 이유는 (1) 장에서 흡수되는 혈중에 들어 있는 영양물질(단백질과 탄수화물)은 간으로 옮겨지고 여분의 것은 글리코겐의 형태로 저장된다. 또 위와 장에서 흡수된 유해물질은 간에서 분해된다. (2) 이자에서 분비되는 호르몬(인슐린과 글루카곤)은 우선 간으로 옮겨져 글리코겐으로 저장되고 포도당의 농도가 정상 이하로 떨어지면 글리코겐을 분해해서 포도당을 만들어 당을 조절한다. (3) 지라에서 적혈구의 파괴에 의해 생긴 헤모글로빈의 분해물질은 간으로 옮겨지고 나서 담즙으로 배설된다. 문맥의 주요한 줄기는 위창자간막정맥 · 아래창자간막정맥 · 지라정맥, 그리고 위에 분포하는 약간의

간 | liver
간문맥 | hepatic portal vein
간정맥 | hepatic vein
고환동맥 | 정소동맥 / testicular artery
난소정맥 | ovarian vein
다리 | 하지 / lower limb
덧반홀정맥 | 부반기정맥 / accessory hemi-azygos vein
뒤갈비사이정맥 | 후늑간정맥 / posterior intercostal vein
바깥엉덩정맥 | 외장골정맥 / external iliac vein
반홀정맥 | 반기정맥 / hemi-azygos vein
속엉덩정맥 | 내장골정맥 / internal iliac vein
아래창자간막정맥 | 하장간막정맥 / inferior mesenteric vein
아래대정맥 | 하대정맥 / inferior vena cava
오른팔머리정맥 | 우완두정맥 / right brachiocephalic vein
오름허리정맥 | 상행요정맥 / ascending lumbar vein
온엉덩정맥 | 총장골정맥 / common iliac vein
왼팔머리정맥 | 좌완두정맥 / left brachiocephalic vein
위 | 위장 / stomach
위대정맥 | 상대정맥 / superior vena cava
위창자간막정맥 | 상장간막정맥 / superior mesenteric vein
이자 | 췌장 / pancreas
지라 | 비장 / spleen
지라정맥 | 비정맥 / splenic vein
콩팥정맥 | 신정맥 / renal vein
허리정맥 | 요정맥 / lumbar vein
홀정맥 | 기정맥 / azygos vein

간 | liver
간정맥 | hepatic vein
모세혈관 | capillary
문맥 | portal vein
바깥엉덩정맥 | 외장골정맥 / external iliac vein
속엉덩정맥 | 내장골정맥 / internal iliac vein
식도정맥 | esophageal veins
아래곧창자정맥 | 하직장정맥 / inferior rectal veins
아래배벽정맥 | 하복벽정맥 / inferior epigastric vein
아래창자간막정맥 | 하장간막정맥 / inferior mesenteric vein
아래대정맥 | 하대정맥 / inferior vena cava
얕은배벽정맥 | 천복벽정맥 / superficial epigastric vein
왼위정맥 | 좌위정맥 / left gastric vein
위곧창자정맥 | 상직장정맥 / superior rectal vein
위대정맥 | 상대정맥 / superior vena cava
위배벽정맥 | 상복벽정맥 / superior epigastric veins
위정맥 | superior vein; superior branch
위창자간막정맥 | 상장간막정맥 / superior mesenteric vein
이자 | 췌장 / pancreas
정맥 | vein
중간곧창자정맥 | 중직장정맥 / middle rectal veins
지라 | 비장 / spleen
지라정맥 | 비정맥 / splenic vein
홀정맥 | 기정맥 / azygos vein

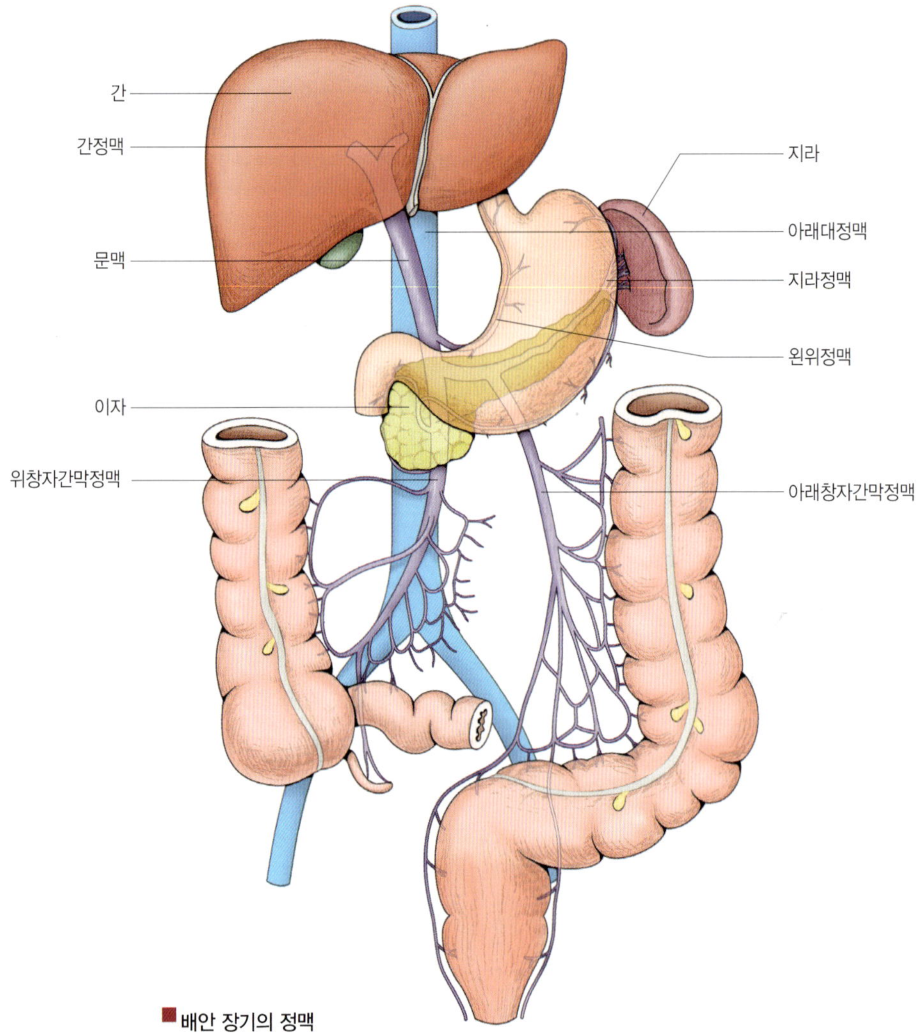

■ 배안 장기의 정맥

위정맥이다.

문맥은 위, 장 등의 기관 내에서 모세혈관이 모여 생기는데 간으로 들어와서 다시 모세혈관으로 분산된다. 이와 같이 모세혈관 사이에 있는 정맥이 문맥의 특이성이라고 할 수 있다.

문맥의 혈액은 거의 대부분 간을 통과하지만 극히 일부는 가는 정맥의 망을 열고 다른 정맥계로 들어간다. 그 장소로서 (1) 위정맥이 식도정맥과 연결되어 홀정맥을 통해 위대정맥으로 유입된다. (2) 위곧창자정맥이 중간 · 아래곧창자정맥과 연결되어 속엉덩정맥으로 유입된다. (3) 배꼽 주위의 정맥은 위 · 아래배벽정맥 및 얕은배벽정맥과 연결되어 바깥엉덩정맥으로 유입된다. 간경변증 등으로 문맥의 통과장애를 일으키면 문맥의 혈액이 이 세 가지의 경로를 통과하여 심장으로 되돌아 간다.

| 문맥 |

위·장·이자·지라 등의 모세혈관 → 문맥 → 간의 모세혈관 → 간정맥 → 아래대정맥

다리와 골반의 정맥

다리의 깊은 정맥은 앞 · 뒤정강정맥에서 오금정맥으로 모이고 오금정맥은 다시 넙다리정맥으로 모인다. 넙다리정맥은 골반으로 들어가 이름이 바깥엉덩정맥으로 바뀌고, 골반벽과 골반내장의 혈액은 속엉덩정맥으로 모인다. 이 두 정맥은 합류하여 온엉덩정맥이 된다.

발, 종아리, 넓적다리의 얕은 정맥들은 피부 밑에서 복잡한 그물을 형성한 후 발등정맥활에서 시작하는 큰 · 작은두렁정맥의 두 혈관으로 혈액이 유입된다.

큰두렁정맥은 인체에서 가장 길며 중요하고, 발등정맥활에서 시작하여 안쪽복사의 앞을 통과하고 종아리와 넓적다리 안쪽면을 따라 올라간 후 샅고랑인대 바로 밑에서 두렁정맥구멍을 통과하여 넙다리정맥으로 들어간다.

발등의 바깥쪽 혈액은 가쪽복사의 뒤를 통과하여 종아리의 뒤를 따라 올라가 오금에서 오금정맥으로 들어가 작은두렁정맥에 의해 운반된다.

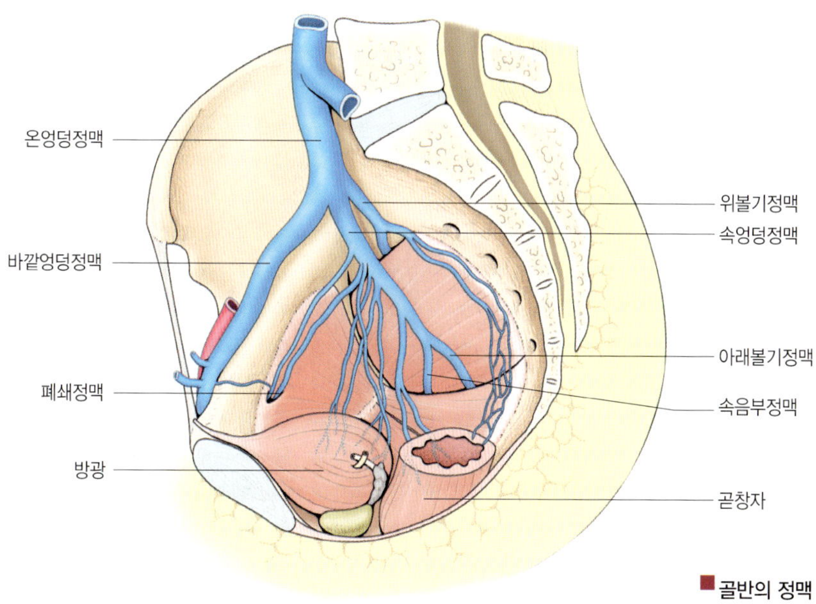

■ 골반의 정맥

| 다리정맥의 흐름 |

앞정강정맥 / 뒤정강정맥 → 오금정맥 → 넙다리정맥 → 속엉덩정맥 / 바깥엉덩정맥 → 온엉덩정맥

곧창자; 직장 | rectum
넓적다리 | 대퇴 / thigh
넙다리정맥 | 대퇴정맥 / femoral vein
다리 | 하지 / lower limb
두렁정맥구멍 | 복재열공 / saphenous opening
뒤정강정맥 | 후경골정맥 / posterior tibial veins
바깥엉덩정맥 | 외장골정맥 / external iliac vein
발등정맥활 | 족배정맥궁 / dorsal venous arch
방광 | urinary bladder
속엉덩정맥 | 내장골정맥 / internal iliac vein
속음부정맥 | 내음부정맥 / internal pudendal vein
아래볼기정맥 | 하둔정맥 / inferior gluteal vein
오금정맥 | 슬와정맥 / popliteal vein
온엉덩정맥 | 총장골정맥 / common iliac vein
위볼기정맥 | 상둔정맥 / superior gluteal vein
작은두렁정맥 | 소복재정맥 / small saphenous vein
종아리 | 하퇴 / leg
큰두렁정맥 | 대복재정맥 / great saphenous vein
폐쇄정맥 | obturator vein

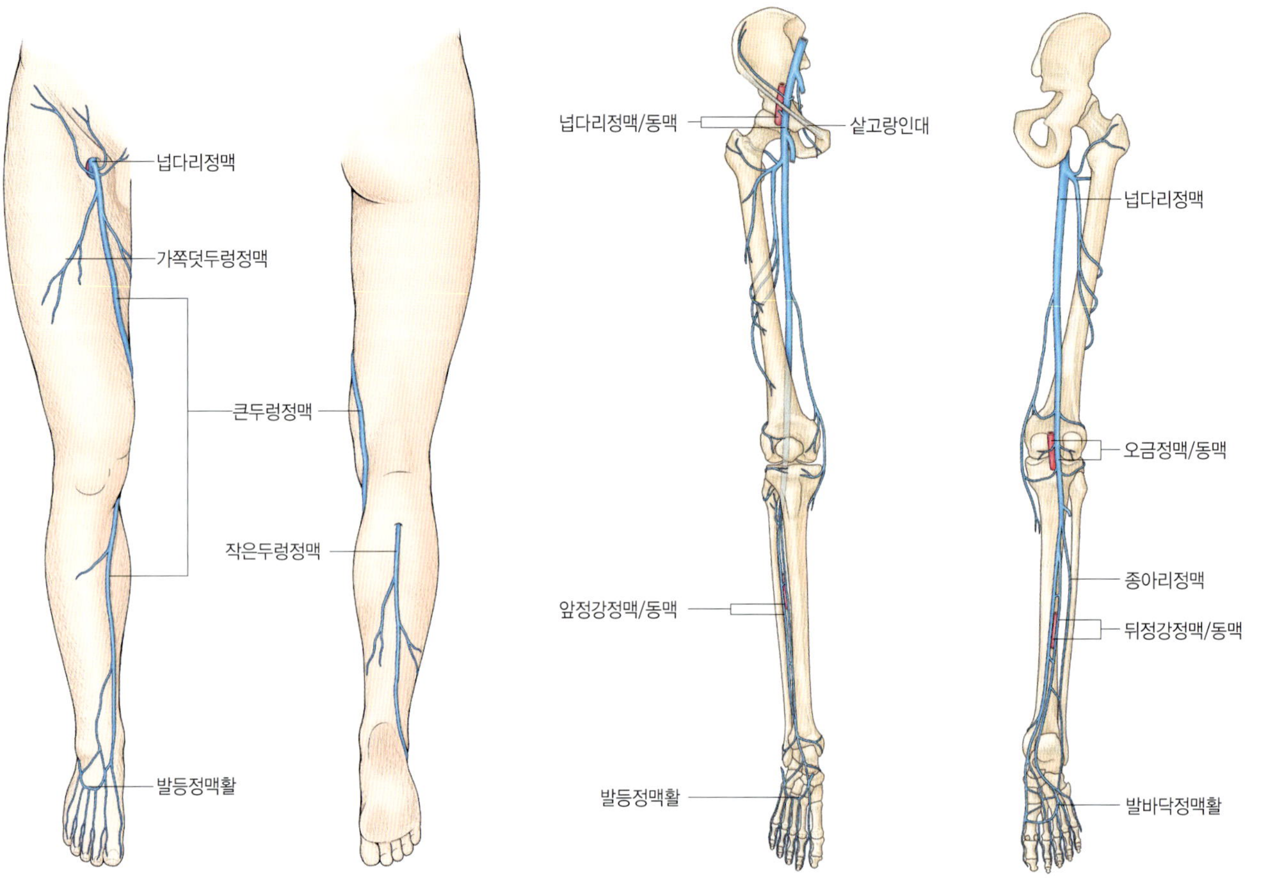

| 얕은정맥 | | 깊은정맥 |

■ 다리의 정맥

태아순환 fetal circulation

태아의 순환계를 **태아순환**이라고 하는데 태아에게만 일어나며 성장하는 태아가 모체와 물질을 교환하도록 해 주는 독특한 구조를 가진다. 이 태아순환은 **분만후순환**과 구별되는데, **허파**, **콩팥**, 위장기관이 출생 전까지는 기능을 하지 않기 때문이다. 태아는 모체혈액에서 산소와 영양소를 받아들이고 이산화탄소와 노폐물을 배출한다.

태아와 모체 간의 순환에서 물질교환은 **태반**을 통해 이루어지는데, 태반은 모체의 자궁 안쪽에서 생겨나서 탯줄을 통해 태아의 배꼽까지 이어진다. 태반은 자궁벽에서 생긴 수많은 소형 혈관을 통해 모체의 심혈관계와 소통한다.

혈액은 두 개의 **배꼽동맥**을 통해 태아로부터 태반으로 이동한다. 태반에서는 태아혈액이 산소와 영양소를 받아들이고 이산화탄소와 노폐물을 배출한다. 산소화된 혈액은 단일 **배꼽정맥**을 통해 태반에서 돌아온다. 이 정맥은 태아의 간 쪽으로 올라가며 두 개의 가지로 나뉜다. 일부 혈액은 **간문맥**과 만나 간으로 들어가는 가지를 통해 흐르지만, 대부분의 혈액은 두 번째 가지인

가쪽덧두렁정맥 | 외측부복재정맥 / lateral accessory saphenous vein
간문맥 | hepatic portal vein
넙다리정맥 | 대퇴정맥 / femoral vein
뒤정강정맥 | 후경골정맥 / posterior tibial veins
발등정맥활 | 족배정맥궁 / dorsal venous arch
발바닥정맥활 | 족척정맥궁 /plantar venous arch
배꼽동맥(정맥) | 제동맥 / umbilical artery (vein)
분만후순환 | circulation after birth
샅고랑인대 | 서혜인대 / inguinal ligament
앞정강정맥 | 전경골정맥 / anterior tibial vein
오금정맥 | 슬와정맥 / popliteal vein
작은두렁정맥 | 소복재정맥 / small saphenous vein
종아리정맥 | 비골정맥 / fibular vein
큰두렁정맥 | 대복재정맥 / great saphenous vein
태반 | placenta
태아순환 | 태아혈행 / fetal circulation

정맥관으로 흐르는데 이는 아래대정맥으로 연결된다.

태아의 하체 쪽에서 돌아오는 탈산소화된 혈액은 아래대정맥에서 정맥관으로부터 산소화된 혈액과 함께 섞인다. 혼합된 혈액은 오른심방으로 들어간다. 태아의 상체 쪽에서 돌아오는 탈산소화된 혈액은 위대정맥으로 들어가며 오른심방까지 이어진다.

대부분의 태아혈액은 오른심실에서 허파로 들어가지 않고 타원구멍을 통해 왼심방으로 들어가 온몸순환과 만나게 된다. 오른심실로 통과한 혈액은 대동맥과 함께 허파동맥에 연결된 혈관, 동맥관을 통해 태아의 모든 조직으로 운반된다.

배꼽정맥 | 태반에서 동맥혈을 운반하는 혈관으로 탯줄 및 배꼽을 지나 태아에 유입된다.

정맥관 | 태아의 간 아랫면에서 갈라진 배꼽정맥의 한 가지를 아래대정맥에 연결하는 혈관이다.

타원구멍 | 태아 심장의 심방사이막에 있는 구멍으로 오른심방으로 들어온 혈액을 직접 왼심방으로 보내는 역할을 하며, 이곳을 통과하는 혈액은 대부분 태아의 상반신으로 흘러간다.

동맥관 | 태아의 허파동맥과 대동맥활 사이를 연결하는 관이며, 이곳을 통한 혈액은 대부분 태아의 하반신으로 흘러간다.

간 | liver
간문맥 | hepatic portal vein
대동맥 | aorta
대동맥활 | 대동맥궁 / arch of aorta
동맥관 | ductus arteriosus
배꼽동맥(정맥) | 제동맥 / umbilical artery (vein)
배대동맥 | 복대동맥 / abdominal aorta
심방사이막 | 심방중격 / interatrial septum
아래대정맥 | 하대정맥 / inferior vena cava
오른심방 | 우심방 / right atrium
오른심실 | 우심실 / right ventricle
온몸순환 | 전신순환 / systemic circulation
온엉덩동맥 | 총장골동맥 / common iliac artery
왼심방 | 좌심방 / left atrium
왼심실 | 좌심실 / left ventricle
위대정맥 | 상대정맥 / superior vena cava
정맥관 | ductus venosus
정맥관인대 | ligamentum venosum
타원구멍 | 난원공 / foramen ovale
탯줄 | 제대 / umbilical cord
허파; 폐 | lung
허파동맥 | 폐동맥 / pulmonary trunk

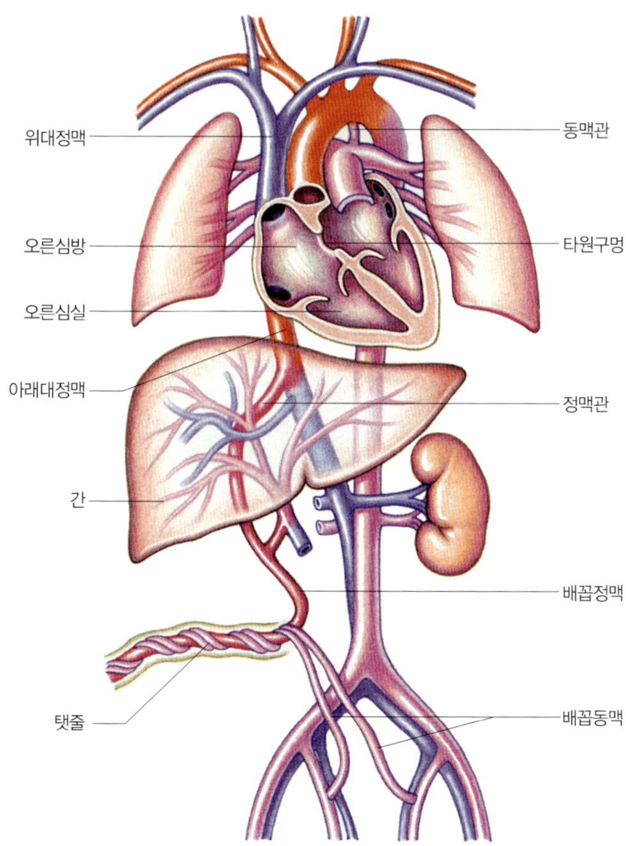

| 태아순환 |

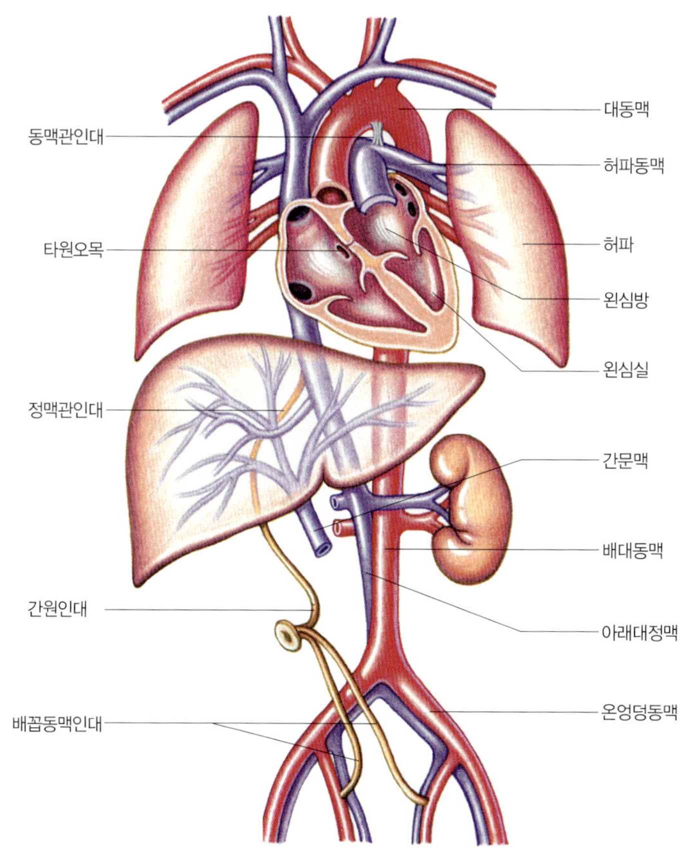

| 분만후순환 |

■ 태아순환과 분만후순환

동맥관인대 | ligamentum arteriosum
배꼽동맥인대 | 제동맥인대 / medial umbilical ligament
배꼽동맥(정맥) | 제동맥 / umbilical artery (vein)
속엉덩동맥 | 내장골동맥 / internal iliac artery
간원인대 | 간원삭 / round ligament of liver
정맥관인대 | ligamentum venosum
타원구멍 | 난원공 / foramen ovale
타원오목 | 난원와 / fossa ovalis

배꼽동맥 | 태아의 왼 · 오른 속엉덩동맥에서 나오는 정맥혈을 탯줄을 통하여 태반으로 보내는 한 쌍의 혈관이다.

태아 상반신 혈액순환로

태반 → 배꼽정맥 → 정맥관 → 아래대정맥 → 오른심방 → 타원구멍 → 왼심방 → 왼심실 → 오름대동맥 → 대동맥활 → 머리, 목, 팔

태아 하반신 혈액순환로

태반 → 배꼽정맥 → 정맥관 → 아래대정맥 → 오른심방 → 오른심실 → 허파동맥 → 동맥관 → 내림대동맥 → 온엉덩동맥 → 속엉덩동맥 → 배꼽동맥 → 태반

출생 후 폐, 신장, 소화기능이 시작되면, 다음의 혈관변화가 일어난다.

1. 탯줄이 묶이면 혈액은 더 이상 배꼽동맥을 통해 흐르지 않고 결합조직으로 채워지고 배꼽동맥의 말단부위는 배꼽동맥인대라고 하는 섬유끈이 된다.
2. 배꼽정맥은 간원인대로 남는데, 배꼽을 간까지 이어지게 하는 구조이다.
3. 정맥관은 정맥관인대로 남는데, 이는 간의 안쪽 표면에 있는 섬유끈이다.
4. 태반은 출생과 함께 배출된다.
5. 타원구멍은 대부분 출산 직후에 닫히면서 타원오목으로 남아 있다.
6. 동맥관은 출산과 거의 동시에 동맥수축을 통해 닫히며 동맥관인대가 된다.

림프계통 lymph system

림프계통은 림프, 림프관, 림프조직 및 림프기관으로 구성된다. 림프관은 혈액에서 빠져나와 형성된 조직액을 다시 혈액으로 운반하는 관이며, 림프기관은 면역반응에 관여한다.

림프 | 모세혈관으로부터 조직으로 빠져나간 액체가 세포를 둘러싸는데, 이 조직액을 사이질액이라고 하며, 이것이 모세림프관으로 들어간 후부터 림프라고 한다.

림프관 | 림프관은 모세림프관그물에서 시작된다. 모세림프관은 조직 속에서 끝이 막힌 관으로 시작되며, 한 층의 내피세포로 이루어져 있다. 모세림프관이 모여 림프관을 형성하고, 림프관이 정맥으로 들어가는 곳 근처와 가슴림프관이 형성되는 곳에서는 큰 림프관을 이루는데, 이것을 림프줄기라고 한다.

림프 | lymph
림프관 | lymphatic vessel
림프기관 | lymphoid organ
림프절 | lymph node
림프조직 | lymphatic tissue
모세림프관 | lymphocapillary vessel
전신모세혈관그물 | systemic capillary network
허파모세혈관그물 | pulmonary capillary network

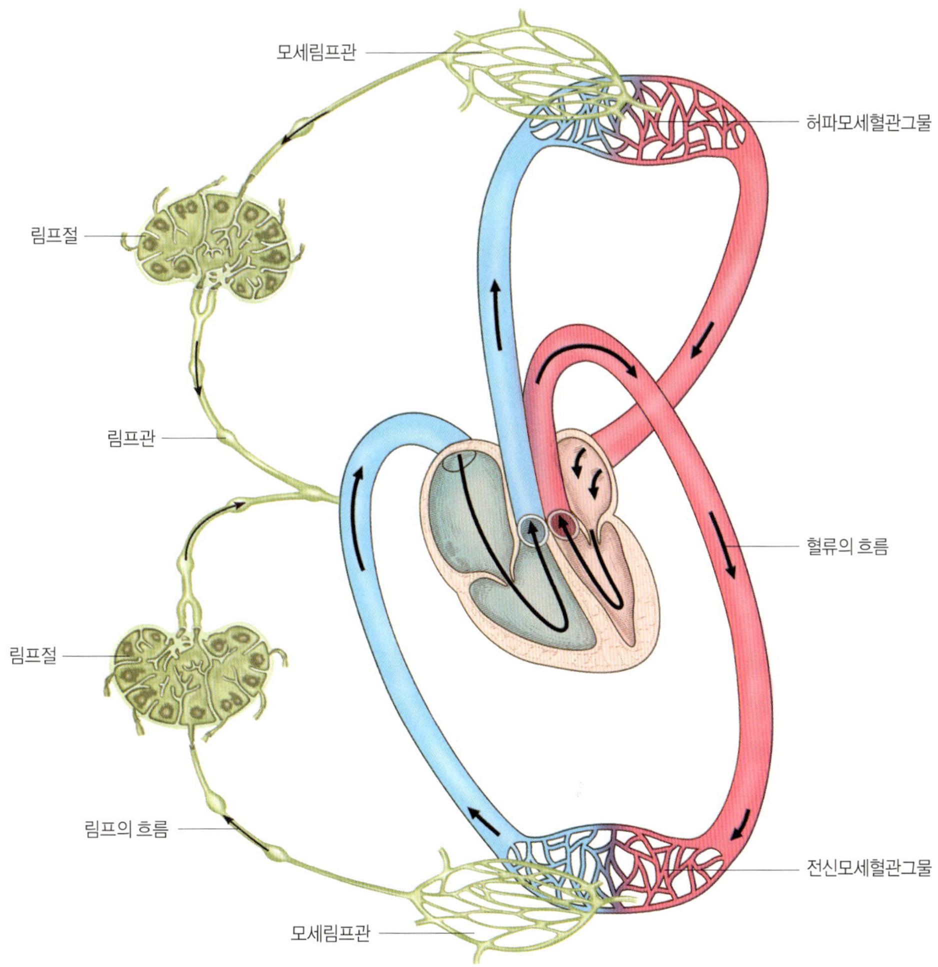

림프계통의 순환 모식도

림프절의 분포

가슴림프관 | 흉관 / thoracic duct
가슴림프관팽대 | 유미조 / cisterna chyli
깊은샅고랑결절 | 심서혜결절 / deep inguinal nodes
깊은림프관 | 심림프관 / deep lymphatic vessels
깊은목결절 | 심경림프절 / deep cervical nodes
다리오금결절 | 슬와림프절 / popliteal nodes
뒤세로칸결절 | 후종격결절 / posterior mediastinal nodes
림프절 | lymph node
앞겨드랑이결절 | 전액와결절 / anterior axillary nodes
얕은림프관 | 천림프관 / superficial lymphatic vessels
얕은목결절 | 천경결절 / superficial cervical nodes
얕은샅고랑결절 | 천서혜결절 / superficial inguinal nodes
엉덩결절 | 장골결절 / iliac nodes
오른림프관 | 우림프관 / right lymphatic duct
중간 및 뒤 겨드랑이결절 | 중 및 후 액와결절 / central and posterior axillary nodes
팔오금결절 | 주결절 / cubital nodes
허리결절 | 요결절 / lumbar nodes

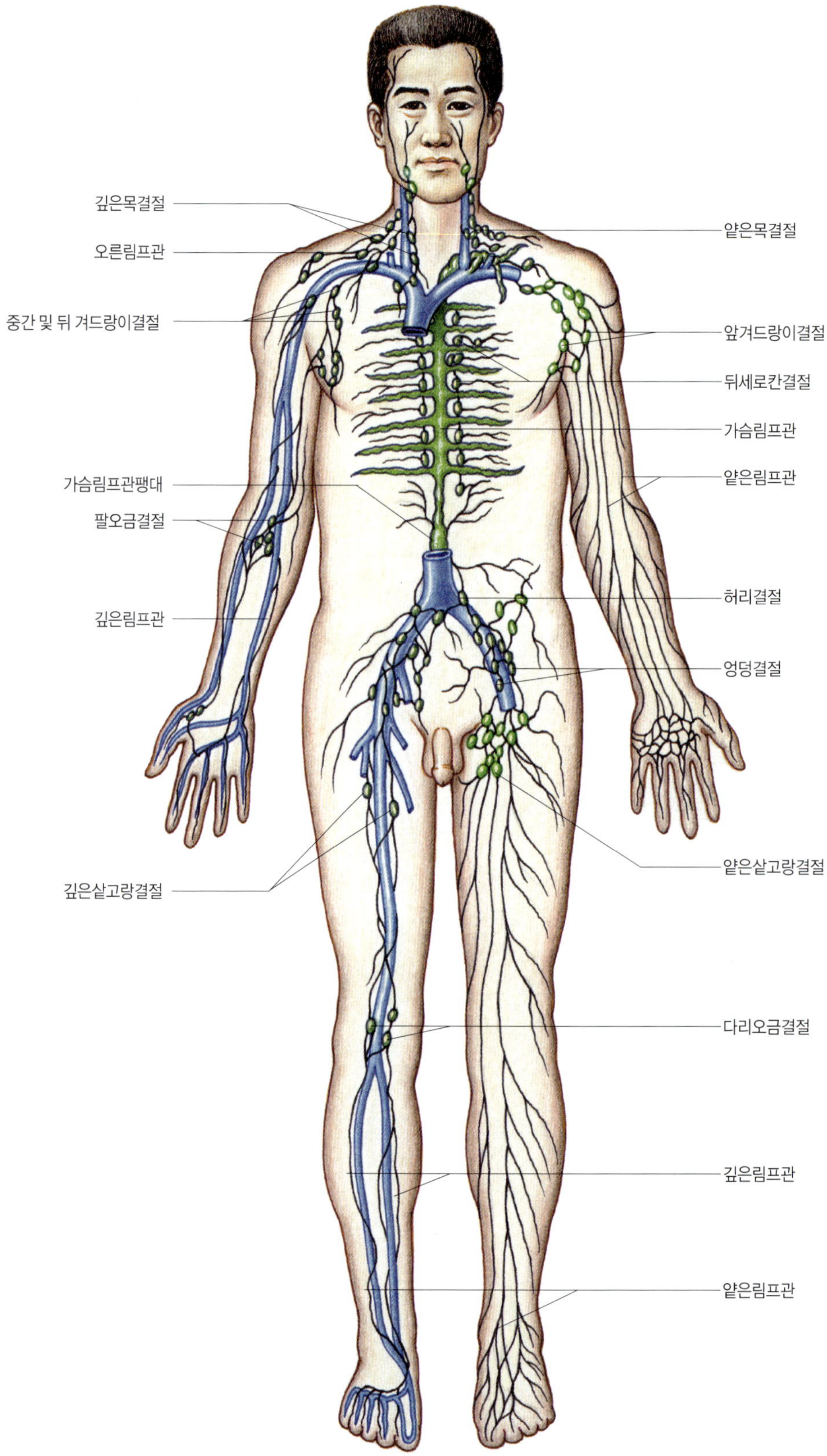

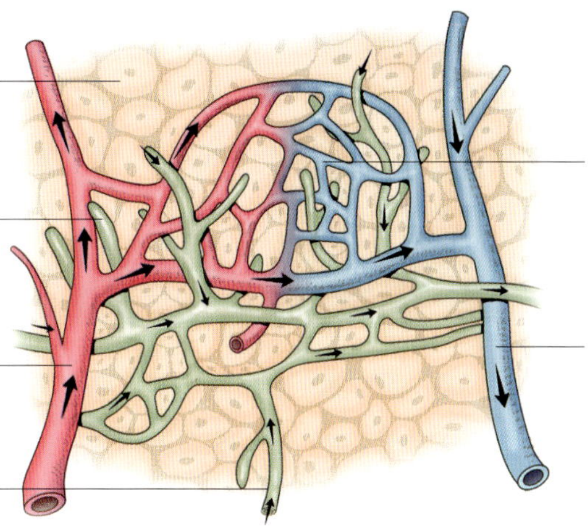

■ 모세림프관에서의 림프의 흐름

가슴샘 | 흉선 / thymus
가지돌기세포 | 수지상세포 / dendritic cell
림프관 | lymphatic vessel
림프구 | lymphocyte
림프기관 | lymphoid organ
림프조직 | lymphatic tissue
모세림프관 | lymphocapillary vessel
모세혈관 | capillary
세동맥 | 소동맥 / arteriole
세정맥 | 소정맥 / venule
조직세포 | tissue cell
큰포식세포 | 대식세포 / macrophage

림프조직 및 림프기관 | 림프조직은 그물섬유와 림프구가 밀집되어 형성된 조직을 말하며, 림프조직을 구성하는 세포는 여러 종류의 림프구와 면역에 관여하는 다른 세포로 구성된다. 림프조직이 주된 구성 성분을 이루며, 면역반응에 관여하는 기관을 림프기관이라고 한다.

림프조직

림프구 | 림프구 중 골수에서 형성되어 가슴샘으로 이동하여 면역반응을 할 수 있게 성숙한 것을 T세포(T림프구)라고 하며, 세포매개면역반응에 관여한다. B세포(B림프구)는 골수에서 형성되어 가슴샘이 아닌 곳에 있다가 활성화되면 형질세포로 분화되며, 이것이 항체를 생산하고 분비한다.

큰포식세포 | 골수에서 형성되어 활발하게 포식작용을 하는 큰세포로, 온몸에 분포되어 있으며 면역반응에서 중요한 역할을 한다.

가지돌기세포 | 가지가 많이 뻗은 항원제시세포로 표피, 점막, 림프기관에서 발견된다.

림프기관

가슴샘 | 가슴샘은 일차림프기관으로 적색골수에서 이동해 온 T세포가 이곳에서 성숙하며, 면역반응에 관여한다. 가슴샘은 가슴안 윗부분의 복장뼈 바로 뒤쪽에 위치하며 심장막의 앞과 접하고 있다. 가슴샘의 모양은 사춘기 때 가장 크며, 그 이후부터 대부분 림프조직이 지방조직으로 대치되어 지방덩어리처럼 보인다. 가슴샘의 구조는 결합조직으로 된 피막이 가슴샘을 싸고 있으며, 피막이 실질 속으로 뻗어 소엽으로 나뉜다. 각 소엽은 바깥의 겉질과 안쪽의 속질로 구분된다.

림프기관

가슴림프관팽대 | 유미조 / cisterna chyli
가슴샘 | 흉선 / thymus
겨드랑림프절 | axillary lymph nodes
골수; 뼈속질 | bone marrow
림프관 | lymphatic vessel
샅고랑림프절 | inguinal lymph nodes
오른빗장밑정맥 | rignt subclavian vein
왼빗장밑정맥 | left subclavian vein
작은창자; 소장 | small intestine
지라 | 비장 / spleen
집합림프소절 | aggregated lymphoid nodule
창자간막림프절 | mesenteric lymph nodes
큰창자; 대장 | large intestine
턱밑림프절 | submandibular lymph nodes

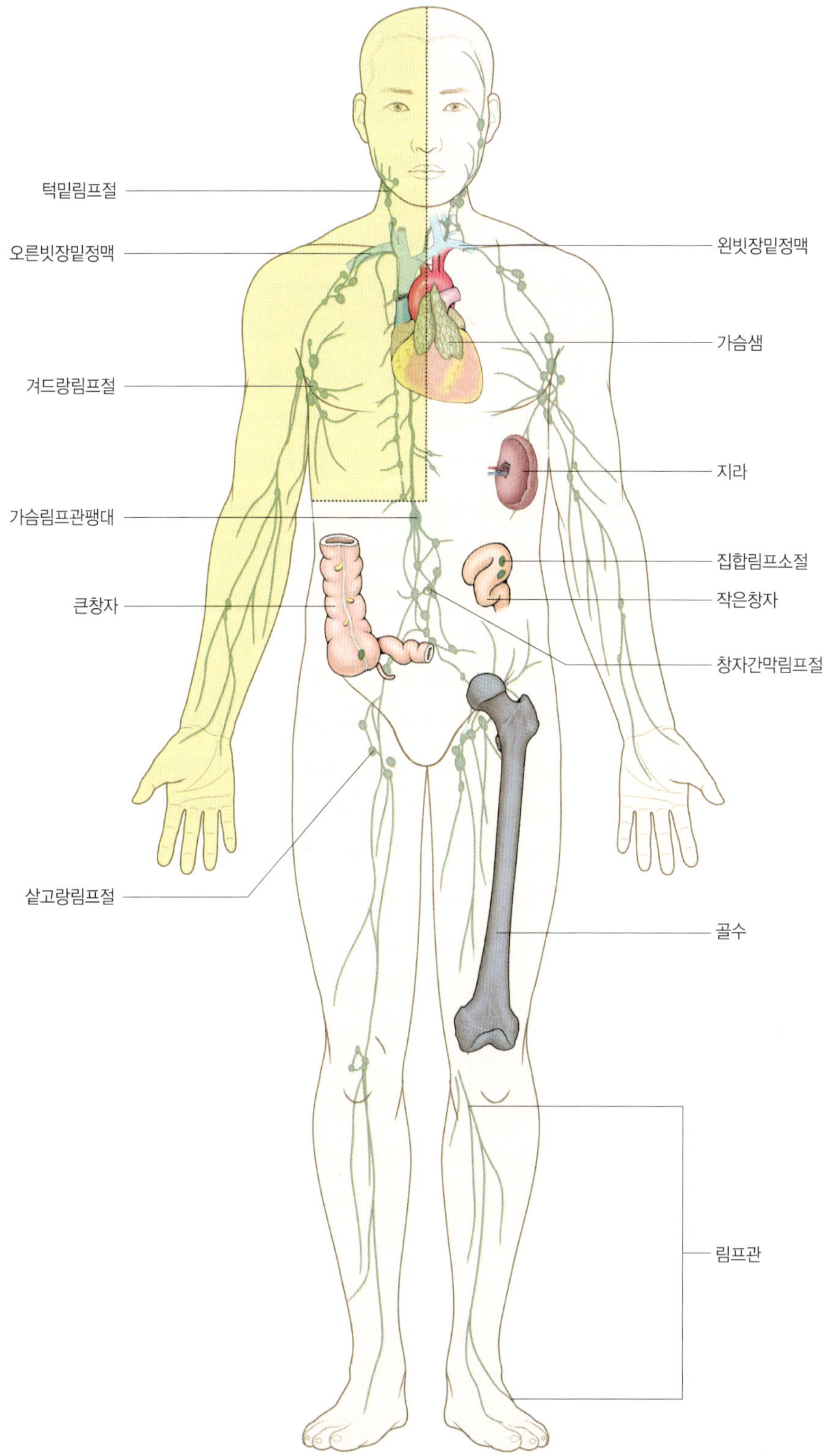

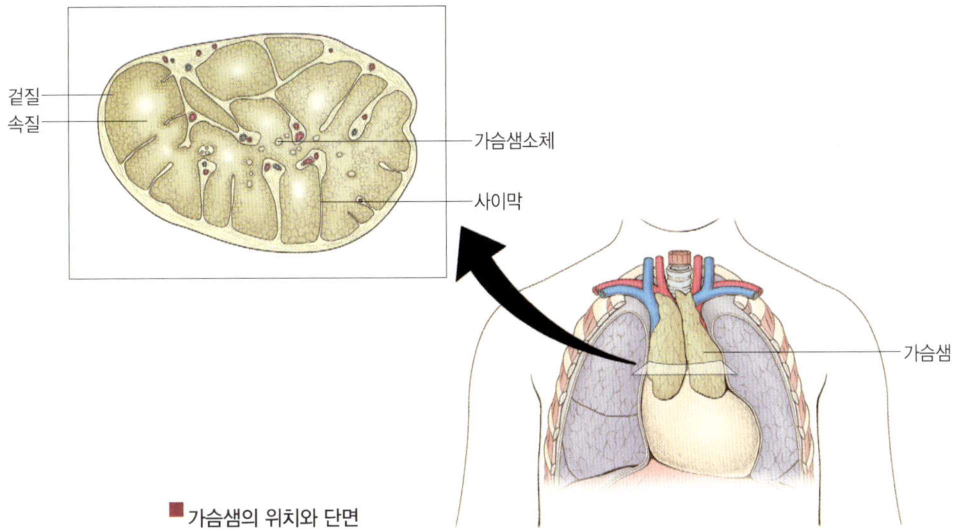

가슴샘의 위치와 단면

가슴샘 | 흉선 / thymus
가슴샘소체 | 흉선소체 / thymic corpuscle
겉질 | 피질 / cortex
결합조직 | connective tissue
동맥 | artery
림프조직 | lymphatic tissue
목구멍편도 | 구개편도 / palatine tonsil
백색속질 | 백수 / white pulp
사이막 | 중격 / septum
속질 | 수질 / medulla
인두편도 | pharyngeal tonsil
적색속질 | 적수 / red pulp
정맥 | vein
정맥굴 | 정맥동 / sinus venosus
지라 | 비장 / spleen
지라동맥 | 비동맥 / splenic artery
지라정맥 | 비정맥 / splenic vein
큰포식세포 | 대식세포 / macrophage
혀편도 | 설편도 / lingual tonsi

지라 | 우리 몸에서 가장 큰 림프기관이며, 오래된 적혈구와 혈소판을 제거하는 작용도 한다. 지라는 배안의 왼쪽 갈비밑부위에 위치하며, 정상적으로는 갈비뼈 깊은 곳에 있어 만져지지 않는다. 9~11번째갈비뼈 및 가로막과 접한다. 지라는 피막에 둘러싸여 있으며, 피막에서 속으로 뻗어 들어간 잔기둥이 실질을 불완전한 여러 칸으로 나눈다. 지라는 두 종류의 조직인 백색속질과 적색속질로 구성되며, 백색속질은 림프구와 큰포식세포로 이루어진 림프조직이며 면역반응에 관여한다. 적색속질은 혈액이 차 있는 정맥굴 및 혈액세포로 구성된 지라끈으로 이루어져 있다.

편도 | 편도는 림프소절의 집합체인 무리림프소절의 한 형태로 목구멍의 양쪽 벽에 있는 목구멍편도, 혀뿌리에 있는 혀편도, 코인두 뒤벽에 있는 인두편도가 있다. 편도는 고유판 속에서 얇은 섬유성 결합조직 피막에 의해 싸여 있고, 그 속에 여러 림프 소절들이 형성되어 있다. 편도는 림프구를 생산하며, 면역에 관여하여 신체 방어에 중요한 역할을 하는 림프기관이다.

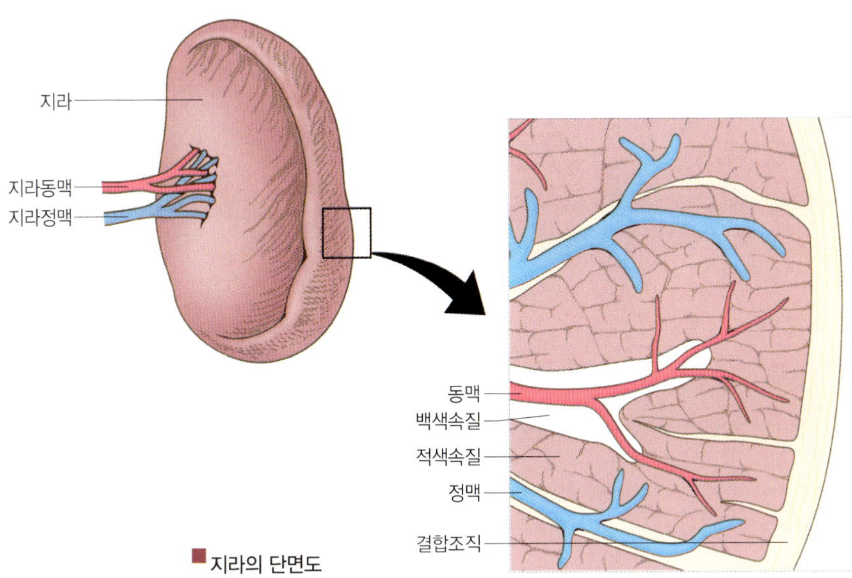

지라의 단면도

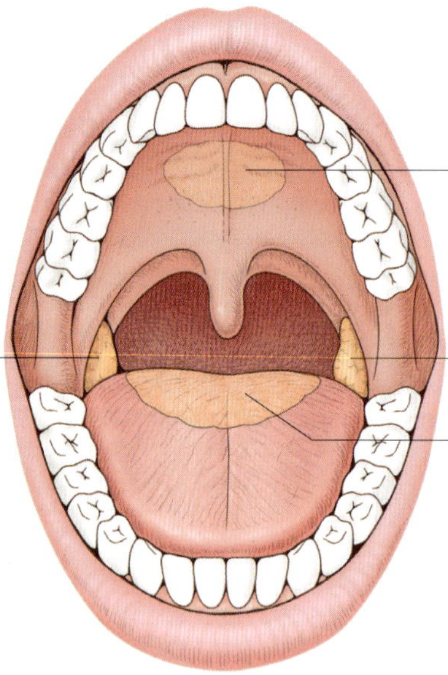

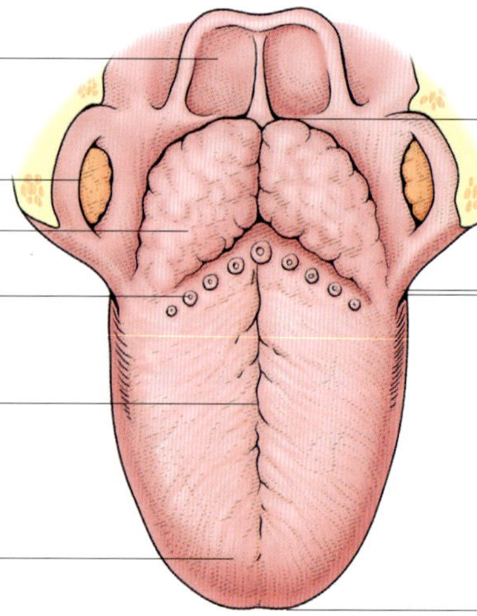

■ 혀의 구조

겉질 | 피질 / cortex
겉질굴 | 피질동 / cortical sinus
날림프관 | 수출림프관 / efferent lymphatic vessel
들림프관 | 수입림프관 / afferent lymphatic vessel
림프소절 | lymph nodule
림프절 | lymph node
목구멍편도 | 구개편도 / palatine tonsil
문 | hilum
성곽유두 | 유곽유두 / vallate papillae
속질 | 수질 / medulla
속질굴 | 수질동 / medullary sinus
속질끈 | 수질삭 / medullary cord
실유두 | filiform papilla
인두편도 | pharyngeal tonsil
잔기둥 | 소주 / trabeculae
정중고랑 | 정중구 / median sulcus
종자중심 | germinal center
판막 | 판 / valve
피막 | capsule
창자간막 | 장간막 / mesentery
혀몸통 | 설체 / body of tongue
혀뿌리 | 설근 / root of tongue
혀편도 | 설편도 / lingual tonsil
후두덮개 | 후두개 / epiglottis

림프절 | 우리 몸에 500개가 넘게 있으며, 지름이 1~20 mm로 크기가 다양하며 림프관이 지나가는 사이에 있다. 림프절은 목, 겨드랑, 창자간막, 샅고랑부위에 특히 많이 밀집되어 분포한다. 림프절은 치밀결합조직으로 된 피막에 싸여 있으며, 혈관과 날림프관이 드나드는 약간 오목한 곳을 문이라고 한다. 피막에서 실질 속으로 뻗어 들어가는 칸막이와 같은 구조를 잔기둥이라고 한다. 실질은 겉질과 속질로 구분되며, 겉질은 주로 림프소절로 이루어져 있다. 속질은 겉질의 속 부분으로 문부위의 표면까지 뻗어 있으며, 림프구 등 세포와 그물섬유로 이루어져 있다. 림프절은 림프를 거르는 작용과 면역기능의 두 가지 기능을 갖고 있어, 림프 속의 세균이나 종양세포 등을 거르는 작용을 한다.

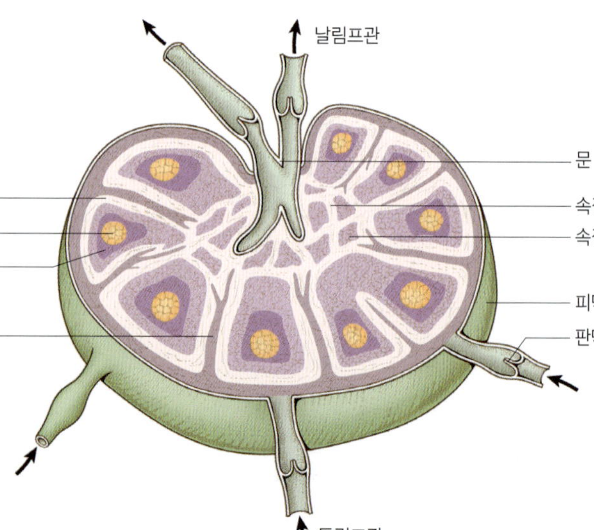

■ 림프절의 단면

혈액·혈구·조혈조직 blood · blood cells · hemopoietic tissue

골수; 뼈속질 | bone marrow
과립백혈구 | 과립구 / granulocyte
단핵구 | monocyte
림프구 | lymphocyte
무과립백혈구 | agranulocyte
백혈구 | leucocyte, white blood cell
적혈구 | erythrocyte, red blood cell
중성구, 호중구 | neutrophil
혈구 | blood cells
혈소판 | platelet
혈액; 피 | blood
혈장 | blood plasma
혈청 | serum
호산구 | eosinophil
호염기구 | basophil

혈액(골수에서 채취되는 혈액과 구별하기 위해 말초혈액이라고 하기도 한다)은 건장한 성인이 4~5 ℓ (체중의 약 7%)의 제적을 점하고 그 대부분은 전신의 모세혈관과 정맥 안에 있다. 혈액을 채취하기 위해서는 팔의 피부정맥에서 주사기로 하는 경우가 많지만 소량이 필요할 때는 귓불이나 엄지손가락의 등부분, 다른 손가락의 안쪽부분을 찔러서 모세혈관에서 흘러나오는 혈액을 채취한다. 혈액은 혈구와 혈장이 있다. 전자는 세포이고 후자는 액체성분이다. 혈장 안에 알부민이나 글로블린 등의 단백질이나 그 밖의 많은 유기물과 무기물이 녹아 있다. 혈장은 방치하면 떡처럼 굳어진 것과 투명한 액체로 분리된다. 전자는 피브린이 분출하여 굳어진 것이며, 후자는 혈청이다.

적혈구

혈구에는 적혈구와 백혈구가 있다. 적혈구는 남성이 1 mm^3의 혈액 중에 약 500만 개, 여성에서 약 450만 개에 이른다. 적혈구의 형태는 양면의 중앙이 눌린 원판형, 직경은 약 7㎛이다. 적혈구 안에는 헤모글로빈이 다량으로 함유되어 이것이 혈액이 붉은색을 띠게 한다. 헤모글로빈이 산소와 이산화탄소에 결합하거나 떨어지거나 하는 것으로 호흡이 된다. 적혈구는 골수에서 만들어지는 과정에서 핵을 방출해버리기 때문에 유혈 중에는 모두 무핵의 세포이다. 그러나 태아의 적혈구에는 핵이 있다.

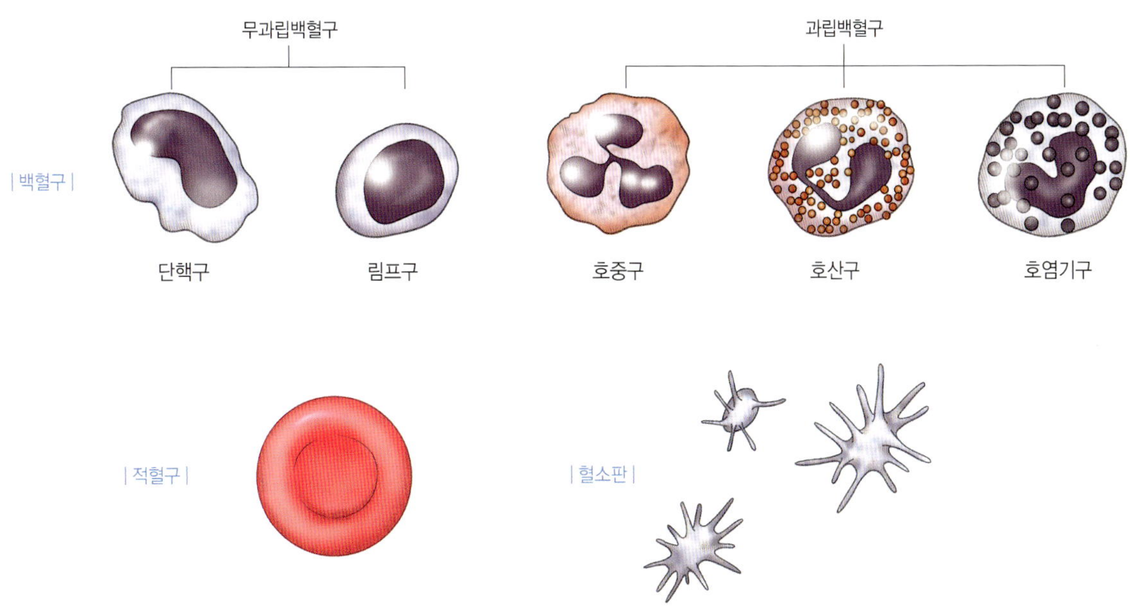

■ 혈액성분

거핵구 | megakaryocyte
과립백혈구 | 과립구 / granulocyte
단핵구 | monocyte
림프구 | lymphocyte
백혈구 | leucocyte, white blood cell
중성구, 호중구 | neutrophil
혈소판 | platelet
혈전 | thrombus
호산구 | eosinophil
호염기구 | basophil

백혈구와 혈소판

백혈구는 혈액 1 mm^3 중에 6,000내지 9,000개를 헤아린다. 세포질에 과립을 많이 함유하는 것을 과립백혈구라고 하며 단위의 염색성에 의해 호중구, 호산구, 호염기구로 나뉜다.

호중구는 백혈구의 전수 중 60~70%를 점한다. 세균 · 바이러스나 세포의 조각 등을 잡아먹는 탐식작용과 함께 생체방위에 상당히 중요한 역할을 담당하고 있다. 화농성의 염증이 퍼져 있는 장소에서는 근간의 모세혈관을 흐르고 있는 중성구가 염증 장소에서 확산하는 유인물질에 이끌리어 혈관을 빠져나와 조직 속으로 이동하여 세균과 싸운다. 환자의 혈액 중에 중성구의 증가(특히 10,000/mm^3 이상)가 있다면 전신의 어딘가에 화농성염증이 있다는 것을 의심해야 한다. 충수염의 가능성이 있는 경우에 백혈구 수를 조사하는 것은 이 때문이다.

호중구의 단위는 붉은 산성색소와 파란 염기성의 색소가 혼합되어 있어 자주색으로 보인다. 핵은 세포가 젊을 때는 큰 U자형으로 이것을 막대모양핵이라고 한다. 세포가 성숙하면 핵이 몇 개의 덩어리로 나누어져 실과 같은 가는 부분으로 연결되는 형태가 된다. 이것을 분엽핵이라고 한다. 현미경으로 호중구를 살펴보아 막대모양핵의 비율이 많은 경우는 중성구의 생성이 왕성하다고 생각할 수 있다.

호산구는 백혈구 전체의 약 2%를 점하고 붉은 산성색소에 잘 물드는 과립을 가지는 백혈구로 핵은 두 개로 분엽되는 경우가 많다. 호산구는 기생충증이나 알레르기성 질환이 있을 때 증가한다. 호염기구는 백혈구 전체의 약 0.5%를 점하고 푸른 염기성색소(톨루이딘 불루 등)에 짙게 물든 거대한 과립을 가진다.

세포질에 과립을 거의 갖지 않는 백혈구로서는 림프구와 단핵구가 있다. 림프구는 백혈구 전체의 20~30%를 점하는 소형세포이고 둥근핵이 세포의 대부분을 점하고 세포질은 염기성 색소로 파랗게 물든다. 말초혈액 중에 볼 수 있는 림프구는 일정한 장소에 있던 림프성 조직을 떠나서 순환혈액 안을 순환하고 있기 때문에 T세포가 약 80%, B세포가 20%를 점하고 있는데 양자를 현미경이나 전자현미경으로 구분하는 것은 쉽지 않다.

단핵구는 큰 짙게 물든 핵과 푸르게 물든 풍부한 세포질을 가지는 세포로 백혈구 전체의 6~8%를 점한다. 탐식작용이 강한 세포로 모세혈관에서 조직으로 이동하여 대식구로 변신하는 것이다.

이상의 혈구에 혼합하여 훨씬 소형의 원판형의 세포조각이 있다. 이것이 혈소판이다. 혈소판은 골수 안에서 거핵구라고 하는 거대한 세포의 세포질이 몇 천 개로 분리됨으로써 생겨난다. 외상에 의해 혈관이 파괴되면 무수한 혈소판이 손상부의 내면에 점착, 집합해서 혈전을 만들고 지혈을 한다. 또 혈소판은 혈액의 응고나 혈관의 수축을 촉진하는 일련의 중요한 물질을 포함하고 있다.

혈구는 어디에서 만들어지는가

혈구는 골수에서 만들어진다. 단, 조혈장소는 발육과 함께 바뀐다. 사람에게 있어서 최초의 조혈은 태령 3개월 무렵 난황주머니에서 시작하여 태령 10주 무렵에는 간이 조혈의 장소가 된다. 골수에서 조혈이 시작되는 것은 태령 3개월 무렵이다. 조혈작용을 가지는 골수는 붉고(적색골수) 그 작용을 잃게 되면 지방화되어 황색으로 보인다(황색골수). 혈구는 일정한 수명(적혈구에서 120일) 후에 사멸하기 때문에 생애 계속 만들어지는 것이다. 골수에는 조혈줄기세포가 있고 분포에 따라서 같은 분화단계에 있는 줄기세포를 보존하면서 각 계통의 혈액세포(적혈구·과립백혈구·거핵구)로 분화하는 능력을 가진다.

림프구는 림프절이나 편도나 지라백색속질로 만들어지지만 원래의 간세포는 골수에서 만들어지고 이러한 장소로 옮겨지는 것이다. 단핵구도 또 골수에서 만들어진다.

거핵구 | megakaryocyte
골수; 뼈속질 | bone marrow
단핵구 | monocyte
림프구 | lymphocyte
림프절 | lymph node
적색골수 | 적수 / red marrow
조혈줄기세포 | hemopoiect stem cell
중성구, 호중구 | neutrophil
큰포식세포 | 대식세포 / macrophage
편도 | tonsil
혈구 | blood cells
혈구모세포 | hemocytoblast
혈소판 | platelet
혈전 | thrombus
호산구 | eosinophil
호염기구 | basophil
황색골수 | 황수 / yellow marrow

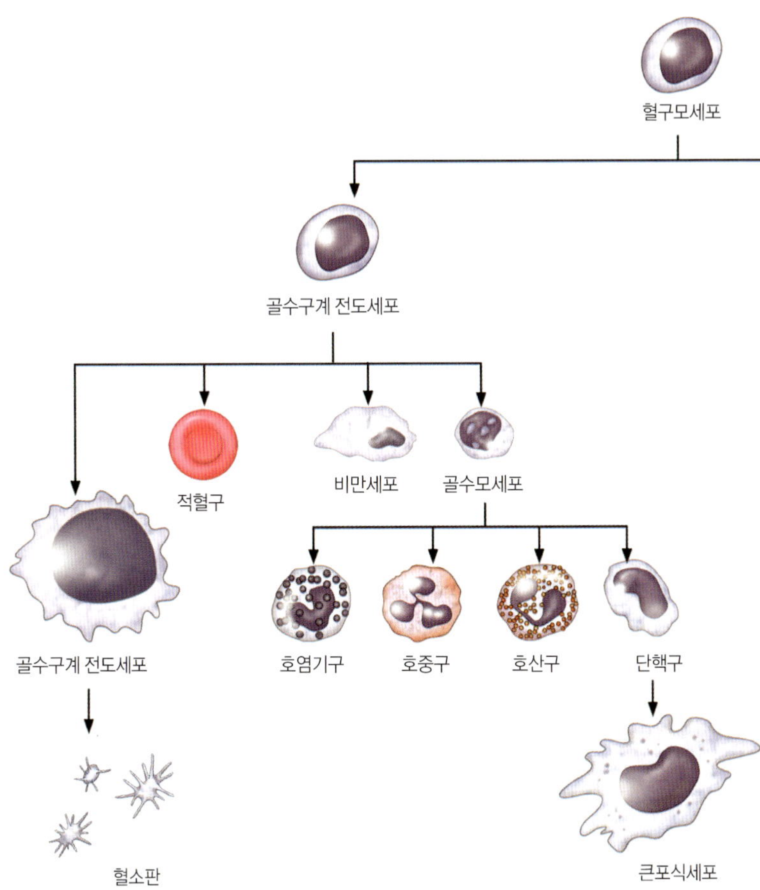

■ 혈액세포의 발생과정

Chapter

07

소화계통

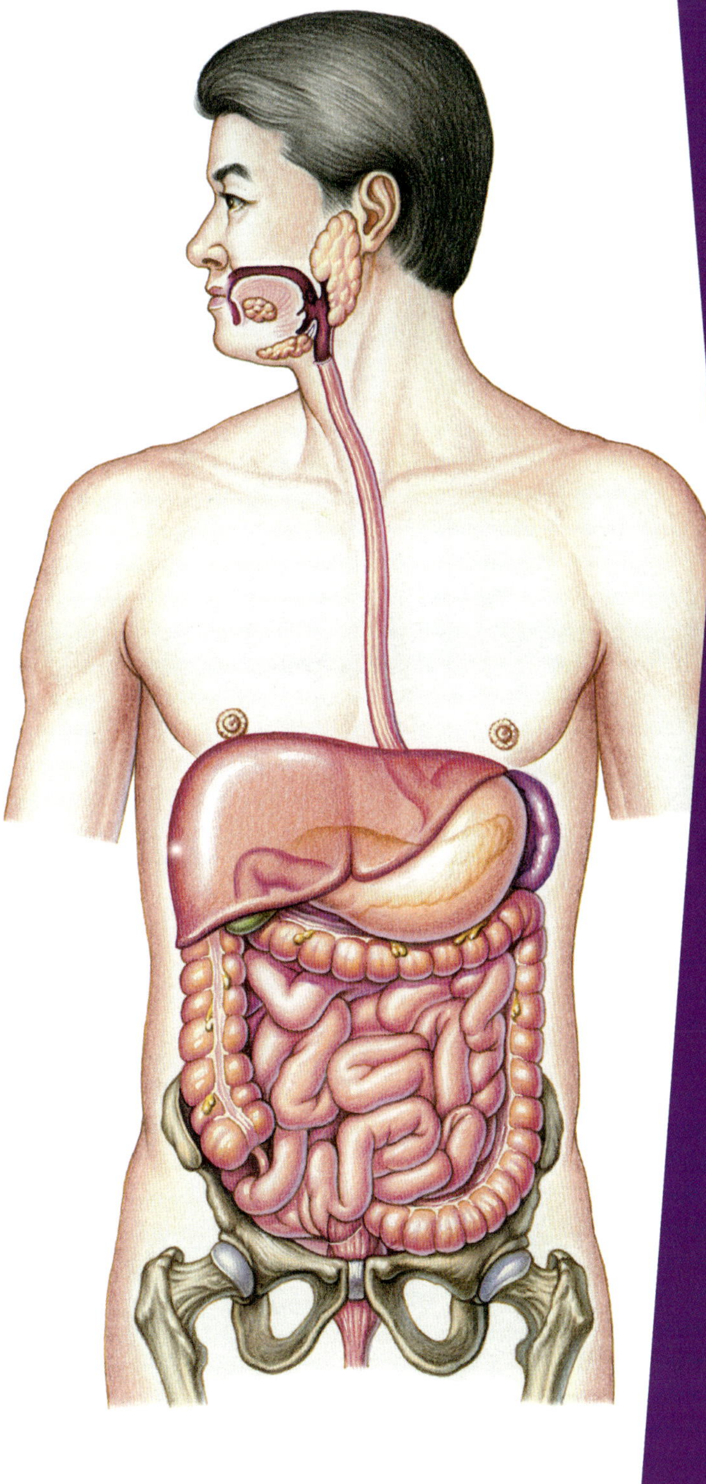

간 | liver
귀밑샘 | 이하선 / parotid gland
식도 | esophagus
위 | 위장 / stomach
위샘 | gastric glands
이자 | 췌장 / pancreas
인두 | pharynx
입 | mouth
작은창자; 소장 | small intestine
큰창자; 대장 | large intestine
큰침샘 | 대타액선 / major salivary glands
턱밑샘 | 악하선 / submandibular gland
항문 | anus
허밑샘 | 설하선 / sublingual gland

소화계통은 입에서 항문까지 이어지는 관으로 입으로 섭취한 음식물을 흡수될 수 있는 형태로 분해하고, 흡수되지 못한 찌꺼기를 배출하는 일련의 기관이다. 소화계통은 입에서 항문까지의 소화관과 소화부속기관으로 나눈다. 소화관은 관 모양 혹은 꽈리 모양의 속이 빈 기관으로 입에서 시작하여 인두, 식도, 위, 작은창자, 큰창자를 거쳐 항문에 이른다.
소화부속기관은 위샘과 같이 소화관 중에 존재하는 작은샘과, 소화관으로부터 떨어져서 독립하여 큰 기관으로 된 큰침샘(턱밑샘, 혀밑샘, 귀밑샘), 간, 이자 등이 있다.
이들 큰샘으로부터 분비된 소화효소는 도관을 경유해서 소화관으로 보내진다.
소화계통의 주요기능은 소화, 흡수 그리고 배설이다.

전체적으로 소화계통은 6가지 기본 기능을 수행한다.

섭취 | 음식물을 입에 넣는 식사과정이다.

분비 | 소화관 벽과 부속 소화기관 내부의 세포에서 물, 산, 완충제, 소화효소를 위창자길 내강(내부 공간)으로 분비해 준다.

혼합과 추진 | 소화관 벽의 민무늬근육이 수축과 이완을 반복하면서 음식물과 분비액을 섞어 주고 항문을 향해 밀어 준다. 내용물을 섞어 주고 소화관 끝까지 밀어내는 소화관의 이런 기능을 운동이라고 한다.

소화 | 섭취한 음식을 작은 분자로 부수어 주는 물리적, 화학적 분해 과정을 말한다.

흡수 | 섭취하거나 분비된 액체, 이온, 소화의 산물이 소화관 내강을 싸고 있는 상피세포로 들어가는 과정이다. 흡수된 물질은 혈관이나 림프관으로 들어가 몸 전체의 세포들로 퍼진다.

배변 | 찌꺼기, 소화되지 않은 물질, 박테리아, 소화관 내층에서 탈피된 세포, 소화는 됐지만 흡수되지 않은 물질은 배변 과정을 통해 항문에서 몸 밖으로 나간다. 배설된 물질을 대변이라고 한다.

소화계통

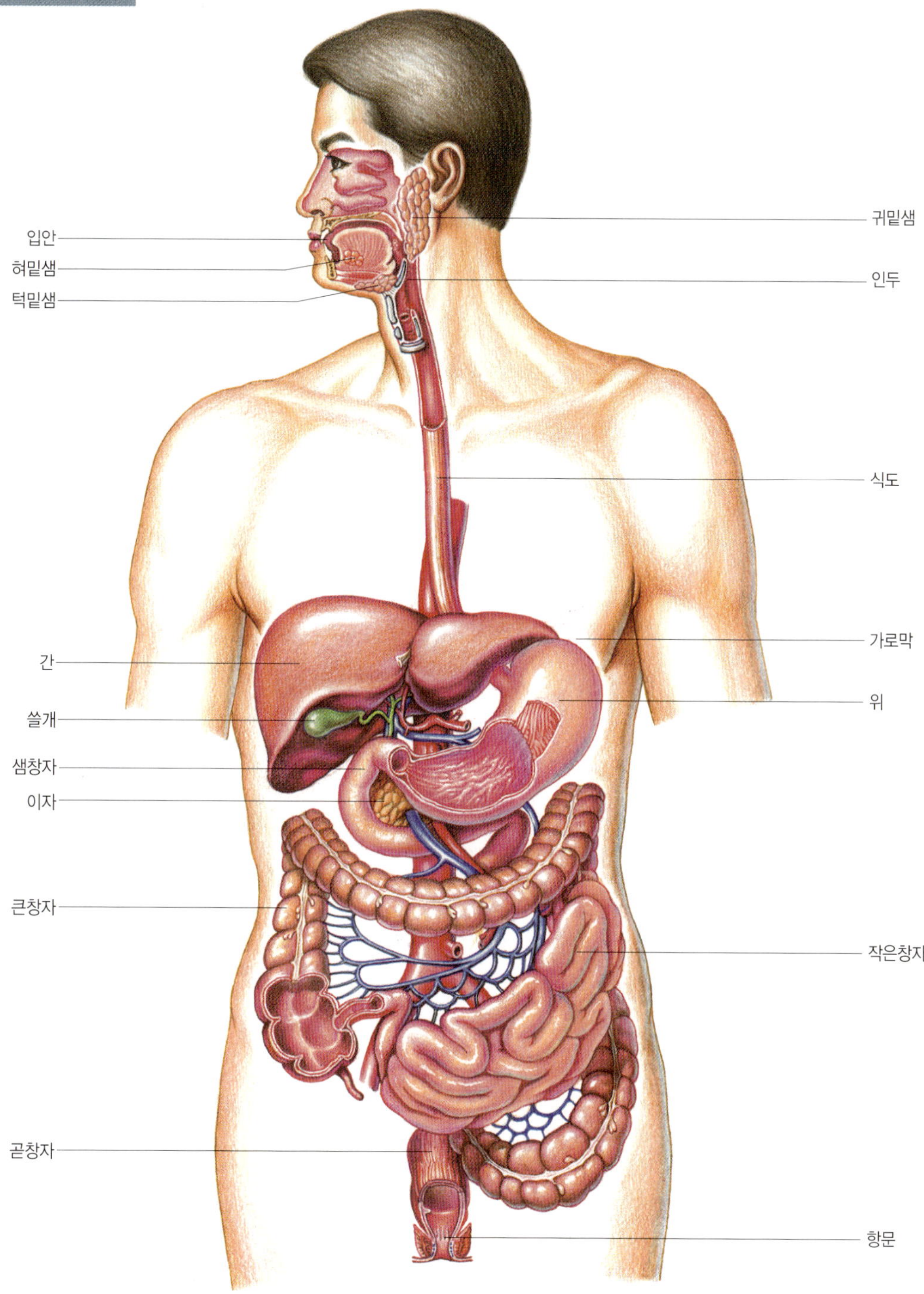

가로막 | 횡격막 / diaphragm
간 | liver
곧창자; 직장 | rectum
귀밑샘 | 이하선 / parotid gland
샘창자 | 십이지장 / duodenum
식도 | esophagus
쓸개; 담낭 | gallbladder
위 | 위장 / stomach
이자 | 췌장 / pancreas
인두 | pharynx
입안; 구강 | oral cavity
작은창자; 소장 | small intestine
지라 | 비장 / spleen
큰창자; 대장 | large intestine
턱밑샘 | 악하선 / submandibular gland
항문 | anus
혀밑샘 | 설하선 / sublingual gland

근육층 | 근층 / muscle layer
내강 | lumen
동맥 | arteries
신경 | nerve
장막층 | 외막층 / serosa
점막관련 림프조직 | mucosa-associated lymphoid tissue
점막밑샘 | gland in submucosa
점막밑층 | 점막하층 / submucosa
점막샘 | gland in mucosa
점막층 | mucosal layer
정맥 | vein

소화관의 기본구조

식도부터 항문관까지 위창자길 벽은 기본적으로 네 층으로 되어 있다. 위창자길의 네 층은 심층부터 표피층까지 **점막층, 점막밑층, 근육층, 장막층**으로 되어 있다.

점막층 | 점막층 또는 위창자길 내층은 점막이다. 점막층은 위창자길 내용물과 직접 닿는 **상피층**, 성긴결합조직, 얇은 민무늬근육층(점막근)으로 구성되어 있다.

- 입, 인두, 식도, 항문관의 상피는 주로 **비각질중층편평상피**이며 위창자길을 보호하는 기능을 한다. 위와 창자는 분비와 흡수를 위한 기능을 하는 **단층원주상피**로 덮여 있다. 흡수를 담당하는 상피세포에는 위창자길 내강으로 점액과 소화액을 분비해 주는 **외분비세포**와 호르몬을 분비해 주는 여러 종류의 **내분비세포**가 자리하고 있다. 이들 내분비세포를 총괄하여 **장관내분비세포**라고 한다.
- **성긴결합조직** 성긴결합조직층인 고유판에는 위창자길에서 흡수된 영양소를 다른 신체 조직으로 운반하는 혈관과 림프관이 다수 들어 있다. 이 층은 상피를 지지해 주고 점막근과 상피를 결합시켜 준다. 또한 고유판에는 점막연관림프조직 세포 대부분이 포함되어 있다. 중요한 이 림프소절들은 질병에 대항하는 면역계통 세포를 담고 있다.

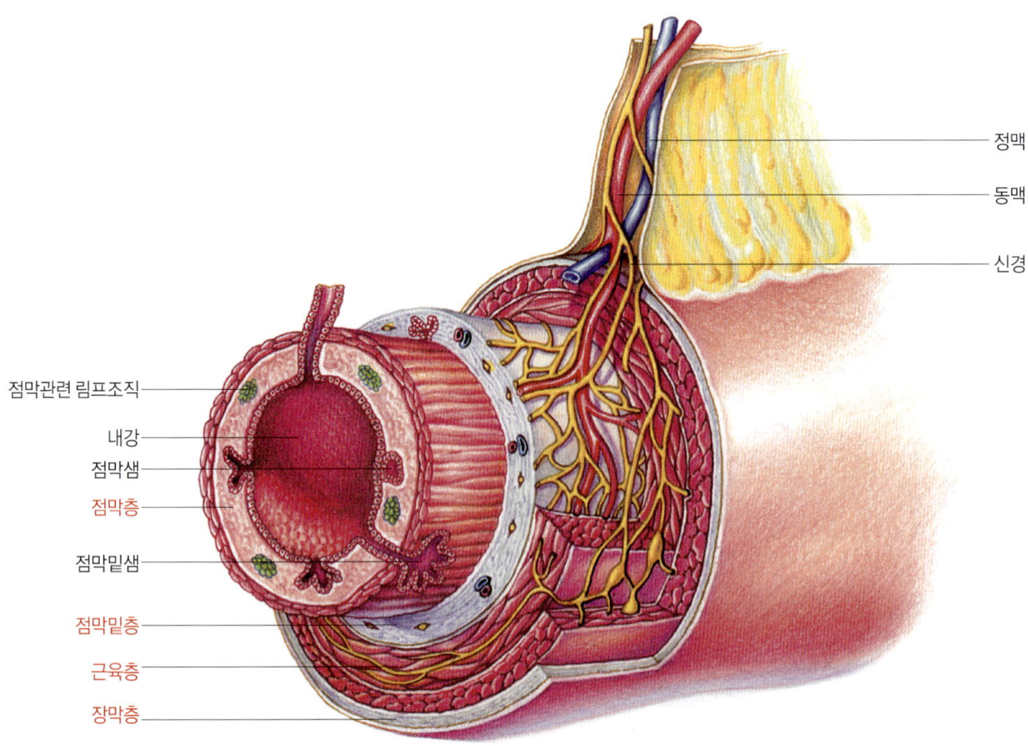

■ 위장관의 층

- **얇은민무늬근육층** 얇은 민무늬근섬유층인 점막근 때문에 위와 작은창자의 점막에 작은 주름이 여러 개 만들어져서 소화와 흡수를 위한 표면적이 증가하여 소화와 흡수의 효율을 높인다. 점막근의 운동은 흡수를 담당하는 세포 전부가 위창자길 내용물에 확실하게 닿게 만든다.

근육층 | 근층 / muscle layer
장막층 | 외막층 / serosa
점막밑층 | 점막하층 / submucosa

점막밑층 | 점막밑층은 점액샘, 신경얼기, 혈관, 림프관들이 얇은 그물처럼 얽혀 있는 층이다. 점막밑층을 구성하고 있는 성긴결합조직은 점막층을 중간층인 근육층과 결합시켜 준다.

근육층 | 입, 인두, 상부 및 중부 식도의 근육층은 뼈대근육을 포함하고 있어서 삼키기를 마음데로 조절할 수 있고, 바깥항문조임근은 배변을 자유롭게 통제하게 해 주는 뼈대근육이다. 나머지 위창자길의 근육층은 민무늬근육으로 구성되어 있는데 대체로 세로섬유로 된 바깥층과 돌림섬유로 된 내층의 2겹으로 되어 있다. 민무늬근육의 불수의수축은 음식물을 기계적으로 부수고, 소화액과 섞어 주고 위창자길을 따라 밀어내는 데 도움을 준다.

장막층 | 배골반안에 매달려 있는 위창자길 일부에는 장막층이라고 불리는 표피층이 있다. 장막층은 성긴결합조직과 단층편평상피로 이루어진 층으로 소화관 중 복막에 덮여 있는 부분에만 있다. 장막은 심하게 꼬인 소화관이 인접한 관 부위나 체벽 내부와 마찰하게 될 때 장막이 창자의 외벽을 보호해 준다. 식도에는 장막층이 없는 대신 바깥막이라고 불리는 단층의 성긴 결합조직층이 식도를 둘러싸고 있다.

상피조직 | 몸의 표면, 입의 안, 위나 창자의 안쪽 면, 샘의 도관, 체강과 혈관의 안쪽 등 자유표면을 덮고 있는 막 형태의 세포층을 상피라고 하며, 이 세포집단을 상피조직이라 한다.

단층원주상피 | 기다란 원기둥 형태의 세포가 1층으로 늘어져 있는 상피.
예: 위나 창자의 점막표면, 샘, 도관

단층원주상피

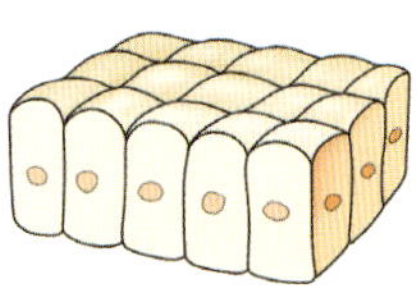

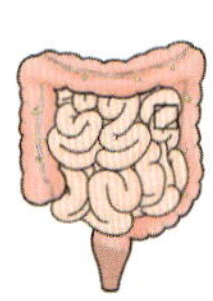

중층편평상피 | 편평한 세포가 몇 개의 층으로 겹쳐서 두꺼운 판을 이루는 상피.
예: 피부, 입안, 식도, 직장의 끝부분, 질의 점막

중층편평상피

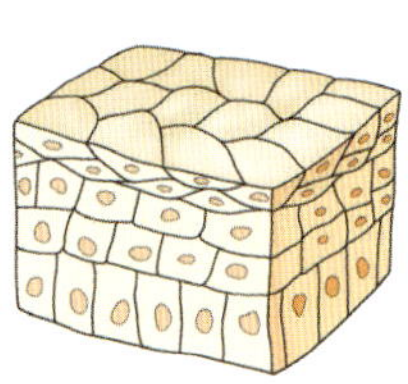

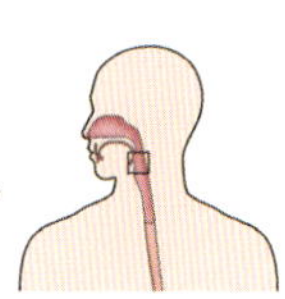

고유입안 | 고유구강 / oral cavity proper
단단입천장 | 경구개 / hard palate
목구멍편도 | 구개편도 / palatine tonsil
목젖 | 구개수 / uvula
물렁입천장 | 연구개 / soft palate
볼근 | 협근 / buccinator muscle
송곳니 | 견치 / canine tooth
아래입술내림근 | 하순하체근 / depressor labii inferioris muscle
앞니 | 절치 / incisor tooth
입꼬리내림근 | 구각하체근 / depressor anguli oris muscle
입둘레근 | 구윤근 / orbicularis oris muscle
입술 | 구순 / lips, labia
입술주름띠 | 구순소대 / labial frenulum
입안; 구강 | oral cavity
입안뜰 | 구강전정 / oral vestibule
입천장인두활 | 구개인두궁 / palatopharyngeal arch
입천장샘 | 구개선 / palatine glands
입천장솔기 | 구개솔기 / palatine raphe
입천장혀활 | 구개혀궁 / palatoglossal arch
작은광대근 | 소관골근 / zygomaticus minor muscle
작은어금니 | 소구치 / premolar tooth
큰어금니 | 대구치 / molar tooth
혀 | 설 / tongue

입안 oral cavity

입은 소화계통의 첫 부분으로 음식물을 씹어서 잘게 부수고, 부서진 음식물에 침을 섞고, 삼키는 작용을 한다. 입안은 입안뜰과 고유입안으로 나뉜다. 입안뜰은 바깥쪽으로는 뺨과 입술, 안쪽은 잇몸과 이의 사이에 있는 좁은 공간이고, 고유입안은 앞가쪽의 잇몸과 이에서 위로는 단단입천장과 물렁입천장, 아래에는 혀, 뒤로는 인두와 통하고 있는 목구멍으로 이어지는 공간이다.

입술 lips

입술은 입구멍을 둘러싼 살 층을 말하며, 잘 움직이는 두터운 점막피부주름이다. 입둘레근을 포함하고 있으며 바깥쪽은 피부로 덮여 있고 안쪽은 점막으로 덮여 있다. 입술의 점막에는 작은 침샘인 입술샘이 발달되어 있다.

윗입술과 아랫입술의 내면은 정중앙에 접힌 주름 점막인 입술주름띠에 의해 잇몸에 붙어 있다. 음식물을 씹는 동안 뺨에 있는 볼근과 입술의 입둘레근이 수축해 아랫니와 윗니 사이에 음식물을 담아두거나 이동시킬 수 있으며, 말하고 표정을 지을 때 중요한 역할을 한다.

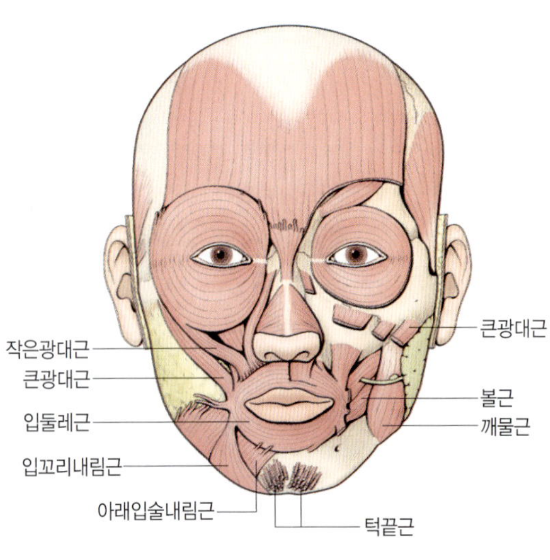

입주위의 근육

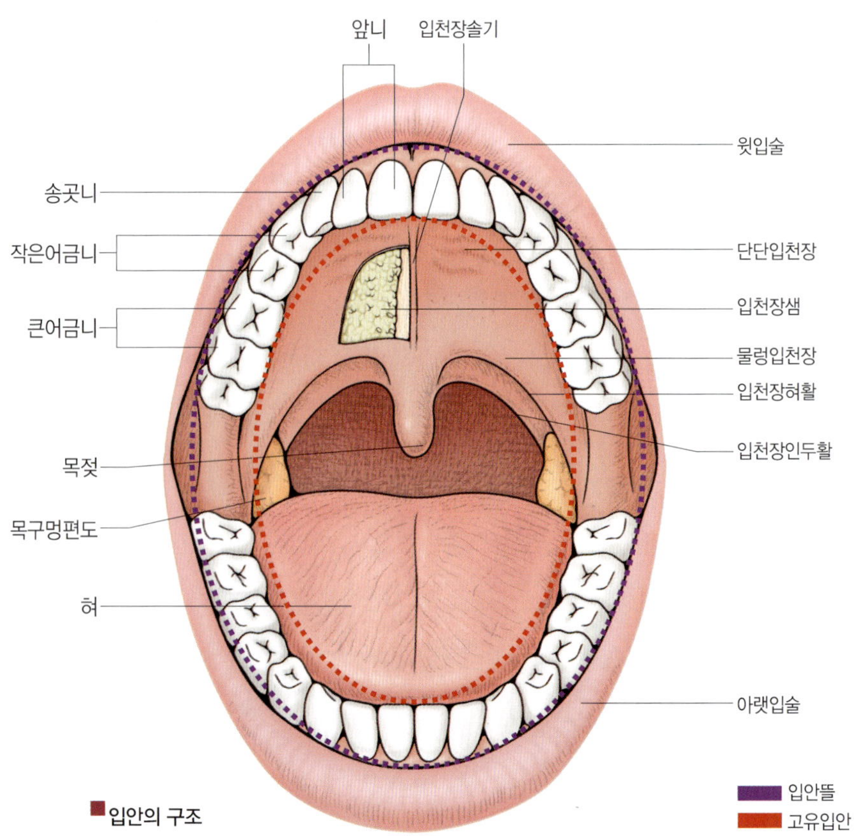

입안의 구조

치아 teeth

치아는 음식을 씹기 위한 단단한 기관으로 위턱과 아래턱으로 U자형의 **치아활**을 만들고 있다. 치아활은 **위턱뼈**와 **아래턱뼈**의 둑모양의 **이틀돌기**로 그것을 점막과 결합조직으로 이루어진 **잇몸**이라고 하는 조직이 덮고 있다.

치아는 입안에 노출되어 있는 부분인 **치아머리**와 **이틀돌기** 안에 박혀 있는 **치아뿌리**, 그 사이의 경계부분인 **치아목**으로 구분되며, 치아뿌리의 끝을 **치아뿌리끝**이라 한다. 치아를 수직으로 잘라보면 치아머리와 뿌리의 속에 **치수공간**이 있고 이곳에 **치아속질**이 차 있다. 치아속질은 성긴 결합조직과 많은 혈관, 신경, 림프관으로 이루어져 있다. 이 혈관과 신경은 아래쪽 끝에 있는 작은 **치아뿌리끝구멍**을 통하여 지나간다. 치아는 치수공간에 접하고 있는 **상아질**과 치아머리쪽의 상아질을 덮고 있는 **사기질**, 치아뿌리쪽 상아질의 겉에 있는 얇은 **시멘트질**로 구성되어 있다.

탈락치아와 영구치아

사람의 치아는 일생 동안 두 번 발생하는데, 출생 후 6개월부터 2년 사이에 나는 치아를 **탈락치아**라 하고, 6세 이후부터 탈락치아가 빠지고 일생 동안 남아 있는 치아를 **영구치아**라 한다.

탈락치아는 모두 20개로 앞니 8개, 송곳니 4개, 어금니 8개가 있다. 아래안쪽 앞니가 출생 후 여섯 달에 처음 나오고, 두 살 내에 모두 나오게 되며, 12세가 지나면 영구치아가 나오면서 모두 빠지게 된다. 영구치아는 턱 한 쪽에 8개씩 모두 32개가 있다. 8개의 앞니, 4개의 송곳니, 8개의 작은어금니, 12개의 큰어금니가 있다. 영구치아는 6세 정도부터 나기 시작한다.

- 사기질 | 에나멜질 / enamel
- 상아질 | dentine
- 송곳니 | 견치 / canine tooth
- 시멘트질 | cement; cementum
- 아래턱뼈 | 하악골 / mandible
- 앞니 | 절치 / incisor tooth
- 영구치아 | 간니 / permanent teetha
- 위턱뼈 | 상악골 / maxilla
- 이틀돌기 | 치조돌기 / alveolar process
- 작은어금니 | 소구치 / premolar tooth
- 치수공간 | 치수강 / pulp cavity
- 치아 | teeth, dentes
- 치아머리 | 치관 / crown
- 치아목 | 치경 / neck; cervix
- 치아뿌리 | 치근 / root
- 치아뿌리끝 | 치근첨 / root apex
- 치아뿌리끝구멍 | 치근첨공 / apical foramen
- 치아속질; 치수 | dental pulp
- 치아활 | 치열궁 / dental arcade
- 큰어금니 | 대구치 / molar tooth
- 탈락치아 | 젖니 / deciduous tooth

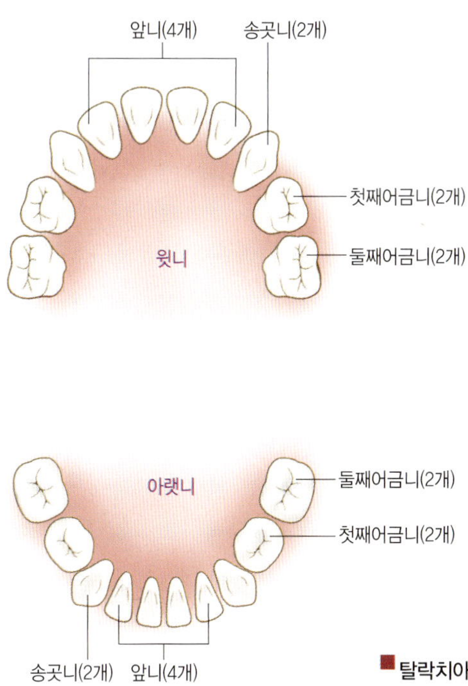

■ 탈락치아(20개)

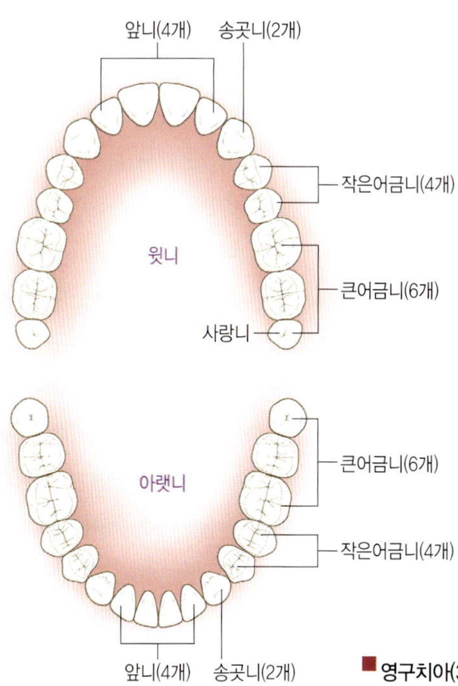

■ 영구치아(32개)

사기질 | 에나멜질 / enamel
상아질 | dentine
송곳니 | 견치 / canine tooth
시멘트질 | cement; cementum
앞니 | 절치 / incisor tooth
이틀돌기 | 치조돌기 / alveolar process
작은어금니 | 소구치 / premolar tooth
치수공간 | 치수강 / pulp cavity
치아머리 | 치관 / crown
치아목 | 치경 / neck; cervix
치아뿌리 | 치근 / root
치아뿌리끝 | 치근첨 / root apex
치아뿌리끝구멍 | 치근첨공 / apical foramen
치아속질; 치수 | dental pulp
큰어금니 | 대구치 / molar tooth

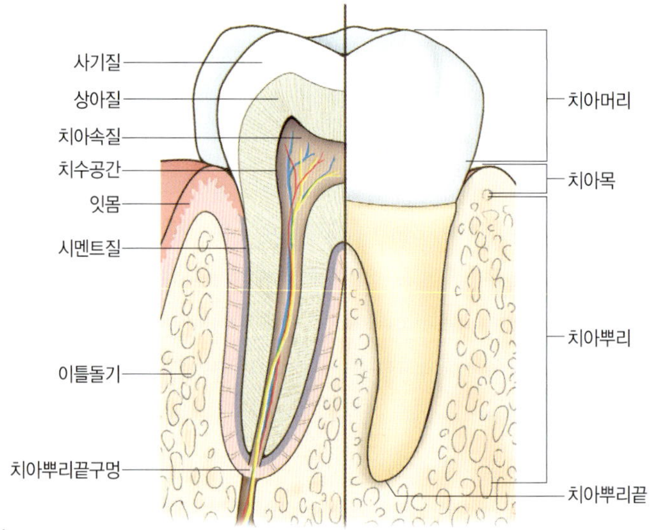

■ 치아의 단면

치아의 면

치아의 면을 표현하는 용어에는 다음과 같다.

씹는면 | 이를 물을 때 아래윗니가 접하는 면

안뜰면 | 치아가 입안 안뜰쪽을 향하는 면

혀면 | 혀쪽을 향한 면

접촉면 | 이웃한 치아가 접한 면

안쪽면과 먼쪽면 | 정중면에 가까운 치아와 접한 면을 안쪽면이라 하고 그 반대쪽을 먼쪽면이라고 한다. 앞니에서는 가쪽면이 먼쪽면이 되고, 어금니에서는 앞쪽이 안쪽면, 뒤쪽이 먼쪽면이 된다.

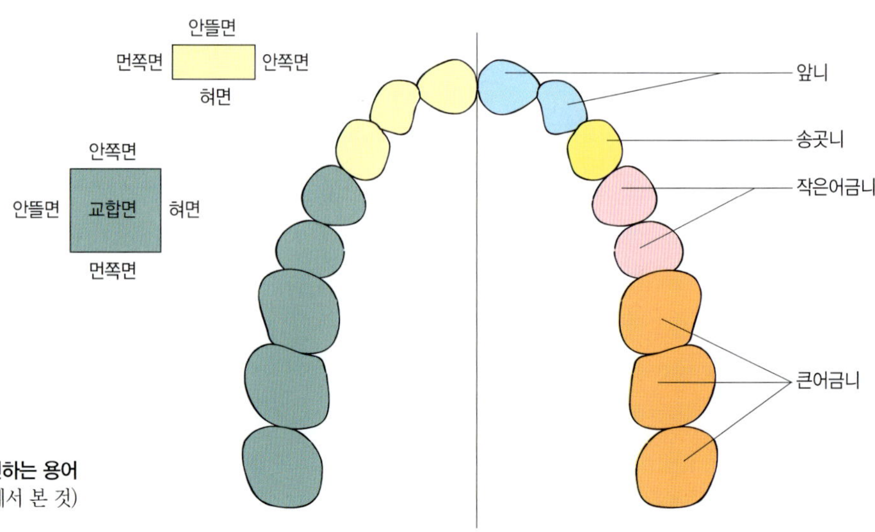

■ 치아의 면을 표현하는 용어
(위쪽영구치아를 아래쪽에서 본 것)

혀 tongue

혀는 입안바닥에서 시작하여 입안 대부분 전체를 닿을 정도의 큰 근육이다. 이 가로무늬근육의 미묘한 동작에 따라서 입속으로 들어간 음식을 처리하고 또 복잡한 용어를 말할 수 있는 것이다. 혀의 표면을 덮는 점막의 일부는 미각기관으로서 기능을 하고 있다.

혀에는 혀끝, 혀몸통, 혀뿌리의 세 부분이 구별된다. 혀끝은 혀의 맨 앞쪽으로 혀의 주체가 되는 혀몸통과 경계는 없다. 혀뿌리는 분계고랑이라고 하는 V자형의 고랑을 따라 혀몸통과 혀뿌리로 나누며, 몸통은 혀의 앞쪽 2/3, 뿌리는 뒤쪽 1/3에 해당한다.

혀점막의 윗면은 혀등이라고 하며 여러 종의 유두가 있기 때문에 복잡한 표면모양을 하고 있다. 혀유두에는 그 형태와 구조가 다른 실유두, 버섯유두, 성곽유두와 잎새유두가 있다. 실유두는 혀몸통에 골고루 분포되어 있으며, 맛봉우리는 없다. 버섯유두는 버섯 모양이며, 혀몸통에 적은 수가 산재해 있으며, 약간의 맛봉우리가 있다. 성곽유두는 둥글게 돌출한 대형 유두로서 분계고랑의 바로 앞을 따라 도넛형태의 모양으로 일렬로 배열되어 있으며, 많은 맛봉우리가 분포해 있다. 잎새유두는 혀뿌리의 가까운 가쪽부위에 형성되어 있는 잎새 모양의 주름이며, 많은 맛봉우리가 존재한다. 잎새유두는 영아 때에는 발달하고 점차 퇴화하여 성인에서는 흔적만 남아 있다. 혀뿌리의 점막은 두껍고 그 속에는 많은 림프소절이 모여서 만들어진 혀편도가 있다.

혀의 아랫면은 혀주름띠라는 막주름이 입안의 바닥에 혀를 고정시키고 있으며, 혀주름띠 양쪽에는 혀밑샘과 턱밑샘의 통로인 혀밑언덕이 있다.

맛의 자극은 맛봉우리에 포함되는 미세포라는 가늘고 긴 세포가 상단부에 있고 그 흥분이 점막고유층에서 나오는 신경섬유로 전달된다. 미각을 전달하는 신경은 혀의 앞 2/3에서는 고실끈신경, 뒤 1/3은 혀인두신경이다.

가로무늬근육 | 횡문근 / striated muscle
고실끈신경 | 고삭신경 / chorda tympani
고유입안 | 고유구강 / oral cavity proper
두힘살근 | 악이복근 / digastric muscle
목뿔뼈 | 설골 / hyoid bone
목뿔혀근 | 설골설근 / hyoglossus muscle
미각기관 | 미각기 / gustatory organ
버섯유두 | 심상유두 / fungiform papillae
볼근 | 협근 / buccinator muscle
성곽유두 | 유곽유두 / vallate papillae
실유두 | 사상유두 / filiform papillae
입안뜰 | 구강전정 / oral vestibule
입점막 | 구강점막 / mucous membrane of mouth
잎새유두 | 엽상유두 / foliate papillae
턱끝목뿔근 | 이설골근 / geniohyoid muscle
턱끝혀근 | 이설근 / genioglossus muscle
턱목뿔근 | 악설골근 / mylohyoid muscle
혀 | 설 / tongue
혀가로근 | 설횡근 / transverse muscle
혀끝 | 설첨 / apex of tongue; tip of tongue
혀등 | 설배 / dorsum of tongue
혀몸통 | 설체 / body of tongue
혀밑샘 | 설하선 / sublingual gland
혀밑언덕 | 설하소구 / sublingual caruncle
혀분계고랑 | terminal sulcus of tongue
혀뿌리 | 설근 / root of tongue
혀사이막 | 설중격 / lingual septum
혀수직근 | 설수직근 / vertical muscle
혀아래세로근 | 하종설근 / inferior longitudinal muscle
혀위세로근 | 상종설근 / superior longitudinal muscle
혀인두신경 | 설인신경 / glossopharyngeal nerve [IX]
혀점막 | 설점막 / mucous membrane of tongue
혀주름띠 | 설소대 / frenulum of tongue
혀편도 | 설편도 / lingual tonsil

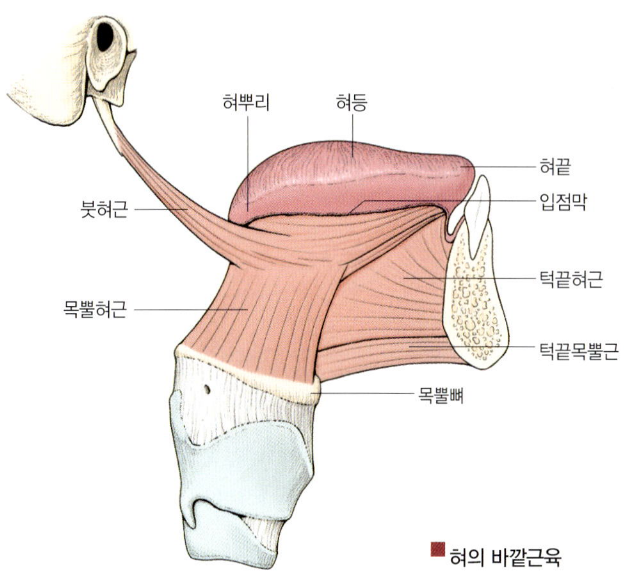

■ 혀의 바깥근육

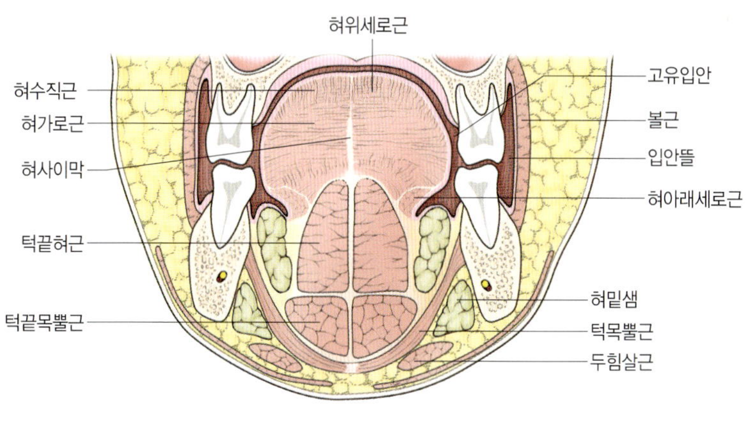

■ 혀의 시상단면

혀의 구조

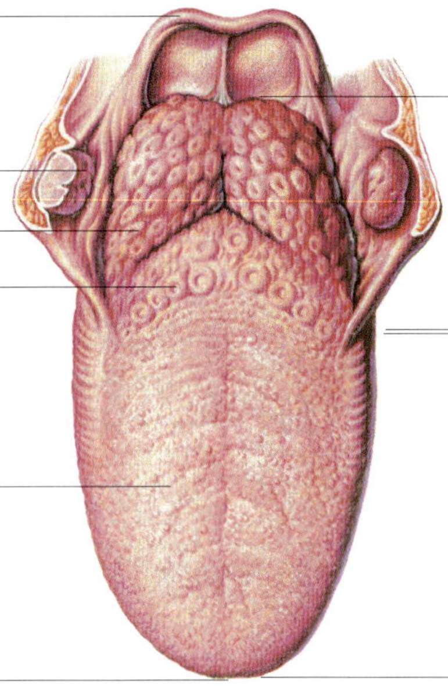

| 혀등면 |

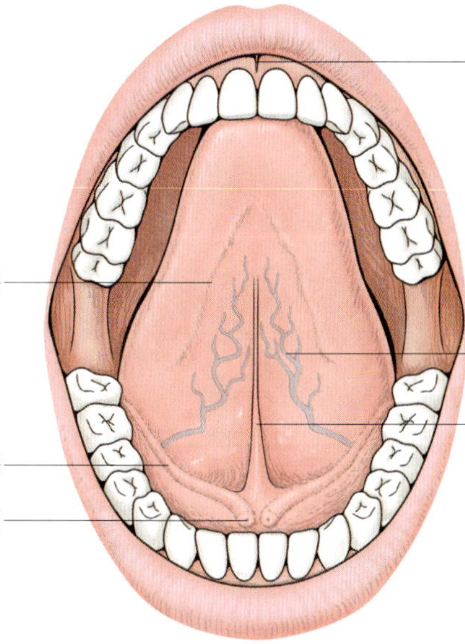

| 혀밑면 |

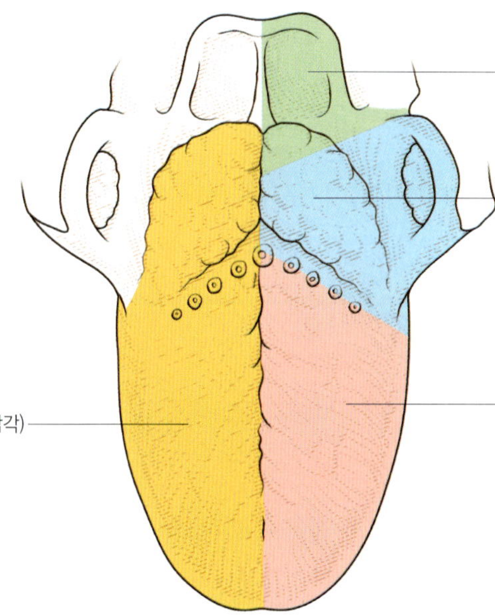

| 혀에 분포하는 신경 |

고실끈신경 | 고삭신경 / chorda tympani
깊은혀정맥 | 설심정맥 / deep lingual vein
목구멍편도 | 구개편도 / palatine tonsil
미주신경 | vagus nerve [X]
성곽유두 | 유곽유두 / vallate papillae
술주름 | fimbriated fold
위입술주름띠 | 상순소대 / frenulum of upper lip
혀몸통 | 설체 / body of tongue
혀밑신경 | 설하신경 / hypoglossal nerve [XII]
혀밑언덕 | 설하소구 / sublingual caruncle
혀밑주름 | 설하주름 / sublingual fold
혀뿌리 | 설근 / root of tongue
혀신경 | 설신경 / lingual nerve
혀인두신경 | 설인신경 / glossopharyngeal nerve [IX]
혀주름띠 | 설소대 / frenulum of tongue
혀편도 | 설편도 / lingual tonsil
후두덮개 | 후두개 / epiglottis

혀 근육은 뼈대근육이며, 크게 내혀근육과 외혀근육으로 구분된다. 내혀근육은 이는곳과 닿는곳이 혀 속에 있으며, 위세로근, 아래세로근, 가로근, 수직근이 있으며, 혀의 형태를 자유롭게 변화시킬 수 있다. 외혀근육은 아래턱뼈에서 이는 턱끝혀근, 관자뼈에서 이는 붓혀근, 목뿔뼈에서 이는 목뿔혀근 등이 있으며, 혀를 각기 다른 방향으로 움직인다. 혀는 이러한 근육을 토대로 하여 움직인다.

입천장 palate

입천장은 입안과 코안을 구분해 주는 벽 또는 사이막 중격으로 입의 위쪽 부분을 이룬다. 이 중요한 조직 덕분에 씹기와 말하기를 동시에 할 수 있다. 단단입천장은 입천장의 앞쪽 2/3에 해당되는데, 위턱뼈와 입천장뼈에 의해 형성되며 점막으로 덮여 있다. 입천장 뒷부분인 물렁입천장은 입인두와 코인두 사이를 구분해 주는 아치 모양의 근육으로 점막으로 덮여 있다.

물렁입천장의 자유모서리(자유연)에는 원추형 근육 돌기가 매달려 있는데, 이를 목젖이라고 한다. 삼키는 동안 물렁입천장과 목젖이 위로 당겨짐으로써 코인두가 닫혀 음식물과 액체가 코안으로 들어가는 것을 막아 준다. 목젖 기저 측면에는 물렁입천장 측면으로 내려가는 두 개의 주름진 근육이 있다. 앞쪽으로는 입천장혀활이 혀 기저부 옆으로 내려가고, 뒤쪽에서는 입천장인두활이 인두 옆으로 뻗어 있다. 입천장혀활과 입천장인두활 사이에는 목구멍편도가 있고, 혀 기저부에는 혀편도가 있다. 물렁입천장 뒤쪽 경계에서 입이 목구멍을 통해 입인두로 열려 있다.

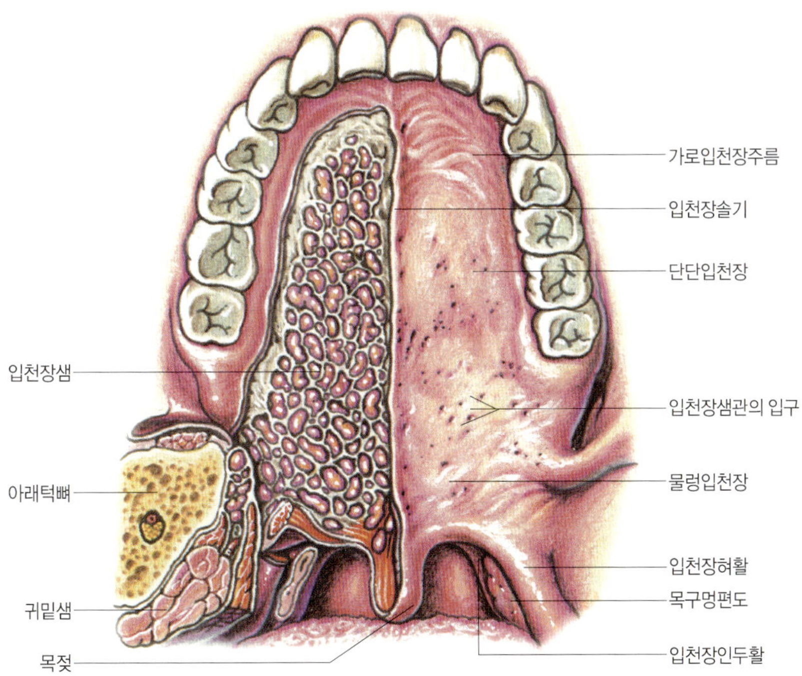

■ 입천장의 구조

가로입천장주름 | 횡구개주름 / transverse palatine folds
귀밑샘 | 이하선 / parotid gland
내혀근육 | 내설근 / intrinsic muscles of tongue
단단입천장 | 경구개 / hard palate
목구멍편도 | 구개편도 / palatine tonsil
목뿔혀근 | 설골설근 / hyoglossus muscle
목젖 | 구개수 / uvula
물렁입천장 | 연구개 / soft palate
아래턱뼈 | 하악골 / mandible
외혀근육 | 외설근 / extrinsic muscles of tongue
위턱뼈 | 상악골 / maxilla
입안; 구강 | oral cavity
입인두 | 구인두 / oropharynx
입천장 | 구개 / palate
입천장인두활 | 구개인두궁 / palatopharyngeal arch
입천장뼈 | 구개골 / palatine bone
입천장샘 | 구개선 / palatine glands
입천장샘관의 입구 | mouths of ducts
입천장솔기 | 구개솔기 / palatine raphe
입천장혀활 | 구개혀궁 / palatoglossal arch
코안; 비강 | nasal cavity
코인두 | 비인두 / nasopharynx
턱끝혀근 | 이설근 / genioglossus muscle
혀가로근 | 설횡근 / transverse muscle
혀수직근 | 설수직근 / vertical muscle
혀아래세로근 | 하종설근 / inferior longitudinal muscle
혀위세로근 | 상종설근 / superior longitudinal muscle
혀편도 | 설편도 / lingual tonsil

고유입안 | 고유구강 / oral cavity proper
귀밑샘 | 이하선 / parotid gland
귀밑샘관 | 이하선관 / parotid duct
깨물근 | 교근 / masseter muscle
볼근 | 협근 / buccinator muscle
볼샘 | 협선 / buccal glands
성곽유두 | 유곽유두 / vallate papillae
입술샘 | 구순선; 순선 / labial glands
입천장샘 | 구개선 / palatine glands
잎새유두 | 엽상유두 / foliate papillae
작은혀밑샘관 | 소설하선관 / lesser sublingual duct
침샘 | 구강선; 타액선 / glands of mouth; salivary glands
턱목뿔근 | 악설골근 / mylohyoid muscle
턱밑샘 | 악하선 / submandibular gland
턱밑샘관 | 악하선관 / submandibular duct
혀 | 설 / tongue
혀밑샘 | 설하선 / sublingual gland
혀샘 | 설선 / lingual glands
혀주름띠 | 설소대 / frenulum of tongue

침샘 glands of mouth

입안에는 침을 분비하는 몇 가지의 **침샘**이 있다. 장액성의 끈적이지 않은 침을 분비하는 것을 **장액샘**, 점액성의 끈적끈적한 침을 분비하는 것을 **점액샘**이라고 하고 양자가 섞여 있는 것을 **혼합샘**이라고 한다. 큰침샘으로는 귀밑샘, 턱밑샘, 혀밑샘이 이 있고, 입술, 혀, 입천장의 점막과 점막밑조직에는 **입술샘**, **혀샘**, **볼샘**, **입천장샘** 등과 같은 작은 침샘이 있다.

귀밑샘 | 양쪽 귀 아래 앞쪽의 피부와 **깨물근** 사이에 위치하고 있다. 양쪽 **귀밑샘**에서 **귀밑샘관**을 통해 입안으로 침을 분비하는데, 귀밑샘관은 **볼근**을 지나 두 번째 위큰어금니 맞은편 입안안뜰로 뚫려 있다.

턱밑샘 | 아래턱의 안쪽, 일부분은 아래쪽에 있으며, 그 배출관인 **턱밑샘관**은 입 바닥 중간선 양쪽의 점막 아래로 흘러서 **혀주름띠** 측면의 **고유입안**으로 들어간다.

혀밑샘 | 턱밑샘 위에 있으며, 배출관인 **작은혀밑샘관**은 고유입안의 입 바닥으로 열려 있다.

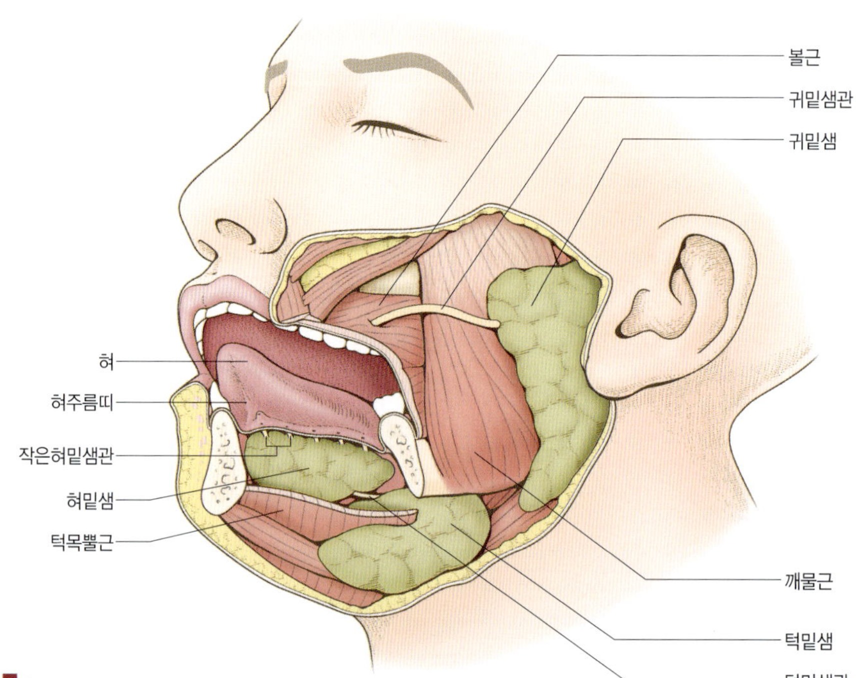

■ 침샘의 위치

인두 pharynx

인두는 입안 뒤에 있는 깔때기 모양의 관으로, 콧구멍 속에서부터 뒤로는 식도로 앞으로는 후두로 이어진다. 인두는 뼈대근육으로 구성되어 있고 내면이 점막으로 덮여 있다. 인두는 코인두 · 입인두 · 후두인두로 나눈다. 코인두는 호흡 기능만 갖고 있지만 입인두와 후두인두는 소화와 호흡 기능 두 가지를 다 한다. 삼키기 또는 연하운동은 음식물을 입에서 위로 보내는 기제를 말하는데 침과 점액의 도움을 받으며 입, 인두, 식도가 관여한다. 인두의 모든 근육들의 주된 작용은 음식물을 삼킬 때 작용하는데, 입인두와 후두인두 근육이 수축하면 음식물이 식도, 그 다음에는 위로 밀려간다.

코인두 | 코인두는 물렁입천장의 뒷부분으로 앞은 코안과 통해 있으며 공기의 통로역할을 한다. 양쪽 가쪽 벽에는 코인두와 가운데귀를 연결하는 귀관인두구멍이 위치하고 뒷벽에는 인두편도가 있다.

입인두 | 입인두는 물렁입천장과 후두덮개 사이 부분으로 입안과 통해 있으며, 음식물이 입안에서부터 아래로 내려가는 통로이다. 입안과의 경계부분을 목구멍이라고 하며 물렁입천장, 입천장 혀활 및 혀가 경계가 된다.

후두인두 | 입인두 아래에 위치하며, 후두덮개의 위쪽 끝에서 식도로 이어지는 반지연골까지 이다. 앞쪽에 후두가 있고, 아래쪽은 식도로 계속된다. 후두가 인두로 불룩하게 솟아 있어 그 양옆에 움푹한 부분이 있는데 이곳을 조롱박오목이라고 한다.

인두의 근육 | 인두의 근육은 음식을 삼킬 때 작용하는 위, 중간, 아래인두수축근과 인두와 후두를 위로 올리는 데 관여하는 붓인두근, 입천장인두근, 귀관인두근이 있다. 인두의 모든 근육들의 주된 작용은 음식물을 삼킬 때 작용한다.

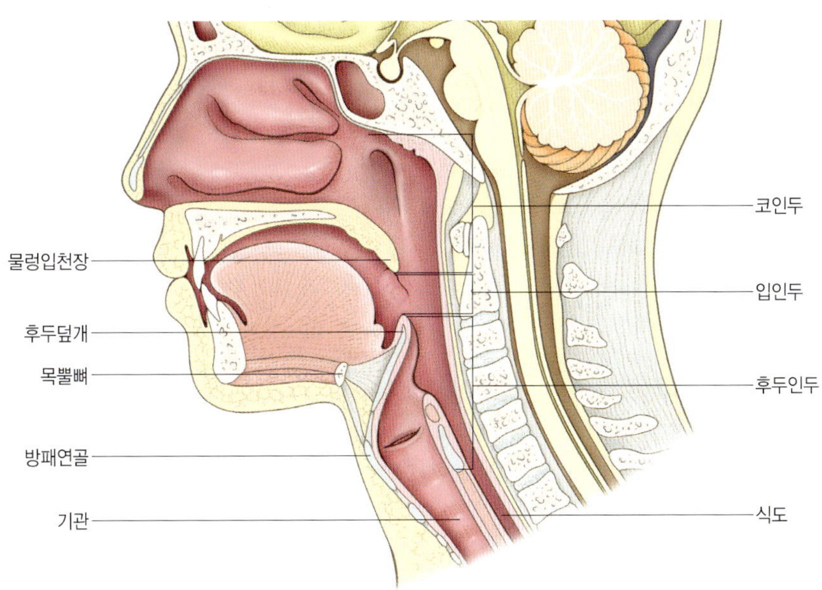

인두의 위치

귀관인두구멍 | pharyngeal opening
귀관인두근 | salpingopharyngeus muscle
기관 | trachea
목구멍 | 구협 / fauces
목뿔뼈 | 설골 / hyoid bone
물렁입천장 | 연구개 / soft palate
반지연골 | 윤상연골 / cricoid cartilage
방패연골 | 갑상연골 / thyroid cartilage
붓인두근 | 경돌인두근 / stylopharyngeus muscle
식도 | esophagus
연하운동 | deglutition
인두 | pharynx
인두편도 | pharyngeal tonsil
입인두 | 구인두 / oropharynx
입천장인두근 | 구개인두근 / palatopharyngeus muscle
조롱박오목 | 이상함요 / piriform fossa; piriform recess
코안; 비강 | nasal cavity
코인두 | 비인두 / nasopharynx
후두덮개 | 후두개 / epiglottis
후두인두 | laryngopharynx; hypopharynx

가로막 | 횡격막 / diaphragm
가슴대동맥 | 흉대동맥 / thoracic aorta
근육층 | 근층 / muscle layer
기관 | trachea
둘째잘록부분(기관갈림) | second narrowing
들문구멍 | cardial orifice
바깥막 | 외막 / tunica externa
셋째잘록부분(가로막통과) | third narrowing
식도 | esophagus
식도구멍 | 식도열공 / esophageal hiatus
위 | 위장 / stomach
인두 | pharynx
점막밑층 | 점막하층 / submucosa
점막층 | mucosal layer
척주 | vertebral column
첫째잘록부분(식도시작) | first narrowing
팔머리정맥 | 완두정맥 / brachiocephalic vein
후두인두 | laryngopharynx; hypopharynx

식도 esophagus

식도는 척주와 기관 사이에 있으며, 접히는 근육으로 된 관으로 후두인두 끝에서 시작되어 위의 들문구멍까지를 말한다. 길이는 약 25 cm이고, 지름은 약 2 cm 정도이다. 식도는 좁아진 부분이 3곳이 있는데, **식도가 시작하는 부분, 대동맥활 및 왼기관지와 접하는 부분**(기관갈림), **가로막을 지나는 부분**(가로막통과)이다. 이들 좁은 부분은 이물질이 걸리기 쉽다.

식도의 구조는 가장 안쪽에 **중층편평상피**인 **점막층**과 그 아래에 **점막밑층**과 **근육층**, 그리고 바깥쪽은 섬유조직으로 된 **바깥막**으로 되어 있다. 위 근처로 오면 식도 점막에 점액샘도 분포하고 있다. 식도의 **점막층**은 음식이 씹히고 분비액과 혼합되고 삼켜지는 동안 그 음식으로 인한 찰과상과 마모로부터 보호해 준다. **점막밑층**은 성긴결합조직과 혈관, 점액샘, 팽창한 관을 좁혀 줄 수많은 탄력섬유로 되어 있다. **근육층**은 위쪽 1/3은 뼈대근육으로, 중간의 1/3은 뼈대근육과 민무늬근육으로, 아래쪽 1/3은 민무늬근육으로 되어 있다. 식도는 점액을 분비하고 음식물을 위로 운반해 준다. 식도는 소화효소를 생산하지 않으며 흡수를 담당하지도 않는다.

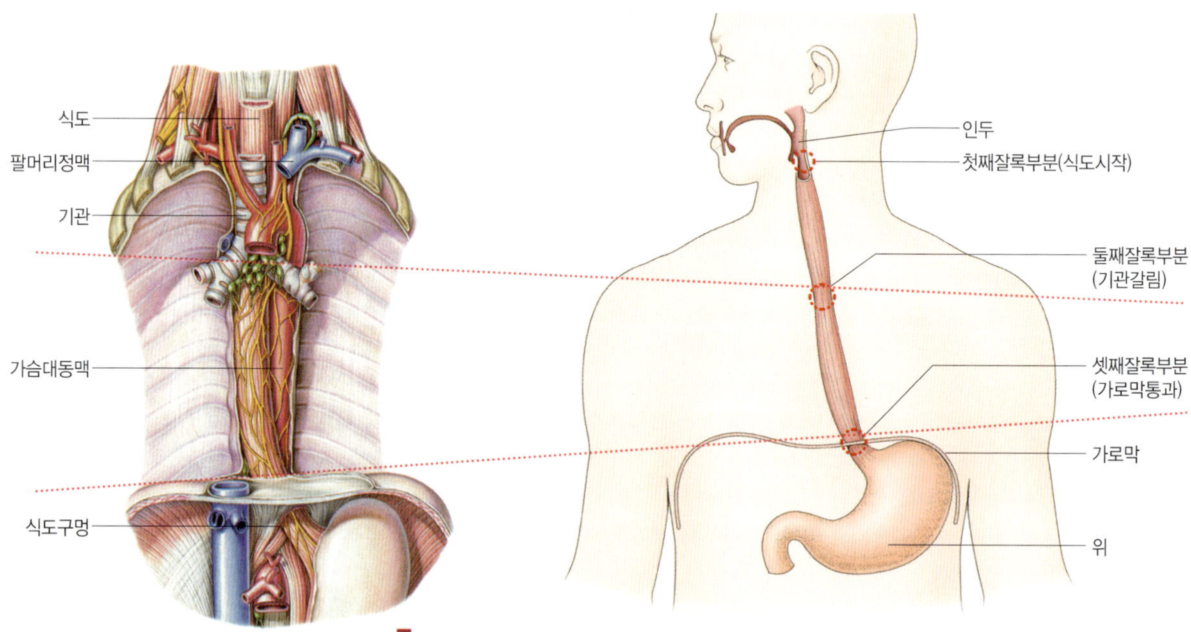

■ 식도의 주위 구조와 좁아진 부분

상피조직 | 몸의 표면, 입의 안, 위나 창자의 안쪽 면, 샘의 도관, 체강과 혈관의 안쪽 등 자유표면을 덮고 있는 막 형태의 세포층을 상피라고 하며, 이 세포집단을 상피조직이라 한다.

중층편평상피 | 편평한 세포가 몇 개의 층으로 겹쳐서 두꺼운 판을 이루는 상피.

예: 피부, 입안, 식도, 직장의 끝부분, 질의 점막

중층편평상피

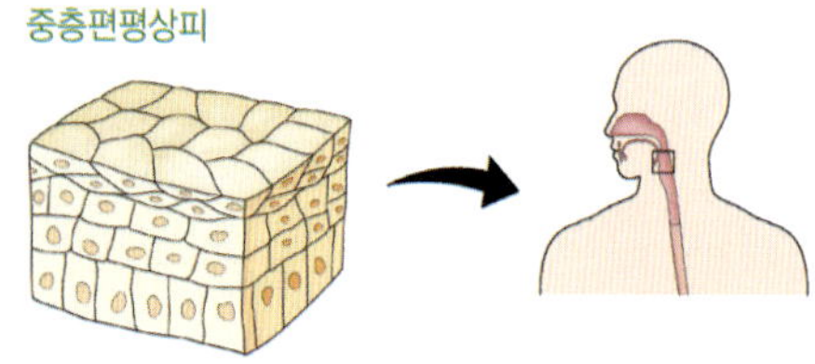

위 stomach

위는 대체로 J자 모양으로 부풀어 있는 위창자길로서 복부의 명치, 배꼽, 왼쪽 갈비밑부위, 가로막 바로 아래에 위치해 있으며, **식도**와 **작은창자**의 첫 번째 부위인 **샘창자**를 연결해 준다.

식사를 하는 속도가 창자가 소화하고 흡수할 수 있는 것보다 훨씬 빠르기 때문에 위는 음식을 혼합하고 저장하는 용기 구실을 한다. 음식을 섭취한 뒤 적당한 시간이 지나면 위가 소량의 내용물을 작은창자의 첫 번째 부위로 내려보낸다. 입에서 시작된 녹말의 소화가 위에서 계속되며 단백질과 지질의 소화도 시작되어 반고체 상태의 음식덩이가 액체로 바뀌고 일정 성분은 흡수된다. 위는 크게 **들문**, **위바닥**, **위몸통**, **날문**의 네 부분으로 나뉜다. 위의 상단 입구를 둘러싸고 있는 것이 **들문**이며 들문의 왼쪽 위에 있는 둥근 부분이 **위바닥**이다. 위바닥 아래로 위의 가운데에 해당하는 **위몸통**이 있다. 샘창자와 연결된 위의 일부가 **날문**이다. 날문에는 위몸통과 연결된 **날문방**과 샘창자로 이어지는 **날문관**이 있다. 날문은 민무늬근육 조임근인 **날문조임근**을 거쳐 작은창자의 **샘창자**로 연결된다.

위가 비어 있을 때는 점막층이 접혀서 점막주름이 생기는데 이를 **위주름**이라 한다. 이 주름은 **작은굽이**를 따라서 **들문**에서 **날문**까지 이어져 있다. 위의 오목한 안쪽 모서리는 **작은굽이**라고 하고 볼록한 가쪽 모서리는 **큰굽이**라고 한다. 위벽의 일반적인 구조는 **점막** · **점막밑층** · **근육층** ·

근육층 | 근층 / muscle layer
날문 | 유문 / pylorus
날문관 | 유문관 / pyloric canal
날문구멍 | 유문구 / pyloric orifice
날문방 | 유문동 / pyloric antrum
날문부분 | 유문부 / pyloric part
날문조임근 | 유문괄약근 / pyloric sphincter muscle
돌림층 | 윤주근층; 윤주층 / circular layer
들문 | cardia; cardial part
몸통 | 체 / body
빗섬유 | 사섬유 / oblique fibers
샘창자 내림부분 | 하행부 / duodenum, descending part
샘창자 | 십이지장 / duodenum
샘창자팽대 | duodenum, ampulla
세로층 | 종주층 / longitudinal layer
식도 | esophagus
위 | 위장 / stomach
위몸통 | 위체 / body of stomach
위바닥 | 위저 / fundus of stomach
위주름 | 위점막주름 / gastric folds; gastric rugae
작은굽이 | 소만 / lesser curvature
작은창자; 소장 | small intestine
장막 | 외막 / tunica serosa
점막 | mucosa
점막밑층 | 점막하층 / submucosa
큰굽이 | 대만 / greater curvature

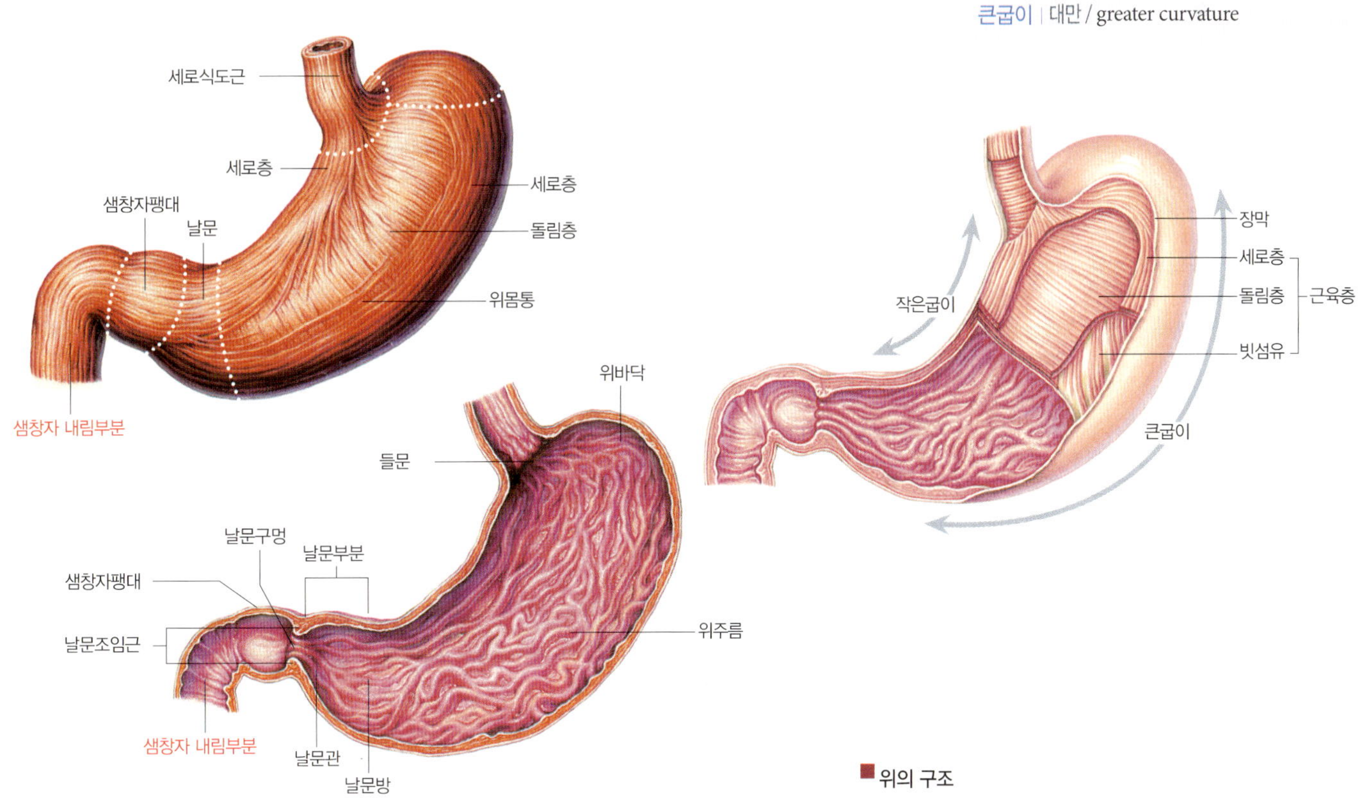

■ 위의 구조

고유판 | 고유층 / lamina propria
근육층 | 근층 / muscle layer
내장배막; 내장복막 | 내장측복막 / visceral peritoneum
단층편평상피 | simple squamous epithelium
돌림근육층 | circular muscle layer
동맥 | arteries
림프관 | lymphatic vessel
림프소절 | lymphatic nodule
빗근육층 | oblique muscle layer
상피 | epithelium
성긴결합조직 | 소성결합조직 / loose connective tissue
세로근육층 | 종주층 / longitudinal layer of muscle
위샘 | gastric glands
위오목 | 상와 / gastric pit
융모주름 | 융모상주름 / villous folds
작은굽이 | 소만 / lesser curvature
작은그물막 | 소망 / lesser omentum
장막층 | 외막층 / serosa
점막근육판 | 점막근판 / lamina muscularis mucosae
점막 | mucosa
점막밑신경얼기 | 점막하신경총 / submucous plexus
점막밑층 | 점막하층 / submucosa
점액목세포 | mucous neck cell
정맥 | vein
큰굽이 | 대만 / greater curvature
큰그물막 | 대망 / greater omentum
표면점액세포 | surface mucous cell

장막층 등 네 층으로 이루어져 있으며 위벽의 속면에는 점막과 점막밑조직으로 이루어진 여러 개의 주름이 길이를 따라 형성되어 있다. 점막은 상피 · 고유판 및 점막근육판으로 이루어져 있고, 점막층에는 점액과 소화효소를 분비하는 세포들이 많이 있으며, 흡수와 분비기능을 한다.

위의 점막밑층은 성긴결합조직으로 비교적 큰동맥과 정맥, 그리고 림프관들이 분포하고 점막밑신경얼기도 존재한다. 근육층은 세 층의 민무늬근육층으로 되어 있는데, 바깥의 세로근육층, 중간의 돌림근육층, 안쪽의 빗근육층으로 되어 있다. 빗근육층은 주로 위 몸통에만 있다. 이렇게 근육이 배열되어 있기 때문에 위가 보다 효과적으로 음식물을 휘젓고 혼합할 수 있다.

장막층은 단층편평상피(중피) · 내장복막 · 성긴결합조직으로 구성되어 있다. 작은굽이에서 위의 단층편평상피가 간이 있는 위쪽으로 늘어나서 작은그물막을 만든다. 큰굽이에서는 위의 단층편평상피가 아래로 이어져서 큰그물막을 형성하여 창자 위로 드리우고 있다.

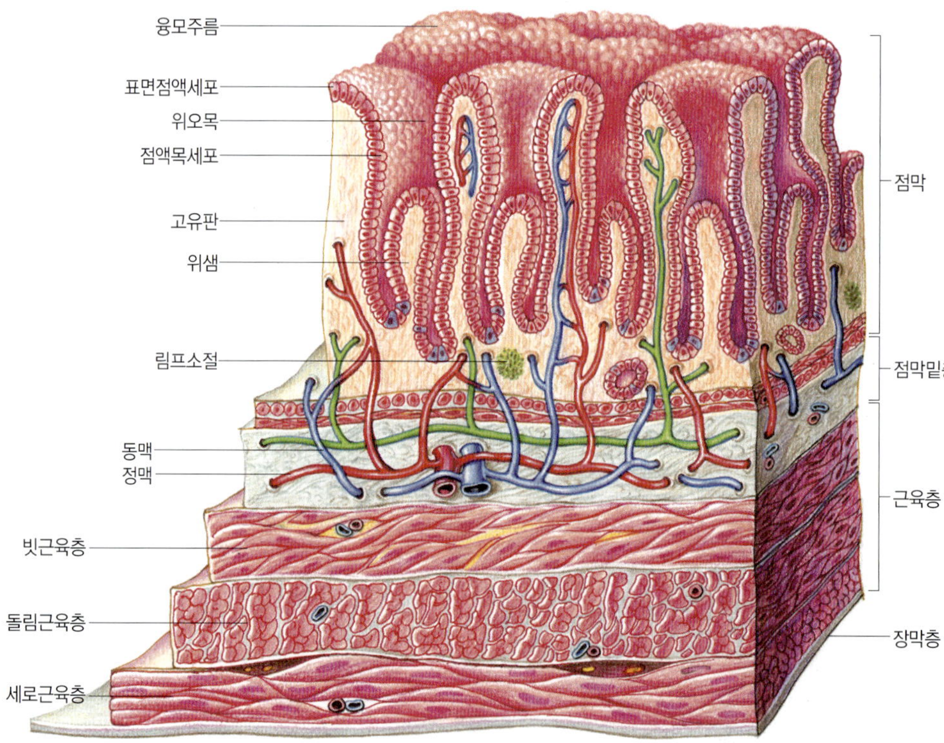

■ 위벽의 구조

상피조직 | 몸의 표면, 입의 안, 위나 창자의 안쪽 면, 샘의 도관, 체강과 혈관의 안쪽 등 자유표면을 덮고 있는 막 형태의 세포층을 상피라고 하며, 이 세포집단을 상피조직이라 한다.

단층편평상피 | 얇고 편평한 세포로 이루어진 1층만 있는 상피.

예: 가슴부위와 배부위의 내부장기의 표면, 혈관, 림프관의 안쪽 면

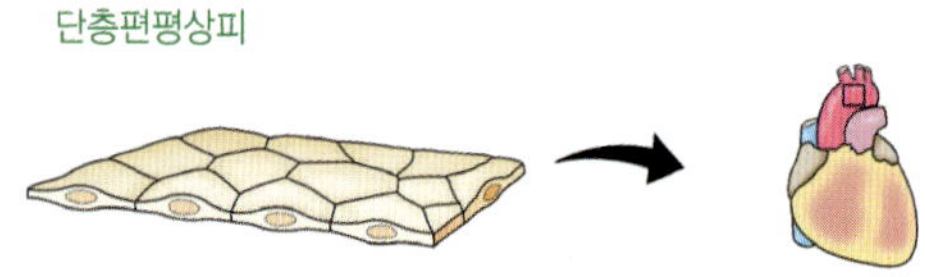

작은창자 small intestine

날문에서 시작하는 작은창자는 직경 3~4 cm, 길이 6~7 m의 관으로 큰창자와 특별한 형태로 결합해서 끝이 난다. 작은창자는 샘창자 · 빈창자 · 돌창자의 세 부분으로 나눌 수 있다.

샘창자 duodenum

샘창자는 날문에 이어지는 C자형의 장으로 길이가 약 12마디이다(마디라고 하는 것은 손가락폭). 샘창자의 점막은 돌아가는 다수의 돌림주름을 가지고 있다. 샘창자는 위와 달리 간막이 없고 후배벽에 숨어 있다.

C자 안에 이자의 머리가 싸여 있다. 그리고 이자의 분비(이자액)를 운반하는 관은 여기에서 샘창자로 들어온다. 이 이자관은 샘창자로 들어오기 직전에 간과 쓸개에서 담즙을 운반하는 쓸개관과 Y자형으로 합류한다. 합류한 관의 개부는 샘창자의 내면에 반구형태의 봉우리가 있고 큰샘창자유두라고 한다. 여기에서는 관의 통로를 조정하는 돌림형의 민무늬근육이 있고 오디조임근이라고 한다. 음식이 샘창자에 들어와 소화액을 필요로 할 때 이 괄약근이 느슨해져 이자액과 담즙이 흘러나온다. 또한 덧이자관이라고 하는 가는 관이 샘창자에 도달하고 작은샘창자유두를 만들고 있다.

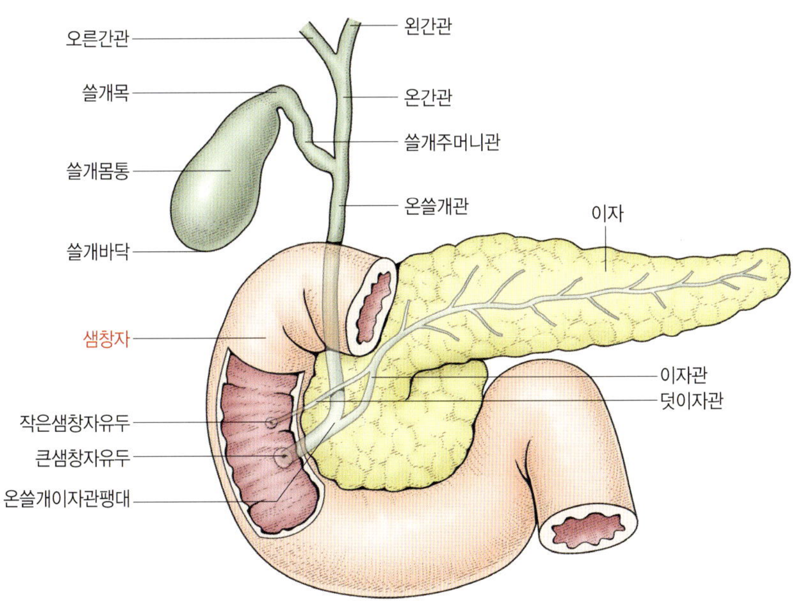

■ 샘창자 주위구조와 쓸개관, 이자관

간 | liver
덧이자관 | 부췌관 / accessory pancreatic duct
돌림주름 | 윤상주름 / circular folds
돌창자 | 회장 / ileum
민무늬근육 | 평활근 / smooth muscle
빈창자 | 공장 / jejunum
샘창자 | 십이지장 / duodenum
쓸개; 담낭 | gallbladder
쓸개관 | 담관 / bile duct
오디조임근 | 오디괄약근 / oddi's sphincter
온쓸개관 | 총담관 / common bile duct
이자관 | 췌관 / pancreatic duct; duct of wirsung
이자 | 췌장 / pancreas
작은샘창자유두 | 소십이지장유두 / minor duodenal papilla
작은창자; 소장 | small intestine
큰샘창자유두 | 대십이지장유두 / major duodenal papilla

가로(잘록)창자 | 횡행결장 / transverse colon
돌림주름 | 윤상주름 / circular folds
돌창자 | 회장 / ileum
돌창자유두 | 회맹유두 / ileal papilla
막창자꼬리 | 충수 / appendix; vermiform appendix
막창자 | 맹장 / cecum
빈창자 | 공장 / jejunum
샘빈창자굽이 | 십이지장공장곡 / duodenojejunal flexure
오름(잘록)창자 | 상행결장 / ascending colon
위창자간막정맥 | 상장간막정맥 / superior mesenteric vein
위창자간막동맥 | 상장간막동맥 / superior mesenteric artery
점막 | mucosa
점막밑조직 | 점막하조직 / tela submucosa
창자간막 | 장간막 / mesentery
큰그물막 | 대망 / greater omentum

빈창자와 돌창자 jejunum & ileum

빈창자와 돌창자는 샘빈창자굽이에서 돌창자유두(돌막창자판막)까지 약 5 m가 되는 작은창자의 부분으로 창자간막에 의해 뒤배벽에 매달려 있다. 몸쪽 약 2/5가 빈창자이며 먼쪽 3/5이 돌창자이다. 빈창자의 몸쪽 부분과 돌창자의 먼쪽 부분 사이에는 구조적 차이가 있지만 두 부분 사이는 명확한 경계가 없이 점진적으로 구조가 달라진다. 작은창자는 큰창자 쪽으로 가면서 그 지름이 작아지기 때문에 빈창자의 크기가 좀 더 크다. 빈창자의 벽에는 샘창자에서와 같이 돌림주름이 발달되어 있고, 돌창자에서는 이 주름이 아주 작거나 없다. 돌림주름은 점막과 점막밑조직의 주름이며, 돌림주름 때문에 빈창자의 두께가 더 두껍다. 돌창자의 가장 끝 부분은 수평으로 지나고 오른쪽 아랫배에서 위쪽 방향으로 지나는 큰창자와 ㅏ자형태로 결합한다.

창자간막은 빈창자와 돌창자 및 일부의 큰창자를 뒤배벽으로 연결하는, 큰 복막의 주름으로 장에 분포하는 혈관, 림프관, 신경의 통로가 된다. 동맥은 아치형으로 되어 있고 창자간막이 당기거나 눌리거나 해도 장의 혈류를 확보할 수 있다.

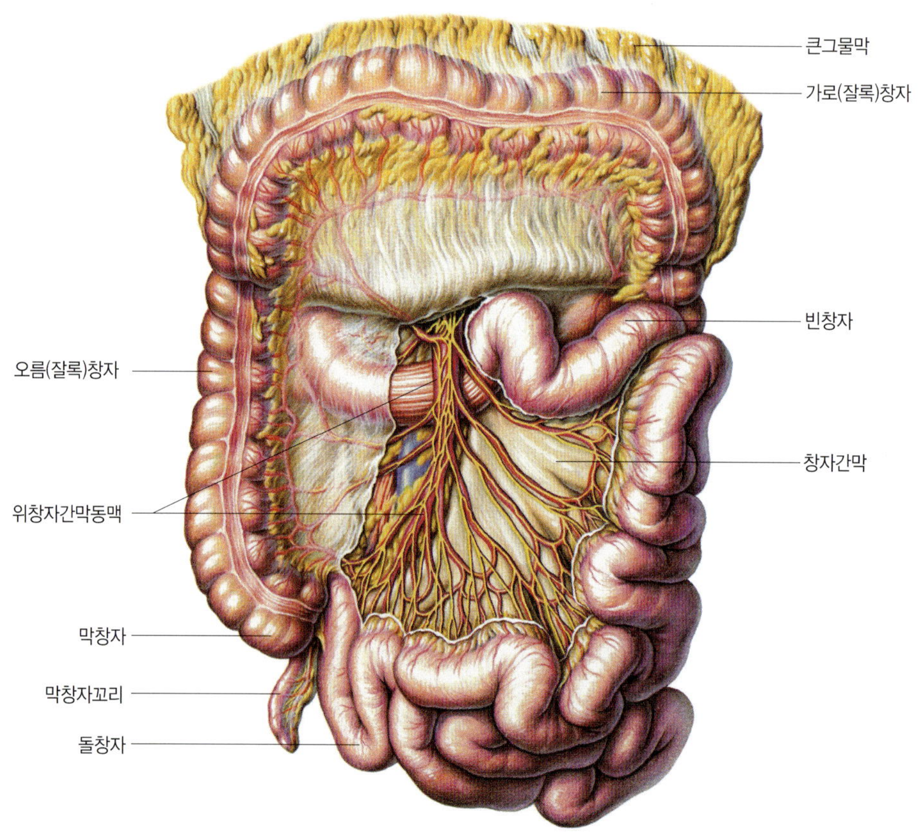

■ 작은창자와 큰창자

작은창자의 조직학적 구조

작은창자벽은 대부분의 위창자길의 구성과 동일하게 점막, 점막밑조직, 근육층, 장막의 네 층으로 구성되어 있다.

점막층은 상피, 고유판, 점막근육층으로 이루어진 층이다. 상피는 다양한 유형의 세포들을 포함하고 있는 단층원주상피로 이루어져 있다. 고유판은 성긴결합조직으로 점막연관림프조직이 많이 있으며, 세동맥, 세정맥, 모세혈관그물, 모세림프관인 암죽관이 묻혀 있다. 융모를 덮고 있는 상피세포로 흡수된 영양소는 모세관벽이나 암죽관벽을 통과해 혈액이나 림프로 들어간다.

점막밑층은 탄력섬유가 많은 성긴결합조직으로 구성되어 있으며, 돌림주름의 중심부분을 구성하는 강한 층이다. 이곳에는 점막에 분포하는 혈관과 림프관이 있으며, 점막근육층 부근에는 점막밑신경얼기가 있다.

근육층은 두 층의 민무늬근육으로 이루어져 있다. 바깥층은 세로근육층이며 보다 두꺼운 내층은 돌림근육층으로 되어 있다. 이들 두 층 사이에는 근육층사이신경얼기가 위치한다.

장막은 내장쪽복막의 중피와 성긴결합조직으로 된 장막밑조직으로 구성된다. 작은창자는 창자간막이 붙는 좁은 띠 모양의 모서리와 샘창자의 복막뒤부분을 제외하고는 장막으로 덮여 있다.

고유판 | 고유층 / lamina propria
근육층 | 근층 / muscle layer
근육층사이신경얼기 | myenteric plexus
돌림근육층 | circular muscle layer
돌림주름 | 윤상주름 / circular folds
모세림프관 | lymphatic capillary
모세혈관 | capillary
민무늬근육 | 평활근 / smooth muscle
상피세포 | epithelial cell
성긴결합조직 | 소성결합조직 / loose connective tissue
세동맥 | 소동맥 / arteriole
세로근육층 | 종주층 / longitudinal layer of muscle
세정맥 | 소정맥 / venule
암죽관 | lacteal vessel
위창자길 | 위장관 / gastrointestinal tract
융모 | villi
장막 | 외막 / tunica serosa
점막밑신경얼기 | 점막하신경 / submucous nerve plexus of meissner
장막밑조직 | 장막하조직 / tela subserosa
점막 | mucosa
점막밑층 | 점막하층 / submucosa
창자샘 | 장선 / intestinal glands

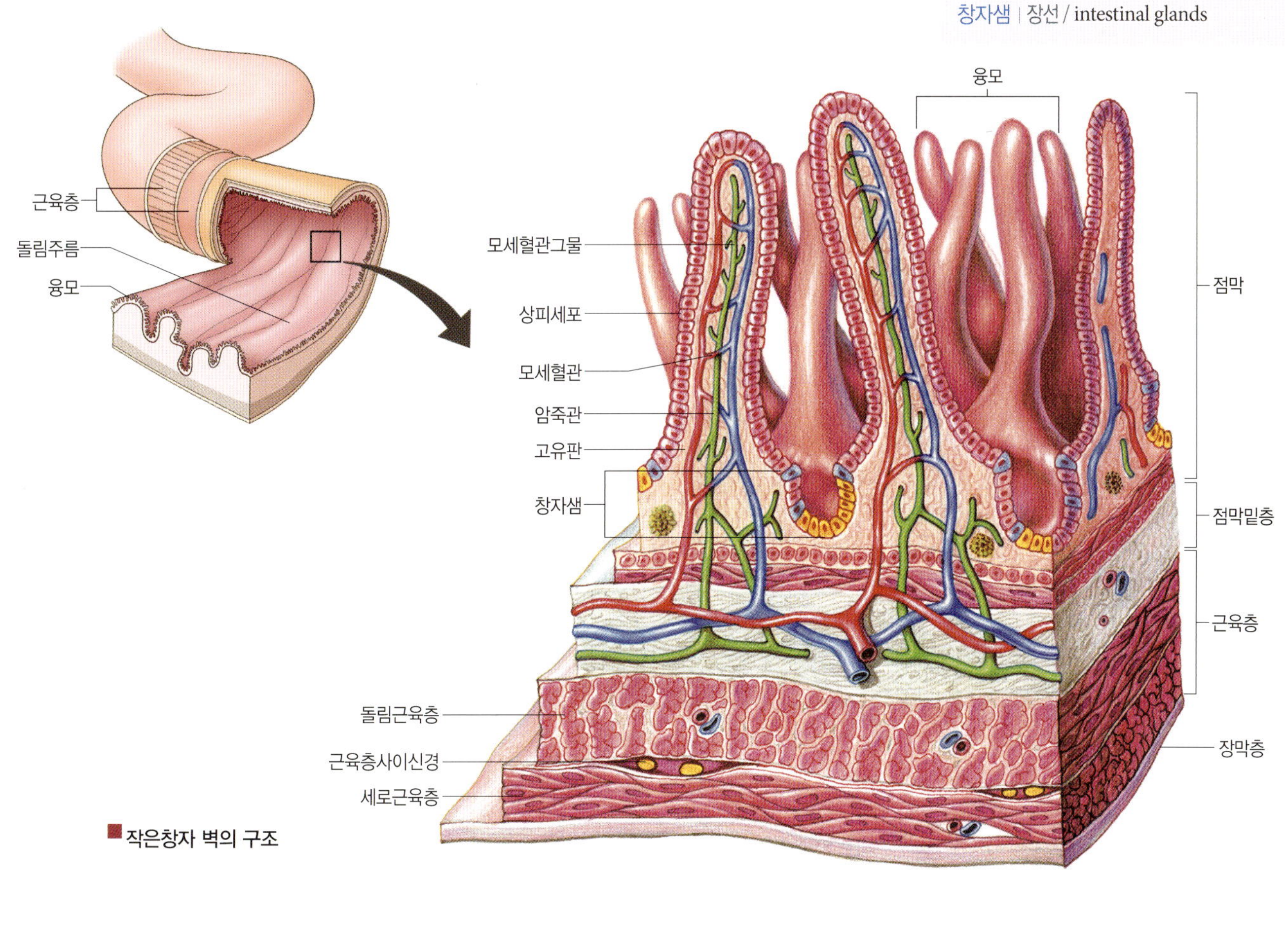

■ 작은창자 벽의 구조

돌림주름 | 윤상주름 / circular folds
융모 | villi

작은창자벽도 다른 위창자길과 같이 기본 네 층으로 구성되어 있지만 소화와 흡수 과정을 촉진하는 **돌림주름**과 **융모**라는 작은창자만의 특별한 구조를 갖고 있다.

돌림주름은 점막층과 점막밑층이 이루고 있으며, 항상 솟아 있는 길이 3~10 mm 정도 돌출된 판막 모양의 주름이다. 샘창자와 인접한 부분에서 시작해서 돌창자 중간부분쯤까지 잡혀 있다. 돌림주름은 표면적을 늘려 줌으로써 흡수율을 높여 주고 음식물이 작은창자를 통과하는 동안 직선이 아닌 나선형으로 이동하게 만든다.

융모는 돌림주름 위에 0.5~1 mm 길이로 솟은 손가락 모양 돌기이다. 수많은 융모(1 mm^2 당 20~40개)는 흡수와 소화가 가능한 상피의 표면적을 증가시켜 주며 창자 점막층이 옷감의 융처럼 보이게 해 준다.

상피조직 | 몸의 표면, 입의 안, 위나 창자의 안쪽 면, 샘의 도관, 체강과 혈관의 안쪽 등 자유표면을 덮고 있는 막 형태의 세포층을 상피라고 하며, 이 세포집단을 상피조직이라 한다.

단층원주상피 | 기다란 원기둥 형태의 세포가 1층으로 늘어져 있는 상피.
예: 위나 창자의 점막표면, 샘, 도관

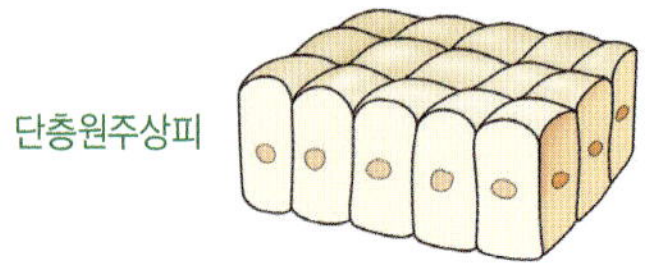

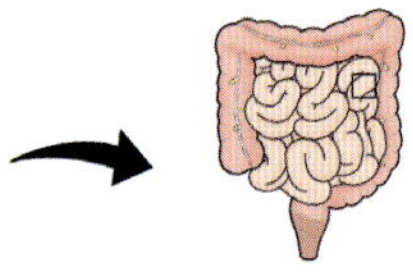

큰창자 large intestine

큰창자는 돌창자의 끝에서 이어지는 막창자에서부터 항문까지 이어져 있으며, 사람에 따라 다양하나 길이가 약 1.5 m, 지름이 약 6.5 cm인 관상기관이다. 큰창자는 막창자, 막창자꼬리, 잘록창자, 곧창자, 항문관으로 이루어져 있다.

막창자 cecum

돌막창자판막 아래에 달려 있는 막창자는 큰창자의 시작으로 돌막창자판막을 지나 아래로 뻗어 있으며, 아래가 막힌 주머니 모양이다. 돌창자와의 경계부위에는 돌창자판막이 있어 장 내용물의 역류를 막아 준다. 막창자의 막힌 쪽에 달려 있는 약 8 cm 정도의 꼬이고 감겨 있는 장관을 막창자꼬리라고 한다. 막창자꼬리의 간막인 막창자꼬리간막이 막창자꼬리를 돌창자의 창자간막 아랫부분에 붙여 준다.

잘록창자 colon

잘록창자는 막창자에서 계속되어 작은창자 주위를 돌아 곧창자로 이어지는 부분으로 오름(잘록)창자, 가로(잘록)창자, 내림(잘록)창자, 구불(잘록)창자로 나뉜다. 오름창자는 돌막창자경계에서 시작하여 오른갈비아래부위까지 올라가며, 간의 바로 아래에서 왼쪽으로 굽어 오른(잘록)창자굽이 또는 간굽이를 형성한다. 길이는 약 20 cm로 잘록창자 중 가장 짧다.

가로(잘록)창자는 오른창자굽이에서 왼쪽으로 배꼽부위를 지나 왼쪽 갈비밑부위까지 가로지르는

구불(잘록)창자 | 구불결장 / sigmoid colon
간굽이 | 간장곡 / liver flexure
곧창자; 직장 | rectum
구불(잘록)창자 | sigmoid colon
내림(잘록)창자 | 하행결장 / descending colon
돌막창자판막주름띠 | 회맹판소대 / frenulum of ileocecal valve
돌막창자판막 | 회맹판막 / ileocecal valve
돌창자 | 회장 / ileum
막창자 | 맹장 / cecum
막창자꼬리; 충수 | vermiform appendix
막창자꼬리간막 | 충수간막 / meso-appendix
막창자꼬리구멍 | 충수구 / orifice of vermiform appendix
복막주렁 | 복막수 / epiploic appendices
오른창자굽이 | 우결장곡 / right colic flexure
오름(잘록)창자 | 상행결장 / ascending colon
작은창자; 소장 | small intestine
잘록창자 | 결장 / colon
잘록창자띠 | 결장끈 / teniae coli
창자간막 | 장간막 / mesentery
큰창자; 대장 | large intestine
항문 | anus
항문관 | anal canal

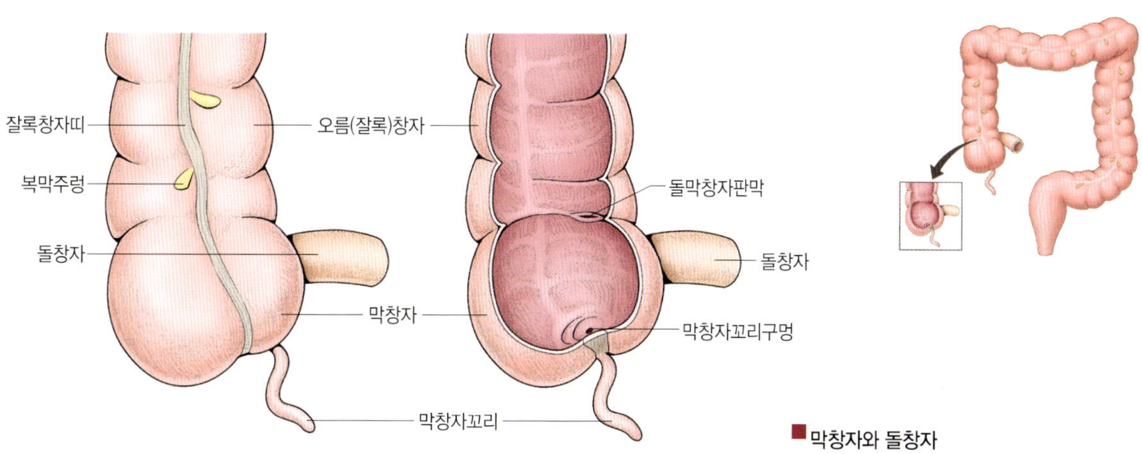

■ 막창자와 돌창자

큰창자

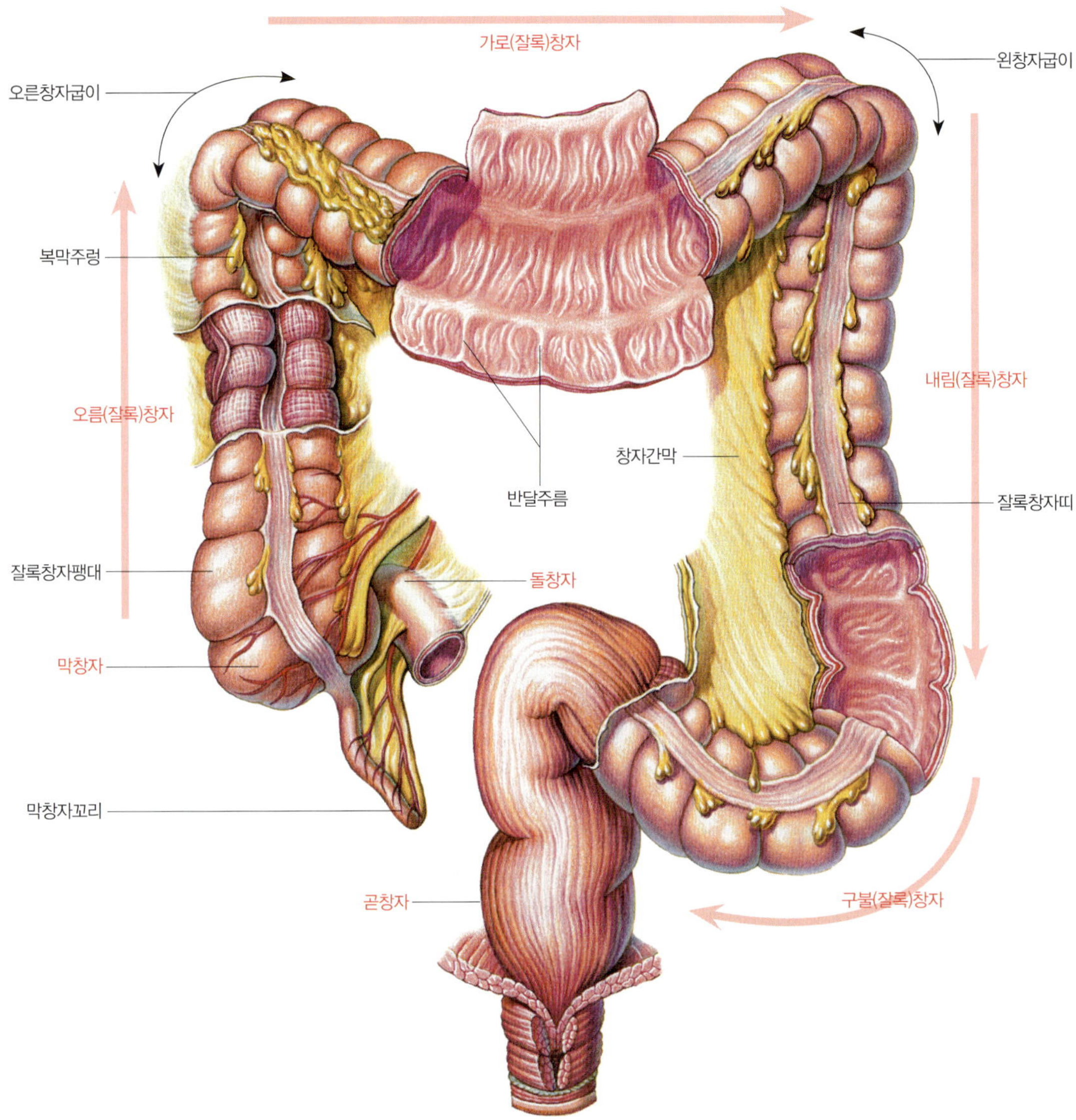

구불(잘록)창자 | 구불결장 / sigmoid colon
곧창자; 직장 | rectum
구불(잘록)창자 | sigmoid colon
내림(잘록)창자 | 하행결장 / descending colon
돌창자 | 회장 / ileum
막창자 | 맹장 / cecum
막창자꼬리 | 충수 / appendix; vermiform appendix
반달주름 | 반월주름 / semilunar fold
복막주렁 | 복막수 / omental appendices
오른창자굽이 | 우결장곡 / right colic flexure
오름(잘록)창자 | 상행결장 / ascending colon
왼(잘록)창자굽이 | left colic flexure
잘록창자띠 | 결장끈 / teniae coli
잘록창자팽대 | 결장팽대 / haustra of colon
창자간막 | 장간막 / mesentery

부분으로 길이는 50 cm 정도이고 큰창자에서 가장 길다. 왼갈비아래부위에 이르면 다시 아래쪽으로 향하는데 이 부위를 왼(잘록)창자굽이라고 한다.

내림(잘록)창자는 왼(잘록)창자굽이에서 왼쪽골반모서리까지 뒤배벽에 붙어 내려가서 구불(잘록)창자로 이어진다. 오름창자와 내림창자는 복막 뒤 장기로서 창자간막이 없다.

구불(잘록)창자는 S자 모양으로 왼쪽엉덩뼈능선 근처에서 시작해 정중선을 향해 가운데로 뻗어서 세 번째 엉치뼈 높이쯤에서 끝나고 곧창자로 이어진다.

잘록창자에서는 잘록창자 벽의 세로근육층이 길이를 따라 온 둘레에 고루 펴져 있지 않고 3개의 긴 띠처럼 배열되어 있는데, 이 띠를 잘록창자띠라고 한다. 잘록창자띠의 폭은 약 1 cm 정도이며 막창자꼬리의 뿌리 부분에서 일어나 구불(잘록)창자와 곧창자 경계에서 끝난다. 잘록창자띠는 창자벽의 길이보다 짧기 때문에 잘록창자 속에는 초승달 모양으로 가로로 주름이 져 있는데, 이것을 반달주름이라고 한다. 이 반달주름은 적당한 간격으로 형성되어 있으며, 반달주름사이의 창자벽은 바깥쪽으로 불룩하게 팽대되어 있는데, 이것을 잘록창자팽대라고 한다. 잘록창자의 겉층을 이루고 있는 장막의 곳곳에는 잘록창자띠를 따라 복막이 주머니처럼 늘어지고 그 속에 지방이 차 있는데 이것을 복막주렁이라고 한다. 복막주렁은 막창자와 곧창자에는 없다.

곧창자와 항문관 rectum & anal canal

구불창자에서 이어지는 곧창자는 골반가로막 위쪽 골반안 속에 있고, 길이는 약 12 cm이며, 꼬리뼈의 끝 아래에서 항문관으로 이어진다. 곧창자 속은 골반가로막 바로 위가 부풀어 커져서

곧창자가로주름 | 직장횡주름 / transverse rectal folds
곧창자; 직장 | rectum
곧창자정맥얼기 | 직장정맥총 / rectal venous plexus
골반가로막 | 골반격막 / pelvic diaphragm
구불(잘록)창자 | 구불결장 / sigmoid colon
내림(잘록)창자 | 하행결장 / descending colon
막창자꼬리 | 충수 / appendix; vermiform appendix
바깥항문조임근 | 외항문괄약근 / external anal sphincter muscle
반달주름 | 반월주름 / semilunar fold
복막주렁 | 복막수 / omental appendices
세로근육층 | 종주층 / longitudinal layer of muscle
속항문조임근 | 내항문괄약근 / internal anal sphincter muscle
엉덩뼈능선 | 장골릉 / iliac crest
왼(잘록)창자굽이 | 지라굽이 / left colic flexure
잘록창자띠 | 결장끈 / teniae coli
잘록창자팽대 | 결장팽대 / haustra of colon
항문 | anus
항문관 | anal canal
항문굴 | 항문동 / anal sinus
항문기둥 | 항문주 / anal column
항문올림근 | 항문거근 / levator ani muscle

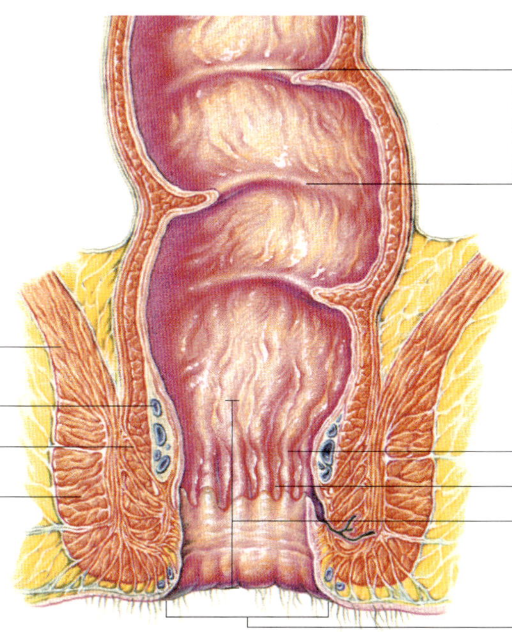

■ 항문관의 구조

고유판 | 고유층 / lamina propria
곧창자가로주름 | 직장횡주름 / transverse rectal folds
곧창자팽대 | 직장팽대부 / rectal ampulla
골반가로막 | 골반격막 / pelvic diaphragm
근육층 | 근층 / muscle layer
동맥 | arteries
바깥항문조임근 | 외항문괄약근 / external anal sphincter muscle
속항문조임근 | 내항문괄약근 / internal anal sphincter muscle
술잔세포 | goblet cell
원주상피 | columnar epithelium
장막층 | 외막층 / serosa
점막 | mucosa
점막밑층 | 점막하층 / submucosa
점막주름 | mucosal folds; rugae
점막층 | mucosal layer
정맥얼기 | 정맥총 / venous plexus
큰창자; 대장 | large intestine
항문 | anus
항문관 | anal canal
항문기둥 | 항문주 / anal column
흡수세포 | absorption cell

곧창자팽대를 이루는데 보통 3개의 곧창자가로주름이 형성되어 곧창자는 옆으로 구불구불하게 되어 있다.

항문관은 곧창자가 골반가로막에서 아래뒤쪽으로 꺾인 곳에서 항문까지로 길이는 약 2.5~4 cm 정도이다. 항문관의 위쪽 반에는 평균 10개 정도의 점막주름이 세로로 형성되어 있는데 이것을 항문기둥이라고 한다. 항문기둥은 동맥과 정맥얼기를 포함하고 있다. 항문관이 외부로 열린 항문은 민무늬근육(불수의근육)인 속항문조임근과 뼈대근육(수의근육)인 바깥항문조임근에 의해 항문 수축에 관여한다.

조직학적 구조

큰창자의 벽도 다른 위창자길들과 같이 점막층, 점막밑층, 근육층, 장막층의 전형적인 네 층으로 되어 있다. 점막층은 단층원주상피, 고유판(성긴결합조직), 점막근(민무늬근육)으로 구성되어 있다. 상피는 주로 흡수세포와 술잔세포로 되어 있다. 흡수세포는 주로 물을 흡수하는 기능을 하고 술잔세포는 점액을 분비해 내용물이 지나가는 큰창자 통로에 윤활제를 발라준다.

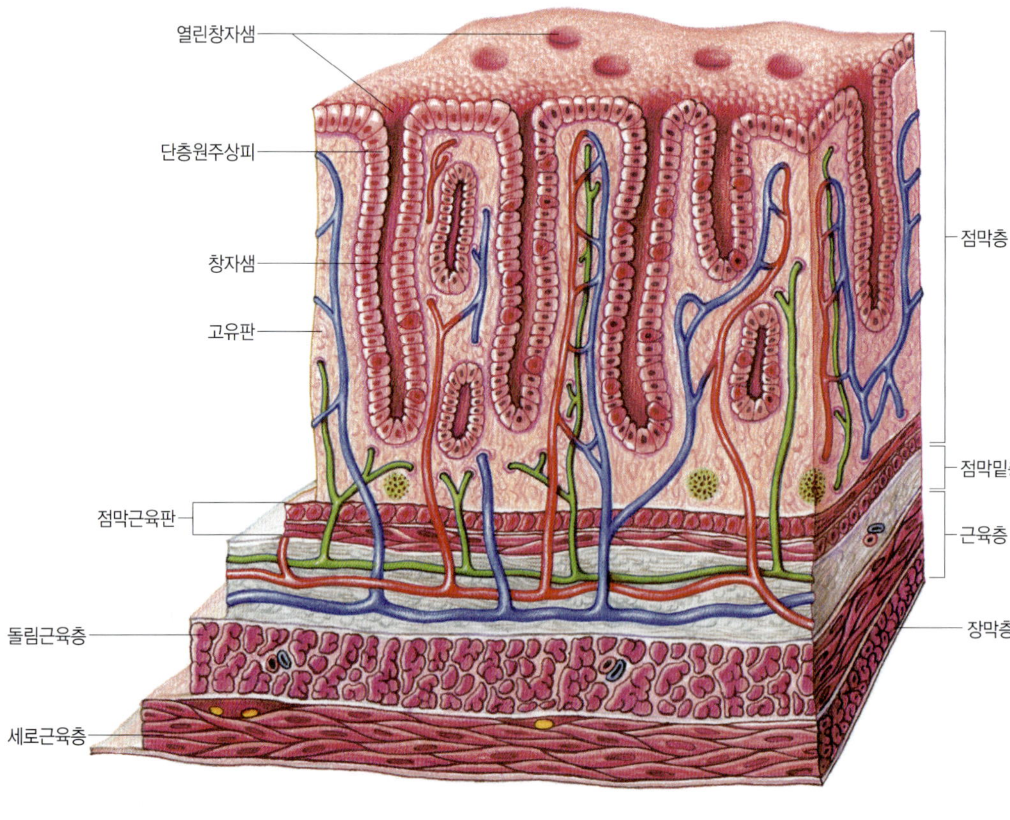

■큰창자 벽의 구조

흡수세포와 술잔세포 둘 다 길고 곧은 관처럼 생긴 창자샘에 위치하고 있는데, 창자샘은 점막층 전 층에 걸쳐 발달해 있다. 홀림프소절 역시 점막층의 고유판에서 발견되지만 점막근육과 점막밑층까지 뻗어 있을 수 있다. 작은창자와 달리 큰창자의 점막층에는 표면적을 늘리기 위한 구조적 변형이 크지 않다. 큰창자에는 돌림주름이나 융모가 없다. 그러나 미세융모는 흡수세포에 존재한다. 따라서 큰창자보다는 작은창자에서 훨씬 많은 흡수가 이루어진다. 큰창자의 점막밑층은 성긴결합조직으로 이루어져 있다.

근육층은 세로근육층인 외층과 돌림근육층인 내층으로 구성되어 있다. 위창자길의 다른 부분들과는 달리 세로근육의 일부가 두꺼워져서 세 개의 띠가 뚜렷이 보이는 잘록창자띠를 형성한다. 큰창자 대부분에 잘록창자띠가 나타난다. 잘록창자띠 사이의 창자벽 일부에는 세로근이 거의 없거나 전혀 없다. 잘록창자띠의 긴장수축으로 큰창자가 주머니처럼 모이는 잘록창자팽대가 잇달아 만들어져 큰창자는 주름이 잡힌 것처럼 보이게 된다. 잘록창자띠 깊숙이 돌림민무늬근육 한 층이 자리 잡고 있다.

근육층 | 근층 / muscle layer
돌림근육층 | circular muscle layer
세로근육층 | 종주층 / longitudinal layer of muscle
잘록창자띠 | 결장끈 / teniae coli
잘록창자팽대 | 결장팽대 / haustra of colon
점막 | mucosa
점막밑층 | 점막하층 / submucosa
창자샘 | 장선 / intestinal glands

상피조직 | 몸의 표면, 입의 안, 위나 창자의 안쪽 면, 샘의 도관, 체강과 혈관의 안쪽 등 자유표면을 덮고 있는 막 형태의 세포층을 상피라고 하며, 이 세포집단을 상피조직이라 한다.

단층원주상피 | 기다란 원기둥 형태의 세포가 1층으로 늘어져 있는 상피.
예: 위나 창자의 점막표면, 샘, 도관

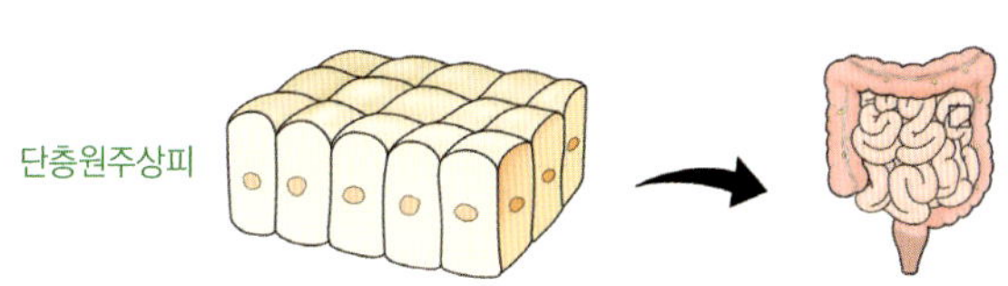

가로막 | 횡격막 / diaphragm
간 | liver
간관 | 간담낭관 / hapatic ducts
간문 | porta hepatis
간분절 | liver segment
간정맥 | hepatic vein
갈비활 | 늑골궁 / costal arch
고유간동맥 | proper hepatic artery
꼬리엽 | 미상엽 / caudate lobe
네모엽 | 방형엽 / quadrate lobe
림프관 | lymphatic vessel
문맥 | portal vein
배벽 | 복벽 / abdominal wall
샘창자 | 십이지장 / duodenum
신경 | nerve
쓸개; 담낭 | gallbladder
쓸개주머니관 | 담낭관 / cystic duct
아래대정맥 | 하대정맥 / inferior vena cava
온간관 | 총간관 / common hepatic duct
온쓸개관 | 총담관 / common bile duct
위 | 위장 / stomach
이자 | 췌장 / pancreas
이자관 | 췌관 / pancreatic duct; duct of wirsung
지라 | 비장 / spleen
혈관 | blood vessel

간 liver

간은 상복부에 있는 큰 붉은 기관으로 무게는 1 kg을 넘는다. 큰 오른간엽과 작은 왼간엽, 이 두 개 사이에 네모엽과 꼬리엽이 있다. 간의 앞면모서리는 예리하고 얇지만 뒷면모서리는 둥글다. 간의 윗면은 헬멧과 같이 둥글고, 가로막의 아랫면에 접해 있다. 호흡을 할 때 가로막의 원판이 상하로 오르내리기 때문에 간도 상하운동을 하게 된다. 의사는 환자에게 복식호흡을 시키면서 오른쪽 갈비의 아래쪽모서리에 손가락을 넣어서 간의 오른쪽 간엽의 앞쪽모서리를 촉진한다. 간은 복막을 포함하고 있기 때문에 표면에 광택이 있다. 그러나 극히 일부의 장소는 복막에 덮여 있지 않고, 결합조직으로 가로막과 앞쪽배벽에 펼쳐져 있다.

간의 뒤쪽 아랫면에는 중앙에서 약간 왼쪽으로 간문이라고 하는 출입구가 있고 혈관(고유간동맥과 문맥), 림프관, 간관, 신경이 통과하고 있다. 고유간동맥은 간에 산소를 공급하는 동맥이다. 문맥(문정맥)은 장에서의 영양(단백질과 탄수화물)이 풍부한 혈액을 모으는 정맥으로 위, 지라, 이자에서의 혈액도 이것에 합류하고 있다. 간관은 간에서 분비되는 담즙을 운반하는 관으로 좌우의 간관이 합류한 후 쓸개에서 오는 쓸개주머니관과 합류하여 온쓸개관이 되어 샘창자에 보내고 간의 뒤쪽 윗면에서는 몇 개의 간정맥이 나오고 아래대정맥으로 보낸다.

간에 분포하는 혈관, 특히 문맥의 분기를 조사해 보면 주요한 문맥줄기에 지배받는 간의 5~9 영역을 구별할 수 있다. 이 간분절은 간암 등의 병변부를 잘라내는 간구역절제를 가능하게 한다.

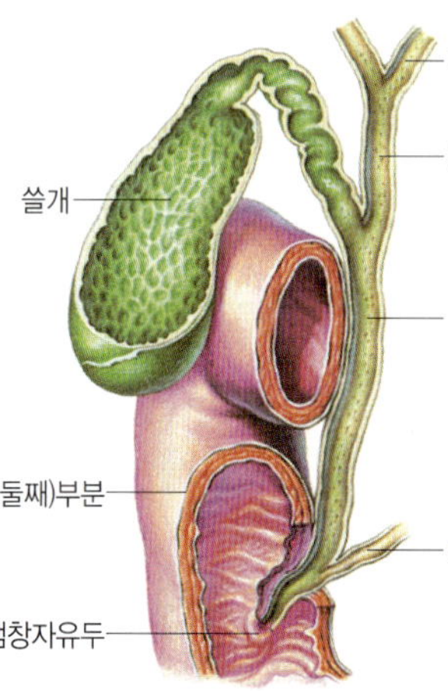

간관에서 온쓸개관까지의 모식도

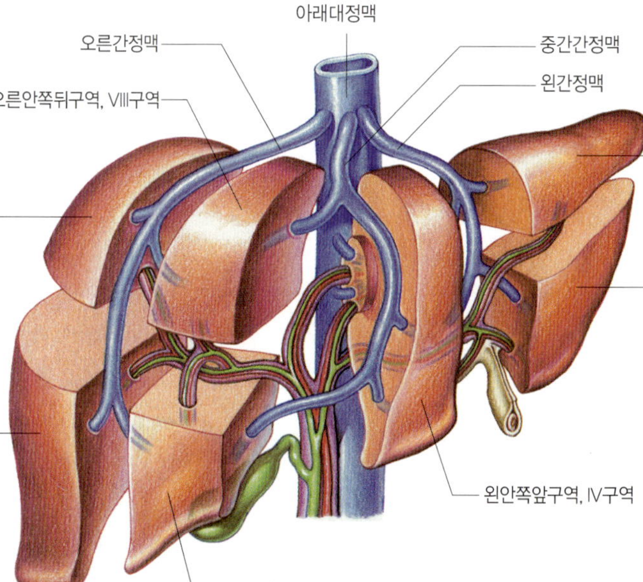

간의 분절

간의 면과 바닥

| 앞면 |

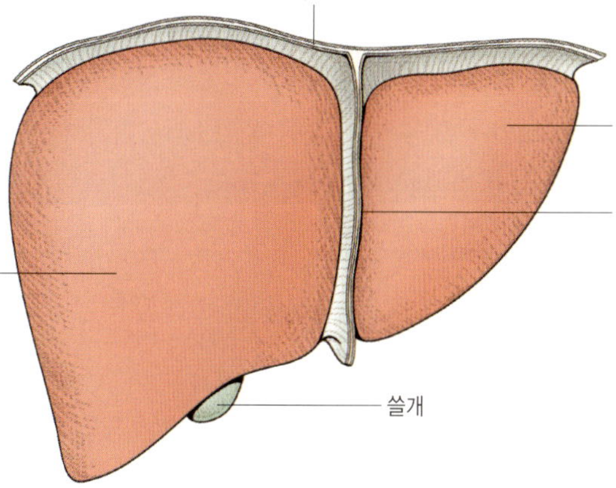

| 뒤아랫면 |

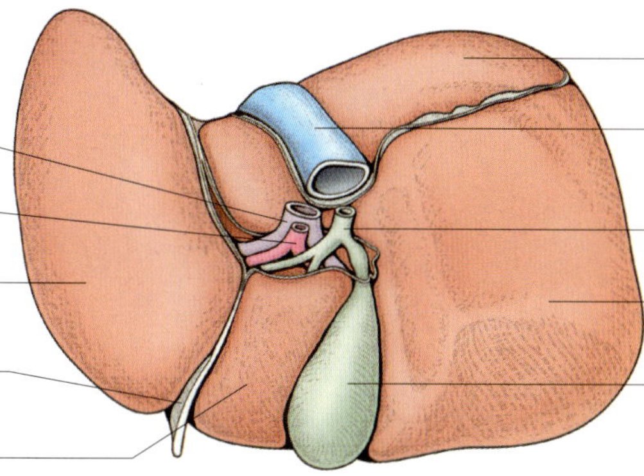

| 윗면 |

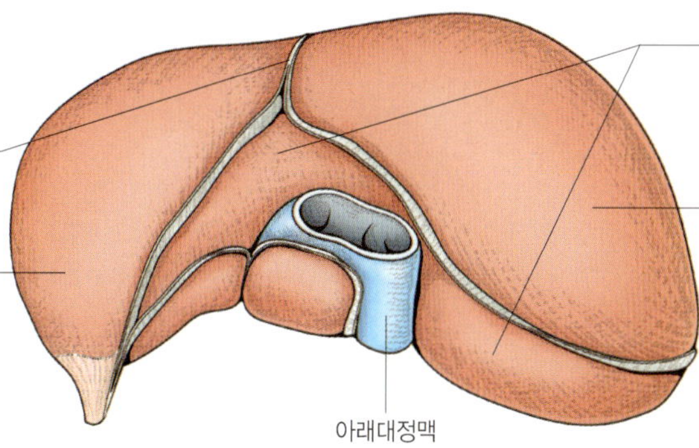

가로막 | 횡격막 / diaphragm
간문 | porta hepatis
간문맥 | hepatic portal vein
간원인대 | 간원삭 / ligamentum teres
고유간동맥 | proper hepatic artery

관상인대 | 관상간막 / coronary ligament
꼬리엽 | 미상엽 / caudate lobe
낫인대 | 겸상인대 / falciform ligament
네모엽 | 방형엽 / quadrate lobe
무장막구역 | 무장막야 / bare area

쓸개; 담낭 | gallbladder
아래대정맥 | 하대정맥 / inferior vena cava
오른간엽 | 간우엽 / right lobe of liver
온쓸개관 | 총담관 / common bile duct
왼간엽 | 좌엽 / left lobe of liver

간세포줄 | 중심정맥에서 외방으로 방사되는 간세포의 연결판으로 간소엽의 실질을 이루고 있다.

간동맥 | hepatic artery
간세동이 | hepatic triad
간세포 | hepatic cell
간세포줄(삭) | hepatic cord
간소엽 | lobules of liver
간정맥 | hepatic vein
굴모세혈관 | sinusoidal capillary
문맥 | portal vein
소엽 | lobule
소엽사이동맥 | 소엽간동맥 / interlobular artery
소엽사이쓸개관 | 소엽간담관 / interlobular bile ducts
소엽사이정맥 | 소엽간정맥 / interlobular vein
쓸개; 담낭 | gallbladder
쓸개관 | 담관 / bile duct
쓸개모세관 | 담세관 / bile canaliculus
아래대정맥 | 하대정맥 / inferior vena cava
중심정맥 | central vein

간의 구조

간의 역할을 대표하는 세포는 간세포라고 하는 각이 진 다면체의 상피세포이다. 이 세포는 간세포줄(삭)이라고 하는 열을 이루어 나열하고 그것이 중심정맥이라고 하는 세정맥을 둘러싸고 방사형의 배열을 하기 때문에 간소엽이라고 하는 직경 1 mm 남짓의 구조단위가 생긴다. 소엽 주위는 소엽사이결합조직이라고 하는 성근결합조직에 의해 불완전하게 둘러싸여 여기를 소엽사이동맥(고유간동맥의 줄기), 소엽사이정맥(문맥의 줄기), 소엽사이쓸개관(담즙을 운반하는 도관)이 지나고 이를 간세동이라 한다.

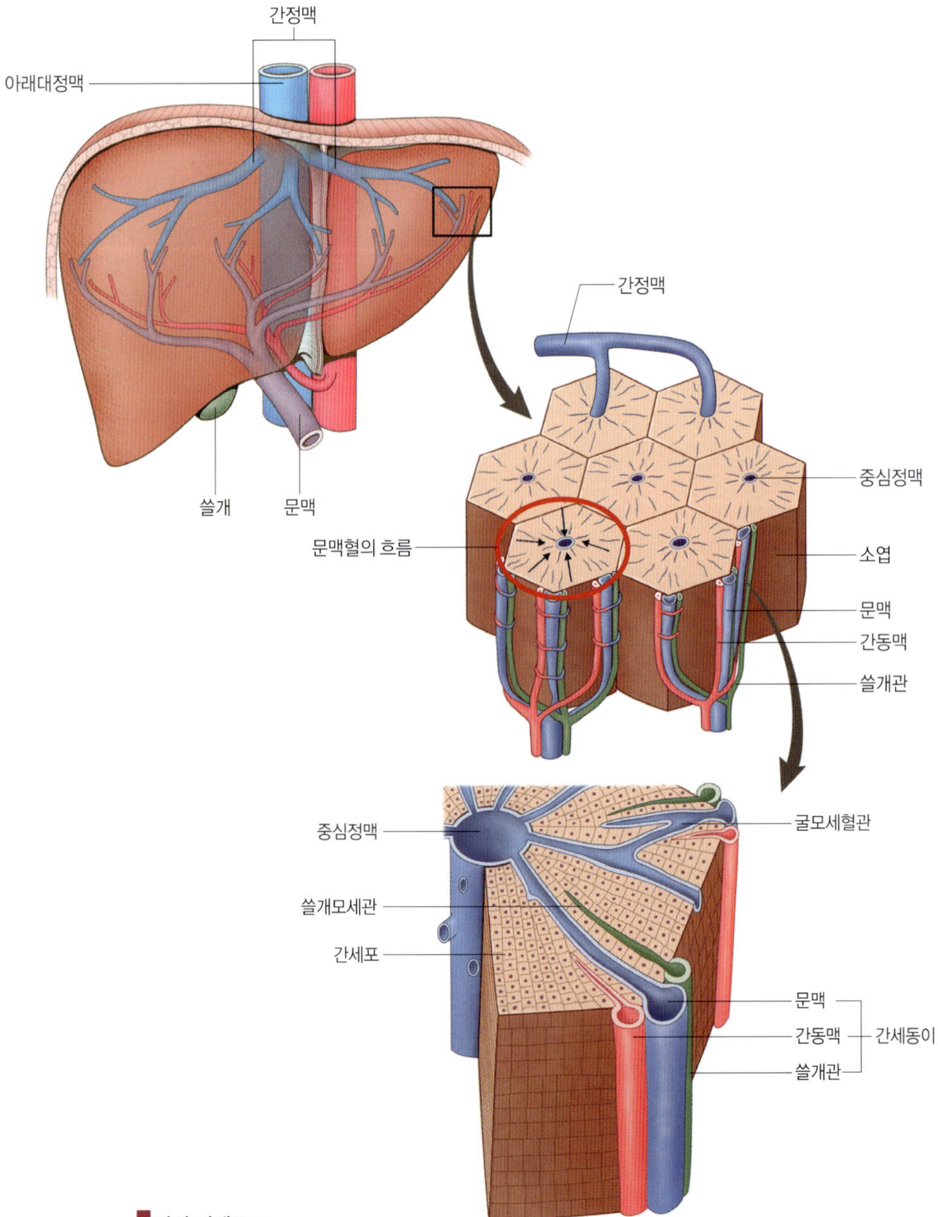

■ 간의 미세구조

간세포줄(삭) 사이에는 굴모세혈관이라고 하는 특수한 모세혈관이 지나고 있다.

소엽사이동정맥은 소엽의 주변부에서 굴모세혈관으로 유입하여 그 혈액은 간세포를 통과하면서 소엽의 중심으로 흐르고 중심정맥으로 들어간다. 굴모세혈관의 내면에는 쿠퍼세포라고 하는 대식구가 산재하고 혈액 중의 이물질이나 세균을 잡아먹는다. 중심정맥의 혈액은 간정맥으로 모인다. 간의 혈류는 다음과 같다.

|간의 혈류|

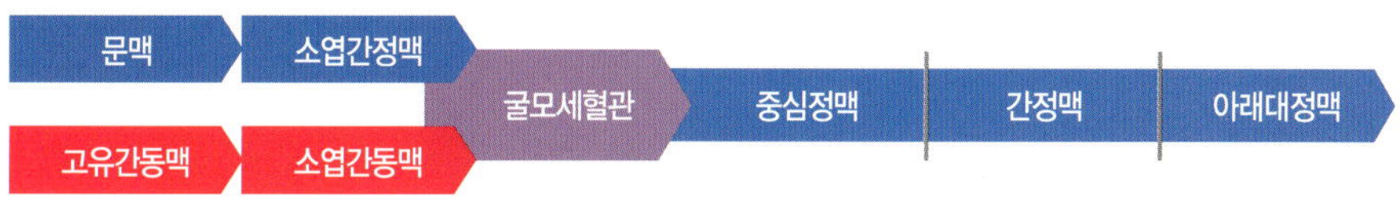
문맥
소엽간정맥
고유간동맥
소엽간동맥
굴모세혈관
중심정맥
간정맥
아래대정맥

간세포는 담즙을 분비하는 외분비세포로서의 구조를 가지고 있다. 분비액(담즙)은 모세담관으로 들어가 간세포사이를 흐르고 간세포줄(삭)로 흘러 소엽 사이로 들어가 소엽사이쓸개관으로 들어간다.

간의 역할

간이 분비하는 담즙은 작은창자로 들어가 지방의 소화에 중요한 역할을 하고 있다. 지방은 담즙(의 주성분, 담즙산)에 의해 콜로이드상으로 세분화된 후 리파제(이자액 중의 지방분해효소)의 작용을 받는 것이다. 담즙은 황적색의 쓴맛을 내는 액체이며, 그 색은 빌리루빈이라는 색소 때문이다. 빌리루빈은 헤모글로빈의 대사물이다. 지라에서 파괴된 적혈구의 헤모글로빈이 문맥에 의해 간으로 운반되어 간세포에서 빌리루빈으로 바뀌는 것이다. 대변의 황갈색은 소화관에 배설된 빌리루빈에 의한 것이다.

간의 더욱 중요한 역할은 간세포와 혈액의 접촉에 의한 다채로운 대사활동이다. 혈액은 여기에서 검사되고 독성이 있는 물질(가령 음주후의 알코올)은 분해되어 여분의 영양은 글리코겐으로서 저장된다. 한편 혈장의 단백질(알부민 등)이나 생체에 있어 중요한 여러 가지 효소가 간세포에서 합성되어 혈액 중에 방출되기 때문에 간은 넓은 의미에서의 내분비샘이라고 할 수 있다. 또한 굴모세혈관으로 배치된 쿠퍼세포(대식구)에 의해 간은 혈액 중의 이물질에 대한 여과장치로서 기능하고 있다.

간 | liver
간세포줄(삭) | hepatic cord
굴모세혈관 | sinusoidal copilary
글리코겐 | glycogen
내분비샘 | 내분비선 / endocrine glands
빌리루빈 | bilirubin
소엽사이쓸개관 | 소엽간담관 / interlobular bile ducts
지라 | 비장 / spleen
쿠퍼세포 | kupffer cell

쓸개; 담낭 | gallbladder
쓸개관 | 담관 / bile duct
쓸개모세관 | 담세관 / bile canaliculus
쓸개목 | 담낭경 / neck of gallbladder
쓸개몸통 | 담낭체 / body of gallbladder
쓸개바닥 | 담낭저 / fundus of gallbladder
쓸개세관 | bile ductule
쓸개주머니관 | 담낭관 / cystic duct
오른간관 | 우간관 / right hepatic duct
온간관 | 총간관 / common hepatic duct
온쓸개관 | 총담관 / common bile duct
왼간관 | 좌간관 / left hepatic duct

쓸개 gallbladder

쓸개는 간 아랫면에 위치한 배 모양의 주머니이다. 길이가 7~10 cm이며 쓸개 일부는 대개 간의 앞쪽 아래 가장자리 아래에 매달려 있다.
쓸개는 간의 아래 모서리를 지나 아래로 돌출된 쓸개바닥, 가운데 부분인 쓸개몸통, 끝이 가늘어지는 쓸개목의 세 부분으로 되어 있다. 쓸개몸통과 쓸개목은 위를 향하고 있다.

쓸개모세관 bile canaliculus

간세포에서 생산된 쓸개즙이 모이는 간세포 사이의 작은 관을 말한다. 쓸개즙은 쓸개모세관에서 쓸개세관을 지나서 쓸개관으로 간다. 쓸개관들이 합류하여 보다 넓은 왼간관과 오른간관을 형성하게 되고 좌우 간관이 합쳐져서 온간관이 되어 간을 나가게 된다. 온간관은 쓸개에서 나온 쓸개주머니관과 합류하여 온쓸개관을 형성한다. 쓸개즙은 온쓸개관에서 작은창자로 들어가 소화에 관여하게 된다.

간의 면과 바닥

간 | liver
간관 | 간담낭관 / hapatic ducts
날문 | 유문 / pylorus
덧이자관 | 부췌관 / accessory pancreatic duct
배대동맥 | 복대동맥 / abdominal aorta
빈창자 | 공장 / jejunum
샘창자 | 십이지장 / duodenum
쓸개이자관팽대 | 담췌장관팽대 / hepatopancreatic ampulla
쓸개; 담낭 | gallbladder
쓸개목 | 담낭경 / neck of gallbladder
쓸개몸통 | 담낭체 / body of gallbladder
쓸개바닥 | 담낭저 / fundus of gallbladder
아래대정맥 | 하대정맥 / inferior vena cava
오른간관 | 우간관 / right hepatic duct
오른요관 | right ureter
오른콩팥 | 우신 / right kidney
온쓸개관 | 총담관 / common bile duct
왼간관 | 좌간관 / left hepatic duct
왼요관 | left ureter
왼콩팥 | 좌신 / left kidney
위 | 위장 / stomach
위장간막 혈관 | superior mesenteric vessels
이자관 | 췌관 / pancreatic duct; duct of wirsung
이자 | 췌장 / pancreas
지라 | 비장 / spleen

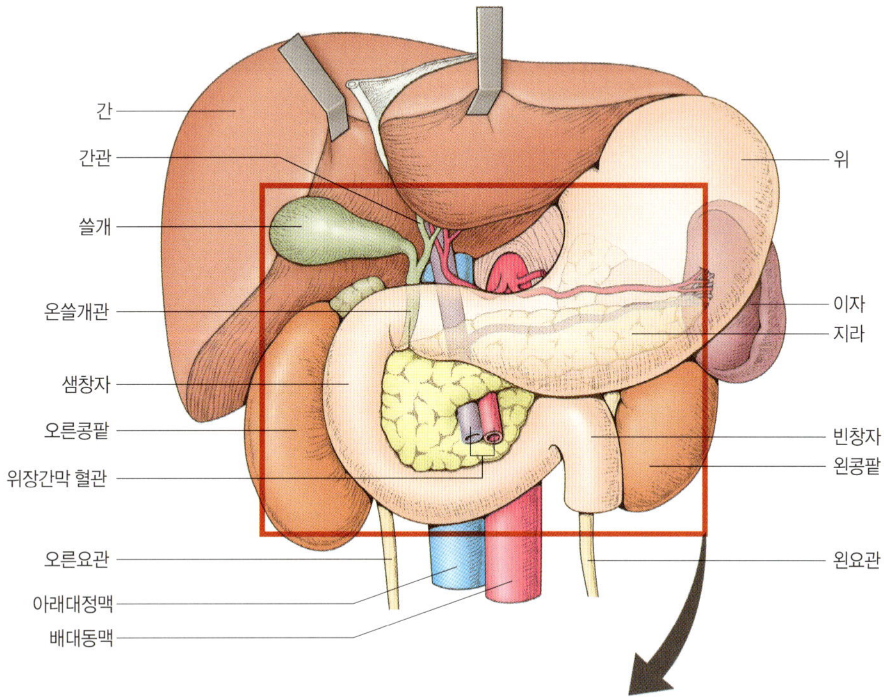

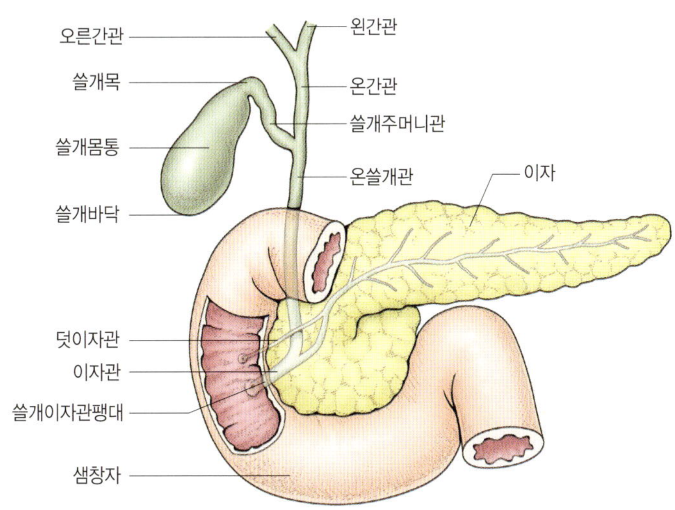

간관 | 간담낭관 / hepatic ducts
갈고리돌기 | 구상돌기 / uncinate process
덧이자관 | 부췌관 / accessory pancreatic duct
모세혈관 | capillary
베타세포(인슐린분비) | beta cells [secrete insulin]
빈창자 | 공장 / jejunum
사이관 | intercalated duct
샘창자 | 십이지장 / duodenum
선포세포(효소분비) | acini cells [secrete enzymes]
소엽속관 | intralobular duct
쓸개; 담낭 | gallbladder
쓸개이자관팽대 | 담췌장관팽대 / hepatopancreatic ampulla
쓸개주머니관 | 담낭관 / cystic duct
알파세포(글루카곤분비) | alpha cells [secrete glucagon]
온쓸개관 | 총담관 / common bile duct
위창자간막동맥 | 상장간막동맥 / superior mesenteric artery
이자 | 췌장 / pancreas
이자관 | 췌관 / pancreatic duct; duct of wirsung
이자꼬리 | 췌미 / tail of pancreas
이자내분비부분 | pancreatic islets
이자머리 | 췌두 / head of pancreas
이자몸통 | 췌체 / body of pancreas
이자샘꽈리 | pancreatic acinus
이자섬 | 췌장도 / pancreatic islet
작은샘창자유두 | 소십이지장유두 / minor duodenal papilla
큰굽이 | 대만 / greater curvature
큰샘창자유두 | 대십이지장유두 / major duodenal papilla

이자 pancreas

이자는 길이가 약 12~15 cm, 두께가 2.5 cm인 복막 뒤의 분비샘으로 위의 큰굽이 뒤에 위치해 있다. 간과 쓸개와 마찬가지로 이자는 샘창자에서 자라난 배아상피이다. 이자는 머리, 몸통, 꼬리로 구성되어 있고 대개 두 관에 의해 샘창자와 연결되어 있다. 머리는 샘창자의 만곡부 가까이에 있는 두툼한 부분이다. 머리 아랫부분에서 튀어나온 갈고리 같은 갈고리돌기는 위창자간막동맥과 정맥 뒤로 동그랗게 구부러져서 그 혈관들을 감싸고 있다. 가운데 몸통은 머리의 위에 있고, 점점 가늘어지는 꼬리는 머리 왼쪽으로 있다.

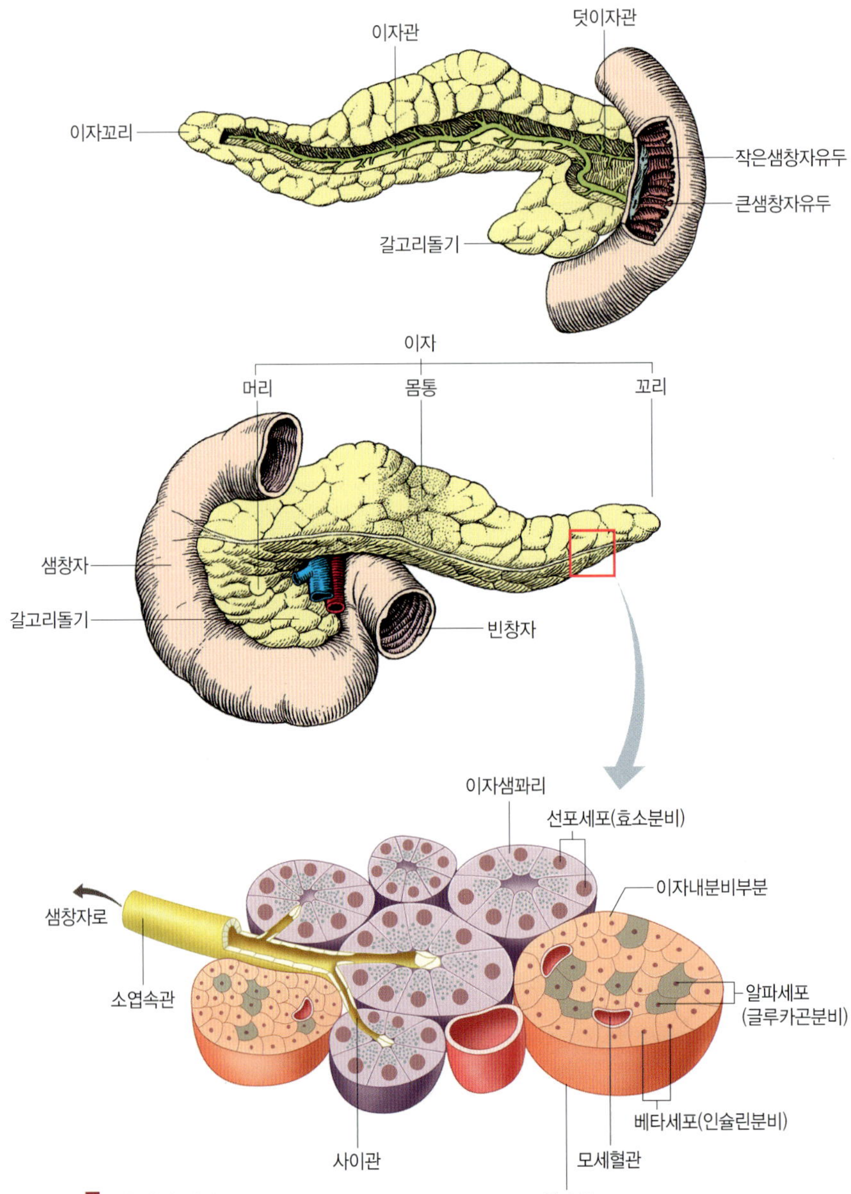

■ 샘창자와 이자

이자 분비액은 분비 세포에서 나와 작은 관들로 가는데 그 관들이 결국에는 두 개의 큰 관으로 합쳐져서 작은창자로 분비액을 전달해 준다. 두 관 중 더 큰 것을 **이자관**이라고 한다. 대부분의 경우 이자관이 간과 쓸개에서 나온 **온쓸개관**에 합류하고 온쓸개관이 더 팽창한 **쓸개이자관팽대**로 샘창자로 들어가게 된다. 쓸개이자관팽대는 샘창자 점막층이 융기한 **큰샘창자유두**로 이어지는데, 큰샘창자유두는 위의 날문조임근에서 약 10 cm 아래에 있다. 두 관 중에서 작은 관인 **덧이자관**은 이자에서 나와 쓸개이자관팽대로부터 약 2.5 cm 위에서 샘창자로 들어간다.

덧이자관 | 부췌관 / accessory pancreatic duct
랑게르한스섬 | islet of Langerhans
샘꽈리, 세엽 | acinus
쓸개이자관팽대 | 담췌장관팽대 / hepatopancreatic ampulla
온쓸개관 | 총담관 / common bile duct
이자관 | 췌관 / pancreatic duct; duct of wirsung
이자섬 | 췌장도 / pancreatic islet
이자액 | 췌액 / pancreatic juice
인슐린 | insulin
큰샘창자유두 | 대십이지장유두 / major duodenal papilla

조직학적 구조

이자는 작은 샘상피세포 다발로 되어 있는데, 그 중 99%가 **샘꽈리**라는 다발로 배열되어 있고 이자의 외분비샘 부분을 구성하고 있다. 샘꽈리 내부의 세포들은 체액과 소화효소가 혼합된 **이자액**을 분비한다. 나머지 1%의 세포들이 다발로 뭉친 **이자섬** 또는 **랑게르한스섬**은 생체에서 가장 중요한 내분비샘의 하나로 **인슐린**을 분비한다.

기능

이자에서는 매일 이자액 1,200~1,500 ml를 생산하는데, 이는 물, 약간의 염분, 중탄산염나트륨, 몇 가지 효소로 구성된 투명한 무색 액체이다. 중탄산염나트륨은 이자액이 약알칼리성(ph 7.1~8.2)을 띠게 해 주어 미즙에 든 산성 위액을 중화시켜 주고 위에서 분비된 펩신의 작용을 멈추게 해 주며 작은창자에서 소화효소가 작용하기에 적당한 산도로 만들어 준다.

가로(잘록)창자 | 횡행결장 / transverse colon
간문맥 | hepatic portal vein
구불(잘록)창자 | 구불결장 / sigmoid colon
낫인대 | 겸상인대 / falciform ligament
내림(잘록)창자 | 하행결장 / descending colon
내장배막; 내장복막 | 내장측복막 / visceral peritoneum
돌창자 | 회장 / ileum
림프관 | lymphatic vessel
림프절 | lymph node
배막안; 복막안 | 복막강 / peritoneal cavity
배막주름 | 복막주름 / recesses, fossae and folds
벽배막; 벽복막 | 벽측복막 / parietal peritoneum
배막; 복막 | peritoneum
복수 | ascites
부신; 콩팥위샘 | suprarenal gland; adrenal gland
빈창자 | 공장 / jejunum
샘창자 | 십이지장 / duodenum
오름(잘록)창자 | 상행결장 / ascending colon
온간동맥 | 총간동맥 / common hepatic artery
온쓸개관 | 총담관 / common bile duct
위 | 위장 / stomach
이자 | 췌장 / pancreas
작은그물막 | 소망 / lesser omentum
잘록창자간막 | 결장간막 / mesocolon
창자간막 | 장간막 / mesentery
콩팥; 신장 | kidney
큰그물막 | 대망 / greater omentum
혈관 | blood vessel

복막 peritoneum

복막은 인체에서 가장 큰 장막으로서 단층편평상피(중피)와 그 아래에서 지지해 주는 결합조직층으로 구성되어 있다. 복막은 벽복막과 내장복막으로 나뉜다. 벽복막은 배골반안 내벽을 덮고 있는 복막이며, 내장복막은 배골반안의 일부 내장을 덮고 있는 복막이다. 벽복막과 내장복막 사이의 얼마 안 되는 공간이 복막안인데 윤활제 역할을 하는 장액이 들어 있다. 어떤 질병에서는 몇 리터나 되는 장액이 괴어 복막이 팽창하기도 하는데, 이런 상태를 복수라고 한다.

배벽 뒤쪽으로 위치하고 있어 복막안으로 나오지 않는 기관도 몇 개 있다. 복막뒤장기라고 불리는 이런 기관들은 앞면만 복막으로 덮여 있거나[오름(잘록)창자와 내림(잘록)창자, 샘창자, 이자] 또는 지방이 복막과의 사이를 채우고 있어 복막이 전혀 닿지 않는다(신장, 부신).

장막에는 지방으로 채워진 큰 주름이 있는데, 중피가 벽복막에서 내장복막 쪽으로 또는 한 장기의 내장복막에서 다른 장기의 내장복막으로 꺾이며 접힌 것이다. 이 주름들이 내장끼리, 그리고 내장을 복강벽에 결합시켜 준다. 복부 장기로 가는 혈관, 림프관, 신경도 이 주름들 안에 들어 있다. 주요 배막주름으로는 큰그물막 · 낫인대 · 작은그물막 · 창자간막 · 잘록창자간막의 다섯 가지가 있다.

큰그물막 | 가장 큰 복막주름으로서 가로(잘록)창자와 꼬불꼬불한 작은창자 위에 "지방질 앞치마"처럼 쳐져 있다. 큰그물막은 두 겹인데 뒤로 접혀 있어서 총 네 겹이 된다. 위와 샘창자를 따라 붙어 있는 큰그물막이 작은창자 앞으로 내려왔다가 위로 접혀서 가로창자에 연결되어 있다. 큰그물막은 보통 상당한 양의 지방조직을 포함하고 있다. 체중이 증가하면 지방조직 내용물이 크게 늘어나서 비만인 사람들에게서 전형적으로 나타나는 "맥주 배"가 된다. 큰그물막에 있는 많은 림프절은 위창자길 감염을 막고 억제하는 대식세포와 항체생산형질세포를 제공한다.

낫인대 | 간을 전복벽과 가로막에 연결해 준다. 간은 소화기관으로는 유일하게 전복벽에 달려 있다.

작은그물막 | 위와 샘창자 점막이 앞으로 접혀 만들어진 것으로 위와 샘창자를 간에 매달아 준다. 작은그물막은 간으로 들어가는 혈관 경로로서, 림프절과 함께 간문맥, 온간동맥, 온쓸개관도 포함하고 있다.

창자간막 | 부채꼴의 복막주름으로 작은창자 중 빈창자와 돌창자를 후복벽에 묶어 준다. 창자간막은 후복벽에서 나와 작은창자를 감싸준 다음 원래 자리로 돌아가는 두 겹으로 된 구조를 하고 있다. 두 겹 사이로는 빈창자와 돌창자와 연관이 있는 혈관(위창자간막동맥과 위창자간막정맥의 지류), 림프관, 림프절이 지나간다.

잘록창자간막 | 두 개의 복막주름이 각각 큰창자의 가로(잘록)창자, 구불(잘록)창자를 후복벽에 연결해 준다. 이 복막주름에는 창자로 가는 혈관(위창자간막혈관, 아래창자간막혈관)과 림프

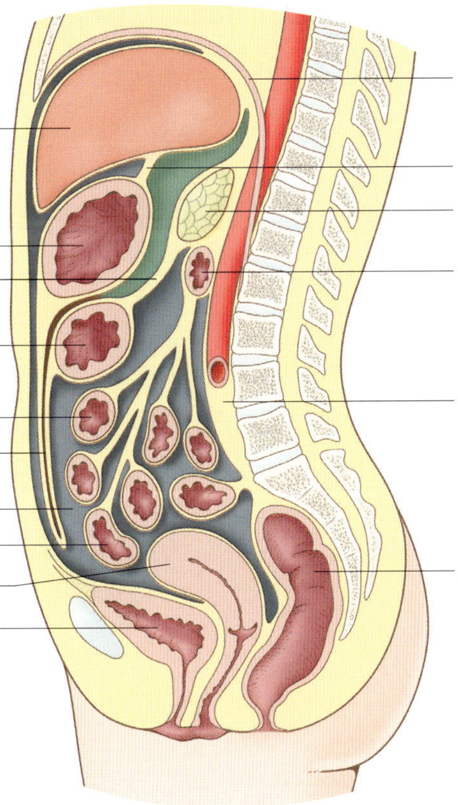

■ 복막의 수평면과 정중시상단면

가로(잘록)창자 | 횡행결장 / transverse colon
가로잘록창자간막 | 횡행결장간막 / transverse mesocolon
가로막 | 횡격막 / diaphragm
간 | liver
곧창자; 직장 | rectum
돌창자 | 회장 / ileum
방광 | urinary bladder
복막뒤공간 | 복막후극 / retroperitoneal space
배막안; 복막안 | 복막강 / peritoneal cavity
빈창자 | 공장 / jejunum
샘창자 | 십이지장 / duodenum
위 | 위장 / stomach
이자 | 췌장 / pancreas
자궁 | uterus
작은그물막 | 소망 / lesser omentum
잘록창자간막 | 결장간막 / mesocolon
창자간막 | 장간막 / mesentery
큰그물막 | 대망 / greater omentum

관이 담겨 있다. 창자간막과 잘록창자간막이 창자를 느슨하게 잡아 주고 있기 때문에 위창자길을 따라 내려가는 장의 내용물이 근육 수축으로 혼합되고 밀려갈 때 장이 활발히 움직일 수 있다.

Chapter

08 호흡계통

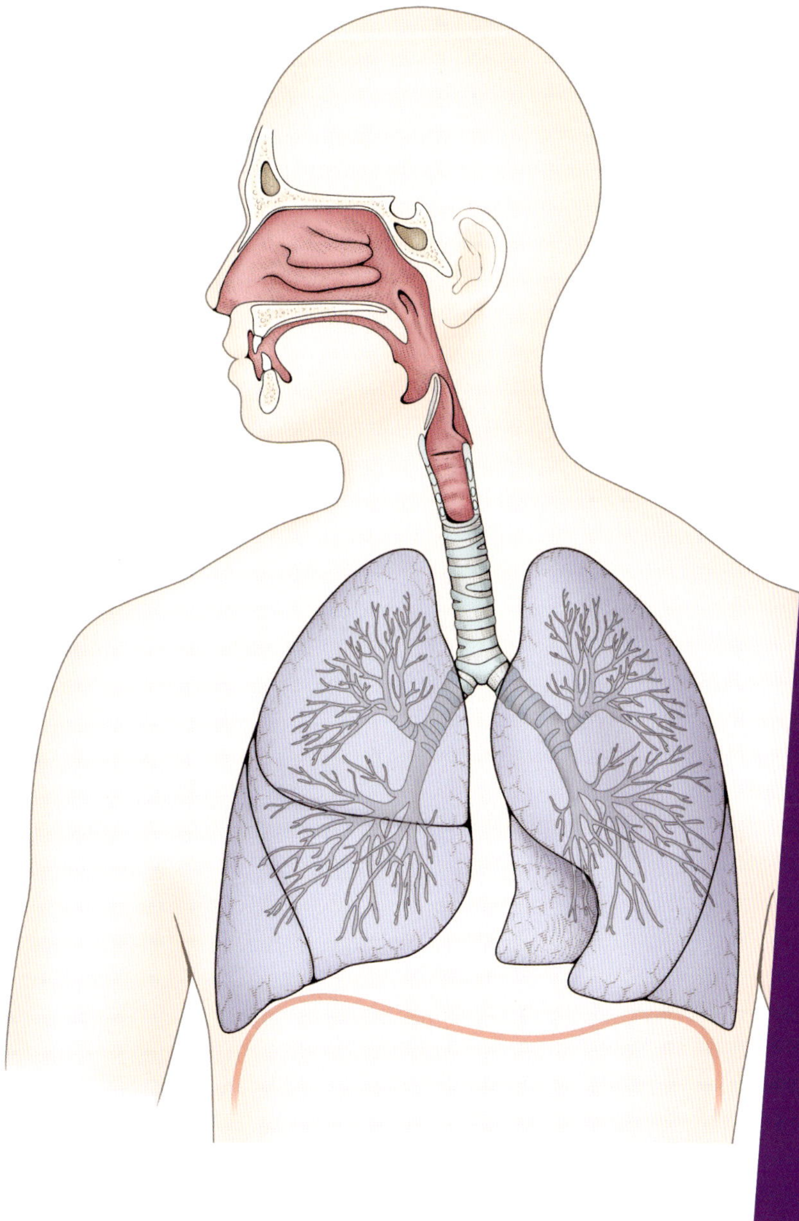

우리가 공기를 마시면 허파에서 그 산소를 혈액 중에 보내고 혈액에서 방출되는 이산화탄소를 공기 중으로 토해낸다. 이 호흡작용을 담당하는 것이 호흡계통이다. 호흡계통은 코안 · 인두 · 후두 · 기관 · 기관지 · 허파로 이루어져 있다. 이 가운데 후두는 소리를 내는 역할을 위해 발달한 것이다.

코안에서 기관지의 말초까지 공기의 통로를 기도라고 한다. 기관지의 종말부에 허파꽈리라는 미소한 주머니가 무수히 있고, 여기에서 가스의 교환이 이루어지는 호흡을 하는 것이다.

호흡계통의 기관

가로막 | 횡격막 / diaphragm
기관 | trachea
기관지 | bronchus
기도 | air way
인두 | pharynx
코안; 비강 | nasal cavity
허파; 폐 | lung
후두 | larynx

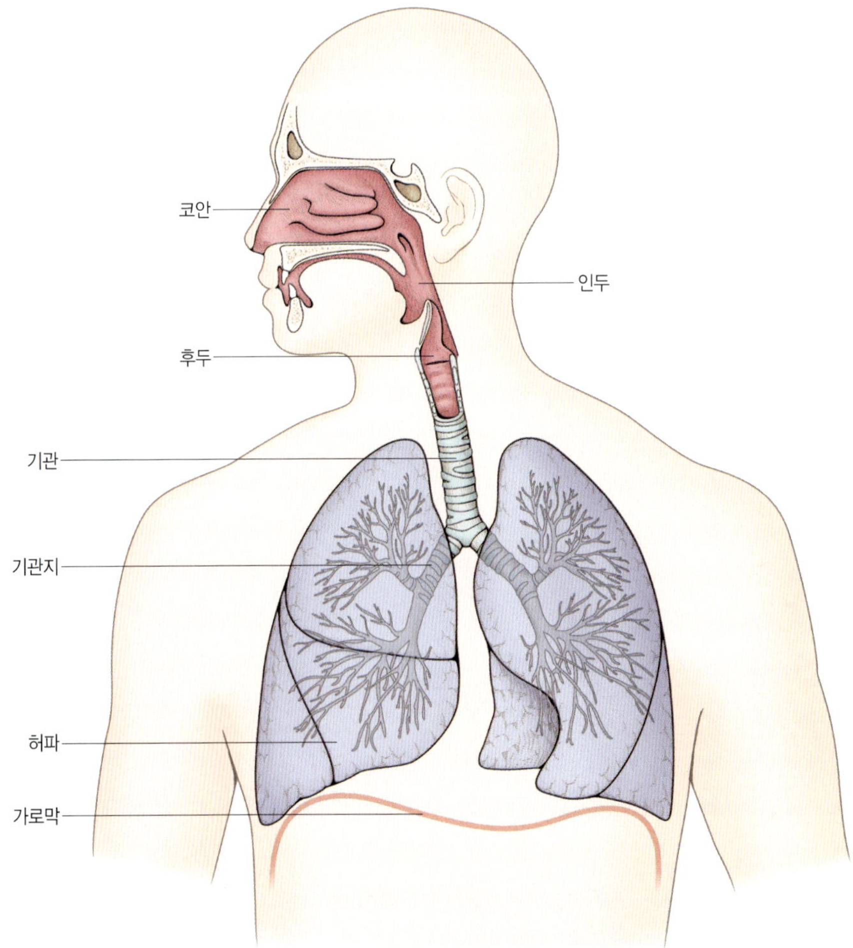

코안 nasal cavity

코안의 입구가 되는 바깥코는 얼굴 중앙에 돌출되어 있다. 안경이 걸리는 단단한 부분 코근은 코뼈에 의해 지지되고 그 이외의 유연한 부분(코끝과 콧방울)은 연골에 의해 지지되고 있다. 콧구멍에서 2 cm 정도의 부분은 피부로 덮여 있고 코털이 자라 있다. 코털은 흡입하는 공기의 여과 장치로서 중요한 역할을 하고 있다. 더 안으로 들어가면 코점막으로 덮여 있다.

콧구멍은 벌집뼈나 위턱뼈를 비롯하여 몇 가지의 뼈가 복잡하게 짜여 만드는 방과 코점막으로 이루어져 있다. 코안은 코사이막 (코중격)이라고 하는 가운데 벽이 있어 코안을 좌우로 나눈다. 코안의 천장은 벌집뼈수직판으로 되어 있고, 그 위에는 뇌의 이마엽이 있다. 코안의 바닥은 입천장이다.

나비굴구멍 | 접형골동구 / aperture of sphenoidal sinus
벌집뼈 | 사골 / ethmoid bone
벌집뼈수직판 | 사골수직판 / perpendicular plate of ethmoid bone
벌집뼈융기 | 사골포 / ethmoidal bulla
보습뼈 | 서골 / vomer
아래코선반 | 하비갑개 / inferior nasal concha
아래콧길 | 하비도 / inferior nasal meatus
위코선반 | 상비갑개 / superior nasal concha
위콧길 | 상비도 / superior nasal meatus
위턱굴구멍 | 상악동열공 / maxillary hiatus
위턱뼈 | 상악골 / maxilla
이마굴구멍 | 전두동구 / aperture of frontal sinus
이마엽 | 전두엽 / frontal lobe
입천장 | 구개 / palate
중간코선반 | 중비갑개 / middle nasal concha
중간콧길 | 중비도 / middle nasal meatus
코근 | 비근 / nasalis muscle
코눈물관 | 비루관 / nasolacrimal duct
코뼈 | 비골 / nasal bone
코안; 비강 | nasal cavity
코점막 | 비점막 / nasal mucosa
코중격 | 비중격 / nasal septum
코중격연골 | 비중격연골 / nasal septal cartilage
콧구멍 | 비공 / nares; nostrils

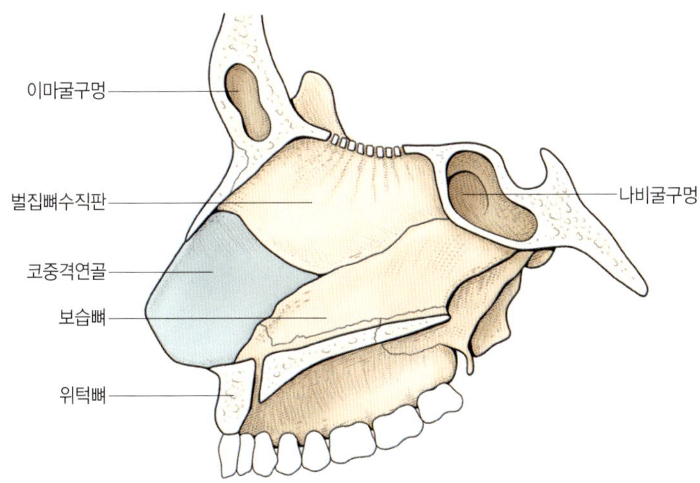

| 코중격 |

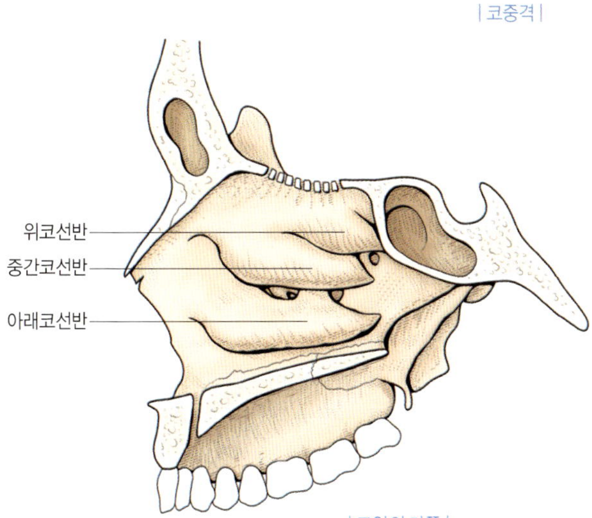

| 코안의 가쪽 |

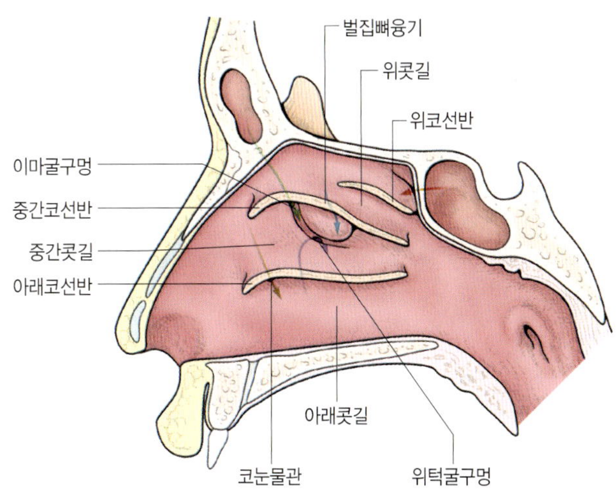

| 코선반과 콧길 |

코의 뼈대

뒤콧구멍 | 후비공 / choanae; posterior nasal apertures
후각망울 | 후구 / olfactory bulb
벌집뼈 | 사골 / ethmoid bone
아래코선반 | 하비갑개 / inferior nasal concha
아래콧길 | 하비도 / inferior nasal meatus
앞콧구멍 | 외비공 / nares; nostrils
위코선반 | 상비갑개 / superior nasal concha
위콧길 | 상비도 / superior nasal meatus
중간코선반 | 중비갑개 / middle nasal concha
중간콧길 | 중비도 / middle nasal meatus
체판 | 벌집체판; 사골판 / cribriform plate
코선반 | 비갑개 / nasal concha
콧길 | 비도 / nasal meatus
후각점막 | 비점막후부 / olfactory part of nasal mucosa; olfactory area

코안의 외측벽에는 조개껍질과 같은 형태의 뼈를 심은 점막의 주름이 상하로 세 개가 있는데, 위코선반 · 중간코선반 · 아래코선반이라고 한다. 이 가운데 위코선반은 작고 뒤위쪽에 있어서 눈에 보이지 않는다. 가운데코선반뼈에 의해 코안은 불완전하면서 위콧길 · 중간콧길 · 아래콧길이라고 하는 세 단계의 통로로 나누어진다.

코선반과 그것을 덮는 점막의 역할은 들이마신 공기를 혈액의 따뜻한 라지에이터 사이에 통과하는 것으로 가능한 한 체온에 가까운 온도로 하고 또 충분히 습기를 주어 허파로 보내는 것이다. 따라서 그 점막에는 상피의 바로 아래에 해면형태의 정맥이 분포하여 다량의 혈액을 주고 있다. 코피는 이 정맥의 출혈이다.

위콧길의 아래쪽은 점막이 특수화하여 냄새를 맡는 후각점막으로 되어 있다. 그곳에는 후각세포라고 하는 냄새수용세포를 포함하는 육안으로 황색을 띤 상피가 있다. 후각세포의 돌기는 후각신경으로 되어 벌집뼈의 체판을 관통하고 뇌(후각망울)로 들어간다. 앞콧구멍으로 들어온 공기는 이 후각점막의 영역으로 들어온다. 코안의 뒤끝은 뒤콧구멍이라고 하는 좌우 한 쌍의 구멍으로 인두에 열려 있다.

코곁굴 paranasal sinuses

코안 주위의 뼈는 대부분 공기를 넣을 곳을 가지고 있다. 코곁굴이라고 하는 이 공간은 작은 구멍이나 관으로 코안(위콧길과 중간콧길)에 열려 있다. 코곁굴의 내면은 코점막에 연결된 점막으로 덮여 있기 때문에 감기에 걸리거나 코점막에 염증이 생기면 코곁굴의 점막에 파급되는 경우가 많다. 이 코곁굴염은 출구가 좁고 깊은 굴에서 일어나기 때문에 염증배출이 곤란하여 치료가 어렵다(축농증).

코곁굴 안의 위턱굴은 위턱뼈의 대부분을 점하는 공간으로 코곁굴 중 가장 크다. 이마굴은 이마뼈 안에서 미간에 있다. 나비굴은 안장과 같이 가는 공간으로서 펼쳐져 있다.

나비굴 | 접형골동 / sphenoidal sinus
벌집뼈벌집 | 사골봉소 / ethmoidal cells
아래코선반 | 하비갑개 / inferior nasal concha
위코선반 | 상비갑개 / superior nasal concha
위콧길 | 상비도 / superior nasal meatus
위턱굴 | 상악동 / maxillary sinus
위턱뼈 | 상악골 / maxilla
이마굴 | 전두동 / frontal sinus
중간코선반 | 중비갑개 / middle nasal concha
중간콧길 | 중비도 / middle nasal meatus
코곁굴 | 부비동 / paranasal sinuses
코곁굴염 | 부비동염 / sinuitis
코안; 비강 | nasal cavity
코점막 | 비점막 / nasal mucosa
안장 | 터어키안 / sella turcica

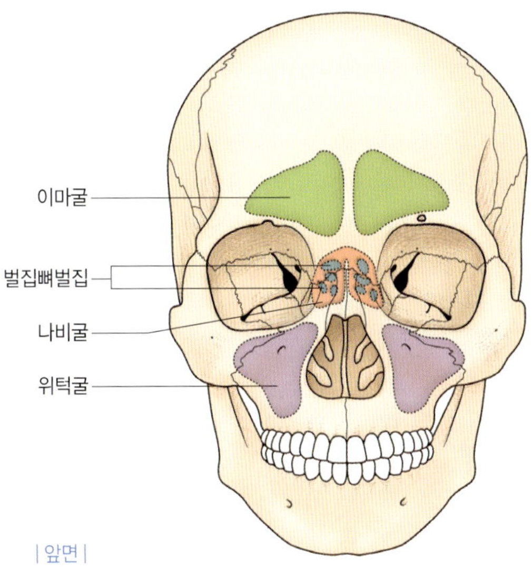

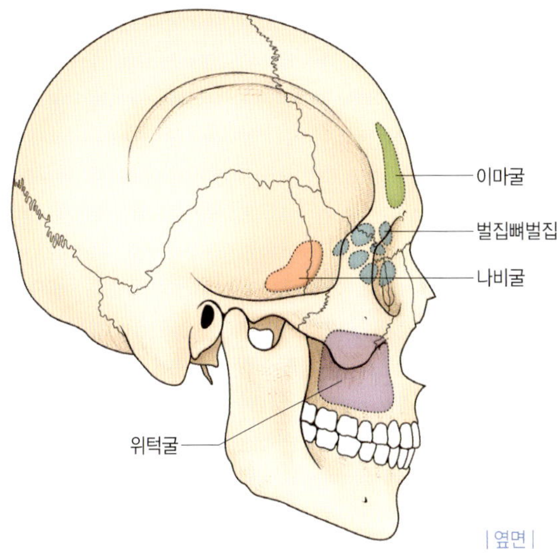

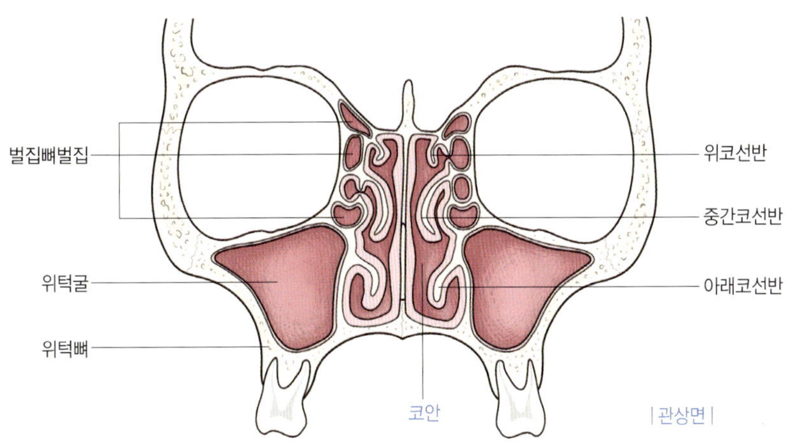

■ 코곁굴

기관 | trachea
뒤콧구멍 | 후비공 / choanae; posterior nasal apertures
목뿔뼈 | 설골 / hyoid bone
물렁입천장 | 연구개 / soft palate
방패연골 | 갑상연골 / thyroid cartilage
식도 | esophagus
인두 | pharynx
입인두 | 구인두 / oropharynx
코인두 | 비인두 / nasopharynx
후두 | larynx
후두덮개 | 후두개 / epiglottis
후두인두 | laryngopharynx; hypopharynx

인두 pharynx

코안의 뒤에는 뒤콧구멍에 의해 **인두**로 열린다. **인두**는 입안 뒤에 있는 깔때기 모양의 관으로, 콧구멍 속에서부터 **후두**와 **식도**로 이어진다. 인두는 뼈대근육으로 구성되어 있고 내면이 점막으로 덮여 있다. 인두는 **코인두** · **입인두** · **후두인두**로 나눈다. 코인두는 호흡 기능만 갖고 있지만 입인두와 후두인두는 소화와 호흡 기능 두 가지를 다 한다.

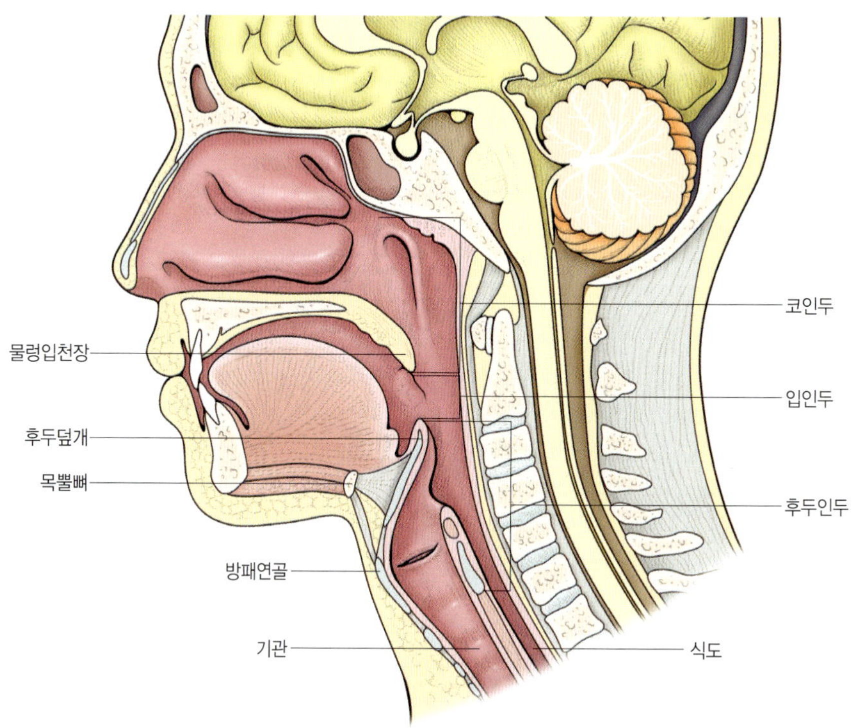

■ 인두의 구분

후두 larynx

기도의 일부인 **후두**는 발성기로서의 중요한 역할을 한다. 후두의 뼈조합은 모두 연골로 되어 있다. 목의 중앙부, 남성에서 목 중간에 튀어나온 뼈가 있는 장소에는 여성에서도 상방으로 끊김이 있는 큰 연골을 만질 수 있다. 이것이 **방패연골**로 후두의 앞면과 옆면을 넓게 덮고 있다. 또 인대와 근육에 의해 **목뿔뼈**를 받쳐 주고 후두를 일정한 높이로 유지하고 있다. **방패연골** 아래에 반지와 같은 **반지연골**이 있고 그 뒤 상연에 한 쌍의 **모뿔연골**이 붙어 있다. 방패연골의 앞면 위쪽에는 혀와 같은 후두덮개연골이 뒤쪽 위로 나오고 이것은 점막으로 싸여 인두와 후두 사이에 **후두덮개**라고 하는 큰 돌출을 만든다. 음식을 삼킬 때 반사적으로 후두가 끌어올려져 이 후두덮개를 누르기 때문에 후두의 위쪽 입구가 닫힌다.

기관 | trachea
기관연골 | tracheal cartilages
모뿔연골 | 피열연골 / arytenoid cartilage
목뿔뼈 | 설골 / hyoid bone
반지연골 | 윤상연골 / cricoid cartilage
방패연골 | 갑상연골 / thyroid cartilage
성대문 | 성문 / glottis
성대문틈새 | 성문열 / rima glottidis
성대주름 | vocal fold
안뜰주름 | 전정주름 / vestibular fold
조롱박오목 | 이상함요 / piriform fossa; piriform recess
후두 | larynx
후두덮개 | 후두개 / epiglottis
후두안뜰 | 후두전정 / laryngeal vestibule

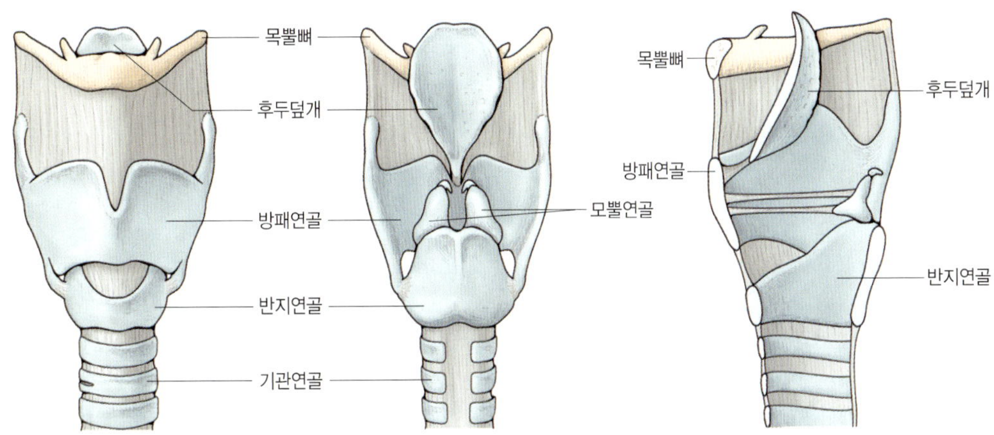

| 앞면 | | 뒷면 | | 가쪽단면 |

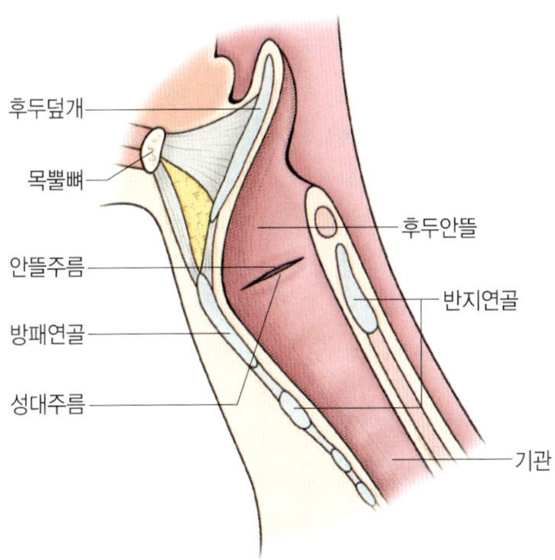

| 시상면 |

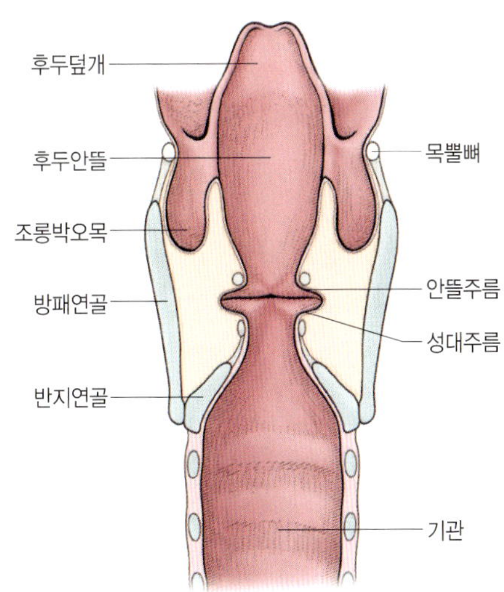

| 관상면 |

■ 후두

가로모뿔근 | 횡피열근 / transverse arytenoid muscle
가쪽반지모뿔근 | 외측윤상피열근 / lateral crico-arytenoid muscle
근육돌기 | 근돌기 / coronoid process
뒤반지모뿔근 | 후윤상피열근 / posterior crico-arytenoid muscle
반지방패근 | 윤상갑상근 / cricothyroid muscle
방패모뿔근 | 갑상피열근 / thyro-arytenoid muscle
빗모뿔근 | 사피열근 / oblique arytenoid muscle
성대 | vocal cord
성대문 | 성문 / glottis
성대문틈새 | 성문열 / rima glottidis
성대주름 | vocal fold
안뜰주름 | 전정주름 / vestibular fold
후두거울 | 후두경 / laryngeal mirror
후두덮개 | 후두개 / epiglottis

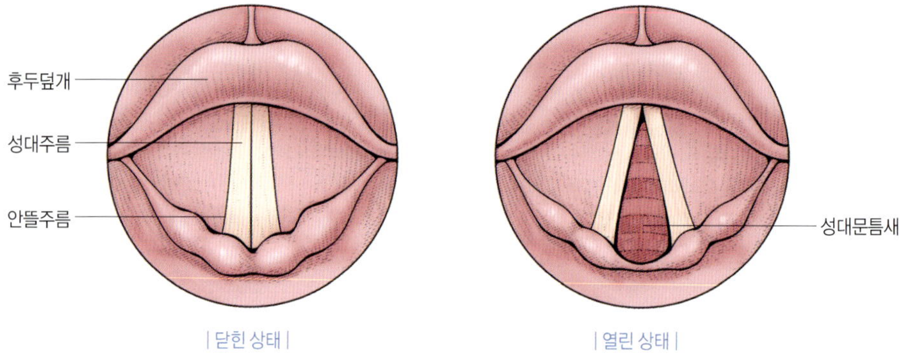

■ 성대

모뿔연골의 앞과 방패연골의 뒷면 사이에 실모양의 성대인대와 그것에 따르는 성대근육이 펼쳐져 있다. 이것은 후두점막의 가쪽벽 앞뒤로 지나가는 주름을 만든다. 이것이 성대주름, 일반적으로 성대라고 하는 것이다. 좌우의 성대가장자리는 위쪽에서 보면 V자형의 틈이 성대문이다. 모뿔연골은 반지연골 위에서 복잡한 근육의 기능에 따라 정교한 운동을 하고, 그것에 따라 성대는 성대문을 닫거나 열고 또 긴장의 정도를 바꿀 수 있다. 후두거울로 관찰하면 정상적인 호흡을 할 때는 성대문이 열려 있지만 발성 시에는 좌우의 성대주름이 접근하여 성대문이 현저히 좁아진다. 후두고유의 근육은 다음 6가지가 있다.

반지방패근 | 반지연골의 앞 위측부에서 시작하여 방패연골의 아래쪽에 붙어 V자형으로 나누어진 근육이다. 이 근육은 수축하면 방패연골이 앞으로 기울고 연골의 뒷면에 붙어 인대가 긴장하면 높은 소리가 난다.

뒤반지모뿔근 | 반지연골의 뒷면에서 시작하여 모뿔연골의 근육돌기에 붙는다. 이 근육은 근육돌기를 핸들로 하여 이 연골을 바깥으로 회전하고 성대문을 연다. 이 근육이 양측에서 마비되면 성대문이 열리지 않아 호흡곤란이 생긴다(후근마비).

가쪽반지모뿔근 | 반지연골의 외측 면에서 모뿔연골의 근육돌기에 이르는 근육으로 이 연골을 안쪽으로 회전하여 성대문을 닫는다.

가로 및 빗모뿔근 | 좌우의 모뿔연골을 뒷면에서 가로 및 사선으로 연결하는 근육으로 성대문을 닫는 작용이 있다.

방패모뿔근 | 방패연골의 정중부후면에서 시작하여 모뿔연골의 앞외측면에 붙는다. 그 심부가 성대근이다.

이 근육이 수축하면 모뿔연골이 앞으로 당겨지기 때문에 성대가 늘어난다. 또 모뿔연골이 내전하기 때문에 성대가 닫힌다. 성대근육은 성대인대와 결합하기 때문에 성대주름의 긴장이나 부분적인 두께를 바꾸고 성대의 미묘한 조절을 담당한다.

성대주름의 위쪽에는 또 하나 닮은 안뜰주름이 있는데 이것은 인대와 근육이 없다.

후두의 근육

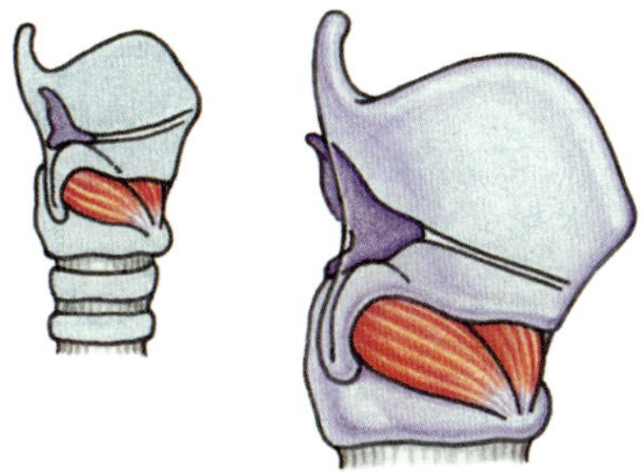

| 반지방패근 |

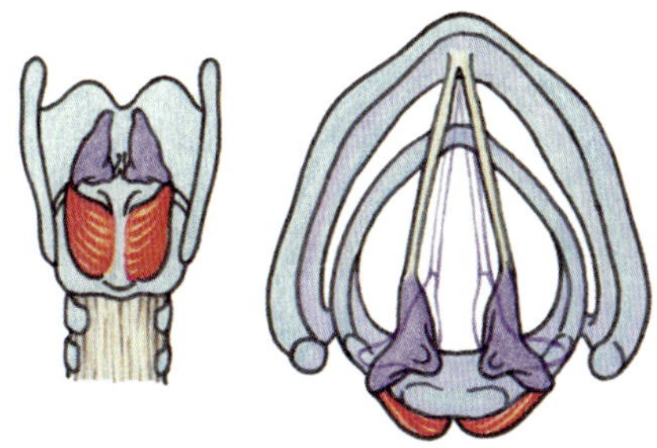

| 뒤반지모뿔근 |

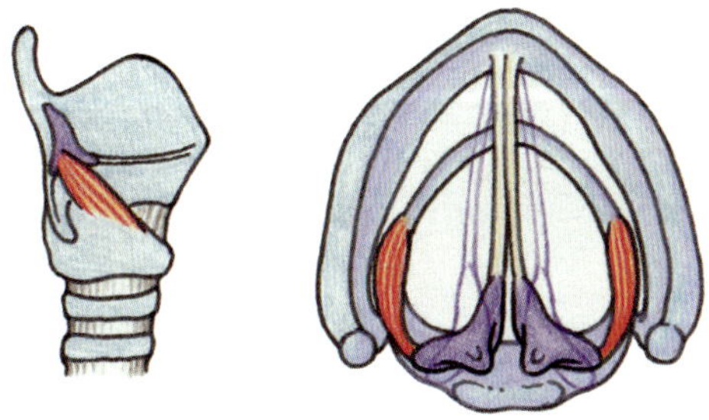

| 가쪽반지모뿔근 |

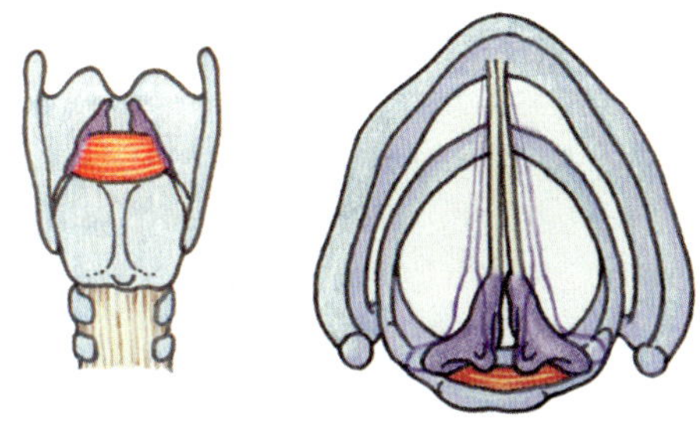

| 가로모뿔근 |

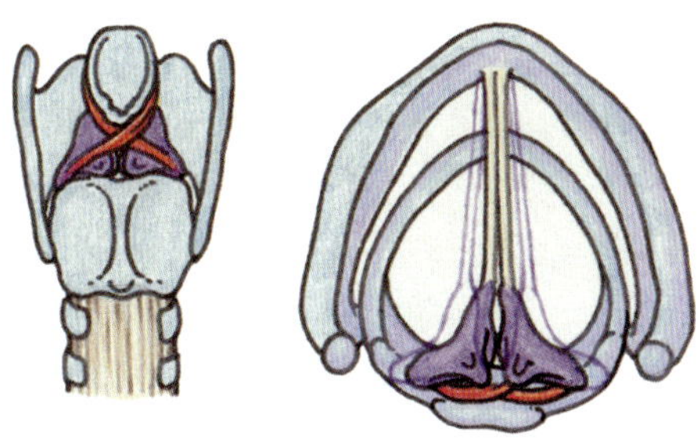

| 빗모뿔근 |

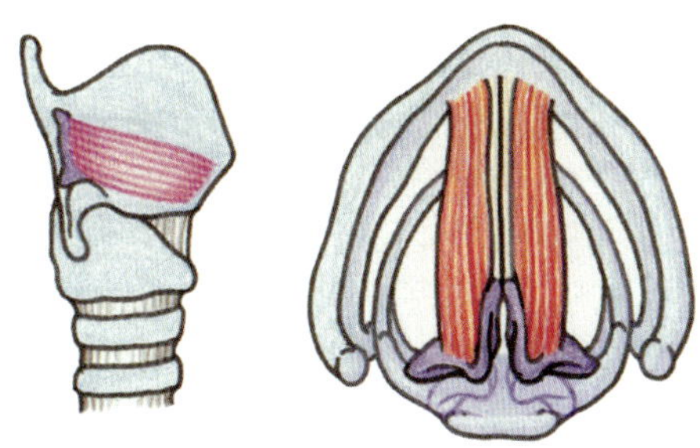

| 방패모뿔근 |

좌우의 성대에 의해 좁혀진 성대문은 기도의 복잡한 곳이다. 이 부분의 점막이 당겨지거나, 잘못 들어온 이물질이 여기를 막으면 기도 폐쇄가 된다. 촌각을 다투어 기관절개를 해야만 한다.

임상사례

후두는 남성과 여성의 차이가 현저한 구조이다.

① 남성의 후두는 모든 점에서 여성의 후두보다 잘 발달해 있다.

② 특히 남성은 방패연골의 위쪽모서리가 크게 돌출한다(아담의 사과 Adam's apple)

③ 따라서 남성의 성대는 여성의 성대보다 길다(남성 : 13 mm, 여성 : 10 mm). 이 성대길이의 성차는 사춘기에 남성의 후두가 급속하게 발달함으로써 변성기의 원인이 된다. 성대에는 폴립이 생기는 경우가 있는데(**후두폴립**, laryngeal polyp), 목소리가 잠기게 된다. **후두암**(laryngeal cancer)의 대부분은 성대에서 발생하는 **편평세포암**이다.

기관과 기관지 trachea & bronchus

기관은 후두의 반지연골에서 거의 직선상으로 하행하는 관(길이 약 10 cm, 직경 약 1.5 cm)이다. 그 조합은 분절형의 기관연골 약 20개로 만들어져 있다. 이 연골은 위에서 보면 전방에 볼록의 U자형이고, 후방의 열린 부분은 민무늬근육점막만 편평한 판으로 되어 있다. 기관은 목부분에서는 피하를 지나가기 때문에 밖에서 쉽게 만져진다. 가슴으로 내려가면 심장 뒤에서 바깥쪽 아래방향으로 두 줄기로 나뉘어 기관갈림이라고 한다. 여기에서 좌우의 기관지가 된다.

기관지

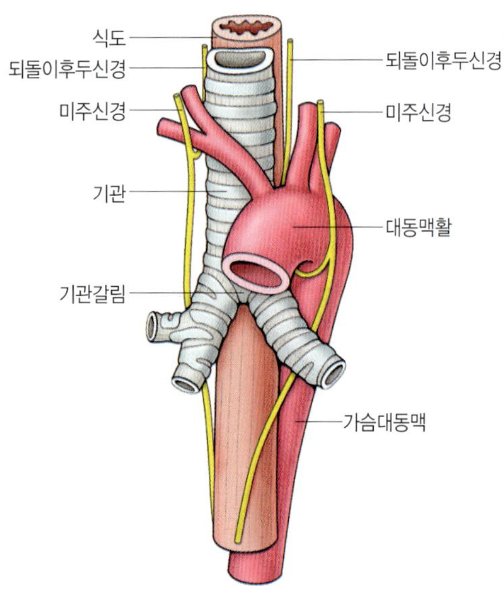

| 기관지의 위치 |

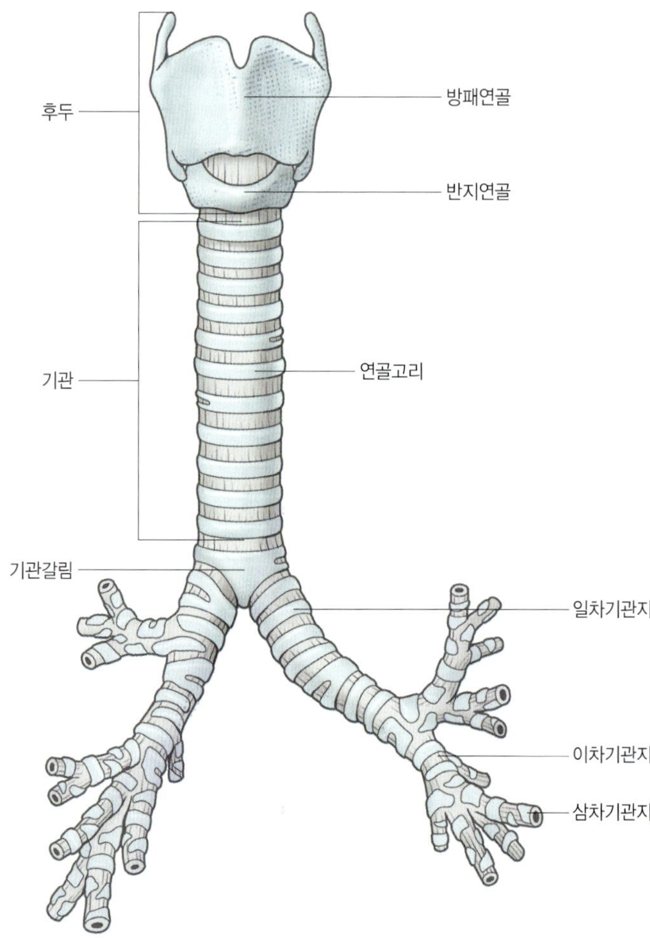

가슴대동맥 | 흉대동맥 / thoracic aorta
기관 | trachea
기관지 | bronchus
기관갈림 | tracheal bifurcation (carina)
대동맥활 | 대동맥궁 / arch of aorta
되돌이후두신경 | 반회후두신경 / recurrent laryngeal nerve
미주신경 | vagus nerve [X]
반지연골 | 윤상연골 / cricoid cartilage
방패연골 | 갑상연골 / thyroid cartilage
삼차기관지 | tertiary bronchus
식도 | esophagus
연골고리 | cartilaginous ring
이차기관지 | secondary bronchus
일차기관지 | primary bronchus
후두 | larynx

우측기관지는 왼쪽보다 짧고 크며 보다 수직에 가깝게 지나고 있다. 따라서 기관에 들어온 이물질은 오른쪽의 기관지로 들어가는 것이 일반적이다.

기관지는 허파로 들어가 **나무줄기와 같이 분기를 반복**하고, 그 말단은 미세한 작은 방이 되어 봉우리가 되고 가스의 교환을 하는 허파꽈리를 만들고 있다. 기관지의 줄기는 벽안에 분절형의 연골을 포함하지만 이것은 줄기의 말단에 가까이 가면 없어진다. 기도의 벽에는 민무늬근육이 있고 내경의 조절을 하고 있다.

기관과 기관지의 점막은 섬모상피로 덮여 있고 섬모운동은 이물질이나 점액을 위쪽으로 인도하듯이 채찍질운동을 하고 있다. 섬모상피세포에 섞여 다수의 점액세포가 있고 그 분비물이 가래의 주성분이 된다.

임상사례

고령자의 흡인에 의한 폐렴이 오른허파의 아래엽에 생기는 경우가 많다는 것도 이와 같은 해부학적 사정에 따른다.

기관지 줄기의 민무늬근육이 경련을 일으키는 경우는 기관지천식의 발작이다. 아드레날린계의 약물이 이 근육의 긴장을 풀어준다.

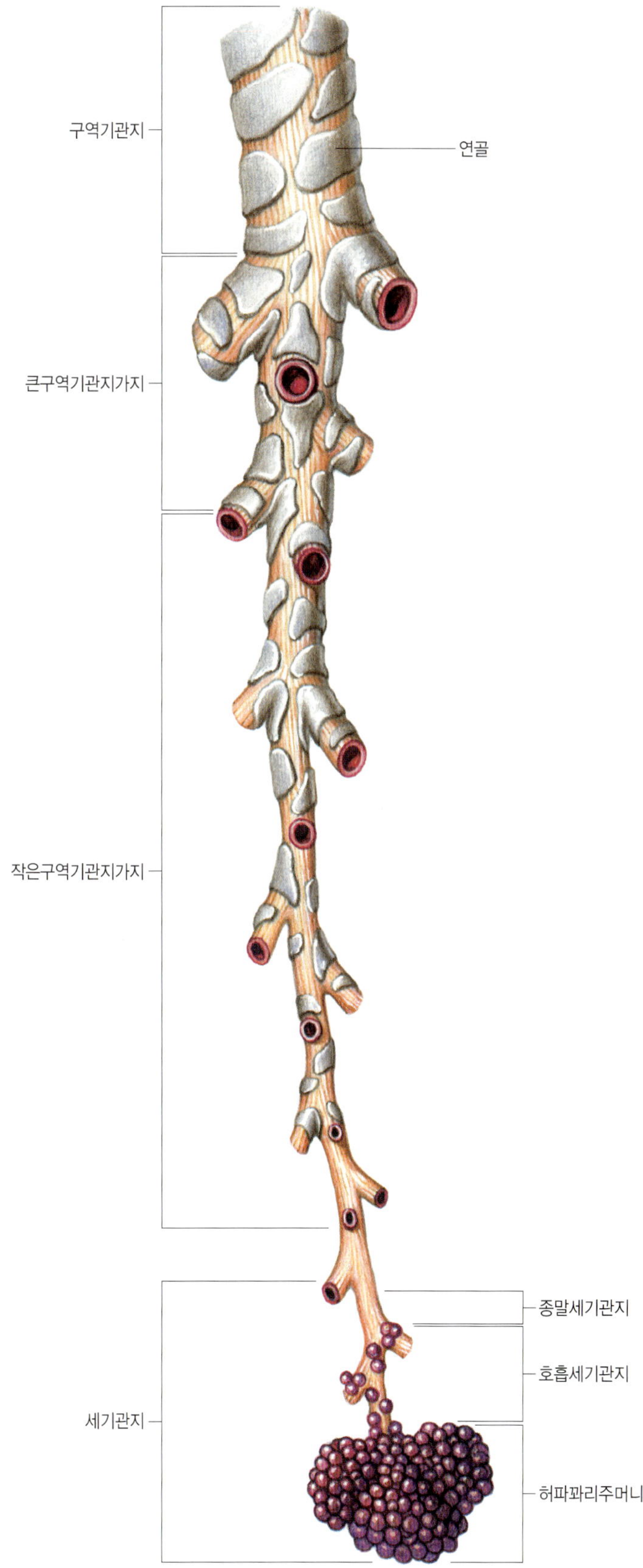

■ 기관지나무의 구조

가래 | 객담 / sputum
구역기관지 | 분절기관지 / segmental bronchus
민무늬근육 | 평활근 / nonstriated muscle
민무늬근육점막 | 평활근점막 / nonstriated muscle mucosa
세기관지 | bronchioles
연골 | cartilage
작은구역기관지가지 | small subsegmental bronchus
종말세기관지 | terminal bronchiole
큰구역기관지가지 | large subsegmental bronchus
폐포주머니, 꽈리주머니 | 허파꽈리주머니 / alveolar saccule
허파꽈리 | 폐포 / pulmonary alveolus
호흡세기관지 | respiratory bronchiole

가로막 | 횡격막 / diaphragm
갈비뼈 | 늑골 / rib
구역기관지 | segmental bronchus
기관지 | bronchus
기관지동맥 | bronchial artery
기관지정맥 | bronchial veins
림프관 | lymphatic vessel
세로칸 | 종격 / mediastinum
심장패임 | 심절흔 / cardiac notch
아래엽 | 하엽 / inferior lobe
오른심실 | 우심실 / right ventricle
왼심방 | 좌심방 / left atrium
위엽 | 상엽 / superior lobe
종말세기관지 | terminal bronchiole
중간엽 | middle lobe
폐렴 | pneumonia
허파; 폐 | lung
허파꼭대기 | 폐첨 / apex of lung
허파꽈리 | 폐포 / pulmonary alveolus
허파동맥| 폐동맥 / pulmonary artery
허파문 | 폐문 / hilum of lung
허파분절 | 폐분절 / pulmonary segment
허파소엽 | 폐소엽 / pulmonary lobule
허파정맥 | 폐정맥 / pulmonary veins

허파 lung

허파는 한 쌍의 담홍색의 큰 기관으로 갈비뼈와 가로막과 세로칸에 싸여 좌우의 가슴안을 채우고 있다. 왼쪽 허파의 아래쪽은 오른쪽의 허파보다 작다. 또 왼쪽 허파의 앞모서리에는 심장패임이라고 하는 잘린 흔적이 보인다. 이것은 심장이 왼쪽으로 더 가 있기 때문이다.

허파의 형태는 반원추형이고 가로막에 접하는 오목한 면을 바닥으로 하고 허파꼭대기라고 하는 예리한 부분을 정상으로 하고 있다. 안쪽 면은 심장에 마주하기 때문에 오목면이 되고 그 중앙에 허파문이 있다. 기관지 · 허파동정맥 · 기관지동정맥 · 림프관이 여기를 통과한다.

허파는 깊은 잘린 흔적으로 엽으로 나누어져 있다. 오른쪽 허파는 위엽 · 중간엽 · 아래엽의 3엽, 왼쪽 허파는 상하의 2엽으로 되어 있다. 허파의 염증 즉 폐렴은 엽 단위로 퍼진다.

기관지는 허파안에서 오른쪽 3엽, 왼쪽 2엽으로 대응하는 분기를 하고, 이 각엽 기관지가 2~5개의 줄기로 나누어진다. 이 줄기의 각각은 엽안의 일정한 허파분절로 퍼지고 그 줄기가 이웃하는 구역의 것과 짜여 있지 않기 때문에 구역기관지라고 한다. 구역기관지는 분기를 반복하여 그 말단이 허파꽈리가 된다. 허파의 표면에는 5~15 mm의 다각형의 소구획을 볼 수 있는데 허파구역보다 더욱 가는 허파소엽에 해당한다.

허파의 혈관으로서는 오른심실에서 이산화탄소가 많은 혈액을 허파로 보내는 것이 허파동맥이며 허파에서 산소가 풍부한 혈액을 왼심방으로 보내는 것이 허파정맥이다. 양자의 말단부사이에 모세혈관망이 있고 이것이 허파꽈리의 벽으로 퍼져 여기에서 가스교환이 이루어진다.

기관지와 그 줄기에는 산소와 영양이 필요하기 때문에 상기의 혈관계와는 별도로 몇 개의 가는 기관지동맥이 분포해 있다. 기관지동맥은 허파동맥의 말초부분의 곳곳에서 이것과 합류한다.

허파의 구조

기관지의 줄기는 허파안에서 서서히 가늘어져 분기하고 이어서 종말세기관지의 끝은 허파꽈리라고 하는 꽈리 모양의 방으로 되어 있다. 허파꽈리의 벽은 극히 얇은 폐포상피세포로 되어 있고 그 외측을 모세혈관의 망이 싸고 있다. 이렇게 하여 폐포상피세포와 모세혈관의 내피세포가 등을 맞추어 접합하고 혈액－공기관문이라고 하는 조직판을 만들고 있다. 이 판을 통과하여 모세혈관 안의 혈액과 허파꽈리 내의 공기 사이에 산소와 이산화탄소의 교환이 이루어진다.

임상사례

폐암 등으로 기관지가 압박받으면 그 원위부로 공기가 들어가지 않고 허파꽈리가 찌그러지고 따라서 그 기관지가 지배하는 허파구역의 무기폐가 생긴다. 폐암이 의심될 때는 내시경에 의해 어느 기관지에 병변이 있는가를 직접 관찰하여 허파구역을 단위로 하여 잘라내는 수술을 한다.

허파

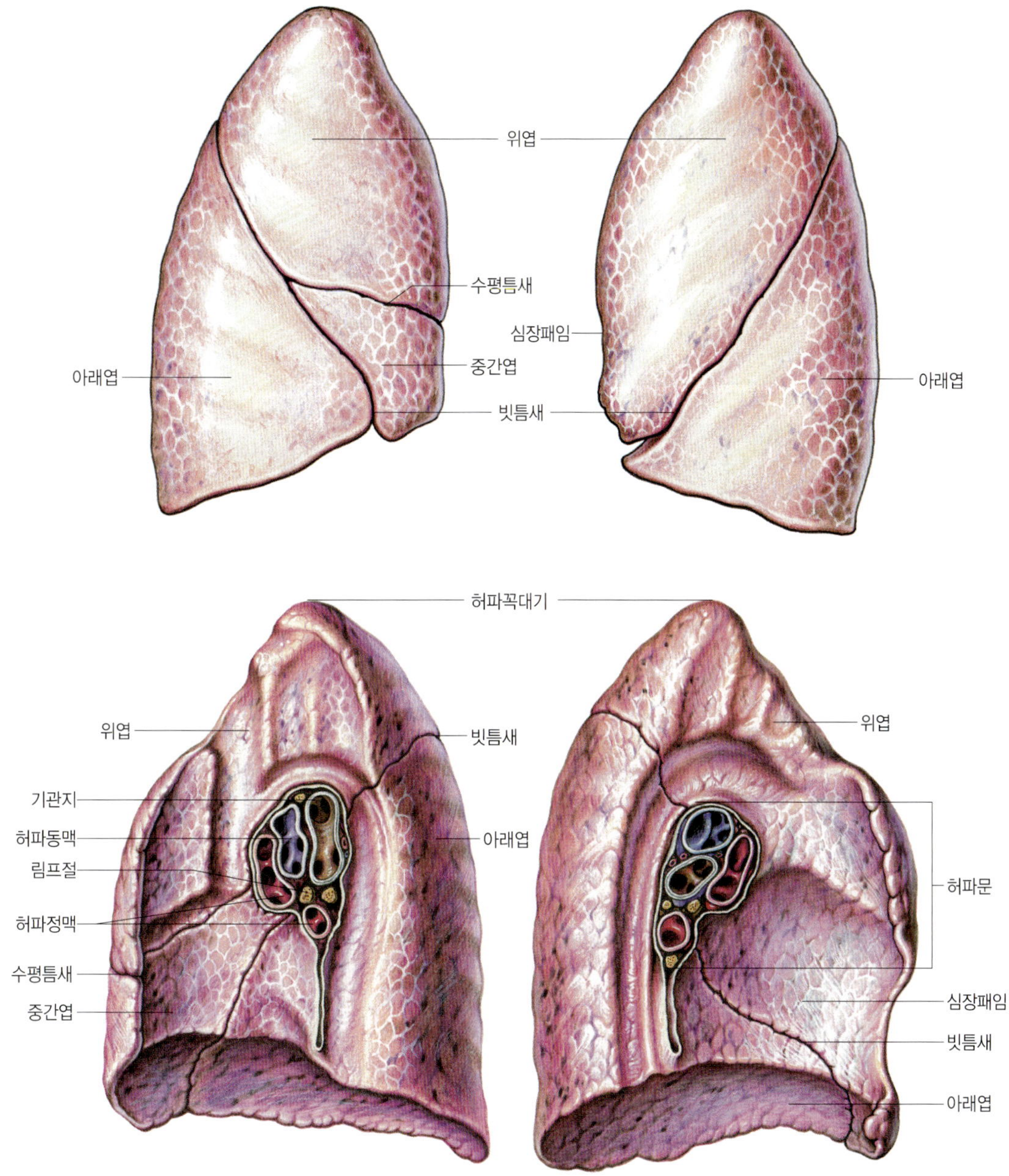

| 오른허파 | 왼허파 |

기관지 | bronchus
림프절 | lymph node
빗틈새 | 사열 / oblique fissure
수평틈새 | 수평열 / horizontal fissure
심장패임 | 좌폐심절흔 / cardiac notch of left lung
아래엽 | 하엽 / inferior lobe
위엽 | 상엽 / superior lobe
중간엽 | middle lobe
허파꼭대기 | 폐첨 / apex of lung
허파동맥 | 폐동맥 / pulmonary artery
허파문 | 폐문 / hilum of lung
허파정맥 | 폐정맥 / pulmonary veins

허파구역

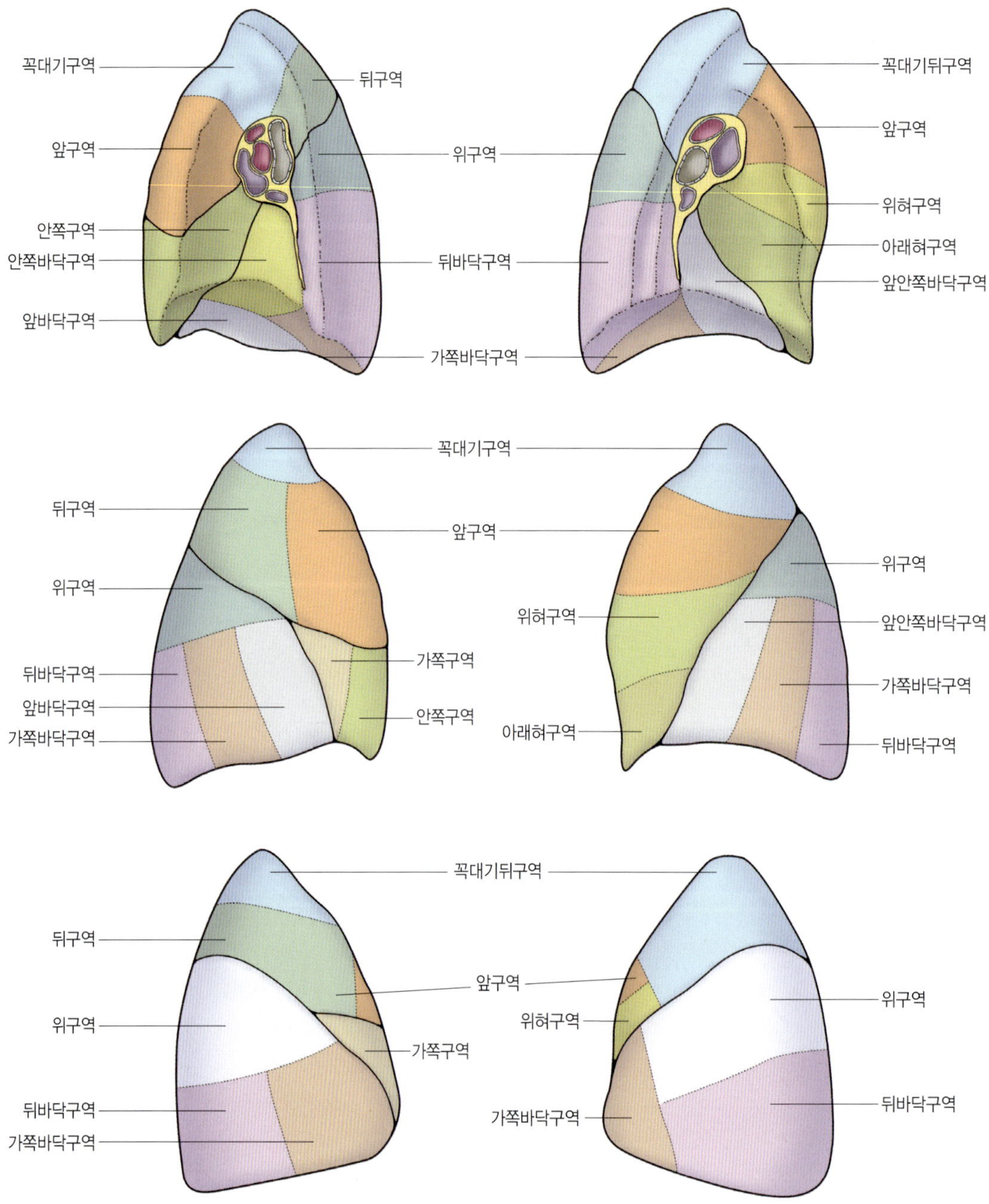

| 오른허파 | | 왼허파 |

가쪽구역 | 외측구 / lateral segment
가쪽바닥구역 | 외측폐저구 / lateral basal segment
꼭대기구역 | 폐첨구 / apical segment
꼭대기뒤구역 | 폐첨후구 / apicoposterior segment
뒤구역 | 후구 / posterior segment
뒤바닥구역 | 후폐저구 / posterior basal segment
아래혀구역 | 하설구 / inferior lingular segment
안쪽구역 | 내측구 / medial segment
안쪽바닥구역 | 내측폐저구 / medial basal segment
앞구역 | 전구 / anterior segment
앞바닥구역 | 전폐저구 / anterior basal segment
앞안쪽바닥구역 | 전내측폐저구 / anteromedial basal segment
위구역 | 상구 / superior segment
위혀구역 | 상설구 / superior lingular segment

허파의 가스교환

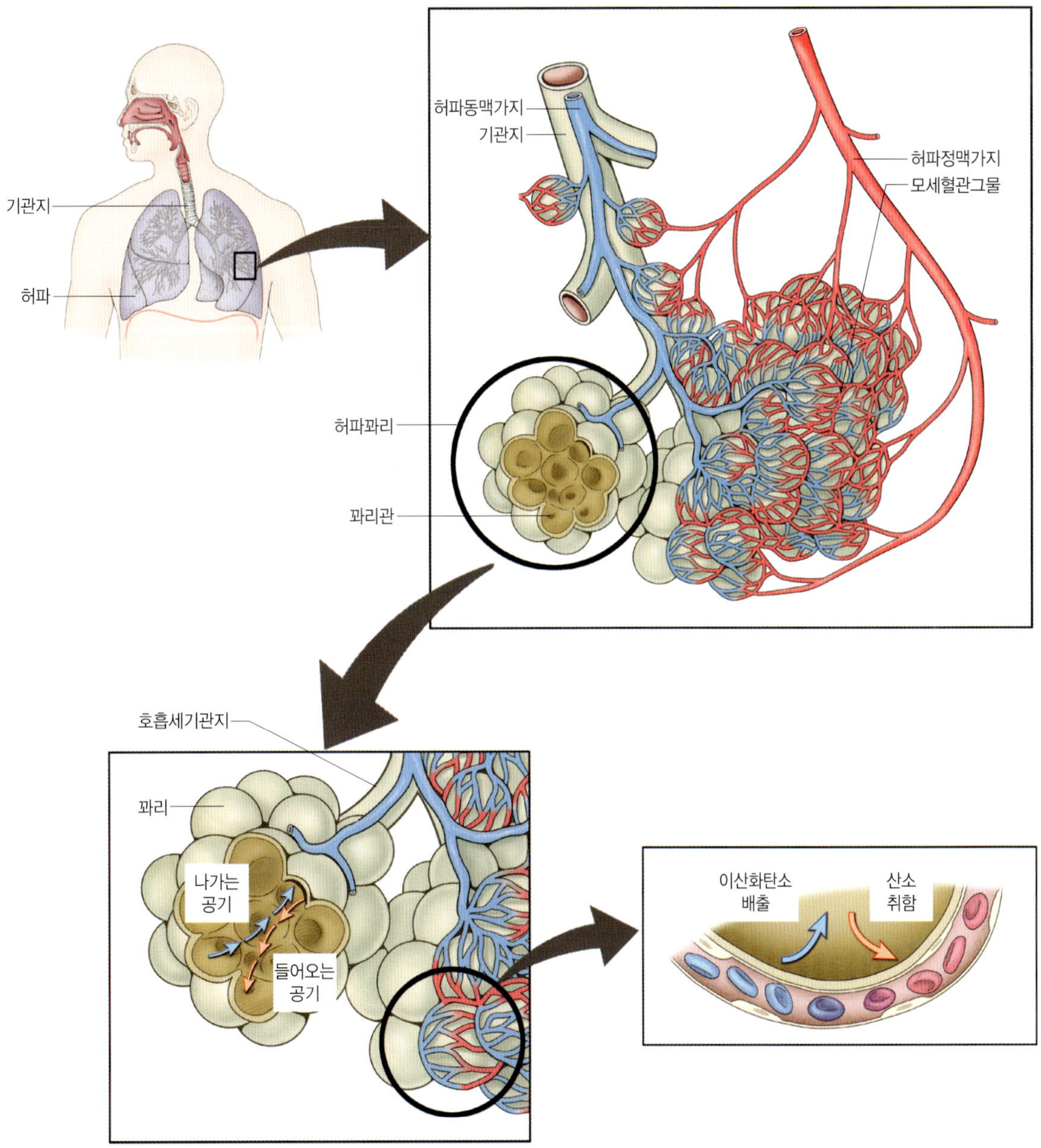

기관지 | bronchus
꽈리 | alveoli
꽈리관 | alveolar duct
모세혈관그물 | capillary network
허파; 폐 | lung
허파꽈리 | 폐포 / pulmonary alveolus
허파동맥가지 | pulmonary artery branch
허파정맥가지 | pulmonary vein branch
호흡세기관지 | respiratory bronchiole

임상사례

가슴막의 염증 즉 흉막염에는 흉수가 가슴막안에 차고 얼마 안있어 피브린이 분출하여 치료한 후에도 평생 2장의 가슴막이 유착된 채로 남아있다.

가로막가슴막 | 횡격흉막 / diaphragmatic pleura
가로막 | 횡격막 / diaphragm
가슴막 | 흉막 / pleura
가슴막안; 흉막강 | 가슴막공간 / pleural cavity
가슴막오목 | 흉막동 / pleural recess
갈비가슴막 | 늑골흉막 / costal pleura
공기가슴증 | 기흉 / pneumothorax
내장가슴막; 허파가슴막 | 내장흉막; 폐흉막 / visceral pleura; pulmonary pleura
대동맥 | aorta
벽가슴막 | 벽측흉막 / parietal pleura
세로칸가슴막 | 종격흉막 / mediastinal pleura
식도 | esophagus
심장 | heart
앞세로칸 | 종격전부 / anterior mediastinum
척추뼈; 척추 | vertebra

가슴막과 가슴막안

허파의 표면은 광택이 있는 얇지만 튼튼한 가슴막(장측가슴막=허파가슴막)으로 덮여 있다. 이것은 허파문에서 멈춰지고 가슴안의 내면을 덮는 벽가슴막이 된다. 벽가슴막은 부위별로 갈비가슴막 · 가로막가슴막 · 세로칸가슴막이라고 한다. 이렇게 하여 허파는 이중의 가슴막으로 만들어지는 가슴막안으로 둘러싸여 있다. 가슴막안은 소량의 장액으로 차 있기 때문에 허파를 싸는 두 장의 가슴막은 호흡운동을 하고 상당히 유연하게 서로 스친다.

가슴막안은 허파에 의해 완전하게 차지 않고 그 앞쪽과 아래쪽에 가슴막오목이라는 공간이 남아 있다. 깊은 흡기를 할 때 부풀어진 허파가 이 공실을 점거한다. 가슴막안은 음압을 유지하고 있다. 가슴벽이나 허파 자신의 외상 등에서 가슴막안의 기밀성이 파괴되면 외부에서 공기가 들어가 가슴막안을 펼쳐 충만하여 허파를 압축한다. 이것이 공기가슴증이다.

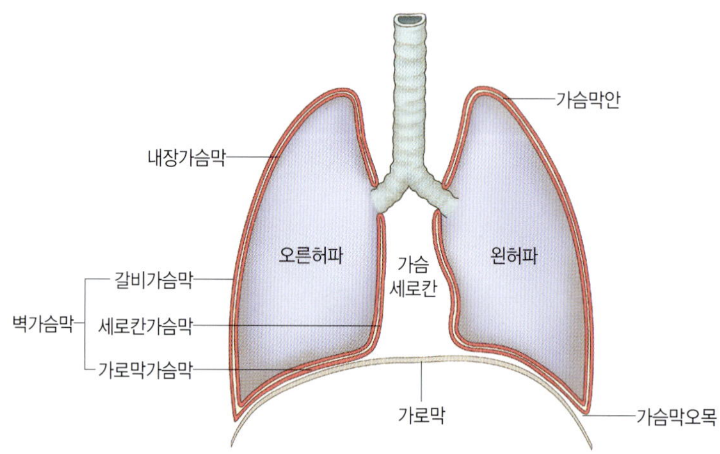

| 세로단면 |

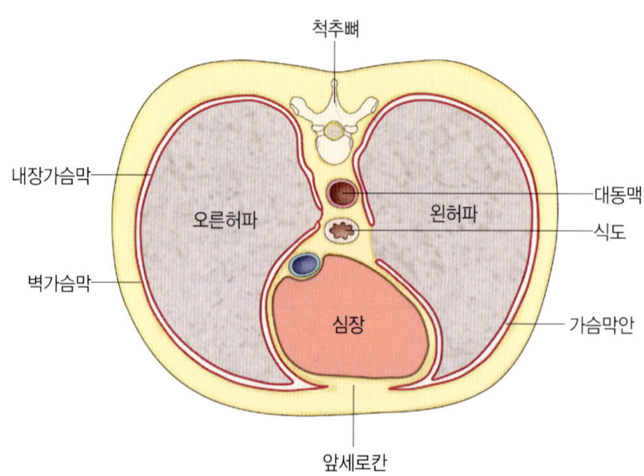

| 가로단면 |

■ 가슴막과 가슴막안

Chapter

09

비뇨계통

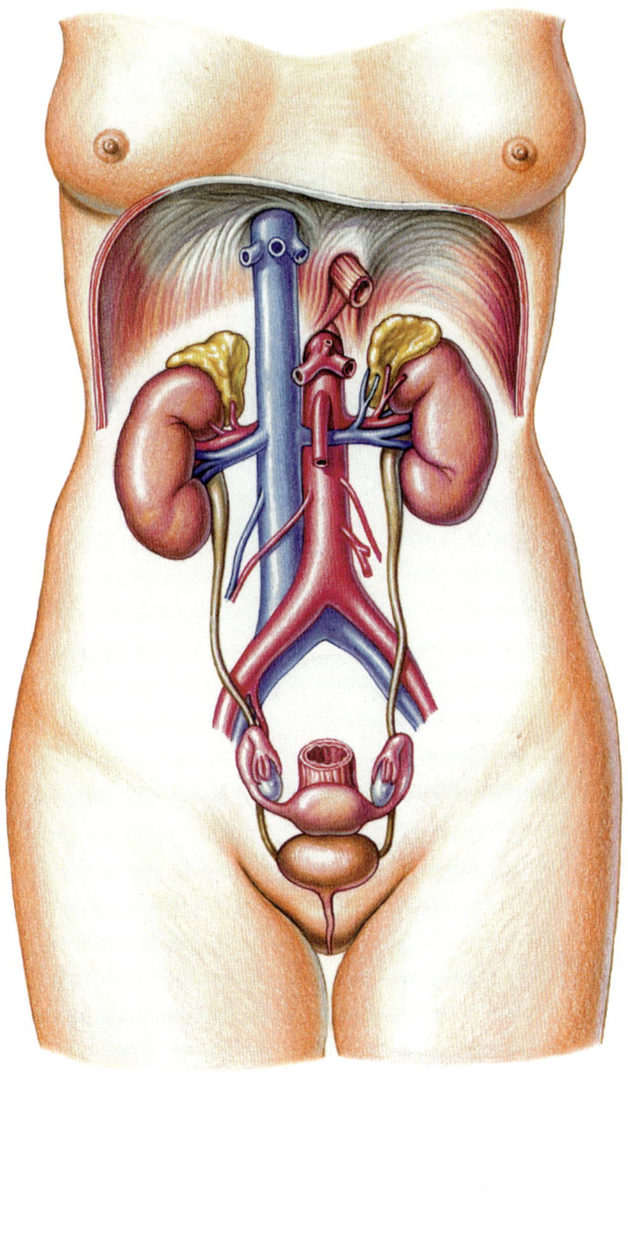

소변을 만드는 **콩팥**과 소변을 운반하여 체외에 배출하는 **요로**(**요관 · 방광 · 요도**)를 합쳐서 **비뇨계통**이라고 한다.

비뇨계통

간 | liver
갈비뼈 | 늑골 / rib
내장배막; 내장복막 | 내장측복막 / visceral peritoneum
방광 | urinary bladder
배대동맥 | 복대동맥 / abdominal aorta
벽배막; 벽복막 | 벽측복막 / parietal peritoneum
부신; 콩팥위샘 | suprarenal gland; adrenal gland
아래대정맥 | 하대정맥 / inferior vena cava
오른콩팥 | 우신 / right kidney
온엉덩동맥 | 총장골동맥 / common iliac artery
왼콩팥 | 좌신 / left kidney
요관 | ureter
요도 | urethra
요로 | urinary tract
위 | 위장 / stomach
이자 | 췌장 / pancreas
지라 | 비장 / spleen
척주 | vertebral column
척추뼈; 척추 | vertebra
콩팥; 신장 | kidney
콩팥동맥 | 신동맥 / renal artery
콩팥정맥 | 신정맥 / renal veins

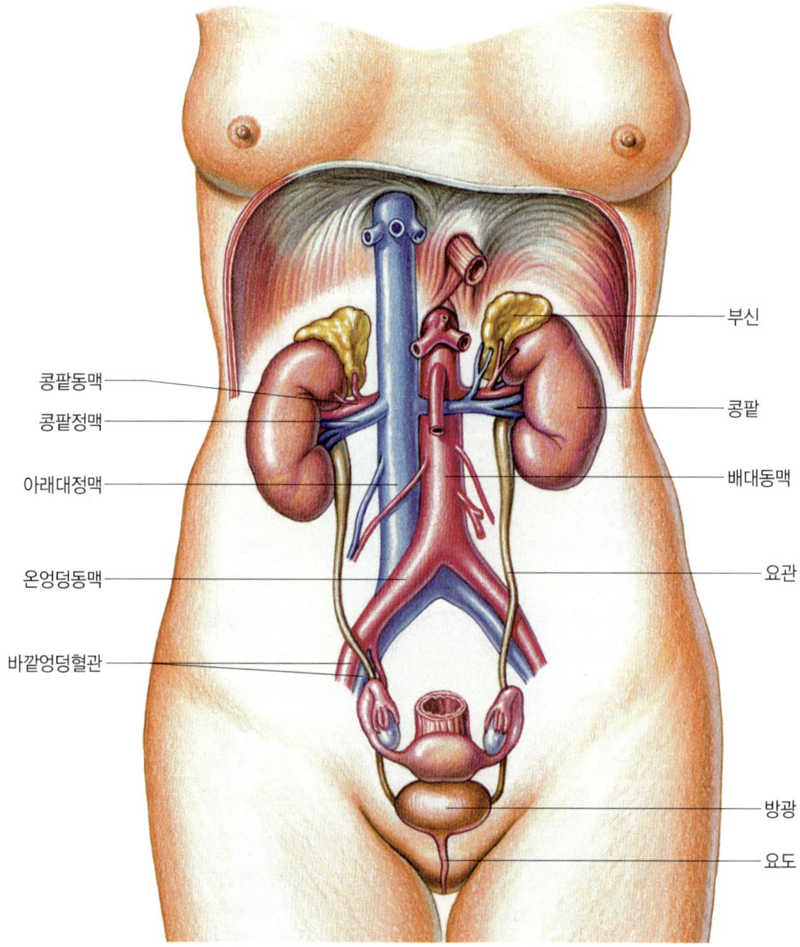

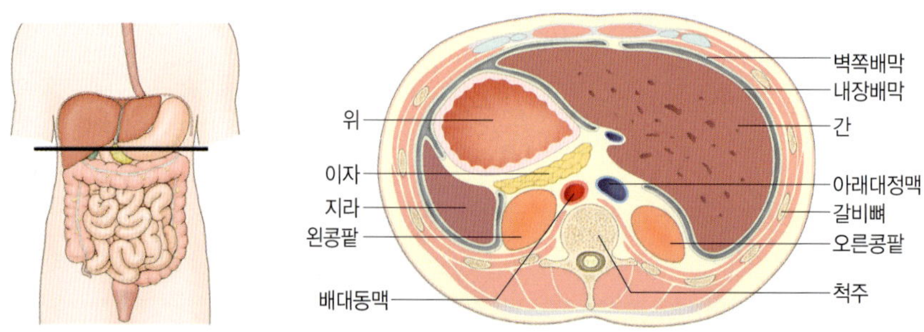

| 콩팥의 위치 |

콩팥 kidney

겉질	피질 / cortex
속질	수질 / medulla
요관	ureter
요세관	세뇨관 / uriniferous tubule
작은콩팥잔	소신배 / minor calyx
집합관	collecting duct
척주	vertebral column
콩팥; 신장	kidney
콩팥기둥	신주 / renal column
콩팥깔때기	신우 / renal pelvis
콩팥동맥	신동맥 / renal artery
콩팥문	신문 / renal hilum
콩팥속질	신수질 / renal medulla
콩팥술잔	신배 / renal calyx
콩팥유두	신유두 / renal papilla
콩팥정맥	신정맥 / renal veins
콩팥피라밋	신추체 / renal pyramid
큰콩팥잔	대신배 / major calyx
토리	사구체 / glomerulus

콩팥은 콩과 같은 형태의 한 쌍의 암적색 기관으로 크기는 대략 길이 10 cm, 두께 3 cm, 폭 5 cm 정도이다. 척주의 양쪽에 하나씩 배안의 등쪽 부분에 위치하고 지방체와 성긴결합조직에 둘러싸여 있으며 복막에 덮여 있다. 오른콩팥은 위쪽에 간이 위치해 있어서 왼콩팥보다 아래에 있다. 콩팥의 안쪽모서리의 가운데는 구부러져 있고 콩팥동정맥과 요관의 통로를 가지고 있기 때문에 콩팥문이라고 한다.

콩팥의 표면은 치밀하고 매끈한 얇은 결합조직섬유의 막인 섬유피막으로 덮여 있고 그 외에는 두꺼운지방조직인 지방피막으로 싸여 있다. 콩팥의 단면을 관찰하면 외층부를 점하는 까슬까슬한 느낌의 겉질과 중심부를 점하여 방사상으로 뻗은 느낌의 속질로 구별된다.

겉질은 섬유피막의 바로 아래 위치하고 피라밋바닥 위에서 활 모양을 하고 있으며, 일부는 콩팥피라밋 사이를 내려가 콩팥기둥을 이룬다. 그리고 토리와 요세관의 구불구불한 부분을 포함한다.

속질은 요세관이 직행하는 부분과 집합관으로 되어 있다.

요세관의 합류에 의해 소변을 모으는 집합관은 콩팥속질의 가장 안쪽에 있는 약 10개의 콩팥유두라고 하는 돌출부의 앞쪽 끝에 열린다. 콩팥과 연결된 요관의 위쪽부분은 넓게 콩팥깔때기를 이루고 그 끝이 나누어져 술잔 모양이 되어 콩팥술잔이 된다. 각 콩팥술잔은 각 콩팥유두에 접착하여 흘러들어 오는 소변을 받을 수 있게 되어 있다.

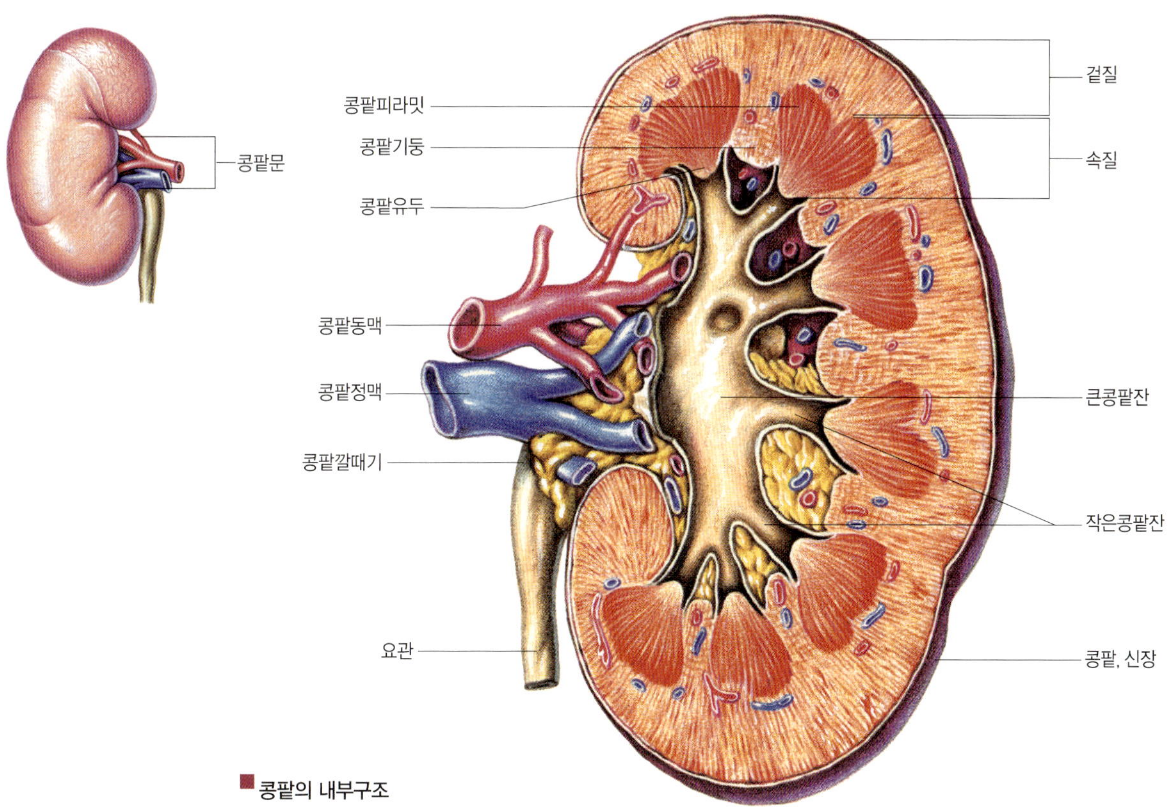

콩팥의 내부구조

겉질 | 피질 / cortex
내림다리 | descending limb
말피기소체 | malpighian body
먼쪽곱슬세관 | 원위곡세뇨관 / distal convoluted tubule
속질 | 수질 / medulla
오름다리 | ascending limb
요세관 | 세뇨관 / uriniferous tubule
원뇨 | primary urine
작은콩팥잔입구 | 소신배입구 / opening to minor calyx
집합관 | collecting duct
콩팥단위 | 네프론 / nephron
콩팥세관고리 | 헨레고리 / Henle's loop
콩팥소체 | 신소체 / renal corpuscle
토리쪽곱슬세관 | 근위곡세뇨관 / proximal convoluted tubule
토리 | 사구체 / glomerulus
토리주머니 | 사구체낭 / glomerular capsule

콩팥의 구조

콩팥겉질에는 직경 0.1 mm 정도의 콩팥소체와 그 주위를 뱀처럼 감아 돈 가는 관(요세관과 집합관)을 볼 수 있다. 콩팥소체는 7세기의 이탈리아의 해부학자 Marcello Malpighi가 개발 중인 현미경으로 발견한 것으로 말피기소체라고도 한다. 편평한 상피로 되어 있는 토리주머니와 그 안에 발달된 모세혈관 루프의 집합 즉, 토리에서 만들어진다. 이 모세혈관의 벽을 여과하여 혈액 중의 물, 식염 등 전해질 · 당이 여과되어 토리주머니 안으로 나온다. 이것이 소변이 되는 원뇨이다. 원뇨는 좌우의 양 콩팥에서 하루에 200 ℓ 나 배출된다. 그러나 그 99%는 요세관과 집합관에서 재흡수되기 때문에 하루에 배설되는 소변은 2 ℓ 에 지나지 않는다. 또 요세관의 각 부에는 식염 · 당 · 아미노산 등을 선택적으로 재흡수하는 장치가 있기 때문에 생체에 필요한 이것의 물질은 혈액 중으로 흡수된다.

요세관은 토리주머니의 한쪽 끝에서 시작하여 우선 복잡하게 구부러져 토리쪽곱슬세관이 되어 일단 콩팥의 속질로 들어가 직행하고 다시 U턴하여 겉질로 돌아온다(Henle's loop). 그리고 나서 또 구불구불 지나 먼쪽곱슬세관을 만들고 속질로 들어가 집합관이라고 하는 큰 관계통에 모아진다. 하나의 토리와 하나의 요세관이 콩팥의 소변생산 기능의 단위를 이루기 때문에 콩팥단위라고 한다. 한쪽의 콩팥은 약 100만 개의 콩팥단위로 구성되어 있다.

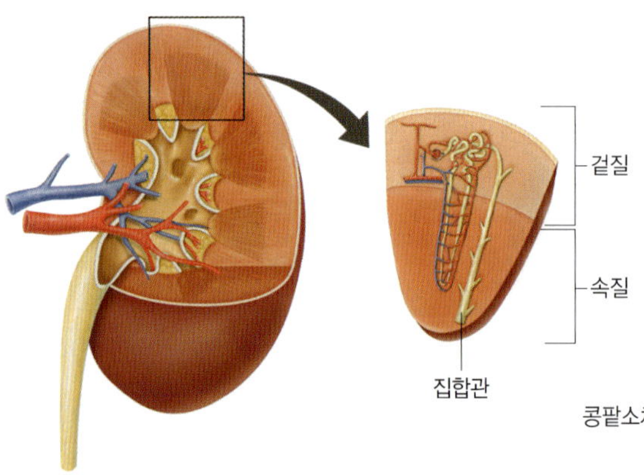

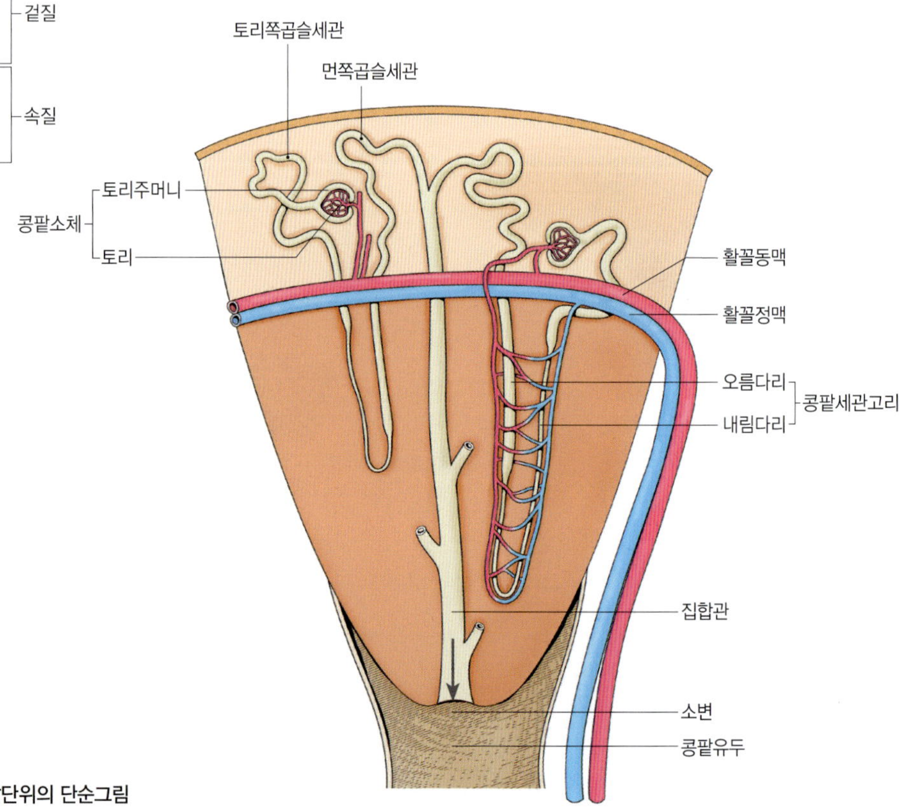

■ 콩팥단위의 단순그림

콩팥단위

가는내림가지 | thin segment (descending portion)
겉질 | 피질 / cortex
겉질콩팥단위 | 피질신원 / cortical nephron
곧은혈관 | 직혈관 / vasa recta
관주변모세혈관 | peritubular capillaries
굵은오름가지 | thick segment (ascending portion)
날세동맥 | 수출세동맥 / efferent arteriole
들세동맥 | 수입세동맥 /afferent arteriole
모세혈관 | capillary
토리주머니의 벽층 | parietal layer of glomerular capsule
소엽사이동맥 | 소엽간동맥 / interlobular arteries
소엽사이정맥 | 소엽간정맥 / interlobular veins
속질 | 수질 / medulla
요관 | ureter
집합관 | collecting duct
치밀반점 | macula densa
콩팥깔때기 | 신우 / renal pelvis
콩팥소체 | 신소체 / renal corpuscle
토리쪽세관세포 | 근위세뇨관세포 / proximal tubule cell
토리 | 사구체 / glomerulus
토리곁세포 | juxtaglomerular cell
토리모세혈관 | glomerular capillary
토리주머니 | 사구체낭 / glomerular capsule
피막공간 | capsular space
혈관사이세포 | mesangial cell
활꼴동맥 | 궁상동맥 / arcuate artery
활꼴정맥 | 궁상정맥 / arcuate vein

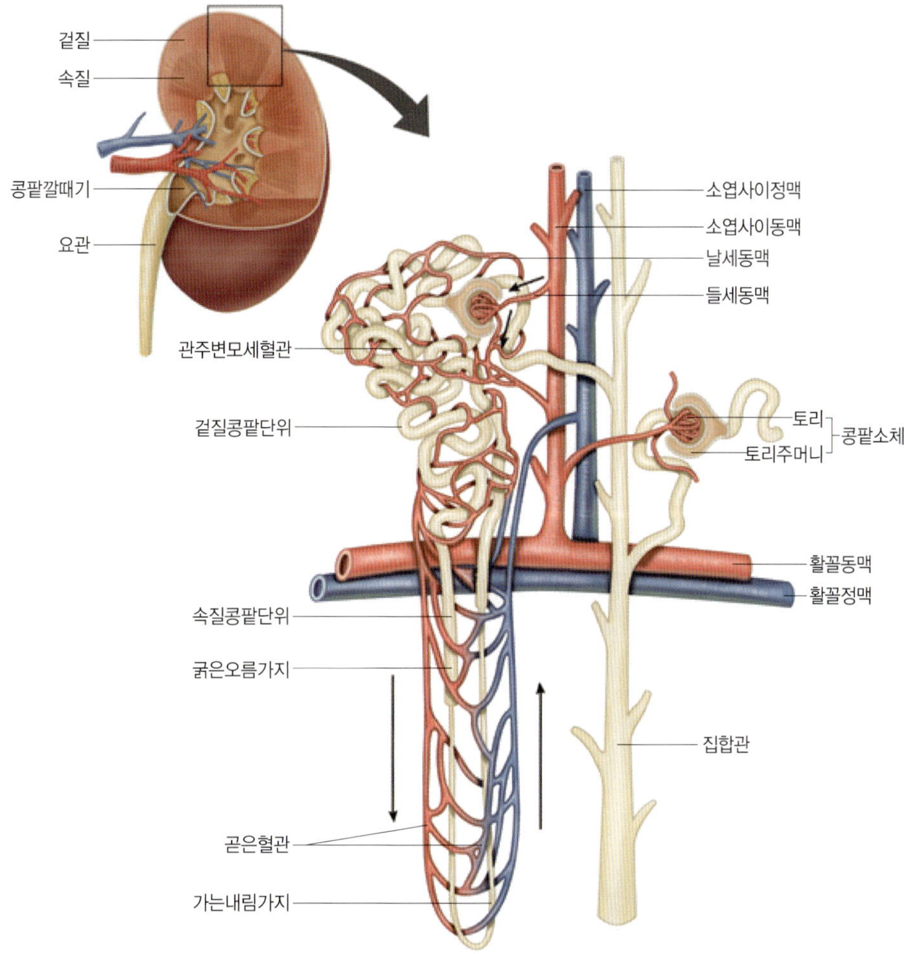

| 콩팥단위의 모세혈관 분포 |

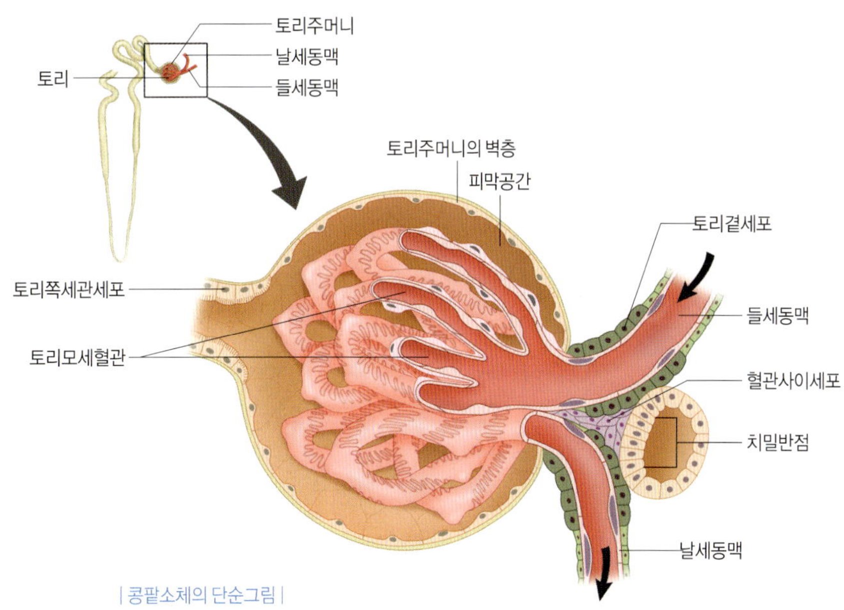

| 콩팥소체의 단순그림 |

바깥엉덩정맥 | 외장골정맥 / external iliac vein
방광 | urinary bladder
방광바닥 | 방광저 / fundus of bladder
배대동맥 | 복대동맥 / abdominal aorta
부신; 콩팥위샘 | suprarenal gland; adrenal gland
아래대정맥 | 하대정맥 / inferior vena cava
온엉덩동맥 | 총장골동맥 / common iliac artery
요관 | ureter
요관구멍 | 요관구 / ureteric orifice
요도 | urethra
요로 | urinary tract
이행상피 | transitional epithelium
콩팥; 신장 | kidney
콩팥동맥 | 신동맥 / renal artery
콩팥정맥 | 신정맥 / renal veins
큰허리근 | 대요근 / psoas major muscle

요관 ureter

요관은 오줌을 콩팥에서 방광으로 운반하는 두 개의 관이다. 길이가 약 28~34 cm 정도로 다양하고, 직경이 4~7 mm 정도이며 오른요관이 왼요관보다 약 1 cm 정도 짧다. 요관은 큰허리근 앞에서 아래 안쪽으로 내려가 골반안으로 들어가서 방광의 방광바닥에 열린다.

방광바닥에서 열리는 요관은 좌우의 요관이 별개로 열리는데, 이것을 요관구멍이라고 한다. 요관이 방광의 두터운 벽을 사선으로 길게 관통하기 때문에 방광안의 압력이 생기면 관통부의 관이 평평하게 눌려 오줌이 역류하지 않는다.

요관의 내면을 이루는 점막은 이행상피로 덮여 있다. 근육층이 잘 발달하고 오줌은 그 연동에 의해 소량씩 방광으로 보내진다.

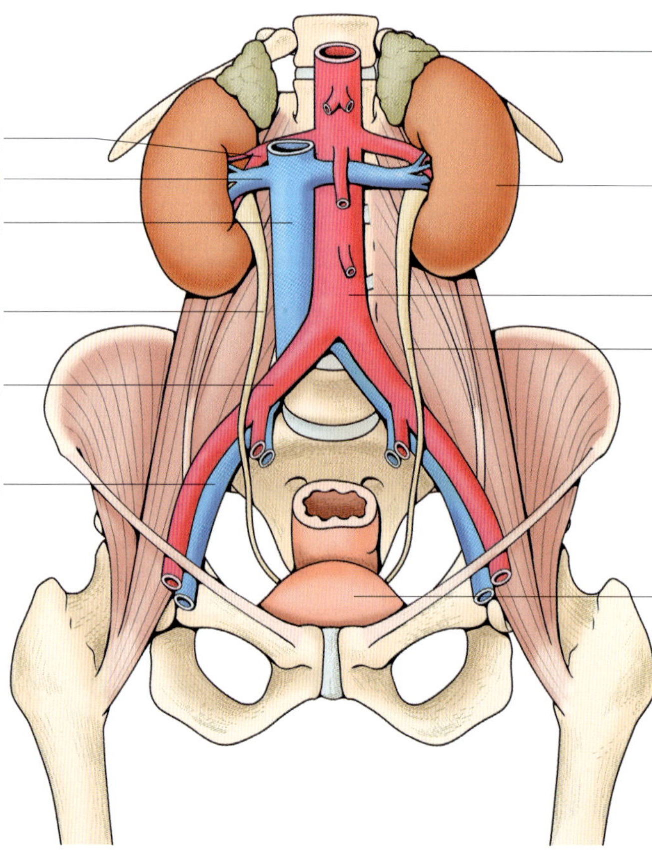

비뇨계통의 기관

상피조직 | 몸의 표면, 입의 안, 위나 창자의 안쪽 면, 샘의 도관, 체강과 혈관의 안쪽 등 자유표면을 덮고 있는 막 형태의 세포층을 상피라고 하며, 이 세포집단을 상피조직이라 한다.

이행상피 | 신축능력이 큰 상피. 작은 원주의 상피가 몇 개의 단으로 겹쳐 있고 그 위를 돔 형태의 세포가 덮고 있으며, 모든 세포의 돌기가 바닥막에 붙어 있는 상피.

예: 요관, 방광

이행상피

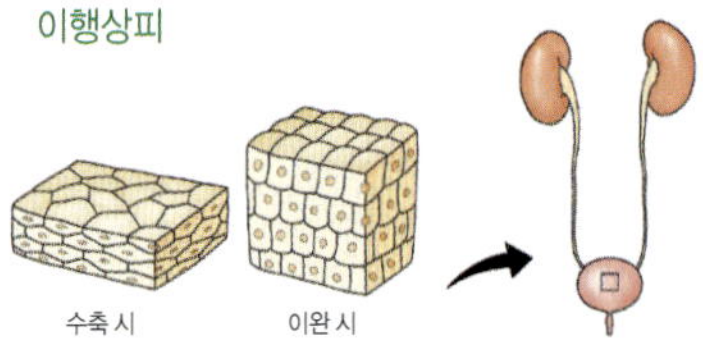

방광 urinary bladder

방광은 오줌을 저장하는 골반안에 있는 자루 모양의 기관으로 남성은 곧창자 앞, 여성은 자궁과 질 앞에 있다. 성인이 평균 약 700 ml의 소변을 비축할 수 있다.

방광의 점막은 근육층에 약하게 부착되어 있기 때문에 방광이 수축될 경우 주름이 나타나는데, 팽창된 상태의 방광에서는 이 주름이 없어진다. 속요도구멍의 바로 위뒤쪽의 작은 삼각부분을 방광삼각이라 하고 그 부위의 점막은 근육층에 단단하게 결합되어 있어 주름이 없고 매끈하다. 방광삼각에서는 오줌의 여부에 관계없이 대부분 신축을 하지 않는다. 방광삼각 뒤 두 개의 모서리에 요관구멍이 있고 앞을 정점으로 속요도구멍이 있어 여기에서 요도가 나온다.

방광의 점막은 이행상피로 덮여 있고 소변량에 따라서 자유롭게 면적을 바꿀 수 있다. 근육층은 그물 모양으로 교차하는 민무늬근육의 다발로 되어 있다. 요도가 시작되는 곳은 근육층이 특히 링 모양으로 발달했는데 이를 속요도조임근이라고 한다.

소변의 배출은 방광벽의 근육층의 수축(부교감신경의 지배)에 의해 이루어지고 그때 속요도조임근은 자동적으로 느슨해진다. 이 조임근보다 몇 cm 아래방향으로 요도를 둘러싸고 가로무늬근육인 바깥요도조임근이 있다. 요로의 문닫기는 민무늬근육(불수의성)과 가로무늬근육(수의성)의 이중으로 되어 있는 점으로 항문의 경우와 비슷하다.

요도 urethra

요도는 방광에서 체외로 오줌을 운반하는 관인데 그 길이는 남성과 여성이 현저히 다르다.

남성의 요도는 방광의 아래 면에서 전립샘을 관통하고 요도해면체로 침투하면서 크게 전방으로 구부러지고 음경 안을 지나 그 맨끝에서 바깥요도구멍으로 열린다.

여성의 요도는 남성 요도의 상부(요도해면체에 들어가는 곳까지)에 해당하기 때문에 짧고 직선적이다. 남녀 모두 골반의 출구에서 바깥요도조임근을 가진다.

요도의 횡단은 별 모양으로 오줌이 통과할 때는 이것이 원형으로 넓어지게 된다. 요도의 점막에는 다수의 점막선이 있다.

가로무늬근육 | 횡문근 / striated muscle
곧창자; 직장 | rectum
골반안 | 골반강 / pelvic cavity
민무늬근육 | 평활근 / smooth muscle
바깥요도조임근 | 외요도괄약근 / external urethral sphincter muscle
바깥요도구멍 | 외요도구 / external urethral orifice
방광 | urinary bladder
방광삼각 | trigone of bladder
속요도조임근 | 내요도괄약근 / internal urethral sphincter
속요도구멍 | 내요도구 / internal urinary orifice
요관구멍 | 요관구 / ureteric orifice
요도 | urethra
요도해면체 | corpus spongiosum penis
이행상피 | transitional epithelium
자궁 | uterus
질 | vagina

방광과 요도

곧창자; 직장 | rectum
망울요도샘 | 요도구선 / bulbourethral gland
망울요도샘구멍 | opening of bulbourethral gland
바깥요도조임근 | 외요도괄약근 / external urethral sphincter muscle
바깥요도구멍 | 외요도구 / external urethral orifice
방광 | urinary bladder
방광삼각 | trigone of bladder
속요도조임근 | 내요도괄약근 / internal urethral sphincter
속요도구멍 | 내요도구 / internal urinary orifice
요관 | ureter
요관구멍 | 요관구 / ureteric orifice
요도 | urethra
요도해면체 | corpus spongiosum penis
음경망울 | 요도구 / bulb of penis
음경해면체 | corpus cavernosum penis
자궁 | uterus
전립샘 | 전립선 / prostate
질 | vagina

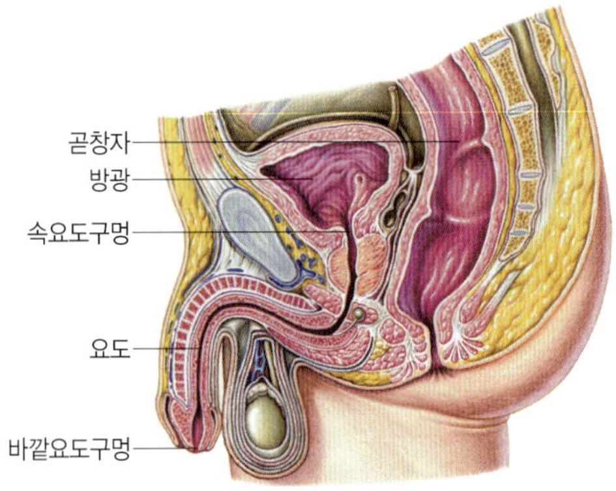

| 남성 |

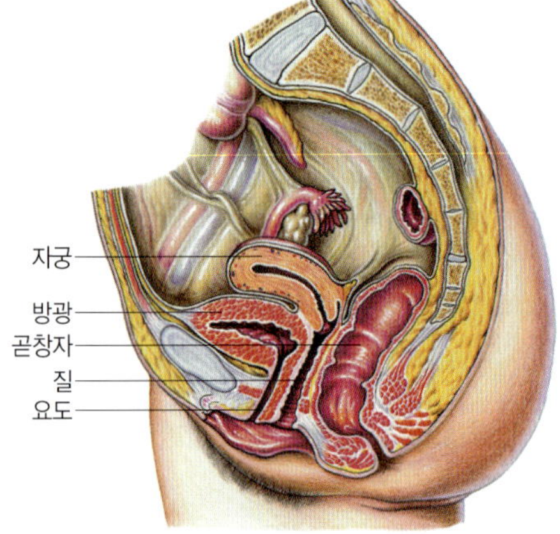

| 여성 |

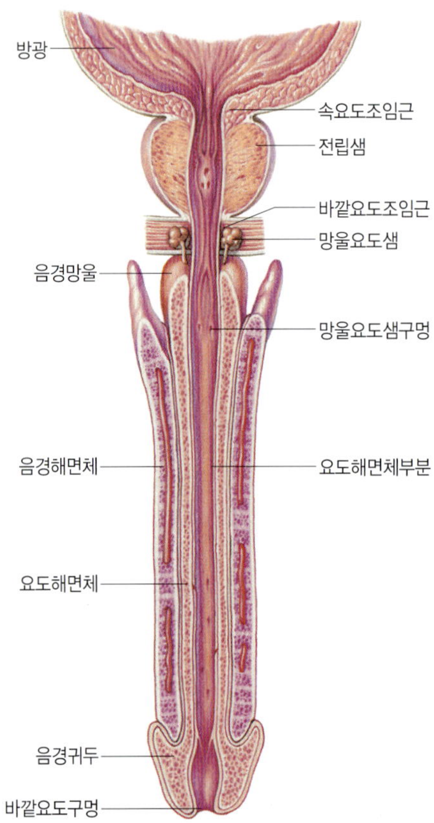

| 남성 |

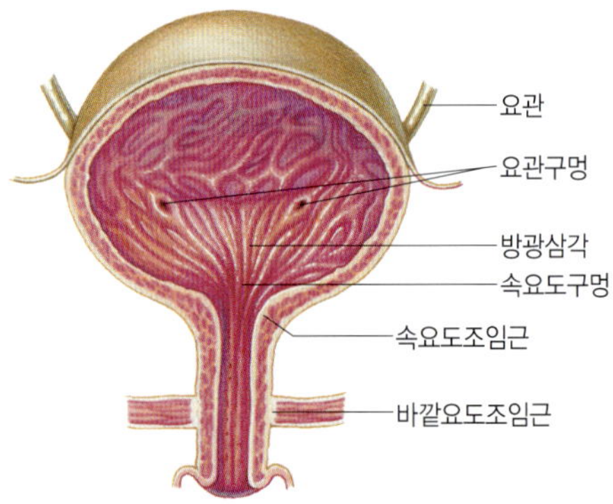

| 여성 |

Chapter

10 생식계통

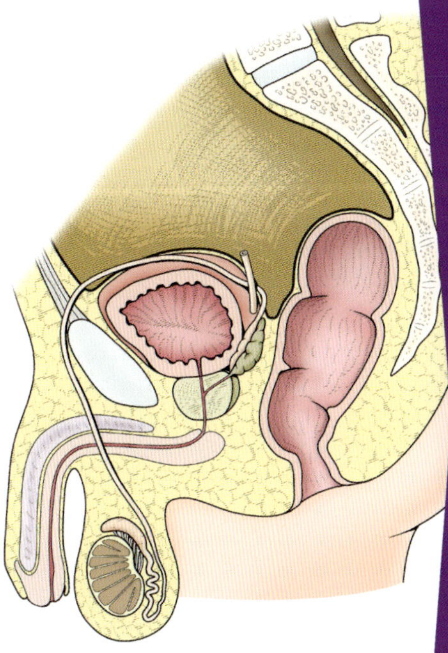

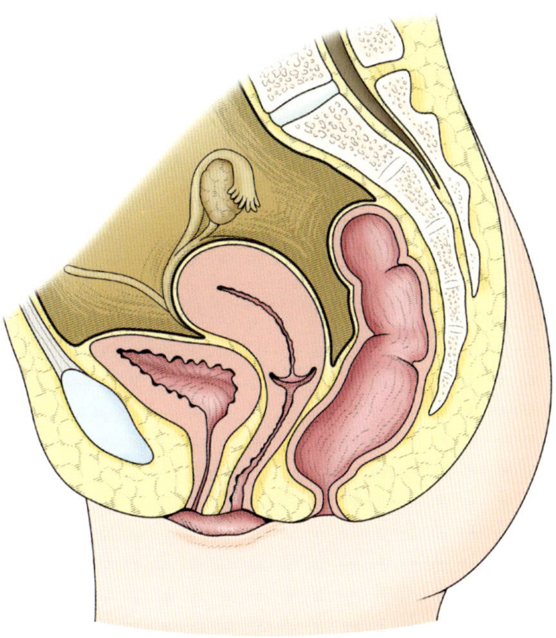

아기를 만들고 종족을 유지하기 위한 기관계가 생식계통이다. 생식기의 형태와 기능은 남녀가 다르기 때문에 나누어서 기술한다.

남성의 생식기

남성생식기의 주체는 정자를 만드는 고환이다. 그리고 정자를 운반하는 정로 · 음경의 발기 장치 · 부속한 샘이 있다. 생식기관은 고환, 부고환, 정관, 정낭, 전립샘, 망울요도샘, 음경으로 이루어져 있다. 음경과 음낭은 골반의 바깥에 있으며, 나머지는 골반 안에 있다.

남성 생식기관의 시상단면

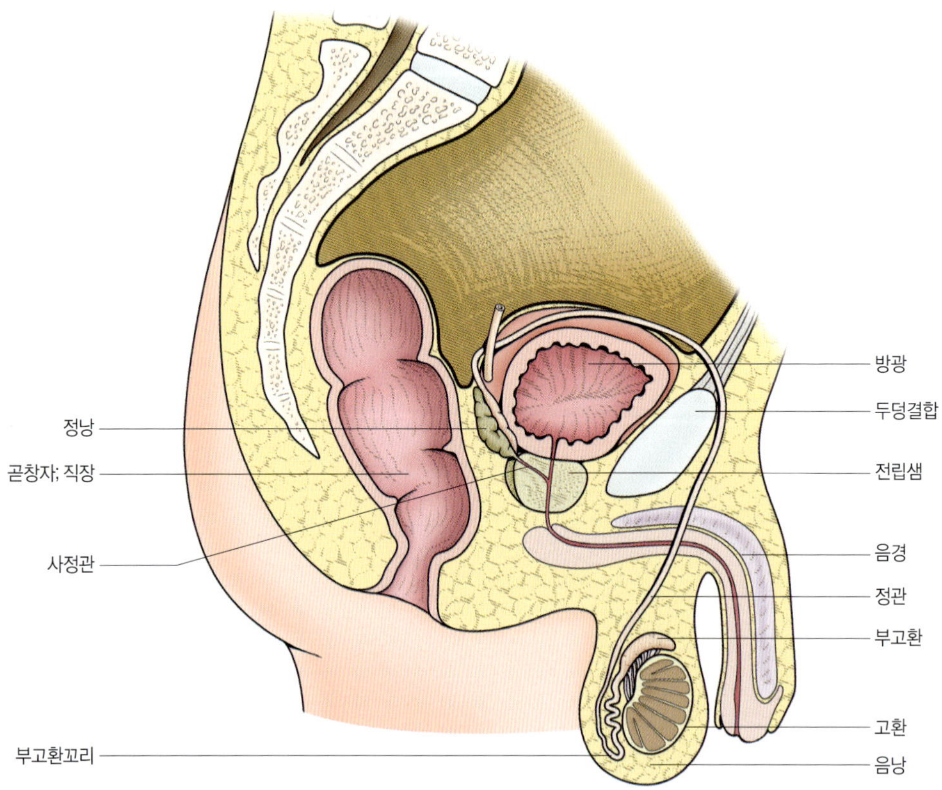

고환 | 정소 / testis
곧창자; 직장 | rectum
두덩결합 | 치골결합 / pubic symphysis
방광 | urinary bladder
부고환 | epididymis
부고환꼬리 | 부고환미 / tail of epididymis
사정관 | ejaculatory duct
음낭 | scrotum
음경 | penis
전립샘 | 전립선 / prostate
정관 | ductus deferens; vas deferens
정낭; 정액샘 | seminal vesicle

고환과 부고환 testis & epididymis

고환은 음낭 안에 있는 한 쌍의 상하로 길고 둥근 기관(길이 4~5 cm)이다. 고환의 위뒷면에 궁둥이와 같은 형태의 부고환이 붙어 있고, 그 꼬리는 서서히 가늘어져 정관이 된다. 고환이 정자를 만드는 기관이며 부고환과 정관은 그것을 운반하는 기관이다.

태아기에 고환은 신장과 같은 높이에 발생하는데 태아의 성장과 함께 하강하여 출생 시에는 복벽보다 밖으로 나와 음낭 안에 숨어 있다. 복벽을 통과하는 곳에 샅굴이 있다. 이 고환하강에 지장이 생겨 생후에도 고환이 음낭 안에서 잡히지 않고 복강 내 또는 샅굴 안에 남아 있는 경우가 있다(정류고환). 이런 고환은 정자형성 기능에 장애가 되는데 조기에 음낭 안으로 이동시키는 수술을 하면 기능을 회복한다. 고환이 하강하여 복강 밖으로 나오는 이유는 정자형성이 체온보다 약 2℃ 낮은 온도가 적당하기 때문이다. 음낭의 피부는 피하지방이 없고 대신에 특수한 민무늬근층을 가지고 추울 때에는 수축되고 더울 때에는 늘어진다. 또 이 피부는 특히 땀샘이 많고 그 활동도 왕성하다. 이것은 모두 온도조절을 위해 발달한 기능이라고 할 수 있다.

고환은 복막에 싸인 상태로 음낭으로 하강하기 때문에 유아는 물론이고 성인의 고환도 배막안의 주머니인 고환집막으로 싸여 있다. 단 배막안의 원 위치와의 통로는 태아기에 폐쇄되는 것이 보통이다.

고환날세관 | 고환수출세관 / efferent ductules
고환 | 정소 / testis
고환곁자취 | 부고환수 / appendix of testis
고환그물 | 고환망 / rete testis
고환소엽 | lobules of testis
고환집막 | 고환초막 / tunica vaginalis
고환집막공간 | cavity of tunica vaginalis
곧은정세관 | 직세정관 / straight tubules
곱슬정세관 | 곡정세관 / convoluted seminiferous tubules
배막안; 복막안 | 복막강 / peritoneal cavity
백색막 | 백막 / tunica albuginea
부고환 | epididymis
부고환곁자취 | 부고환수 / appendix of epididymis
부고환곁체 | 부고환방체 / paradidymis
부고환관 | duct of epididymis
부고환꼬리 | 부고환미 / tail of epididymis
부고환머리 | 부고환두 / head of epididymis
부고환몸통 | 부고환체 / body of epididymis
부고환소엽 | lobules of epididymis
샅굴 | 서혜관 / inguinal canal
음낭 | scrotum
정관 | ductus deferens; vas deferens
정류고환 | retentio testis, undescended testis
정삭 | spermatic cord
정자 | spermatozoon
피부 | skin

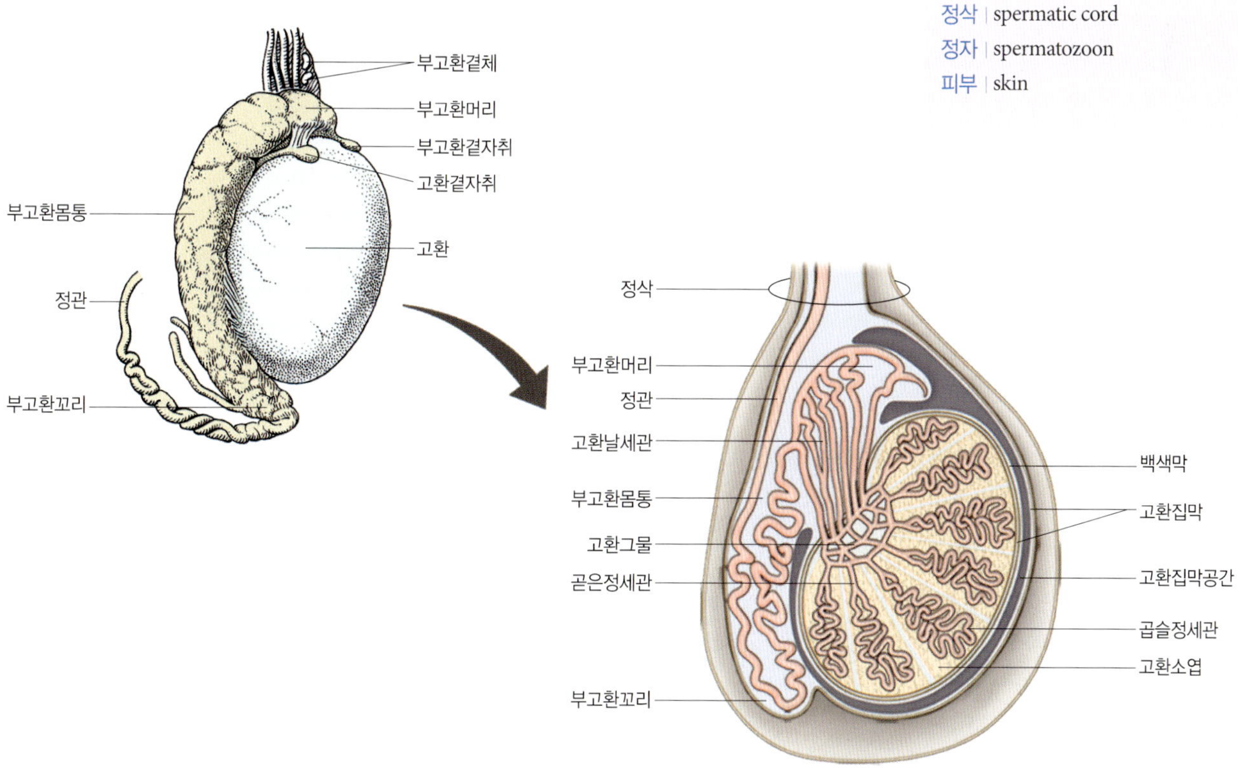

■ 고환과 부고환, 단면

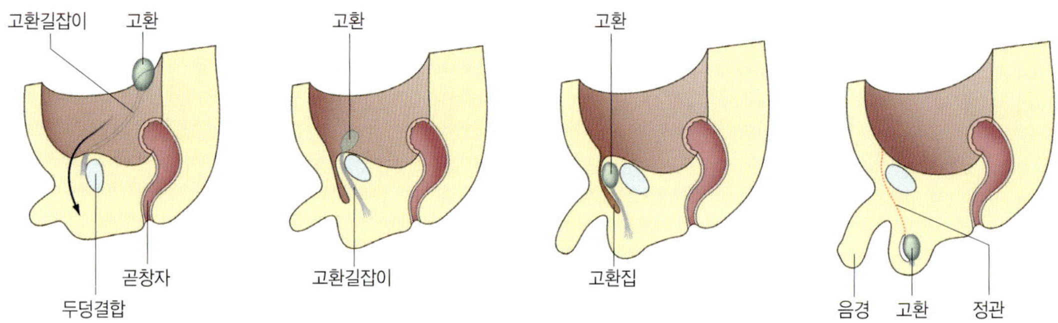

■ 고환내림 과정

고환날세관 | 고환수출세관 / efferent ductules
고환 | 정소 / testis
고환그물 | 고환망 / rete testis
고환집 | process vaginalis
곧창자; 직장 | rectum
곱슬정세관 | 곡정세관 / convoluted seminiferous tubules
남성호르몬 | 안드로겐 / androgen
두덩결합 | 치골결합 / pubic symphysis
백색막 | 백막 / tunica albuginea
버팀세포 | 지지세포 / sustentacular cell
부고환관 | duct of epididymis
부신겉질 | 부신피질 / adrenal cortex
사이질세포 | 간질세포 / interstitial cell
성긴결합조직 | 소성결합조직 / loose connective tissue
소엽 | lobule
음경 | penis
이차성징 | secondary sexual character
정관 | ductus deferens; vas deferens
정모세포 | spermatocyte
정상피 | semimiferous epithelium
정자 | spermatozoon
정자세포 | spermatid
정조세포 | spermatogonium
테스토스테론 | testosterone

고환은 두껍고 치밀한 결합조직의 층으로 싸여 있다. 이 층은 다량의 콜라겐섬유로 되어 있기 때문에 희게 보여 **백색막**이라고 하며 연약한 고환을 보호하기 위한 중요한 피막이다. 백색막의 내면에서 고환의 실질을 다수의 작은 잎으로 나누는 사이막이 내부에 뻗어 있다.

고환의 **소엽**에는 두께 0.2 mm 정도의 심하게 구부러진 **곱슬정세관**이 수용되어 있고 곱슬정세관 사이는 **성긴결합조직**(간질)으로 차 있다. **곱슬정세관**의 벽은 **정상피**라고 하는데, 여기에서 사춘기에서 노년까지 끊임없이 **정자**가 생산되는 것이다.

곱슬정세관은 한쪽의 고환에 약 500개가 있고 그 전 길이는 250 m에 이른다. 각 곱슬정세관은 고환의 뒤 상부에 모여 **고환그물**, **고환날세관**을 지나 **부고환관**으로 나온다. 이 관은 부고환관의 큰 머리부를 만들고 있다.

고환의 현미경적 구조

현미경으로 정상피의 절편을 검사해 보면 **정조세포**라고 하는 정자의 기초가 되는 세포에서 **정모세포**, **정자세포**를 지나 완성된 정자까지의 각 단계의 세포가 정상피의 하층에서 표층으로 순차적으로 밀어올린다. 또 이 세포를 지지하고 길러내는 역할을 하는 **버팀세포**가 있다.

세포의 간질에는 **사이질세포**라고 하는 세포의 크고 작은 집단이 산재한다. 이것은 **테스토스테론** 등의 **남성호르몬**을 분비하는 세포이다. 남성호르몬은 그 밖에 **부신겉질**에서도 나오는데 주체는 고환의 테스토스테론이며 양쪽의 고환을 제거하면 남성의 특징을 잃게 된다.

테스토스테론은 **이차성징**인 음부의 성숙, 수염 · 체모 · 피지선의 발달, 변성기 등을 나타나게 한다. 또 골질의 형성과 골격근섬유의 비대를 촉진하여 골격과 근육을 남성적으로 변하게 한다. 또한 운동능력이나 투쟁심도 높이기 때문에 이 계통의 약물이 도핑으로 이용되기도 한다.

정관 ductus deferens

부고환관은 부고환의 꼬리가 있는 곳에서 서서히 굴곡이 없어지고 직선인 정관이 된다. 정관은 직경 4 mm, 길이 40 cm 정도의 관으로 음낭 안을 상행하여 샅굴을 통과하고 골반의 벽내면으로 내려가 방광 뒤에서 전립샘을 관통한 후 좌우로 각각 요도에서 열린다. 전립샘으로 들어가기 전에 커져 팽대부를 형성하는데 관통부는 현저히 가늘어져 사정관이라고 한다.

고환에서 만들어진 정자(및 정상피의 소량의 분비액)는 고환그물과 부고환관에 비축되고 있다. 성적 흥분이 정점에 달하면 관의 벽에 있는 돌림층 근육이 율동적으로 수축하여 내용을 사정관에서 요도로 그리고 체외로 방출하는데 이를 사정이라고 한다. 사정을 할 때 정낭과 전립샘이 모두 수축하고 그 분비물이 정액의 일부가 된다.

정낭과 전립샘 seminal vesicle & prostate

정로에 부속해 있는 샘으로서 우선 정낭과 전립샘을 들 수 있다. 정낭은 방광의 아래 후벽에 접하여 사정관에 열리는 한 쌍의 가늘고 긴 주머니로 내부는 점액분비세포로 싸인 소실로 나누어져 있다.

1차정모세포 | primary spermatocyte
2차정모세포 | secondary spermatocyte
감수분열 | reduction division
고환그물 | 고환망 / rete testis
돌림층 | 윤주근층; 윤주층 / circular layer
방광 | urinary bladder
배출관 | 배설관 / excretory duct
버팀세포 | 지지세포 / sustentacular cell
부고환관 | duct of epididymis
사정 | ejaculation
사정관 | ejaculatory duct
샅굴 | 서혜관 / inguinal canal
요관 | ureter
요도 | urethra
음낭 | scrotum
전립샘 | 전립선 / prostate
전립샘꼭대기 | 전립선첨 / apex of prostate
전립샘바닥 | 전립선저 / base of prostate
정관 | ductus deferens; vas deferens
정관팽대 | 정관팽대부 / ampulla of ductus deferens
정낭; 정액샘 | seminal vesicle
정자 | spermatozoon
정자발생 | spermatogenesis
정자형성 | spermiogenesis
정조세포 | spermatogonium
초기정자세포 | early spermatids
후기정자세포 | late spermatids

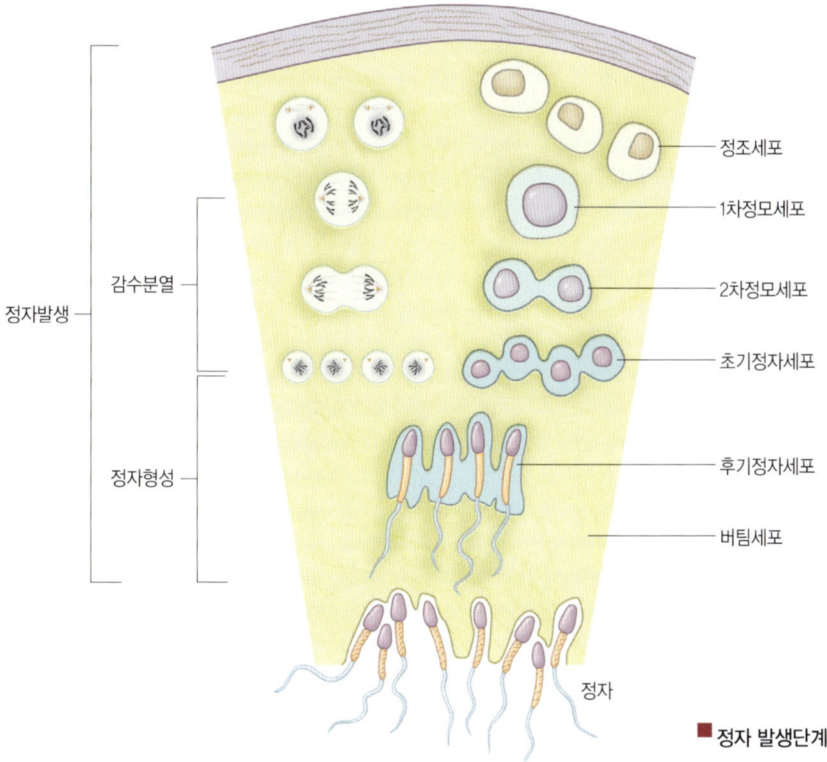

■ 정자 발생단계

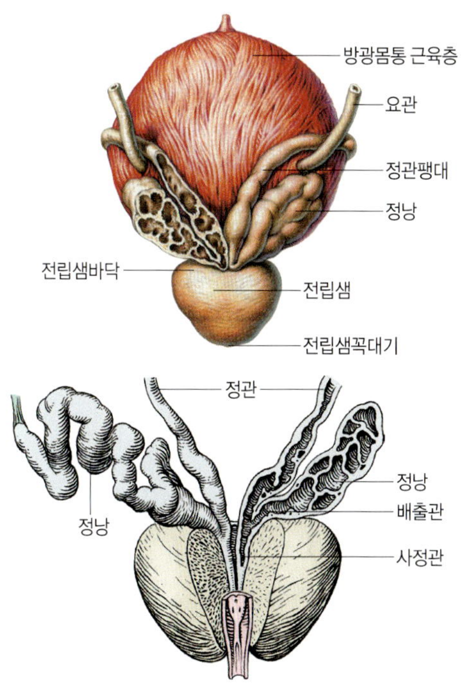

■ 정관과 정낭

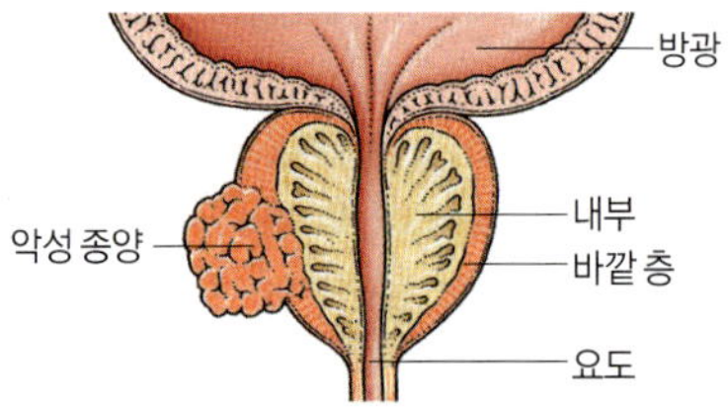

전립샘 외부에 발생한 전립선암

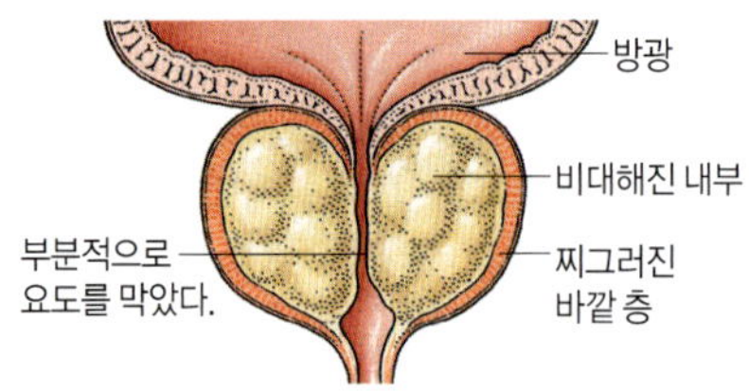

양성전립샘비대증(바깥층이 압박되어 피막의 형태로 된 것을 보여주는 비대해진 전립샘)

전립샘은 방광 아래에 있는 밤톨만 한 크기의 기관으로 앞쪽아래로 향하는 뾰족한 부분을 전립샘꼭대기, 방광에 접하는 넓은 부분을 전립샘바닥이라고 한다. 전립샘의 유백색 분비물은 알칼리성으로 밤꽃과 같은 특유의 냄새를 가지고 있다.

전립샘의 중앙을 요도가 통과하기 때문에 전립샘비대나 전립선암인 경우에 배뇨곤란을 호소한다. 사정관도 전립샘의 바닥을 관통하여 지나간다. 전립샘의 병변은 곧창자 속에 손을 넣어서 촉진이 가능하다.

전립샘에 고유의 샘조직은 샘조직의 70%를 차지하는 가장자리지역과 사정관 주위를 둘러싸는 부분으로 샘조직의 약 25%를 차지하는 중심지역으로 나뉜다.

나이가 들어감에 따라 고환의 테스토스테론의 분비가 저하되면 중심지역이 늘어나 전립샘비대가 된다. 전립선암은 본래의 전립샘인 가장자리지역에서 발생하는 것이 일반적이다.

요도에는 완두콩의 망울요도샘을 비롯하여 더욱 작은 점액선이 다수 분포해 있다. 성적 흥분상태일 때 이 샘의 점액이 귀두를 촉촉하게 한다.

고환 | 정소 / testis
곧창자; 직장 | rectum
귀두 | glans
망울요도샘 | 요도구선 / bulbourethral gland
방광 | urinary bladder
부고환 | epididymis
사정관 | ejaculatory duct
요관 | ureter
요관구멍 | 요관구 / ureteric orifice
요도 | urethra
요도해면체 | corpus spongiosum penis
음경 | penis
음경귀두 | glans penis
음경꺼풀 | 포피 / prepuce
음경몸통 | 음경체 / body of penis
음경뿌리 | 음경근 / root of penis
음경해면체 | corpus cavernosum penis
전립샘 | 전립선 / prostate
전립샘꼭대기 | 전립선첨 / apex of prostate
전립샘바닥 | 전립선저 / base of prostate
전립샘비대 | 전립선비대 / prostatomegaly
전립선암 | prostatic cancer
정관팽대 | 정관팽대부 / ampulla of ductus deferens
정관 | ductus deferens; vas deferens
정낭; 정액샘 | seminal vesicle
테스토스테론 | testosterone
포경 | phimosis
해면체 | cavernosum

음경 penis

음경은 요도와 이것에 따르는 해면체라고 하는 특수한 구조로 되어 있다. 음경은 음경뿌리 · 음경몸통 · 귀두 3부로 나누어져 있고 그중 음경뿌리는 밖에서 보이지 않는다. 귀두의 앞 끝에 요도가 열려 있다. 귀두와 몸통 사이에 깊은 주름이 있다. 음경몸통을 덮는 피부는 귀두와의 이행부에서 느슨해져 음경꺼풀이라고 하는 피부의 주름을 하고 있다. 음경꺼풀은 소아는 칼집 모양으로 귀두를 싸고 있지만 성인은 음경꺼풀이 후퇴하여 귀두가 노출된다(노출되지 않으면 포경이라고

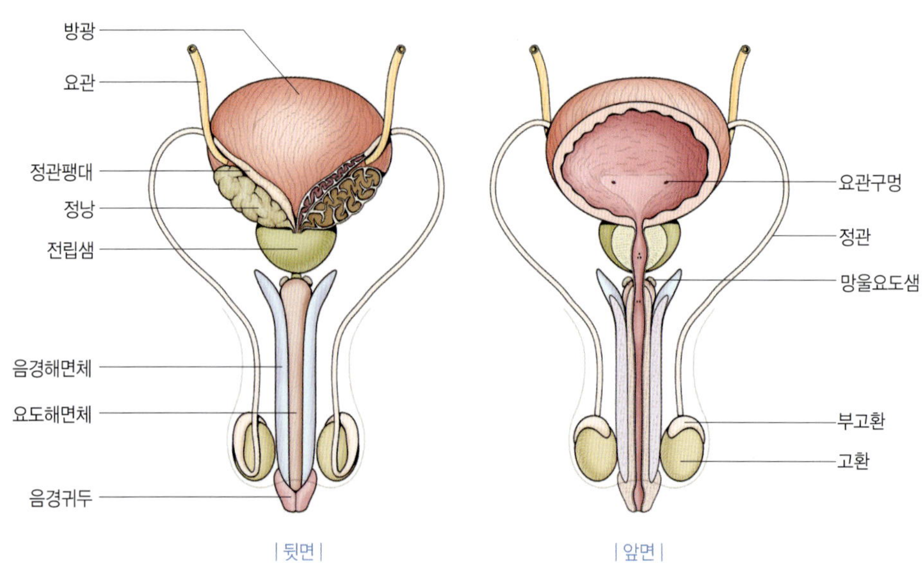

남성생식기관

남성생식기

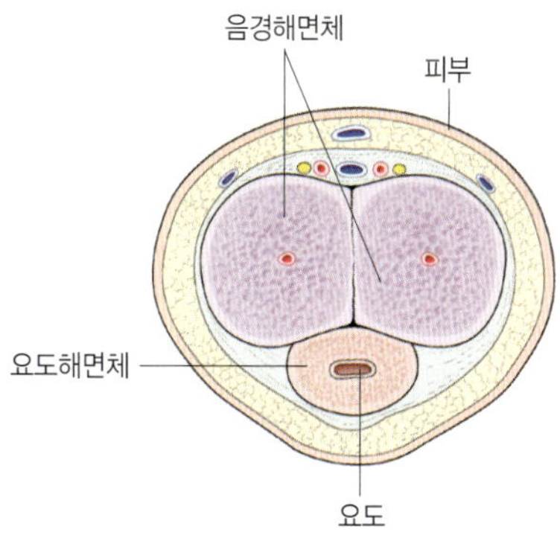

| 음경의 가로단면 |

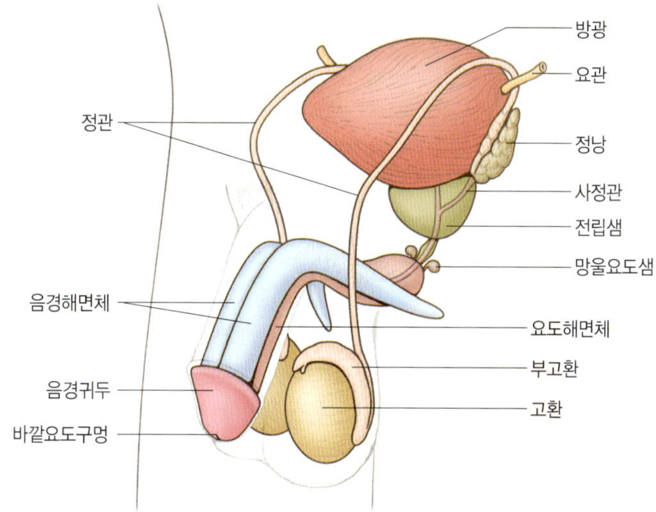

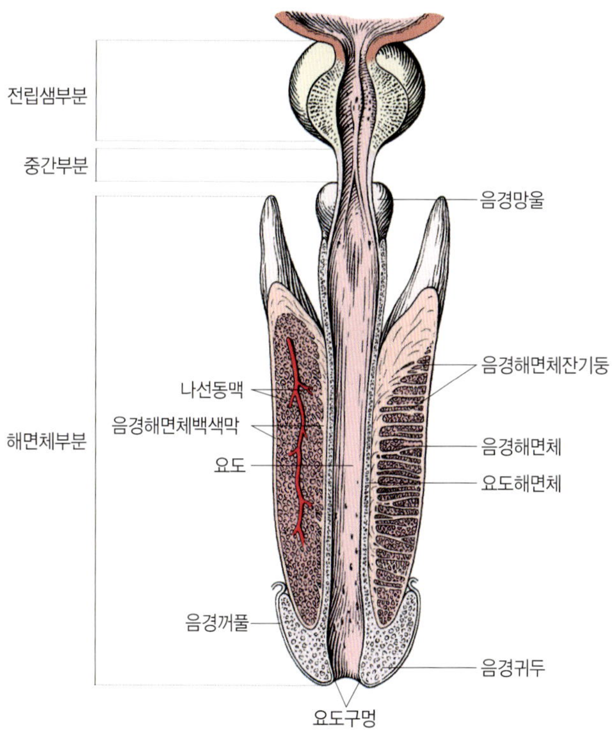

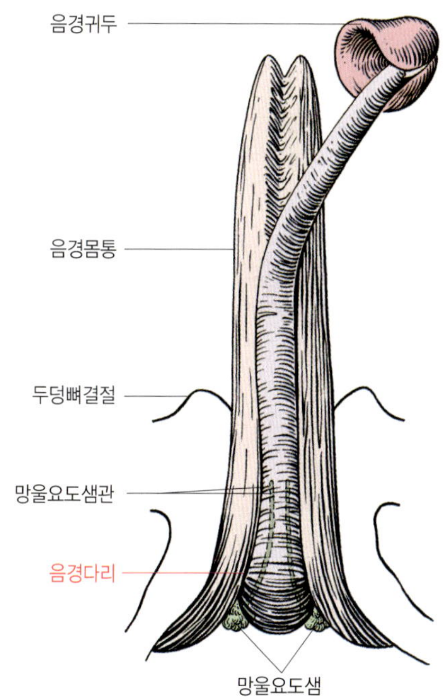

고환 | 정소 / testis
나선동맥 | spiral artery
두덩뼈결절 | 치골결절 / pubic tubercle
망울요도샘관 | 요도구선관 / duct of bulbourethral gland
망울요도샘 | 요도구선 / bulbourethral gland
바깥요도구멍 | 외요도구 / external urethral orifice
방광 | urinary bladder
부고환 | epididymis
사정관 | ejaculatory duct
요관 | ureter
요도 | urethra
요도해면체 | corpus spongiosum penis
음경해면체백색막 | 음경해면체백막 / tunica albuginea of corpora cavernosa
음경해면체잔기둥 | 음경해면체소주 / trabeculae of corpora cavernosa
음경귀두 | glans penis
음경꺼풀 | 포피 / prepuce
음경다리 | 음경각 / crus of penis
음경망울 | 요도구 / bulb of penis
음경몸통 | 음경체 / body of penis
음경해면체 | corpus cavernosum penis
전립샘 | 전립선 / prostate
정관 | ductus deferens; vas deferens
정낭; 정액샘 | seminal vesicle
피부 | skin

임상사례

치구(smegma) : 음경의 음경꺼풀과 귀두 사이에 탈락된 상피세포나 분비물이 축적된 것. 또는 여성의 소음순·음핵 등에 들러붙는 술지게미 같은 것.

감각신경 | 지각신경 / sensory nerve
고환그물 | 고환망 / rete testis
귀두해면체 | corpus glans penis
기름샘 | 피지선; 지선 / sebaceous gland
두덩뼈 | 치골 / pubis
미토콘드리아 | mitochondria
발기 | erection
백색막 | 백막 / tunica albuginea
부고환관 | duct of epididymis
세동맥 | 소동맥 / arteriole
요도해면체 | corpus spongiosum penis
음경꺼풀샘 | 포피선 / preputial gland
음경다리 | 음경각 / crus of penis
음경해면체 | corpus cavernosum penis
자궁관 | 난관 / uterine tube; fallopian tube
자율신경 | 내장신경 / autonomic nerve
전립샘 | 전립선 / prostate
정낭; 정액샘 | seminal vesicle
정맥굴 | 정맥동 / sinus venosus
정액 | seminal fluid
정자 | spermatozoon
편모 | flagellum

한다). 귀두 자체의 피부는 점막에 가깝고 풍부한 감각신경이 분포한다. 여기에서는 음경꺼풀샘이라는 일종의 기름샘이 있고 그 흰 분비물(치구)의 주성분이다.

음경의 해면체로서는 요도를 안는 요도해면체, 귀두해면체, 요도해면체의 등쪽면을 덮는 음경해면체가 있다. 음경해면체는 요도해면체보다 훨씬 크고, 음경의 발기에 있어서 주역을 맡는다. 그때 요도해면체와 귀두해면체는 그다지 단단하지 않다. 음경해면체는 후방에서 두 갈래로 나뉘어 음경다리가 되어 두덩뼈에 붙어있다.

음경의 현미경적 구조

음경의 해면체는 특수한 정맥굴이 그물 모양, 미로 모양으로 모인 것이다. 그것에 들어가는 세동맥은 나선형으로 지나가면서 대량의 자율신경의 지배를 받고 있다.

해면체의 주위는 백색막이라고 하는 두꺼운 결합조직의 판으로 싸여 있고 이것은 음경해면체에서 특히 두껍다. 백색막은 고무튜브를 싼 타이어와 같이 발기를 할 때 해면체의 압이 떨어지지 않도록 하고 있다.

정액과 정자 seminal fluid & spermatozoon

정액은 흰색의 끈적이고 독특한 냄새를 내는 액체이다. 정자 외에 정상피나 정로에서의 탈락세포나 그 파편을 포함하여 전립샘과 정낭의 분비물, 점액선의 분비물이 섞여 있다.

고환에서 만들어진 정자는 소량의 액체와 함께 고환그물과 부고환관 안에 비축되어 있는데, 그때는 운동을 하지 않고 에너지를 저장한다. 사정을 할 때 전립샘이나 정낭선의 분비물이 강한 알칼리성에 접함으로써 정자는 꼬리를 흔드는 운동을 개시한다.

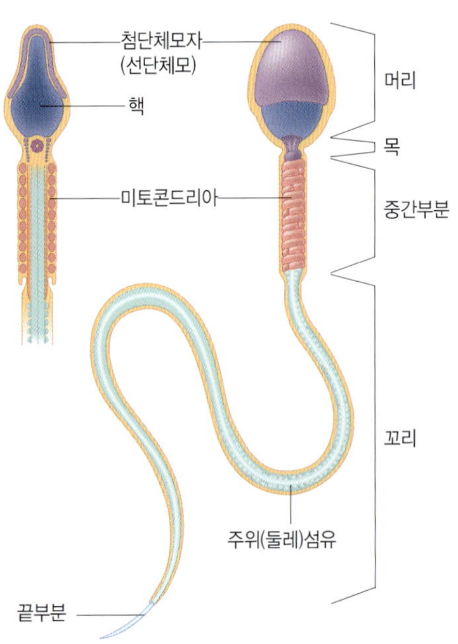

■ 정자의 구조

질 안은 강한 산성인데 정자는 알칼리성의 점액에 포함되어 보호되어 자궁으로 침입한다. 정자는 자궁관 안을 헤엄쳐 올라 보통은 자궁관팽대부에서 난자와 만나서 수정을 한다.

정자는 상당히 특수한 형태의 세포로, 그 핵이 머리를 이루고 여기에서 뻗는 편모와 그것을 에워싼 풍부한 세포질이 긴 꼬리를 이룬다. 꼬리는 그 시작부분에 나선형으로 감아도는 미토콘드리아의 에너지를 이용하여 채찍질 하듯이 운동한다.

건강한 남자의 1회 사정량은 2~4 ml으로써 그 1 ml 중에 2,000만 개의 정자가 들어 있다.

여성의 생식기

난자를 만드는 난소와 수정란을 기르는 자궁을 중심으로 하여 여성의 생식기는 난소, 자궁관, 자궁, 질, 질어귀로 구성되어 있다.

난소 ovary

난소는 고환과 외관이 아주 비슷한 가늘고 긴 기관(길이 4 cm)이다. 난소의 표면도 백색막으로 덮여 있는데 고환과 달리 표면에 (사춘기이후는) 곰보처럼 오목하게 들어간 부분이 보인다.

여성 생식기관의 시상단면

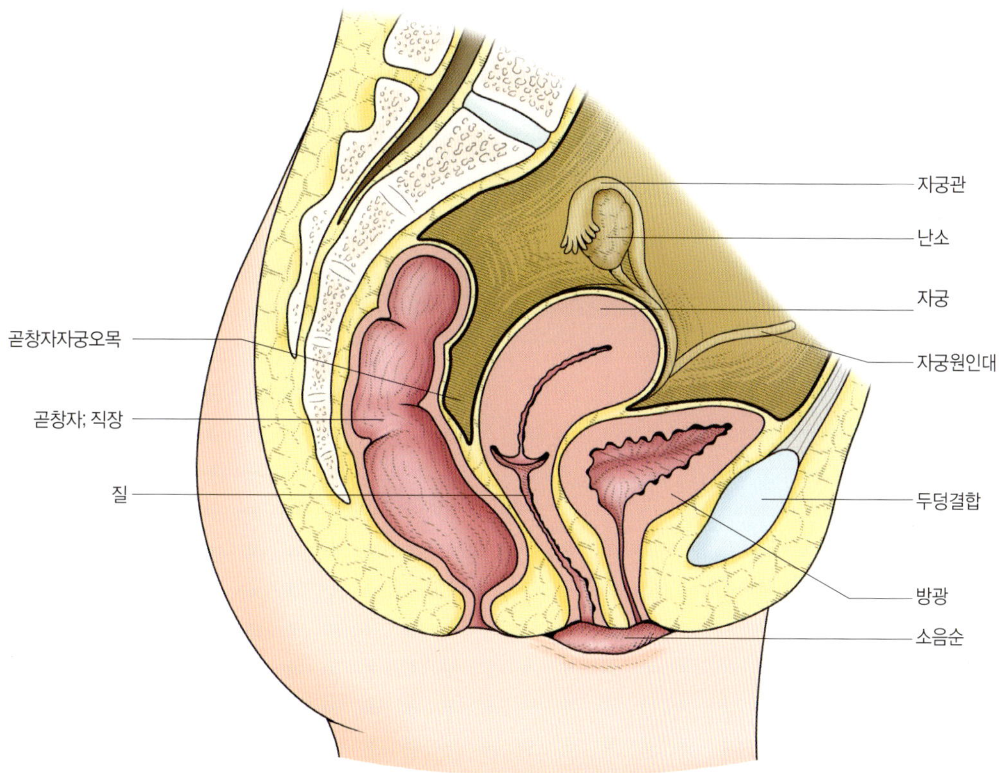

곧창자; 직장 | rectum
곧창자자궁오목 | 직장자궁와 / rectouterine pouch
난소 | ovary
두덩결합 | 치골결합 / pubic symphysis
방광 | urinary bladder
소음순 | labium minor
자궁 | uterus
자궁관 | 난관 / uterine tube; fallopian tube
자궁원인대 | 자궁원삭 / round ligament of uterus
질 | vagina

1차난포 | primary follicles
2차난포 | secondary ovarian follicle
겉질 | 피질 / cortex
고유난소인대 | 고유난소삭 / ligament of ovary
난모세포 | oocyte
난소 | ovary
난자 | ovum
난포막 | theca
난포상피세포 | follicle epithelial cell
난포액 | liquor folliculi
배란 | ovulation
배란된 난자 | ovulated oocyte
배막안; 복막안 | 복막강 / peritoneal cavity
백색체 | 백체 / corpus albicans
성숙난포 | 그라프난포 / graafian folicle
에스트로겐 | estrogen
원시난포 | primordial follicle
폐쇄난포 | atretic follicle
프로게스테론; 황(색)체호르몬 | progesterone
황색체 | 황체 / corpus luteum

임상사례

난관내임신 : 수정란이 자궁에 보내지는 도중에 자궁관의 점막에 착상하기도 한다.

복강내임신 : 정자는 자궁관복강구에서 배막안으로 들어가는 것이 있어 이것이 복강내에 있던 난자와 만나면 수정란이 복막에 착상하게 된다.

모두 **자궁외임신**이라고 하는 이 이상증상은 임신초기에 큰 출혈을 일으켜 산모의 생명을 위협한다.

이것은 난소표면에서 일어난 배란의 흔적이다.

난소는 골반상부의 외측 벽에 복막의 주름으로 덮여 있다. 난소를 현미경으로 조사해 보면 그 표층에는 난자가 될 난모세포와 그것을 보육하는 난포상피세포의 여러 가지 성숙단계를 볼 수 있다. 난자를 에워싸는 단층의 난포상피가 다층이 되어 큰 주머니 모양으로 발육되면 성숙난포라고 한다. 이 난포에는 큰 액포가 형성되어 난자는 액포의 일각에 돌출하는 난포상피의 돔 안에서 자란다. 에스트로겐이라고 하는 여성호르몬은 성숙난포를 에워싼 난포막이라고 하는 층의 세포에서 분비된다.

성숙된 성숙난포는 2~3 cm나 되며 난포의 표면은 눌려져 얇고 난소표면으로 팽창된다. 이것은 결국 찢어져 난자가 난포액과 함께 배막안으로 방출된다. 이것이 배란이다. 사춘기 이후 통상 28일에 하나씩 성숙난포가 (좌우의 난소가 건강한 경우는 교대로) 배란을 한다.

찢어진 난포는 그 후 황색지질을 포함하는 세포집단에 묻혀 황색체라는 조직이 된다. 이 조직은 얼마 안 있어 퇴화하고 결합조직으로 바뀐다. 단 배출된 난자가 수정하고 자궁에 착상하는 경우에는 몇 개월 동안 퇴화하지 않는다. 이를 임신황색체라고 한다. 황색체에서는 황체호르몬이 분비되는데, 이것은 임신을 지속시키는 데 필요한 호르몬이다. 임신 중(전반기)에 황색체를 제거하면 유산을 하게 된다.

난자는 직경 0.2 mm, 육안으로 보이는 크기이다. 사춘기의 난소에는 미성숙한 난포가 양측에서 약 40만 개 있는데 그 가운데 성숙난포에까지 성숙하는 것은 평생 동안 400개 정도에 지나지 않고 나머지는 모두 성숙 도중에 퇴화 소실되는데 이것을 폐쇄난포라고 한다.

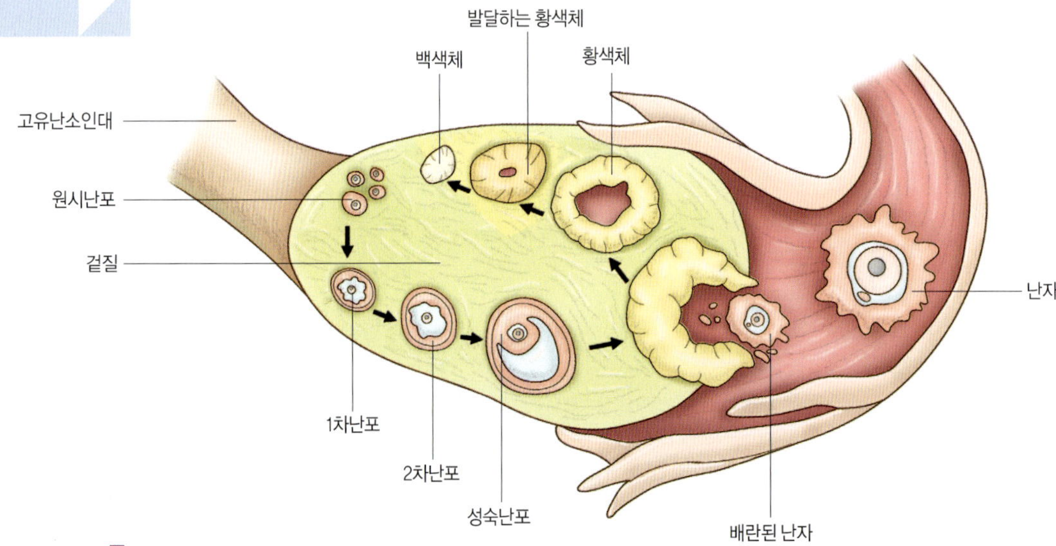

■난소의 조직학적 구조

자궁관 uterine tube

자궁관은 배란에 의해 난소에서 배막안으로 나온 난자를 흡수하여 자궁으로 운반하는 관(길이 11 cm 정도)이다. 자궁관내면의 점막은 종주하는 큰 자궁관주름을 만들고 있다. 자궁관의 안쪽 부분은 자궁바닥의 외측 끝에 열려 자궁관자궁구멍을 이루고 있다. 자궁관의 가쪽부분은 찢어진 듯한 돌기가 술처럼 달려 있는 것을 자궁관술이라 하며, 자궁관술을 가진 깔때기가 되어 배막안으로 열려 있다. 여성의 배막안은 이렇게 하여 자궁관 · 자궁 · 질을 통해 외계로 통하고 있는 점에서 남성과 다르다.

난소에서 일단 배막안으로 나온 난자가 어떻게 하여 자궁관으로 흡수되는가에 대해서는 아직 밝혀지지 않은 부분이 많다. 자궁관상피의 선모는 약하면서 배막안에서 자궁으로의 흐름을 만들고 있다. 자궁관술이 불완전하지만 난소를 안을 듯이 열려 있기 때문에 일단 배막안의 큰 바다로 나오게 된 난자는 볼 망으로 들어가는 농구공과 같이 잘 빨려 들어간다.

자궁관에 들어간 난자는 주로 자궁관벽의 민무늬근육의 연동운동에 의해 약 3일이면 자궁에 도달한다. 자궁관은 자궁관배안구멍에 가까운 부분으로 부풀려져 있는데 이부분을 자궁관팽대부라고 한다. 난자가 자궁관의 흐름을 거슬러 올라온 정자와 만나 수정이 이루어지는 곳이 이 팽대부이다.

고유난소인대 | 고유난소삭 / ligament of ovary
골반 | pelvis
깔때기 | 누두 / infundibulum
난소 | ovary
민무늬근육 | 평활근 / smooth muscle
배막안; 복막안 | 복막강 / peritoneal cavity
수정 | fertilization
연동운동 | peristaltic movement
자궁관배안구멍 | 난관복강구 / abdominal ostium
자궁 | uterus
자궁관 | 난관 / uterine tube; fallopian tube
자궁관술 | 난관채 / fimbriae
자궁관자궁구멍 | 난관자궁구 / uterine ostium
자궁관주름 | 난관주름 / folds of uterine tube
자궁넓은인대 | 자궁광간막 / broad ligament
자궁목 | 자궁경 / cervix of uterus
자궁바닥 | 자궁저 / fundus of uterus
자궁안 | 자궁강 / uterine cavity
질 | vagina

임상사례

난관통기법, 난관조영법: 자궁에서 난소로 공기나 조영제를 넣으면 그것은 정상적인 경우라면 배막안으로 거품처럼 나오기 때문에 자궁관의 폐쇄(불임증의 원인)의 유무를 알아내는 데 이용된다.

자궁 uterus

자궁은 골반의 중앙에 위치하여 전후로 눌린 가지 모양의 기관(길이 7~8 cm, 폭 4 cm, 두께 3 cm)이다. 자궁의 윗벽을 바닥이라고 하며 그 양측 끝에 자궁관이 붙어 있다. 크게 부풀린 자궁몸통에

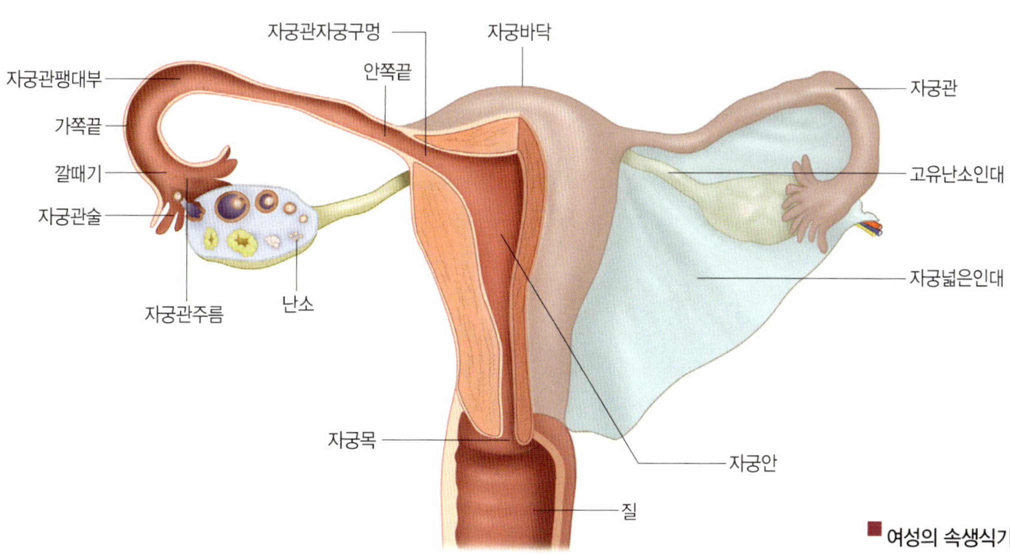

여성의 속생식기관

골반 | pelvis
난소 | ovary
민무늬근육 | 평활근 / smooth muscle
성숙난포 | 그라프난포 / graafian folicle
세포분열 | cell division
손모양주름 | palmate folds
수정란 | oosperm
에스트로겐 | estrogen
월경 | menstruation
자궁 | uterus
자궁관 | 난관 / uterine tube; fallopian tube
자궁관잘록 | 난관협부 / isthmus
자궁구멍 | 자궁구 / external os of uterus
자궁내막 | endometrium
자궁목 | 자궁경 / cervix of uterus
자궁목관 | 자궁경관 / cervical canal
자궁몸통 | 자궁체부 / body of uterus
자궁바닥 | 자궁저 / fundus of uterus
자궁샘 | 자궁선 / uterine glands
자궁질부 | protio vaginalis uteri
주머니배 | 포배 / blastula
진통 | labor pain
착상 | implantation
태반 | placenta
프로게스테론; 황(색)체호르몬 | progesterone

비해서 자궁의 아랫부분 1/3 정도는 좁은 곳이 있는데 자궁목이라고 한다. 자궁목의 내강은 종려나뭇잎과 같은 주름이 많은 관으로 자궁목관이라고 한다.

자궁목의 하단은 둥근 질 안에 돌출하여 자궁질부라고 한다. 이 부분은 질에서 직접 촉진이나 시진(視診)을 할 수 있기 때문에 임상상 중요한 곳이다.

자궁의 벽은 점막과 근층으로 되어 있다. 점막은 자궁내막이라고 하며 단층원주상피로 덮여 있고 그 아래에 다수의 관모양의 자궁샘(점액을 분비한다)이 있다. 자궁내막은 28일의 성주기에 따라 현저하게 두께가 달라진다. 난소에서 성숙난포가 성숙해지면 그 이후에 분비되는 난포호르몬(에스트로겐)이 자궁내막을 두껍게 한다. 배란이 일어나고 황색체가 형성되면 분비되는 황체호르몬(프로게스테론)이 자궁내막을 두껍게 한다. 이렇게 하여 수정란이 착상하기 위한 내막의 두꺼운 이불이 준비되는데 착상이 없을 때 이 내막은 떨어져 나가 질로 배출된다. 이때 다소의 출혈이 동반한다. 이것이 월경이다.

자궁관에서 자궁으로 운반되어 온 수정란은 그 사이에 세포분열에 의해 공중의 공처럼 되어 있고 (주머니배), 이 상태로 자궁내막의 표면에 부착된다. 이 과정을 착상이라고 한다. 이렇게 임신이 성공하면 자궁내막은 그 두께가 증가하여 일부는 태반의 형성을 하게 된다.

자궁의 근층은 1 cm 정도의 두께의 민무늬근육층이다. 이 근층은 임신이 진행됨에 따라서 현저히 확대하여 분만을 할 때에는 태아를 낳기 위해 큰 힘으로 수축한다. 이것이 진통이다(일반적으로 민무늬근육의 긴장은 격한 고통을 수반한다).

임상사례

자궁내막에 발생하는 악성종양으로서 자궁체부암(cancer of uterine body)과 자궁경부암이 있는데 양자는 전혀 다른 질환이다. 자궁체부암은 중년 이상의 자궁에 생긴다.

자궁경부암(cervical cancer) : 젊은 여성의 자궁목부에 바이러스감염(대부분은 성교 시의)에 의해 발병함으로써 백신에 의한 예방이 유효하다.

자궁근종(uterine myoma) : 중년여성의 자궁근층의 평활근세포가 증식한 것으로 양성종양인데 수술을 해야 하는 경우가 많다.

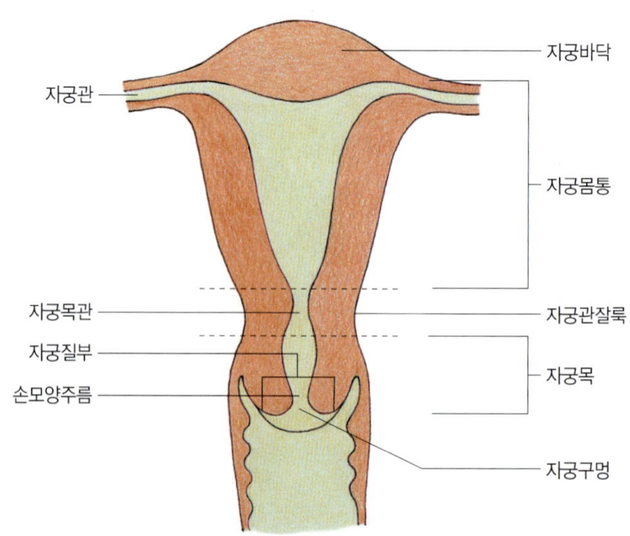

자궁의 단면

질과 음부 vagina & pudendum

질은 자궁 아래에 이어서 전후로 눌린 관(길이 8 cm 정도)이다. 요도 뒤 곧창자 앞에서 질어귀로 열려 있다. 질의 상단은 술잔과 같이 열려 있고 자궁질부를 받고 있다. 질이 자궁질부의 주위에 이어져 멈추는 부분을 질천장이라고 한다. 질천장은 후방에서 특히 깊게 뻗어 있고 배막안으로 돌출하고 있다. 질의 점막은 중층편평상피로 덮여 있다. 이 상피세포는 다량의 글리코겐을 포함한다. 이것이 세포의 박리에 의해 질 내로 나와 특수한 세균에 의해 분해되어 유산을 만든다. 질의 내부는 이 유산에 의해 강한 산성을 보이고 감염을 막는 환경이 된다. 질의 점막 아래에는 정맥얼기가 발달하고 민무늬근육의 층이 있다.

질의 개구부에는 점막의 주름이 뻗어 있고 중앙에 작은 질구멍을 남긴 처녀막이 있고, 질구멍의 바로 앞쪽에는 요도가 작은 부풀림으로 열려 있다. 이것이 바깥요도구멍이다. 바깥요도구멍 앞쪽에는 음핵이 뿔처럼 돌출되어 있고 앞면에서 음핵꺼풀이 씌워져 있다. 음핵은 발생학적으로 남성의 음경에 해당하기 때문에 몸 밖으로 나오는 부분은 음경보다 훨씬 작지만 체내에 있는 본체는 의외로 크고 긴 좌우의 각을 가지고 두덩뼈에서 시작된다. 또 해면체를 중심으로 하여 생긴 것도, 감각신경(성감을 받는)이 풍부한 음핵귀두를 가지고 있는 것도 음경과 마찬가지이다.

음핵의 뒤쪽으로 한 쌍의 소음순이 열려 있고 이것은 질의 아래에서 닫힌다. 이렇게 하여 좌우의 소음순에 싸이는 부분은 질어귀라고 한다. 질어귀와 소음순의 내면은 점막과 닮은 피부로 덮여 있고 털이나 피하지방은 없다.

질어귀의 양측에는 남성의 요도해면체에 해당하는 어귀망울이라고 하는 발기장치가 숨어 있다. 그 아래는 완두콩만 한 큰질어귀샘이 있다. 이 샘과 질의 개구부에 모이는 다수의 작은질어귀샘은 모두 질어귀로 열리고 성적 흥분 시에 점액을 방출하여 안뜰을 부드럽게 한다.

소음순의 외측에는 대음순이 있다. 이것은 큰 피부의 주름으로 소음순과는 대조적으로 털 · 기름샘 · 땀샘을 가지고 있고 피하지방이 풍부하다.

감각신경 | 지각신경 / sensory nerve
곧창자; 직장 | rectum
기름샘 | 피지선; 지선 / sebaceous gland
대음순 | labium major
두덩뼈 | 치골 / pubis
땀샘 | 한선 / sweat gland
민무늬근육 | 평활근 / smooth muscle
바깥요도구멍 | 외요도구 / external urethral orifice
소음순 | labium minor
안뜰 | 전정 / vestibule
요도 | urethra
요도해면체 | corpus spongiosum penis
음경 | penis
음부 | pudendum
음핵 | clitoris
음핵귀두 | glans of clitoris
음핵꺼풀 | 음핵포피 / prepuce of clitoris
작은질어귀샘 | 소전정선 / lesser vestibular glands
중층편평상피 | stratified squamous epithelium
질 | vagina
질어귀 | 질전정 / vestibule
질어귀망울 | 전정구 / bulb of vestibule
질천장 | 질원개 / vaginal fornix
처녀막 | hymen
큰질어귀샘 | 대전정선 / greater vestibular gland; Bartholin's gland
털 | 모 / hairs
해면체 | cavernosum

상피조직 | 몸의 표면, 입의 안, 위나 창자의 안쪽 면, 샘의 도관, 체강과 혈관의 안쪽 등 자유표면을 덮고 있는 막 형태의 세포층을 상피라고 하며, 이 세포집단을 상피조직이라 한다.

단층원주상피 | 기다란 원기둥 형태의 세포가 1층으로 늘어져 있는 상피.
예: 위나 창자의 점막표면, 샘, 도관

중층편평상피 | 편평한 세포가 몇 개의 층으로 겹쳐서 두꺼운 판을 이루는 상피.
예: 피부, 입안, 식도, 직장의 끝부분, 질의 점막

단층원주상피

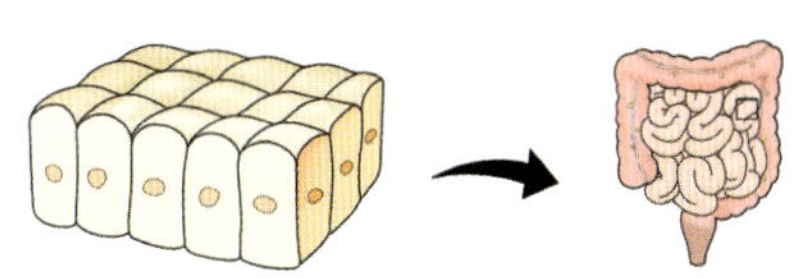

중층편평상피

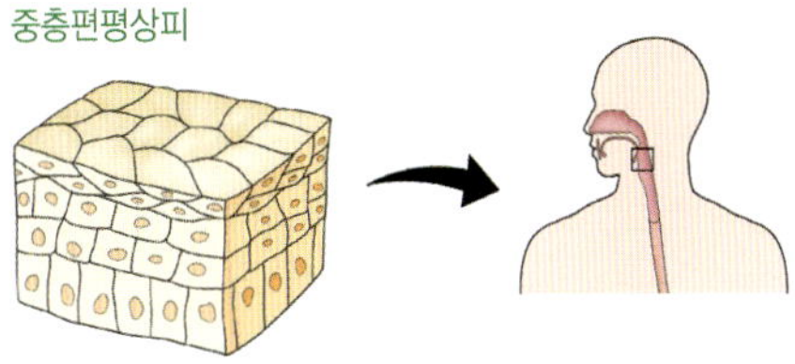

여성생식기

곧창자; 직장 | rectum
깊은샅가로근 | 심회음횡근 / deep transverse perineal muscle
대음순 | labium major
바깥요도구멍 | 외요도구 / external urethral orifice
불두덩 | 치구 / mons pubis
소음순 | labium minor
요도 | urethra
음핵 | clitoris
음핵꺼풀 | 음핵포피 / prepuce of clitoris
자궁 | uterus
자궁질부 | protio vaginalis uteri
질 | vagina
질구멍 | 질구 / vaginal orifice
질어귀 | 질전정 / vestibule
질어귀망울 | 전정구 / bulb of vestibule
질천장 | 질원개 / vaginal fornix
처녀막 | hymen
큰질어귀샘 | 대전정선 / greater vestibular gland; Bartholin's gland
항문 | anus

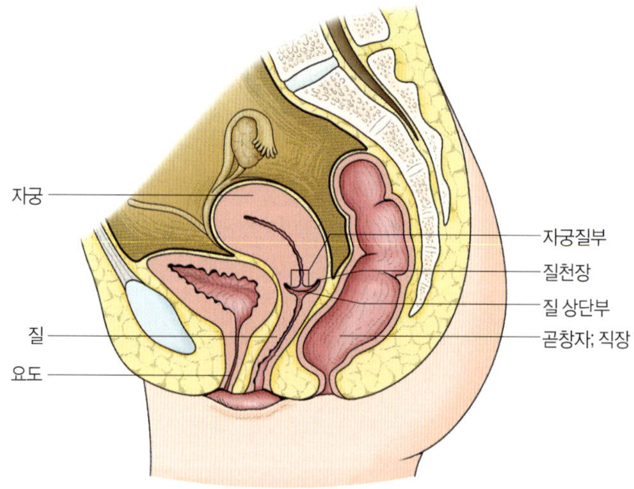

| 여성골반의 정중시상단면 |

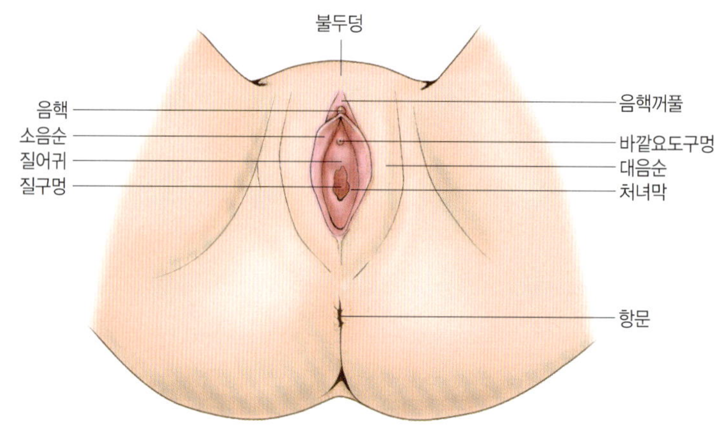

| 바깥생식기 |

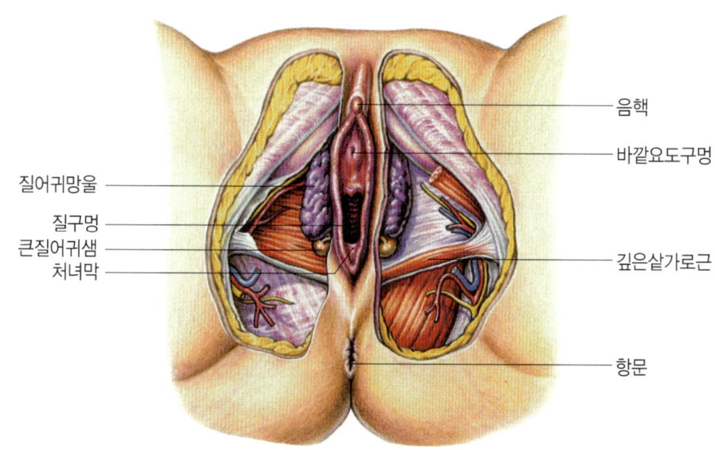

| 음핵과 질어귀 |

Chapter

11 내분비계통

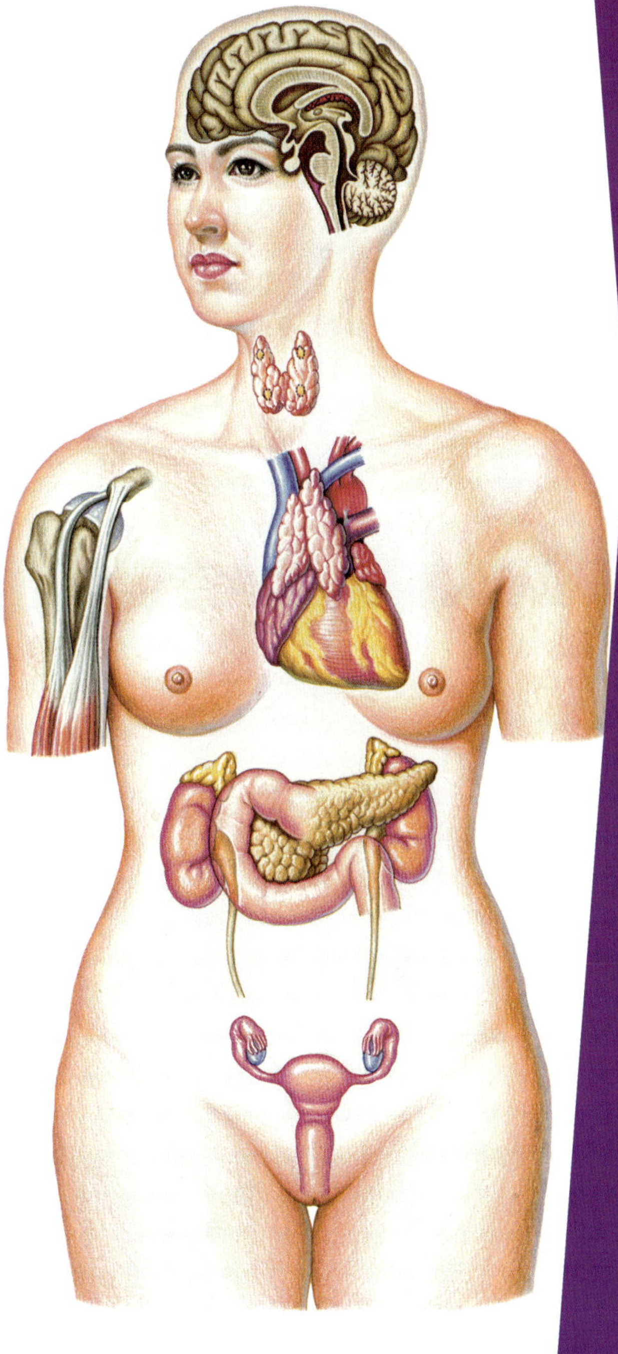

분비관이 없는 샘으로 분비물이 모세혈관을 통하여 혈액 중에 방출되는 것을 내분비샘이라고 한다. 내분비샘에서 나온 분비물은 호르몬이라고 하고 이것은 혈류를 타고 전신으로 돌아 멀리 떨어진 기관이나 세포의 기능에 영향을 준다. 전형적인 내분비샘은 상피세포의 집단으로 풍부한 모세혈관이 분포하는 독립적인 기관이다.

이에 속하는 것은 뇌하수체 · 솔방울샘 · 갑상샘 · 부갑상샘 · 부신 · 이자의 랑게르한스섬 · 가슴샘 · 고환의 사이세포 · 난소의 황체 및 난포 등이다.

그 밖의 작은창자 · 위 · 침샘 · 지라 등도 호르몬을 분비한다. 대표적인 내분비샘은 뇌하수체 · 솔방울울샘 · 갑상샘 · 부갑상샘 · 부신 · 이자의 랑게르한스섬으로 대표적인 샘들만 기술한다.

내분비계통의 기관

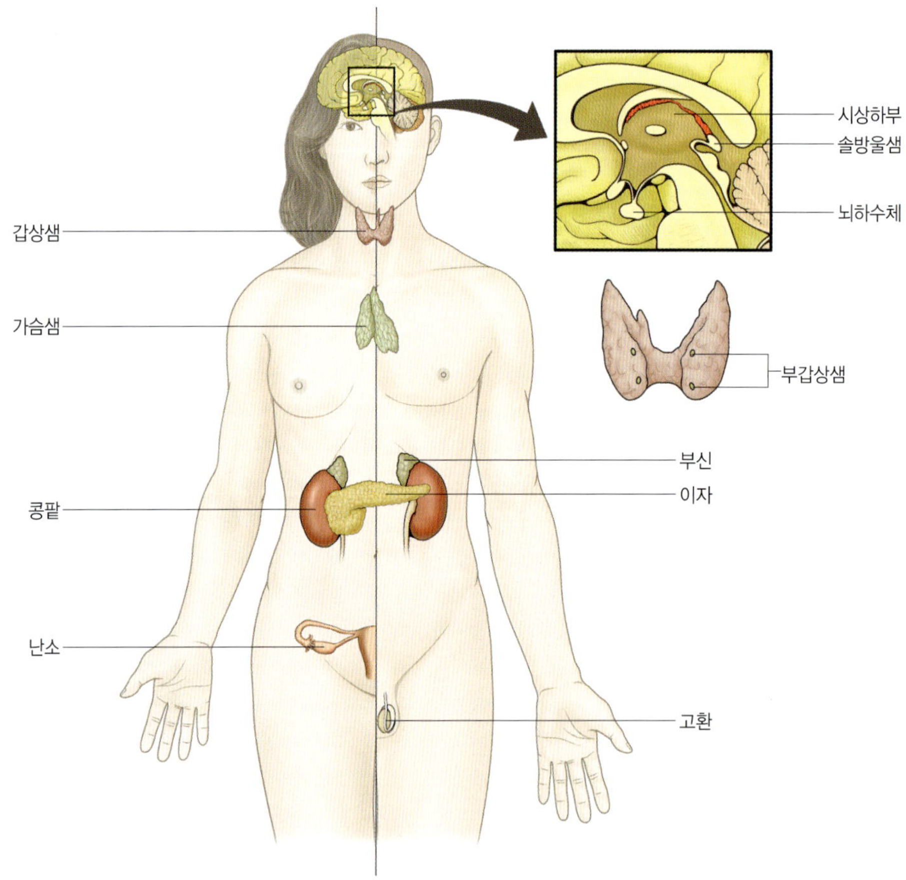

가슴샘 | 흉선 / thymus
갑상샘 | 갑상선 / thyroid gland
고환 | 정소 / testis
난소 | ovary
내분비샘 | 내분비선 / endocrine glands
뇌하수체 | 하수체 / pituitary gland; hypophysis
랑게르한스섬 | islet of Langerhans
부갑상샘 | 부갑상선 / parathyroid gland
부신; 콩팥위샘 | suprarenal gland; adrenal gland
솔방울샘 | 송과체 / pineal gland; pineal body
시상하부 | hypothalamus
이자섬 | 췌장도 / pancreatic islet
이자 | 췌장 / pancreas
콩팥; 신장 | kidney

뇌하수체 pituitary gland

뇌하수체는 뇌바닥의 중심 가까이에 있는 사이뇌라고 불리는 부분의 아랫면에 가는 줄기에 매달려 있는 동그란 기관으로, 머리뼈바닥에 있는 안장의 우묵 들어간 곳 안에 들어 있다.

뇌하수체는 앞엽과 뒤엽이라고 하는 서로 다른 구조와 기능을 가진 부분들로 이루어져 있다. 앞엽이 인두점막의 상피가 떨어져서 발달한 상피세포의 집합인 것에 비해 뒤엽은 뇌가 뻗어 나와서 생긴 것으로 신경조직 그 자체이다. 양쪽 모두 분비된 호르몬을 운반하는 모세혈관이 발달해 있다.

뇌하수체의 앞엽 pituitary gland anterior lobe

뇌하수체의 앞엽세포는 그 분비과립이 여러 가지 색소에 의해 어떻게 염색되느냐에 따라서 분류된다. 앞엽의 세포는 산성과 염기성색소에 대한 친화력에 따라 호산세포, 호염기세포, 색소안듦세포로 분리되며 면역조직 화학염색에 따라 각 호르몬을 분비하는 세포로 분리되는데 호산세포는 성장자극세포, 프로락틴세포 그리고 호염기세포는 갑상샘자극세포, 생식샘자극세포, 부신겉질자극세포로 분류된다. 앞엽 호르몬으로는 다음의 것이 있다.

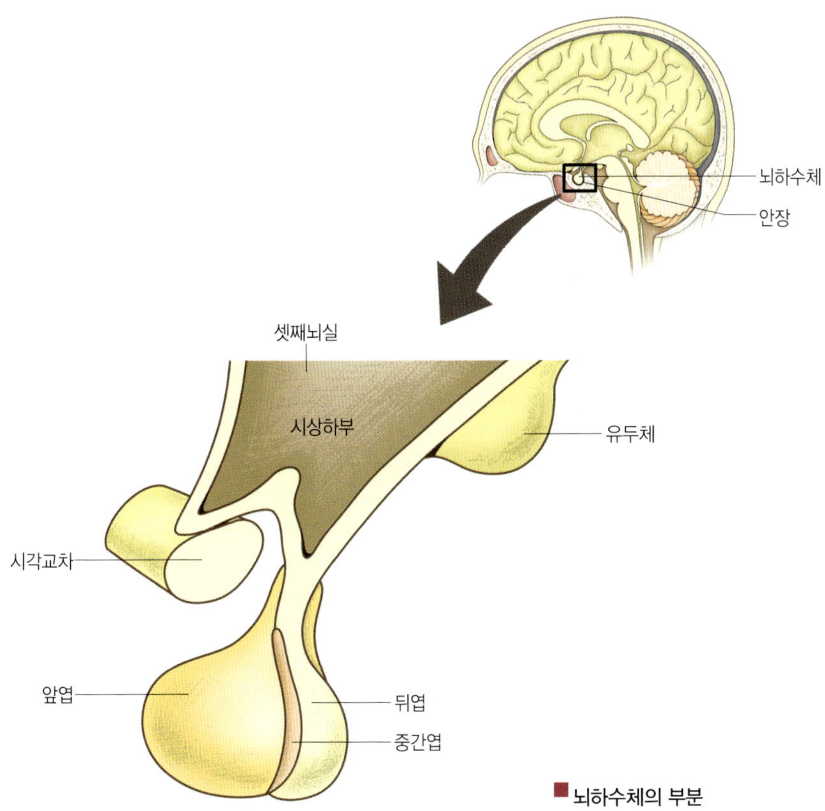

■ 뇌하수체의 부분

갑상샘자극세포 | 갑상선자극세포 / thyrotropic cell
뇌하수체 | 하수체 / pituitary gland; hypophysis
뒤엽 | 후엽 / posterior lobe
머리뼈바닥 | 두개저 / cranial base; basicranium
모세혈관 | capillary
바닥쪽; (뇌)바닥쪽 | 저측; 뇌저측 / basilar
부신겉질자극세포 | 부신피질자극호르몬 / corticotropic cell
사이뇌; 간뇌 | diencephalon
상피 | epithelium
상피세포 | epithelial cell
색소안듦세포 | 혐색소세포 / chromophobe cell
생식샘자극세포 | 생식선자극세포 / gonadotropic cell
성장자극세포 | somatotropic cell
셋째뇌실 | 제3뇌실 / third ventricle
시각교차 | 시신경교차 / optic chiasm; optic chiasma
시상하부 | hypothalamus
안장 | 터어키안 / sella turcica
앞엽 | 전엽 / anterior lobe
유두체 | mamillary body
중간엽 | middle lobe
프로락틴세포 | prolactin cell
호르몬 | hormone
호산세포 | acidophil cell
호염기세포 | basophil cell

■ 주요 내분비기관과 뇌하수체의 호르몬분비 모식도

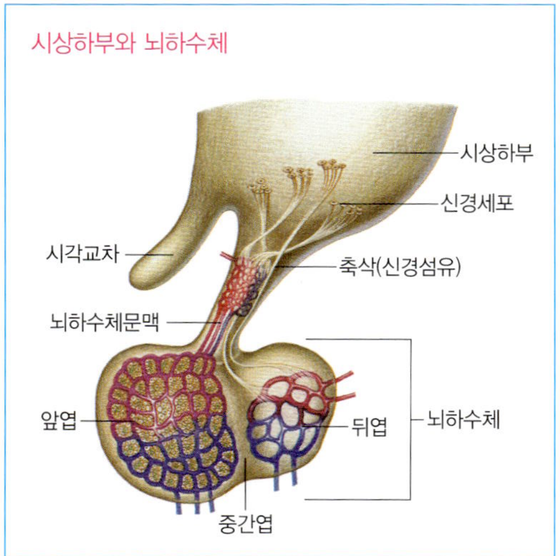

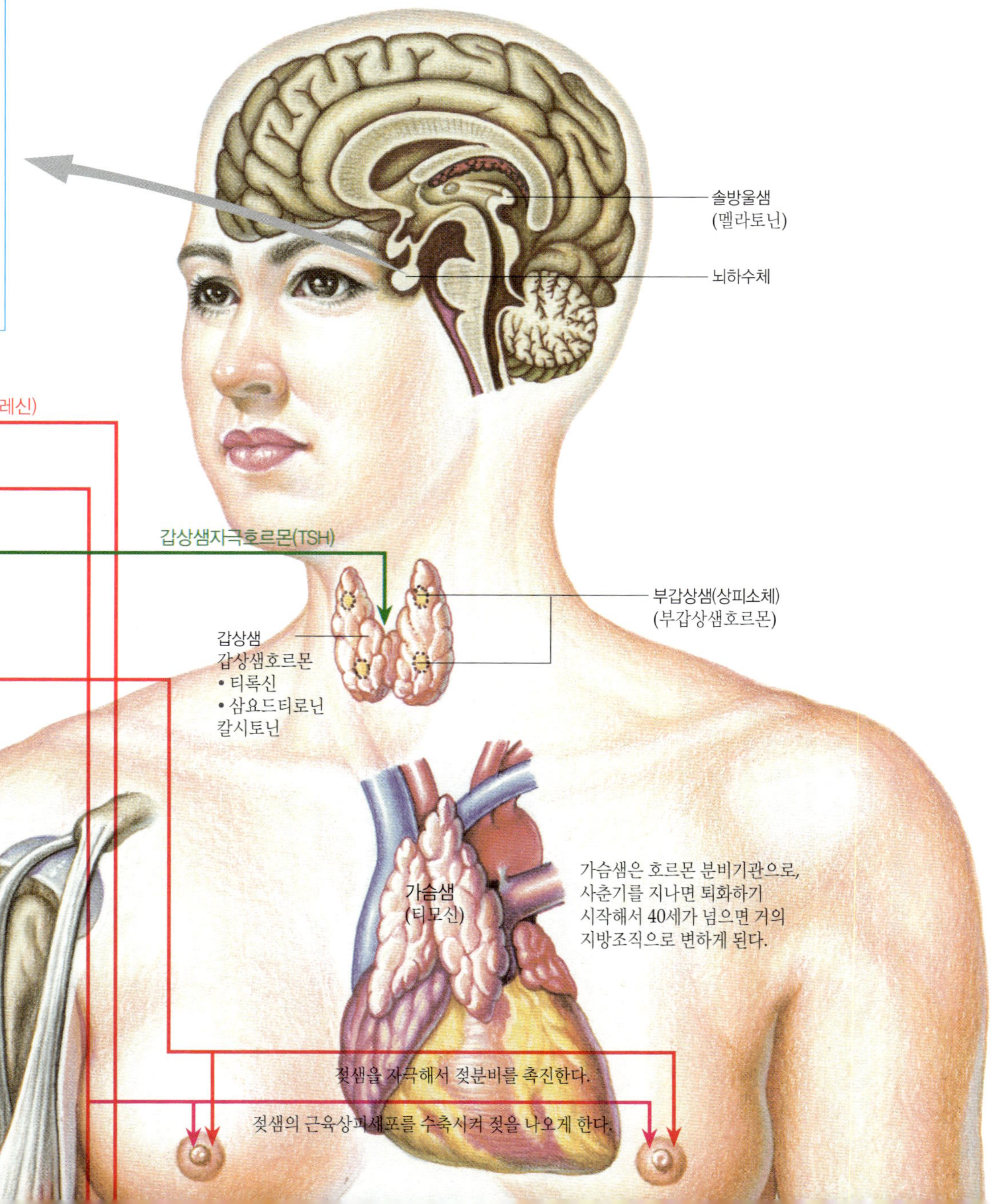

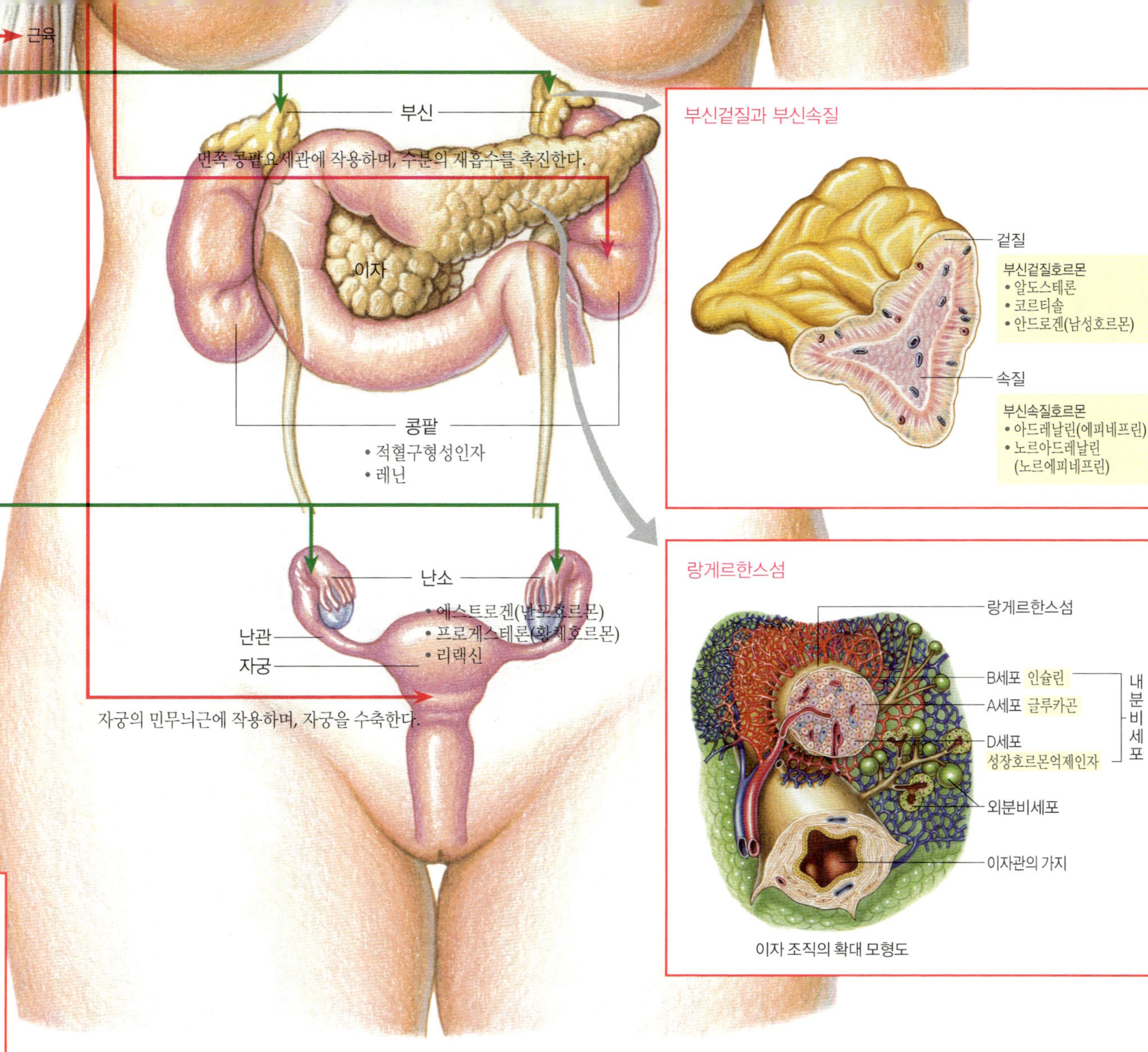

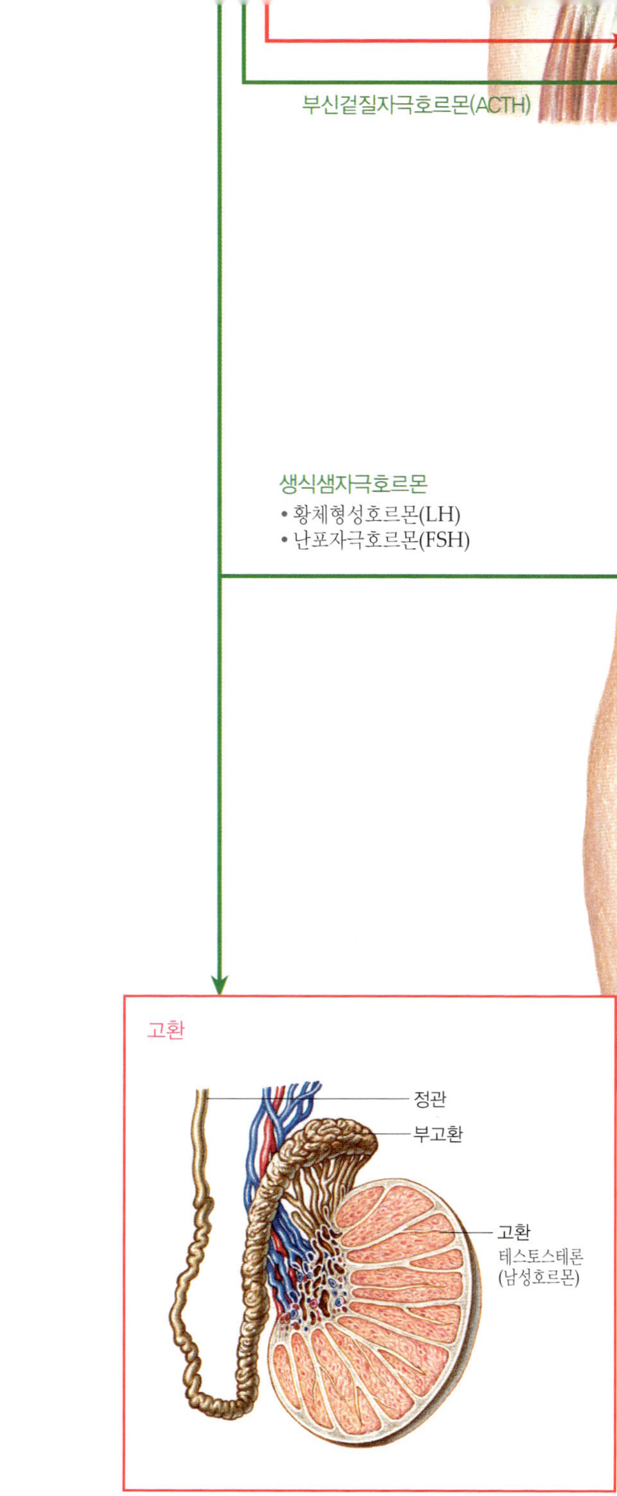

→ 하위 내분비기관의 호르몬 분비를 촉진하거나 조절한다.

→ 조직세포에 직접 작용해서 영향을 미친다.

갑상샘, 부신겉질, 생식샘의 호르몬 분비를 지시하고 조절하는 호르몬은 뇌하수체전엽에서 분비되어 혈액 속으로 방출되는 여러 종류의 자극 호르몬이며, 또한 이러한 자극 호르몬의 분비 촉진과 억제는 시상하부의 신경세포에서 만들어지는 방출 호르몬(억제 호르몬)에 의해 이중으로 종속되거나 제어된다. 한편 부신속질, 이자, 콩팥 등의 호르몬 분비는 주로 자율신경과 대사로부터 나온 체액 성분의 정보에 의해 조절된다.

갑상샘기능항진증 | 갑상선기능항진증 / hyperthyroidism
갑상샘자극호르몬 | 갑상선자극호르몬 / thyroid stimulating hormone, TSH
고환 | 정소 / testis
난소 | ovary
난포자극호르몬 | follicle stimulating hormone, FSH
난포 | follicle
배란 | ovulation
부신겉질 | 부신피질 / cortex of suprarenal gland
뼈끝연골 | 골단연골 / epiphyseal cartilage
사이질세포 | 간질세포 / interstitial cell
생식샘자극호르몬, 성선자극호르몬 | gonadotropin
에스트로겐 | estrogen
젖샘 | 유선 / mammary gland
프로락틴 | prolactin
황체, 루테인 | lutein
황체형성호르몬 | luteinizing hormone, LH

성장호르몬

몸 세포의 증식과 단백질의 동화작용을 촉진해서 성장과 체격의 발달에 영향을 주는 호르몬이다. 특히 뼈의 성장판인 **뼈끝연골**의 활동을 담당한다. 사춘기 때에 혈액 안의 성장호르몬의 양이 일정 수준 이하가 되면 뼈끝연골의 폐쇄가 일어나고 뼈의 길이 즉 신장의 성장이 멈추게 된다.

젖분비호르몬(프로락틴)

젖샘을 발달시켜서 젖분비를 촉진하는 호르몬이다. 임심말기부터 수유기에 이 호르몬이 다량으로 분비된다. 이 호르몬이 **프로락틴세포**의 이상증가로 인해 과도하게 분비되면 젖이 끊임없이 흘러나오는 증상이 발생한다.

갑상샘자극호르몬(TSH)

갑상샘의 분비기능을 촉진하는 호르몬으로 이것에 의해 몸의 신진대사가 조절된다. **갑상샘자극호르몬**이 과도하게 분비되면 **갑상샘기능항진증**(많이 마시고, 많이 먹고, 땀이 많이 나고, 몸이 마르고, 손이 떨리게 되는)이 발생한다.

부신겉질자극호르몬(ACTH)

부신겉질의 분비기능을 촉진하는 호르몬이다. 몸이 외부환경으로부터 각종 스트레스를 받게 되면 이 호르몬이 다량으로 분비된다. 이것에 의해 부신겉질이 두꺼워지고 세포가 증식해서 비대해진다.

생식샘자극호르몬

난포를 성숙시키고 난포에서 **에스트로겐**의 분비를 촉진하는 **난포자극호르몬**과 **배란**을 발생시키고 **황체** 형성을 촉진하는 **황체형성호르몬** 두 가지가 있다. 황체형성호르몬은 남성의 경우, **고환**의 **사이질세포**가 남성호르몬 분비를 촉진하도록 하는 활동을 하고 있다(사이질세포자극호르몬).

이 **생식샘자극호르몬**은 남성의 경우 15세 전후, 여성은 12세 전후가 되면 분비되기 시작하고 **난소**와 **고환**은 이에 반응해서 성호르몬을 분비하게 된다. 이러한 과정을 통해 사춘기의 몸의 변화인 2차성징이 일어나게 된다.

임상사례

소아에게 성장호르몬의 분비가 부족해지면 뇌하수체성 난쟁이증을 일으킨다. 또한 사춘기가 되어서도 이 호르몬의 분비가 적당히 떨어지지 않으면 비정상적으로 키가 자라 거인증이 발생한다. 뼈끝연골이 폐쇄된 후에도 이 호르몬이 계속 분비되면 말단거대증이 발생해서 손가락, 빰, 코, 턱 등 온몸의 돌출부위가 울퉁불퉁하게 커진다. 나이든 사람도 성장호르몬을 투여하면 뼈아교질이 증가해서 뼈대근육이 튼튼해진다. 최근에는 도핑으로 악용되는 경우도 있다.

이처럼 뇌하수체앞엽호르몬의 대부분은 다른 내분비샘의 호르몬 분비를 조절하는 역할을 하며 앞엽은 내분비계통을 주도한다고 말할 수 있다. 그러나 이 앞엽의 활동 역시 시상하부라고 불리는 뇌의 한 부분으로부터 조절되고 통제된다.

뇌하수체의 뒤엽과 신경분비 pituitary gland posterior lobe & neurosecretion

뒤엽의 호르몬으로는 바소프레신과 옥시토신이 있다. 바소프레신은 세동맥의 민무늬근육을 수축시켜 혈압을 높이고 또한 콩팥의 집합관으로 물의 재흡수를 촉진하는(소변의 양을 줄인다) 작용을 하므로 항이뇨호르몬이라고도 불린다. 이 호르몬의 분비가 저하되면 물처럼 엷은 소변이 대량으로 나오는 요붕증이라고 하는 질병이 발생한다. 옥시토신은 임산부 자궁의 민무늬근육을 수축시켜 진통을 일으키는 작용을 한다.

뒤엽의 이 두 가지 호르몬은 뒤엽에서 만들어지는 것이 아니라 사이뇌에 있는 시상하부의 독특한 신경세포에서 생산된다. 이 신경세포의 돌기는 뇌하수체줄기를 통해 뒤엽에 도달하고 모세혈관 주위에서 끝난다. 신경세포의 분비물은 이 돌기 안에서 뒤엽으로 운반되고 다시 뒤엽에서 혈액 안으로 방출된다. 이처럼 신경세포가 분비물을 생산하고, 운반하고, 혈액 안으로 방출하는 현상을 신경분비라고 한다.

이와는 별개로 뇌하수체가 붙어 있는 자리에서 가까운 시상하부(융기핵이라고 불리는 영역)의 신경세포가 몇 가지의 앞엽호르몬방출호르몬을 생산하고 있다. 뇌하수체앞엽호르몬의 방출을 촉진하는 호르몬으로는 성장호르몬, 프로락틴방출호르몬, 갑상샘자극호르몬, 부신겉질자극호르몬, 성선자극호르몬이 있고, 앞엽호르몬의 방출을 억제하는 호르몬으로는 소마토스타틴(성장호르몬방출을

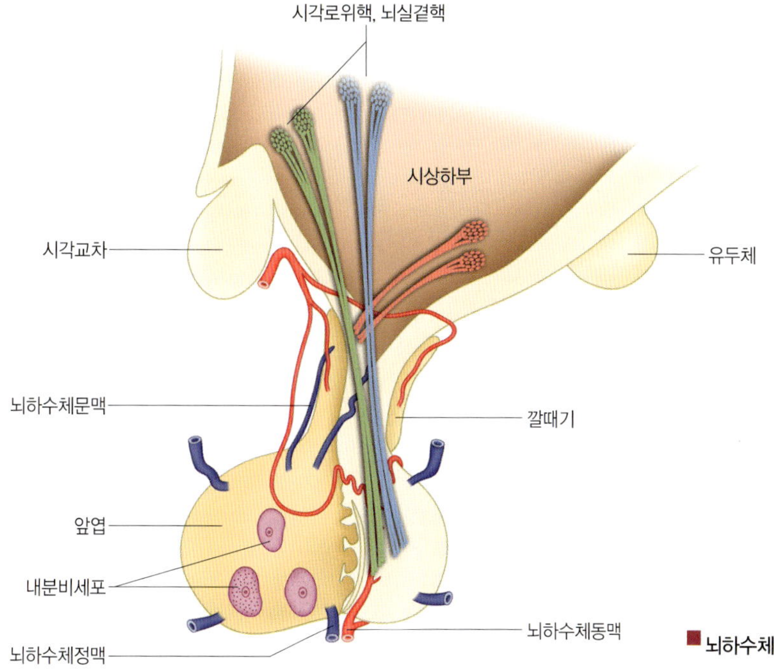

■ 뇌하수체와 신경분비계의 모형도

갑상샘자극호르몬 | 갑상선자극호르몬 / thyroid stimulating hormone, TSH
깔때기 | 누두 / infundibulum
내분비샘 | 내분비선 / endocrine glands
내분비세포 | endocrine cell
뇌하수체 | 하수체 / pituitary gland; hypophysis
뇌하수체동맥 | hypophyseal artery
뇌하수체문맥 | hypophyseal portal vessels
뇌하수체정맥 | hypophyseal vein
뇌하수체줄기 | hypophysial stalk
뒤엽 | 후엽 / posterior lobe
모세혈관 | capillary
민무늬근육 | 평활근 / smooth muscle
바소프레신 | vasopressin
부신겉질자극호르몬 | 부신피질자극호르몬 / adrenocorticotropic hormone, ACTH
사이뇌; 간뇌 | diencephalon
생식샘자극호르몬, 성선자극호르몬 | gonadotropin
성장호르몬 | growth hormone
세동맥 | 소동맥 / arteriole
소마토스타틴 | somatostatin
시각교차 | 시신경교차 / optic chiasm; optic chiasma
시각로위핵, 뇌실곁핵 | supraoptic and paraventricular nucleus
시상하부 | hypothalamus
신경분비 | neurosecretion
신경세포 | 신경원 / neuron
앞엽호르몬방출호르몬 | anterior lobe releasing hormones
앞엽 | 전엽 / anterior lobe
옥시토신 | oxytocin
요붕증 | diabetes insipidus
유두체 | mamillary body
융기핵 | tuberal nucleus
자궁 | uterus
집합관 | collecting duct
콩팥; 신장 | kidney
항이뇨호르몬 | antidiuretic hormone
혈액; 피 | blood

뇌 | 골 / brain
뇌들보 | 뇌량 / corpus callosum
뇌하수체 | 하수체 / pituitary gland; hypophysis
뇌하수체문맥 | hypophyseal portal vessels
뇌하수체줄기 | hypophysial stalk
다리뇌 | 교뇌 / pons
맥락얼기 | 제3뇌실맥락총 / choroid plexus of third ventricle
멜라토닌 | melatonin
모세혈관 | capillary
사이뇌; 간뇌 | diencephalon
세정맥 | 소정맥 / venule
소뇌 | cerebellum
솔방울샘 | 송과체 / pineal gland; pineal body
솔방울샘세포 | 송과(체)세포 / pinealocyte
숨뇌; 연수 | myelencephalon; medulla oblongata; bulb
시상 | thalamus
시상하부 | hypothalamus
신경섬유 | nerve fiber
신경세포 | 신경원 / neuron
아교세포, 교세포 | glia
앞엽 | 전엽 / anterior lobe
정중융기 | median eminence
중간뇌; 중뇌 | mesencephalon; midbrain
혈액; 피 | blood

임상사례

멜라토닌은 포유류의 솔방울샘에서 양서류와 어류에 이르기까지 멜라토닌세포의 색소과립을 끌어당겨서 몸의 색을 밝게 하는 물질이다. 그러나 멜라토닌은 포유류의 멜라토닌세포에는 작용하지 않고 대신 성적 발달을 억제하고 생식기관의 활동을 억제한다는 것이 밝혀졌다. 또한 솔방울샘은 약 24시간의 생체리듬(이것을 하루주기리듬이라고 부른다)에 따라 멜라토닌을 생산한다. 멜라토닌은 야간, 즉 광자극이 적은 시간에 많이 생산되며 혈액 안으로 방출되어 몸의 활동을 둔화시키고 졸음을 유발하는 작용을 한다.

하루주기리듬을 만드는 체내시계는 뇌의 교차위핵에 있다. 이 시계는 망막에서 빛(명암)의 정보를 받고 그 신호를 솔방울샘에 이르는 신경경로로 보내 멜라토닌 분비를 조절한다.

억제)과 프로락틴방출억제호르몬이 있다.

이러한 시상하부호르몬은 신경세포의 돌기에 의해 정중융기(뇌하수체줄기가 붙어 있는 곳)로 운반되고 이곳에 분포하고 있는 특수한 모세혈관의 경로를 거쳐 혈액을 통해 앞엽에 도달한다. 이렇게 해서 뇌에서 나온 방출호르몬이 앞엽의 각종 호르몬을 조절하게 된다. 내분비계통의 주역인 뇌하수체앞엽은 뇌(시상하부)에 의해 제어되고 있는 것이다. 또한 방출호르몬을 운반하는 세정맥은 앞엽 안에서 다시 모세혈관이 되기 때문에 뇌하수체문맥이라고 불린다.

솔방울샘 pineal gland

뇌하수체가 사이뇌의 아래 벽에 달라붙어 있는 것에 비해서 솔방울샘은 사이뇌의 등쪽 면에 돌출해 있다. 직경 6 mm 정도의 작은 기관이며 솔방울 모양을 하고 있어서 이러한 이름이 붙었다. 솔방울샘은 솔방울샘세포(신경세포의 변종)와 이를 도와주는 아교세포로 이루어져 있으며 다수의 모세혈관과 신경섬유가 분포되어 있다.

솔방울샘세포는 성적 발육을 억제하고 또한 하루주기리듬을 담당하는 멜라토닌이라고 하는 호르몬을 분비한다.

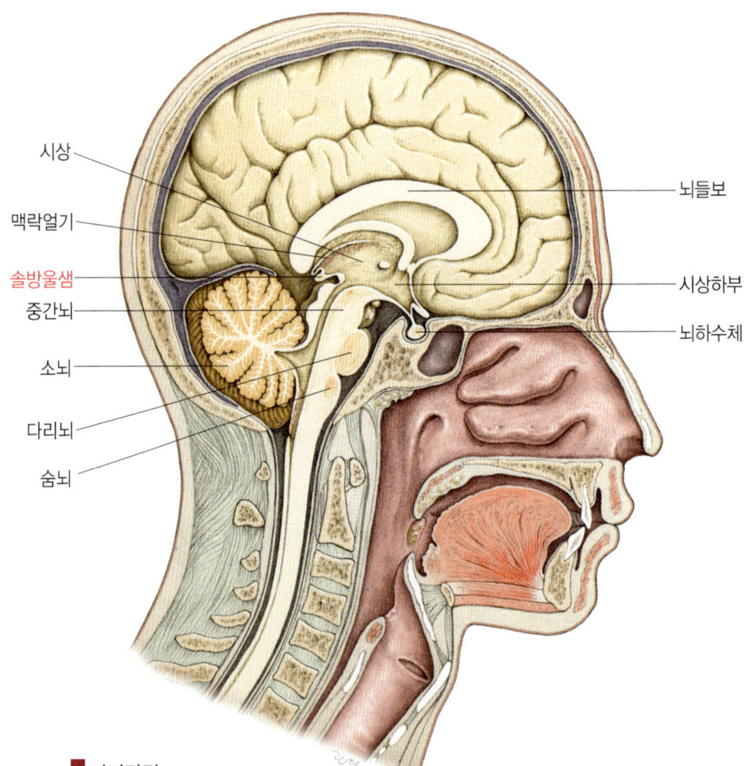

■ 머리단면

갑상샘 thyroid gland

갑상샘은 목 부위의 앞면에 있는 붉고 단단한 기관으로 **후두**를 아래에서 U자 형태로 둘러싸고 있다. 위아래로 긴 좌우의 **엽**으로 이루어져 있으며 이를 연결하는 가늘고 협소한 부위가 기관 위의 끝 부분을 덮고 있다.

갑상샘은 **소포**라고 불리는 직경 0.2 mm 전후 크기의 주머니들의 집합체이며 그 벽은 **단층입방상피세포**로 둘러싸여 있다. 이 **소포상피세포**가 호르몬의 전구물질을 생산해서 소포 안으로 분비한다. 분비물은 **콜로이드**라고 불리는 균질한 액체로 소포 안에 저장되며 때에 따라 **소포상피세포**에 재흡수되어 호르몬으로 만들어져 소포 주위의 **모세혈관** 속으로 방출된다.

갑상샘호르몬은 **티록신**이라고 불리며 온몸에 있는 세포의 신진대사를 높이는 작용을 한다. **티록신**이 많이 분비될수록 각각의 세포가 소비하는 산소의 양도 증가해서 결국 호흡을 통해 온몸으로 들어오는 산소의 양이 많아지게 된다. **갑상샘**의 기능이 정상수준 이상으로 높아지면 호흡운동이 거칠게 되고 혈압이 상승하며 땀을 많이 흘리게 되고, 많이 먹고, 많이 마시게 되지만 몸은 마른다. 이것이 **갑상샘기능항진증**이다.

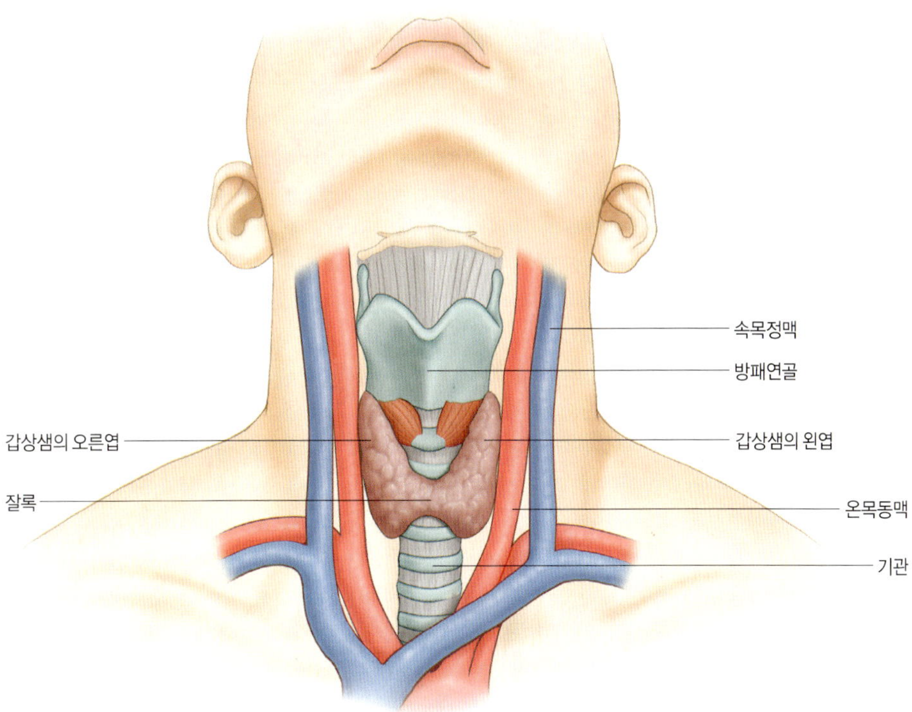

■ 갑상샘

갑상샘 | 갑상선 / thyroid gland
갑상샘기능항진증 | 갑상선기능항진증 / hyperthyroidism
갑상샘호르몬 | 갑상선호르몬 / thyroid hormone
기관 | trachea
모세혈관 | capillary
방패연골 | 갑상연골 / thyroid cartilage
소포 | follicle
속목정맥 | 내경정맥 / internal jugular vein
엽 | lobe
온목동맥 | 총경동맥 / common carotid artery
잘록 | 협부 / isthmus
콜로이드 | colloid
티록신 | thyroxin
후두 | larynx

상피조직 | 몸의 표면, 입의 안, 위나 창자의 안쪽 면, 샘의 도관, 체강과 혈관의 안쪽 등 자유표면을 덮고 있는 막 형태의 세포층을 상피라고 하며, 이 세포집단을 상피조직이라 한다.

단층입방상피 | 기다란 원기둥 형태의 세포(원주상피) 중에서 길이가 짧은 것.
예: 갑상샘

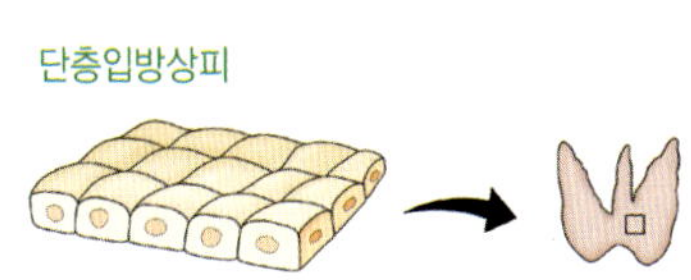

갑상샘 | 갑상선 / thyroid gland
내분비샘 | 내분비선 / endocrine glands
부갑상샘 | 부갑상선 / parathyroid gland
부갑상샘호르몬 | 부갑상선호르몬 / parathormone, PTH
소포 | follicle
소포곁세포 | 부소포세포 / parafollicular cell
식도 | esophagus
인두 | pharynx
칼시토닌 | calcitonin

임상사례

뇌하수체앞엽의 갑상샘자극호르몬(TSH)의 분비과잉에 의해 갑상샘기능항진증이 발생한다.
갑상샘호르몬의 분비가 부족해지면 점액부종이라고 하는 몸에 점액 상태의 조직액이 고여서 정신과 육체의 활동이 현저하게 둔화되는 질병과 (유아기에는)크레틴병이라고 하는 소인증이 발생한다.
갑상샘기능저하증의 1형으로 유명한 그레이브스병은 20~30대의 여성에게 많이 발생하며 빠른맥과 안구돌출이 증상의 특징이다. 최근 그레이브스병은 갑상샘의 자가면역질환이며 갑상샘의 갑상샘자극호르몬수용체에 대한 항체가 갑상샘을 자극한다는 설이 유력하다.

갑상샘에서는 혈중 칼슘(Ca^{2+}) 농도를 내리는 호르몬이 분비되며 이를 칼시토닌이라고 부른다. 칼시토닌은 소포곁세포라고 하는 소포의 바깥쪽에서 작은 집단을 이루고 있는 특수한 세포에서 분비된다.

부갑상샘 parathyroid gland

부갑상샘은 갑상샘의 등쪽 면에 붙어 있는 쌀 한 톨 정도 크기의 내분비샘으로 보통 위아래로 1쌍씩 전부 4개가 있다. 전형적인 입방체 모양의 상피세포 집단과 모세혈관그물로 이루어져 있다. 분비물은 부갑상샘호르몬(PTH)이라고 불리는 호르몬으로 혈중 칼슘(Ca^{2+})농도를 높이는 활동을 한다.
부갑상샘호르몬은 위에서 언급한 칼시토닌과 서로 버티어 대항함으로써 양쪽의 균형 잡힌 활동에 의해 뼈아교질과 혈액 사이에서 칼슘이 들어가고 나오는 것이 조절된다. 결과적으로 혈중 칼슘(Ca^{2+})이 일정 농도(9~11 mg/dl)로 유지되며 이는 생체기능에 꼭 필요한 조건이다.

임상사례

부갑상샘호르몬의 분비가 비정상적으로 높아지면 뼈나 치아의 칼슘이 다량으로 혈액 안으로 녹아들고 전신성 골연화증이 발생한다. 또한 부갑상샘호르몬의 분비 저하에 의해 혈중 칼슘(Ca^{2+})농도가 일정 수준 이하가 되면 온몸에 근육의 경련이 일어난다(테타니). 갑상샘 수술 시 실수로 모든 부갑상샘을 제거하게 되면 테타니가 발생하고 결국 사망에 이르게 된다.

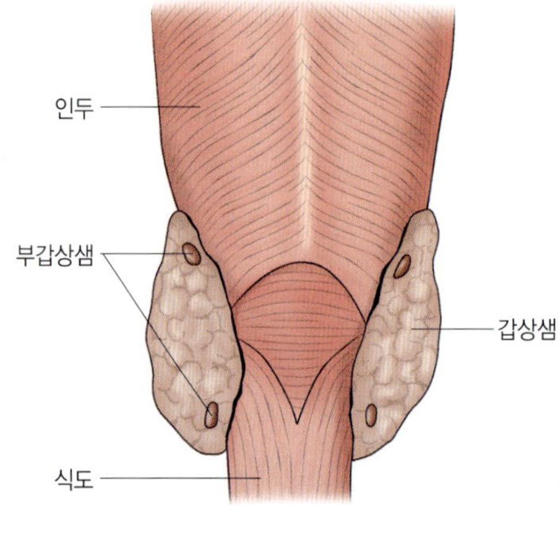

■ 부갑상샘

부신 suprarenal gland

부신은 콩팥의 위끝에 베래모와 같이 얹어져 있고 콩팥과 함께 후복벽의 지방에 묻혀 있다. 부신은 표층의 겉질과 중심부의 속질로 이루어져 있으며 양쪽의 구조나 기능은 서로 전혀 다르다. 부신을 발생학적 측면에서 보면 겉질은 결합조직세포에서 분화했고(중간엽), 속질은 신경세포와 공통의 발생과정을 지닌다(신경외배엽).

겉질의 구조와 호르몬

겉질을 현미경으로 보면 지방덩어리를 다량 함유한 상피세포(내분비세포)가 다발 모양으로 연결되어 있고 그 사이를 모세혈관이 지나고 있다. 세포의 배열모양에 의해 표층에서부터 토리층, 다발층, 그물층으로 구분한다.

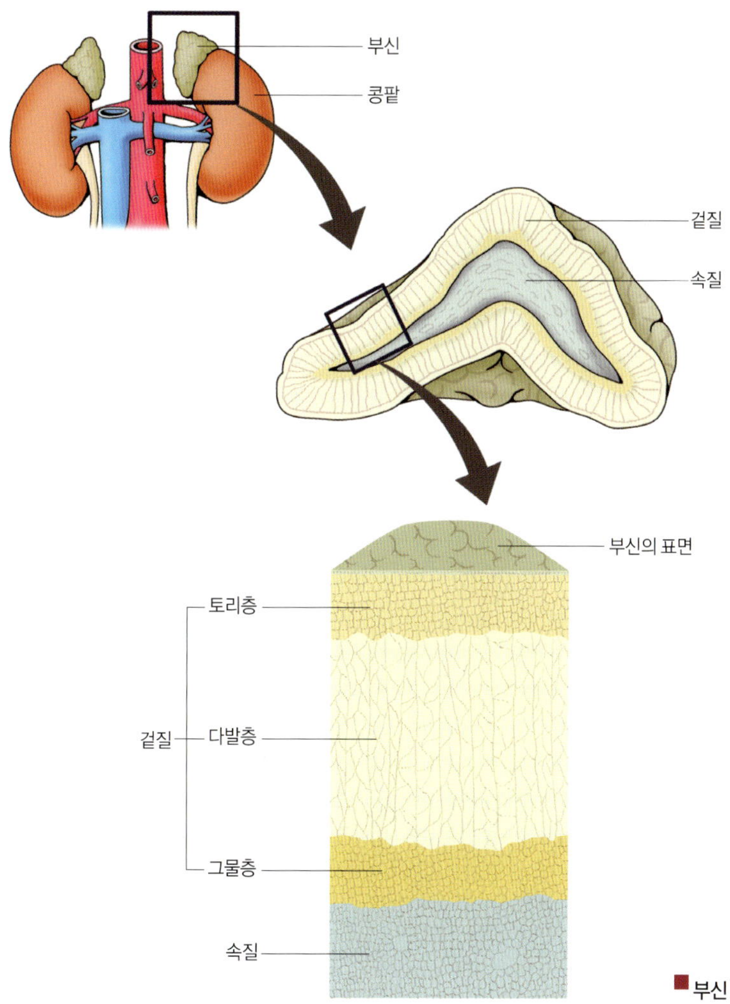

■ 부신

겉질 | 피질 / cortex
결합조직세포 | connective tissue cell
그물층 | 망상층 / zona reticularis
내분비세포 | endocrine cell
다발층 | zona fasciculata
모세혈관 | capillary
부신; 콩팥위샘 | suprarenal gland; adrenal gland
부신의 표면 | surface of adrenal gland
상피세포 | epithelial cell
속질 | 수질 / medulla
신경세포 | 신경원 / neuron
신경외배엽 | neuroectoderm
중간엽 | middle lobe
콩팥; 신장 | kidney
토리층 | 사구층 / zona glomerulosa

간 | liver
고환 | 정소 / testis
광물부신겉질호르몬 | mineralocorticoid
글루코코르티코이드 | glucocorticoids
난소 | ovary
노르아드레날린 | noradrenalin
뇌하수체 | 하수체 / pituitary gland; hypophysis
다발층 | zona fasciculata
랑게르한스섬 | islet of Langerhans
버팀질 | 지질 / stroma
부갑상샘 | 부갑상선 / parathyroid gland
부신겉질 | 부신피질 / cortex of suprarenal gland
부신겉질호르몬 | 부신피질호르몬 / adrenocortical hormone
스테로이드 | steroid
아드레날린 | adrenalin
알도스테론 | aldosterone
요세관 | 세뇨관 / uriniferous tubule
콩팥; 신장 | kidney
토리층 | 사구층 / zona glomerulosa
히드로코르티손 | hydrocortisone

뇌하수체, 부갑상샘, 랑게르한스섬 등 많은 내분비샘의 호르몬이 단백질이나 펩틴인 것에 비해 부신겉질(그리고 고환, 난소)호르몬은 스테로이드라고 불리는 버팀질이다. 주요 겉질호르몬은 다음과 같다.

광물부신겉질호르몬 | 알도스테론이라고 불리는 물질을 대표하는 일군의 스테로이드로 토리층에서 분비된다. 콩팥의 요세관에서 Na^+와 K^+의 교환을 촉진하고, 혈중 Na^+와 K^+의 양을 조절하는 호르몬이며 생명에 필수적인 호르몬이기 때문에 실험동물에게서 부신겉질을 제거하면 죽게 된다.

글루코코르티코이드 | 히드로코르티손 등의 일군의 스테로이드로 다발층에서 분비된다. 간에서의

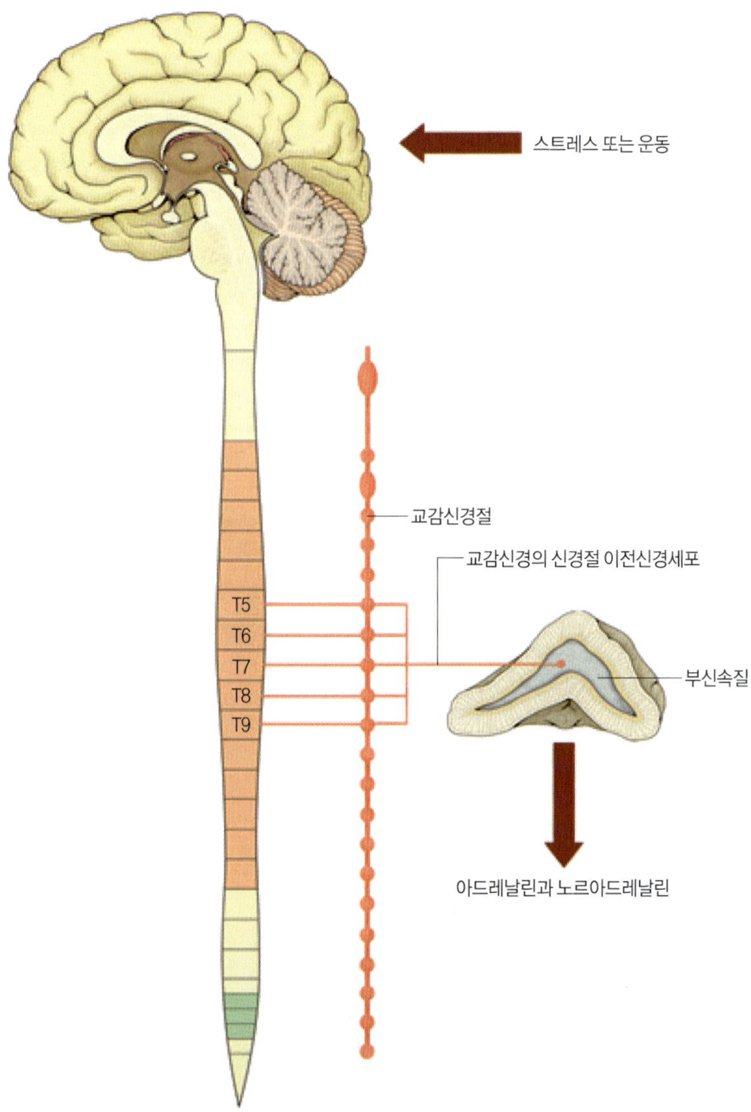

■아드레날린과 노르아드레날린의 분비조절

포도당생성(단백질과 지방으로 포도당을 생산하는 것)을 촉진해서 혈당을 상승시킨다. 이것의 분비과잉은 부신성당뇨병을 일으킨다. 한편 이 호르몬은 단백질합성을 억제하고 항체의 생산과 염증을 억누르는 작용을 한다.

성호르몬 | 그물층에서 분비되며 남성호르몬(몇 가지 종류의 안드로겐) 외에 소량의 황체호르몬(프로게스테론)과 에스트로겐을 포함한다. 이 호르몬의 분비과잉이 여성에게 일어나면 수염이나 체모가 생기고 목소리가 굵게 되는 등 남성화가 진행된다.

속질의 구조와 호르몬

부신속질세포는 교감신경세포와 동일한 신경능선에서 발생한다. 양쪽 세포는 공통의 성질을 가지며 크롬염(중크롬산칼륨 등)에 의해 황갈색으로 염색되므로, 크롬친화세포라고 불린다. 속질세포는 아드레날린과 노르아드레날린을 분비한다. 이 호르몬(화학적으로 아민에 속한다)은 혈압과 혈당을 상승시키고 심장박동을 촉진하고, 민무늬근육의 수축에 따른 혈관의 수축(지혈작용), 동공확대, 털세움근의 수축(닭살) 등을 일으킨다. 부신속질에는 교감신경에서 다량의 신경섬유가 들어와 있다. 심한 놀람, 공포, 흥분이 일어난 때에는 교감신경에서의 자극이 속질의 호르몬 분비를 촉진해서 위기를 대처해 나가기 위한 일련의 반응을 불러일으킨다.

A세포 | A cell
B세포 | B cell
D세포 | D cell
교감신경 | sympathetic nerve
그물층 | 망상층 / zona reticularis
노르아드레날린 | noradrenalin
랑게르한스섬 | islet of Langerhans
모세혈관 | capillary
민무늬근육 | 평활근 / smooth muscle
부신속질 | 부신수질 / adrenal medulla
상피세포 | epithelial cell
신경능선 | 신경능 / neural crest
아드레날린 | adrenalin
에스트로겐 | estrogen
이자 | 췌장 / pancreas
이자꼬리 | 췌미 / tail of pancreas
크롬친화세포 | pheochromocyte
털세움근 | 입모근 / arrector muscle of hair
프로게스테론; 황(색)체호르몬 | progesterone

이자의 랑게르한스섬 pancreas islet of langerhans

발견자 랑게르한스의 이름으로 불리는 랑게르한스섬은 이자의 외분비성 조직 안에서 문자 그대로 섬을 이루며 산재해 있는 내분비조직이다. 그 크기는 0.2 mm 전후이며 개수는 거의 100만 개 정도의 둥근세포집단으로 구성되어 있으며 이자꼬리에 많다.

랑게르한스섬은 밝은 상피세포의 집단으로 모세혈관이 풍부하게 분포되어 있다. 분비과립의 염색성(어느 색소에 염색되는가)에 의해 A, B, D의 3형태로 세포가 구분된다. 개수는 B세포가 거의 대부분을 차지하며, A세포와 D세포는 소수이다.

임상사례

당뇨병에는 소아기에 갑자기 발생해서, 방치하게 되면 빠르게 죽음에 이르게 되는 소아(또는 1형)당뇨병과, 생활습관이나 비만과 관계가 깊은 성인형(또는 2형) 당뇨병으로 구분된다. 1형 당뇨병은 자가면역반응에 따라 랑게르한스섬B세포가 죽기 때문에, 매일 주사로 인슐린을 주입해야만 한다. 그러나 2형 당뇨병은 B세포가 부담을 많이 받아 감소되거나 기능이 저하되기 때문에 인슐린을 사용하지 않아도 식사요법이나 운동요법에 의해 개선되는 경우가 많다.

A세포 | A cell
B세포 | B cell
D세포 | D cell
글루카곤 | glucagon
랑게르한스섬 | islet of Langerhans
모세혈관 | capillary
분비관 | secretory duct
소마토스타틴 | somatostatin
소화효소분비세포 | digestive enzyme-secreting cell
쓸개; 담낭 | gallbladder
온쓸개관 | 총담관 / common bile duct
이자 | 췌장 / pancreas
이자꼬리 | 췌미 / tail of pancreas
이자머리 | 췌두 / head of pancreas
이자관 | 췌관 / pancreatic duct; duct of wirsung
인슐린 | insulin
작은창자; 소장 | small intestine
호르몬 | hormone
호르몬분비세포 | hormone-secreting islet cells

임상사례

랑게르한스섬에서 내분비되는 글루카곤과 소마토스타틴이 몸에서 어느 정도로 중요한 역할을 하는지에 대해서는 아직 명확하게 알려지지 않았다. 이는 아직 이 호르몬들의 결여에 따른 증상이 알려져 있지 않기 때문이다. 이자를 전부 떼어내도 인슐린만 보충하면 다른 2개의 호르몬은 보충할 필요가 없다.

B세포는 생명활동에 필수인 호르몬과 인슐린을 분비한다. 인슐린은 몸 전체에서 세포에 의한 포도당의 횟수와 소비를 진행해서 혈당을 떨어뜨리고 간의 글리코겐 저장을 촉진한다. 당뇨병은 B세포의 기능저하로 인해 혈중 인슐린이 부족해지고 몸의 세포가 적정량의 포도당을 이용할 수 없게 되는 병이다.

A세포는 글루카곤을 분비하고, D세포는 소마토스타틴을 분비한다. 글루카곤은 인슐린과 반대작용을 하여 혈당을 높이며 소마토스타틴은 글루카곤과 인슐린의 분비를 억제하는 작용을 한다.

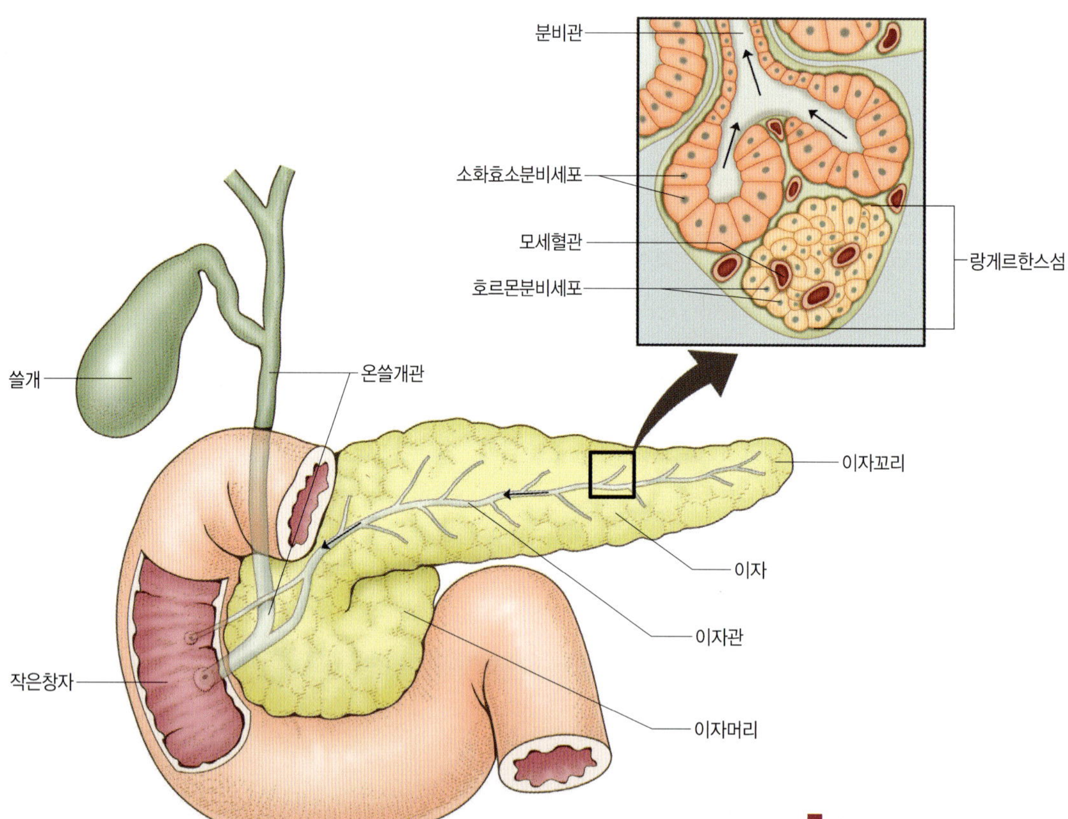

■ 이자

Chapter

12 신경계통

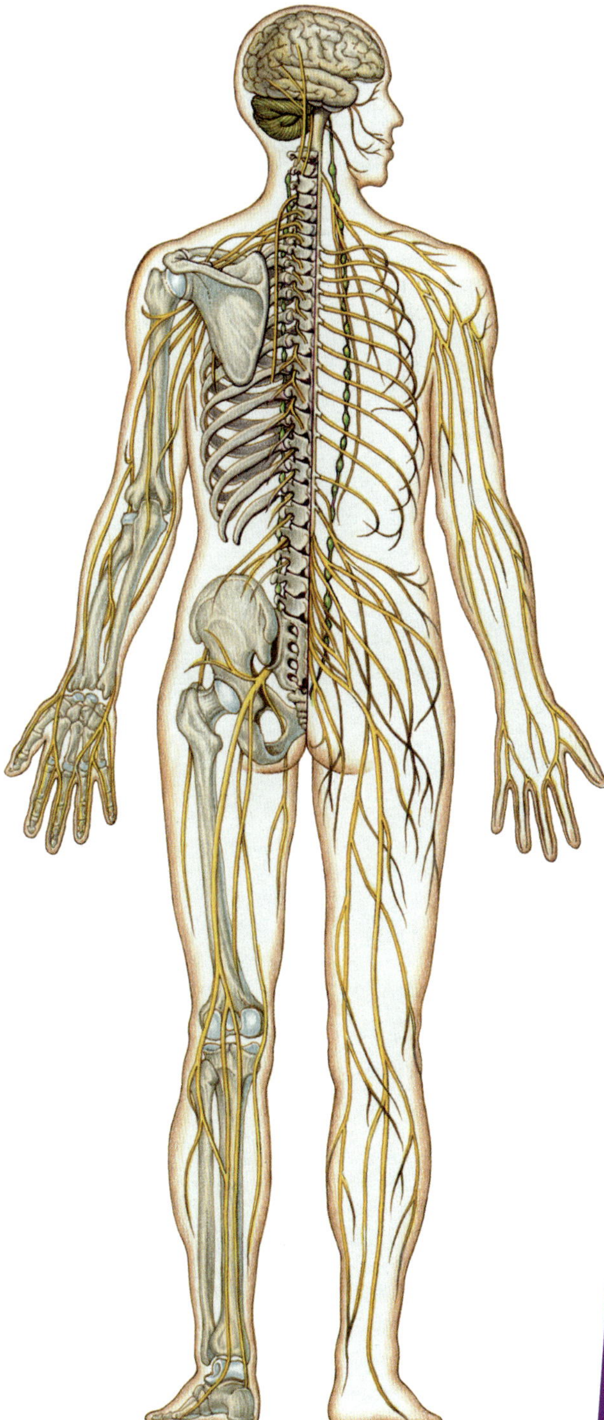

가지돌기 | 수상돌기 / dendrite
감마아미노부티르산 | gamma-aminobutyric acid, GABA
과립 | granule
근육세포 | 근세포 / myocyte
글루타민산 | glutamic acid
노르아드레날린 | noradrenaline
뉴런, 신경세포 | 신경원 / neuron
도파민 | dopamine
랑비에마디 | 신경섬유절 / node of Ranvier
말이집 | 수초, 미엘린초 / myelin sheath
말이집신경섬유 | 수초신경섬유 / myelinated nerve fiber
민말이집신경섬유 | 무수신경섬유 / nonmyelinated fiber
샘세포 | 선세포 / glandular cell
서브스탠스P | substance P
세포체 | cyton
수용체, 수용기 | receptor
시냅스, 연접, 신경세포접합부 | synapse
시냅스소포 | synaptic vesicles
신경 | nerve
신경계통 | 신경계 / nervous system
신경전달물질 | neurotransmitter
아미노산 | amino acid
아민 | amine
아세틸콜린 | acetylcholine
오메가(Ω) | omega
축삭 | 축삭돌기 / axon
펩티드 | peptide
핵 | nucleus
혈관작용성장관폴리펩티드 | vasoactive intestinal (poly) peptide, VIP

신경계통은 외부의 자극에 적절하게 반응하고, 체내에 있는 모든 기관들의 활동을 지시하고 조절하기 위한, **뉴런**의 연속체에 의해 구성되는 계통이다. 내분비계통 역시 같은 생체조절 기능을 지니고 있지만, 호르몬이 혈액을 매개로 표적기관에 작용하는 것에 비해, 신경계통은 뉴런의 기다란 돌기(신경섬유)가 직접 표적기관에 신호(흥분)를 전달하므로, 신경계통의 신호전달은 매우 빠르게 이루어진다.

신경섬유 중에서도 특히 빠르게 흥분을 전달하는 섬유는 **말이집**으로 둘러싸여 있으며, **말이집신경섬유**라고 불린다. 이에 비해 말이집이 없는 섬유는 **민말이집신경섬유**라고 한다.

같은 정보를 전달하는 신경섬유는 다수의 섬유가 하나의 다발이 되어 같은 경로를 통과하게 된다. 이러한 신경섬유다발에 의해 전달되는 경로를 **전도로**라고 부른다. 전도로에 대한 연구는 신경해부학의 중요한 영역을 담당하고 있다.

신경계통을 구성하는 **뉴런**은 **시냅스**로 연결되어 있다. 시냅스가 연접되는 곳에서 화학물질이 전달되는 과정과, 전달물질의 종류 등에 관한 내용은 신경조직 항목에서 설명한다.

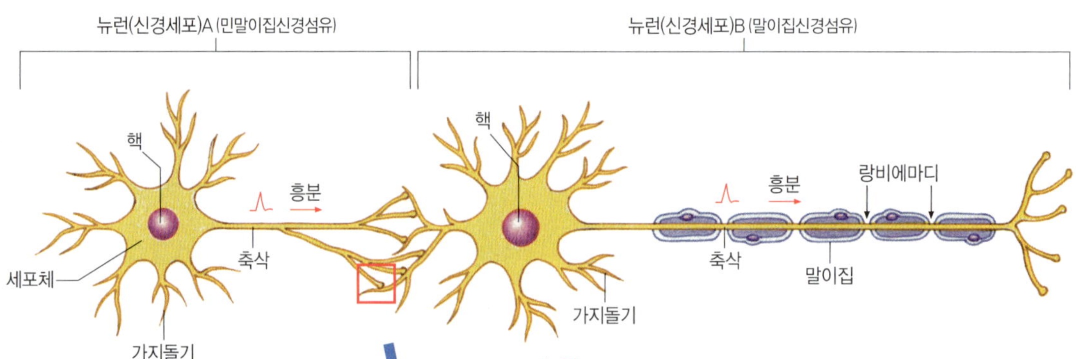

뉴런

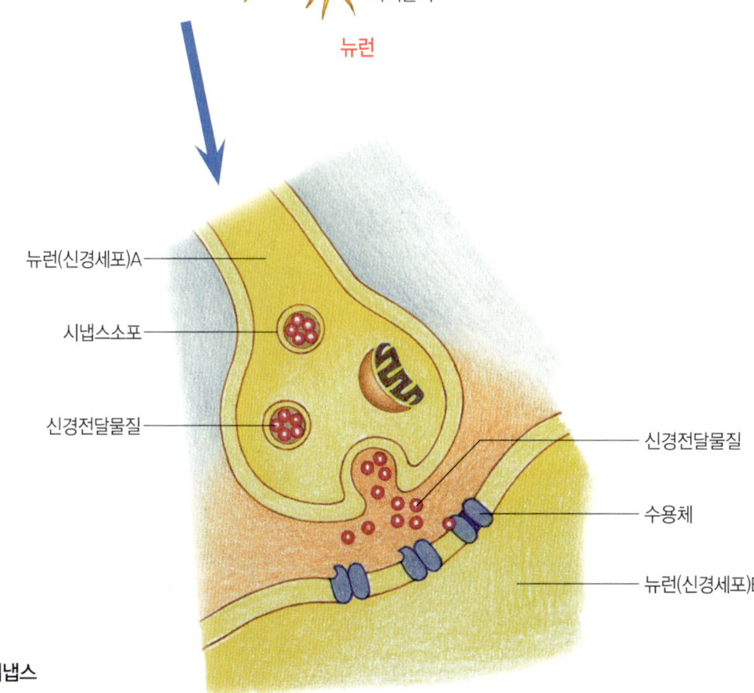

■시냅스

신경계통의 구성

신경계통은 중추신경(뇌와 척수)과 말초신경(뇌신경, 척수신경, 자율신경)으로 이루어져 있다.

신경계통	중추신경계통	뇌	대뇌 사이뇌 중간뇌 다리뇌 숨뇌 소뇌
		척수	척수
	말초신경계통	몸신경계통	뇌신경 척수신경
		자율신경계통	교감신경 부교감신경

뇌에서 12쌍의 뇌신경이 나오고, 척수에서 31쌍의 척수신경이 나온다. 이 뇌척수신경을 구성하는 신경섬유의 기능을 살펴보면, 그 일부는 뼈대근육에 수축 명령을 전달하는 것으로, 이것을 운동신경이라고 부른다. 다른 일부는 피부와 감각기관으로부터의 정보(감각)를 중추로 전달하는 것으로, 감각신경이라고 불린다. 한편 신경섬유는 흥분전달의 방향(중추신경에서 보았을 때 내려가거나 올라가는)에 따라 날신경과 들신경으로 분류한다. 운동신경은 전형적인 날신경이며, 감각신경은 전형적인 들신경이다.

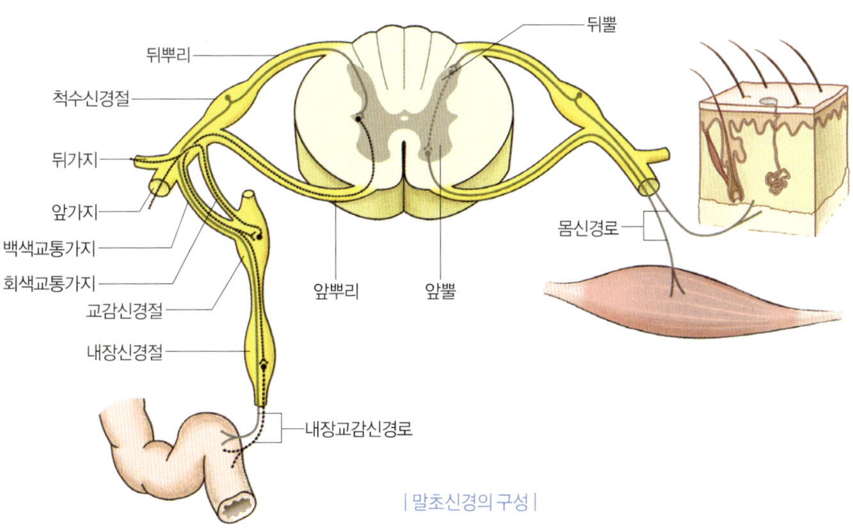

| 말초신경의 구성 |

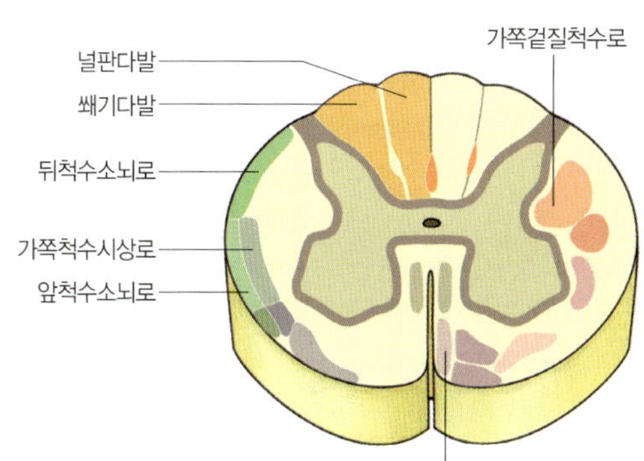

| 척수신경로 |

■말초신경의 구성과 척수신경로

가쪽겉질척수로 | 외측피질척수로 / lateral corticospinal tract
가쪽척수시상로 | 외측척수시상로 / lateral spinothalamic tract
감각신경 | 지각신경 / sensory nerve
교감신경절 | sympathetic ganglion
날신경, 원심신경 | efferent nerve
내장교감신경로 | visceral sympathetic pathway
내장신경절 | splanchnic ganglion
널판다발 | 박속 / gracile fasciculus
뇌신경 | cranial nerve
뒤가지 | 후지 / posterior ramus
뒤뿌리 | 후근 / posterior root
뒤뿔 | 후각 / posterior horn
뒤척수소뇌로 | 후척수소뇌로 / posterior spinocerebellar tract
들신경, 구심신경 | afferent nerve
말초신경 | peripheral nerve
몸신경로 | somatic pathway
백색교통가지 | 백교통지 / white ramus communicans
신경섬유 | nerve fiber
쐐기다발 | 설상속 / cuneate fasciculus
앞가지 | 전지 / anterior ramus
앞겉질척수로 | 전피질척수로 / anterior corticospinal tract
앞뿌리 | 전근 / anterior root
앞뿔 | 전각 / anterior horn
앞척수소뇌로 | 전척수소뇌로 / anterior spinocerebellar tract
운동신경 | motor nerve
중추신경 | central nerve
척수신경 | spinal nerve
척수신경절 | spinal ganglion
회색교통가지 | 회백교통지 / gray ramus communicans

신경계통

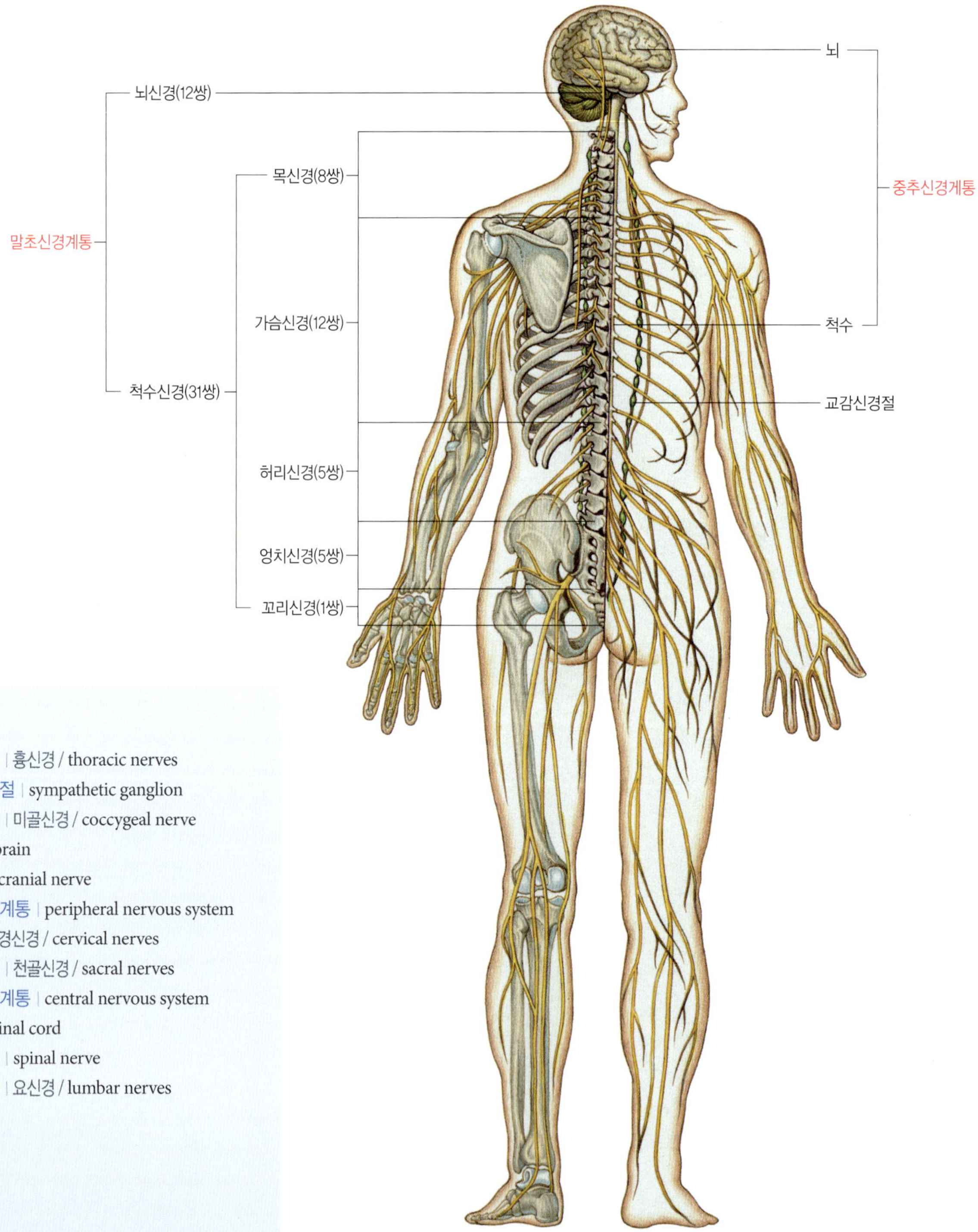

가슴신경 | 흉신경 / thoracic nerves
교감신경절 | sympathetic ganglion
꼬리신경 | 미골신경 / coccygeal nerve
뇌 | 골 / brain
뇌신경 | cranial nerve
말초신경계통 | peripheral nervous system
목신경 | 경신경 / cervical nerves
엉치신경 | 천골신경 / sacral nerves
중추신경계통 | central nervous system
척수 | spinal cord
척수신경 | spinal nerve
허리신경 | 요신경 / lumbar nerves

신경계통에 의한 몸의 조절의 대부분은 의식을 통하지 않고 자동적으로 이루어지며, 의식적으로 제어할 수 없다. 이러한 조절을 담당하고 있는 신경계통을 자율신경계통이라고 한다. 심근의 박동, 내부장기의(민무늬근육의) 운동, 샘의 분비 등은 자율신경계통에 의해 조절된다. 자율신경계통은 교감신경계통과 부교감신경계통으로 나누는 것이 일반적이지만, 이 책에서는 위장관신경계통을 제3의 독립적인 신경계통으로 취급하여 설명한다.

중추신경에서, 신경세포의 세포체(핵 주변부위)가 모여 있는 부분은 회색을 띠고 있으며, 회색질이라고 불린다. 또한 신경세포의 돌기, 즉 신경섬유가 모여 있는 부분은 희고 단단하며, 백색질이라고 불린다. 한편 신경세포체가 결절 상태로 모여 있는 구조를 (신경)핵이라고 하는데, 세포 안에 있는 핵과 같은 용어이므로 주의할 필요가 있다.

말초신경은 신경섬유다발을 결합조직이 둘러싼 것(신경이라고 부르는)으로 이루어져 있으며, 극히 일부분에 신경세포체가 모여 있는 결절이 있다. 이것들은 회색질이라고 하지 않고 신경절이라고 불린다.

중추신경의 신경아교세포 central nerve neuroglia

중추신경에 있는 많은 수의 신경아교세포가 신경세포와 그것의 돌기 사이의 틈을 채우며 그것의 기능을 다방면으로 도와주고 있다. 말초신경에서는 슈반세포가 신경아교세포의 역할을 담당하고 있다.

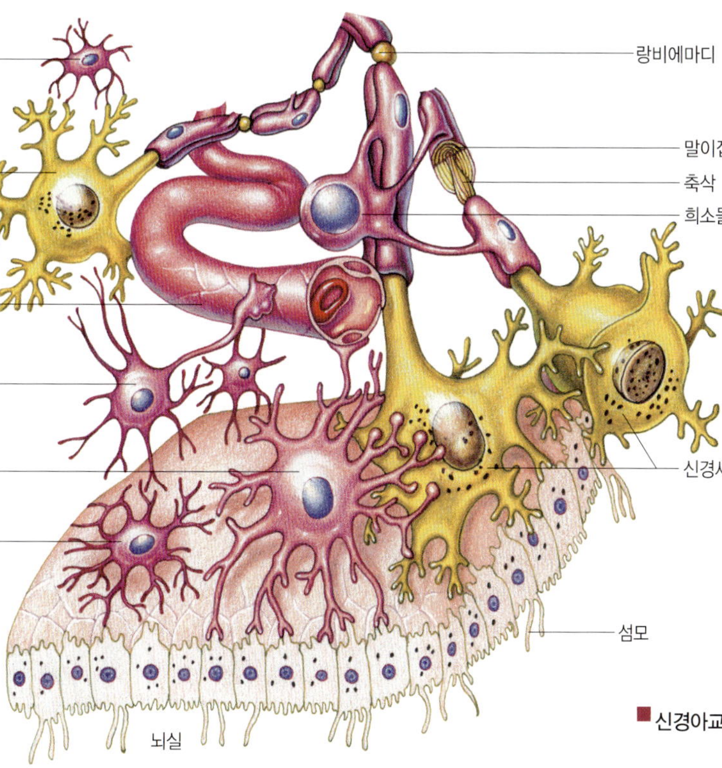

■ 신경아교세포

결절 | 소절 / tubercle
교감신경계통 | sympathetic nervous system
뇌실 | ventricle
뇌실막세포 | 상의세포 / ependymal cell
뉴런, 신경세포 | 신경원 / neuron
돌기 | process
랑비에마디 | 신경섬유절 / node of Ranvier
말이집 | 수초, 미엘린초 / myelin sheath
말초신경 | peripheral nerve
모세혈관 | capillary
미세아교세포 | microglial cell
미세융모 | microvillus
백색질 | 백질 / white matter; white substance
부교감신경계통 | parasympathetic nervous system
섬모 | cilia
섬유별아교세포 | fibrous astrocyte
세포체 | cyton
슈반세포 | Schwann cell
신경세포체 | nerve cell body
신경아교세포 | 신경교 / neuroglia
신경절 | ganglion
연질막세포 | cell of pia mater
원형질 별아교세포 | protoplasmic astrodyte
자율신경계통 | autonomic nervous system
중추신경 | central nerve
축삭 | 축삭돌기 / axon
핵 | nucleus
회색질 | 회백질 / gray matter, gray substance
희소돌기아교세포 | oligodendrocyte

가쪽뇌실 | 측뇌실; 외측뇌실 / lateral ventricle
모세혈관 | capillary
신경세포 | 신경원 / neuron
신경아교세포 | 신경교 / neuroglia
줄기세포 | stem cell
별아교세포 | 성상교세포 / astrocyte
해마 | hippocampus
혈액뇌장벽 | blood-brain barrier

신경아교세포의 일종인 별아교세포는 중추신경에 분포하는 모세혈관을 감싸고, 혈액과 뇌실질 사이의 물질의 이동을 선택적으로 제한하는 기능을 하고 있다. 혈액으로 운반되는 호르몬과 체외에서 들어오는 약물이 뇌조직에 작용하지 않는 것은 이러한 이유 때문이며, 이러한 제한된 구조를 혈액뇌장벽이라고 한다.

신경세포의 신생, 신경섬유의 재생

신경세포는 출생 시점에서 만들어진 것이 전 생애를 통해 계속 사용된다. 매일 많은 수의 신경세포가 죽어서, 그 수가 계속 감소하지만 보충되지는 않는다. 결국 성인의 신경세포는 새로 만들어지지 않는다는 것이 정설로 믿어져 왔지만, 최근에 성인 뇌의 해마와 가쪽뇌실 주변에 분열능력이 있는 줄기세포가 존재하며, 성인에게서도 신경세포가 꾸준히 생성된다는 사실이 밝혀졌다.

하지만 신경세포 그 자체의 생성은 위에서 말한 부위 이외에는 거의 일어나지 않는다. 그러나 신경세포의 돌기 부분인 신경섬유는 끊어지면 다시 자라나서 그 기능을 회복하기도 한다. 그것이 신경의 재생이라고 불리는 현상이다. 신경의 재생은, 말초신경에서는 놀라울 정도로 자주 일어나지만, 중추신경에서는 섬유가 경로를 잃고 원래의 전도로로 합쳐지지 않기 때문에 기능의 회복은 거의 일어나지 않는다.

중추신경계통 central nervous system

신경계통은 중추신경계통과 말초신경계통으로 나누며, 중추신경계통은 뇌와 척수로 구분한다. 뇌는 머리뼈안에 있고 척수는 척주관 속에 있어서 서로 구분하지만, 실제로는 특별한 경계없이 연속된 구조이다.

우리 몸 안팎의 정보는 말초신경계통의 감각수용기에서 받아들인 다음 감각신경을 통해 중추신경계통에 이른다. 중추신경계통에서는 이들 정보를 분석, 통합, 판단한 다음 정보를 저장하거나, 운동신경을 통해 다시 말초신경계통으로 내려보내 근육, 분비샘 등의 효과기에 이르러 반응을 일으킨다.

가슴신경 | 흉신경 / thoracic nerves
감각수용기 | sensory receptor
감각신경 | 지각신경 / sensory nerve
꼬리신경 | 미골신경 / coccygeal nerve
뇌 | 골 / brain
뇌신경 | cranial nerve
말초신경계통 | peripheral nervous system
말총 | 마미 / cauda equina
머리뼈안 | 두개강 / cranial cavity
목신경 | 경신경 / cervical nerves
목팽대 | 경팽대 / cervical enlargement
엉치신경 | 천골신경 / sacral nerves
중추신경계통 | central nervous system
척수 | spinal cord
척수원뿔 | 척수원추 / conus medullaris
척주관 | vertebral canal
허리엉치팽대 | 요천부팽대 / lumbosacral enlargement
허리신경 | 요신경 / lumbar nerves

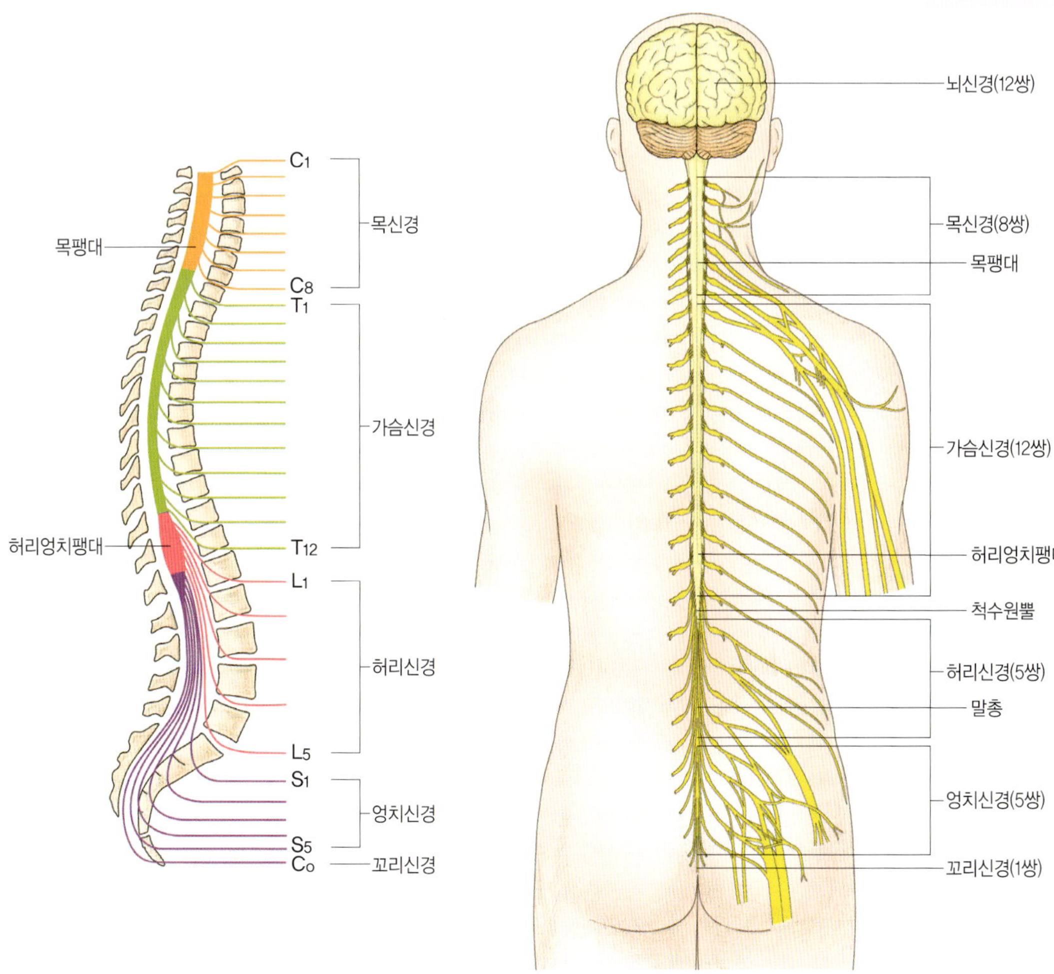

■ 척수

가쪽섬유단 | 외측섬유단 / lateral funiculus
거미막 | 지주막 / arachnoid mater
거미막밑공간 | 지주막하강 / subarachnoid space
경(질)막 | 경수막, 경막 / dura mater
경막바깥공간 | 경막상강 / epidural space
꼬리신경 | 미골신경 / coccygeal nerve
뇌신경 | cranial nerve
뒤뿌리 | 후근 / posterior root
뒤섬유단 | 후삭 / posterior funiculus
뒤잔뿌리 | 후근사 / posterior rootlets
말총 | 마미 / cauda equina
목신경 | 경신경 / cervical nerves
목팽대 | 경팽대 / cervical enlargement
백색질 | 백질 / white matter; white substance
앞뿌리 | 전근 / anterior root
앞섬유단 | 전삭 / anterior funiculus
앞잔뿌리 | 전근사 / anterior rootlets
엉치신경 | 천골신경 / sacral nerves
연(질)막 | pia mater
척수 | spinal cord
척수분절 | spinal segment
척수신경 | spinal nerve
척수신경절 | spinal ganglion
척수원뿔 | 척수원추 / conus medullaris
척주관 | vertebral canal
척추사이구멍 | 추간공 / intervertebral foramen
허리신경 | 요신경 / lumbar nerves
허리팽대, 요부팽대 | lumbar enlargement
회색질 | 회백질 / gray matter, gray substance

척수 spinal cord

척수는 척주관 안을 관통하며, 길이가 약 40 cm이고, 굵기가 약 1 cm 정도 되는 원주 형태의 기관이며, 아래 부위는 원뿔 형태로 제1~2의 허리뼈에서 끝난다(척수원뿔). 척수와 척주관 사이에 이러한 길이의 차이가 있는 것은, 척수의 성장이 척주의 성장보다 더 빨리 끝나기 때문이다.

척수에서는 척수신경의 뿌리가 나오는데, 위쪽 부위의 신경이 가로 방향으로 향하는 것에 비해 아래쪽 부위로 내려올수록 신경은 아래 방향으로 향한다. 척수원뿔의 아래에는, 척주관 밑으로 척수신경이 긴 다발을 이루며 나와 있으며, 이를 말총이라고 부른다. 이러한 구조는 척주관과 척수의 길이 차이에 의해 발생한 것이다.

척수신경의 뿌리는 위로부터 목신경(8쌍: C1~8), 가슴신경(12쌍: Th1~12), 허리신경(5쌍: L1~5), 엉치신경(5쌍: S1~5), 꼬리신경(1쌍: Co1)의 31쌍으로 이루어져 있으며, 척추사이구멍으로부터 나온다. 따라서 신경뿌리에서 나와 있는 척수에도 목, 뇌, 허리, 엉치, 꼬리의 척수신경이 구별되고, 더욱이 각각의 신경뿌리에 대응하는 척수분절이 정해져 있다. 다만 이것은 어디까지나 설명의 편의를 위한 구분으로, 이 분절의 경계에는 어떠한 기준점도 없다.

목척수의 아래쪽 반에 해당하는 부위와 허리척수의 위쪽 반에 해당하는 부위는 다른 부위보다 더 굵다. 이 부위들은 각각 목팽대, 허리팽대라고 불리며, 팔과 다리로 신경이 빠져 나오는 부분에 해당한다.

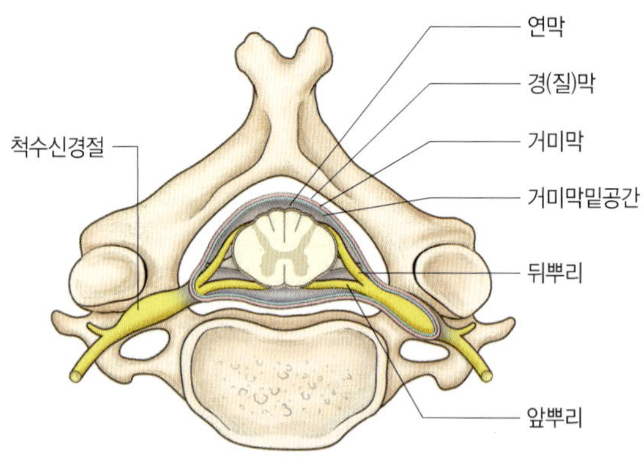

| 척수막의 구조 |

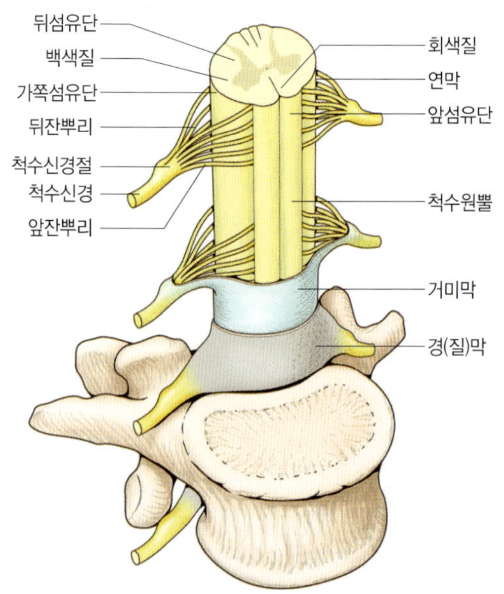

| 척수와 척수신경 |

■ 척수의 구조

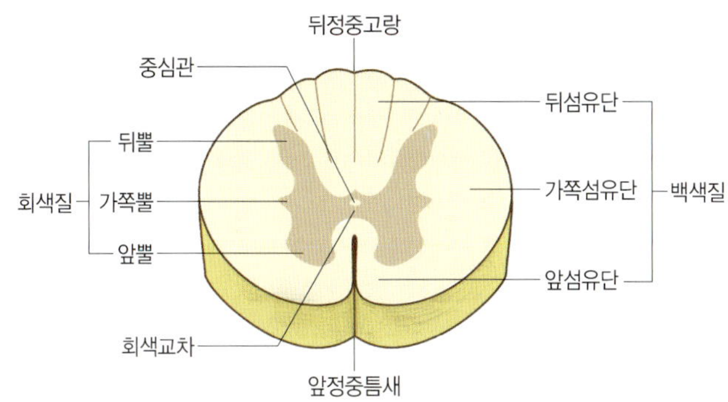

■ 척수분절의 가로단면

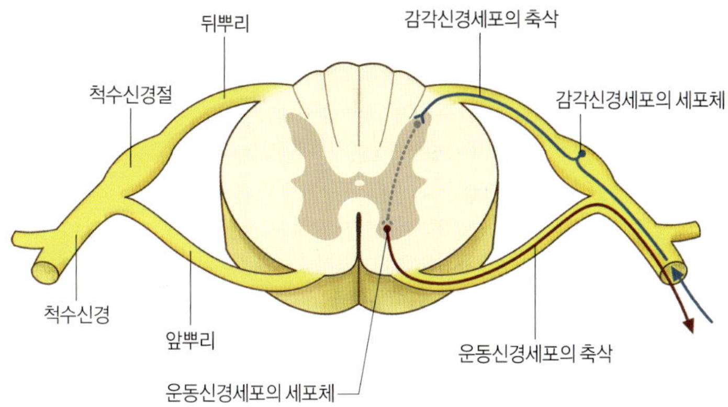

■ 척수신경의 형성

척수는 중심부의 회색질과 주변부의 백색질로 이루어져 있다. 백색질은 고랑과 균열에 의해, 앞섬유단, 가쪽섬유단, 뒤섬유단으로 나뉜다. 이러한 백색질의 섬유단은 신경섬유의 다발이며, 척수 안의 전도로가 된다. 뇌에서 나오는 운동자극을 전달하는 원심성, 즉 하행성전도로와 말초에서의 감각자극을 중추로 전달하는 구심성, 즉 상행성전도로가 있다. 원심성섬유는 가쪽섬유단을 통과하고, 구심성섬유는 주로 뒤섬유단을 통과한다.

척수신경의 뿌리는 앞섬유단과 가쪽섬유단의 경계가 되는 고랑에서 나오는 것과, 가쪽섬유단과 뒤섬유단의 경계를 이루는 고랑에서 나오는 것으로 나눠지며, 전자를 앞뿌리, 후자를 뒤뿌리라고 부른다.

척수신경의 지각섬유가 담당하는 피부영역은 그 척수신경의 뒤뿌리가 들어가는 척수분절에 대응한다. 이처럼 피부의 감각분포를 피부분절이라고 한다. 피부분절은 몸통에서는 가로줄무늬 형태로 분포되어 있고, 팔다리에서는 긴축을 따라서 뻗어 있다. 피부분절을 따라 감각장애(지각의 상실이나 마비 등)가 발생하였다면, 척수나 척수신경뿌리에 장애가 생겼을 가능성이 많다. 말초척수신경의 피부분포는 신경이 갈라지거나 연결되기 때문에, 피부분절과는 전혀 다르게 되어 있다.

회색질의 횡단면은 나비가 날개를 편 모양을 하고 있으며, 앞뿔(입체적으로 보아 앞기둥이라고도 한다)과 뒤뿔, 그리고 양쪽 사이에 있는 작은 가쪽뿔로 나누어져 있다. 나비의 몸통 중앙에는 바늘 끝 정도로 가는 구멍이 나 있으며, 이를 중심관이라고 부른다. 이 명칭은 발생초기에 중추신경이 관 모양이었던 것을 말해 준다.

앞뿔에는 뼈대근육을 담당하는 운동신경을 활성화시키는 신경세포인 앞뿔세포가 모여 있다. 대뇌겉질의 운동을 담당하는 부위에서 나와 가쪽섬유단 아래로 내려온 신경섬유(피라밋로)는, 이 앞뿔세포에 시냅스를 만들고 끝난다. 앞뿔세포의 축삭은 척수신경의 앞뿌리를 통과해서 표적 뼈대근육으로 향한다.

뒤뿔은 척수신경의 뒤뿌리에서 구심성신경섬유를 받아들이는 부분이다. 가쪽뿔은 자율적인 작용을 책임지는 신경세포를 포함하고 있는 부위를 말한다.

가쪽뿔 | 측각 / lateral horn
가쪽섬유단 | 외측섬유단 / lateral funiculus
뒤뿌리 | 후근 / posterior root
뒤뿔 | 후각 / posterior horn
뒤섬유단 | 후삭 / posterior funiculus
뒤정중고랑 | 후정중구 / posterior median sulcus
백색질 | 백질 / white matter; white substance
피라밋로 | 추체로 / pyramidal tract
앞뿌리 | 전근 / anterior root
앞뿔 | 전각 / anterior horn
앞섬유단 | 전삭 / anterior funiculus
앞정중틈새 | 전정중열 / anterior median fissure
원심성섬유 | efferent fiber
중심관 | 골원중심관 / central canal
척수 | spinal cord
척수분절 | spinal segment
척수신경뿌리, 척수신경근 | spinal nerve root
피부분절 | dermatome
회색교차 | gray commissure
회색질 | 회백질 / gray matter, gray substance

피부분절

색으로 분포구역을 나타냄.

C | 목신경
T | 가슴신경
L | 허리신경
S | 엉치신경

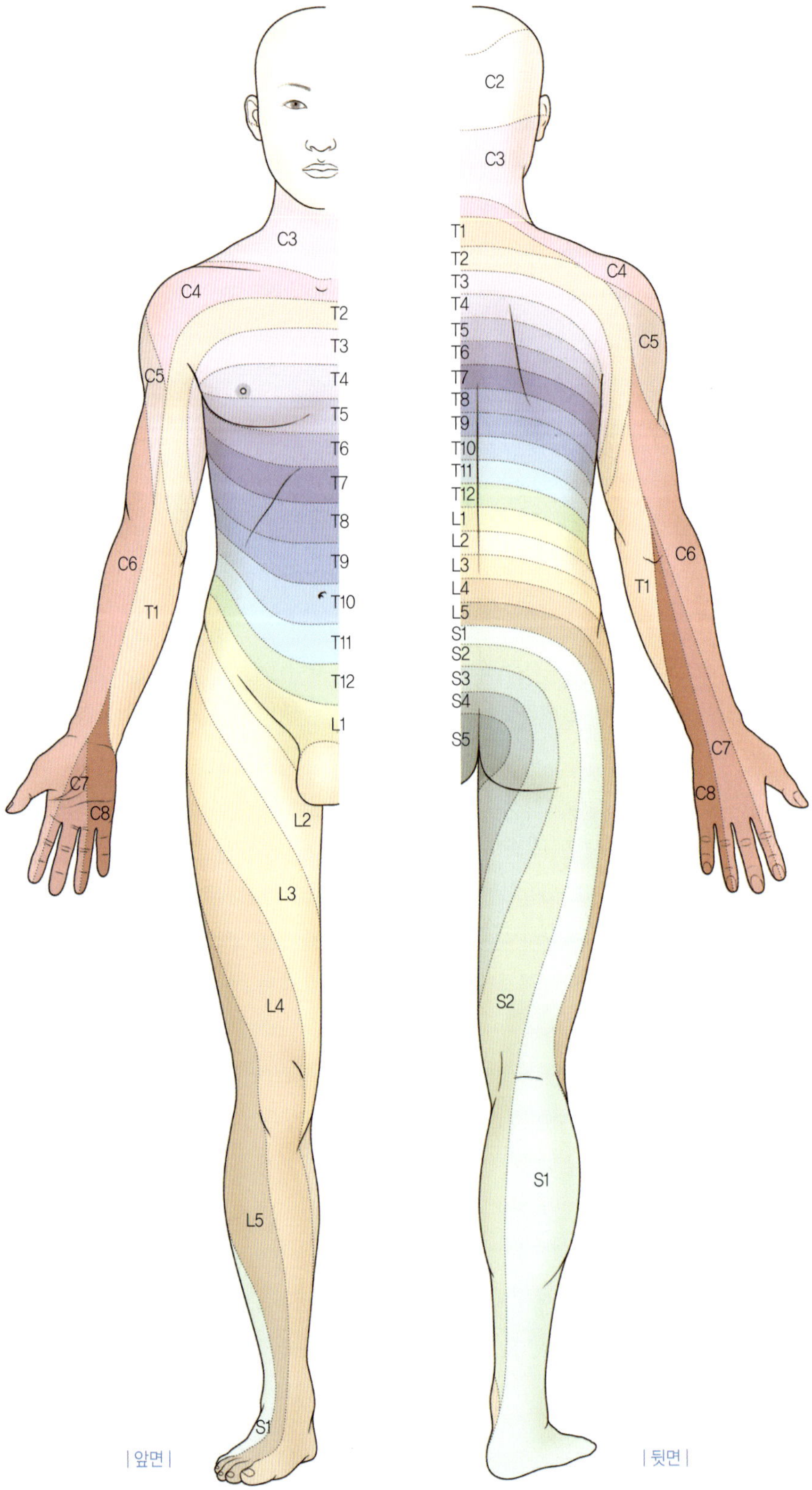

| 앞면 | | 뒷면 |

숨뇌와 다리뇌 medulla oblongata & pons

숨뇌는 척수 상단에 있는 약간 두꺼워진 부분이며, 다리뇌는 그 위로 계속 이어져 있다. 아치교 모양의 부위이다. 숨뇌와 다리뇌의 등쪽에는 마름오목이라고 하는 마름모꼴의 움푹 들어간 곳이 있으며, 이는 넷째뇌실의 바닥을 이루고 있다.

대뇌에서 척수로 연결되는 뇌의 중심축을 이루는 부분을 뇌줄기라고 부른다. 뇌줄기에는 숨뇌, 다리뇌, 중간뇌로 이루어져 있다.

척수에서 31쌍의 척수신경이 나와 있는 것처럼, 뇌신경 12쌍 안에 혀밑신경(제12뇌신경)에서 눈돌림신경(제3뇌신경)까지의 10쌍이 번호 순서대로 뇌줄기에서 나와 있다. 이 뇌신경은 말초신경이다. 뇌줄기의 내부에는 주로 등쪽에 각각의 뇌신경에 대응하는 신경세포의 집합체인 신경핵이 있으며, 여기에서 말초신경인 뇌신경과 시냅스가 형성된다. 뇌신경 중에서 후각신경(제1뇌신경)과 시각신경(제2뇌신경)은 중추신경이며, 뇌의 연장이다.

자율신경에 관여하는 것으로는 좁은 숨뇌에 집중해서 호흡, 삼키기, 심장의 운동, 침과 땀의 분비 등을 조절하는 다수의 중요한 신경핵이 있다. 이것들은 미주신경과 혀인두신경 등에 속하는 부교감신경을 촉발하는 핵이다.

다리뇌와 숨뇌에는 다른 뇌신경과는 관계없는 신경핵이 있다. 다리뇌핵과 올리브핵(숨뇌의 표면에 올리브 열매처럼 부푼 모양을 하고 있다)이 그것으로, 이것들은 대뇌, 소뇌, 척수를 연결하는 전도로의 시냅스를 이루는 핵이다.

숨뇌의 전면에는 피라밋이라고 불리는 부풀어오른 부분이 있으며, 이곳을 통해 수의운동의 전도로(피라밋로)가 지나간다. 피라밋로의 섬유다발은 피라밋 하단에서 오른쪽과 왼쪽의 것이 X자 형태로 엇갈려 들어간다. 이를 피라밋교차라고 한다. 피라밋교차로 인해 대뇌의 왼쪽 반구의

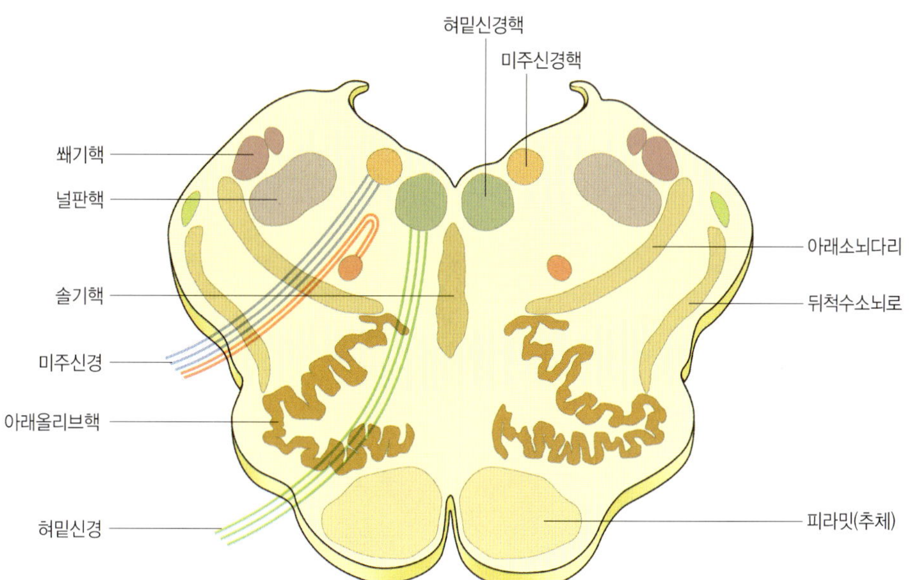

■ 숨뇌 단면

널판핵 | 박속핵 / gracile nucleus
넷째뇌실 | 제4뇌실 / fourth ventricle
뇌줄기 | 뇌간 / brainstem
눈돌림신경 | 동안신경 / oculomotor nerve [III]
다리뇌 | 교뇌 / pons
다리뇌핵 | 교핵; 교뇌핵 / pontine nuclei
대뇌 | cerebrum
뒤척수소뇌로 | 후척수소뇌로 / posterior spinocerebellar tract
마름오목 | 능형와 / rhomboid fossa
말초신경 | peripheral nerve
미주신경 | vagus nerve [X]
미주신경핵 | dorsal motor vagal nucleus
부교감신경 | 부교감신경부 / parasympathetic part
소뇌 | cerebellum
솔기핵 | 봉선핵 / raphe nucleus
숨뇌; 연수 | medulla oblongata
시각신경 | 시신경 / optic nerve [II]
시냅스, 연접, 신경세포접합부 | synapse
쐐기핵 | 설상속핵 / cuneate nucleus
아래소뇌다리 | 하소뇌각 / inferior cerebellar peduncle
아래올리브핵 | 하올리브핵 / inferior olivary nucleus
자율신경 | 내장신경 / autonomic nerve
중간뇌 | 중뇌 / midbrain
중추신경 | central nerve
척수 | spinal cord
피라밋교차 | 추체교차 / decussation of pyramids
피라미드 | 추체 / pyramid
피라밋로 | 추체로 / pyramidal tract
혀밑신경 | 설하신경 / hypoglossal nerve [XII]
혀밑신경핵 | 설하신경핵 / hypoglossal nucleus
혀인두신경 | 설인신경 / glossopharyngeal nerve [IX]
후각신경 | olfactory nerve [I]

뇌줄기의 앞뒷면

갓돌림신경 | 외전신경; 외향신경 / abducent nerve; abducens nerve [VI]
경계고랑 | 경계구 / sulcus limitans
뇌줄기 | 뇌간 / brainstem
눈돌림신경 | 동안신경 / oculomotor nerve [III]
다리뇌 | 교뇌 / pons
대뇌다리 | 대뇌각 / cerebral peduncle
더부신경 | 부신경 / accessory nerve [XI]
도르래신경 | 활차신경 / trochlear nerve [IV]
뒤정중고랑 | 후정중구 / posterior median sulcus
미주신경 | vagus nerve [X]
삼차신경 | trigeminal nerve [V]
셋째뇌실 | 제3뇌실 / third ventricle
소뇌 | cerebellum
속귀신경 | 내이신경 / vestibulocochlear nerve [VIII]
솔방울샘 | 송과체 / pineal gland; pineal body
숨뇌; 연수 | medulla oblongata
숨뇌섬유줄 | striae medullares
시각교차 | 시신경교차 / optic chiasm; optic chiasma
시각로 | 시삭 / optic tract
시각신경 | 시신경 / optic nerve [II]
시상 | thalamus
아래둔덕 | 하구 / inferior colliculus
아래오목 | 하와 / inferior fovea
안뜰구역 | 전정구역 / vestibular area
안쪽융기 | 내측융기 / medial eminence
얼굴둔덕 | 안면신경구 / facial colliculus
얼굴신경 | 안면신경 / facial nerve [VII]
올리브 | inferior olive
위둔덕 | 상구 / superior colliculus
위소뇌다리 | 상소뇌각 / superior cerebellar peduncle
위숨뇌천장 | 상수범 / superior medullary velum
위오목 | 상와 / gastric pits
유두체 | mammillary body
정중고랑 | 정중구 / median sulcus
중간뇌 | 중뇌 / midbrain
중간소뇌다리 | 중소뇌각 / middle cerebellar peduncle
중간신경 | intermediate nerve
척수 | spinal cord
피라미드 | 추체 / pyramid
피라밋교차 | 추체교차 / decussation of pyramids
혀밑신경 | 설하신경 / hypoglossal nerve [XII]
혀밑신경삼각 | 설하신경삼각 / hypoglossal trigone
혀인두신경 | 설인신경 / glossopharyngeal nerve [IX]
후각망울 | 후구 / olfactory bulb
후각신경 | olfactory nerve [I]

| 앞면 |

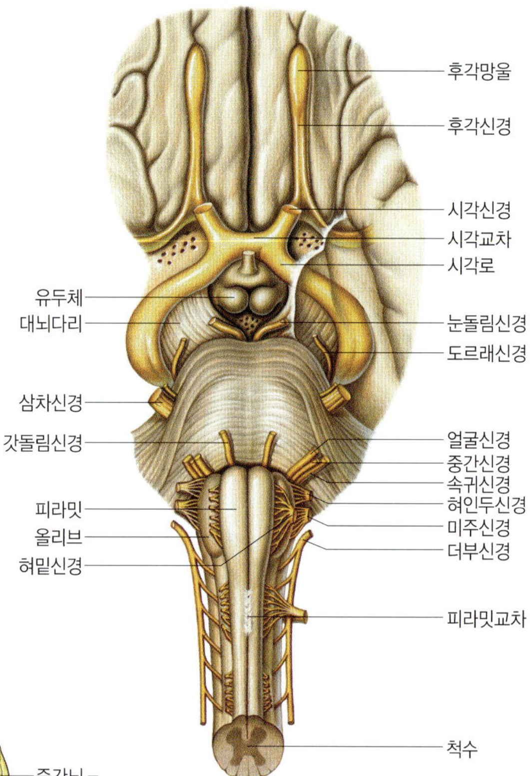

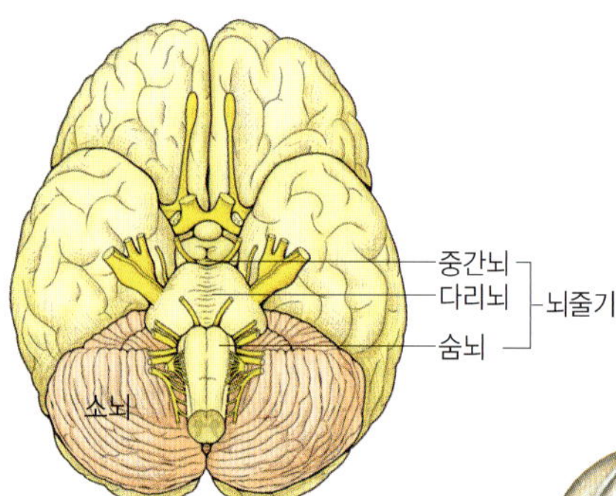

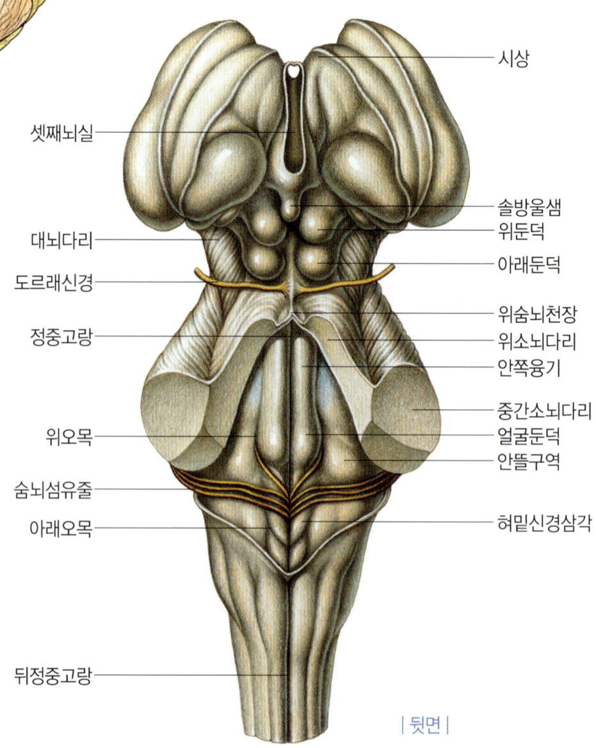

| 뒷면 |

겉질은 오른쪽 몸통을 담당하고, 대뇌의 오른쪽반구의 겉질은 왼쪽 몸통을 담당하게 된다. 왼쪽대뇌반구의 손상은 오른쪽 몸통의 운동마비(반신마비)를 일으킨다.

소뇌 cerebellum

소뇌는 머리뼈 뒤쪽의 우묵한 곳에 들어 있다. 대뇌의 뒤쪽 아랫부분에서 **소뇌천막**(경질막의 주름)에 의해 대뇌와 분리되고 **아래소뇌다리**, **중간소뇌다리**, **위소뇌다리**에 의해 **뇌줄기**와 결합해 있다. 소뇌는 정중앙의 소뇌충부와 양쪽 측면의 소뇌반구로 구별된다. 소뇌의 표면에는 좁은 **소뇌로**(이랑 형태의 융기)와 **소뇌틈새**가 평행으로 세밀하게 나 있고, 대뇌와는 대조적인 표면 형태를 띠고 있다.

소뇌의 표층은 **회색질**로, **소뇌겉질**이라고 불리고, 조직학적으로 3개의 층으로 이루어져 있다. 즉 가장 안쪽 층인 **과립층**, **푸르킨예세포층**, 가장 바깥 층인 **분자층**으로 나누어져 있다. 소뇌의 안쪽 깊은 부위는 **백색질**로 **소뇌속질**이라고 불리며, **치아핵** 등 몇 가지 소뇌핵이 이곳에 존재한다.

푸르킨예세포는 일렬로 늘어선 대형세포로, 잘게 나뉘며 뻗어 나온 **가지돌기**가 특징이다. 중추신경계통의 여러 부위로부터 정보가 여러 뉴런을 거쳐 푸르킨예세포로 들어온다. 푸르킨예세포의 신호는 긴 축삭에 의해 **소뇌핵**(**치아핵** 등)과 **안뜰신경핵**에 전달된다. 치아핵에서 위소뇌다리를 거쳐 **적색핵(중간뇌)**과 **시상(바닥핵)**으로 정보가 보내지고, 다시 대뇌로 전해진다.

이처럼 **소뇌**는 **뇌줄기**와 **대뇌**에 밀접하게 연결되어 있고, 협동운동의 중추 역할을 맡고 있으며, 몸의 균형을 유지하고, 온몸의 뼈대근육의 긴장도(근육긴장)를 조정하는 역할을 한다.

소뇌가 손상을 받게 되면 혀가 꼬이게 되고(발음장애), 술에 취한 사람처럼 걷게 되며, 팔다리의 운동이 어색해진다(운동실조). 또한 물건을 잡으려고 할 때의 떨림(의도진전), 현기증과 눈떨림(안진) 등이 발생한다.

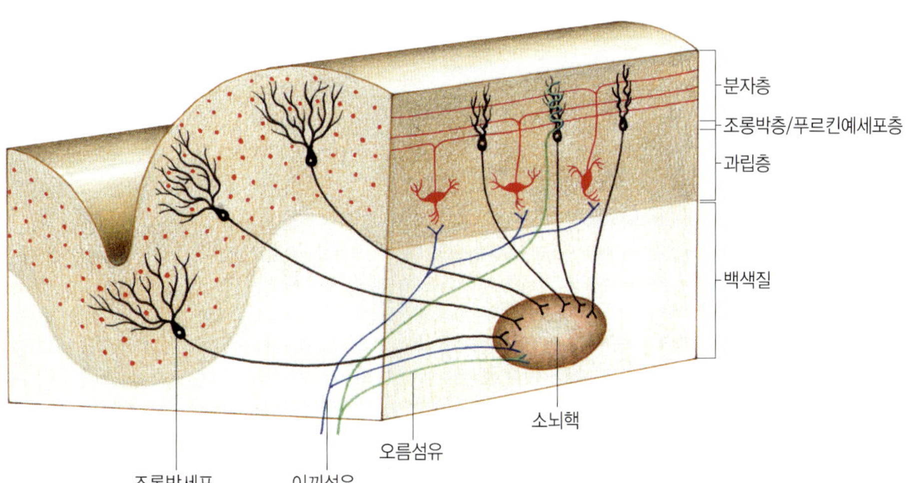

■ 소뇌겉질의 모형도

가지돌기 | 수상돌기 / dendrite
과립층 | granular layer
뇌줄기 | 뇌간 / brainstem
대뇌 | cerebrum
바닥핵 | 기저핵 / basal ganglia
백색질 | 백질 / white matter; white substance
분자층 | 얼기층 / molecular layer
소뇌 | cerebellum
소뇌겉질 | 소뇌피질 / cerebellar cortex
소뇌틈새 | 소뇌구 / cerebellar fissures
소뇌천막 | tentorium cerebelli; cerebellar tentorium
소뇌핵 | cerebellar nuclei
시상 | thalamus
아래소뇌다리 | 하소뇌각 / inferior cerebellar peduncle
오름섬유 | climbing fiber
위소뇌다리 | 상소뇌각 / superior cerebellar peduncle
이끼섬유 | mossy fiber
적색핵 | 적핵 / red nucleus
조롱박세포, 푸르킨예세포 | Purkinje cell
조롱박층; 푸르키니에세포층 | Purkinje cell layer
중간뇌 | 중뇌 / midbrain
중간소뇌다리 | 중소뇌각 / middle cerebellar peduncle
치아핵; 소뇌가쪽핵 | dentate nucleus
회색질 | 회백질 / gray matter, gray substance

소뇌

넷째뇌실 | 제4뇌실 / fourth ventricle
다리뇌 | 교뇌 / pons
다리뇌 이끼섬유 | pontine mossy fiber
다리뇌팔 | brachium pontis
대뇌다리 | 대뇌각 / cerebral peduncle
뒤엽 | 후엽 / posterior lobe
뒤척수소뇌로 | 후척수소뇌로 / posterior spinocerebellar tract
소뇌 | cerebellum
소뇌겉질 | 소뇌피질 / cerebellar cortex
소뇌나무 | 소뇌활수 / arbor vitae
소뇌핵 | cerebellar nuclei
솔방울샘 | 송과체 / pineal gland; pineal body
숨뇌; 연수 | medulla oblongata
시상 | thalamus
아래소뇌다리 | 하소뇌각 / inferior cerebellar peduncle
아래둔덕 | 하구 / inferior colliculus
아래벌레 | inferior vermis
앞엽 | 전엽 / anterior lobe
앞척수소뇌로 | 전척수소뇌로 / anterior spinocerebellar tract
위둔덕 | 상구 / superior colliculus
위벌레 | superior vermis
위소뇌다리 | 상소뇌각 / superior cerebellar peduncle
유두체 | mammillary body
적색핵 | 적핵 / red nucleus
중간뇌수도관 | 중뇌수도관 / cerebral aqueduct
중간소뇌다리 | 중소뇌각 / middle cerebellar peduncle
척수중심관 | central canal of spinal cord
첫째틈새 | 제1열 / primary fissure
타래결절엽 | 편엽소절엽 / flocculonodular lobe
편도 | tonsil

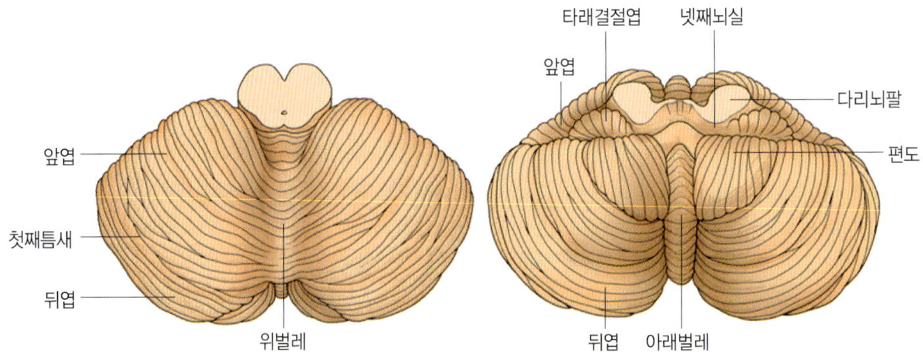

| 윗면 | | 아랫면 |

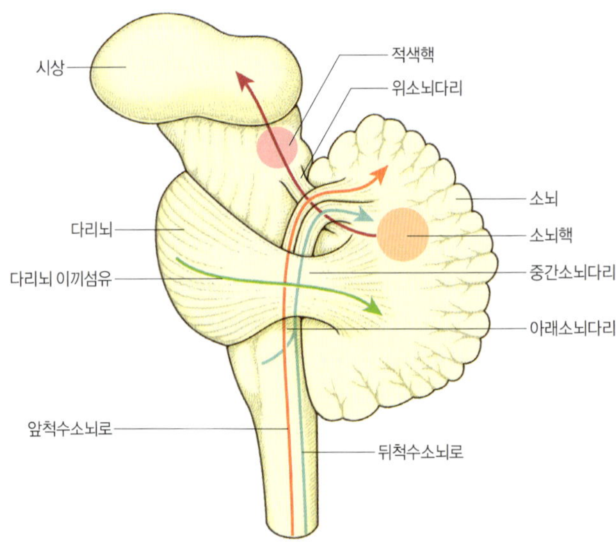

| 소뇌다리의 구성 |

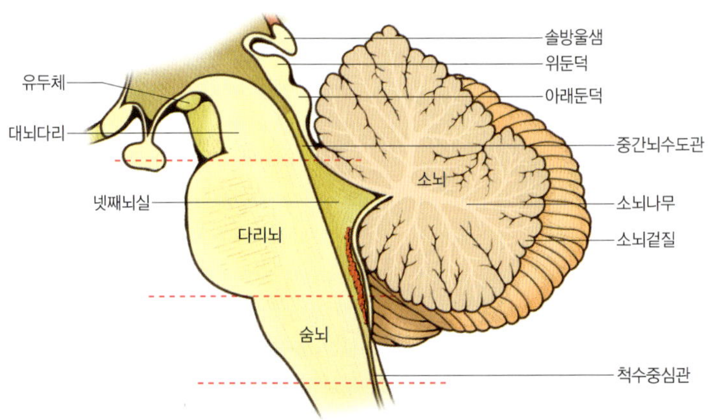

| 소뇌와 뇌줄기 시상면 |

중간뇌 midbrain

다리뇌의 앞쪽으로 이어진 좁고 잘록한 부분을 **중간뇌**라 부르며, 크게 발달한 대뇌와 소뇌에 가려져 있다. 중간뇌의 배쪽으로 쌍을 이루고 있는 **대뇌다리**는 대뇌와 척수, 아래쪽 뇌줄기를 연결하는 전도로(피라밋로 등)의 다발이다.

왼쪽과 오른쪽의 대뇌다리 사이의 고랑에서 1쌍의 **눈돌림신경(제3뇌신경)**이 나와 있다. 눈돌림신경핵은 중간뇌의 등쪽에 있다. 눈돌림신경핵은 바깥눈근육의 운동을 담당할 뿐만 아니라, **눈꺼풀올림근**을 담당하는 핵과 동공빛반사 등에 관여하는 **자율신경핵**을 포함하고 있다.

도르래신경핵은 **눈돌림신경핵**의 아래쪽에 있고, **도르래신경(제4뇌신경)**만 뇌줄기의 등쪽에서 나온다.

중간뇌는 **흑색질**과 **적색핵**이라고 하는 피라밋바깥길계통과 소뇌계통에 속하는 신경핵이 존재한다. 흑색질은 대뇌다리의 안쪽에 있으며, 이 신경세포는 멜라닌을 포함하고 있어서 검은색을 띠고 있다. 흑색질의 신경세포는 도파민을 많이 함유하고 있으며 도파민 작동성의 신경섬유가 **대뇌바닥핵**(조가비핵과 꼬리핵)으로 뻗어 있다.

중간뇌의 등쪽 면은 **위둔덕**과 **아래둔덕**이 각각 1쌍씩 '4개의 둔덕'으로 이루어져 있다. **위둔덕**으로 **시각정보**가 전달되고 **아래둔덕**으로 **청각정보**가 중계되며, 또한 각각 **사이뇌**의 **안쪽무릎체**와 **가쪽무릎체**로 정보가 전달된다.

- **가쪽무릎체** | 외측슬상체 / lateral geniculate body
- **겉질척수로** | 피질척수로 / corticospinal tract
- **뇌줄기** | 뇌간 / brainstem
- **뇌하수체** | 하수체 / pituitary gland; hypophysis
- **눈꺼풀올림근** | 안검거근 / levator palpebrae superioris muscle
- **눈돌림신경** | 동안신경 / oculomotor nerve [III]
- **눈돌림신경핵** | 동안신경핵 / oculomotor nucleus
- **다리뇌** | 교뇌 / pons
- **대뇌** | cerebrum
- **대뇌다리** | 대뇌각 / cerebral peduncle
- **도르래신경** | 활차신경 / trochlear nerve [IV]
- **도르래신경핵** | 활차신경핵 / nucleus of trochlear nerve
- **사이뇌; 간뇌** | diencephalon
- **소뇌** | cerebellum
- **솔방울샘** | 송과체 / pineal gland; pineal body
- **숨뇌; 연수** | medulla oblongata
- **시상** | thalamus
- **시상하부** | hypothalamus
- **아래둔덕** | 하구 / inferior colliculus
- **안쪽무릎체** | 내측슬상체 / medial geniculate body
- **안쪽섬유띠** | 내측모대 / medial lemniscus
- **위둔덕** | 상구 / superior colliculus
- **적색핵** | 적핵 / red nucleus
- **중간뇌** | 중뇌 / midbrain
- **중간뇌수도관** | 중뇌수도관 / cerebral aqueduct
- **중심회색질** | central gray substance
- **척수** | spinal cord
- **흑색질** | 흑질 / substantia nigra

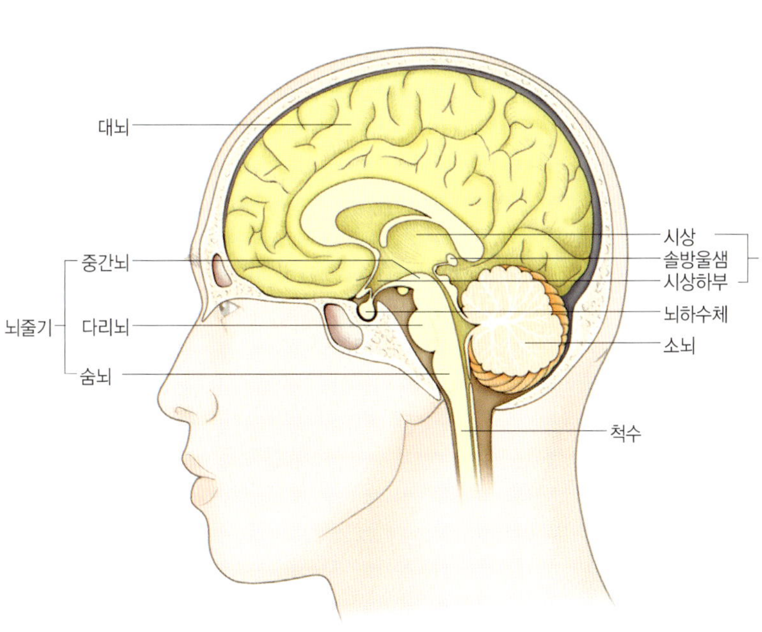

■ 뇌의 정중시상단면

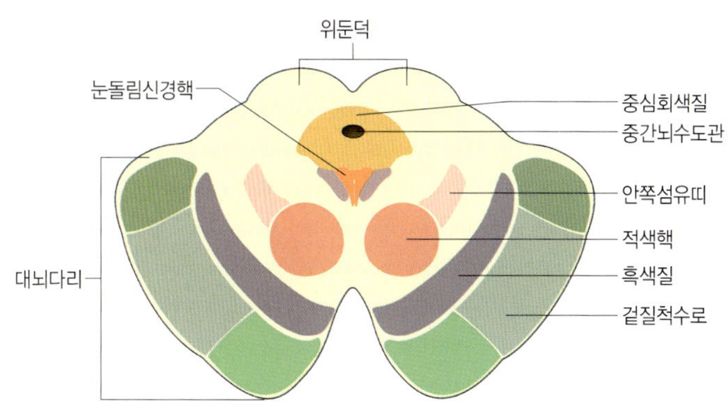

■ 중간뇌 단면

가쪽무릎체 | 외측슬상체 / lateral geniculate body
교감신경 | sympathetic part
교차위핵 | 시(신경)교차상핵 / suprachiasmatic nucleus
안쪽무릎체 | 내측슬상체 / medial geniculate body
뇌실곁핵 | 실방핵 / paraventricular nucleus
뇌하수체 | 하수체 / pituitary gland; hypophysis
뇌하수체전엽 | anterior pituitary gland
도르래신경 | 활차신경 / trochlear nerve [IV]
배쪽안쪽핵 | ventral medial complex
부교감신경 | 부교감신경부 / parasympathetic part
사이뇌; 간뇌 | diencephalon
셋째뇌실 | 제3뇌실 / third ventricle
솔방울샘 | 송과체 / pineal gland; pineal body
시각교차 | 시신경교차 / optic chiasm; optic chiasma
시상 | thalamus
시상사이붙음 | 시상간교 / interthalamic adhesion
시상하부 | hypothalamus
아래둔덕 | 하구 / inferior colliculus
위둔덕 | 상구 / superior colliculus
활꼴핵 | 궁상핵 / arcuate nucleus
활꼴핵; 깔때기핵 | infundibular nucleus

사이뇌 diencephalon

중간뇌와 대뇌반구의 중간에 있으며, 셋째뇌실의 측면을 이루는 부분이 사이뇌이다. 주로 시상과 시상하부라고 하는 두 부분으로 나누어져 있다.

시상은 타원형의 커다란 회색질로, 후각을 뺀 거의 모든 감각이 대뇌로 전달되는 도중에 뉴런을 교체하는 장소이다. 통증이나 온도 감각은 시상 수준에서 이미 막연하게나마 쾌감, 불쾌감, 고통으로 의식된다. 이러한 의미에서 시상은 동물적, 또는 감정적인 의식의 장소로 여겨진다. 시상의 뒤에 있는 안쪽무릎체와 가쪽무릎체라고 불리며, 위로 올라가는 2쌍은 각각 청각과 시각의 전도를 책임진다.

시상의 앞쪽 아래 부분의 셋째뇌실의 가쪽벽은 시상하부라고 불린다. 뇌하수체깔때기를 정점으로 하는 역삼각형의 새끼손가락 끝마디 정도의 영역에 자율신경계통과 내분비계통의 최고 중추를 이루는 다수의 신경핵이 밀집해 있다.

시상하부에 있는 활꼴핵 등의 뉴런이 뇌하수체전엽으로 방출호르몬과 방출억제호르몬을 보내며, 뇌하수체전엽과 그 영향 안에 있는 내분비샘을 모두 담당하고 있다.

뇌실곁핵과 교차위핵의 대형 뉴런은 바소프레신(혈관 민무늬근육을 수축시켜서 혈압을 상승시킨다)과 옥시토신(자궁과 젖샘의 민무늬근육을 수축시킨다)을 생산하고, 긴 축삭과 뇌하수체 뒤엽으로 운반해서 혈액 안으로 방출한다.

시상하부의 신경핵에는 체온과 혈액의 삼투압, pH, 혈당치 등의 변화를 감시하는 감지뉴런을 포함하고 있는 것이 있고, 변화하는 체내 환경을 원래대로 되돌리기 위한(항상성을 유지하기 위한) 명령을 교감신경과 부교감신경에 보낸다.

시상하부의 앞쪽 끝에 가까이 있는 시각교차앞구역은 성기능의 중추이며, 대뇌둘레계통에서

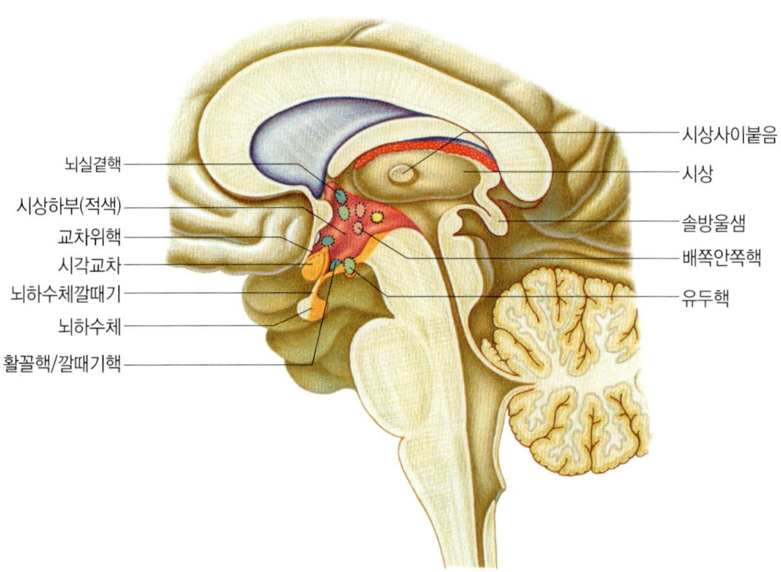

■ 시상하부의 신경핵

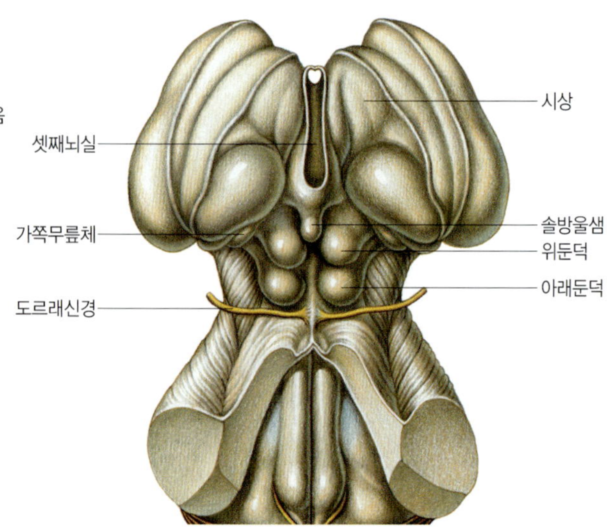

■ 시상과 뇌줄기의 뒷면

임상사례

배쪽안쪽핵은 포만중추이다. 이 뉴런은 혈당치(혈중 포도당 농도)가 높아지면 흥분해서 섭식을 억제한다. 이 핵이 손상을 받으면 과식증과 비만이 발생한다. 이에 비해 시상하부가쪽부위는 섭식중추이다. 이 뉴런은 혈당치가 내려가면 흥분해서 오렉신이라고 하는 식욕증진펩티드를 뇌의 여러 부위로 보낸다. 시상하부가쪽부위(외측야)가 손상을 받게 되면 거식증을 일으켜서 극도로 쇠약해져 아사에 이르는 경우도 있다.

정보를 전달하는 섬유 연락을 받아서 성행동(발기, 성교, 사정 등)을 시작한다. 시각교차 위에는 교차위핵이 있어서, 하루주기리듬의 신체시계 역할을 하고 있다.

대뇌 cerebrum

대뇌는 정중앙의 대뇌종열에 의해 좌우의 반구로 나누어져 있다. 양쪽 반구는 뇌들보라고 하는 두꺼운 백색질의 덩어리에 의해 결합되어 있다. 뇌들보는 좌우의 뇌반구를 연결하는 섬유(맞교차섬유)로 이루어져 있다.

대뇌반구의 표면은 꾸불꾸불하고 굴곡진 띠 형태의 편평한 면(이것을 뇌이랑이라고 부른다)이 좁은 고랑으로 분리되어 있는, 특유의 패턴으로 뒤덮여 있다. 고랑 중에서 특히 큰 것으로는 가쪽고랑, 중심고랑, 마루뒤통수고랑이 있다. 이것들에 의해 대뇌반구는 이마엽, 마루엽, 뒤통수엽, 관자엽으로 나뉜다. 가쪽고랑은 깊이 파여 있으며, 대뇌의 깊은 부위에 대뇌섬이라고 불리는 '숨겨진 대뇌표면'을 만든다.

대뇌겉질과 기능국재

대뇌표면은 회색질로 이루어져 있는 대뇌겉질로 덮여 있고, 그 밑층은 백색질로 이루어져 있다. 백색질 안에는 크고 작은 회색질이 있으며 이를 바닥핵이라고 부른다.

대뇌겉질의 두께는 부위에 따라 다르지만 약 1.5~4.5 mm 정도이다. 조직학적으로는, 기본적으로 6층의 구조로 되어 있지만 겉질의 부위에 따라 각 층의 발달 양상이 다르다. 겉질의 영역에 따른 층 구조의 차이를 중심으로 제작된 브로드만의 뇌지도가 널리 이용되고 있다.

가쪽고랑 | 외측구 / lateral sulcus
관자엽 | 측두엽 / temporal lobe
교차위핵 | 시(신경)교차상핵 / suprachiasmatic nucleus
뇌들보 | 뇌량 / corpus callosum
뇌이랑 | gyrus
대뇌겉질 | 대뇌피질 / cerebral cortex
대뇌섬 | 뇌섬엽 / insula
뒤통수엽 | 후두엽 / occipital lobe
마루뒤통수고랑 | 두정후두구 / parieto-occipital sulcus
마루엽 | 두정엽 / parietal lobe
바닥핵 | 기저핵 / basal ganglia
백색질 | 백질 / white matter; white substance
브로드만 | Brodmanns
이마엽 | 전두엽 / frontal lobe
중심고랑 | 중심구 / central sulcus
회색질 | 회백질 / gray matter, gray substance

임상사례

뇌들보의 정중앙 단면(특히 후반부)은 여성이 남성보다 현저하게 크다. 여성이 언어를 듣고 말할 때, (오른손잡이라면) 왼쪽 반구에서 발생하는 언어중추의 기능을 오른쪽 반구가 강력하게 도와준다. 그 외에도 여러 행동에 있어서 여성은 우성대뇌반구와 반대쪽 반구가 협력하는 정도가 남성보다 더 크다. 이러한 생리학적 성차는 뇌들보에 있는 맞교차섬유의 양이 성별의 차이에 대응하는 것 때문으로 여겨진다.

대뇌

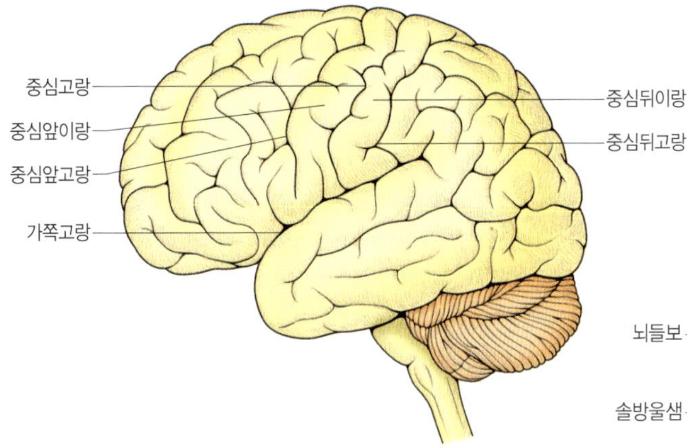

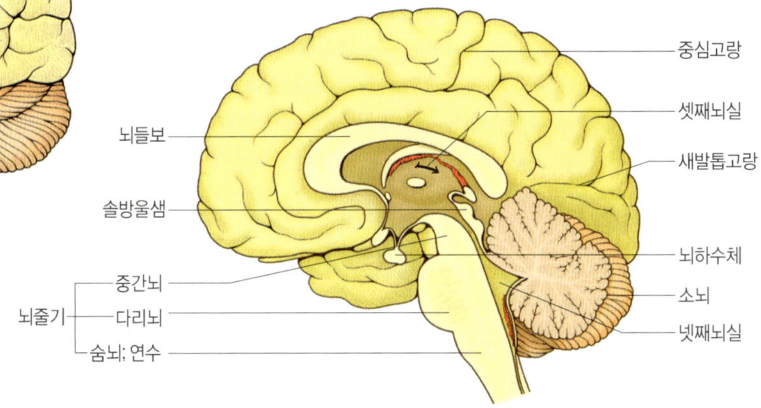

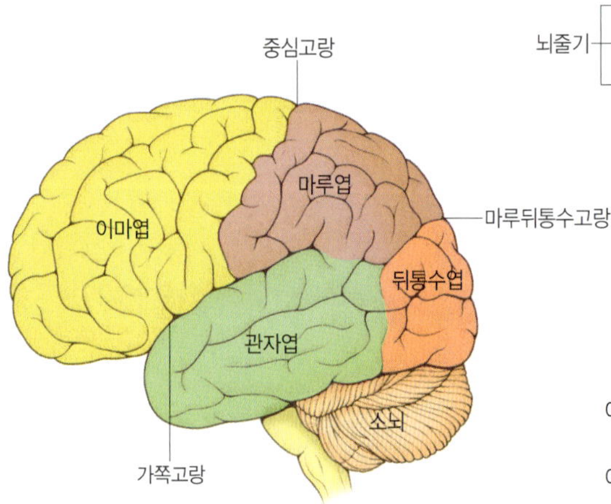

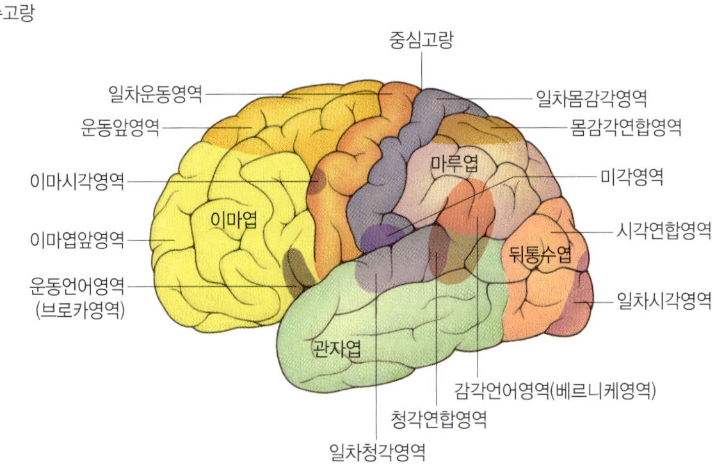

가쪽고랑 | 외측구 / lateral sulcus
감각언어영역 | sensory speech area
관자엽 | 측두엽 / temporal lobe
뇌들보 | 뇌량 / corpus callosum
뇌줄기 | 뇌간 / brainstem
뇌하수체 | 하수체 / pituitary gland; hypophysis
다리뇌 | 교뇌 / pons
뒤통수엽 | 후두엽 / occipital lobe
마루엽 | 두정엽 / parietal lobe
몸감각연합영역 | somatosensory association area
미각영역 | gustatory cortex
베르니케영역 | Wernicke's area
브로카영역 | Broca's area
새발톱고랑 | 조거구 / calcarine sulcus
셋째뇌실 | 제3뇌실 / third ventricle
소뇌 | cerebellum
솔방울샘 | 송과체 / pineal gland; pineal body
숨뇌; 연수 | medulla oblongata
시각연합영역 | visual association area
운동앞영역 | premotor area
운동언어영역 | motor speech area
이마시각영역 | frontal eye fields
이마엽 | 전두엽 / frontal lobe
이마엽앞영역 | prefrontal area
일차몸감각영역 | primary somatosensory area
일차시각영역 | primary visual area
일차운동영역 | primary motor area
일차청각영역 | primary auditory area
중간뇌 | 중뇌 / midbrain
중심고랑 | 중심구 / central sulcus
중심뒤고랑 | 중심후구 / postcentral sulcus
중심뒤이랑 | 중심후회 / postcentral gyrus
중심앞고랑 | 중심전구 / precentral sulcus
중심앞이랑 | 중심전회 / precentral gyrus
청각연합영역 | auditory association area

대뇌겉질 안에서 온몸의 뼈대근육에 수의운동의 명령을 내리는 부위를 운동영역이라고 부른다. 중심고랑의 앞에 있는 중심앞이랑(브로드만의 제4영역에 해당한다)이 바로 그것이다. 겉질의 (6층 구조의) 4번째 층에는 대형의 베츠(Betz)피라밋세포가 있어서, 축삭을 척수의 앞뿔세포로 보낸다.

중심고랑 뒤에 있는 중심뒤이랑(브로드만의 제3, 제1, 제2영역)은 촉각과 온도감각 등, 온몸의 피부감각 자극이 도달하는 부위이며, 몸감각영역이라고 한다.

또한 운동영역과 몸지각영역 안에서도 기능은 일정 영역 안에 한정되어 있어서, 각각의 겉질 부분은 몸의 특정 부위에 대응하고 있다. 이러한 사항은 펜필드의 '운동의 난장이'와 '감각의 난장이'라고 명명한 그림에 잘 나타나 있다. 손가락과 발성기관처럼 운동의 복잡함이 요구되는 곳에서는 그에 대응하는 운동영역이 넓게 분포되어 있다. 몸지각영역 또한 입술과 손가락처럼 감각이 예민한 부위에 대응하는 영역은 넓게 분포되어 있다.

여기에서 중요한 것은, 운동영역과 몸지각영역 역시 해당 부위의 반대쪽에 있는 반구에서 대응하고 있다는 사실이다. 수의운동의 전도로(피라밋로)와 몸지각의 전도로(척수에서 시상까지) 역시 숨뇌에서 좌우가 교차되어 있기 때문이다.

시각영역은 시각전도로가 끝나는 부위로, 뒤통수엽의 새발톱고랑의 주변에 있으며, 브로드만의 제17영역에 해당한다. 뒤대뇌동맥의 폐색으로 인해 그 부위에 장애를 입게 되면 눈에는 이상이 없어도 반대쪽의 시야가 절반 정도 손상을 입는데 이를 반맹이라 한다.

청각신경은 관자엽의 위쪽면에 있으며, 시각영역의 장애에 비하면 청각영역의 장애에 따른 청각 장애는 매우 적다.

언어중추는 우성대뇌반구(오른손잡이의 경우에는 왼쪽 반구)의 이마엽 아랫부위와 관자엽에 있다. 오른손잡이의 왼쪽 중간대뇌동맥에 폐색이 일어나면 오른쪽 반신마비와 함께 실어증이 발생한다. 실어증에는 언어를 이해하는 것은 가능해도 말하는 것은 불가능한 운동성실어증과, 말하는 것은 가능해도 이해하는 것은 불가능한 감각실어증이 있다. 전자는 이마엽의 가쪽 측면 아래에 있는 운동성언어중추(브로카중추)의 장애에 의해 일어나고, 후자는 관자엽에 있는 감각성언어중추(베르니케중추)의 장애에 의해 일어난다.

여기까지 설명해 온 중추는 일차원적인 단순한 감각과 운동에 관여하는 중추이다. 그러나 인간이 생활하며 주위의 상황을 파악하고 적절한 행동을 취하기 위해서는 고차원의 능력이라고 할 수 있는 보다 복잡한 종합적 작업을 수행해야 한다. 이 역할을 하는 것이 대뇌겉질의 연합영역으로 뇌의 여러 부분과 연결을 한다.

감각성언어중추, 베르니케중추 | Wernickes
감각실어증 | 감각성실어증 / sensory aphasia
관자엽 | 측두엽 / temporal lobe
대뇌겉질 | 대뇌피질 / cerebral cortex
뒤통수엽 | 후두엽 / occipital lobe
새발톱고랑 | 조거구 / calcarine sulcus
숨뇌; 연수 | medulla oblongata
시각영역 | visual area
앞뿔 | 전각 / anterior horn
우성대뇌반구 | dominant hemisphere
운동성언어중추, 브로카중추 | Broca
운동언어상실증, 운동성실어증 | motor aphasia
이마엽 | 전두엽 / frontal lobe
중간대뇌동맥 | 중대뇌동맥 / middle cerebral artery
중심고랑 | 중심구 / central sulcus
중심뒤이랑 | 중심후회 / postcentral gyrus
중심앞이랑 | 중심전회 / precentral gyrus
청각신경 | auditory nerve
축삭 | 축삭돌기 / axon
펜필드 | Penfield

임상사례

뇌경색증 등으로 운동과 언어의 장애가 일어나도 재활치료를 꾸준히 하면 조금이라도 회복되는 경우가 많다. 각각의 뇌기능은 특정 부위에 존재하지만 그것이 결손되어도 적절한 훈련을 통해 자극을 받게 되면, 다른 영역과 섬유가 연결되어 결손된 기능을 대행할 수 있도록 뇌가 잠재능력을 발휘한다.

대뇌겉질의 운동과 감각영역

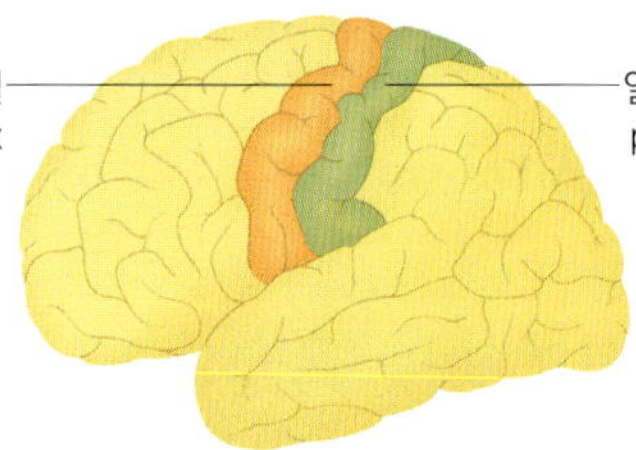

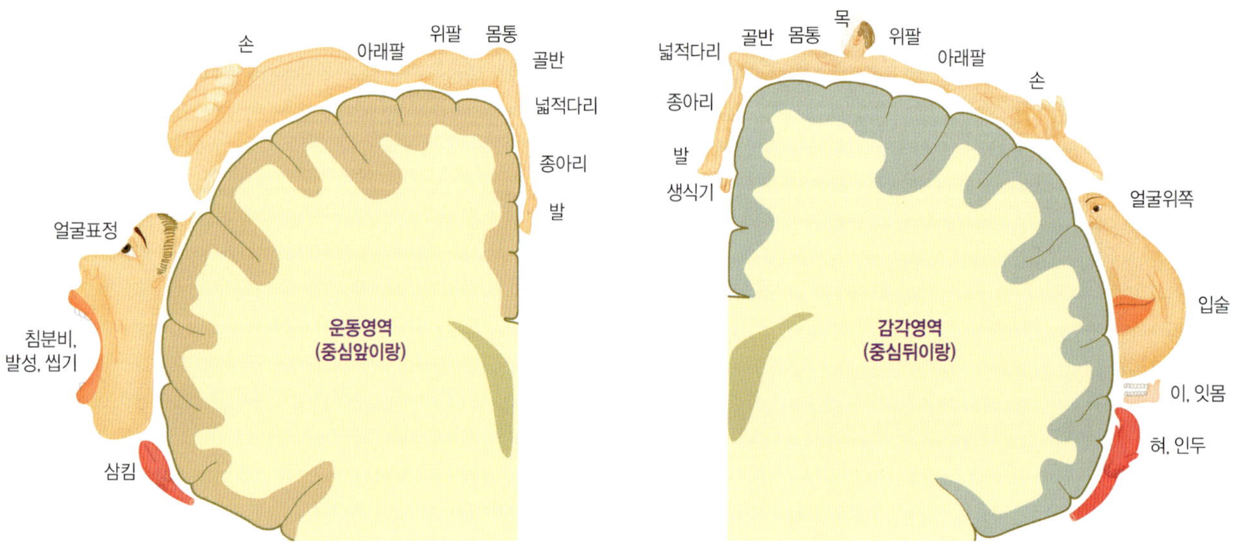

| 대뇌겉질의 운동과 감각영역 |

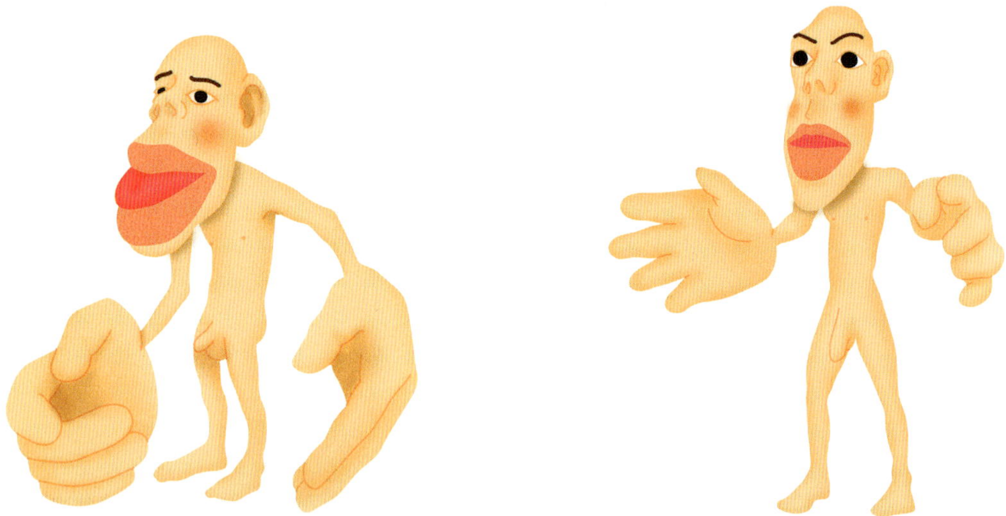

| 호문쿨루스(Homunculus) |

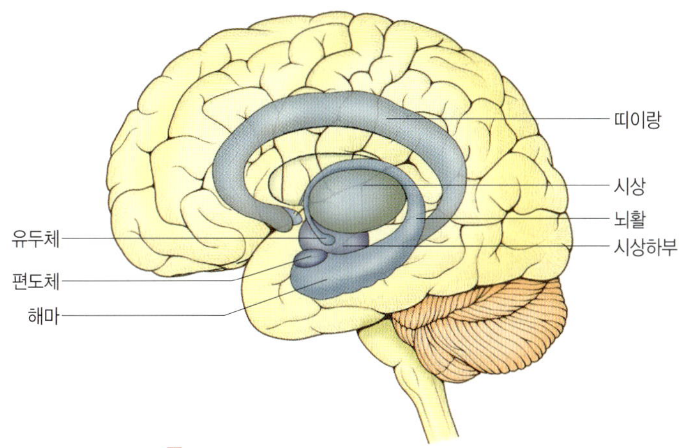

대뇌둘레계통의 위치

뇌활 | 뇌궁 / fornix
띠이랑 | 대상회 / cingulate gyrus
새겉질 | 신피질 / neocortex
시상 | thalamus
시상하부 | hypothalamus
유두체 | mammillary body
이마엽연합영역, 전두연합영역 | frontal association area
이마엽 | 전두엽 / frontal lobe
이마엽앞영역 | prefrontal area
중심앞이랑 | 중심전회 / precentral gyrus
편도체 | amygdaloid body
해마 | hippocampus

운동마비가 없는 환자라도 옷을 입거나 벗지 못할 수도 있고 입방체를 그리지 못할 수도 있는 것은 **이마엽** 등에 있는 연합영역의 종합적인 기능에 장애가 발생했기 때문이다.

이마엽연합영역은 **중심앞이랑**보다 앞에 있는 영역이며, 영장류, 특히 인간에게 현저하게 발달되어 있다. 인간은 정보와 기억에 기초해서 사고, 계산, 판단, 계획, 의사결정 등을 행한다. 이른바 '생각하는 인간'을 만드는 것은 **이마엽앞영역**이다.

위에서 설명한 지각, 운동, 종합 등 고도의 신경활동을 담당하는 대뇌반구는 계통발생적으로 보아 새롭게 발달한 부위이며, **새겉질**이라고 불린다.

새겉질과 뇌줄기의 이행 부위에 고리 모양으로 분포되어 있는 일련의 조직들은 **대뇌둘레계통**이라고 부르며, 계통발생학적으로 오래된 부위이다. 이는 **편도체**, **해마**, **뇌활**, **유두체**, **띠이랑** 등으로 이루어져 있다. **대뇌둘레계통**은 **기억**과 **정보**에 깊은 관련이 있다.

편도체는 아몬드 씨앗 같은 모양의 핵이며 공포와 분노 등의 정보와 좋고 싫은 감정을 만들고 기억한다. 편도체는 후각신경에서 뉴런연쇄를 가지기 때문에 냄새나 섭식, 성에 관련된 감정을 만들고 기억해서 오래 보존한다.

해마는 가쪽뇌실아래뿔의 안쪽 측면에 몇 가닥의 융기를 만드는 가늘고 긴 조직이며, 앞쪽 끝과 편도체에 붙어 있다. 해마는 새로운 사실을 기억하고, 또한 오래된 기억을 상기하는 일을 담당한다.

임상사례

기억은 해마에 한동안 보존된 후에 대뇌(관자엽 등)로 이동해 정리되고, 저장되며, 때때로 해마에서 꺼내어져 재현(상기)된다고 알려져 있다. 양쪽의 해마에서 장애가 생기면 새로운 것이 전혀 기억나지 않게 된다(기억력장애). 알츠하이머병의 중요한 증상은 기억장애이며, 광범위한 대뇌의 위축이 발생하기 전에 해마의 위축이 일어난다.

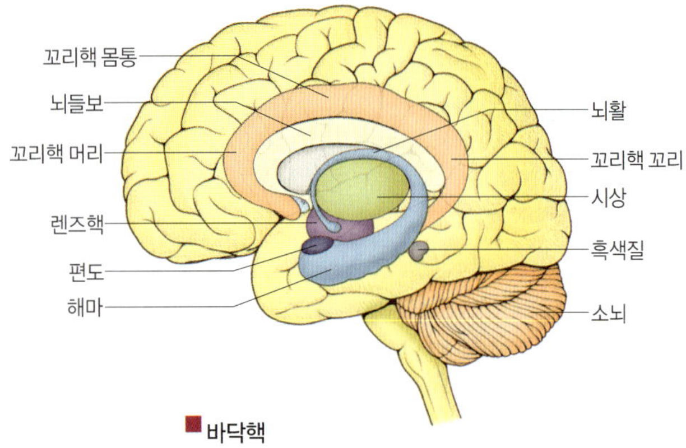

■ 바닥핵

가쪽뇌실 | 측뇌실; 외측뇌실 / lateral ventricle
꼬리핵 | 미상핵 / caudate nucleus
꼬리핵 꼬리 | tail of caudate nucleus
꼬리핵 머리 | head of caudate nucleus
꼬리핵 몸통 | body of caudate nucleus
날신경섬유 | 수출신경섬유; 원심신경섬유 / efferent nerve fibers; centrifugal nerve
뇌들보 | 뇌량 / corpus callosum
뇌활 | 뇌궁 / fornix
대뇌겉질 | 대뇌피질 / cerebral cortex
대뇌섬 | 뇌섬엽 / insula
들신경섬유 | 구심신경섬유; 수입신경섬유 / afferent nerve fibers; centripetal nerve
렌즈핵 | lentiform nucleus
말이집 | 수초, 미엘린초 / myelin sheath
바닥핵 | 기저핵 / basal ganglia
백색질 | 백질 / white matter; white substance
셋째뇌실 | 제3뇌실 / third ventricle
소뇌 | cerebellum
속섬유막 | 내포 / internal capsule
시상 | thalamus
연합섬유 | 연합신경섬유 / association fiber
조가비핵 | 피각 / putamen
줄무늬체 | 선조체 / striatum
창백핵; 옛줄무늬체 | pallidum; paleostriatum
편도 | tonsil
해마 | hippocampus
회색질 | 회백질 / gray matter, gray substance
흑색질 | 흑질 / substantia nigra

대뇌속질과 바닥핵

대뇌속질은 대뇌겉질과 바닥핵에서 나오는 신경섬유다발로 이루어져 있다. 말이집으로 인해 희고, 예리하고, 반짝이며, 겉질보다 훨씬 단단한 줄기가 뻗어 있다. 버섯처럼 손으로 찢을 수 있지만 섬유가 교착되어 있는 부분은 찢어지지 않는다. 운동성 겉질영역에서 발생하는 날신경섬유와, 지각성 겉질영역으로 향하는 들신경섬유 다발이 이곳을 통과한다. 같은 쪽 반구의 다른 겉질영역을 아치 모양으로 결합하는 섬유다발도 있으며, 이를 연합섬유라고 부른다. 또한 대뇌의 정중앙을 잘라 보면 반구의 좌우를 연결하는 맞교차섬유로 이루어진 큰 연결다리가 있는데, 이를 뇌들보라고 한다.

운동성 전달경로인 피라밋로와 시상에서 대뇌겉질로 향하는 지각성전도로는 대뇌의 심부에서 속섬유막이라고 불리는 섬유다발에 모여 있다. 속섬유막의 좁은 백색질 영역을 원심성전도로(피라밋로)와 감각성전도로가 통과하며, 그 영역에 접해 있는 조가비핵과 시상에 분포되어 있는 동맥은 경색과 출혈을 일으키기 쉽다. 대뇌속질 안에 있는 회색질은 바닥핵이라고 불리며 조가비핵, 창백핵, 꼬리핵이 포함된다. 조가비핵과 창백핵을 묶어서 렌즈핵이라고 하고, 꼬리핵과 렌즈핵을 묶어서 줄무늬체라고 부른다.

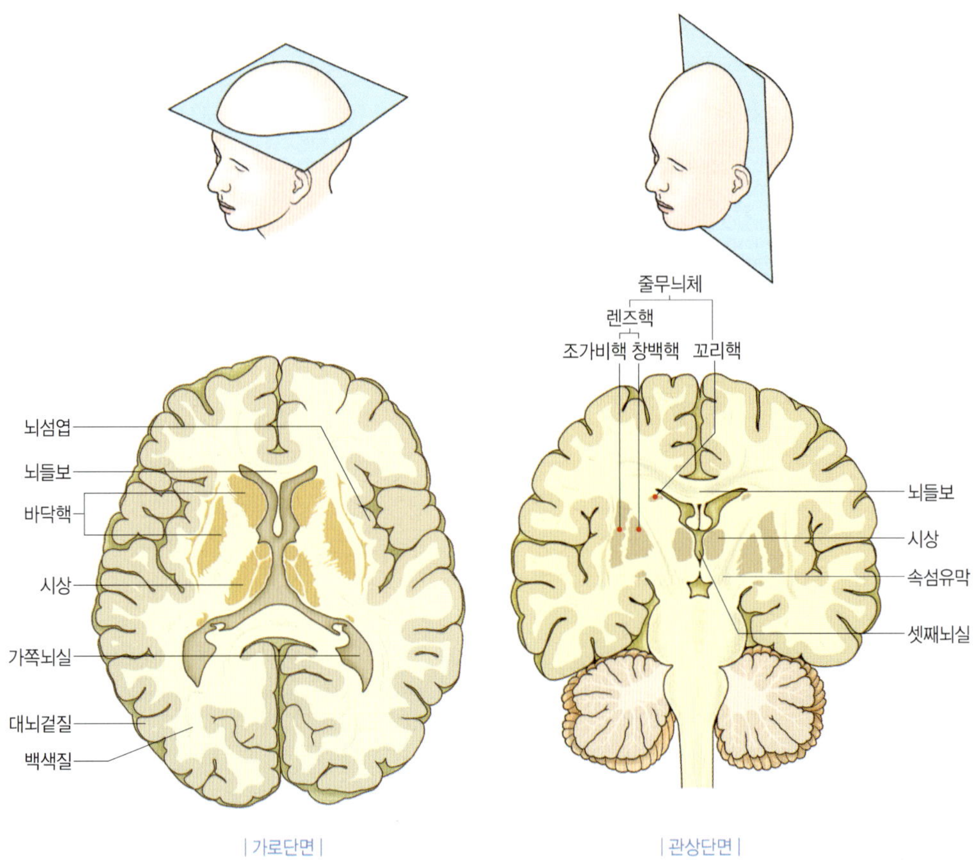

■ 대뇌의 단면

뇌의 혈관 brain blood vessel

뇌는 좌우의 속목동맥과 척추동맥으로부터 혈액을 공급받는다. 속목동맥은 온목동맥에서 바깥목동맥으로 갈라진 후, 목동맥관을 통해서 머리뼈바닥을 관통하여 해면정맥굴을 통해 뇌의 아랫면에 도달한다. 속목동맥의 중요한 줄기(겉질가지)는 앞대뇌동맥과 중간대뇌동맥이며, '속목동맥계통'을 형성하고, 대뇌반구의 이마엽과 관자엽, 그리고 마루엽을 담당한다. 척추동맥은 빗장밑동맥에서 분기하여 제6목뼈 위에 있는 목뼈의 가로돌기를 관통해서 위로 올라간 후, 큰후두구멍을 통해 머리뼈 안으로 들어가며, 오른쪽과 왼쪽의 혈관은 하나로 합쳐져서 뇌바닥동맥이 된다. 척추뇌바닥동맥계통에서는 뒤아래소뇌동맥, 앞아래소뇌동맥, 위소뇌동맥, 뒤대뇌동맥이 중요한 가지이며 숨뇌, 다리뇌, 시상, 소뇌, 뒤통수엽 등을 통과한다.
속목동맥계통과 척추뇌바닥동맥계통은 뇌바닥에서 뒤교통동맥에 의해 결합된다.

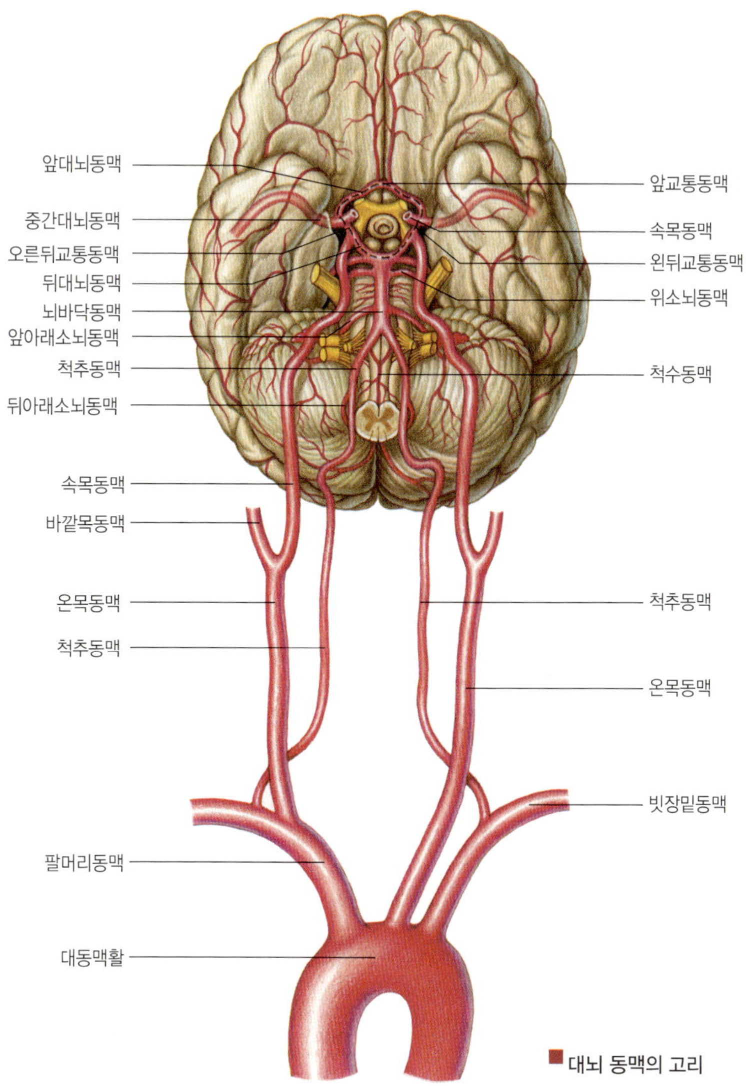

■ 대뇌 동맥의 고리

관자엽 | 측두엽 / temporal lobe
뇌바닥동맥 | 뇌저동맥 / basilar artery
다리뇌 | 교뇌 / pons
대동맥활 | 대동맥궁 / arch of aorta
뒤교통동맥 | 후교통동맥 / posterior communicating artery
뒤대뇌동맥 | 후대뇌동맥 / posterior cerebral artery
뒤아래소뇌동맥 | 후하소뇌동맥 / posterior inferior cerebellar artery
뒤통수엽 | 후두엽 / occipital lobe
마루엽 | 두정엽 / parietal lobe
목동맥관 | 경동맥관 / carotid canal
바깥목동맥 | 외경동맥 / external carotid artery
바닥쪽; (뇌)바닥쪽 | 저측; 뇌저측 / basilar
빗장밑동맥 | 쇄골하동맥 / subclavian artery
소뇌 | cerebellum
속목동맥 | 내경동맥 / internal carotid artery
숨뇌; 연수 | medulla oblongata
시상 | thalamus
앞교통동맥 | 전교통동맥 / anterior communicating artery
앞대뇌동맥 | 전대뇌동맥 / anterior cerebral artery
앞아래소뇌동맥 | 전하소뇌동맥 / anterior inferior cerebellar artery
오른뒤교통동맥 | 우후교통동맥 / right posterior communicating artery
온목동맥 | 총경동맥 / common carotid artery
왼뒤교통동맥 | 좌후교통동맥 / left posterior communicating artery
위소뇌동맥 | 상소뇌동맥 / superior cerebellar artery
이마엽 | 전두엽 / frontal lobe
중간대뇌동맥 | 중대뇌동맥 / middle cerebral artery
척수동맥 | spinal artery
척추동맥 | 추골동맥 / vertebral artery
큰구멍 | 대후두공 / foramen magnum
팔머리동맥 | 완두동맥 / brachiocephalic trunk
해면정맥굴 | 해면정맥동 / cavernous sinus

가쪽뇌실 | 측뇌실; 외측뇌실 / lateral ventricle
경(질)막 | 경수막, 경막 / dura mater
경질막정맥굴 | 경막정맥동 / dural venous sinus
관자엽 | 측두엽 / temporal lobe
관통가지 | 관통지 / perforating branch
넷째뇌실 | 제4뇌실 / fourth ventricle
뇌 | 골 / brain
뇌실사이구멍 | 실간공 / interventricular foramen
뇌실 | ventricle
뇌척수막, 수막 | 뇌막 / meninges
뇌척수액 | cerebrospinal fluid
다리뇌 | 교뇌 / pons
동맥 | arteries
뒤대뇌동맥 | 후대뇌동맥 / posterior cerebral artery
뒤통수엽 | 후두엽 / occipital lobe
렌즈핵 | lentiform nucleus
목정맥구멍 | 경정맥공 / jugular foramen
셋째뇌실 | 제3뇌실 / third ventricle
소뇌 | cerebellum
속목정맥 | 내경정맥 / internal jugular vein
숨뇌; 연수 | medulla oblongata
시상 | thalamus
앞교통동맥 | 전교통동맥 / anterior communicating artery
앞대뇌동맥 | 전대뇌동맥 / anterior cerebral artery
이마엽 | 전두엽 / frontal lobe
정맥굴 | 정맥동 / sinus venosus
조가비핵 | 피각 / putamen
중간대뇌동맥 | 중대뇌동맥 / middle cerebral artery

임상사례

뇌의 혈관에 생긴 혹, 또는 동맥자루가 터지면 거미막밑출혈이 발생한다. 윌리스동맥고리는 동맥자루가 발생하는 부위이다. 동맥자루를 진단하거나 뇌의 혈관을 보기 위해서는 환자의 동맥에 조형제를 직접 넣어서 검사하는 뇌혈관촬영이 있지만, 환자에게 많은 부담을 준다. 최근에는 화상검사가 발달해서 MRI를 사용한 MR혈관촬영과 CT를 사용한 3D-CT혈관촬영(3D-CTA)으로 간단하게 뇌혈관의 상태를 검사할 수 있다.

또한 좌우의 앞대뇌동맥은 앞교통동맥으로 결합되고, 뇌바닥에서 윌리스동맥고리라고 불리는 혈액순환의 우회로(혈류의 상호공급과 혈압의 상호조정) 구조를 형성한다.

뇌의 표면을 보면 다수의 동맥이 꾸불꾸불하게 달라붙어 있는 것이 인상적이다. 이것을 겉질가지라고 부른다. 겉질가지는 앞대뇌동맥, 중간대뇌동맥, 뒤대뇌동맥으로 이루어져 있다. 각각의 동맥은 담당부위가 정해져 있어서, 뇌의 장애부위를 CT나 MRI로 보는 것만으로도 어느 혈관이 뇌경색이 일으켰는지 알 수 있다. 겉질가지의 경색은 혈관을 담당하는 뇌 부위에 큰 손상을 주는 경우가 많다. 그렇기 때문에 마비뿐만 아니라 실어증 등 고차원의 뇌기능장애를 동반하며 큰 후유증을 남기는 경우가 많다.

그에 비해 겉질가지와 교통동맥에서 나와 뇌의 심부로 들어가서, 뇌줄기의 심부와 시상 등의 바닥핵에 혈액을 공급하는 동맥을 관통가지라고 부른다. 대뇌의 심부는 관통가지동맥이 담당하고 있고, 조가비핵은 그 안의 렌즈핵 줄무늬체동맥이 담당하고 있으며, 뇌출혈이 가장 많이 발생하는 부위이기도 하다. 조가비핵출혈은 속섬유막이 압박되어, 병터의 반대쪽에 운동마비(반신마비)를 일으킨다. 시상은 뇌출혈이 두 번째로 잘 발생하는 부위이며, 시상출혈은 병터의 반대쪽에 감각장애를 일으킨다.

뇌의 정맥은 동맥과 전혀 다른 경로를 가진다. 동맥이 뇌바닥에서 들어가는 것과는 반대로, 정맥은 주로 뇌의 바깥 주위로 나온다. 그리고 머리뼈 안쪽 면에 있는 경질막의 양엽 사이에서 발달한 경질막정맥굴이라고 불리는 두꺼운 정맥으로 흘러든다. 정맥굴은 머리뼈바닥에 모여서 목정맥구멍을 관통하고, 속목정맥이 되어 목 부위로 내려간다. 뇌로 들어가는 동맥이 2쌍 있는 것에 비해, 뇌에서 나오는 혈액은 거의 이 1쌍의 속목정맥만으로 운반된다.

뇌실과 뇌척수막 ventricle & meninges

뇌의 심부에는 쌍으로 이루어진 한 종류와 쌍으로 이루어지지 않은 두 종류, 합해서 4개의 뇌실이 있으며, 그 안에 뇌척수액이 들어 있다. 우선 한 쌍의 큰 아치 형태의 뇌실이 대뇌의 심부에서 이마엽으로부터 뒤통수엽으로 확장되어 있으며, 또한 관자엽으로도 확장되어 있는데 이를 가쪽뇌실이라고 한다. 다음으로 좌우의 사이뇌 사이에 끼여 있는 정중앙 부위의 뇌실을 셋째뇌실이라고 한다. 또한 다리뇌, 숨뇌, 소뇌 사이에는 텐트와 같은 형태의 뇌실이 있으며, 이를 넷째뇌실이라고 부른다.

뇌실과 뇌척수막

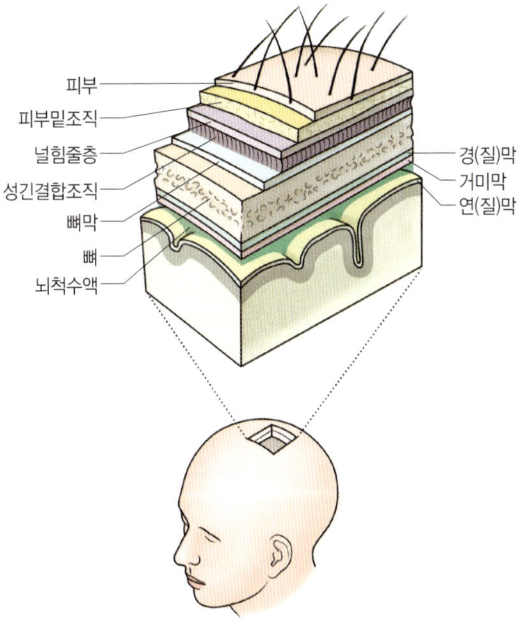

| 머리덮개 |

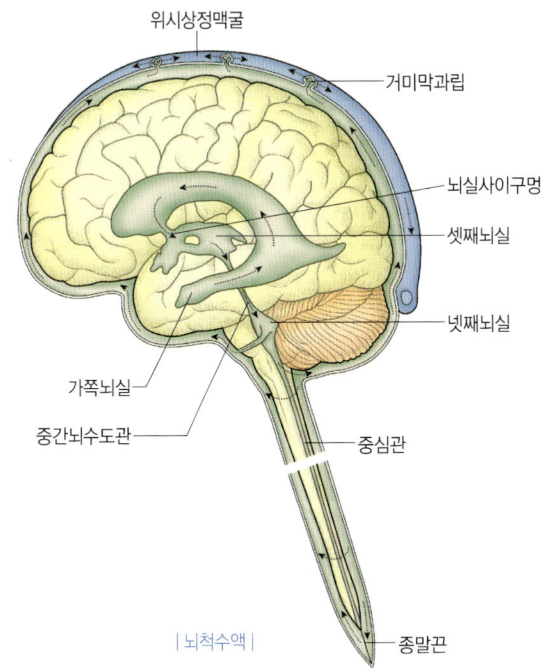

| 뇌척수액 |

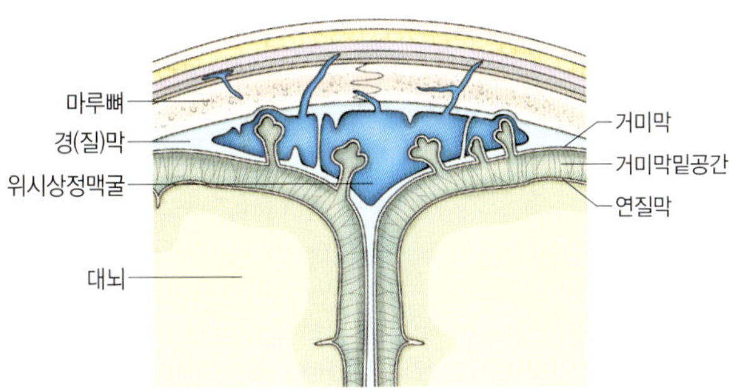

| 경질막 정맥굴 |

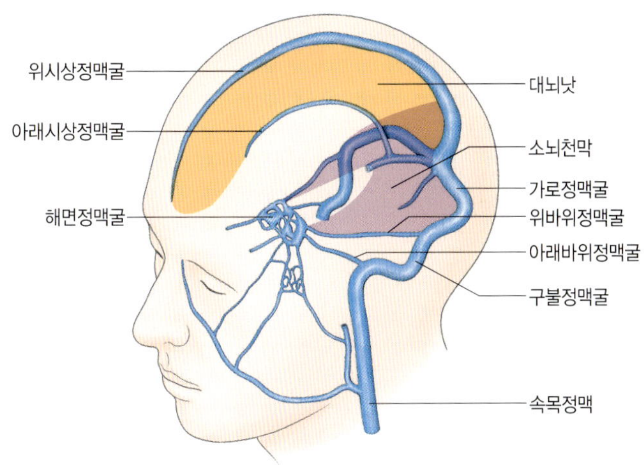

| 머리덮개와 뇌막의 단면 |

가로정맥굴 | 횡정맥동 / transverse sinus
가쪽뇌실 | 측뇌실; 외측뇌실 / lateral ventricle
거미막 | 지주막 / arachnoid mater
거미막과립 | 지주막과립 / arachnoid granulations
거미막밑공간 | 지주막하강 / subarachnoid space
경(질)막 | 경수막, 경막 / dura mater
구불정맥굴 | 에스자정맥동 / sigmoid sinus
널힘줄층 | 건막층 / aponeurotic layer
넷째뇌실 | 제4뇌실 / fourth ventricle
뇌실사이구멍 | 실간공 / interventricular foramen
뇌척수액 | cerebrospinal fluid
대뇌 | cerebrum
대뇌낫 | 대뇌겸 / falx cerebri; cerebral falx
마루뼈 | 두정골 / parietal bone
뼈 | 골 / bone
뼈(바깥)막 | 골막 / periosteum
성긴결합조직 | 소성결합조직 / loose connective tissue
셋째뇌실 | 제3뇌실 / third ventricle
소뇌천막 | tentorium cerebelli; cerebellar tentorium
속목정맥 | 내경정맥 / internal jugular vein
아래바위정맥굴 | 하추체정맥동 / inferior petrosal sinus
아래시상정맥굴 | 하시상정맥동 / inferior sagittal sinus
연(질)막 | pia mater
위바위정맥굴 | 상추체정맥동 / superior petrosal sinus
위시상정맥굴 | 상시상정맥동 / superior sagittal sinus
종말끈 | 종사 / filum terminale
중간뇌수도관 | 중뇌수도관 / cerebral aqueduct
중심관 | 골원중심관 / central canal
피부 | skin
피부밑조직 | 피하조직 / subcutaneous tissue
해면정맥굴 | 해면정맥동 / cavernous sinus

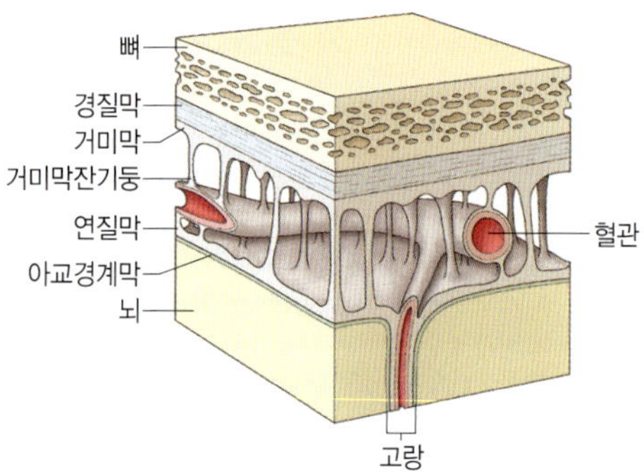

■ 뇌막, 척수막의 단순그림

가쪽고랑 | 외측구 / lateral sulcus
가쪽뇌실 | 측뇌실, 외측뇌실 / lateral ventricle
거미막잔기둥 | 지주막섬유주 / arachnoid trabecula
거미막 | 지주막 / arachnoid mater
거미막밑공간 | 지주막하강 / subarachnoid space
경(질)막 | 경수막, 경막 / dura mater
고랑 | 구 / groove
뇌 | 골 / brain
뇌경질막 | cranial dura mater
뇌실사이구멍 | 실간공 / interventricular foramen
뇌실막 | 상의 / ependyma
뇌실막층 | ependymal layer
뇌척수막, 수막 | 뇌막 / meninges
뇌척수액 | cerebrospinal fluid
대뇌낫 | 대뇌겸 / falx cerebri; cerebral falx
대뇌반구 | cerebral hemisphere
맥락얼기 | 제4뇌실맥락총 / choroid plexus
뼈 | 골 / bone
셋째뇌실 | 제3뇌실 / third ventricle
소뇌천막 | tentorium cerebelli; cerebellar tentorium
소뇌낫 | 소뇌겸 / falx cerebelli; cerebellar falx
소뇌반구 | cerebellar hemisphere
신경아교세포 | 신경교 / neuroglia
아교경계막 | glial limiting membrane
연(질)막 | pia mater
정맥굴 | 정맥동 / sinus venosus
정맥얼기 | 정맥총 / venous plexus
정중고랑 | 정중구 / median sulcus
중간뇌 | 중뇌 / midbrain
중간뇌수도관 | 중뇌수도관 / cerebral aqueduct
척수 | spinal cord
혈관 | blood vessel

좌우의 가쪽뇌실과 셋째뇌실은 둥글고 짧은 뇌실사이구멍으로 연결되어 있으며, 셋째뇌실과 넷째뇌실은 가늘고 긴 중간뇌수도관으로 연결되어 있다. 넷째뇌실은 좁아져서 척수의 중심관으로 이어진다. 넷째뇌실에는 정중구와 가쪽고랑(1쌍)이라고 불리는 출구가 있어서 뇌의 바깥면을 둘러싸고 있는 거미막밑공간으로 연결된다.

중추신경은 단순한 관 형태에서 발생했다. 중간뇌와 척수처럼 관 형태를 가진 부위에서는 그 안쪽 공간이 좁은 중심관과 도관으로 남아 있지만, 뇌처럼 크게 발달한 부위는 안쪽 공간도 넓어지고 복잡한 뇌실을 이루고 있다.

뇌실계통의 벽은 뇌실막이라고 하는 단층원주세포로 덮여 있다. 이는 특수화된 신경아교세포이다. 뇌실계통의 내부는 뇌척수액이라고 불리는 액체로 채워져 있다. 4개의 뇌실에는 각각 벽이 매우 얇게 된 부분이 있으며, 그곳의 뇌실막층이 물결치며 수많은 돌기를 만들어 낸다. 그리고 그 안으로 혈관이 들어와서 모세혈관을 끌어들인다. 볶은 알을 끈 모양으로 늘어놓은 것 같은(색은 혈액 때문에 붉다) 이 조직은 맥락얼기라고 하며, 이곳에서 혈액을 공급받아서 뇌척수액을 분비한다.

뇌와 척수는 두부처럼 부드러운 기관이며, 단단한 뼈의 내부에서 특별한 방식의 물리적인 보호를 받는다. 즉, 뇌와 척수는 뇌척수액에 담겨 있으며, 3종류의 결합조직 막이 주위를 덮고 있다. 결합조직의 피막은 경질막, 거미막, 연질막이며, 이를 총칭해서 뇌막, 또는 척수막이라고 한다.

경질막

두꺼운 아교섬유의 판이며, 바깥층을 이룬다. 안쪽과 바깥쪽의 2엽으로 구성되어 있으며, 바깥엽은 머리뼈구멍과 척주관 안쪽 면의 뼈막에 해당한다. 양엽은 척수경질막에서 완전히 나뉘고, 그 사이에 정맥얼기와 지방이 들어 있다. 뇌경질막의 대부분은 서로 엉겨 붙어 한 장의 판을 이루며, 정맥굴이 통과하는 장소에서만 양엽이 열려서 정맥굴을 받아들인다.

뇌경질막은 머리뼈 안에 예리한 돌기를 뻗어서 뇌의 각 부위를 불완전하게 나눈다. 정중면에는 머리덮개뼈로부터 아래로 늘어진 돌기가 있다. 이는 낫의 칼날 모양을 하고 있어 대뇌낫으로 불리며, 좌우의 대뇌반구를 나눈다. 또한 아래쪽으로 계속 이어지는 작은 돌기는 소뇌낫으로 불리며, 좌우의 소뇌반구를 가로막고 있다. 소뇌천막이라고 불리는 수평방향으로 뻗은 큰 선반 모양의 경질막돌기는 대뇌와 소뇌의 경계를 만든다.

거미막

경질막의 안쪽 면에는 부드러운 반투명의 막이 있다. 이 막과 뇌의 표면(연질막) 사이에는 뇌척수액이 들어 있는 거미막밑공간이라고 하는 넓은 공간이 있으며, 막에서 거미줄 같은 섬세한 돌기가 나와서 연질막에 도달한다. 막과 실 모양의 돌기를 합쳐서 거미막이라고 부른다. 거미막의 돌기에는 뇌에 분포하는 혈관이 휘감겨 있다.

거미막의 바깥층은 세포가 단단하게 결합해서 거미막장벽세포층을 이루며, 이는 뇌척수액을 거미막밑공간 안에 닫히게 해서 경질막 밑으로 새지 않도록 한다.

연질막

연질막은 가장 안쪽의 얇은 층이며, 뇌와 척수의 표면에 밀착되어 있다. 뇌와 척수의 표면이 매끄럽게 빛나는 것은 바로 이 연질막 때문이다.

경질막과 거미막은 서로 접해 있으며, 경질막밑공간이라고 하는 좁은 공간이 있다. 머리뼈를 열어서 뇌를 꺼낼 때에는 이 경질막밑공간에서 떨어지므로 경질막은 머리뼈 쪽에 남고, 거미막과 연질막이 뇌의 표면에 붙어 있게 된다. 거미막밑공간은 3개의 구멍 즉 정중구와 좌우의 가쪽고랑에 의해 넷째뇌실과 교통하고 있다.

거미막은 일정한 장소에서, 연질막과 연질정맥동의 안에 거미막과립이라고 불리는 사마귀 모양의 돌기를 뻗고 있다.

뇌척수액은 일반적으로 허리뼈 부위에서 채취되므로, 이 방법을 허리천자라고 부른다. 척수의 아래쪽 끝과 척주관의 그것과는 많은 차이가 난다. 척수의 아래쪽 끝 근처에 있는, 척수신경이 풀려서 느슨하게 거미막에 싸여 있는 말총 부근에 주사기를 꽂으면 뇌척수액을 쉽게 뽑아낼 수 있다. 주사기는 제3허리뼈와 제4허리뼈 사이에 있는 가시돌기 사이의 인대를 통해 꽂아 넣는다.

> 뇌척수액(수액)을 채취해서 시행하는 조직검사는 신경계통의 병상을 알아내는 데 매우 유익하다. 뇌척수액은 무색투명하고, 거미막밑출혈은 토마토주스처럼 붉고 혼탁하며, 수막염 등의 염증으로 백혈구가 증가하게 된다. 단백질과 당의 양적 변화 역시 신경계통질환의 진단에 중요한 정보를 제공해 준다.

뇌척수액의 순환 | 뇌척수액의 총량은 130~150 ml이고, 하루에 400~500 ml가 생산되므로, 뇌척수액은 하루에 3회 이상 교체된다. 뇌척수액의 흐름에 대해서는 아직 알려지지 않은 부분도 많지만 우리 몸에서 혈액, 림프구 다음으로 제3의 순환계를 이루고 있다. 뇌척수액이 생산되는 장소는 뇌실의 3개 장소에 배치된 맥락얼기이고, 뇌척수액은 혈액에서 생산된다. 3개의 맥락얼기에서 분비된 뇌척수액은 넷째뇌실의 정중구와 가쪽고랑에서 뇌의 바깥쪽으로 나와 거미막밑공간의 위쪽과 아래쪽으로 이동한다.

뇌척수액이 어디에서 배출되는가에 대해서는 거미막과립을 통해서 경질막정맥굴로 나온다고 알려져 왔다.

또한 거미막은 뇌척수신경의 신경다발막(신경섬유다발을 덮고 있으며, 일종의 내피로 보강된 관)으로 연결되어 있으며, 뇌척수액의 일부는 말초신경의 신경다발막 안에서 신경의 말단으로 흘려보내져 조직의 림프가 된다.

교통사고 등으로 뇌에 충격이 가해져서 뇌바닥이 머리뼈바닥에 억눌린 상태가 되면 뇌척수액의 배출이 제대로 이루어지지 않아 뇌척수액의 압박이 계속되어 두통 등의 질환을 일으킨다.

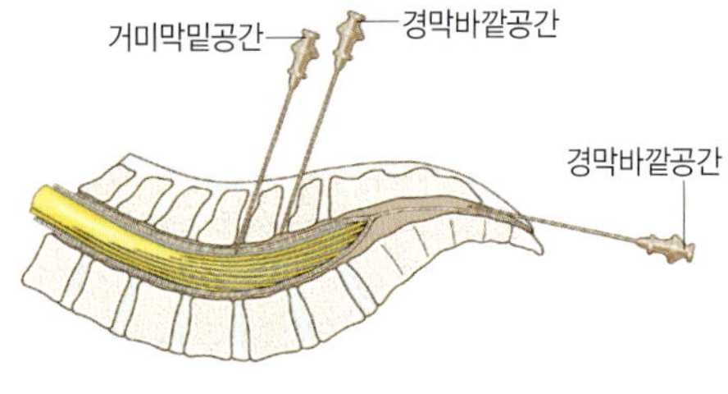

■ 허리천자와 꼬리마취

가시돌기 | 극돌기 / spinous process
가쪽고랑 | 외측구 / lateral sulcus
거미막 | 지주막 / arachnoid mater
거미막과립 | 지주막과립 / arachnoid granulations
거미막밑공간 | 지주막하강 / subarachnoid space
경막바깥공간 | 경막상강 / epidural space
경(질)막 | 경수막, 경막 / dura mater
경질막밑공간 | 경막하공간 / subdural space
경질막정맥굴 | 경막정맥동 / dural venous sinus
넷째뇌실 | 제4뇌실 / fourth ventricle
뇌척수신경 | cerebro-spinal nerve
뇌척수액 | cerebrospinal fluid
림프구 | lymphocyte
말총 | 마미 / cauda equina
맥락얼기 | 제4뇌실맥락총 / choroid plexus
머리뼈 | 두개골 / cranium
신경다발막 | 신경외막 / perineurium
연(질)막 | pia mater
정중고랑 | 정중구 / median sulcus
척주관 | vertebral canal
허리(척추)뼈 | 요추 / lumbar vertebrae
허리천자, 척추천자 | spinal tap
혈액; 피 | blood

갓돌림신경 | 외전신경; 외향신경 / abducent nerve; abducens nerve [VI]
교감신경 | sympathetic part
뇌신경 | cranial nerve
뇌척수신경 | cerebro-spinal nerve
눈돌림신경 | 동안신경 / oculomotor nerve [III]
뉴런, 신경세포 | 신경원 / neuron
대뇌 | cerebrum
더부신경 | 부신경 / accessory nerve [XI]
도르래신경 | 활차신경 / trochlear nerve [IV]
말초신경 | peripheral nerve
말초신경계통 | peripheral nervous system
망막; 그물막 | retina
미주신경 | vagus nerve [X]
벌집뼈 | 사골 / ethmoid bone
부교감신경 | 부교감신경부 / parasympathetic part
삼차신경 | trigeminal nerve [V]
속귀신경 | 내이신경 / vestibulocochlear nerve [VIII]
시각신경 | 시신경 / optic nerve [II]
신경돌기 | 축삭 / neurite
신경섬유 | nerve fiber
얼굴신경 | 안면신경 / facial nerve [VII]
자율신경계통 | autonomic nervous system
자율신경절 | 내장신경절 / autonomic ganglion
중추신경 | central nerve
감각신경 | 지각신경 / sensory nerve
척수 | spinal cord
척수신경 | spinal nerve
편도체 | amygdaloid body
혀밑신경 | 설하신경 / hypoglossal nerve [XII]
혀인두신경 | 설인신경 / glossopharyngeal nerve [IX]
후각망울 | 후구 / olfactory bulb
후각세포 | olfactory cells
후각신경 | olfactory nerve [I]

말초신경계통 peripheral nervous system

말초신경계통은 뇌척수계통과 자율신경계통으로 이루어져 있다. 전자의 경우, 뇌에서 나오는 것이 뇌신경이고, 척수에서 나오는 것이 척수신경이다. 자율신경계통에서 교감신경은 뇌척수신경에서 형태적으로 거의 독립한 계통을 이루지만, 부교감신경은 뇌척수신경 안에 섞여 있다.

말초신경계통은 신경섬유의 다발과 그물로 이루어져 있으며, 곳곳에 신경세포가 모여서 신경절을 이룬다. 그 중 하나는 감각신경에 부속되어 있는 것으로 감각신경절이라 부른다. 이는 각각의 감각신경이 중추신경으로 들어가기 전에 보이는 결절이다. 감각신경섬유는 그 신경절세포의 돌기이다. 신경절의 또 다른 종류는 자율신경에 속하는 것으로 자율신경절이라고 불린다. 교감신경과 부교감신경 모두 일정한 장소에 신경세포가 모여서 결절을 이루며, 신경섬유는 이 세포들의 돌기에 해당한다.

뇌신경 cranial nerve

뇌에서 나오는 뇌신경은 대뇌에서 척수 쪽으로 나오는 다음의 12쌍의 신경이 있다. (I) 후각신경, (II) 시각신경, (III) 눈돌림신경, (IV) 도르래신경, (V) 삼차신경, (VI) 갓돌림신경, (VII) 얼굴신경, (VIII) 속귀신경, (IX) 혀인두신경, (X) 미주신경, (XI) 더부신경, (XII) 혀밑신경을 말한다.

이 중 후각신경(제1뇌신경)과 시각신경(제2뇌신경)은 말초신경이라고 할 수 없으며 중추신경의 일부가 돌출되어 있다고 하는 것이 옳은 표현이나 편의상 말초신경계에 포함하여 기술한다.

후각신경

후각신경은 냄새를 맡는 감각인 후각을 전달하는 감각신경이다. 콧구멍의 상부에는 노란색 띠를 두른 후각상피 영역(한쪽 측면이 2.5 cm 정도인)이 있고, 이 상피가 후각의 수용세포인 후각세포를 포함하고 있다. 후각세포는 꼭대기 부분에 몇 개의 긴 돌기(표면에 냄새 수용기가 있다)를 뻗어서 냄새 물질을 수용하는 한편, 바닥 부위에서 하나의 신경돌기가 나와 뇌에 흥분을 전달한다. 후각신경이라고 불리는 이 신경섬유는 많은 수가 다발을 이루고 있으며, 각각 약 20개의 신경이 벌집뼈의 체판을 관통해서 대뇌 아랫면의 후각망울로 들어가고, 그 안에서 뉴런을 교체한 후, 대뇌하부의 후각영역과 편도체에 투사한다.

시각신경

시각신경은 망막이 받은 빛의 감각(시각)을 뇌로 인도하는 감각신경이다. 원래 망막은 뇌의 일부분이기 때문에 시각신경은 이것과 뇌의 본체를 연결하는 부분일 뿐만 아니라, 뇌 내부의 구조로 보아야 하지만, 모양이 신경의 형태를 가지고 있어서 관습적으로 뇌신경에 포함시킨 것이다.

뇌신경

갓돌림신경 | 외전신경; 외향신경 / abducent nerve; abducens nerve [VI]
뇌하수체 | 하수체 / pituitary gland; hypophysis
눈돌림신경 | 동안신경 / oculomotor nerve [III]
다리뇌 | 교뇌 / pons
더부신경 | 부신경 / accessory nerve [XI]
도르래신경 | 활차신경 / trochlear nerve [IV]
미주신경 | vagus nerve [X]
삼차신경 | trigeminal nerve [V]
소뇌 | cerebellum
속귀신경 | 내이신경 / vestibulocochlear nerve [VIII]
숨뇌; 연수 | medulla oblongata
시각교차 | 시신경교차 / optic chiasm; optic chiasma
시각신경 | 시신경 / optic nerve [II]
얼굴신경 | 안면신경 / facial nerve [VII]
중간뇌 | 중뇌 / midbrain
척수 | spinal cord
혀밑신경 | 설하신경 / hypoglossal nerve [XII]
혀인두신경 | 설인신경 / glossopharyngeal nerve [IX]
후각망울 | 후구 / olfactory bulb
후각신경 | olfactory nerve [I]

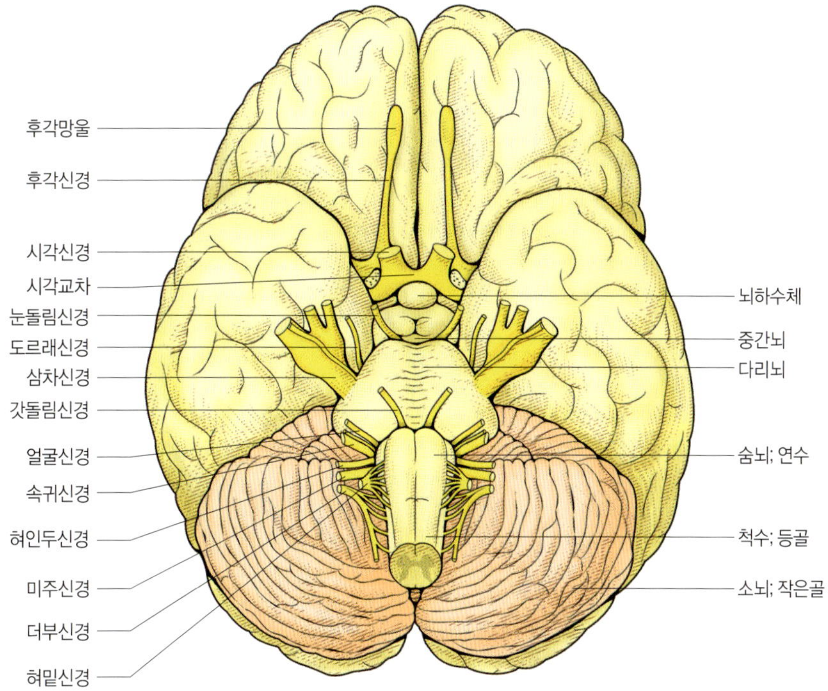

| 뇌의 아랫면 |

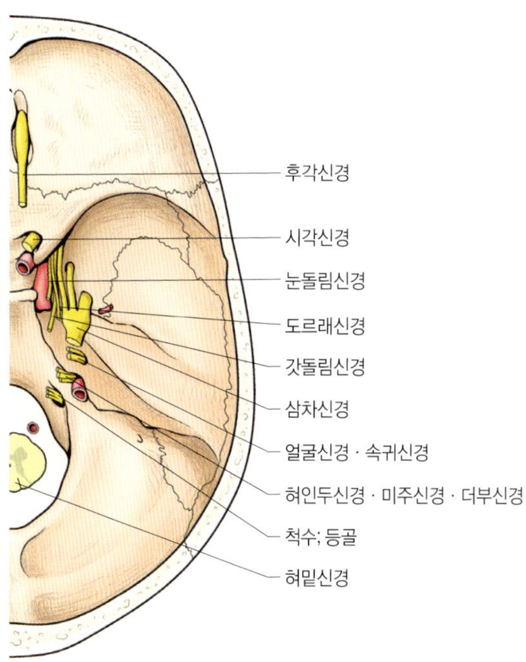

| 머리뼈바닥의 속면 |

가쪽무릎체 | 외측슬상체 / lateral geniculate body
망막; 그물막 | retina
바닥쪽; (뇌)바닥쪽 | 저측; 뇌저측 / basilar
시각교차 | 시신경교차 / optic chiasm; optic chiasma
시각로 | 시삭 / optic tract
시각부챗살 | 시방사 / optic radiation
시각신경 | 시신경 / optic nerve [II]
일차시각영역 | primary visual area
중간코선반 | 중비갑개 / middle nasal concha
체판구멍 | cribriform foramina
후각로 | 후삭 / olfactory tract
후각망울 | 후구 / olfactory bulb
후각세포 | olfactory cells
후각신경 | olfactory nerve [I]

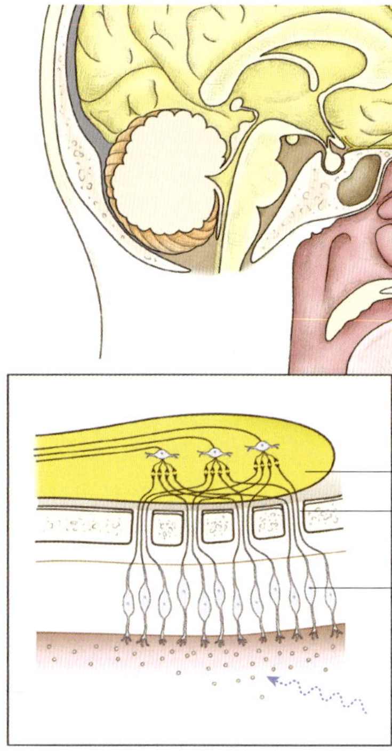

■후각신경

뇌바닥에서 좌우의 시각신경은 X자 모양으로 결합해 있다. 이를 시각(신경)교차라고 부른다. 여기에서 모든 섬유가 좌우교환되는 것이 아니라, 망막 안쪽 측면에 있는 절반의 섬유만이 교차하므로 반교차라고 부른다. 이 구조로 인해, 양쪽 눈이 받아들인 망막의 시각정보 중 오른쪽의 것은 왼쪽 뇌에 전달되고, 왼쪽의 것은 오른쪽 뇌로 전달된다.

임상사례

시각교차 바로 뒤쪽 아랫면에 있는 뇌하수체가 비대해지거나 그 부위에 종양이 생기면, 시각교차의 X자 정중후부를 압박해서 망막의 안쪽 절반의 감각이 끊긴다. 즉 시야의 바깥쪽 절반이 보이지 않게 된다(귀쪽반맹).

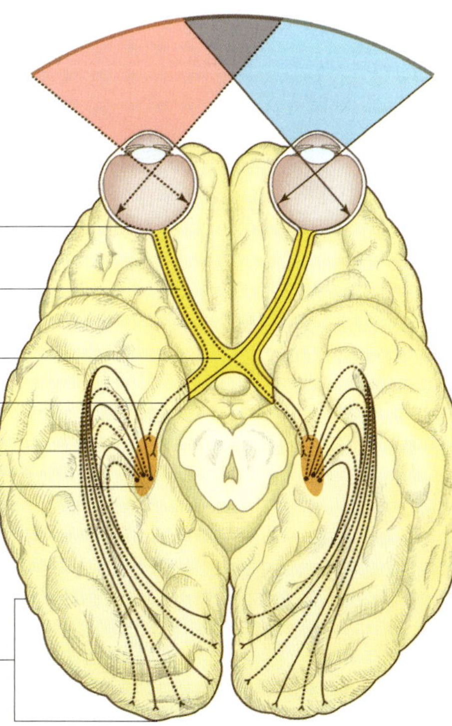

■시각신경

눈돌림신경

눈돌림신경은 글자 그대로 눈을 움직이는 신경이다. 안구운동은 6개의 근육으로 이루어지며, 눈돌림신경이 담당하는 것은 그중 4개, 즉 **위곧은근**(위를 보는 운동을 담당하는 근육), **아래곧은근**(아래를 본다), **안쪽곧은근**(안쪽을 본다), **아래빗근**(바깥쪽 위를 본다)이다. 또한 눈꺼풀을 끌어올리는 **눈꺼풀올림근** 역시 눈돌림신경이 담당하고 있다.

눈돌림신경 중에는 **동공**의 크기와 **수정체**의 긴장을 조절하는 **민무늬근육**(**동공조임근**과 **섬모체근**)의 운동을 담당하는 **부교감신경**이 포함되어 있다. 동공은 **교감신경**의 자극으로 더 크게 열리며(동공확대), 눈돌림신경이 우위를 점하게 되면 작아진다(동공축소). 동공에 빛을 비추면 동공이 축소하는 반사를 **빛반사**라고 부른다.

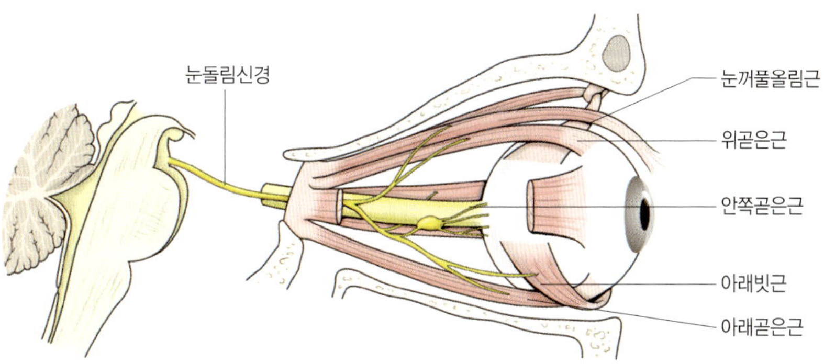

■ 눈돌림신경

도르래신경

도르래신경은 안구의 **위빗근**을 담당하는 **운동신경**이다. 이 근육은 아래쪽 바깥을 보는 방향으로 안구를 움직이는 근육이며, 그 힘줄이 **도르래**라고 불리는 연골 장치에 의해 방향이 전환되기 때문에 예전에는 **도르래근육**이라고 불렸다. 오늘날에는 이 명칭이 담당신경에만 남아 있다. 도르래신경마비는 계단을 내려가기 어렵게 만든다.

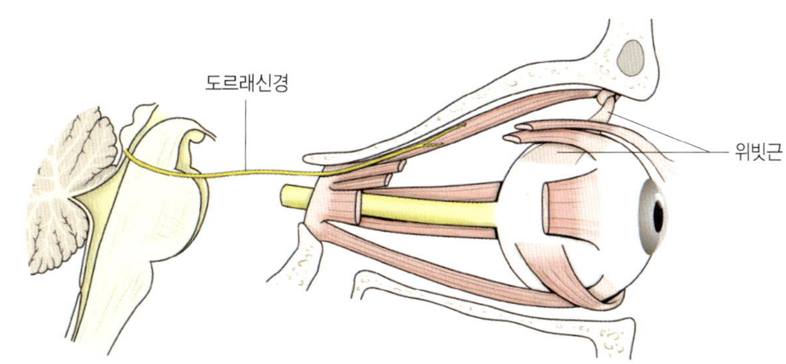

■ 도르래신경

교감신경 | sympathetic part
눈꺼풀올림근 | 안검거근 / levator palpebrae superioris muscle
눈돌림신경 | 동안신경 / oculomotor nerve [III]
도르래 | 활차 / trochlea
도르래신경 | 활차신경 / trochlear nerve [IV]
동공 | pupil
동공조임근 | 동공괄약근 / sphincter pupillae muscle
민무늬근육 | 평활근 / nonstriated muscle
부교감신경 | 부교감신경부 / parasympathetic part
빛반사 | light reflex
섬모체근 | 모양체근 / ciliary muscle
수정체 | lens
아래곧은근 | 하직근 / inferior rectus muscle
아래빗근 | 하사근 / inferior oblique muscle
안쪽곧은근 | 내측직근 / medial rectus muscle
운동신경 | motor nerve
위곧은근 | 상직근 / superior rectus muscle
위빗근 | 상사근 / superior oblique muscle

임상사례

눈돌림신경이 손상을 받으면 안구의 안쪽돌림, 위쪽돌림, 아래회전에 장애가 생길 뿐 아니라 눈꺼풀이 처지며, 동공이 확대되어 빛반사에 장애가 일어난다. 중증의 뇌경색 등으로 뇌가 부풀어 올라 눈돌림신경이 압박받게 되면(뇌헤르니아), 손상받은 쪽의 동공이 반대쪽보다 더 확장되고, 동공부동(anisocoria)이 일어난다. 이 징후는 뇌줄기가 압박되어 호흡정지에 이르는 전 단계이기도 하므로 임상에서는 매우 중요하다.

가쪽날개근 | 외측익돌근 / lateral pterygoid muscle
가쪽곧은근 | 외측직근 / lateral rectus muscle
각막; 맑은막 | cornea
결막; 이음막 | conjunctiva
관자근 | 측두근 / temporal muscle
광대뼈 | 관골; 권골 / zygomatic bone
깨물근 | 교근 / masseter muscle
눈신경 | 안신경 / ophthalmic nerve; ophthalmic division
눈확 | 안와 / orbit
다리뇌 | 교뇌 / pons
머리덮개 | scalp
뺨 | 협 / cheek
삼차신경 | trigeminal nerve [V]
삼차신경절 | trigeminal ganglion
씹기근육 | 저작근 / masticatory muscles
아래턱신경 | 하악신경 / mandibular nerve
안구 | 눈알 / eyeball
안쪽날개근 | 내측익돌근 / medial pterygoid muscle
얼굴신경 | 안면신경 / facial nerve [VII]
원형구멍 | 정원공 / foramen rotundum
위눈확틈새 | 상안와열 / superior orbital fissure
위턱신경 | 상악신경 / maxillary nerve
윗입술 | upper lip
입안바닥 | 구강저 / oral floor
입천장 | 구개 / palate
치아속질; 치수 | dental pulp
타원구멍 | 난원공 / foramen ovale
혀 | 설 / tongue
혀점막 | 설점막 / mucous membrane of tongue

삼차신경

삼차신경은 가장 두꺼운 뇌신경이며, 다리뇌에서 나오자마자 3개로 분리되어서 이 명칭을 지니게 되었다. 이 3개의 가지는 눈신경, 위턱신경, 아래턱신경이다.

삼차신경은 대부분을 차지하는 지각성 신경과 작은 부분을 차지하는 운동성 신경으로 이루어져 있다. 지각섬유는 얼굴(안구, 코안, 구강을 포함한다) 피부와 점막에 분포하며, 감각신경절은 삼차신경이 3개로 분기하는 곳에서 반달 모양의 결절을 이루고 있다. 이것이 삼차신경절(반월신경절)이며, 얼굴에 광범위한 마비가 오면 이곳에 국소마비가 일어나기도 한다.

삼차신경통은 얼굴의 한쪽 측면에 예리한 통증을 일으킨다. 얼굴근육의 운동은 얼굴신경이 담당하고 있으므로, 삼차신경통 환자에게 얼굴근육의 마비는 없다. 얼굴근육의 마비와 통증을 모두 가지고 있는 환자는 뇌신경이 아니라 뇌줄기 등의 보다 중추에 가까운 곳에서 장애가 일어났을 가능성이 많다.

삼차신경의 제1가지인 눈신경은 위눈확틈새에서 눈확으로 들어가 안구와 그 부속기관에 분포하며, 또한 눈확에서 이마부위로 가지를 뻗어, 이마 부위의 피부와 코안의 점막에도 분포한다. 우리가 잘 알고 있는 각막과 결막의 예리한 지각은 이 신경에 의한 것이며, 눈신경은 시각과는 관계가 없다는 점을 알아둘 필요가 있다.

제2가지는 위턱신경이다. 원형구멍을 통해 머리덮개의 아래 면으로 나와서, 윗입술에서 광대뼈 부위에 걸쳐 얼굴근육과 위턱부위와 입천장의 점막에 분포하며, 지각을 전달한다. 위턱 치아의 치아속질로 들어가는 것도 이 신경의 가지이다.

제3가지는 아래턱신경이며, 타원구멍을 통해 머리덮개의 아래 면으로 나온다. 얼굴에는 아래턱부위에서 관자 부위에 걸쳐 있는 피부, 입안에는 뺨, 입안바닥, 혀의 앞 2/3의 점막에 분포하며 그 부위의 지각을 담당한다. 아래턱 치아의 치아속질로 들어오는 것은 이 신경의 가지이다. 치아의 통증을 전달하는, 치의학상 매우 중요한 신경이 삼차신경의 제2가지와 제3가지이다. 또한 혀점막의 지각을 맡고 있는 이 가지는 혀의 촉각, 온도감각, 통각 등을 전달하며, 미각을 전달하는 것은 얼굴신경이다.

아래턱신경에는 운동성 신경섬유의 작은 다발이 포함되어 있으며, 이것은 깨물근, 관자근, 가쪽날개근, 안쪽날개근인 4개의 씹기근육에 분포한다.

갓돌림신경

갓돌림신경은 안구의 가쪽곧은근(안구를 바깥쪽으로 돌리는 근육)을 담당하는 가는 운동신경이다. 이처럼 안구를 움직이기 위해 눈돌림, 도르래, 갓돌림으로 이루어진 3개의 신경이 서로 협력해서 안구가 정확하고 신속하게 움직일 수 있게 한다. 어느 한쪽의 신경이 마비되면 장애가 일어난 쪽의 안구의 움직임에 장애가 발생하고, 사시가 되어 물체가 이중으로 보이게 될 수도 있다.

삼차신경

광대신경 | 관골신경; 권골신경 / zygomatic nerve
귀신경절 | 이신경절 / otic ganglion
날개입천장신경절 | 익구개신경절 / pterygopalatine ganglion
눈물샘 | 누선 / lacrimal gland
눈물샘신경 | 누선신경 / lacrimal nerve
눈신경 | 안신경 / ophthalmic nerve; ophthalmic division
눈확아래신경 | 안와하신경 / infra-orbital nerve
도르래위신경 | 활차상신경 / supratrochlear nerve
뒤위이틀가지 | 후상치조지 / posterior superior alveolar branch
볼신경 | 협신경 / buccal nerve
삼차신경 | trigeminal nerve [V]
섬모체신경절 | 모양체신경절 / ciliary ganglion
아래이틀신경 | 하치조신경 / inferior alveolar nerve
아래턱신경 | 하악신경 / mandibular nerve
앞위이틀가지 | 전상치조지 / anterior superior alveolar branch
위턱신경 | 상악신경 / maxillary nerve
이마신경 | 전두신경 / frontal nerve
턱끝신경 | 이신경 / mental nerve
턱목뿔근신경 | 악설골근신경 / nerve to mylohyoid muscle
턱밑신경절 | 악하신경절 / submandibular ganglion
혀신경 | 설신경 / lingual nerve

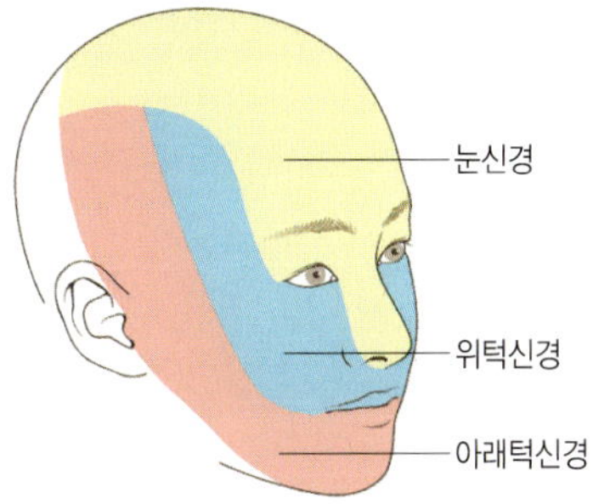

| 얼굴의 신경분포 |

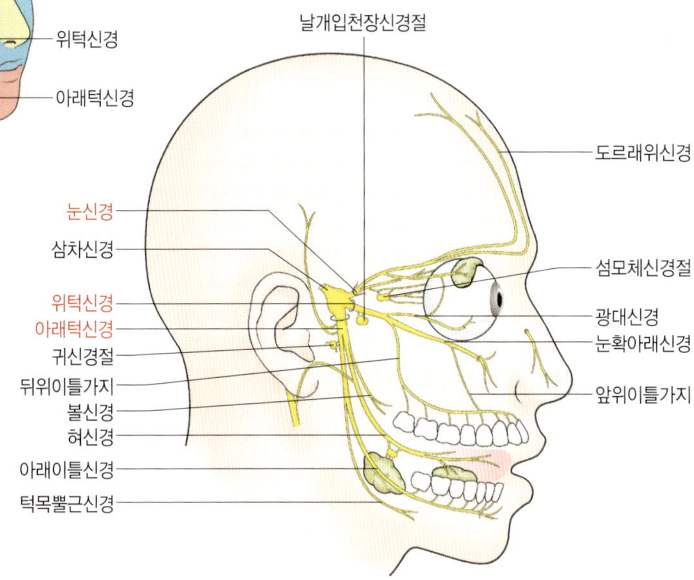

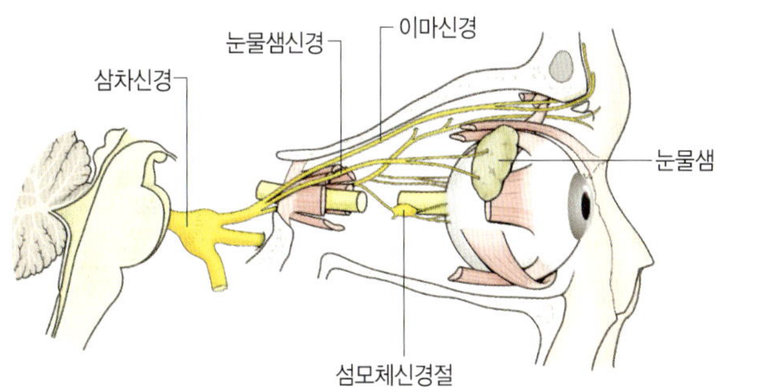

| 눈신경 |

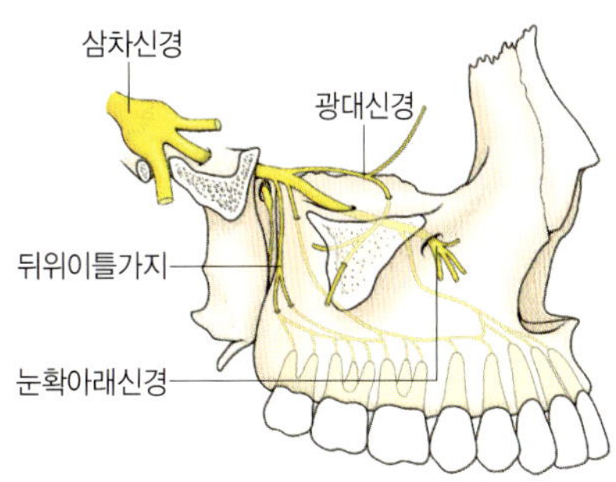

| 위턱신경 |

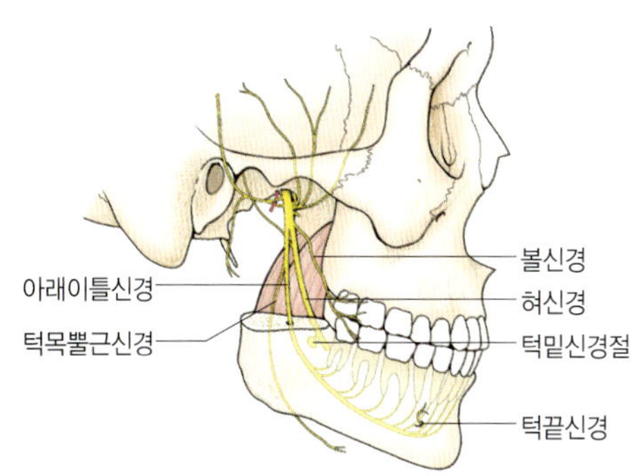

| 아래턱신경 |

가쪽곧은근 | 외측직근 / lateral rectus muscle
갓돌림신경 | 외전신경; 외향신경 / abducent nerve; abducens nerve [VI]
고실 | tympanic cavity
고실끈신경 | 고삭신경 / chorda tympani
관자가지 | 측두지 / temporal branches
광대가지 | 관골지; 권골지 / zygomatic branches
귀밑샘 | 이하선 / parotid gland
눈물샘 | 누선 / lacrimal gland
다리뇌 | 교뇌 / pons
뒤귓바퀴신경 | 후이개신경 / posterior auricular nerve
들신경섬유 | 구심신경섬유; 수입신경섬유 / afferent nerve fibers; centripetal nerve
목가지 | 경지 / cervical branch
무릎신경절 | 슬신경절 / geniculate ganglion
볼가지 | 협근지 / buccal branches
속귀신경 | 내이신경 / vestibulocochlear nerve [VIII]
속귀길 | 내이도 / internal acoustic meatus
얼굴신경 | 안면신경 / facial nerve [VII]
얼굴신경관 | 안면신경관 / facial canal
중간신경 | intermediate nerve
턱모서리가지 | 하악연지 / marginal mandibular branch
턱밑샘 | 악하선 / submandibular gland
혀밑샘 | 설하선 / sublingual gland

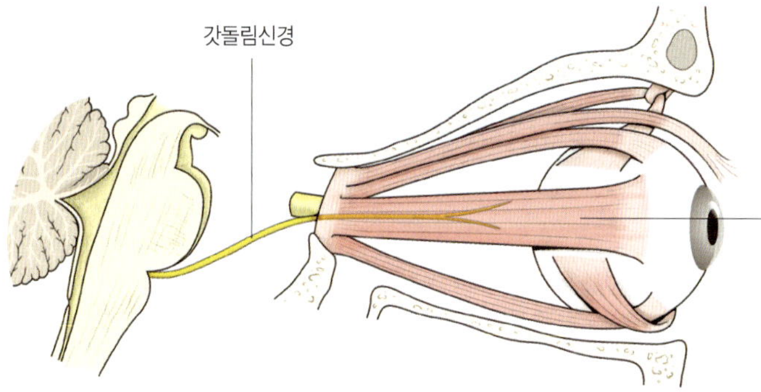

■ 갓돌림신경

얼굴신경

얼굴신경에는 2개의 요소가 포함되어 있다. 하나는 얼굴의 표정근육을 담당하는 운동신경이며, 다른 하나는 미각섬유와 부교감신경섬유로 이루어진 중간신경이다. 운동가지의 핵은 덮개의 배가쪽에 있다. 여기에서 나온 운동가지는 속귀신경과 함께 속귀길에 들어가고, 얼굴신경관의 안을 통해서 얼굴신경의 감각신경절인 무릎신경절로 향하며, 그곳에서 크게 아래쪽으로 굽어진 후에 귓바퀴 앞에서 귀밑샘에 막히면서 부채꼴로 얼굴의 각 부위에 가지를 뻗는다.

중간신경의 섬유는 얼굴신경관의 중간에서 중심줄기로부터 갈라져 고실끈신경이 되고, 고실(가운데귀의 공간) 안을 통과한다. 중간신경의 들신경섬유 세포체는 무릎신경절에 있으며, 혀 앞 2/3의 미각정보는 이곳을 통해 다리뇌의 고속핵으로 전달된다. 부교감신경섬유는 눈물샘을 자극해서 눈물을 내보내고, 혀밑샘과 턱밑샘을 자극해서 침을 분비시킨다.

임상사례

안구는 좌우 가쪽 방향과 위아래 방향으로 동시에 움직인다(동향안구운동, 또는 동향주시라고 한다). 측면 방향으로의 주시와 위아래 방향으로의 주시를 수행하는 중추는 대뇌와 뇌줄기 등의 안에 있으며, 안구의 동향운동이 마비된 상태를 주시마비라고 한다.

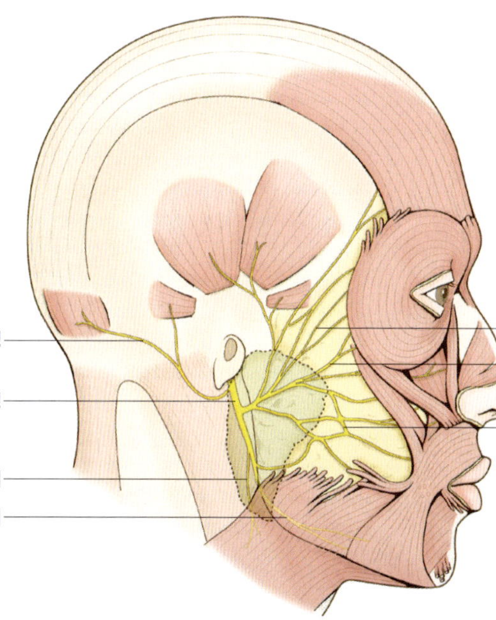

■ 얼굴신경

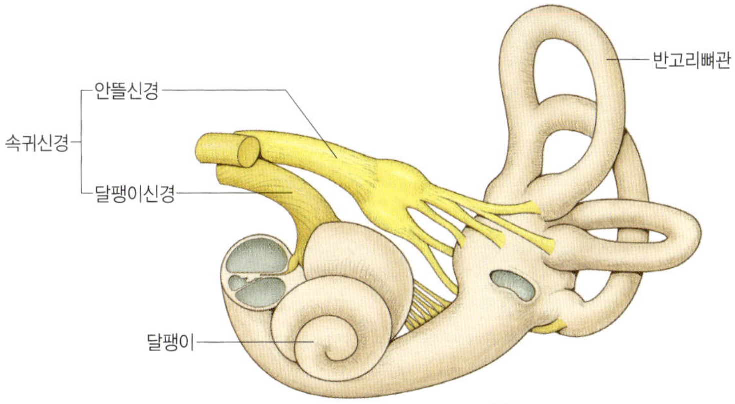

■ 속귀신경

속귀신경

속귀신경은 다리뇌와 숨뇌의 경계에서 나온 두꺼운 신경이며, 얼굴신경과 함께 속귀길로 들어가고, 그 바닥에서 안뜰신경과 달팽이신경으로 나뉜다. 안뜰신경은 속귀의 안뜰과 반고리뼈관에 분포해서 평형감각과 속도감각을 전달하고, 달팽이신경은 달팽이관의 나선기관에 분포해서 청각을 전달한다.

혀인두신경

혀인두신경은 혀와 인두에 분포된 신경이라는 의미이다. 혀의 뒤쪽 끝부분과 인두의 점막에 분포해 있는 지각섬유와, 먹을 것을 삼키는 삼킴운동에 필요한 인두근을 담당하는 운동섬유가 이곳에 섞여 있다. 지각가지에는 혀의 뒤쪽 1/3 부위의 미각을 전달하는 섬유가 포함되어 있다. 혀인두신경에는 또한 소량의 부교감섬유가 포함되어 있어 침의 분비를 담당한다.

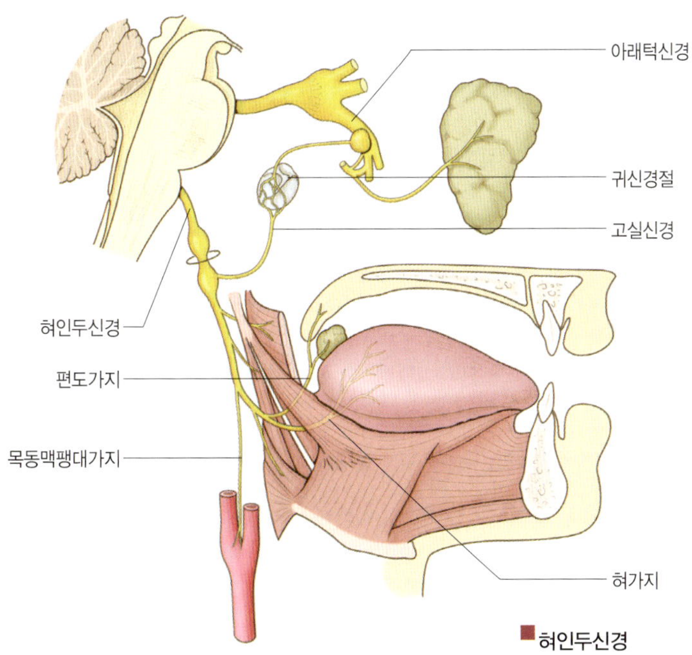

■ 혀인두신경

임상사례

메니에르병은 귀울림, 난청을 동반하는 '현기증' 증상이 반복해서 일어난다. 속귀에 림프수종이 생기면, 이것이 속귀신경을 압박해서 현기증이 발생하지만 원인은 아직 알지 못한다.

고실신경 | tympanic nerve
귀신경절 | 이신경절 / otic ganglion
나선기관 | spiral organ; organ of corti
다리뇌 | 교뇌 / pons
달팽이 | 와우 / cochlea
달팽이관 | 와우관 / cochlear duct
달팽이신경 | 와우신경 / cochlear nerve
목동맥팽대가지 | 경동맥동지 / carotid branch
반고리뼈관 | 골반규관 / semicircular canals
속귀길 | 내이도 / internal acoustic meatus
속귀신경 | 내이신경 / vestibulocochlear nerve [VIII]
숨뇌; 연수 | medulla oblongata
아래턱신경 | 하악신경 / mandibular nerve
안뜰 | 전정 / vestibule
안뜰신경 | 전정신경 / vestibular nerve
운동섬유 | motor fiber
인두 | pharynx
편도가지 | 편도지 / tonsillar branch
혀 | 설 / tongue
혀가지 | 설지 / lingual branch
혀인두신경 | 설인신경 / glossopharyngeal nerve [IX]

가로막 | 횡격막 / diaphragm
가로(잘록)창자 | 횡행결장 / transverse colon
가슴우리 | 흉곽우리 / thoracic cage
간 | liver
귓바퀴가지 | 이개지 / auricular branch
대동맥활 | 대동맥궁 / arch of aorta
되돌이후두신경 | 반회후두신경 / recurrent laryngeal nerve
뒤미주신경줄기 | 후미주신경간 / posterior vagal trunk
머리덮개 | scalp
목동맥팽대가지 | 경동맥동지 / carotid branch
목정맥구멍 | 경정맥공 / jugular foramen
미주신경 | vagus nerve [X]
배 | 복부 / abdomen
배안 | 복강 / abdominal cavity
복강신경얼기 | 복강신경총 / celiac plexus
빗장밑동맥 | 쇄골하동맥 / subclavian artery
속목동맥 | 내경동맥 / internal carotid artery
숨뇌; 연수 | medulla oblongata
식도 | esophagus
심장 | heart
심장신경얼기 | 심장신경총 / cardiac plexus
앞미주신경줄기 | 전미주신경간 / anterior vagal trunk
온목동맥 | 총경동맥 / common carotid artery
위 | 위장 / stomach
위후두신경 | 상후두신경 / superior laryngeal nerve
이자 | 췌장 / pancreas
인두 | pharynx
인두가지 | 인두지 / pharyngeal branches
지라 | 비장 / spleen
창자 | 장 / bowel
콩팥; 신장 | kidney
허파; 폐 | lungs
허파신경얼기 | 폐신경총 / pulmonary plexus
후두 | larynx

임상사례

위쪽 가슴부위의 종양이 특유의 쉰 목소리로 발전되는 것은 되돌이후두신경이 그 부위에서 장애를 받기 때문이다.

미주신경

미주신경은 숨뇌에서 발생한 두꺼운 신경으로, 목정맥구멍을 통해 머리덮개의 아래 면으로 나온다. 속목동맥과 온목동맥의 뒤쪽을 끼고 목부위로 내려오며, 오른쪽의 것은 오른빗장밑동맥과 대동맥활의 앞을 통해서 가슴안으로 들어가고, 기관지의 뒤쪽과 식도의 양쪽 옆을 거쳐 가로막을 통해 배안으로 들어간다. 긴 경로의 도중에 목가슴부위에서는 인두, 후두, 심장, 폐, 식도로 뻗어 나가고, 배에서는 골반내장을 제외한 모든 내부장기(위에서 가로잘록창자까지의 창자, 간, 이자, 지라, 콩팥 등)로 뻗어 나간다.

후두에 분포하는 가지 중에는 되돌이후두신경이라고 불리는 것이 있다. 이는 가슴우리의 위쪽 부위에서 미주신경의 중심줄기로부터 갈라진 후, 오른쪽으로는 빗장밑동맥이, 왼쪽으로는 대동맥활이 아래에서 뒤쪽으로 구부러지고, 다시 반대방향으로 돌아서 위로 올라가는 가지이다. 성대근육에 분포되는 운동섬유를 포함하고 있기 때문에, 되돌이후두신경에 마비가 오면 목소리가 쉬게 된다. 가슴배부위의 내부장기에 분포되는 미주신경의 가지는 부교감신경섬유를 포함하며, 각 내부장기의 민무늬근 운동과 샘의 분비를 조절한다. 이때 교감신경과는 대체로 반대의, 즉 대항하는 작용을 보인다.

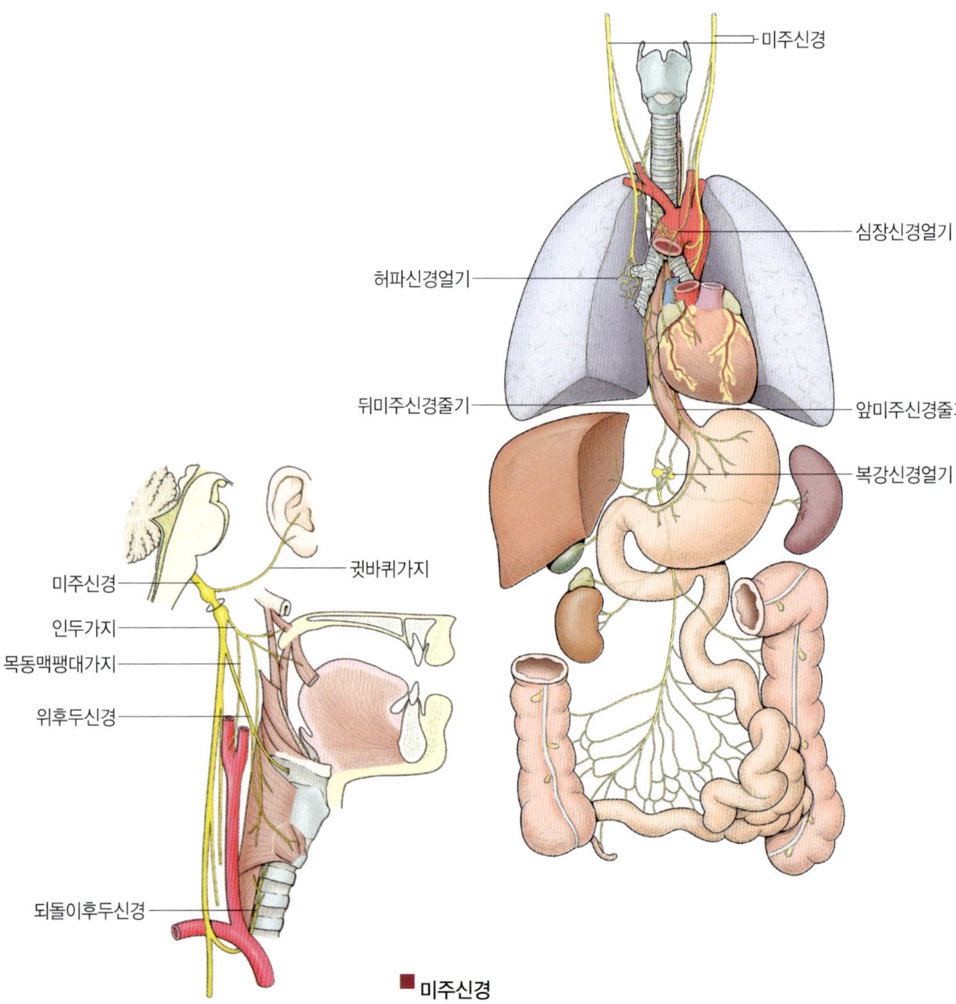

■ 미주신경

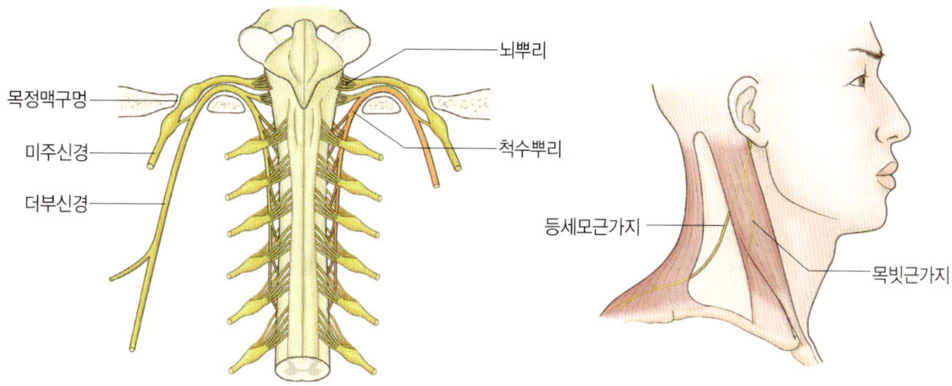

■ 더부신경

뇌뿌리 | 뇌근; 연수근 / cranial root
더부신경 | 부신경 / accessory nerve [XI]
등세모근 | 승모근 / trapezius muscle
등세모근가지 | 승모근지 / trapezius muscle branch
머리덮개 | scalp
목빗근 | 흉쇄유돌근 / sternocleidomastoid muscle
목빗근가지 | 흉쇄유돌근지 / sternocleidomastoid branch
목정맥구멍 | 경정맥공 / jugular foramen
미주신경 | vagus nerve [X]
방패목뿔근가지 | 갑상설골근지 / thyrohyoid branch
숨뇌; 연수 | medulla oblongata
척수뿌리 | 척수근 / spinal root
혀가지 | 설지 / lingual branch
혀근육 | 설근 / muscles of tongue
혀밑신경 | 설하신경 / hypoglossal nerve [XII]
혀밑신경관 | 설하신경관 / hypoglossal canal

더부신경

더부신경은 미주신경과 나란히 목정맥구멍에서 나오는 신경이며, 운동성섬유로 이루어져 있다. 목빗근과 등세모근을 담당하는 섬유를 포함하고 있다.

혀밑신경

혀밑신경은 숨뇌에서 나와 혀밑신경관을 통해 머리덮개의 외부로 나온다. 혀근육에 분포하며 혀를 움직이는 신경이다. 이 신경에 마비가 오면 혀의 운동에 장애가 발생해서 말할 수 없게 된다.

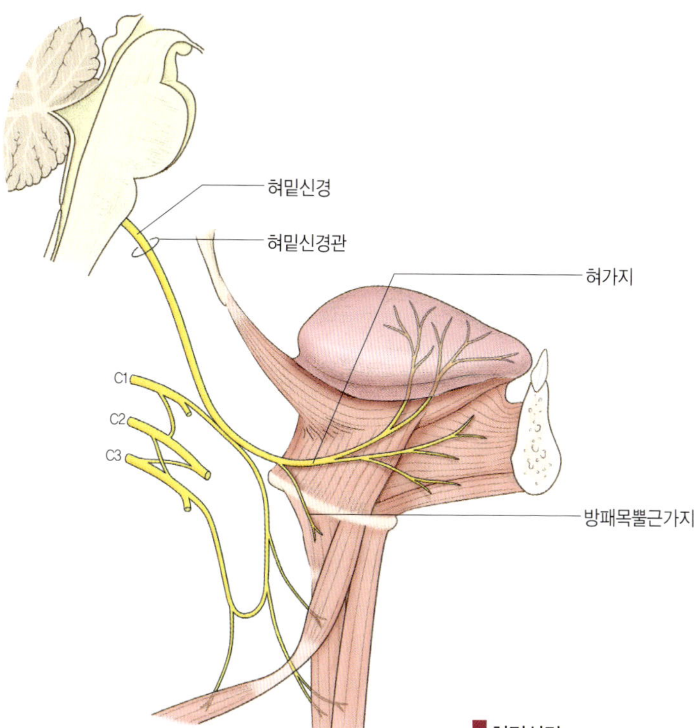

■ 혀밑신경

가슴신경 | 흉신경 / thoracic nerves
꼬리신경 | 미골신경 / coccygeal nerve
뒤뿌리 | 후근 / posterior root
뒤통수뼈 | 후두골 / occipital bone
말총 | 마미 / cauda equina
목뼈 | 경추 / cervical vertebra
목신경 | 경신경 / cervical nerves
목팽대 | 경팽대 / cervical enlargement
섬유다발, 섬유속 | fiber bundle
신경세포체 | nerve cell body
앞뿌리 | 전근 / anterior root
엉치신경 | 천골신경 / sacral nerves
척수신경 | spinal nerve
척수신경절 | spinal ganglion
척수원뿔 | 척수원추 / conus medullaris
척주관 | vertebral canal
허리신경 | 요신경 / lumbar nerves
허리엉치팽대 | 요천부팽대 / lumbosacral enlargement

척수신경 spinal nerve

척수의 양쪽 옆으로 31쌍의 척수신경이 나와 있다. 목신경 8쌍(C1~8), 가슴신경 12쌍(Th1~12), 허리신경 5쌍(L1~5), 엉치신경 5쌍(S1~5), 꼬리신경 1쌍(Co)으로 구별된다. 제1목신경은 뒤통수뼈와 제1목뼈 사이에서 나오며, 제8목신경은 제7목뼈와 제1허리뼈 사이에서 나온다. 그 이하의 신경은 신경의 명칭과 동일한 번호의 척추 아래에서 나온다. 따라서 목뼈의 수(7개)와 목신경의 수(8개)만이 어긋나 있다.

척수신경이 나오는 부위

각각의 척수신경은 척수의 앞가쪽의 고랑과 뒤가쪽의 고랑에서 앞뿌리와 뒤뿌리로 불리는 섬유다발에서 출발하며, 양쪽 뿌리에서 합류해 척수사이공간을 통해 척주관 밖으로 나온다. 척수의 앞뿔세포에서 나오는 운동성섬유(뼈대근육을 담당)는 모두 앞뿌리에 포함된다. 그것에 비해 피부감각을 시작으로 하는 지각성섬유는 뒤뿌리를 경과하고, 그 신경세포체는 뒤뿌리에 척수신경절이라고 하는 부푼 형태를 이루며 모여 있다.

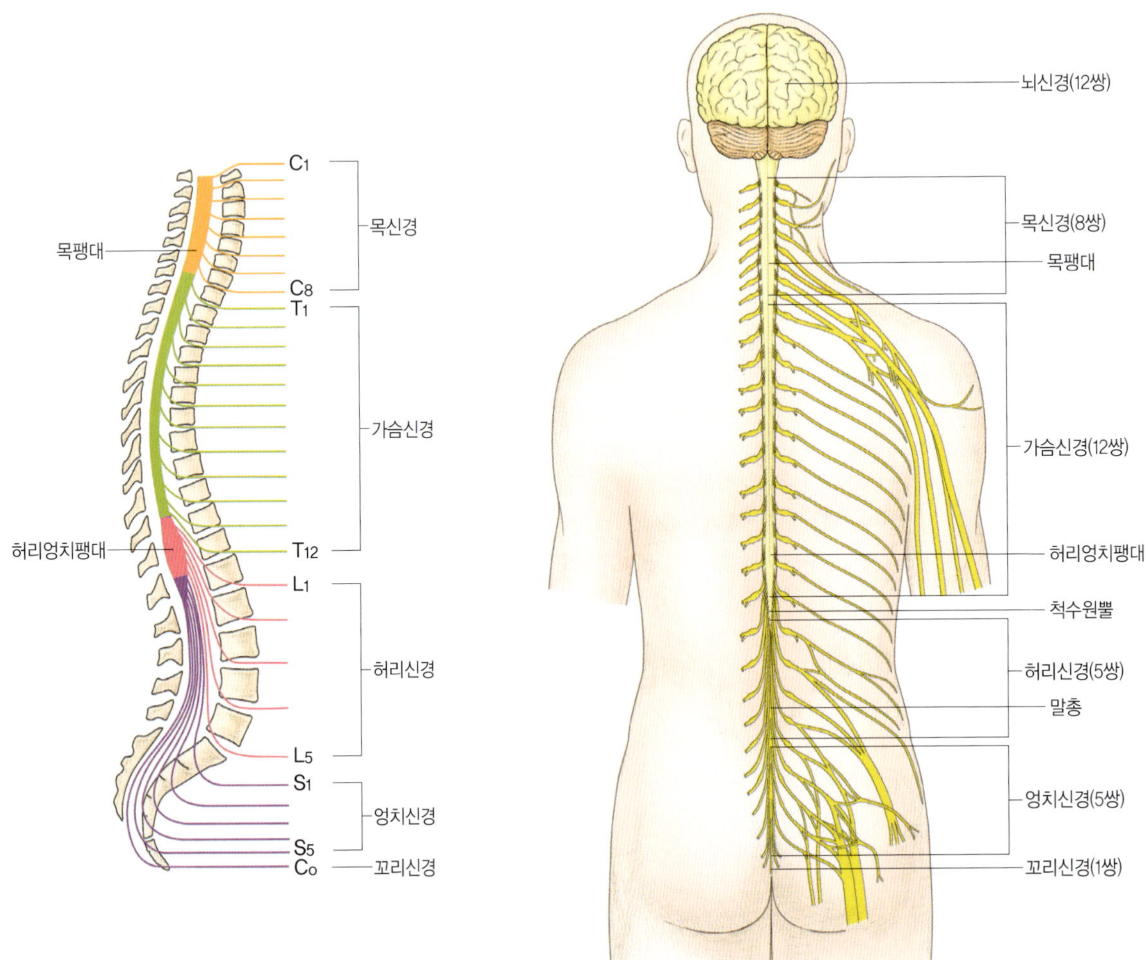

■ 척수

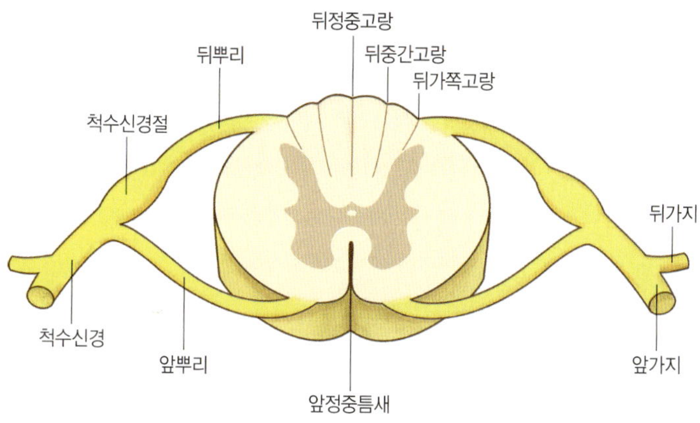

척수신경의 형성

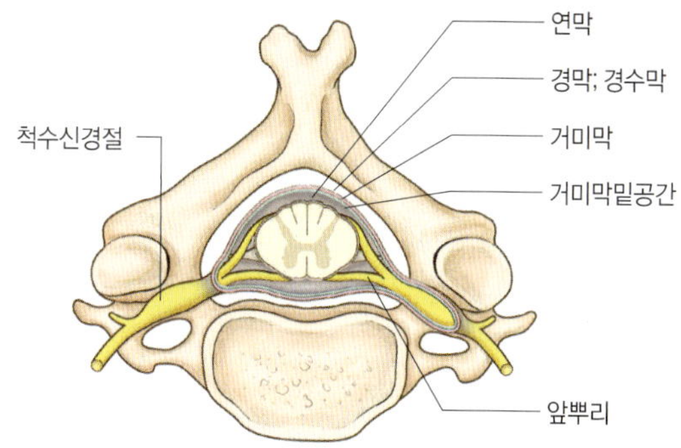

척수막의 구조

척주관을 나온 척수신경은 앞가지와 뒤가지로 갈라진다. 앞가지는 몸통의 측면과 전면 그리고 팔다리의 피부와 근육에 분포하며 뒤가지는 등의 피부와 척주세움근을 담당한다. 즉 지각성 섬유와 운동성 섬유가 앞가지와 뒤가지의 합류로 인해 뒤섞이며 앞가지와 뒤가지는 다시 분포영역별로 재배치된다. 뒤가지는 등 부위에 제한된 영역만을 담당하므로 앞가지에 비해 현저하게 좁다.

척수와 척수뿌리의 손상에 따른 감각장애는 피부분절에 따라 발생하며, 척수말초신경의 장애에 따른 감각장애는 그것과는 별개의 피부영역에서 발생한다. 증상을 자세하게 말하는 것만으로도 어느 말초신경이 어느 정도로 손상되었는지 판단할 수 있다.

척수신경의 분포와 주행

성장함에 따라 척수는 척주보다 짧아지며, 성인이 되면 척수는 제2허리뼈까지만 내려오게 된다. 31쌍의 척수신경은 각각 정해져 있는 척추의 척추사이구멍에서 나오므로 허리척수의 신경뿌리는 척수의 거미막밑공간을 길게 통과하고, 신경뿌리가 다발을 이루며 말총을 형성한다.

위에서 말한 것처럼 몸통의 측면은 척수신경의 앞가지가 담당하고 있으며, 팔다리의 피부와 근육은 바로 이 신경이 연장된 것이다. 이처럼 신경을 배치하는 몸의 분절 형태는 팔다리와 그 부근에서 현저하게 뒤엉켜 있다. 그뿐만 아니라 연장된 신경에는 2가지의 변화가 발생한다.

첫 번째 변화는 팔의 발달에 대응해서 목신경의 앞가지가 두꺼워지고 얽힌 그물 모양으로 연결되어서 목신경얼기(제1~제4목신경)와 팔신경얼기(제4목신경~제1가슴신경)를 만든다. 두 번째 변화로는 다리가 발달함에 따라 허리신경과 엉치신경의 앞가지가 두꺼워지고 서로 뒤엉키면서 허리신경얼기(제12가슴신경~제4허리신경)와 엉치신경얼기(제4허리신경~제5엉치신경)를 만든다.

팔다리가 돌출되어 있지 않은 가슴 부위는 척수신경의 앞가지가 거의 완전하게 발생 초기의 분절형태를 유지하고 있다. 제1~제12가슴신경의 앞가지는 갈비사이신경이라고 불리며 가슴부위와 배부위의 피부와 근육에 뒤엉켜 있지 않은 줄무늬 형태로 분포되어 있다.

가쪽뿔 | 측각 / lateral horn
가쪽섬유단 | 외측섬유단 / lateral funiculus
갈비사이신경 | intercostal nerve
거미막밑공간 | 지주막하강 / subarachnoid space
뒤가지 | 후지 / posterior ramus
뒤뿔 | 후각 / posterior horn
뒤섬유단 | 후삭 / posterior funiculus
뒤정중고랑 | 후정중구 / posterior median sulcus
말총 | 마미 / cauda equina
목신경얼기 | 경신경총 / cervical plexus
백색질 | 백질 / white matter; white substance
신경뿌리, 신경근 | 신경고리 / nerve root
앞가지 | 전지 / anterior ramus
앞뿔 | 전각 / anterior horn
앞섬유단 | 전삭 / anterior funiculus
앞정중틈새 | 전정중열 / anterior median fissure
엉치신경 | 천골신경 / sacral nerves
엉치신경얼기 | 천골신경총 / sacral plexus
중심관 | 골원중심관 / central canal
척수신경 | spinal nerve
척주관 | vertebral canal
척주세움근 | 척주기립근 / erector spinae muscle
척추사이구멍 | 추간공 / intervertebral foramen
팔신경얼기 | 완신경총 / brachial plexus
피부 | skin
허리신경 | 요신경 / lumbar nerves
허리신경얼기 | 요신경총 / lumbar plexus
허리분절; 허리척수 | lumbar part; lumbar segments
회색교차 | gray commissure
회색질 | 회백질 / gray matter, gray substance

가로막 | 횡격막 / diaphragm
가로막신경 | 횡격막신경 / phrenic nerve
다섯째목신경 | 제5경신경 / cervical nerve [C5]
뒤가지 | 후지 / posterior ramus
목신경고리 | 경신경고리 / ansa cervicalis
목신경얼기 | 경신경총 / cervical plexus
방패목뿔근가지 | 갑상설골근지 / thyrohyoid branch
빗장위신경 | 쇄골상신경 / supraclavicular nerves
척수신경 | spinal nerve
척주세움근 | 척주기립근 / erector spinae muscle
첫째목신경 | 제1경신경 / cervical nerve [C1]
피부 | skin
혀밑신경 | 설하신경 / hypoglossal nerve [XII]

척수신경의 뒤가지가 담당하고 있는 척수에 덧붙여진 근육(척주세움근)과 등의 피부는 발생초기의 분절형태를 잘 유지하며 분포되어 있다.

척수신경의 중요한 가지

척수신경의 중요하면서도 잘 알려진 가지는 모두 앞가지에 속해 있다. 척수신경에서는 앞가지가 주요 역할을 담당한다. 위(제1목신경)로부터 아래 방향으로 중요한 가지들은 다음과 같다.

목신경얼기의 가지 | 목신경얼기는 목부위에서 어깨에 걸쳐 피부와 근육에 많은 가지를 뻗는다. 그 아랫부위에서 나오는 가로막신경은 목부위와 가슴부위로 내려오는 기다란 신경이며, 가로막에 도달해서 해당 운동을 담당한다. 이는 발생 초기에 가로막의 원래 있던 부위가 목 부위의 높이에 위치해 있었기 때문에 생긴 명칭이다.

가로막신경에 마비가 오면 가로막을 움직이지 못하게 되어 손상부위의 가로막은 위로 들어 올려진 상태로 있게 된다. 교통사고 등으로 인한 목척수의 손상은 팔다리마비를 불러일으키며, 위쪽의 목척수 손상은 양쪽 가로막신경의 마비로 인해 호흡곤란이 되고, 때때로 생명에 위협을 주기도 한다. 딸꾹질은 가로막신경의 경련으로 발생한다.

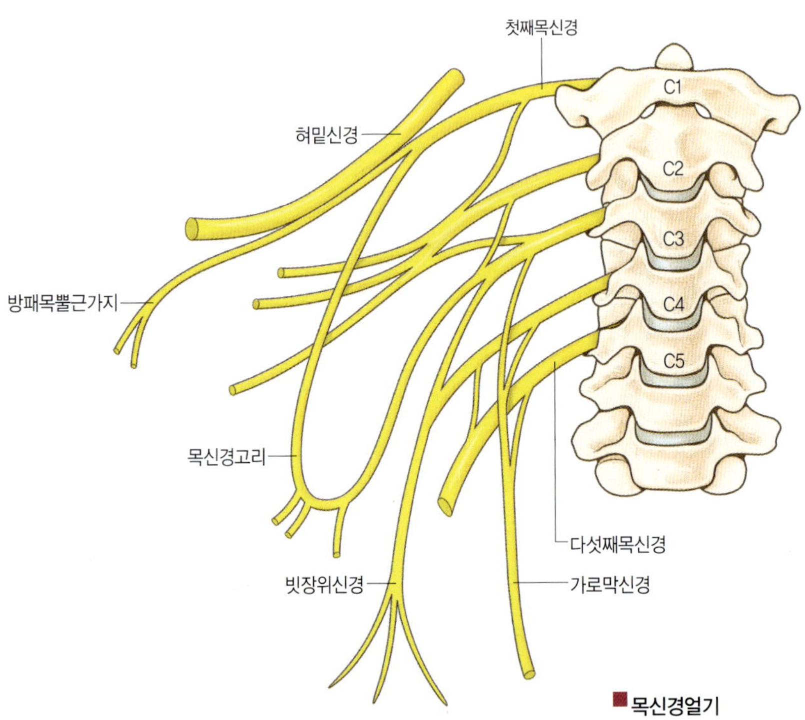

■ 목신경얼기

팔신경얼기의 가지 | **팔신경얼기**는 위가지와 위가지 띠의 피부와 근육으로 갈라져 나간다. 그 중 중요한 것은 **정중신경**, **자신경**, **노신경**, **근육피부신경**, **겨드랑신경**이다. **정중신경**은 팔오금의 중앙을 내려오기 때문에 그러한 이름이 생겼다. 정중신경은 앞팔의 **굽힘근육**과 손바닥의 **엄지두덩근육**을 담당한다. 또한 손바닥 가쪽의 피부에 분포하기 때문에 손가락 지각으로 전달하는 신경으로서는 가장 중요하다.

이 근육에 마비가 오면 엄지손가락, 집게손가락, 가운뎃손가락이 끝마디뼈와 중간마디뼈 사이에서 휘지 않게 되어 엄지두덩이 편평하게 된다(서구에서의 임상용어는 '기도하는 손').

자신경은 손근육의 대부분을 담당하며, 이 신경에 마비가 오면 손가락의 미세한 운동이 불가능해지고, 손가락은 '독수리 손'과 같은 모양으로 고정된다. 이 신경은 손바닥과 손등의 척측반 피부에도 분포한다.

노신경은 팔의 최대의 신경으로, 그 경로와 분포영역도 팔의 등쪽면(펴는쪽)에 있다. 그리고 위팔, 앞팔, 손의 모든 폄근에 운동섬유를 제공해 주고, 위팔의 등쪽면 피부(손에는 손등의 가쪽)에 지각섬유를 제공해 준다.

이 신경에 마비가 오면 속목과 손가락이 펴지지 않기 때문에 '손목처짐'이라고 불리는 형태가 된다.

가지 | branches
갈래 | 신경분지 / divisions
겨드랑신경 | 액와신경 / axillary nerve
굽힘근육 | flexor muscle
근육피부신경 | 근피신경 / musculocutaneous nerve
노신경 | 요골신경 / radial nerve
다발 | cords
다섯째목신경 | 제5경신경 / cervical nerve [C5]
뿌리 | 근 / roots
자신경 | 척골신경 / ulnar nerve
정중신경 | median nerve
줄기 | 신경간 / trunks
첫째가슴신경 | 제1흉신경 / thoracic nerve [T1]
팔신경얼기 | 완신경총 / brachial plexus

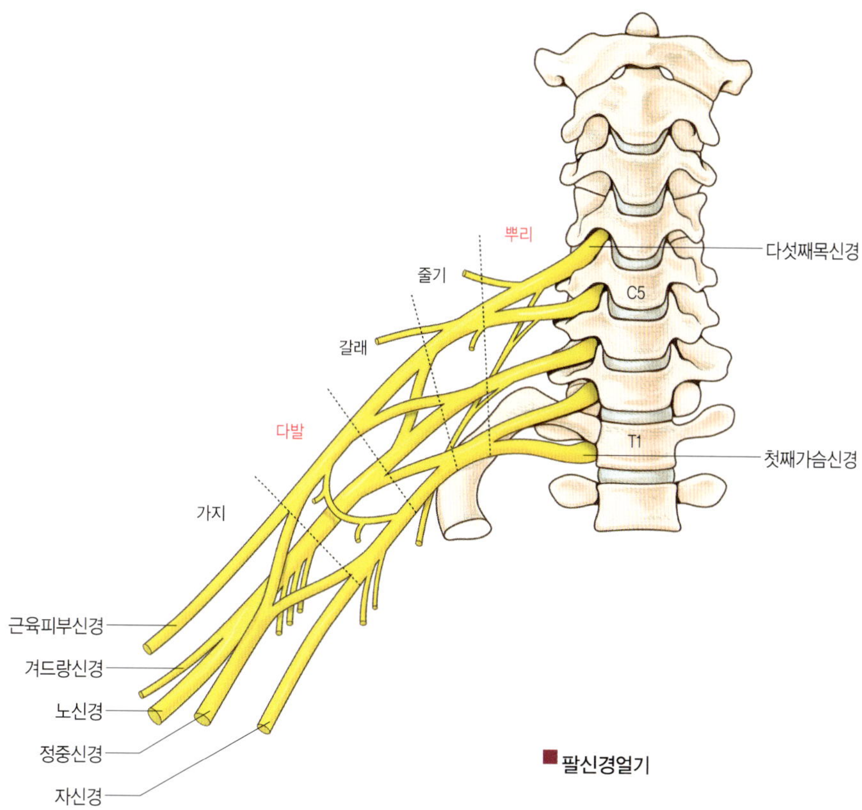

■ 팔신경얼기

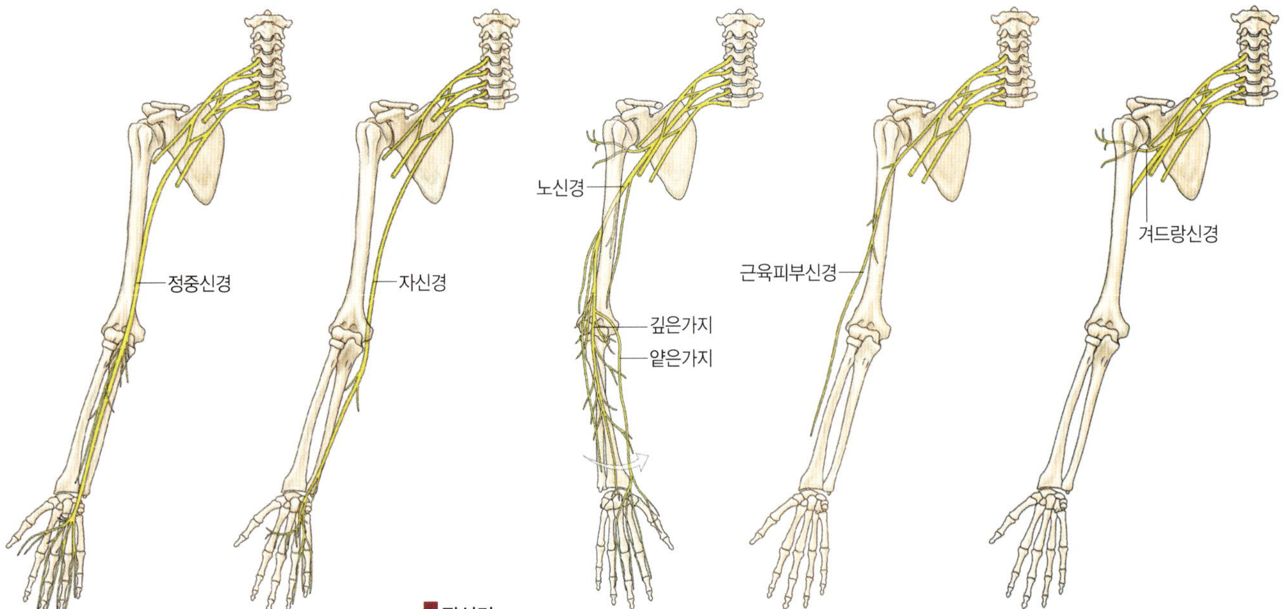

■ 팔신경

가쪽피부가지 | 외측피지 / lateral cutaneous branch
갈비사이공간 | 늑간극 / intercostal space
갈비사이신경 | intercostal nerve
갈비활 | 늑골궁 / costal arch
겨드랑신경 | 액와신경 / axillary nerve
교감신경줄기신경절 | 교감신경간신경절 / ganglia of sympathetic trunk
굽힘근육 | flexor muscle
근육피부신경 | 근피신경 / musculocutaneous nerve
깊은가지 | 심지 / deep branch
노신경 | 요골신경 / radial nerve
뒤가지 | 후지 / posterior ramus
뒤뿌리 | 후근 / posterior root
부리위팔근 | 오훼완근 / coracobrachialis muscle
앞가지 | 전지 / anterior ramus
앞뿌리 | 전근 / anterior root
앞피부가지 | 전피지 / anterior cutaneous branch
얕은가지 | 천지 / superficial branch
어깨세모근 | 삼각근 / deltoid muscle
위팔근 | 상완근 / brachialis muscle
위팔두갈래근 | 상완이두근 / biceps brachii muscle
자신경 | 척골신경 / ulnar nerve
정중신경 | median nerve
척수 | spinal cord

근육피부신경은 위팔의 3개의 굽힘근육(부리위팔근, 위팔두갈래근, 위팔근)을 담당하는 한편, 앞팔 피부의 일부에도 분포한다.

겨드랑신경은 겨드랑이에서 어깨쪽으로 돌아서 어깨세모근과 그 부근의 피부에 분포한다.

이 신경에 마비가 오면 팔을 수평보다 위로 들지 못하게 된다.

갈비사이신경 | 가슴신경 12쌍의 앞가지를 갈비사이신경이라고 부른다. 같은 이름의 동정맥과 함께 각각의 갈비뼈 아래쪽의 가장자리를 따라서 갈비사이공간을 통과한다. 아래쪽은 갈비활을

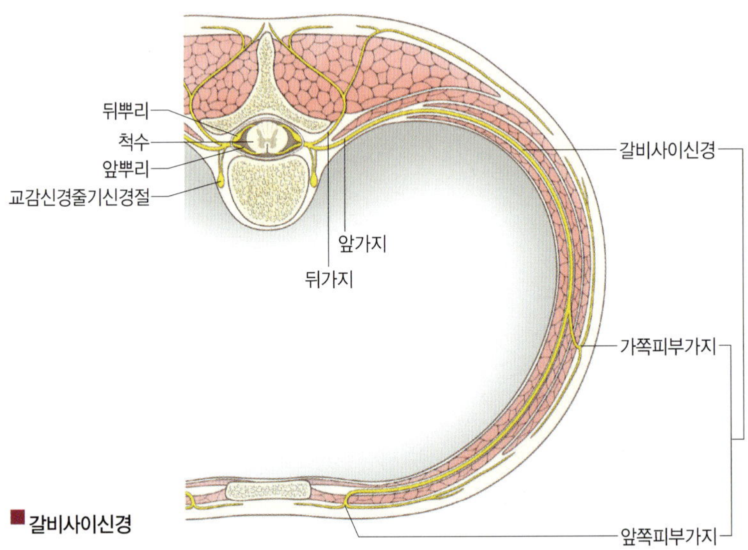

■ 갈비사이신경

넘어서 배벽을 사선으로 아래쪽 앞방향으로 통과한다. 이 신경들은 중간에 작은 가지를 뻗어 **갈비사이근육**과 **배벽의 모든 근육**을 담당하며, 가슴배부위의 앞면과 측면의 피부에 분포한다. 갈비사이신경은 **가슴부위**뿐만 아니라 대부분의 **배벽**(아래쪽 끝부위를 제외하고) 피부에 분절 형태로 분포하며 지각을 전달한다.

허리신경얼기 | **허리신경얼기**에서는 배부위의 가장 아랫부위와 넙다리 앞면의 피부와 근육에 분포되어 있는 신경이 나오며, **넙다리신경**과 **폐쇄신경**이 대표적이다. **넙다리신경**은 **샅고랑인대** 밑을 통해 넙다리 앞면으로 나온다. 넙다리폄근을 담당하고 있으며, 넙다리 앞면의 피부에 분포되어 있다. **폐쇄신경**은 골반의 **폐쇄구멍**에서 나와서 넙다리의 모음근과 넙다리 안쪽의 피부에 분포한다.

엉치신경얼기 | **엉치신경얼기**에서는 **볼기근**과 **회음**(의 피부와 근육), 넙다리 뒷면의 피부를 담당하는 작은 가지가 나오며, **궁둥신경**이라고 불리는 매우 중요한 인체 최대의 신경(연필 정도의 굵기) 역시 이곳에서 나온다. 궁둥신경은 **큰궁둥구멍**을 통해 **골반** 밖으로 나오며, **큰볼기근** 밑의 가장자리 중앙에서 넙다리 뒷면으로 나온다. 넙다리의 굽힘근육에 가지를 제공해 준 후, **다리오금**의 위쪽 방향에서 바깥쪽의 **온종아리신경**과 안쪽의 **정강신경**으로 나뉜다. 온종아리신경은 다리오금의 약간 밑쪽에 있는 **얕은종아리신경**과 **깊은종아리신경**으로 나뉜다. 얕은종아리신경은

골반 | pelvis
궁둥신경 | 좌골신경 / sciatic nerve
깊은종아리신경 | 심비골신경 / deep fibular nerve
넙다리신경 | 대퇴신경 / femoral nerve
넷째엉치신경 | 제4천골신경 / sacral nerve [S4]
넷째허리신경 | 제4요신경 / lumbar nerve [L4]
다리오금 | 슬와 / popliteal fossa
볼기근, 둔근 | gluteus muscle
샅고랑인대 | 서혜인대 / inguinal ligament
얕은종아리신경 | 천비골신경 / superficial fibular nerve
엉치신경얼기 | 천골신경총 / sacral plexus
온종아리신경 | 총비골신경 / common fibular nerve
정강신경 | 경골신경 / tibial nerve
첫째허리신경 | 제1요신경 / lumbar nerve [L1]
큰궁둥구멍 | 대좌골공 / greater sciatic foramen
큰볼기근 | 대둔근 / gluteus maximus muscle
폐쇄구멍 | 폐쇄공 / obturator foramen
폐쇄신경 | obturator nerve
허리신경얼기 | 요신경총 / lumbar plexus
샅; 회음 | perineum

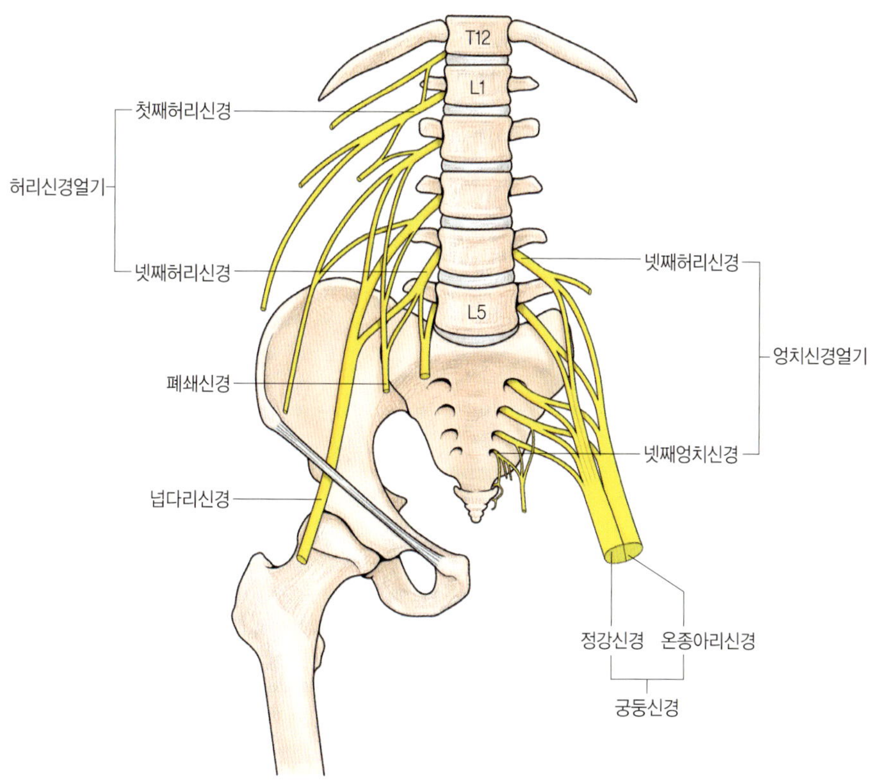

■ 허리 · 엉치신경얼기

굽힘근육 | flexor muscle
궁둥신경 | 좌골신경 / sciatic nerve
깊은종아리신경 | 심비골신경 / deep fibular nerve
넙다리신경 | 대퇴신경 / femoral nerve
온종아리신경 | 총비골신경 / common fibular nerve
정강신경 | 경골신경 / tibial nerve
폐쇄신경 | obturator nerve

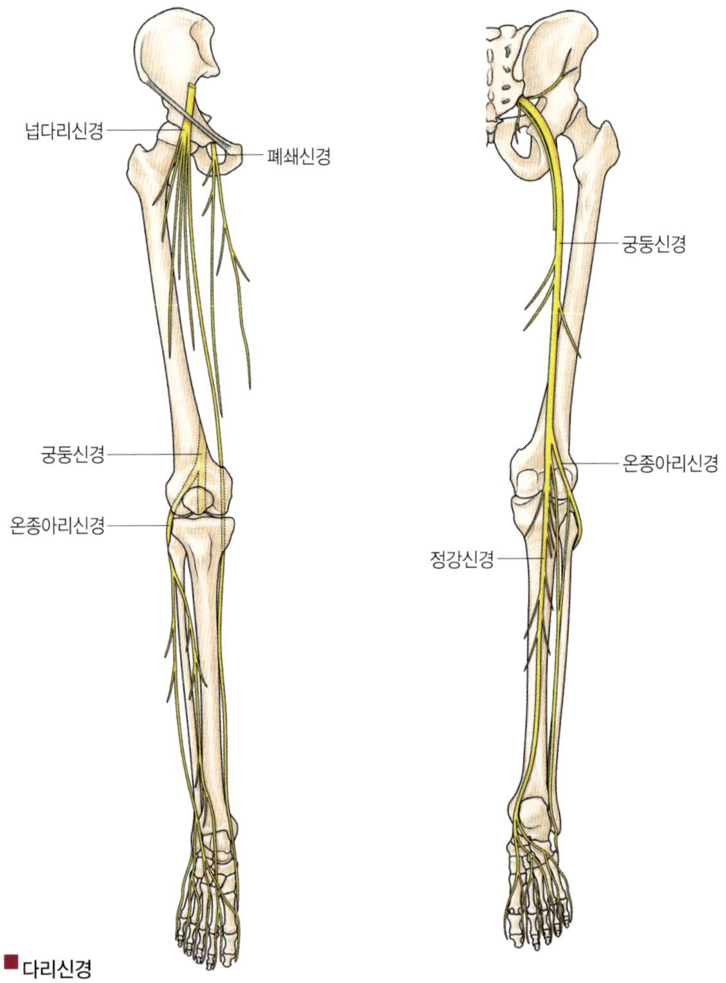

■ 다리신경

종아리의 표층을 타고 내려와서 종아리근육을 담당하는 동시에 발등 피부에 분포한다.

정좌 시에 저리는 현상은 얕은종아리신경의 일시적 마비이다.

깊은종아리신경은 종아리의 폄근과 발등의 모든 근육을 담당한다.
정강신경은 종아리의 굽힘근육과 발바닥의 모든 근육을 담당하며, 종아리의 뒤쪽면과 발바닥 피부에 분포한다.

자율신경 autonomic nerve

말초신경에는 위에서 설명한 뼈대근육의 운동과 피부, 그리고 그 밖의 감각기관으로부터 지각을 책임지는 뇌척수신경 외에도, 내부장기, 혈관, 피부 등의 민무늬근의 운동과 샘의 분비를 담당하는 신경계통이 있다. 이것은 의식과 의지에 거의 영향받지 않고, 자율적으로 활동하기 때문에 자율신경계통이라고 불린다.

교감신경과 부교감신경

자율신경은 교감신경과 부교감신경으로 구분된다. 교감신경은 뇌척수신경과는 형태적으로 독립적인 계통을 이루고 있지만, 부교감신경은 뇌척수신경 안에 혼재해 있으므로 형태적으로 분리하기 어렵다.

교감신경이나 부교감신경의 모든 자율신경은 중추신경의 바깥에서 적어도 한 번은 뉴런을 교체하기 때문에 신경섬유(세포)가 집합해 있는 자율신경절이 있다. 이 신경절의 위치는 교감신경과 부교감신경 양쪽 계통이 서로 다르다. 중추에서 자율신경절에 도달하는 뉴런을 신경절이전신경세포라고 하고, 자율신경절에서 말초부위로 나가는 뉴런을 신경절이후신경세포라고 한다.

생리학적으로는, 교감신경의 말단(종말)에서는 자극전달물질(또는 신경호르몬)인 노르아드레날린이

교감신경 | sympathetic part
교감신경줄기 | 교감신경간 / sympathetic trunk
교감신경줄기신경절 | 교감신경간신경절 / ganglia of sympathetic trunk
내장 | viscera
내장신경 | splanchnic nerve
노르아드레날린 | noradrenaline
뇌척수신경 | cerebro-spinal nerve
뉴런, 신경세포 | 신경원 / neuron
뒤뿌리 | 후근 / posterior root
말초신경 | peripheral nerve
말초신경절 | peripheral ganglion
백색교통가지 | 백교통지 / white ramus communicans
부교감신경 | 부교감신경부 / parasympathetic part
신경절이전신경세포 | (신경)절전뉴우론 / preganglionic neuron
신경절이후신경세포 | (신경)절후뉴우론 / postganglionic neuron
앞뿌리 | 전근 / anterior root
자율신경 | 내장신경 / autonomic nerve
자율신경계통 | autonomic nervous system
자율신경절 | 내장신경절 / autonomic ganglion
척수 | spinal cord
척수신경 | spinal nerve
척수신경절 | spinal ganglion
피부 | skin
회색교통가지 | 회백교통지 / gray ramus communicans
회색질가쪽뿔 | lateral horn of gray matter

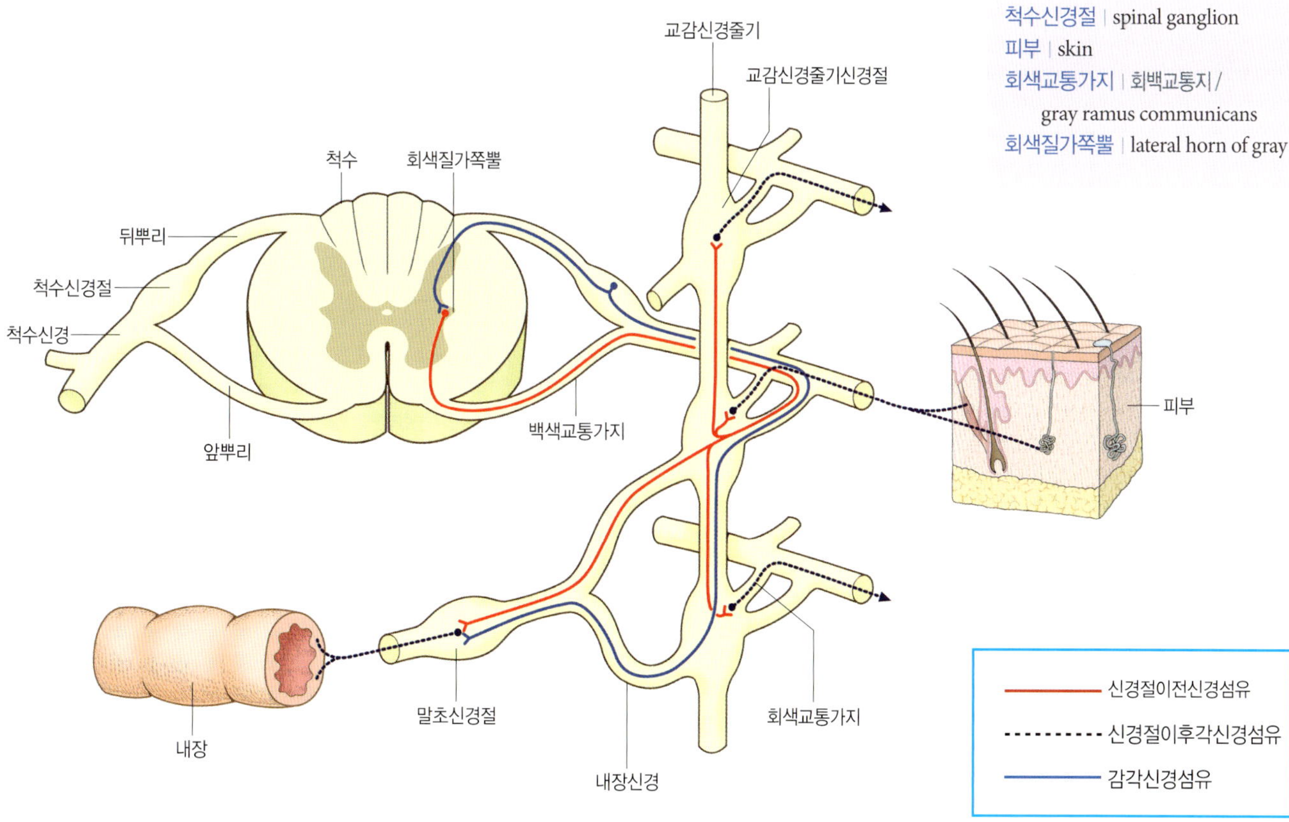

■ 자율신경계의 교감신경분지

부교감신경 | 부교감신경부 / parasympathetic part
신경절이전섬유 | 절전섬유 / preganglionic nerve fibers
아세틸콜린 | acetylcholine

교감신경과 부교감신경의 작용

	교감신경	부교감신경
심장	심장박동이 빨라진다.	심장박동이 느려진다.
혈관	소동맥과 모세혈관이 수축한다(얼굴이 창백해진다).	소동맥과 모세혈관이 확장된다(얼굴이 붉어진다).
혈압	상승한다.	내려간다.
동공	확장된다.	수축된다.
창자	꿈틀운동이 억제된다(변비).	꿈틀운동이 촉진된다(설사).
기도	기관지의 민무늬근이 이완된다.	기관지의 민무늬근이 수축한다.
털세움근	수축한다(닭살이 돋는다).	수축이 이완된다.

분비되고, 부교감신경의 종말에서는 아세틸콜린이 분비된다. 교감신경과 부교감신경 모두 신경절이전섬유의 말단에서는 아세틸콜린이 분비된다. 거의 모든 기관에서 교감신경과 부교감신경은 서로 반대되는 활동을 한다(저항한다). 일반적으로 하나의 기관은 교감신경과 부교감신경

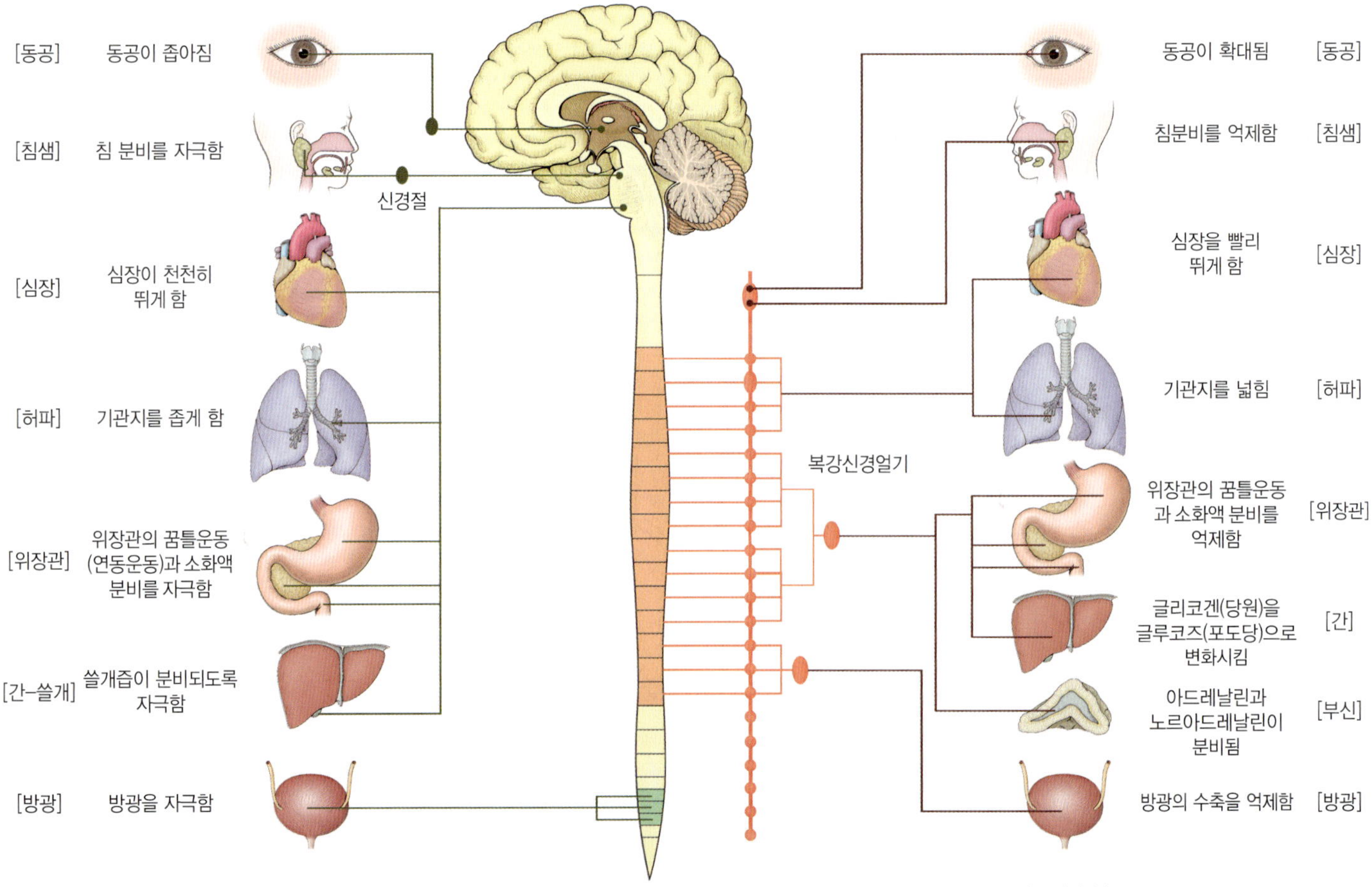

■자율신경계통의 작용

임상사례

교감신경과 부교감신경의 활동에 관해서는, 교감신경이 '맞섬 혹은 도피(반응) (fight-or-flight)'에서 우위에 있으며, 평온한 때에는 부교감신경이 우위에 있다고 생각하면 이해하기 쉽다. 즉, 생명에 위험이 닥치는 상황에서는 교감신경이 우위가 되어서 동공이 커지고(동공확장), 심장박동수와 혈압이 올라가고, 기관지의 민무늬근이 이완되어 기도가 확장되고, 목이 마르고, 땀이 난다. 한편, 수면과 식사 등의 평온한 때에는 부교감신경이 우위가 되어 심장박동수와 혈압이 내려가고, 침과 위액의 분비가 많아지고, 소화관의 활동이 활발해진다.

양쪽의 종말을 받아들이며, 양쪽 저항 작용의 균형에 의해 생체기능의 항상성이 유지되며, 또한 여러 가지 환경 변화에 대응하는 생체의 적절한 반응이 가능하게 된다.

교감신경계통

교감신경계통의 기본줄기는 척주의 양쪽 가장자리를 통과하는 1쌍의 교감신경줄기이다. 이 줄기는 20개 이상의 부풀어 오른 줄기신경절을 갖고 있다. 줄기신경절은 한편으로는 각각의 척수신경과 가는 교통가지로 정보를 교환하며, 다른 한편으로는 말초가지를 각각의 기관에 보낸다. 말초가지는 대부분 그물 형태로 이루어져 있으며, 혈관의 벽에 달라붙어서 목표 기관에 도달하며, 또한 도중에 신경절이 존재하는 경우도 있다.

교감신경의 제1 (신경절이전)뉴런은 척수의 가쪽뿔세포이며, 그 돌기(신경절이전섬유)는 척수신경의 앞뿌리와 위에서 설명한 교통가지를 통해 줄기신경절, 또는 말초신경절에서 뉴런을 교체한다. 제2 (신경절이후)뉴런의 돌기(신경절이후섬유)는 목표 기관으로 향한다. 교감신경은 편의상 목, 가슴, 배, 골반부위로 나뉜다.

목부위 | 교감신경줄기의 목부위에는 3개의 신경절이 부풀어 오른 형태로 존재하며, 이는 위, 중간, 아래목신경절로 불린다. 이 신경절에서 나온 신경은 동맥의 벽에 달라붙어 있으면서 머리부위와 목부위의 기관과 샘(안구, 눈물샘, 침샘, 인두, 후두 등)에 분포한다. 또한 위, 중간, 아래목신경절에서는 각각 하나의 목심장신경이 나와서 심장에 도달하며, 특히 굴심방결절에 분포되어 심장박동을 빠르게 하는 역할을 한다.

가슴부위 | 교감신경줄기의 가슴부분에는 10~12개의 가슴신경절이 있으며, 그곳에서 나온 신경은 기관, 폐, 식도 등의 가슴부위 내부장기에 분포한다. 또한 중간에 있는 여러 개의 신경절과 아래에 있는 신경절로부터 각각 크고 작은 심장신경이라고 불리는 신경이 나와서 가로막을 통해 내려간 후, 복강신경얼기와 위창자간막동맥신경얼기로 들어간다.

배부위 | 신경줄기의 배부위는 4~5개의 허리신경절을 가지고 있다. 여기에서 나오는 신경은 뒤쪽 배벽의 동맥 주위에 그물 형태로 신경얼기를 이루며, 그중에는 신경세포집단인 신경절이 포함되어 있다. 그 대부분은 복강신경얼기(또는 신경절)와 위창자간막동맥신경얼기(신경절), 아래창자간막동맥신경얼기(신경절)이며, 각각 복강동맥, 위 · 아래창자간막동맥의 기본적인 부위를 둘러

가슴신경절 | 흉신경절 / thoracic ganglia
교감신경줄기 | 교감신경간 / sympathetic trunk
교통가지 | 교통지 / communicating branch
굴심방결절 | 동방결절 / sinuatrial node
기관 | trachea
눈물샘 | 누선 / lacrimal gland
뉴런, 신경세포 | 신경원 / neuron
말초신경절 | peripheral ganglion
복강동맥 | 복강동맥간 / celiac trunk
복강신경얼기 | 복강신경총 / celiac plexus
식도 | esophagus
신경절이전신경세포 | (신경)절전뉴우론 / preganglionic neuron
신경절이후신경세포 | (신경)절후뉴우론 / postganglionic neuron
신경얼기 | nerve plexus
신경절 | ganglion
심장신경 | cardiac nerve
아래창자간막동맥 | 하장간막동맥 / inferior mesenteric artery
안구 | 눈알 / eyeball
위창자간막동맥 | 상장간막동맥 / superior mesenteric artery
인두 | pharynx
척수신경 | spinal nerve
침샘 | 구강선; 타액선 / glands of mouth; salivary glands
허리신경절 | 요신경절 / lumbar ganglia
허파; 폐 | lungs
후두 | larynx

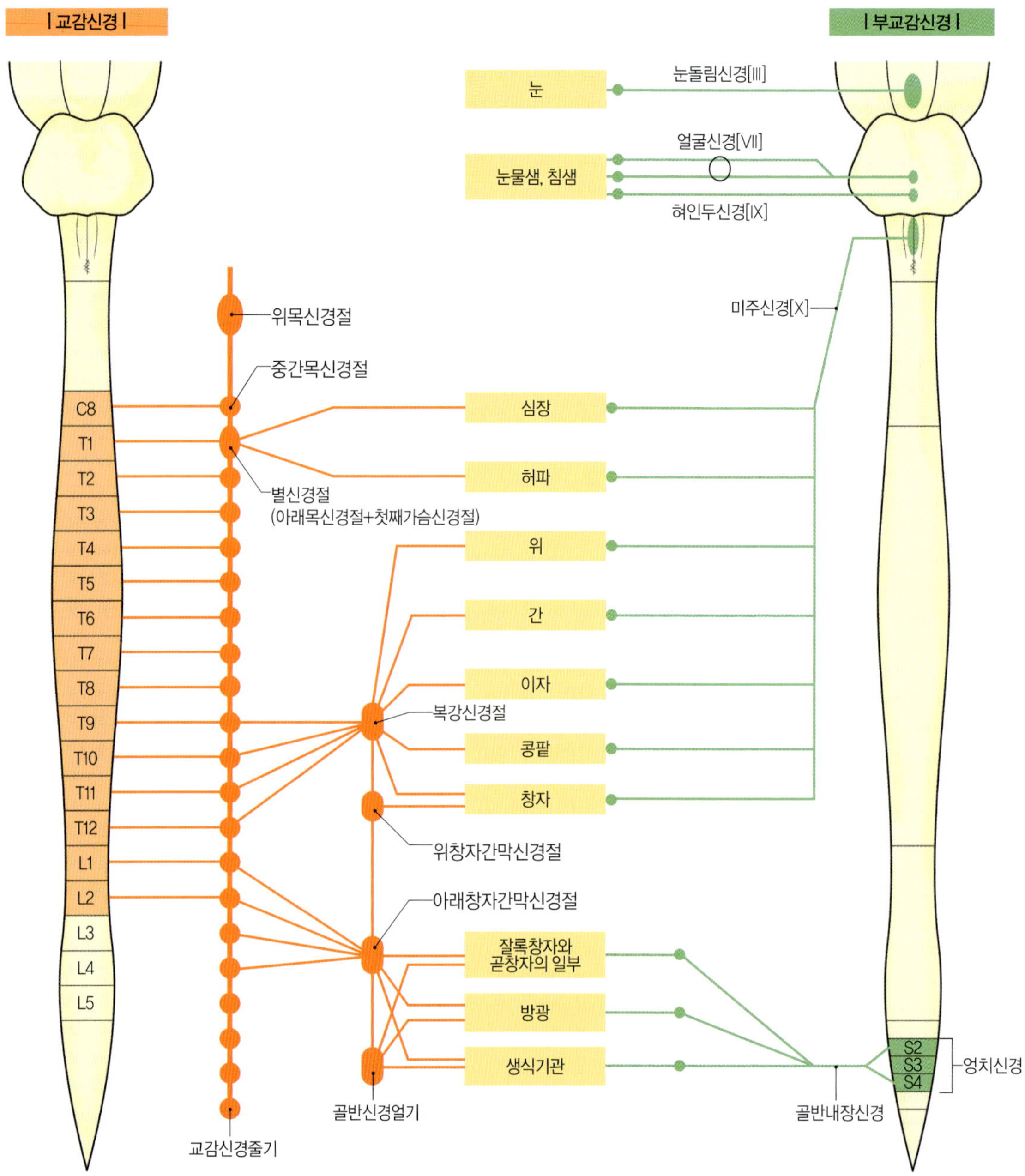

■ 자율신경계통의 교감신경과 부교감신경

교감신경줄기 | 교감신경간 / sympathetic trunk
별신경절 | 성상신경절 / stellate ganglion
복강신경절 | celiac ganglia
아래창자간막신경절 | 하장간막동맥신경절 / inferior mesenteric ganglion
위창자간막신경절 | 상장간막동맥신경절 / superior mesenteric ganglion

싸며 발달한다.

복강신경절은 가장 크고, 좌우의 것은 도넛 모양으로 복강동맥의 기초부위를 에워싸며, 그곳에서 나오는 신경이 몸 전체로 퍼져 나가는 모양이 태양을 연상시킨다고 해서 **태양신경절**이라는 별칭을 가지고 있다. 이 신경얼기에서 나온 신경은 **위**, **창자**, **이자**, **간**, **콩팥** 등의 복부 내부 장기에 널리 분포해 있다.

골반부 | 골반부분의 신경줄기는 엉치뼈의 앞면에 있으며, 4~5쌍의 엉치신경절을 갖는다. 이곳에서 나오는 신경은 직장과 방광 주변에 커다란 신경얼기를 만들며, 이 기관들과 생식기, 바깥음부 등에 섬유를 보낸다.

부교감신경

부교감신경은 뇌척수신경 안에 포함되어 있으며, 그 존재는 다음 4개의 뇌신경과 엉치신경에 국한되어 있다.

눈돌림신경 | 운동신경인 눈돌림신경은 소량의 부교감성섬유를 포함하고 있다. 이 섬유는 중간뇌에 있는 특별한 신경세포집단(눈돌림신경부핵)에서 출발해서 눈돌림신경 안을 통과한 후, 눈확 안에서 옆가지로 돌아 쌀 한 톨 크기의 섬모체신경절로 들어간다. 이곳에서 나오는 제2뉴런(신경절이후섬유)은 안구로 들어가 섬모체근과 동공조임근에 분포되고, 해당 운동을 담당한다.

얼굴신경 | 얼굴신경 역시 운동신경이며, 눈물샘, 턱밑샘, 혀밑샘의 분비를 담당하는 부교감신경에 경로를 빌린다. 이 섬유의 시작핵은 다리뇌에 있다. 눈물샘으로 가는 섬유는 도중에 날개입천장신경절에서 뉴런을 교체하고, 턱밑샘과 혀밑샘으로 가는 섬유는 턱밑신경절에서 뉴런을 교체한다.

혀인두신경 | 혀인두신경은 귀밑샘에 분포하는 섬유의 경로를 빌린다. 이 섬유의 시작핵은 숨뇌에 있으며, 귀밑샘으로 가는 도중에 아래턱신경뿌리 근처에 있는 귀신경절에서 뉴런을 교체한다.

미주신경 | 미주신경은 대부분 부교감성 섬유로 이루어진 신경이며, 목, 가슴, 배 부위의 모든 내부장기(내림잘록창자와 구불창자, 골반내부장기를 제외하고)에 분포하고, 그 운동과 분비기능을 조절한다. 시작핵은 숨뇌에 있으며, 그곳에서 나오는 제1뉴런은 각각의 내부장기 안에 산재해 있는 신경절(예를들어 창자에는 마이스너신경절과 아우에르바흐신경절이 있다)에서 뉴런을 교체한다.

위액의 분비는 미주신경에 의해 조절(촉진)된다. 최근에는 위액의 분비를 억제하는 약이 발달하였지만, 이전에는 난치성 위궤양 환자에게 위에 분포되어 있는 미주신경의 절제술이 시행되어 왔다.

엉치신경 | 척수신경 중에서 엉치신경에서 나오는 골반내부장기신경은 부교감성 섬유를 포함하고 있다. 이는 골반내부장기와 바깥음부에 분포하며, 방광의 수축(배뇨)이나 음경의 발기를 담당하는 중요한 신경이다.

구불(잘록)창자 | 구불결장 / sigmoid colon
귀밑샘 | 이하선 / parotid gland
귀신경절 | 이신경절 / otic ganglion
날개입천장신경절 | 익구개신경절 / pterygopalatine ganglion
내림(잘록)창자 | 하행결장 / descending colon
뇌신경 | cranial nerve
뇌척수신경 | cerebro-spinal nerve
눈돌림신경 | 동안신경 / oculomotor nerve [III]
눈물샘 | 누선 / lacrimal gland
눈확 | 안와 / orbit
다리뇌 | 교뇌 / pons
동공조임근 | 동공괄약근 / sphincter pupillae muscle
마이스너신경절 | Meissner ganglion
미주신경 | vagus nerve [X]
부교감신경 | 부교감신경부 / parasympathetic part
섬모체근 | 모양체근 / ciliary muscle
섬모체신경절 | 모양체신경절 / ciliary ganglion
숨뇌; 연수 | medulla oblongata
신경얼기 | nerve plexus
아우에르바흐신경절 | auerbach ganglion
얼굴신경 | 안면신경 / facial nerve [VII]
엉치뼈 | 천골 / sacrum
엉치신경 | 천골신경 / sacral nerves
엉치신경절 | 천골신경절 / sacral ganglia
중간뇌 | 중뇌 / midbrain
척수신경 | spinal nerve
턱밑샘 | 악하선 / submandibular gland
턱밑신경절 | 악하신경절 / submandibular ganglion
혀밑샘 | 설하선 / sublingual gland
혀인두신경 | 설인신경 / glossopharyngeal nerve [IX]

가지돌기 | 수상돌기 / dendrite
교감신경 | sympathetic part
뉴런, 신경세포 | 신경원 / neuron
랑비에마디 | 신경섬유절 / node of Ranvier
말이집 | 수초, 미엘린초 / myelin sheath
부교감신경 | 부교감신경부 / parasympathetic part
세포체 | cyton
수용체, 수용기 | receptor
시냅스소포 | synaptic vesicles
신경그물, 신경망 | neuropil
신경전달물질 | neurotransmitter
점막밑신경얼기 | 점막하신경총 / submucous plexus
축삭 | 축삭돌기 / axon
핵 | nucleus

위장관신경계통

위장관(위와 장)의 벽 안쪽에는 다량의 자율신경조직이 포함되어 있으며, **위장관신경계통** 또는 **벽내신경계통**으로 불린다. 신경조직의 주체는 점막 밑에 그물 형태를 만드는 **마이스너**의 **점막밑신경얼기**와, 안쪽의 원형과 바깥쪽의 세로 모양 근육층 사이에서 그물 형태를 만드는 **아우에르바흐**의 **근육사이신경얼기**이며, **신경그물**의 매듭 부분에는 **뉴런**이 모여서 신경절을 만든다. 양쪽 신경얼기에서 나오는 신경섬유는 위장관의 각 조직에 분포하며, 꿈틀운동과 분비 등의 기능을 조절한다.

위장관, 특히 소장은 벽 바깥으로 도달하는 **교감신경**과 **부교감신경**의 양이 적으며, 이 신경들을 모두 잘라내도(중추신경에서 떨어져 나가도), 창자의 기능은 벽 내부의 뉴런만으로도 계속 진행될 수 있다.

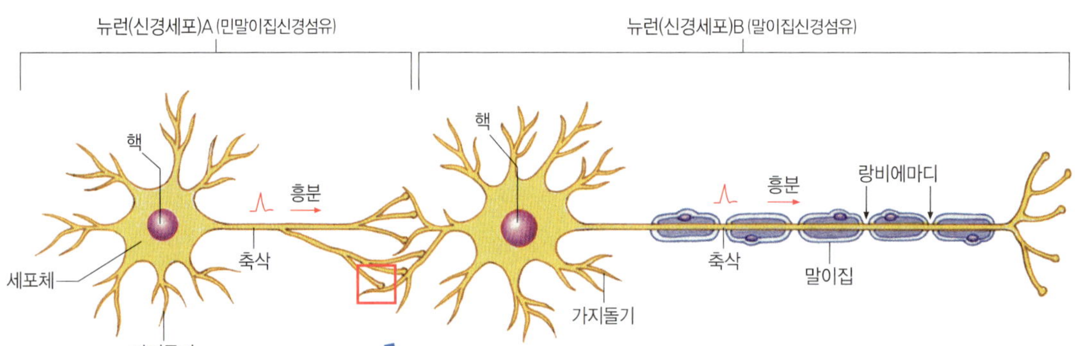

뉴런

뉴런 | 뉴런은 신경계의 기능이나 구조상 기본이 되는 단위로서, 뉴런의 일부에서 흥분이 발생하면 그 뉴런 전체에 흥분이 확산되며, 그것이 다른 뉴런에 전해지는 것은 시냅스(synapse)라는 특수구조를 통해 가능하다. 세포체(soma)와 복잡하게 가지를 뻗은 가지돌기(dendrite) 그리고, 한 개의 길게 뻗은 축삭(axon)으로 구성되어 있다. 신경단위라고도 부른다. 신경세포라는 말은 뉴런과 같은뜻으로도 또는 뉴런 중 세포체 부분만을 지칭하기도 한다. 뉴런에는 감각세포에서 중추로 정보를 전하는 감각뉴런, 중추에서 정보를 몸의 말단으로 전달해 근육을 수축시키는 운동뉴런, 감각뉴런과 운동뉴런을 중개하는 개재뉴런 등이 있다.

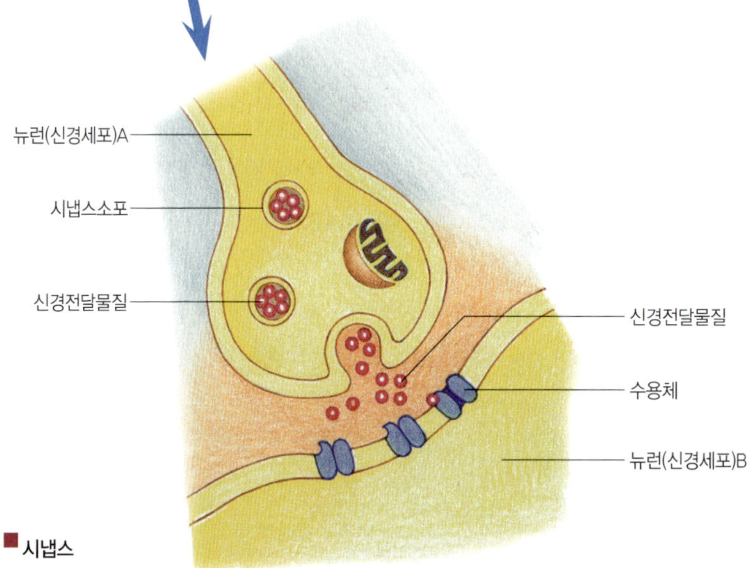

■ 시냅스

신경계통의 주요 전도로

감각(구심성)뉴런 | sensory (afferent) neuron
감각수용기 | sensory receptor
뉴런, 신경세포 | 신경원 / neuron
사이신경세포, 개재뉴런 | interneuron
넙다리네갈래근 | 대퇴사두근 / quadriceps femoris muscle
다연접반사 | polysynaptic reflex
단일연접반사 | monosynaptic reflex
대뇌겉질 | 대뇌피질 / cerebral cortex
무릎뼈 | 슬개골 / patella
무릎인대 | 슬개인대 / patellar ligament
무릎힘줄반사로 | 슬개건반사 / patellar tendon reflex
운동(원심성)뉴런 | motor (afferent) neuron
정강뼈 | 경골 / tibia
척수 | spinal cord
효과기 | effector organ

신경의 흥분전도경로를 전도로라고 부르며, 이것을 뉴런의 연쇄라 한다.
중추신경이나 말초신경 안에서 하나의 전도로는 신경섬유의 일정한 다발로 이해하는 것이 일반적이지만, 여러 가지 다발이 그물 모양으로 얽혀 있는 경우가 많기 때문에, 전도로를 단정적으로 이해하기란 쉽지 않다. 특히 신경세포체가 존재하는 곳(육안해부학에서는 핵과 신경절로 불린다)은 뉴런이 교체되는 장소이며 엄청난 수의 신경섬유가 모여 있다(때때로 1개의 신경세포체 표면에서 수십만 개의 시냅스가 발견된다).

운동마비나 저림 등, 여러 가지 신경증상을 볼 때, 어느 부위에 장애가 일어났는지 알아보기 위해서는 뇌와 척수의 구조, 그리고 그 전도로를 이해하는 것이 매우 중요하다.

전도로는 반사로, 구심성전도로, 원심성전도로로 크게 구분할 수 있다.

반사로

반사로는 구심성전도로와 원심성전도로에서 대뇌겉질을 경유하지 않고 단축해서, 자극에 대해 무의식적이고 자율적으로 반응하는, 즉 반사를 일으키는 경로이다.
반사로(또한 반사활이라고도 한다) 중에서 가장 잘 알려져 있는 것은 무릎힘줄반사로, 무릎힘줄(넙다리네갈래근의 힘줄로 무릎뼈와 정강뼈 사이에 있는 부분, 정식으로는 무릎인대)을 두드리면

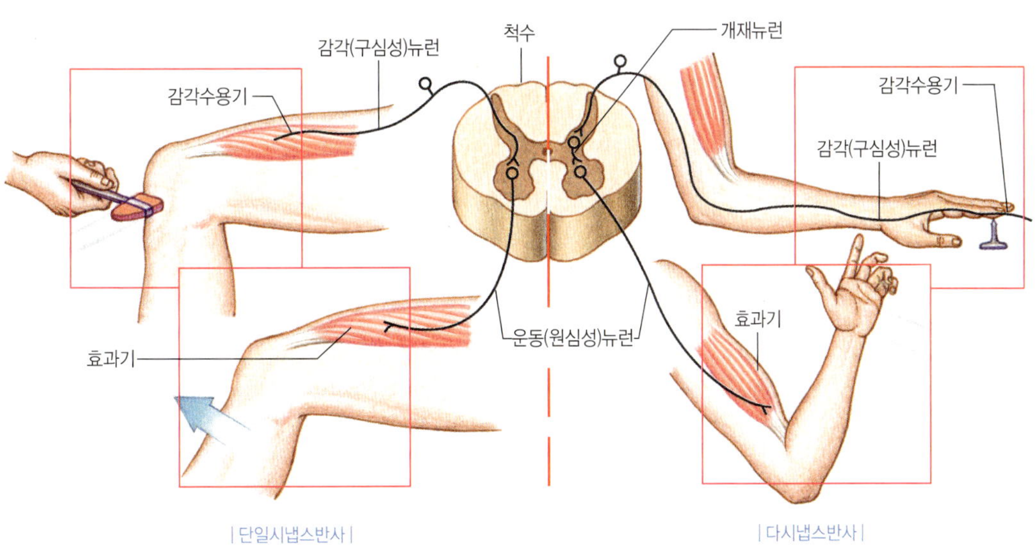

■반사

고환올림근반사 | cremasteric reflex
넙다리네갈래근 | 대퇴사두근 / quadriceps femoris muscle
대뇌겉질 | 대뇌피질 / cerebral cortex
동공반사 | pupillary reflex
뒤뿌리 | 후근 / posterior root
반사 | reflex
반사활 | 반사궁 / reflex arc
사이뇌; 간뇌 | diencephalon
소뇌 | cerebellum
숨뇌; 연수 | medulla oblongata
아킬레스힘줄반사, 아킬레스건반사 | Achilles tendon reflex
중간뇌 | 중뇌 / midbrain
감각신경 | 지각신경 / sensory nerve
척수 | spinal cord
척수반사 | spinal reflex
척수시상로 | spinothalamic tract
척수신경 | spinal nerve
회색질 | 회백질 / gray matter, gray substance

넙다리네갈래근이 수축해서 무릎을 펴는 반사이다. 무릎힘줄이 펴지면서 생긴 자극이 힘줄의 감각신경(넙다리신경의 가지)을 거쳐 척수(L2~L4)에 도달하고, 넙다리네갈래근을 담당하는 앞뿔세포를 자극한다. 이 결과로 근육이 수축한다.

이와 같이 아킬레스힘줄반사(아킬레스힘줄을 두드리면 종아리세갈래근이 수축해서 발목이 펴진다)와 고환올림근반사(넙다리 윗부분 안쪽의 피부를 문지르면 고환올림근이 수축해서 고환이 들어 올려진다)는 두 가지 모두 척수의 특정 수준에서 돌아오는 반사활에 의한 것이며, 척수반사라고 불린다. 종종 척수반사는 그것에 관여하는 근육과 신경의 이상검사에도 이용되며, 척수에 병변이 나타나면 그 부위의 높이를 우선 파악하는 것이 중요하다.

반사로는 척수반사 외에도 중추신경의 다른 부분이 관여하는 것이 여러 가지 있다. 예를 들어 눈에 빛이 들어오면 동공이 축소하는 동공반사, 큰 소리가 들리면 고막이 긴장하는 반사 등은 중간뇌를 경유하는 반사활에 의한 것이다. 소뇌와 사이뇌를 경유하는 반사로 역시 아주 많다. 일반적으로 대뇌겉질에 가까이 있는 상위 중추가 관여하는 반사일수록 몸의 반응이나 행동이 복잡해지며, 본능이라고 불리는 것에 가까워진다.

구심성전도로 centripetal tract

피부와 감각기관 등, 말초에서 받은 자극을 중추로 전달하는 경로의 총칭이다. 몸지각경로, 시각경로, 청각경로, 평형감각경로, 미각경로, 후각경로 등으로 분류된다.

몸지각경로

몸지각로에는 온도감각과 통각, 촉각과 심부지각(진동감각과 위치감각)을 전달하는 2가지 경로가 있다.

온도감각과 통각 | 척수신경의 뒤뿌리에서 척수로 들어온 후, 척수뒤뿔에서 뉴런을 교체해서 척수 중심의 반대쪽 회색질로 교차한다. 또한 척수의 앞쪽에 있는 척수시상로를 올라간 후, 시상에서 다시 뉴런을 교체해서 대뇌겉질의 체지각영역에 도달한다.

촉각과 심부지각 | 뒤뿌리에서 같은 쪽 척수의 뒤섬유단을 올라가서, 숨뇌 아랫부위의 핵(얇은다발핵과 쐐기다발핵)에서 뉴런을 교체하고, 피라밋교차 바로 위에서 반대쪽으로 교차해서 올라간 후, 시상에서 다시 뉴런을 교체해서 대뇌겉질의 체지각영역에 도달한다.

어느 쪽의 감각도 시상에서는 반대쪽으로 교차한다. 이 때문에 시상이나 대뇌가 손상받게 되면 반대쪽의 모든 지각에 장애가 생긴다. 한편 척수의 반쪽이 손상을 받은 경우는 손상된 쪽의 촉각과 심부지각이 손상을 받지만 온도감각과 통각은 남게 되며, 반대쪽에서는 온도감각과 통각이 상실되며 촉각과 심부지각은 남게 된다(감각해리). 이것은 감각섬유 교차의 위치가 온도감각과 통각인 경우에는 뒤뿌리와 같은 수준인 것에 비해, 촉각과 심부지각의 경우에는 숨뇌와 같은 수준에 있기 때문이다.

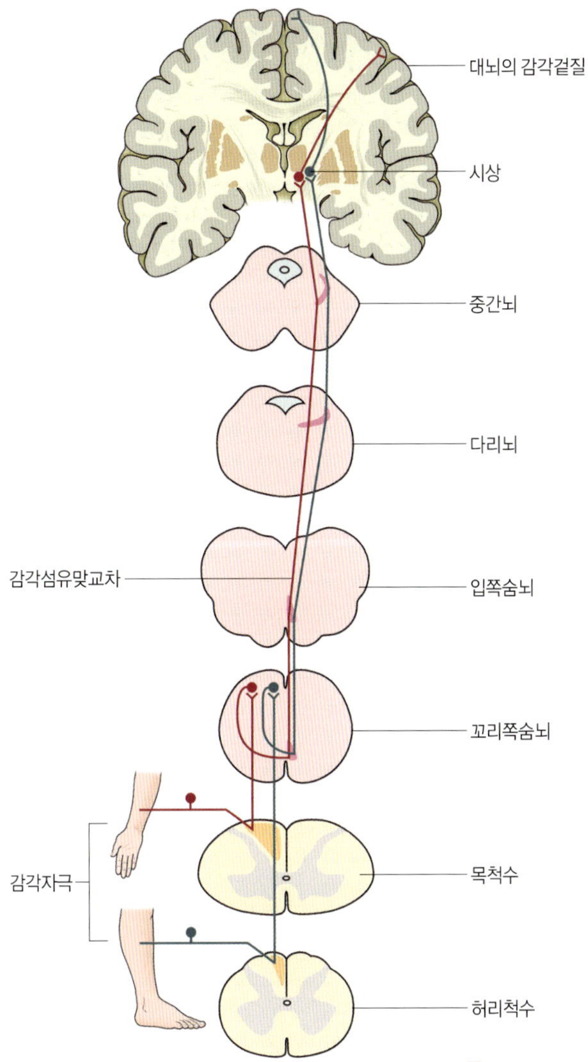

■ 감각신경의 경로

가쪽무릎체 | 외측슬상체 / lateral geniculate body
감각섬유맞교차 | sensory fibers decussate
감각자극 | sensory impulse
관자엽 | 측두엽 / temporal lobe
꼬리쪽숨뇌 | caudal medulla oblongata
뇌줄기 | 뇌간 / brainstem
뉴런, 신경세포 | 신경원 / neuron
다리뇌 | 교뇌 / pons
달팽이핵, 와우핵 | 달팽이신경핵 / cochlear nucleus
대뇌반구 | cerebral hemisphere
대뇌의 감각겉질 | sensory cortex of cerebrum
망막; 그물막 | retina
목분절; 목척수 | 경수 / neck spinal cord
반사활 | 반사궁 / reflex arc
속섬유막 | 내포 / internal capsule
시각신경 | 시신경 / optic nerve [II]
시냅스, 연접, 신경세포접합부 | synapse
시상 | thalamus
아래둔덕 | 하구 / inferior colliculus
안쪽무릎체 | 내측슬상체 / medial geniculate body
위둔덕 | 상구 / superior colliculus
입쪽숨뇌 | rostral medulla oblongata
중간뇌 | 중뇌 / midbrain
허리분절; 허리척수 | lumbar part; lumbar segments

시각경로

망막이 받은 빛의 자극이 시각신경에 의해 전달되는 경로이다. 반교차에 위해 시야의 왼쪽 자극은 오른쪽 뇌로 들어가고, 오른쪽 자극은 왼쪽 뇌로 들어간다. 이 전달경로는 가쪽무릎체에서 뉴런을 교체한 후, 속섬유막을 통해 대뇌반구의 뒤쪽 말단에 가까운 시각영역에 도달한다. 일부 섬유는 중간뇌의 위둔덕에 도달해서 시각에 관여하는 반사활의 형성을 돕는다.

청각경로

달팽이신경섬유는 뇌줄기로 들어가서 달팽이신경핵에서 끝나며, 이곳에서 뉴런을 교체한다. 여기에서 나온 섬유는 교차한 후, 안쪽무릎체에 도달한다. 그리고 이 섬유는 속섬유막을 통해 관자엽의 위쪽면에 있는 청각영역으로 확산되며 끝난다. 또한 이 전도로는 아래둔덕에서 반사운동에 관여하는 시냅스를 만든다.

고립로핵 | solitary nucleus
뇌줄기 | 뇌간 / brainstem
다리뇌 | 교뇌 / pons
대뇌겉질 | 대뇌피질 / cerebral cortex
반고리관 | 반규관 / semicircular ducts
반사활 | 반사궁 / reflex arc
삼차신경 | trigeminal nerve [V]
속귀, 내이 | internal ear
속섬유막 | 내포 / internal capsule
숨뇌; 연수 | medulla oblongata
승모세포 | 승모신경세포 / mitral cell
시냅스, 연접, 신경세포접합부 | synapse
안뜰 | 전정 / vestibule
얼굴신경 | 안면신경 / facial nerve [VII]
운동로 | motor tract
중심앞이랑 | 중심전회 / precentral gyrus
척수 | spinal cord
척수섬유단 | 척수삭 / funiculi of spinal cord
피라미드 | 추체 / pyramid
피라밋로 | 추체로 / pyramidal tract
후각뇌 | 후뇌 / rhinencephalon
후각망울 | 후구 / olfactory bulb

평형감각경로

속귀의 반고리관과 안뜰에서의 가속도와 평형감각의 자극은, 안뜰신경에 의해 뇌줄기로 전달되고, 안뜰신경핵에 도달한다. 이곳에서 나온 섬유의 대부분은 소뇌로 들어가서 피라밋바깥길의 운동로와 반사활을 만든다. 대뇌겉질로 향하는 섬유는 매우 작은 부분에 불과하다. 평형감각이 거의 의식되지 못한 채로 몸의 자세와 운동에 영향을 주는 것은 바로 이 때문이다.

미각경로

혀의 앞 2/3의 미각은 삼차신경(의 가지인 혀신경)과 얼굴신경을 통과하고, 약 1/3의 미각은 혀인두신경을 통과해서 숨뇌로 전달되며, 양쪽 모두 고립로핵이라고 불리는 신경핵에서 뉴런을 교체한 후 대뇌겉질의 미각로(중심뒤이랑의 아래쪽 말단부위)에 도달한다.

후각경로

후각점막으로부터의 후각자극은 후각신경(후각세포의 돌기)을 지나 후각망울에 도달하고, 이곳에서 승모세포라고 불리는 뉴런과 특수한 토리 형태의 시냅스를 만든다. 승모세포의 신경돌기는 대뇌반구 안쪽면에 있는 후각뇌라고 불리는 영역에 도달하며, 도중에 복잡한 뉴런의 연접을 나타낸다. 후각뇌(대뇌둘레계통)가 냄새를 맡는 감각을 의식할 뿐만 아니라 기억과 감정에도 관여한다. 냄새는 식욕이나 성욕, 쾌, 불쾌에 직결되는 극히 동물적인 감각이며, 또한 냄새가 오래된 기억을 불러일으킨다는 것을 기억하자.

원심성전도로 efferent tract

원심성전도로는 운동기능을 제어하기 위해서 중추에서 말초로 흥분을 전달하는 경로이며, 대략 피라밋길계통, 피라밋바깥길계통, 소뇌계통의 3가지로 나뉜다. 안구를 움직이거나 얼굴표정을 만드는 등, 많은 수의 독립적인 원심성전도로가 존재하지만, 여기서는 뼈대근육을 담당하기 위해 발달한 피라밋로와 피라밋바깥로에 대해서 설명한다.

피라밋로 등의 수의운동 전도로

피라밋로는 섬유가 숨뇌의 피라밋을 통과하는 것에서 이름 붙여진 명칭이다. 대뇌겉질과 척수를 연결하는 팔다리의 수의운동 경로이며, 겉질척수로라고도 불린다. 한편 얼굴의 운동과 삼킴 등의 수의운동은 대뇌겉질과 다리뇌나 숨뇌의 피라밋보다 위에 있는 뇌신경 핵을 연결하는 경로이며, 겉질다리로, 겉질숨뇌로로 불린다.

수의운동의 중추는 대뇌겉질의 중심앞이랑의 운동영역에 있다. 여기에 존재하는 베츠피라밋세포(1차 뉴런)에서 일어나는 기다란 돌기가 속섬유막, 중간뇌대뇌다리, 다리뇌배부위를 통해, (겉질척수로에서는) 숨뇌의 피라밋에서 교차하고, 반대쪽의 척수섬유단을 내려간 후, 척수의 앞뿔세포에 도달해서 뉴런을 교체한다. 앞뿔세포(2차 뉴런)로부터 나온 신경돌기인 앞뿌리는

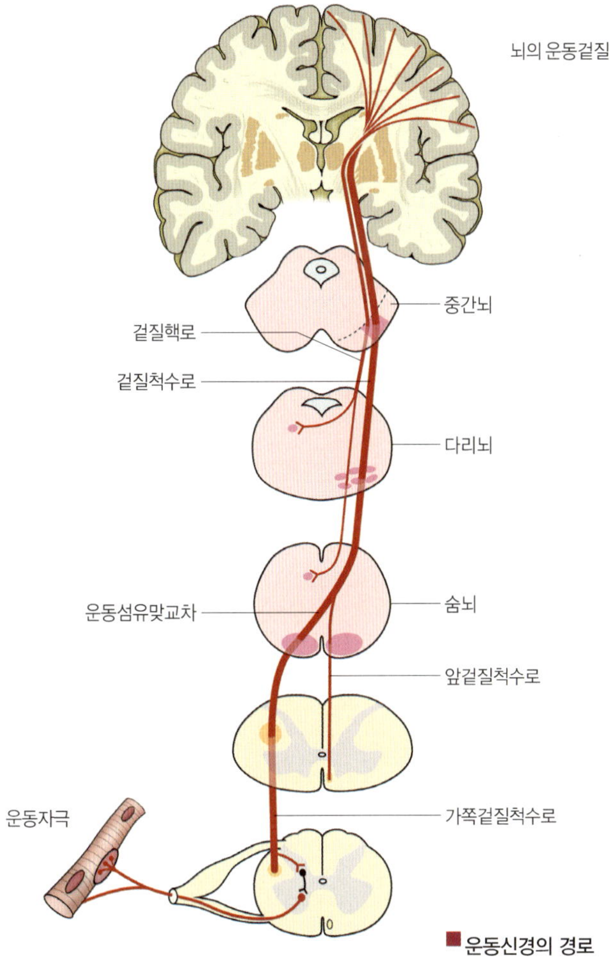

가쪽겉질척수로 | 외측피질척수로 / lateral corticospinal tract
겉질척수로 | 피질척수로 / corticospinal tract
겉질핵로 | corticonuclear tract
꼬리핵 | 미상핵 / caudate nucleus
다리뇌 | 교뇌 / pons
대뇌겉질 | 대뇌피질 / cerebral cortex
대뇌의 운동겉질 | motor cortex of cerebrum
숨뇌; 연수 | medulla oblongata
시상 | thalamus
시상밑핵 | 시상하핵 / subthalamic nucleus
앞겉질척수로 | 전피질척수로 / anterior corticospinal tract
운동섬유맞교차 | motor fibers decussate
운동자극 | motor impulse
조가비핵 | 피각 / putamen
중간뇌 | 중뇌 / midbrain
창백핵; 옛줄무늬체 | pallidum; paleostriatum
흑색질 | 흑질 / substantia nigra

목표 근육에 도달해서 신호를 전달한다. 겉질교로, 겉질척수로에서도 각각의 뇌신경의 핵 수준에서 교차한다.
위에서 설명한 것처럼 모든 수의운동은 반대쪽 대뇌의 운동영역에서 담당하며, 오른쪽 대뇌의 장애로 왼쪽의 반신마비가 발생한다.

근위축성측삭경화(증) (ALS: amyotrophic lateral sclerosis)은 수의운동의 1차 및 2차 뉴런 모두 변성, 탈락하는 질환이다. 팔다리의 모든 뼈대근육뿐 아니라, 삼킴을 담당하는 근육과 호흡기에도 마비와 위축이 따르며, 인공호흡기의 도움 없이는 생명을 유지하는 것이 불가능한 난치병이다. 운동경로의 신경만 선택적으로 손상되기 때문에 감각과 지능은 유지된다.

피라밋바깥길

수의운동 이외에도, 무의식적인 근육의 긴장이나 균형을 유지하지 않으면, 운동기능을 제어하기 어려워진다. 수의운동을 제어하는 피라밋에 대립하는 계통으로는 피라밋바깥길이 있다.

감마아미노부티르산 | gamma-aminobutyric acid, GABA
뇌줄기 | 뇌간 / brainstem
대뇌겉질 | 대뇌피질 / cerebral cortex
도파민 | dopamine
도파민신경세포 | dopaminergic neuron
세로토닌 | serotonin
소뇌겉질 | 소뇌피질 / cerebellar cortex
소뇌핵 | cerebellar nuclei
시상 | thalamus
안뜰핵 | 전정핵 / vestibular nuclei
올리브핵 | olivary nucleus
적색핵 | 적핵 / red nucleus
조롱박세포, 푸르킨예세포 | Purkinje cell
축삭 | 축삭돌기 / axon
흑색질 | 흑질 / substantia nigra

피라밋바깥길은 꼬리핵, 조가비핵, 창백핵 등의 대뇌바닥핵, 흑색질, 시상, 시상밑핵, 대뇌겉질을 결합하는 복잡한 전도로이다. 신경전달물질에 의해 도파민신경섬유, 세로토닌신경섬유, 감마아미노부티르산신경섬유 등으로 네트워크를 형성하고 있다. 흑색질의 신경세포는 도파민을 많이 함유하고 있으며, 이 세포가 질환 등으로 소실되면 흑색질과 줄무늬체를 결합하는 도파민신경세포가 움직일 수 없게 되어, 파킨슨병이 된다. 그 밖에도 피라밋바깥길에 손상을 입으면 여러 가지 불수의운동과 근육긴장의 이상이 발생한다.

소뇌계통

소뇌는 조화운동의 중추이다. 소뇌겉질의 조롱박세포에는 온몸의 평형과 근육긴장에 관한 정보가 모여 있다. 이 세포에서 나오는 축삭은 소뇌핵(치아핵 등)과 안뜰핵을 시작으로, 올리브핵 등 뇌줄기의 모든 핵에 투사한다. 또한 소뇌핵에서 나오는 섬유는 적색핵과 시상으로 중계되어 대뇌겉질에 도달한다. 이 복잡한 회로에 의해서 무의식중에 몸에 균형이 잡히고, 뼈대근육의 긴장도가 조절되는 것이다.

Chapter

13

감각계통

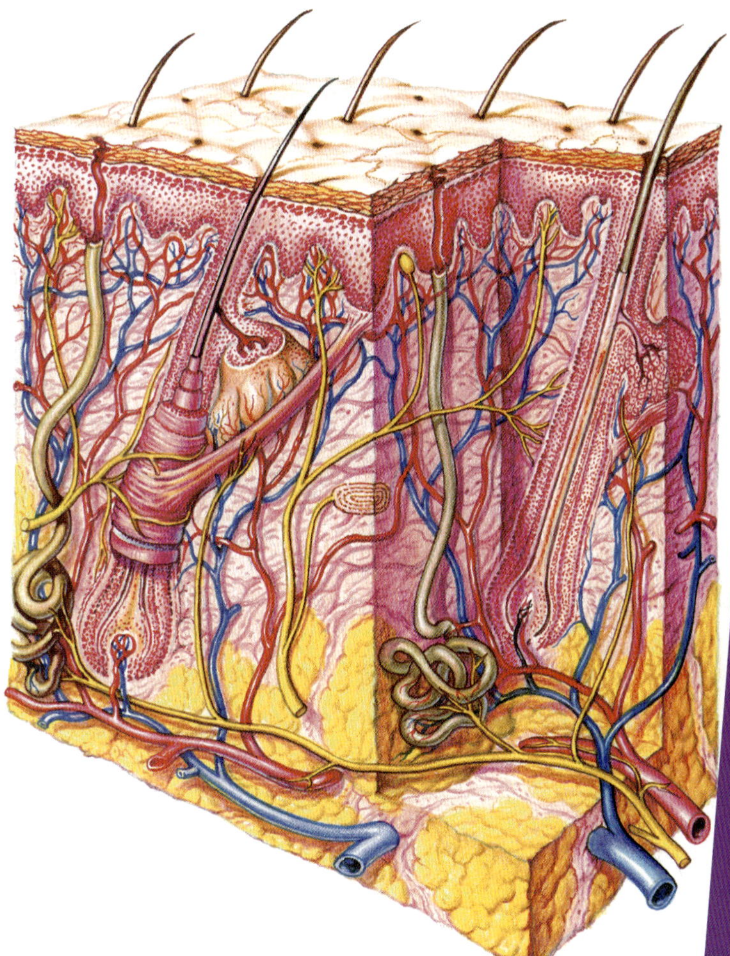

감각기관 | sense organ
귀 | 이 / ear
눈 | 안 / eye
미각기관 | taste organ
시각기관 | visual organ
압각 | pressure sense
온도각 | temperature sensation
촉각 | tactile sense
코 | nose
통각 | nociception
피부 | skin
혀 | 설 / tongue
후각기관 | smell organ

감각기관이란 우리 몸의 차고 뜨거움, 몸의 위치에 대한 감각, 압력이나 통증, 균형을 잡고 서 있을 수 있는 감각 등의 감각을 받아들이는 다양한 수용체가 분포해 있는 기관을 말한다. 인체는 **눈**의 **시각기관**과 **귀**의 **평형청각기관**이 그 전형이다. **피부**는 여러 가지의 기능을 가지는 기관인데 **촉각** · **압각** · **온도각** · **통각**을 수용하는 **감각기관**으로서의 기능을 가지고 있다.

단순한 구조의 감각기로서는 **혀**의 **미각기관**이나 **코**의 **후각기관**이 있는데 이것은 각각의 소화기계와 호흡기계에서 다루기 때문에 여기에서는 생략한다.

시각기관 visual organ

빛의 자극을 받고, 반응하는 시각기관은 '눈'이지만, 정확히 말하면 안구와 그것의 부속기관인 눈꺼풀 · 결막 · 눈물기관 · 안구근육 등이다.

안구 eyeball

안구는 눈확의 앞부분을 차지하는 동그란 모양의 기관으로, 전면은 눈꺼풀에 의해 보호되고, 뒤쪽 말단은 시각신경에 의해 뇌와 연결되어 있다. 안구는 앞면이 투명한 각막으로, 뒤쪽 부분의 대부분은 희고 불투명한 공막으로 둘러싸여 있다. 양쪽 모두 치밀한 아교섬유로 이루어져 있으며, 연이은 두꺼운 판으로 안구의 골격을 이루고 있다.

안구 조직은 앞쪽 방향으로 기울어진 채로 위치해 있는, 수정체에 의해 2등분된다. 앞쪽의 방은 홍채에 의해 앞방과 뒤방으로 분리되며, 무색투명한 방수로 채워져 있다. 그리고 뒤쪽의 방은 젤리 형태의 유리체로 채워져 있다.

공막의 앞 가장자리에서 수정체의 전면으로 홍채가 뻗어 있고, 그 중앙에 동공이 열려 있다. 홍채는 카메라의 조리개에 해당하는 것으로, 홍채 안을 동심원 모양으로 통과하는 동공조임근에 의해

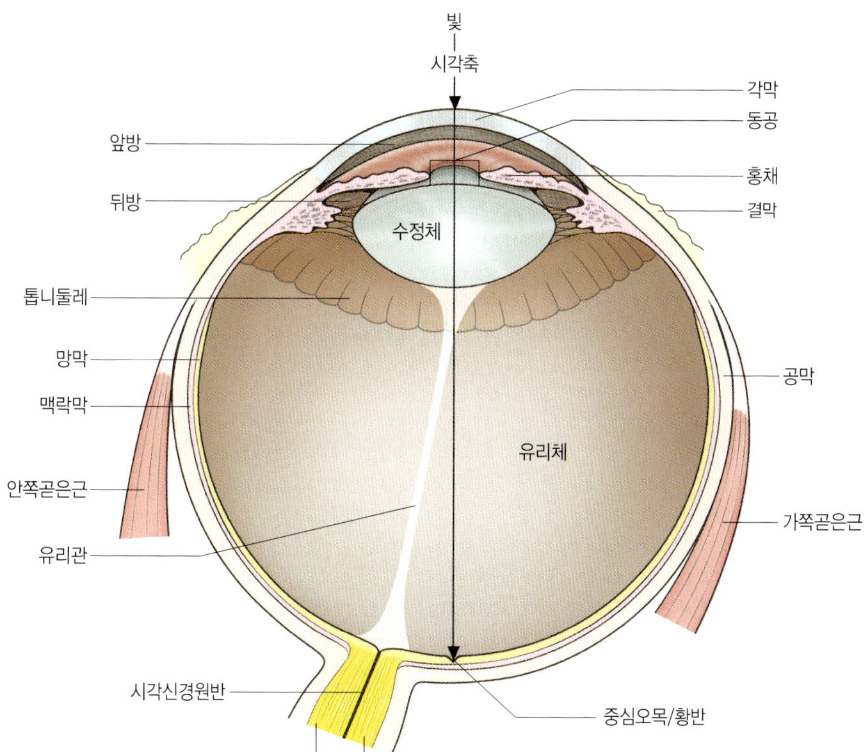

■ 안구의 단면

동심원(同心圓) | 중심이 같은 둘 이상의 원

가쪽곧은근 | 외측직근 / lateral rectus muscle
각막; 맑은막 | cornea
결막; 이음막 | conjunctiva
공막; 흰자위막 | sclera
눈꺼풀 | 안검 / eyelids
눈물기관 | 누기; 누장치 / lacrimal apparatus
눈확 | 안와 / orbit
동공 | pupil
동공조임근 | 동공괄약근 / sphincter pupillae
동심원 | concentric circle
뒤방 | 후안방 / posterior chamber
망막; 그물막 | retina
맥락막; 얼킴막 | choroid
방수 | 안방수 / aqueous humor
섬모체근 | 모양체근 / ciliary muscle
섬모체돌기 | 모양체돌기 / ciliary processes
수정체 | lens
시각기관 | visual organ
시각신경 | 시신경 / optic nerve [II]
시각신경원반; 맹점 | optic disc
아교섬유, 콜라겐섬유 | collagen fiber
안구 | 눈알 / eyeball
안구근육 | 안근 / extra-ocular muscles
안쪽곧은근 | 내측직근 / medial rectus muscle
앞방 | 전안방 / anterior chamber
유리관 | hyaloid canal
유리체 | 초자체 / vitreous body
중심오목 | 중심와 / fovea centralis
톱니둘레 | 거상연 / ora serrata
홍채; 조리개 | iris

각막; 맑은막 | cornea
결막; 이음막 | conjunctiva
공막; 흰자위막 | sclera
공막정맥굴 | scleral venous sinus
날줄섬유 | 경선섬유 / meridional fibers
돌림섬유 | 윤상섬유 / circular fibers
동공확대근 | 동공산대근 / dilator pupillae
뒤방 | 후안방 / posterior chamber
민무늬근육 | 평활근 / smooth muscle
방수 | 안방수 / aqueous humor
백내장 | cataract
상피세포 | epithelial cell
섬모체 | 모양체 / ciliary body
섬모체근 | 모양체근 / ciliary muscle
섬모체띠 | 모양체소대 / ciliary zonule
수정체 | lens
슐렘관 | Schlemm's canal
안구뒷방 | posterior chamber
안구앞방 | anterior chamber
앞방 | 전안방 / anterior chamber
홍채; 조리개 | iris

조여지고(동공의 축소: 축동) 동공확대근에 의해 열린다(동공의 확대: 산동). 안구에 빛이 들어오면, 동공은 빛의 강도에 따라 작아지며, 이 빛반사의 유무는 사망 판정을 할 때 반드시 검사된다.

홍채에는 멜라닌과립을 가진 세포가 있으며, 이 양에 따라 황색인종의 커피색, 백인의 회색, 푸른색 등 여러 가지 색조가 나타난다.

홍채가 붙어 있는 뒷면에는, 섬모체라고 하는 융기가 있다. 섬모체는 수정체를 원형으로 둘러싸고 있으며, 섬모체띠라고 불리는 가는 실로 수정체의 가장자리를 잡아당기고 있다. 섬모체 안에는 자오선 방향으로 나 있는 안구의 민무늬근육(섬모체근)이 있으며, 이것이 수축하면 섬모체의 융기가 높아지고, 수정체를 잡아당기는 섬모체띠가 느슨해져서, 수정체는 자체 탄성으로 동그랗게 된다(두께를 증가시킨다). 이처럼 섬모체는 수정체가 확대되는 정도를 조절하고, 사물을 볼 때 초점을 맞추는 일을 한다.

수정체는 독특한 섬유 모양의 상피세포가 빈틈없이 모여서 만들어진 탄성이 풍부한 렌즈로 뒷면이 앞면보다 강한 요철을 가지고 있다. 수정체가 노화로 인해 뿌옇게 되는 백내장은 수정체를 제거하고 인공수정체로 바꾸는 수술로 어느 정도 시력이 회복될 수 있다.

수정체 앞의 앞방과 뒤방은 방수라고 불리는 림프로 채워져 있으며, 이는 홍채와 수정체에서 분비되고 공막과 각막의 경계를 원형으로 통과하는 공막정맥굴(슐렘관)에 의해 혈액 안으로 흡수된다.

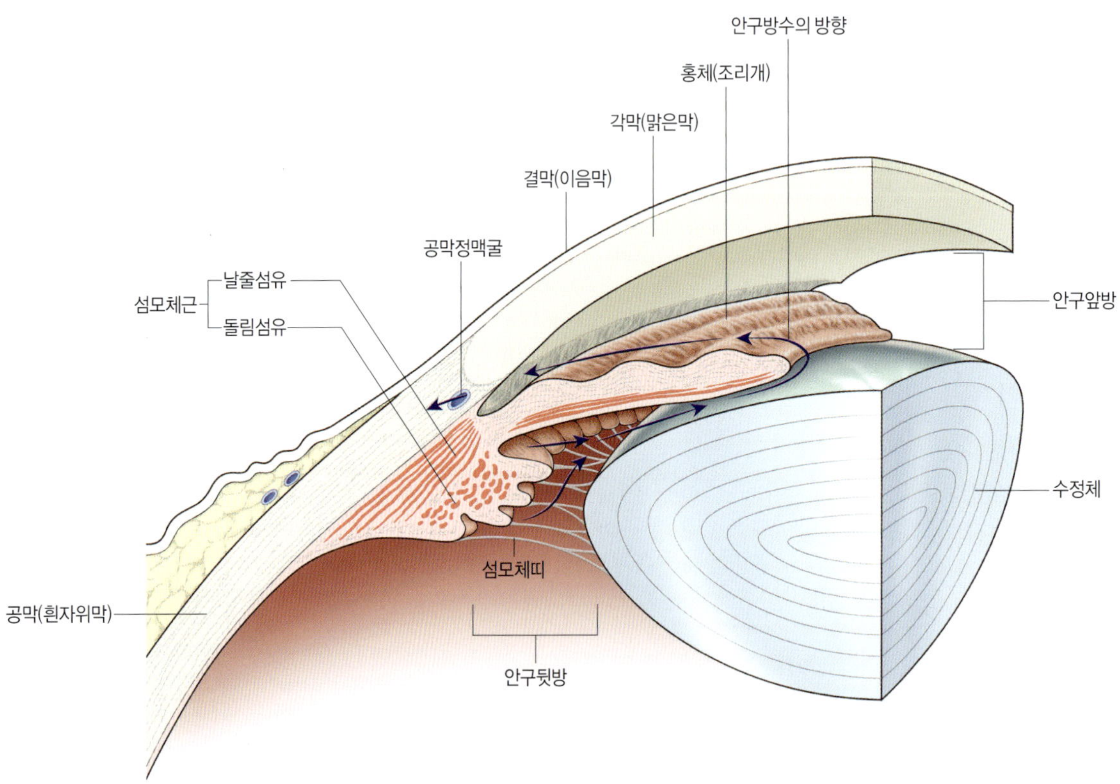

■ 안구앞부분의 구조

임상사례

방수가 혈액 안으로 흡수되는 것에 장애가 생기면 방수의 압력이 높아지고 따라서 안구 전체의 내부압력이 높아져서 시각신경을 압박하게 되고, 그 결과 시야의 주변부로부터 보이지 않게 되어 실명에 이르기도 한다. 녹내장이라고 불리는 이 질병은 중년이 지나서 많이 발생한다.

수정체의 뒤에는 무색투명한 유리체가 가득 채워져 있으며, 이것을 둘러싸고 있는 벽은 안에서 가쪽 방향으로, 망막, 맥락막 그리고 공막이라고 한다.

망막은 이 벽의 가장 안쪽 층을 이루는 신경조직 층으로 시각의 수용과 전달을 담당하고 있다.

망막의 가장 안쪽에는 작게 움푹 들어간 곳이 있으며 이는 중심오목이라고 불린다. 중심오목의 주위에는 노란색의 색소가 있으며 검안경검사로는 황갈색으로 보여 황반이라고도 불린다. 중심오목은 사물을 주시할 때 초점을 맞추는 망막에서 가장 중요한 부분이다.

중심오목의 약간 안쪽에는 검안경으로 보아 동그랗고 흰 부분이 있으며 시각신경이 들어오는 부분에 해당하므로 시각신경원반이라고 불린다. 이곳에는 시각세포가 존재하지 않으므로 시력이 없다. 안저(눈바닥)사진을 보면 시각신경의 중심을 통과하는 망막중심동정맥이 시각신경원반의 중심에서 사방으로 뻗어 나가서 망막에 넓게 분포되어 있는 것을 알 수 있다.

망막의 단면은 세포와 섬유가 복잡하게 연결되어 있는 것이 보이는데 이곳에서 3개의 뉴런 연쇄가 일어난다.

빛을 받아들이는 시각세포는 빛자극 전달의 제1뉴런이다. 망막의 가장 바깥층에 있으므로 빛은 망막의 거의 모든 층(투명하지만)을 통과해서 이곳에 도달한다. 망막 안에는 제2, 제3의 뉴런이 있으며 이것들의 핵이 층을 이루고 있다. 제3뉴런의 축삭이 망막의 가장 안쪽 층에서 뒤쪽 방향으로 나아가 시각신경이 되어 뇌로 향한다.

시각세포는 막대세포와 원뿔세포의 2가지 형태로 구별된다. 막대세포는 가는 막대 모양의 돌기가, 원뿔세포는 두꺼운 원뿔 모양의 돌기가 바깥쪽 방향으로 나와 있다. 바깥분절이라고 불리는 이 돌기들은 층판을 겹겹이 쌓은 구조로 되어 있으며, 층판에는 빛에 의해 독특하게 변하는 물질(막대에는 로도프신, 원뿔에는 요도프신)이 존재한다. 이것에 의해 막대세포는 빛의 강약을 원뿔세포는 색을 감지하는 능력을 가지게 된다. 인간의 망막에는 1억 개 이상의 막대세포와 수백만 개의 원뿔세포가 있으며 원뿔세포는 망막의 중앙부위 특히 중심오목 근처에 집중해 있다. 사물의 색이 시야의 가장자리 방향에서 식별하기 어려운 이유는 바로 이 때문이다.

망막의 바깥쪽에는 단층입방상피로 이루어진 색소상피층이 있다. 세포 안에 다량의 멜라닌과립을 포함하고 있는 이 층의 세포들은 시각세포에 영양을 공급해 준다.

색소상피층의 바깥쪽은 혈관이 많이 있어서 맥락막이라고 불리는 결합조직 층으로, 다량의 멜라닌색소를 가진 세포를 포함하고 있어서 흑갈색을 띠고 있다. 색소상피층과 맥락막에 어두운

임상사례

황반변성은 통상 노화가 진행됨에 따라 황반 부위의 망막에 결합조직 덩이가 형성되어 모세혈관이 신생되는 질환이다. 시야의 중심부위(주시부)의 영상이 일그러지기 때문에 (양쪽 모두 손상된 경우)글을 읽기 힘들어진다.

검안경검사 | 동공에 빛을 비춰서 망막의 안쪽 면을 관찰하는 방법

검안경검사, 눈보개검사 | ophthalmoscopy
공막; 흰자위막 | sclera
막대세포, 간상세포 | rod cell
망막; 그물막 | retina
망막중심동정맥 | central retinal artery vein
망막혈관 | retinal vessels
맥락막; 얼킴막 | choroid
색소상피층 | pigmented layer
수정체 | lens
시각세포 | 시세포 / visual cell
시각신경 | 시신경 / optic nerve [II]
시각신경원반; 맹점 | optic disc
뉴런, 신경세포 | 신경원 / neuron
안저, 눈바닥 | ocular fundus
원뿔세포 | 원추세포 / cone cell
유리체 | 초자체 / vitreous body
중심오목 | 중심와 / fovea centralis
축삭 | 축삭돌기 / axon
황반 | macula

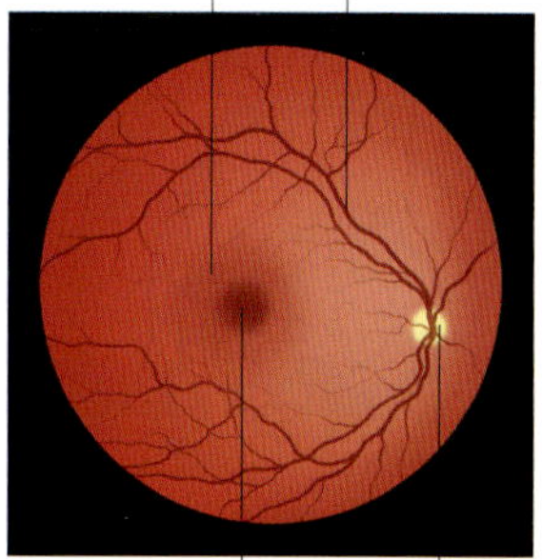

동공을 통해 들여다 본 눈바닥

감각망막 | sensory retina
기름샘 | 피지선; 지선 / sebaceous gland
눈꺼풀 | 안검 / eyelids
눈꺼풀판 | 검판 / tarsal plate
눈꺼풀판샘 | 마이봄샘 / meibomian glands
눈둘레근 | 안윤근 / orbicularis oculi muscle
막대세포, 간상세포 | rod cell
망막; 그물막 | retina
맥락막; 얼킴막 | choroid
무축삭세포 | amacrine cell
바깥얼기층 | 외망상층 / outer plexiform layer
색소망막 | pigmented retina
색소상피층 | pigmented layer
색소세포 | pigment cell
색소세포층 | pigment cell layer
섬모체 | 모양체 / ciliary body
속눈썹 | 첩모 / eyelash
속얼기층 | 내망상층 / inner plexiform layer
수평세포 | horizontal cell
시각신경 | 시신경 / optic nerve [II]
신경상피층 | photoreceptor layer
신경절세포 | ganglion cell
신경절세포층 | ganglionic layer
안구 | 눈알 / eyeball
양극세포 | bipolar cell
양극세포층 | bipolar layer
원뿔세포 | 원추세포 / cone cell
점막 | mucosa
피부 | skin
홍채; 조리개 | iris

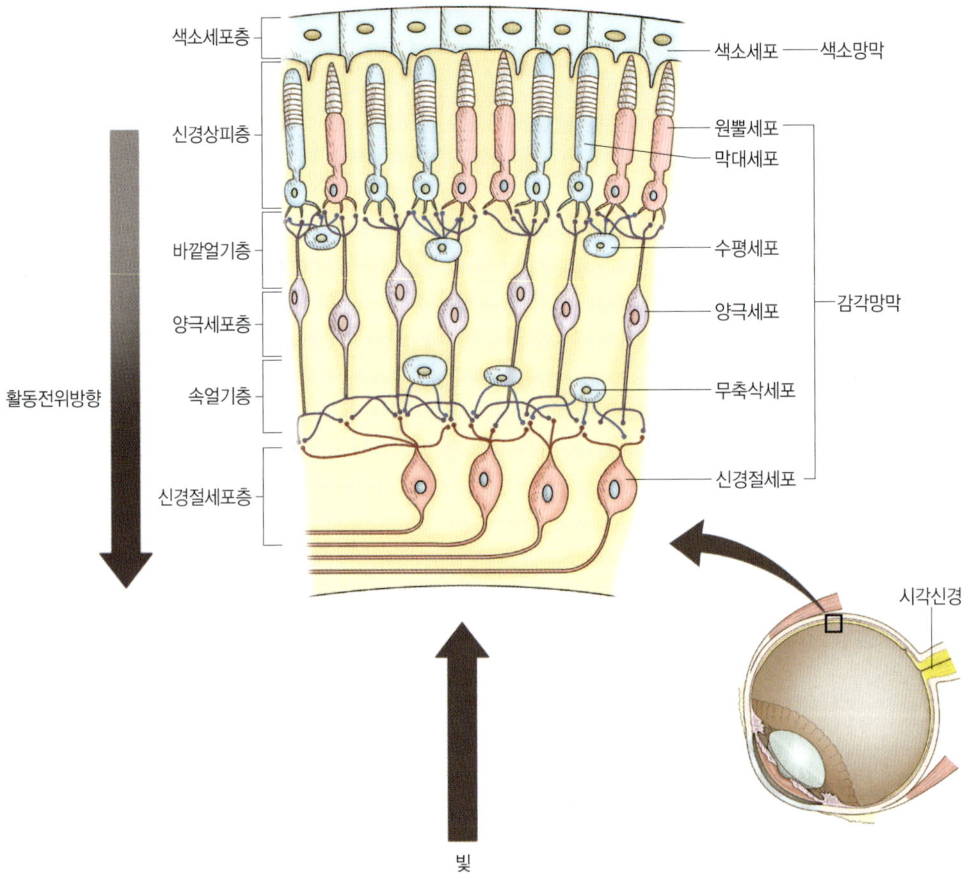

■망막의 구조

색소가 많은 것은 시각세포층보다 뒤쪽으로 빛이 반사되는 것을 막기 위한 것이다.
맥락막은 앞쪽으로 계속 이어져 섬모체와 홍채를 이룬다. 그리고 망막은 섬모체 근처 까칠까칠한 가장자리에서 끝난다.

안구의 부속기관

눈꺼풀은 안구의 전면에 있다. 위아래로 분리된 판 모양의 기관이며, 그 앞은 피부이고, 뒷면은 결막이라고 불리는 점막으로 둘러싸여 있다. 눈꺼풀의 가장자리에는 속눈썹이 자라나 있다. 눈꺼풀의 중심을 이루고 있는 것은 단단한 결합조직의 판이며 이를 눈꺼풀판이라고 부른다. 위눈꺼풀판이 아래눈꺼풀판보다 더 잘 발달해 있다. 눈꺼풀판 안에는 눈꺼풀판샘이라고 불리는 피부기름샘이 1열로 나란히 묻혀 있으며, 이 샘의 도관은 속눈썹 뒤로 열려 있다.
위아래의 눈꺼풀을 닫히게 하는 것은 눈둘레근이다. 위눈꺼풀판에는 이것을 뒤쪽 윗방향으로 끌어올리는 근육인 눈꺼풀올림근이 있어서, 이것에 의해 눈이 열리게 된다.

임상사례

눈꺼풀판샘의 도관이 막혀서 샘에 염증이 일어나면 단단한 결합조직의 안쪽에서 높아진 압력이 해소될 곳이 없게 되어 통증이 심해진다. 이것이 맥립종(다래끼)이다.

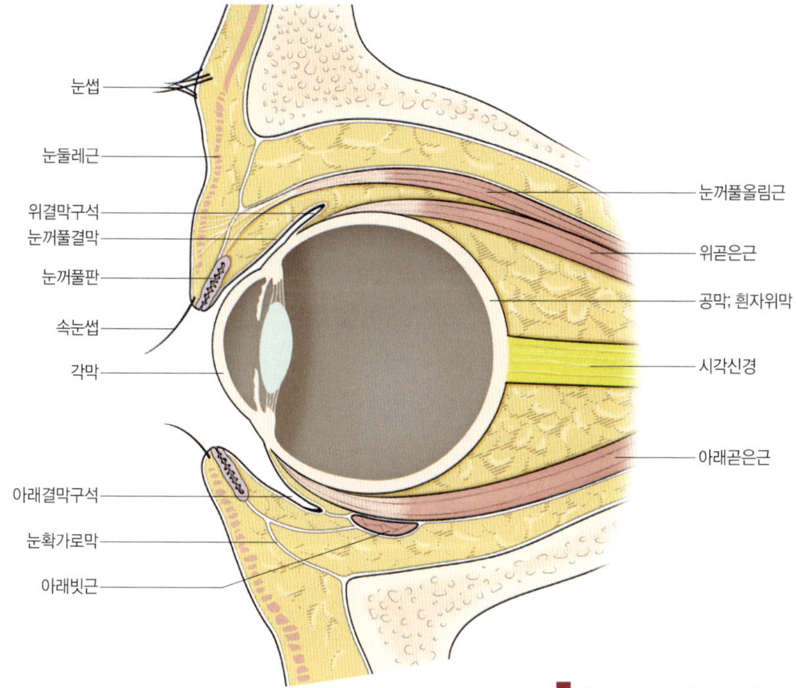

■안구 주변의 구조-시상면

눈꺼풀의 뒷면을 덮고 있는 결막은 결막구석이라고 불리는 주머니 모양으로 꼬부라져서 공막의 앞면을 덮고 있다. 이 점막은 세포나 바이러스의 감염으로 염증을 일으키기 쉽다.

눈물샘은 안구 위의 가쪽에 있는 작은 손가락 마디 정도 크기의 샘이며 다수의 도관이 위에 있는 결막구석의 가쪽 부위로 열려 있다. 울 때에는 눈물이 다량으로 흘러나오지만 평상시에도 계속해서 조금씩 분비되어서 안구를 촉촉하게 하고 눈구석 방향으로 모여서 눈물소관으로 흡수된다. 눈물소관은 위아래로 각각 1개씩의 매우 작은 관으로 안쪽의 코뿌리 부위에 있는 세로방향의

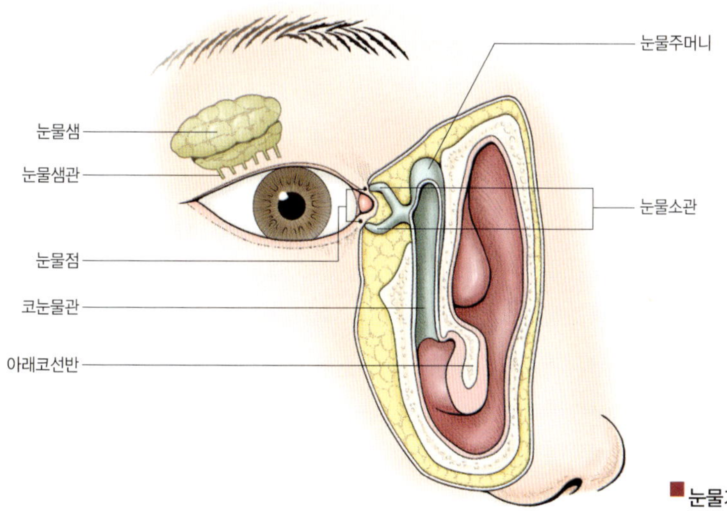

■눈물기관

각막; 맑은막 | cornea
결막; 이음막 | conjunctiva
결막구석 | 결막원개 / conjunctival fornix
공막; 흰자위막 | sclera
관, 도관 | duct
눈꺼풀올림근 | 안검거근 / levator palpebrae superioris muscle
눈꺼풀결막 | 안검결막 / palpebral conjunctiva
눈꺼풀판 | 검판 / tarsal plate
눈둘레근 | 안윤근 / orbicularis oculi muscle
눈물샘 | 누선 / lacrimal gland
눈물샘관 | 누선관 / lacrimal ducts
눈물소관 | 누소관 / lacrimal canaliculus
눈물점 | 누점 / lacrimal punctum
눈물주머니 | 누낭 / lacrimal sac
눈썹 | 미; 미모 / eyebrow
눈확가로막 | 안와중격 / orbital septum
속눈썹 | 첩모 / eyelash
시각신경 | 시신경 / optic nerve [II]
아래결막구석 | 하결막원개 / inferior conjunctival fornix
아래곧은근 | 하직근 / inferior rectus muscle
아래빗근 | 하사근 / inferior oblique muscle
아래코선반 | 하비갑개 / inferior nasal concha
안구 | 눈알 / eyeball
위결막구석 | 상결막원개 / superior conjunctival fornix
위곧은근 | 상직근 / superior rectus muscle
코눈물관 | 비루관 / nasolacrimal duct

가로무늬근육 | 횡문근 / striated muscle
가쪽곧은근 | 외측직근 / lateral rectus muscle
공막; 흰자위막 | sclera
눈꺼풀올림근 | 안검거근 / levator palpebrae superioris muscle
눈물샘 | 누선 / lacrimal gland
눈물소관 | 누소관 / lacrimal canaliculus
눈물주머니 | 누낭 / lacrimal sac
눈확 | 안와 / orbit
도르래 | 활차 / trochlea
아래곧은근 | 하직근 / inferior rectus muscle
아래빗근 | 하사근 / inferior oblique muscle
아래콧길 | 하비도 / inferior nasal meatus
안구 | 눈알 / eyeball
안쪽곧은근 | 내측직근 / medial rectus muscle
온힘줄고리 | 총건륜 / common tendinous ring
위곧은근 | 상직근 / superior rectus muscle
위빗근 | 상사근 / superior oblique muscle
코눈물관 | 비루관 / nasolacrimal duct
코안; 비강 | nasal cavity

가늘고 긴 눈물주머니로 열려 있다. 눈물주머니의 아래 끝 부분은 코눈물관으로 연결되어 있고, 이는 다시 아래콧길로 이어져 있다. 이처럼 눈물은 계속해서 조금씩 코안으로 흘러들어 간다.

안구의 운동을 위해서 눈확 안에는 6개의 가로무늬근육이 있다.

위곧은근 · 아래곧은근 · 안쪽곧은근 · 가쪽곧은근 4개는 눈확의 뒤쪽 끝에서 시작해서 안구의 윗면, 아랫면, 안쪽 면, 가쪽 면의 앞방향으로 직행하며 공막에 부착되어 있다. 그리고 안구를 각각 위쪽 방향, 아래쪽 방향, 안쪽 방향, 가쪽 방향으로 향하게 하는 운동을 담당한다.

위빗근은 안구의 안쪽 윗면을 통과한 후 눈확의 입구 바로 앞에서 연골의 도르래에 의해 뒤가쪽으로 방향을 전환해서 안구의 윗면에 붙어 있다. 안구를 아래가쪽 방향으로 향하게 하는 운동을 담당한다. 아래빗근은 눈확 앞쪽 방향의 그 안쪽 면에서 시작해서 안구 아래를 돌아서 안구의 뒤가쪽면에 붙어 있다. 안구를 위가쪽으로 향하게 하는 운동을 담당한다. 안구의 복잡하고 기민한 운동은 이 근육들의 협조로 이루어지며 일상적으로 그 대부분은 반사운동에 의해 무의식적으로 이루어진다.

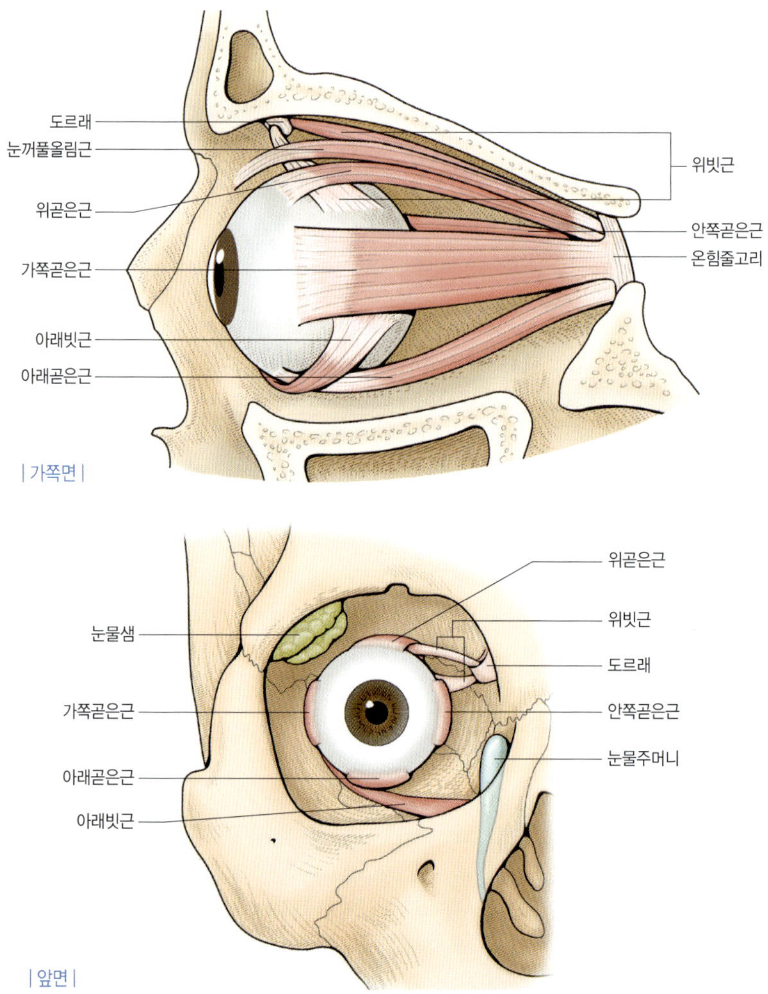

■ 눈의 근육

평형청각기관 vestibulocochlear organs

소리를 듣는 청각기관은 바깥귀, 가운데귀, 속귀로 이루어져 있다. 또한 속귀는 평형감각을 담당하는 기관이기도 하므로, 이를 통틀어 평형청각기관이라고도 한다.

청각기관

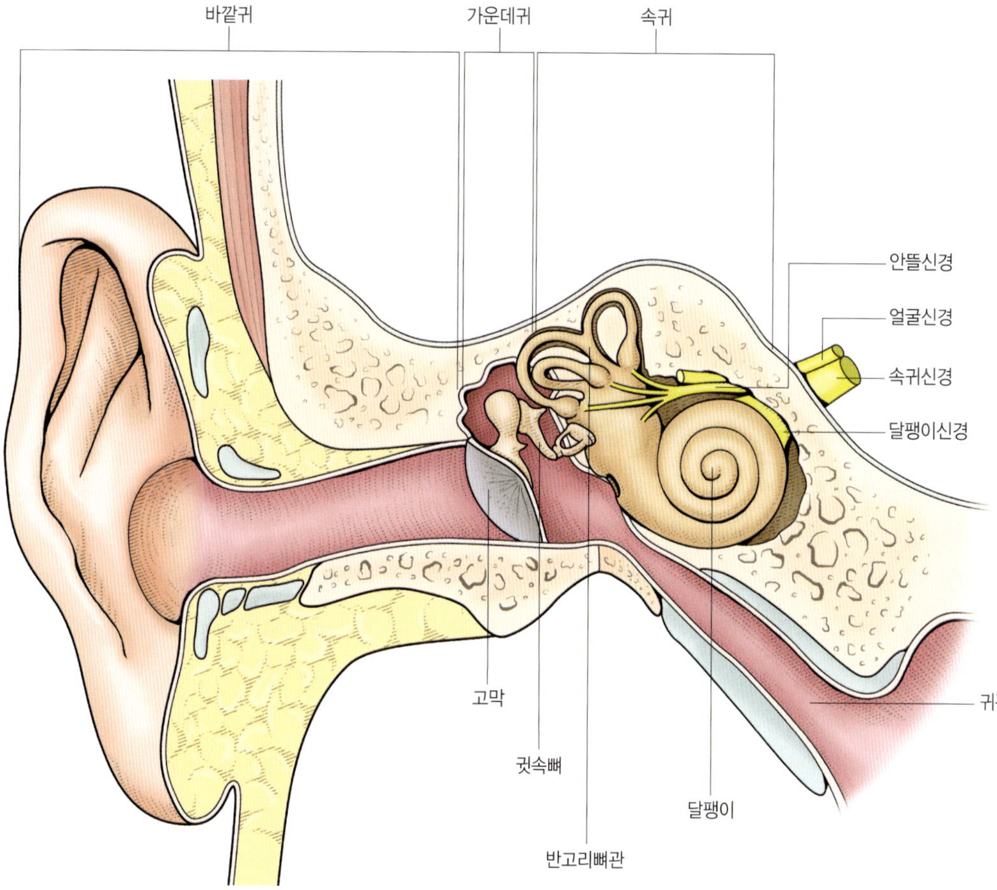

가운데귀: 중이 | middle ear
고막 | tympanic membrane
귀관, 이관 | 귀인두관 / auditory tube
귓속뼈 | 이소골 / auditory ossicles
달팽이 | 와우 / cochlea
달팽이신경 | 와우신경 / cochlear nerve
바깥귀 | 외이 / external ear
반고리뼈관 | 골반규관 / semicircular canals
속귀, 내이 | internal ear
속귀신경 | 내이신경 / vestibulocochlear nerve [VIII]
안뜰신경 | 전정신경 / vestibular nerve
얼굴신경 | 안면신경 / facial nerve [VII]

가로무늬근육 | 횡문근 / striated muscle
가운데귀; 중이 | middle ear
고막 | tympanic membrane
고막배꼽 | 고막제 / umbo of tympanic membrane
귀둘레 | 이륜 / helix
귀보개 | 이경 / otoscope
귀조가비 | 이갑개 / concha of auricle
귀지 | 이구 / cerumen
귀지샘 | 이구선 / ceruminous gland
귓바퀴 | 이개 / auricle
귓불 | 이수 / lobe of ear
기름샘 | 피지선; 지선 / sebaceous gland
망치뼈자루 | 추골병 / handle of malleus
바깥귀 | 외이 / external ear
바깥귀구멍 | 외이공 / external acoustic pore
바깥귀길 | 외이도 / external acoustic meatus
배오목 | 주상와 / scapha
연골 | cartilage
탄력연골 | elastic cartilage
털 | 모 / hairs

바깥귀 external ear

바깥귀는 귓바퀴와 바깥귀길로 이루어져 있다. 귓바퀴는 귀의 조개라는 의미이다. 큰 귀를 가진 동물에 비하면 효과가 떨어지지만 인간의 귓바퀴 역시 음파를 바깥귀길로 모으는 집음기역할을 하고 있다. 귓바퀴의 아래 말단 부위에는 부드러운 귓불이 자리 잡고 있다. 혈액을 소량 채집할 때 자주 이 부위를 이용한다. 귓바퀴는 귓불 부분을 제외하고 탄력연골의 판이 지지하고 있어서 특유의 단단함과 탄력을 동시에 가진다. 자유롭게 귀를 움직일 수 있는 동물의 귓바퀴근육의 흔적이 인간에게도 작은 가로무늬근 몇 개가 남아 있다.

바깥귀길은 바깥귓구멍에서 고막에 이르는 터널로 그 바깥쪽 절반의 벽에는 연골로 이루어져 있으며 안쪽 절반은 벽이 뼈로 이루어져 있다. 바깥귀길의 피부에는 귀지샘이라고 불리는 특수한 부분분비땀샘이 있어서 귀지를 분비한다.

고막은 바깥귀와 가운데귀를 경계 짓는 원형의 막(직경은 약 1 cm)으로, 바깥귀길과 직각을 이루지 않고 바깥 면이 앞쪽 아랫방향으로 향해 있다. 귀보개로 고막의 바깥 면을 살펴보면 안쪽 면(뒤쪽)에 망치뼈자루가 붙어 있는 것이 투시되고, 이것의 끝 부분이 고막의 거의 중앙에서 고막배꼽이라고 하는 움푹 패인 곳을 만든다. 그리고 이것을 중심으로 고막은 삿갓모양으로(바깥쪽에서 보았을 때)움푹 꺼져 있다.

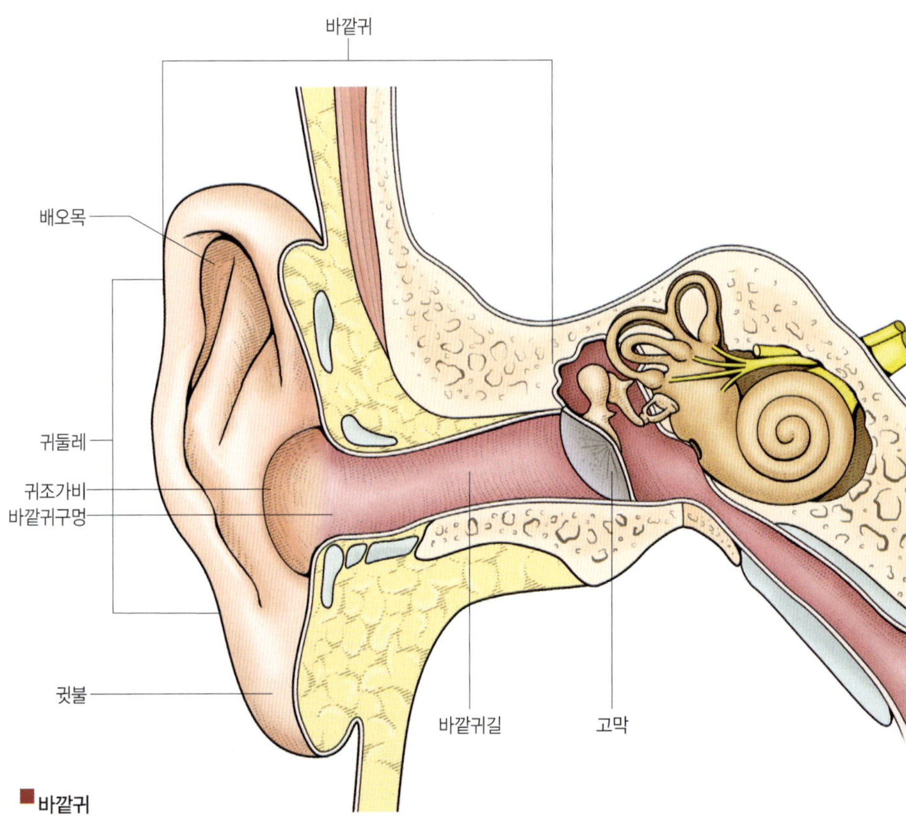

■ 바깥귀

가운데귀 middle ear

고막 안의 방은 고실이라고 한다. 고실과 고실을 코인두로 이어 주는 귀관을 함께 묶어 가운데귀라고 부른다.

고실에는 3개의 작은 뼈(귓속뼈)가 있다. 귓속뼈는 뼈의 모양에서 이름 붙여진 망치뼈, 모루뼈, 등자뼈로 구성되어 있다. 망치뼈는 가는 돌기(망치뼈자루)로 고막의 안쪽 면에 붙어 있으며, 별도의 둥근 머리가 모루뼈와 함께 관절을 만든다. 또한 모루뼈의 가는 돌기 끝에는 등자뼈의 머리가 관절을 만든다. 등자뼈바닥은 작은 구멍을 막고 있다. 이 구멍은 속귀의 안뜰을 통하고 있어서 안뜰창이라고 불린다. 소리로 인한 고막의 진동은 이러한 귓속뼈의 연쇄를 통해 안뜰로 전달된다.

가운데귀와 속귀 사이에 있는 달팽이의 바닥 근처에는 또 하나의 창이 있는데 이를 달팽이창이라고 한다. 달팽이창은 제2고막이라고 불리는 막에 의해 닫혀 있다.

고막과 코인두를 결합하는 관을 귀관이라고 부른다. 인두의 염증(감기 등으로 인한)이 가끔씩 중이염으로 번지는 것은 이 관을 통해 감염되는 것이다. 귀관은 보통 납작하게 눌려 있지만 마실 것을 삼킬 때, 가까운 곳에 있는 근육이 수축함으로써 일시적으로 열린다. 높은 곳에 올라가거나 터널을 지나갈 때 고실의 기압이 대기압과 차이가 나면 귀가 멍멍해지지만 침을 삼키면 괜찮아지는 것은 바로 이러한 이유 때문이다.

가운데귀; 중이 | middle ear
고막 | tympanic membrane
고막긴장근 | 고막장근 / tensor tympani muscle
고실 | tympanic cavity
귀관, 이관 | 귀인두관 / auditory tube
귓속뼈 | 이소골 / auditory ossicles
달팽이 | 와우 / cochlea
달팽이창; 둥근창 | round window
등자뼈 | 등골 / stapes
등자뼈머리 | 등골두 / head of stapes
등자뼈바닥 | 등골저 / base of stapes
망치뼈 | 추골 / malleus
망치뼈머리 | 추골두 / head of malleus
망치뼈자루 | 추골병 / handle of malleus
모루뼈 | 침골 / incus
속귀, 내이 | internal ear
안뜰 | 전정 / vestibule
안뜰창 | 타원창 / oval window
코인두 | 비인두 / nasopharynx

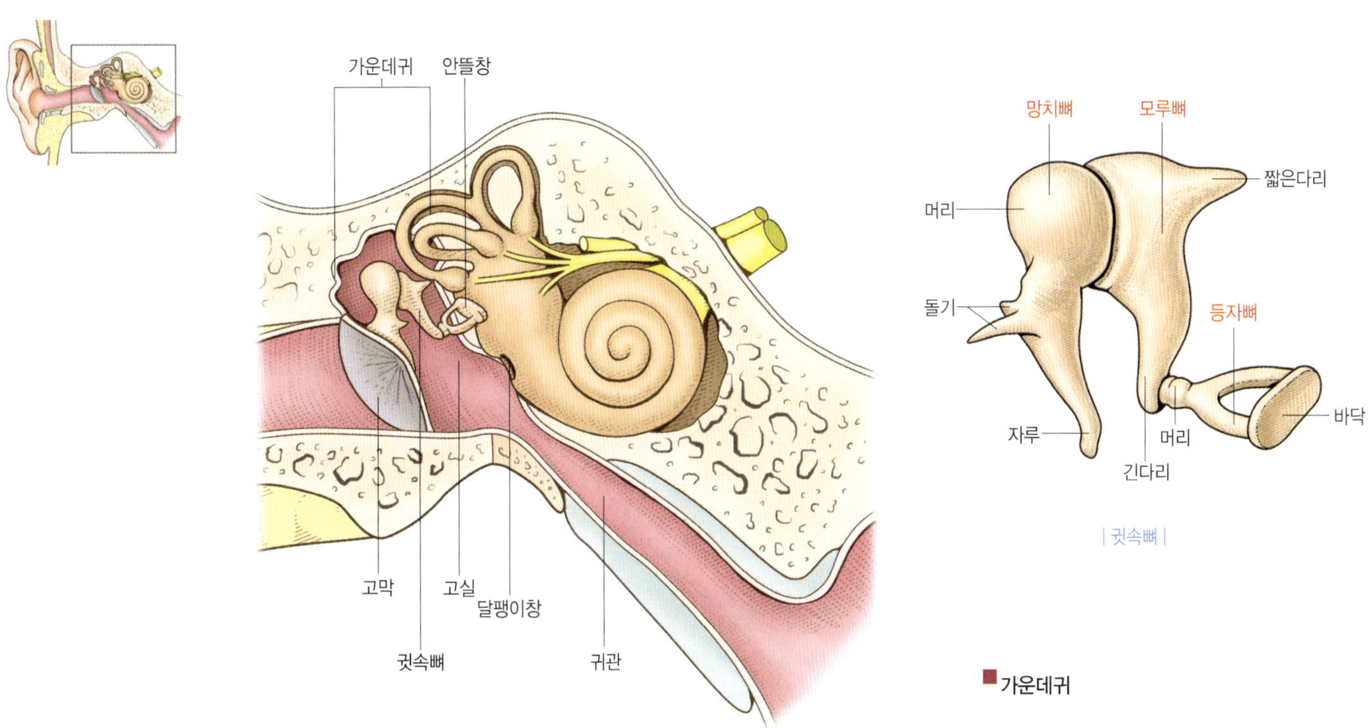

가운데귀

감각세포 | sensory cell
고막 | tympanic membrane
고실계단 | 고실계 / scala tympani
관자뼈 | 측두골 / temporal bone
귓속뼈 | 이소골 / auditory ossicles
나선기관 | spiral organ; organ of corti
달팽이 | 와우 / cochlea
달팽이관 | 와우관 / cochlear duct
달팽이신경 | 와우신경 / cochlear nerve
달팽이창; 둥근창 | round window
덮개막 | 개막; 피개막 / tectorial membrane
둥근주머니 | 구형낭 / saccule
막미로 | 막성미로 / membranous labyrinth
미로 | labyrinth
바깥림프 | 외림프 / perilymph
바깥털세포 | 외유모세포 / outer hair cell
바닥막 | 기저막 / basilar membrane
반고리관 | 반규관 / semicircular ducts
반고리뼈관 | 골반규관 / semicircular canals
뼈미로 | 골미로 / bony labyrinth
속귀신경 | 내이신경 / vestibulocochlear nerve [VIII]
속귀, 내이 | internal ear
속림프 | 내림프액 / endolymph
속털세포 | 내유모세포 / inner hair cell
안뜰 | 전정 / vestibule
안뜰계단 | 전정계 / scala vestibuli
안뜰신경 | 전정신경 / vestibular nerve
안뜰창 | 타원창 / oval window
타원주머니 | 난형낭 / utricle
털세포 | 유모세포 / hair cell
팽대부 | ampulla
평형반 | macula statica
피라미드 | 추체 / pyramid

속귀 internal ear

속귀는 관자뼈의 피라미드라고 하는 부분의 안에 있으며, 뼈미로라고 불리는 복잡한 형태의 뼈공간 안에 더 복잡한 막미로라고 불리는 물렁조직이 들어 있는 기관이다. 이 미로는 안뜰, 반고리관, 달팽이의 3부분으로 나눌 수 있다. 안뜰은 반고리뼈관과 달팽이로 들어가는 입구에 해당하기 때문에 이 이름이 붙었다. 뼈미로와 막미로 사이의 빈틈에는 바깥림프가 채워져 있고 막미로의 내부에는 속림프라고 불리는 액체가 들어 있다.

달팽이는 문자 그대로 달팽이 껍질 모양을 한 기관으로 이 나선관의 단면은 아래쪽이 고실계단, 위쪽이 안뜰계단, 중간계단인 달팽이관으로 칸이 나뉘어져 있다. 달팽이관바닥에는 강한 섬유성 바닥막이 깔려 있고 그 위에 나선기관(골지기관)이라고 불리는 소리 감지 장치가 있다. 나선기관의 윗면에는 덮개막이라고 불리는 젤리 형태의 조직이 차양처럼 씌워져 있다. 그리고 속귀신경의 두꺼운 가지는 나선의 중심축으로부터 들어와서 나선기관에 이어져 있다.

나선기관에는 감각세포인 윗면에 특수한 작은 털을 가진 속털세포(1열)와 바깥털세포(3~5열)가 있다. 소리에 의한 귓속뼈의 진동은 안뜰창을 거쳐 바깥림프를 진동시키고 작은 털과 덮개막 사이의 스침에 의하여 생기는 털세포의 흥분이 속귀신경에 전달된다.

안뜰에는 둥근주머니와 타원주머니라고 불리는 2개의 주머니가 있으며, 그 안쪽 면에는 평형반이라고 불리는 감각상피로 이루어진 작은 영역이 있다. 여기에서 몸의 자세나 방향, 운동(가속도)에 관한 정보가 얻어진다.

평형반의 감각세포는 기다란 작은 털의 다발을 가진 털세포로, 그 윗면을 덮고 있는 젤리 모양의 막과 평형모래(칼슘염의 결정)가 중력이나 가속도로 어긋나며 움직이는 것을 포착한다.

반고리관은 3개의 직교하는 면 위에서 아치를 그리는 관으로 각각 부풀어 오른 작은 부분인 팽대부가 있다. 그 안쪽 면에는 감각세포가 모여 있는 융기(팽대능선)가 있고, 이곳에서 몸의 회전운동에 관한 정보를 얻게 된다. 이 감각세포 역시 길고 작은 털의 다발을 가지며 젤리 같은 형질의 덮개를 덮어 쓰고 그 움직임을 감지해낸다.

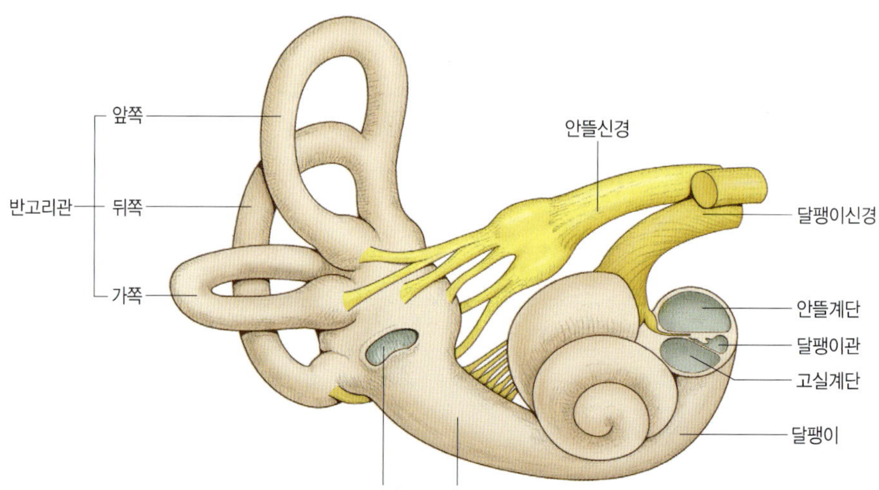

■ 속귀

속귀의 내부구조

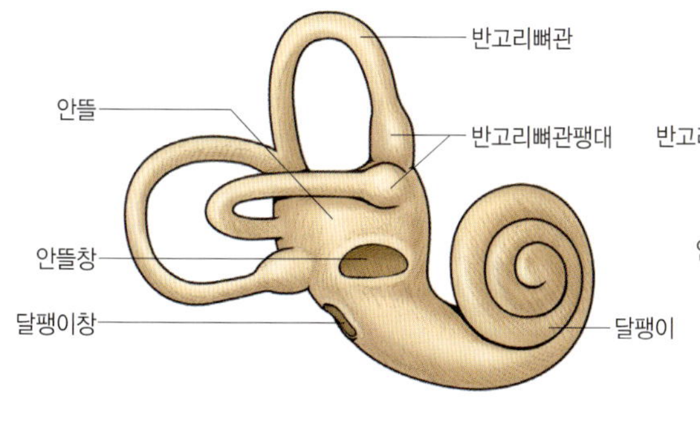

| 뼈미로 |

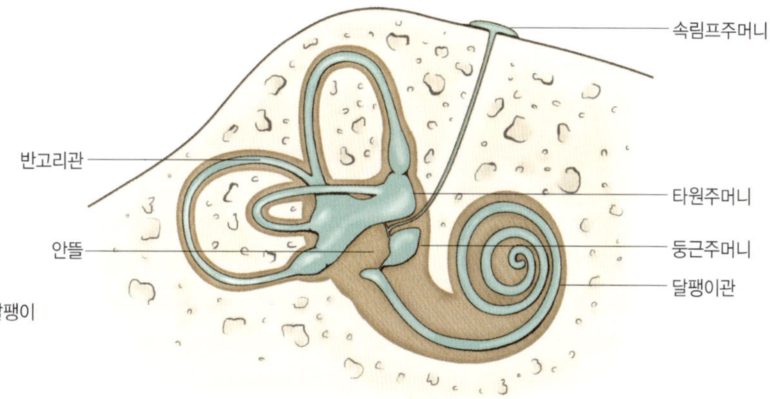

| 막미로 |

고실계단 | 고실계 / scala tympani
달팽이 | 와우 / cochlea
달팽이관 | 와우관 / cochlear duct
달팽이신경 | 와우신경 / cochlear nerve
달팽이창; 둥근창 | round window
덮개막 | 개막; 피개막 / tectorial membrane
둥근주머니 | 구형낭 / saccule
머리뼈(바깥)막 | 두개골막 / pericranium
미세융모 | microvillus
바깥털세포 | 외유모세포 / outer hair cell
바닥막 | 기저막 / basilar membrane
반고리관 | 반규관 / semicircular ducts
반고리뼈관 | 골반규관 / semicircular canals
반고리뼈관팽대 | 골팽대부 / bony ampulla
버팀세포 | 지지세포 / supporting cell
속림프주머니 | 내림프낭 / endolymphatic sac
속털세포 | 내유모세포 / inner hair cell
신경종말 | nerve endings
안뜰 | 전정 / vestibule
안뜰계단 | 전정계 / scala vestibuli
안뜰창 | 타원창 / oval window
타원주머니 | 난형낭 / utricle
털세포 | 유모세포 / hair cell

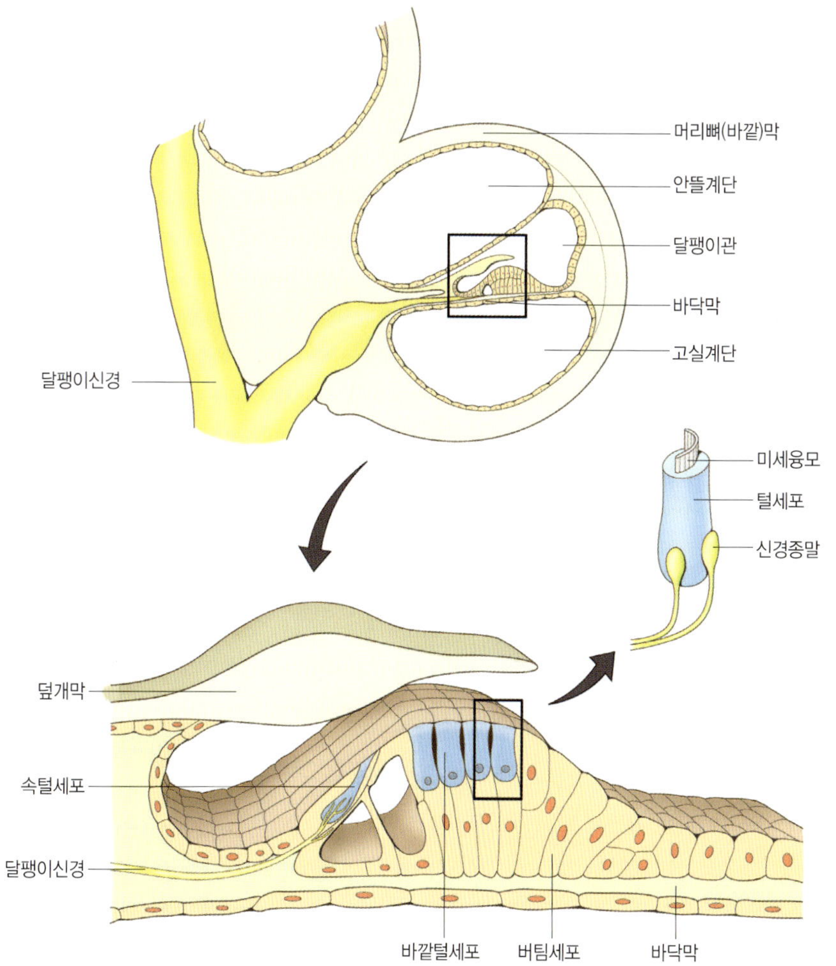

| 달팽이 단면 |

평형기관의 작용

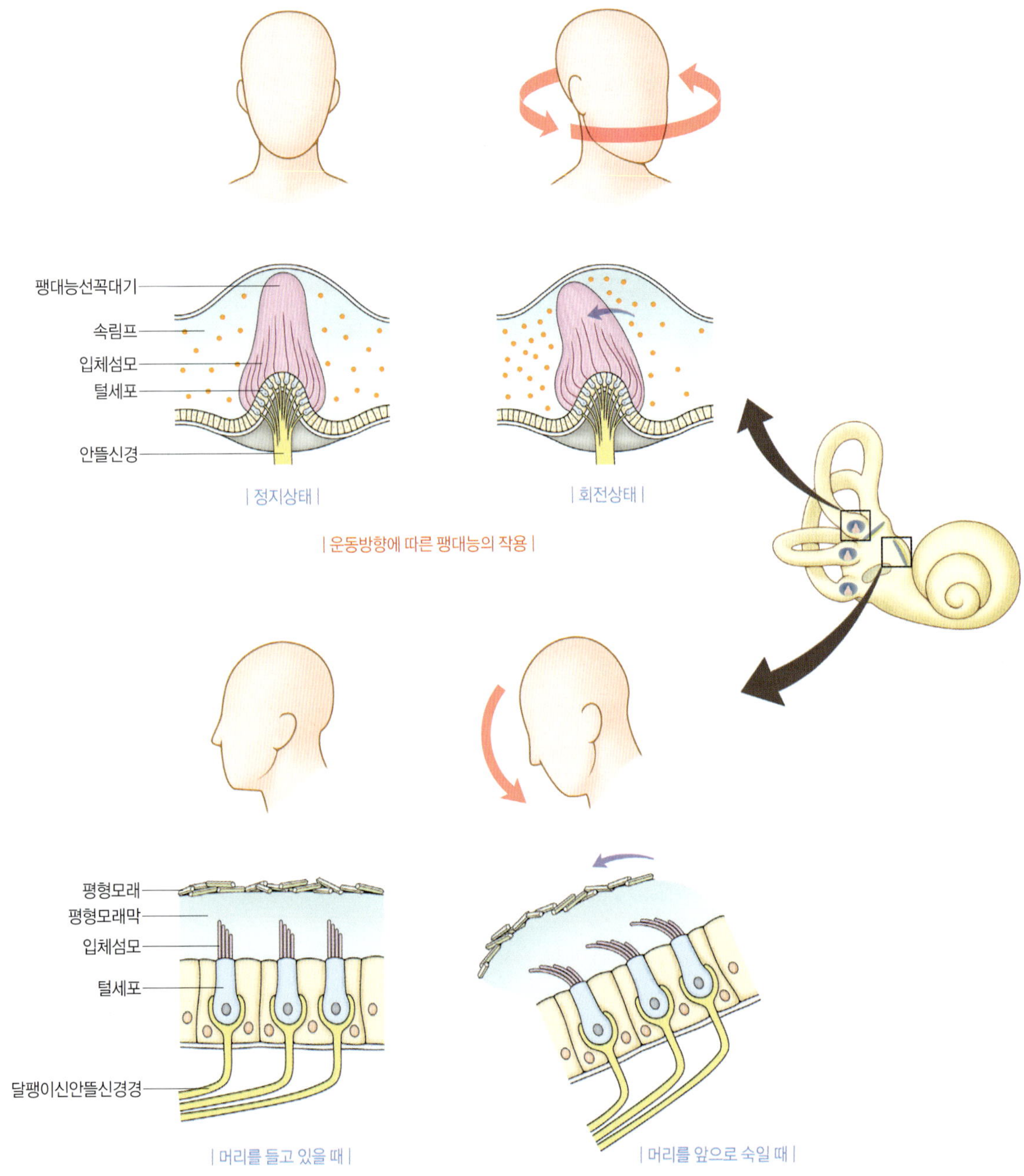

| 운동방향에 따른 평형반의 작용 |

속림프 | 내림프액 / endolymph
안뜰신경 | 전정신경 / vestibular nerve
입체섬모 | stereocillia
털세포 | 유모세포 / hair cell
팽대능선꼭대기 | cupula ampullaris
평형모래 | 평형사 / otolithics
평형모래막 | 평형사막 / otolithic membrane

피부 skin

전신의 표면을 덮는 **피부**는 몸의 **기계적인 보호** · **체온조절** · **체내의 수분유지** 등을 하고, **촉각** · **압각** · **통각** · **체온**을 느끼는 감각기로서도 그 기능을 한다. 피부계통에는 **피부** · **피부밑조직**, 피부 부속기관인 **털** · **손발톱** · **땀샘** · **기름샘**이 있다.

피부조직

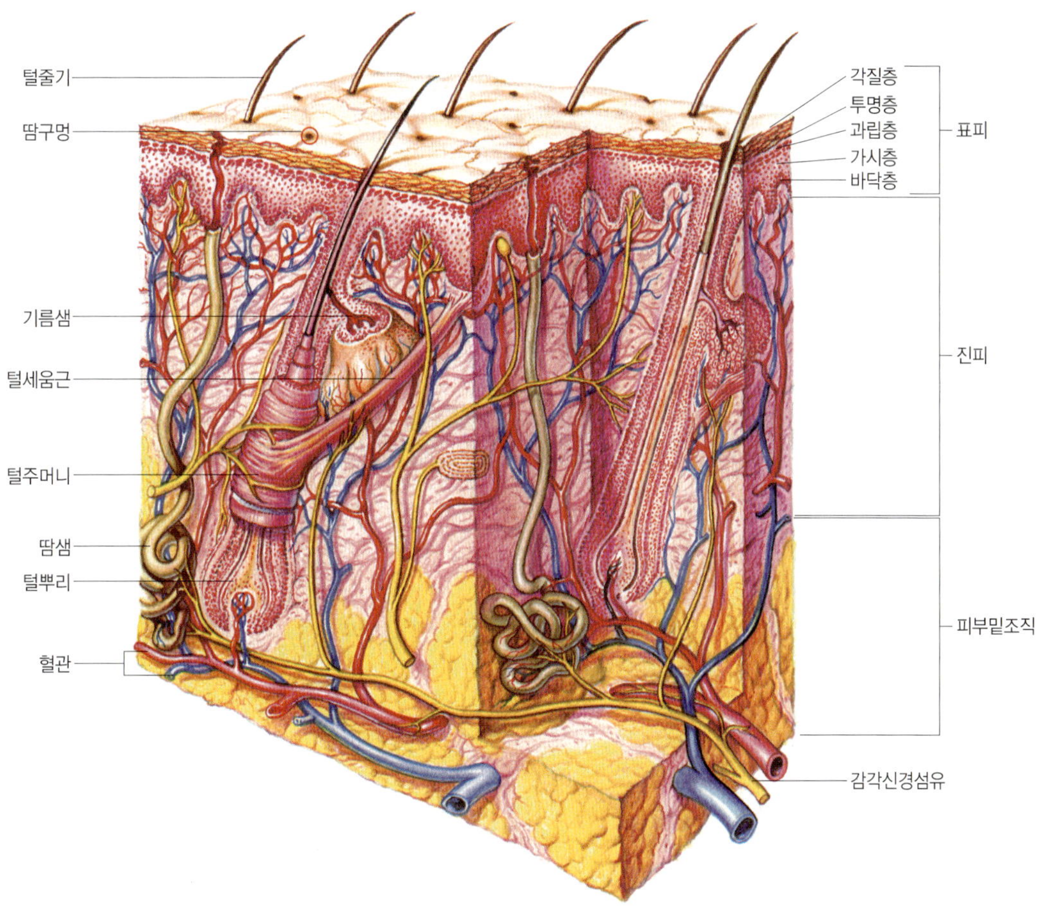

가시층 | 유극층 / stratum spinosum
각질층 | stratum corneum
감각신경섬유 | sensory nerve fiber
과립층 | granular layer
기름샘 | 피지선; 지선 / sebaceous gland
땀구멍 | 한공 / sweat pore
땀샘 | 한선 / sweat gland
바닥층 | 기저층 / basal layer
진피 | dermis, corium
털뿌리 | 모근 / hair root
털세움근 | 입모근 / arrector muscle of hair
털주머니, 털집 | 모낭 / hair follicle
털줄기 | 모간 / hair shaft
투명층 | stratum lucidum
표피 | epidermis
피부밑조직 | 피하조직 / subcutaneous tissue
혈관 | blood vessel

가시층 | 유극층 / stratum spinosum
각질 | keratin
각질세포 | keratacyte
각질층 | stratum corneum
과립층 | granular layer
그물층 | 망상대; 망상층 / reticular layer
랑게르한스세포 | Langerhans cell
마찰능선 | friction ridges
멜라닌세포 | melanocyte
바닥층 | 기저층 / basal layer
유두층 | papillary layer
중층편평상피 | stratified squamous epithelium
지문 | fingerprint
진피 | dermis, corium
촉각세포 | merkel cell
투명층 | stratum lucidum
표피 | epidermis
피문 | dermatoglyphics
피부능선 | 피부소릉 / dermal ridges; papillary ridges
피부고랑 | 피부소구 / skin sulci
혈관 | blood vessel

표피 epidermis

피부의 가장 바깥 부분을 표피라고 하며, 중층편평상피이다. 표피는 겉에서부터 각질층 · 투명층 · 과립층 · 가시층 · 바닥층으로 구분된다. 표피의 세포는 바닥층의 원추형의 세포층(바닥층)으로 세포분열에 의해 증식하고 표층으로 밀리면서 편평화하여 각질이라는 단백질을 다량으로 포함하는 각화세포가 된다. 그리고 비늘 모양의 각화세포의 탈락층(각질층)을 만들어 때로서 떨어져 나간다.

표피의 각 층을 이루는 세포는 각질세포이며, 그 외에 소수의 멜라닌세포 · 랑게르한스세포 · 촉각세포가 각질세포 사이에 흩어져 있다. 멜라닌세포는 멜라닌색소를 합성하여 각질세포로 넘겨지는데 이로써 피부색이 갈색이나 흑색으로 나타난다. 피부가 검은 사람은 멜라닌세포가 멜라닌을 더 많이 생산하고 각질세포의 멜라닌이 더 천천히 파괴되기 때문이다. 자외선은 멜라닌합성을 자극함으로써 멜라닌이 증가하여 피부를 검게 한다.

각질층은 몸을 외계로부터 지키는 중요한 장벽으로 기계적인 자극에 저항함과 동시에 체내의 수분이 외부로 방출되는 것을 막고 있다. 각질층이 손상되면 몸의 면역계나 대사계에 문제가 되어 여러 가지 질병의 원인이 된다.

피부의 표면에는 피부능선과 피부고랑이 교대로 이루어져 있다. 손바닥과 발바닥에 있는 것은 개인별로 모양이 일정한 손발의 무늬인 피문을 형성하고 있으며, 특히 손가락에서 이를 지문이라고 하여 개인을 식별하는 데 이용된다.

손에서 피부능선은 물건을 잡을 때 미끄러짐을 막기 때문에 마찰능선이라고도 한다.

상피조직 | 몸의 표면, 입의 안, 위나 창자의 안쪽 면, 샘의 도관, 체강과 혈관의 안쪽 등 자유 표면을 덮고 있는 막 형태의 세포층을 상피라고 하며, 이 세포집단을 상피조직이라 한다.

중층편평상피 | 편평한 세포가 몇 개의 층으로 겹쳐서 두꺼운 판을 이루는 상피.

예: 피부, 입안, 식도, 직장의 끝부분, 질의 점막

중층편평상피

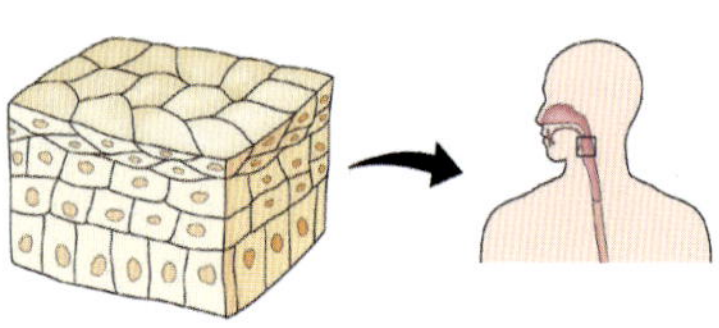

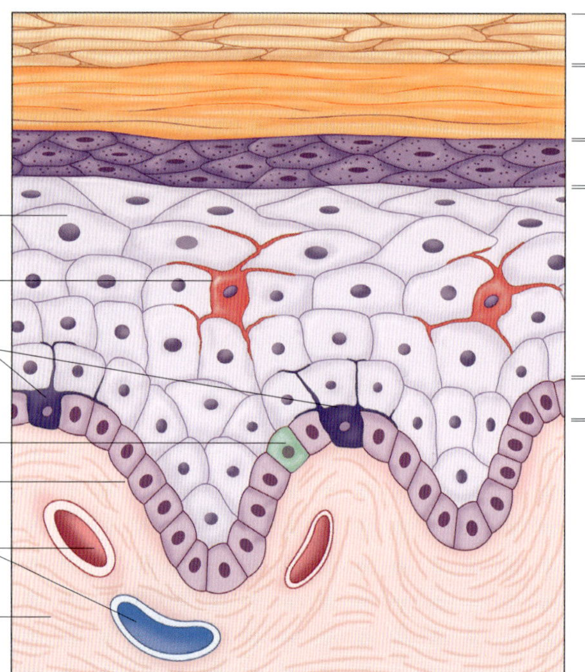

현미경으로 본 피부

진피 dermis

표피 아래 치밀결합조직으로 이루어진 층을 진피라고 한다. 표피 바로 밑의 유두층과 깊은 층의 그물층으로 구별되며 두 층이 서로 이어져 있기 때문에 경계가 뚜렷하지 않다. 유두층은 표피쪽으로 향한 진피유두가 있으며 모세혈관고리가 있거나 촉각에 관여하는 마이스너소체와 같은 감각신경종말이 분포하고 있다.

그물층은 많은 아교섬유다발과 탄력섬유가 치밀하게 배열되어 있다. 대부분의 섬유는 신체의 각 부위마다 각기 다른 주름이 일정한 방향으로 배열되어 있는데 이를 분할선이라 한다. 외과적 수술 시에 이 선을 따라 절개를 하면 흉터를 최소화할 수 있기 때문에 이 선을 따라 피부를 절개한다. 진피에는 피부부속기관인 털, 기름샘, 땀샘 등이 있다.

감각신경종말 | 지각신경종말 / sensory nerve ending
그물층 | 망상대; 망상층 / reticular layer
기름샘 | 피지선; 지선 / sebaceous gland
땀샘 | 한선 / sweat gland
마이스너소체 | 촉각소체 / Meissner's corpuscle
분할선 | tension lines; cleavage lines
아교섬유다발 | collagen fiber bundle
유두층 | papillary layer
진피 | dermis, corium
진피유두 | dermal papilla
탄력섬유 | elastic fiber
털 | 모 / hairs

임상사례

진피 안에도 약간의 멜라닌세포가 산재해 있으며, 특히 다수가 모이면 꽤 두꺼운 조직을 통해 보이기 때문에 문신처럼 파랗게 보인다. 몽골계 인종 아기들에서 볼 수 있는 엉치부위나 엉덩부위의 몽고반점이 바로 이것이다.

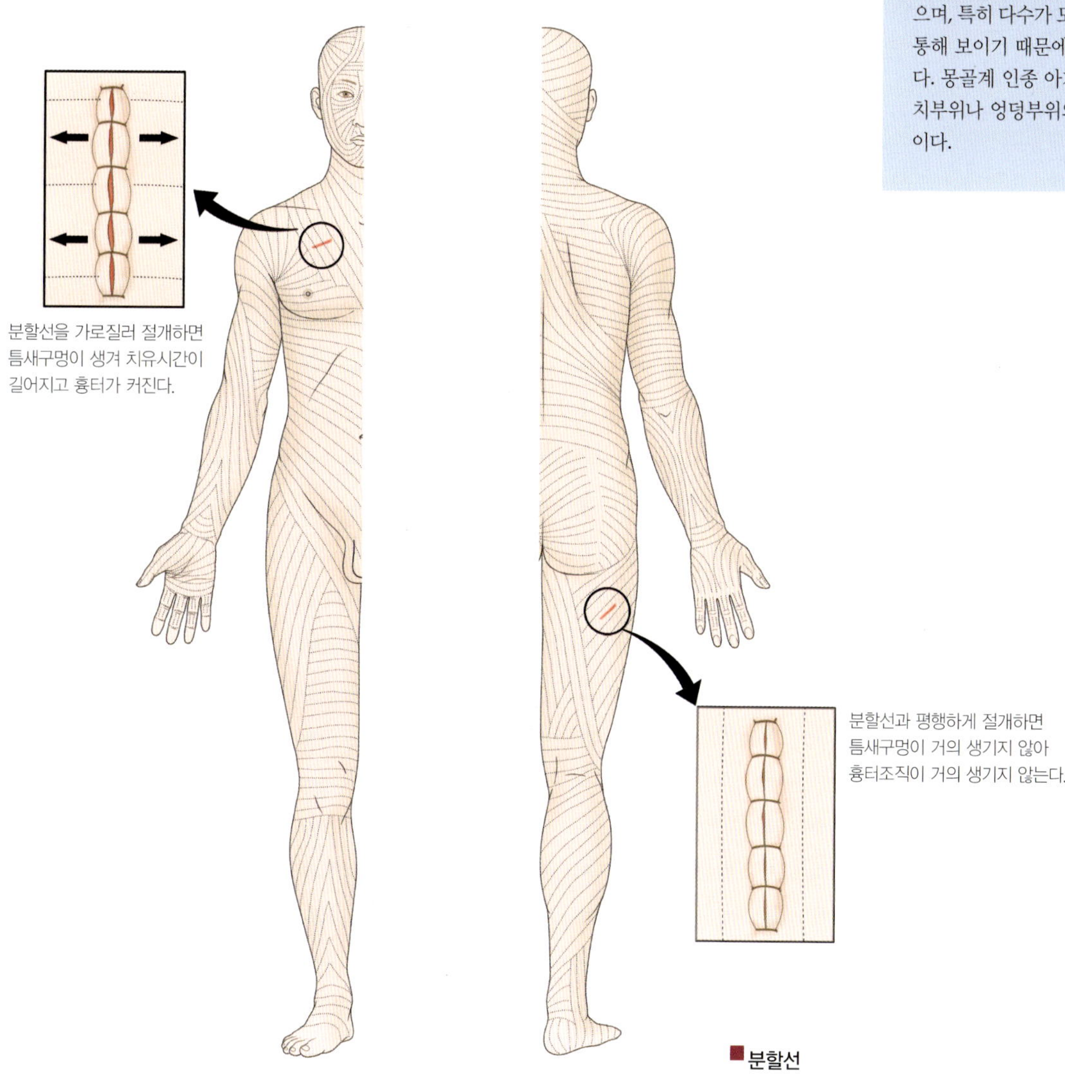

각질 | keratin
귓바퀴 | 이개 / auricle
기름샘 | 피지선; 지선 / sebaceous gland
눈꺼풀 | 안검 / eyelids
발톱 | nail
배막; 복막 | peritoneum
성긴결합조직 | 소성결합조직 / loose connective tissue
손톱 | nail
음경 | penis
진피 | dermis, corium
털 | 모 / hairs
털껍질 | hair cuticle
털망울 | 모구 / bulb of hair
털바탕질 | 모기질 / hair matrix
털뿌리 | 모근 / hair root
털세움근 | 입모근 / arrector muscle of hair
털유두 | 모유두 / hair papilla
털주머니, 털집 | 모낭 / hair follicle
털줄기 | 모간 / hair shaft
피부밑조직 | 피하조직 / subcutaneous tissue

피부밑조직 subcutaneous tissue

진피라는 치밀한 결합조직 아래 훨씬 느슨한 콜라겐섬유로 구축된 층을 피부밑조직이라고 한다. 피부밑조직은 성긴결합조직으로 구성되어 있고 피부를 밑의 구조와 느슨하게 결합시켜 줌으로써 피부를 미끄러지게 해 준다. 또한 피부밑조직은 지방조직이 풍부하며, 신체부위와 영양상태에 따라 다르나 배와 엉덩이부분이 잘 발달되어 있고, 특히 남성보다도 여성의 피부밑지방이 잘 발달되어 있다. 여성은 몸의 볼륨을 만들어 남성이 그것에 끌리기 때문에 이차성징의 하나라고도 할 수 있다. 복막과 함께 체내 지방의 저장소이며 동시에 체온조절의 기능도 한다. 피부밑조직은 모든 부위의 피부 밑에 반드시 있는 것은 아니며 눈꺼풀, 음경, 귓바퀴 등에는 없다.

각질기관 keratin organ

피부 자체의 세포가 각질로 변한다. 특히 각질을 다량 포함하고 있어서 단단해진 표피의 변형기관을 각질기관이라고 부른다. 소나 양의 뿔, 조류의 날개털, 어류나 파충류의 비늘이 이에 해당하며 인간은 털과 손발톱이 각질기관에 속한다.

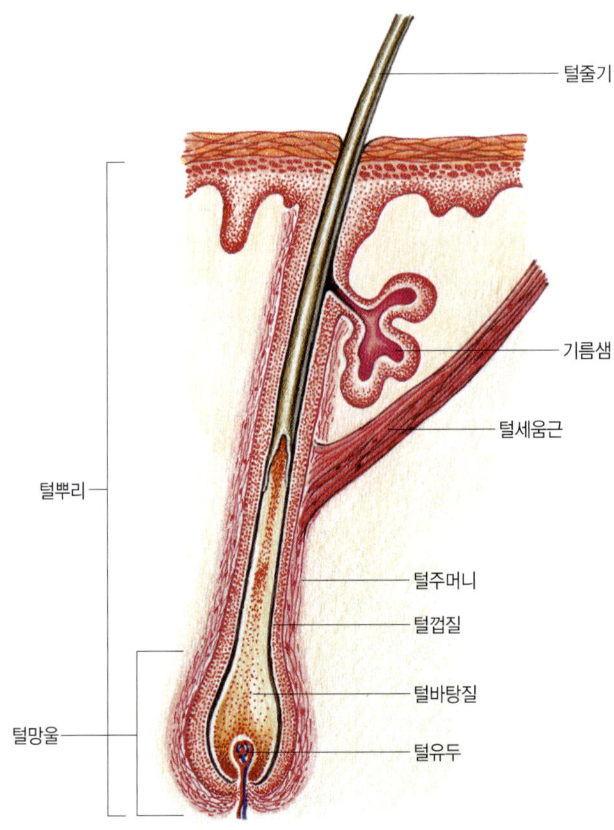

■ 털의 구조

털과 그 부속기관

털은 포유류의 특징이라고 할 만한 기관이다. 인간에게 길고 억센 털은 몸의 일부분에 한정되어 있는 것이 일반적이며 잘 살펴보면 온몸이 짧고 부드러운 털로 덮여 있는 것을 알 수 있다. 태아 몸의 표면은 태아로 자란 지 3개월 이후에는 한쪽 면이 생모로 덮이게 되고 6개월 정도가 되면 머리털 · 눈썹 · 속눈썹 · 코털 등 국소적으로 특징 있는 털들이 자라기 시작한다. 또한 사춘기가 되면 이차성징으로서 음모 · 겨드랑이털 · 수염 등이 자라게 된다.

손바닥과 발바닥에는 털이 없다. 또한 음경의 귀두나 소음순 등에도 털이 자라지 않는다.

털은 피부가 관 형태로 패여 있는 털집에서 나온다. 털집의 말단은 부푼 모양을 하고 있어서 털망울이라고 불리며, 그 안으로 혈관을 포함한 결합조직이 들어와서 털유두를 만든다. 표피세포는 털유두에서 영양을 가져오면서 털망울에서 증식하고 위에서 말한 표피세포성 털집 안에 털뿌리를 뻗어 나간다(1일에 약 0.2 mm의 속도). 털망울에 있는 멜라닌세포가 털뿌리세포에 공급하는 멜라닌의 양에 의해 검정색이나 갈색에서 금발이나 백발에 이르는 여러 색이 나타나게 된다.

털집의 윗부분은 부풀어 올라서 피부기름샘을 형성하고 그 분비물이 털을 윤기 있게 한다. 피부기름샘은 불규칙한 형태의 주머니로 이루어져 있으며 주머니벽의 세포는 지방을 많이 저장함에 따라 주머니의 안쪽으로 밀려서 결국 세포 자체가 죽게 된다. 지방을 다량으로 포함하고 있는 죽은 세포는 털집 안으로 분비된다.

피부기름샘을 아래로부터 감싸 안고 있는 털세움근이라고 불리는 민무늬근육의 작은 다발이 있다. 진피의 표층과 털집 사이를 결합하는 이 근육은 교감신경(아드레날린)의 제어를 받는다. 이 근육의 수축에 의해 경사져 있던 털뿌리가 직립하면 피부 표면에 닭살이 돋는다. 동시에 피부기름샘에서 기름이 쥐어짜지듯이 흘러나오게 된다.

손발톱

손톱과 발톱은 구조상 같으므로 손톱만 설명한다.

손톱은 손가락 끝의 등쪽에 있는 각질의 판으로 표피가 특수한 변형을 한 것이다. 손톱의 겉에 노출되어 있는 부분을 몸통이라 하고, 피부에 묻혀 보이지 않는 부분을 손톱뿌리라고 한다. 손톱

겨드랑이털 | 액모 / axillary hairs
교감신경 | sympathetic part
귀털 | 이모 / hairs of tragus
기름샘 | 피지선; 지선 / sebaceous gland
끝마디뼈 | 말절골 / distal phalanx
눈썹 | 미; 미모 / eyebrow
머리털 | 모발 / hairs of head
멜라닌세포 | melanocyte
민무늬근육 | 평활근 / smooth muscle
배냇솜털 | 태모 / downy hair; primary hair
성숙털, 종말털 | terminal hair
속눈썹 | 첩모 / eyelash
손(발)톱고랑 | nail groove
손(발)톱몸통 | body of nail
손(발)톱바닥 | nail bed
손(발)톱바탕질 | nail matrix
손(발)톱반달 | lunule
손(발)톱뿌리 | nail root
손(발)톱아래허물 | hyponychium
손톱 | nail
수염 | beard
음모 | 거웃 / pubic hair
자유모서리 | 자유연 / free border
진피 | dermis, corium
코털 | 비모 / hairs of vestibule of nose
털 | 모 / hairs
털망울 | 모구 / bulb of hair
털뿌리 | 모근 / hair root
털세움근 | 입모근 / arrector muscle of hair
털유두 | 모유두 / hair papilla
털주머니, 털집 | 모낭 / hair follicle
털줄기 | 모간 / hair shaft

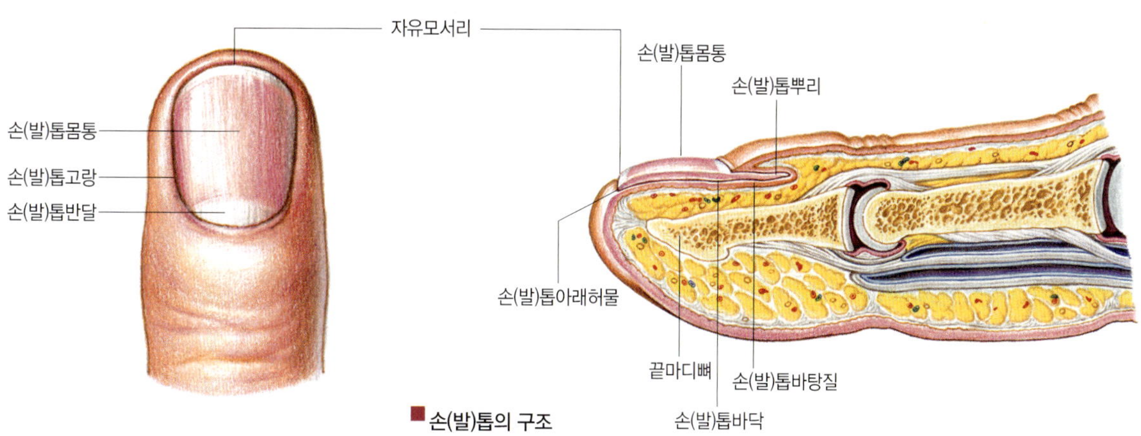

■ 손(발)톱의 구조

기름샘 | 피지선; 지선 / sebaceous gland
땀구멍 | 한공 / sweat pore
땀샘 | 한선 / sweat gland
손톱 | nail
손(발)톱바닥 | nail bed
손(발)톱바탕질 | nail matrix
젖샘 | 유선 / mammary gland
털뿌리 | 모근 / hair root
털세움근 | 입모근 / arrector muscle of hair
털주머니, 털집 | 모낭 / hair follicle
털줄기 | 모간 / hair shaft

반달은 뿌리쪽에 희게 보이는 부분을 말하며, 손톱바닥은 몸통이 있는 표피의 깊은 층을 가리킨다. 손톱바탕질은 손톱뿌리의 밑에 있는 상피층으로서 손톱바닥에 이어져 있다. 이곳에서 세포들이 끊임없이 분열하여 세로운 세포를 형성함으로써 손톱이 성장한다. 손톱은 일주일에 0.5~1 mm 정도씩 자란다.

피부의 샘 skin glands

피부의 샘에는 피부기름샘, 땀샘, 젖샘을 시작으로 여러 종류가 있으며 모두 표피에서 진피나 피부밑조직 안으로 내려와서 구성된 것들이다.

피부기름샘

피부기름샘에 대해서는 이미 털 항목에서 설명했다. 피부기름샘을 가지지 않은 털은 없으므로 털에 부속되어 있는 피부기름샘은 온몸에 분포해 있다. 이에 비해서 털이 없는 부위(음경의 귀두, 음핵, 소음순, 유방의 젖꼭지 등)에는 털과 관계없는 피부기름샘이 발달해 있으며 이를 독립 피부기름샘이라고 한다.

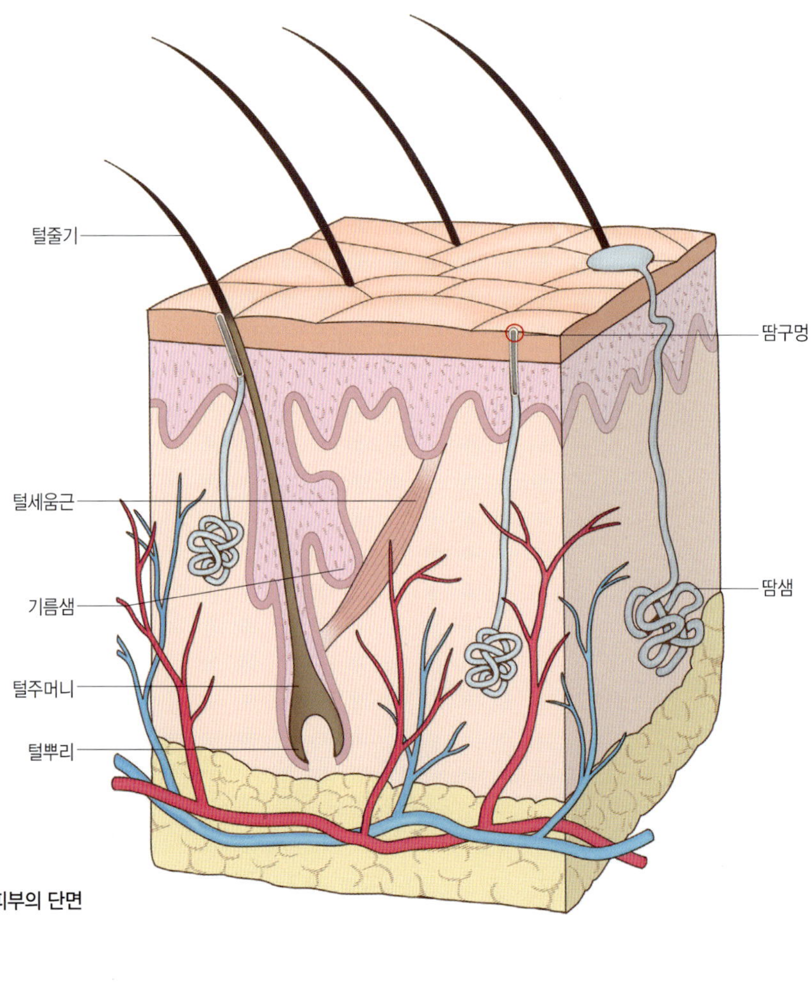

■ 피부의 단면

땀샘

땀샘은 음경꺼풀, 귀두, 음핵, 소음순 등을 제외한 모든 피부에 분포하고 있다. 땀샘은 진피의 깊은 곳이나 피부밑조직에 또아리를 틀고 있는 모양으로 되어 있다. 분비부에서 시작된 분비관은 진피와 표피를 뚫고 올라와 피부 표면의 땀구멍으로 열린다.

땀샘에는 모세혈관이 풍부하게 분포하고 여기에서 혈액의 물과 식염을 주성분으로 하여 땀이 분비된다. 땀샘의 주요 기능은 분비된 땀의 증발에 의하여 체온이 조절되며, 땀을 통한 대사산물의 배설과 체내의 전해질 조절에도 관여한다.

이에 반해 손바닥과 발바닥의 땀샘은 정신적인 긴장을 하여 교감신경의 자극에 의해 분비되기도 하기 때문에 정신성발한이라고 한다. 그리고 겨드랑, 샅굴부위, 젖꼭지, 음부, 항문주위와 같은 일정한 부위에는 샘몸통이 크고 분비물이 끈적이는 아포크린땀샘이 있다. 겨드랑의 겨드랑샘, 항문부위의 항문주위샘, 눈꺼풀의 속눈썹샘, 바깥귀길의 귀지샘 등이 이에 속한다. 여기에서 분비되는 분비물은 처음에는 냄새가 없으나 피부에 있는 세균에 의해 특이한 냄새를 만든다. 특히 겨드랑이에서 나는 암내와 같은 냄새를 만들기도 한다.

젖샘과 유방

젖샘은 사춘기 여성의 이차성징으로 나타나며 유방의 형태를 만드는 커다란 피부샘이다.

임신을 하게 되면 젖샘이 크게 발달하게 되고, 분만기에는 분비활동이 시작된다(분비기). 그러나 보통 때의 젖샘은 휴면상태로 있다(휴지기).

젖샘의 분비물에는 다량의 지방과 소량의 단백질인 카세인과 젖당 등이 함유되어 있으며, 분비의

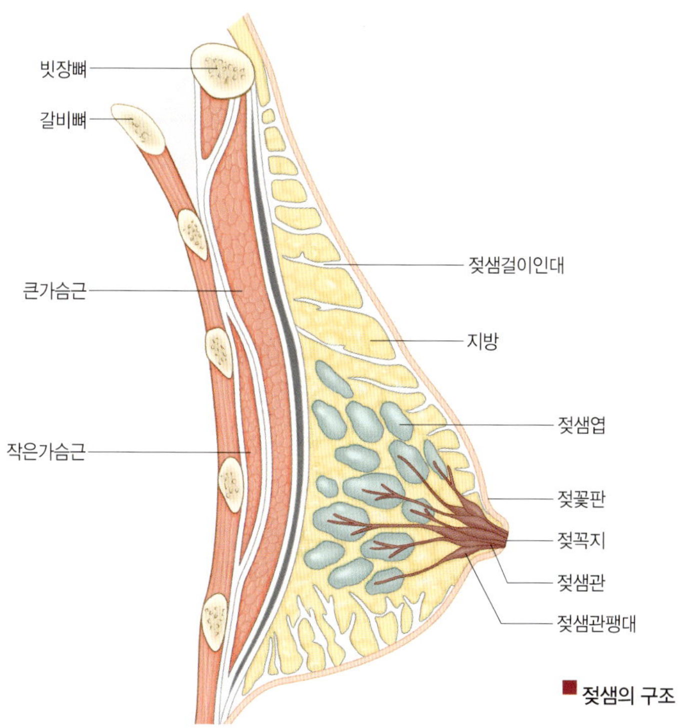

■ 젖샘의 구조

갈비뼈 | 늑골 / rib
겨드랑 | 액와 / axilla
귀두 | glans
귀지샘 | 이구선 / ceruminous gland
땀구멍 | 한공 / sweat pore
빗장뼈 | 쇄골 / clavicle
샅굴부위 | 서혜부, 사타구니 / groin
소음순 | labium minor
속눈썹샘 | 첩모선 / ciliary glands
아포크린땀샘 | apocrine sweat gland
유두 | papillary
음경꺼풀 | 포피 / prepuce
음부 | pudendum
음핵 | clitoris
작은가슴근 | 소흉근 / pectoralis minor muscle
젖; 유방 | breast
젖꼭지 | 유두 / nipple
젖꽃판 | 유륜 / areola
젖당, 락토오스 | lactose
젖샘 | 유선 / mammary gland
젖샘걸이인대 | 유방제인대 / suspensory ligaments of breast
젖샘관 | 유관 / lactiferous duct
젖샘관팽대 | 유관동 / lactiferous sinus
젖샘엽 | 유선엽 / lobes of mammary gland
지방 | fat
카세인 | casein
쿠퍼인대 | Cooper's ligaments
큰가슴근 | 대흉근 / pectoralis major muscle
피부샘 | 피부선 / skin glands
항문 | anus
항문주위샘 | 항문선 / anal gland

멜라닌색소 | melanin pigment
신경뇌하수체; 뒤엽 | 신경하수체; 후엽 / neurohypophysis; posterior lobe
아포크린땀샘 | apocrine sweat gland
옥시토신 | oxytocin
유두 | papillary
젖; 유방 | breast
젖꼭지 | 유두 / nipple
젖꽃판 | 유륜 / areola
젖꽃판샘 | 유륜선 / areolar glands
젖샘 | 유선 / mammary gland
젖샘관 | 유관 / lactiferous duct
젖샘엽 | 유선엽 / lobes of mammary gland
큰가슴근 | 대흉근 / pectoralis major muscle

방식이나 샘세포의 형태는 아포크린샘과 비슷하다. 젖샘의 끝부분은 15~25개 정도의 샘엽으로 나뉘어 있으며 그 도관(젖샘관)들은 각각 독립적으로 젖꼭지에 구멍을 내고 있다. 젖샘이 분비되는 부위의 주위에는 상피성민무늬근이 바구니처럼 얽혀 있다. 유아가 젖꼭지를 빨면 그 자극에 의해(중간뇌를 거쳐) 뇌하수체뒤엽에서 옥시토신이 방출되고 근육이 이 호르몬의 작용으로 수축해서 젖을 방출하게 된다(젖분비).

유방은 젖샘과 그 빈틈을 메우는 다량의 지방세포로 부풀어 오른 신체부위이다. 젖샘은 피부고유의 요소이므로 정상적인 유방은 자유롭게 아랫층의 큰가슴근(및 그 근막)으로부터 자유롭게 움직일 수 있다. 젖샘세포가 이상증식하면 다시 말해 유방암이 진행해서 아래층의 조직(큰가슴근 등)에 도달하면 유방을 움직일 수 없게 된다.

유방의 말단에는 젖꼭지가 돌출해 있으며 그 주위를 원판 모양의 영역인 젖꽃판이 둘러싸고 있다. 양쪽 모두 표피에 멜라닌색소가 많이 있어서 어두운 색조를 띤다. 젖꽃판에는 특수한 아포크린땀샘인 젖꽃판샘이 산재해 있으며 그곳에 왕성하게 열려 있는 구멍들은 육안으로도 쉽게 확인해 볼 수 있다.

국문 찾아보기

영문 찾아보기